AF798277

पतञ्जलि विश्वविद्यालय की 'प्राचीन हस्तलिखित ग्रन्थ प्रकाशन योजना' के अन्तर्गत प्रकाशित

गदाधर-विरचितम्

वैद्य-प्रसारकम्

(बृहद्वैद्यप्रसारकम् इत्यपरनामधेयम्)

आयुर्वेदीय चिकित्सा का सारपूर्ण प्राचीन ग्रन्थ

परिष्कर्त्ता एवं हिन्दीभाषान्तरकार

आचार्य बालकृष्ण

दिव्य प्रकाशन

दिव्य योग मन्दिर ट्रस्ट, पतञ्जलि योगपीठ हरिद्वार

प्रकाशक **दिव्य प्रकाशन,**
पतञ्जलि योगपीठ
महर्षि दयानन्द ग्राम, दिल्ली-हरिद्वार राष्ट्रीय राजमार्ग,
निकट- बहादराबाद, हरिद्वार- २४९४०५ (उत्तराखण्ड)

आईएसबीएन 978-93-85721-24-3

ई-मेल divyayoga@rediffmail.com

वेबसाइट www.divyayoga.com

दूरभाष (01334) 244107, 240008, 246737

फैक्स (01334) 244805

मूल्य ५००/- (पाँच सौ रुपये)

सर्वाधिकार © **प्रकाशकाधीन**, भारतीय कॉपी राइट एक्ट के तहत इस पुस्तक में प्रकाशित समस्त सामग्री का स्वत्वाधिकार दिव्य प्रकाशन, दिव्य योग मन्दिर के पास सुरक्षित है। अतः पुस्तक का नाम, फोटो, कवर डिजाइन एवं प्रकाशित लेख इत्यादि को किसी भी तरह से तोड़-मरोड़कर आंशिक या पूर्ण रूप से किसी पुस्तक, पत्रिका या समाचार पत्र में प्रकाशित करने से पूर्व किसी भी व्यक्ति या संस्था के लिए प्रकाशक की अनुमति लेना अनिवार्य है, अन्यथा समस्त कानूनी हर्जे-खर्चे के जिम्मेदार होंगे। किसी भी प्रकार के मुकद्दमे के लिए न्याय क्षेत्र हरिद्वार ही होगा। प्रस्तुत पुस्तक में वर्णित किसी भी प्रयोग को विशेषज्ञ वैद्य के परामर्श के बिना विधिविरुद्ध रूप में प्रयोग में लाने से होने वाली किसी भी तरह की हानि के लिए प्रयोगकर्त्ता स्वयं जिम्मेदार होगा।

प्रथम संस्करण **रामनवमी सं. २०७४ वि.** (४ अप्रैल २०१७ ई.)
(२००० प्रतियाँ)

द्वितीय संस्करण **नवम्बर २०१७ (८४०० प्रतियाँ)**

मुद्रक **श्रीनाथ प्रिंट्स 'एन' पैकेजिंग**
1H-11A, साई स्टील अलमारी के सामने वाली गली,
एन.आई.टी. फरीदाबाद - **121001**
मोबाईल : **+91 - 9643317218, 8383048152**

।। ओ३म्।।

।। इदं नम ऋषिभ्य: पूर्वजेभ्य: पूर्वेभ्य: पथिकृद्भ्य:।।

भूमिका

प्राचीन भारत में आयुर्वेद ही चिकित्सा का सर्वमान्य एवं एकमात्र आधार था। आजकल जिसे 'प्राकृतिक चिकित्सा' कहते हैं, उसमें प्रचलित उपवास आदि के सभी सूत्र आयुर्वेद में वर्णित हैं और वैद्यों द्वारा चिकित्सा में सदा से प्रयुक्त किये जाते रहे हैं। प्राकृतिक चिकित्सा में प्रचलित आहार-चिकित्सा का सूत्र तो बहुत स्पष्ट रूप से 'काश्यप-संहिता' में मिलता है-

न चाहारसमं किञ्चिद् भैषज्यमुपलभ्यते।
शक्यतेऽप्यन्नमात्रेण नर: कर्त्तुं निरामय:।
भेषजेनोपपन्नोऽपि निराहारो न शक्यते।
तस्माद् भिषग्भिराहारो महाभैषज्यमुच्यते।।

(काश्यपसंहिता-खिलस्थान-४.५-६)

अर्थात् आहार के समान अन्य कोई औषध नहीं है। उचित एवं पथ्य आहार से ही व्यक्ति को स्वस्थ किया जा सकता है, उसके रोगों को दूर किया जा सकता है। औषध-सेवन करते हुए भी व्यक्ति आहार के बिना नहीं रह सकता, अत: चिकित्सक जन आहार को ही महाभैषज्य कहते हैं। योग-चिकित्सा भी स्पष्ट रूप से आयुर्वेदीय ग्रन्थों में निरूपित है-

'दानं दमस्तत्परता च योगे यस्यास्ति तं नानुपतन्ति रोगा:'[१]।

अर्थात् दान, दम (जितेन्द्रियता) और **योग में तत्परता** व्यक्ति को रोगों से बचाती है। आयुर्वेद में वर्णित 'दैवव्यपाश्रय-चिकित्सा'[२] यौगिक-चिकित्सा का ही दूसरा नाम है। इस प्रकार आयुर्वेद बहुत ही व्यापक एवं सर्वाङ्गीण

---

१. चरकसंहिता, शारीरस्थान- २.४७;

२. होमोपवासनियमा: प्रायश्चित्तं जपो व्रतम्। देवद्विजार्चनं मन्त्रबलिस्वस्त्ययनानि च। दैवव्यपाश्रयं ह्येतदौषधं परिकीर्त्तितम्।। (योगशत-वैद्यवल्लभा, श्लोकसंख्या- १००)

चिकित्सा-पद्धति है। यह ऋषियों की अद्‌भुत देन है, जो सस्ती, सहज एवं निरापद है। यह सामान्य व्यक्ति की पहुँच में है, क्योंकि ग्रामवासी साधारण व्यक्ति भी आयुर्वेद में वर्णित आहार-विहार को अपनाकर एवं अपने क्षेत्र में मिलने वाली जड़ी-बूटियों का प्रयोग कर सरलता-पूर्वक स्वास्थ्य-लाभ कर सकता है।

प्राचीन काल से ही गाँव-गाँव में वैद्यों द्वारा आयुर्वेद के अनुसार आहार-विहार, पथ्याहार एवं सुलभ जड़ी-बूटियों के विषय में इतनी जानकारी प्रचारित कर दी गई थी कि सामान्य व्यक्ति भी आसानी से गाँव में ही चिकित्सा-सुविधा प्राप्त कर लेते थे। आयुर्वेद के प्रचार का ही यह प्रभाव था कि भारतवासी उस समय अब से अधिक स्वस्थ एवं बलवान् थे।

जब से विदेशी शक्तियों ने अपनी कूटनीति द्वारा आयुर्वेद की उपेक्षा कर उसके स्थान पर एलोपैथी का प्रचार किया, तब से हमें अपनी प्राचीन सरल, सुलभ एवं निरापद चिकित्सा-पद्धति से वञ्चित कर दिया गया है। आज भारत का नागरिक स्वास्थ्य-रक्षा एवं चिकित्सा के विषय में इतना पराधीन एवं अबोध हो गया है कि खाँसी-जुकाम या हल्का-सा ज्वर होने पर वह डॉक्टर के पास भागता है, औषध के रूप में उसे क्या दिया जा रहा है, उसका क्या आनुषंगिक दुष्परिणाम (साइड इफेक्ट) होगा, पथ्य-परहेज क्या हैं, रोग का कारण क्या है, उसका निवारण करने के लिए उचित आहार-विहार क्या है? इसकी उसे प्राय: कोई जानकारी नहीं दी जाती। एलोपैथी के चिकित्सकों में अधिकतर के विशुद्ध रूप से व्यावसायिक होने से उनकी दृष्टि अर्थोपार्जन पर केन्द्रित रहती है। इससे देश के नागरिक चिकित्सा के विषय में बहुत अधिक शोषित, पराधीन एवं व्यामोहग्रस्त हो गये हैं। यह सब आयुर्वेदिक चिकित्सा-पद्धति को छोड़ने का दुष्परिणाम है। इससे बचने के लिए श्रद्धापूर्वक आयुर्वेद की शरण में आना आवश्यक है। **भारत सरकार का भी यह आवश्यक कर्त्तव्य है कि आयुर्वेद को अधिकाधिक प्रोत्साहन दे और इसका बजट एलोपैथी से कम न हो, यह सुनिश्चित करे।**

आयुर्वेद के मुख्य दो पक्ष हैं- स्वस्थ के स्वास्थ्य की रक्षा एवं रोगी के रोग का निवारण[1]। पहले पक्ष की जानकारी देने के लिए आयुर्वेदिक ग्रन्थों के आरम्भ में दिनचर्या, अन्नपान एवं स्वस्थवृत्त आदि का वर्णन किया है, जो प्रत्येक विद्यार्थी के लिए अध्ययन का अनिवार्य विषय होना चाहिए, परन्तु यह बहुत ही दुर्भाग्य की बात है कि स्वतन्त्र भारत में शिक्षाप्रणाली के निर्धारकों ने इस तथ्य पर कोई ध्यान नहीं दिया और नई पीढी को आयुर्वेद की अमूल्य शिक्षाओं से वञ्चित कर दिया। आज आवश्यकता है- आयुर्वेद के इस पक्ष को प्रत्येक विद्यार्थी के लिए अनिवार्य रूप से अध्ययन कराने की, जिससे देश के नागरिक स्वस्थ, बलवान् एवं दीर्घायु हो सकें और देश शक्तिसम्पन्न बने।

आयुर्वेद एक दैनन्दिन उपयोग का व्यावहारिक विषय रहा है, अतः इसे सुगमतापूर्वक समझाने के लिए परवर्ती काल में अनेक संक्षिप्त एवं सारपूर्ण ग्रन्थों की रचना की जाती रही है। इसी कड़ी में **'वैद्य-प्रसारक'** नामक महत्त्वपूर्ण ग्रन्थ बंगप्रदेश में रचा गया था।

ग्रन्थ एवं ग्रन्थकार का परिचय-

यद्यपि प्राचीन आयुर्वेद-वाङ्मय के ग्रन्थ विशाल रहे हैं और इनका अध्ययन-अध्यापन भी सम्पूर्ण भारतवर्ष में बहुत व्यापक रूप में होता रहा है, किन्तु परवर्त्ती काल में अध्येताओं की पात्रता के अनुसार मध्यम विस्तार वाले एवं संक्षिप्त ग्रन्थ भी रचे जाते रहे हैं। पुरातन काल में वैद्य-विद्या पितृपरम्परागत रूप में भी प्रचलित रही है। वैद्य का पुत्र बाल्यकाल से ही पैतृक विद्या को घर में ही पढ़ने लगता था। ऐसे आयुर्वेद के अध्येता वैद्यपुत्र गांव-गांव में आयुर्वेद का अध्ययन करते थे। उनके लिए एक ऐसे ग्रन्थ की आवश्यकता थी, जिसमें संक्षिप्त रूप में आयुर्वेद के सिद्धान्त व परिभाषाएँ हो एवं मुख्य चिकित्सकीय योग भी वर्णित हों, इसी आवश्यकता की पूर्त्ति के लिए बंगवासी **वैद्याचार्य गदाधर** ने प्राचीन वैद्यशास्त्रों से सारभूत अंश चुनकर प्रस्तुत ग्रन्थ

---

१. प्रयोजनं चास्य स्वस्थस्य स्वास्थ्यरक्षणम् आतुरस्य विकारप्रशमनञ्च।
(चरकसंहिता, सूत्रस्थान- ३०.२६)

'वैद्य-प्रसारक' की रचना की थी। इस आशय को निम्न रूप से ग्रन्थारम्भ में प्रकट किया है-

वैद्यप्रसारकमिदं वैद्यपुत्रहितं महत्।
प्रसिद्धवैद्यशास्त्रेभ्यः समुच्चित्याभिलिख्यते।।

अर्थात् यह महत् (बृहत्) वैद्य-प्रसारक ग्रन्थ वैद्यपुत्रों के लिए अत्यन्त हितकर है। प्रसिद्ध वैद्यशास्त्रों से आवश्यक सामग्री लेकर इसका गुम्फन किया गया है। इस ग्रन्थ के नाम से यह अभिप्राय प्रकट होता है कि यह ग्रन्थ वैद्य को प्रसारित करने वाला है, अर्थात् उसके यश को फैलाने वाला है। भाव यह है कि जो वैद्य इस ग्रन्थ का उत्तम रीति से अभ्यास कर चिकित्सा करता है, उसका यश अवश्य ही प्रसारित हो जाता है। साथ ही उसे पुण्य-लाभ व धन-लाभ भी होता है। इस प्रकार यह ग्रन्थ वैद्यों का अभ्युदय-कारक है।

बहुश्रुत वैद्यशिरोमणि निश्चलकर (१२वीं शती ई०) द्वारा रचित **चक्रदत्त-रत्नप्रभा** टीका से हमें **वैद्य-प्रसारक** का कुछ परिचय मिलता है। रत्नप्रभाकार ने अनेक स्थलों पर 'वैद्यप्रसारक' के उद्धरण दिये हैं। वहाँ इसे वैद्याचार्य **गदाधर** द्वारा विरचित बताया गया है[१]। निश्चलकर बंगक्षेत्र के निवासी थे, गदाधर भी बंगप्रान्तीय ही थे, इसलिए इनकी रचना निश्चलकर को सुलभ थी। अत एव उन्होंने इससे बहुत-से उद्धरण प्रस्तुत किये हैं। अनेक उद्धरण-स्थल ऐसे हैं, जहाँ सन्देह-निवारण के लिए 'वैद्य-प्रसारक' को प्रमाण रूप में प्रस्तुत किया है। इस प्रकार निश्चलकर की दृष्टि में इसका महत्त्व स्पष्ट है। ऐसा महत्त्वपूर्ण यह ग्रन्थ दुर्भाग्यवश कालान्तर में उपेक्षित एवं विस्मृत-सा हो गया था। अत एव आधुनिक लेखकों के आयुर्वेद-इतिहास-ग्रन्थों में इसकी चर्चा नगण्य है।

हस्तलिखित प्रतिलिपि में प्रत्येक अध्याय के अन्त में और ग्रन्थ-समाप्ति पर उपलब्ध पुष्पिका के अन्तर्गत प्रस्तुत ग्रन्थ का नाम **बृहद्वैद्यप्रसारकम्** लिखा है- 'इति बृहद्वैद्यप्रसारके प्रकीर्णाध्यायो दशमः। समाप्तमिदं बृहद्वैद्यप्रसारकम्'।

---

१. **वैद्यप्रसारके गदाधरादयस्तु** चतुःप्रभृतीनि पञ्चेति। (चक्रदत्तरत्नप्रभा, पृ.- १००)

इससे सूचित होता है कि ग्रन्थ का नाम 'बृहद्वैद्यप्रसारकम्' है। इसी आधार पर **रघुनाथ मन्दिर हस्तलिखित ग्रन्थालय जम्मू** के सूचीपत्र (चिकित्साशास्त्र, ग्रन्थाङ्क- ३९८८) में भी इसे 'बृहद्वैद्यप्रसारकम्' नाम से ही दर्शाया गया है। इसी प्रकार टुबिजन यूनिवर्सिटी जर्मनी एवं नेशनल बिब्लोटेक पेरिस से प्राप्त प्रतिलिपि में भी पुष्पिका के अन्तर्गत 'बृहद्वैद्यप्रसारकम्' नाम ही मिलता है, परन्तु निश्चलकर आदि सभी उद्धरणकर्त्ताओं ने इसे 'वैद्य-प्रसारक' नाम से उद्धृत किया है। अतः इस वैद्यप्रसिद्धि के अनुसार हमने भी ग्रन्थ का नाम 'वैद्य-प्रसारकम्'[१] ही माना है।

वैद्य-प्रसारक के रचयिता **वैद्याचार्य गदाधर** बंगप्रान्त के जाने-माने आयुर्वेद-विशेषज्ञ थे। इनकी अन्य रचनायें भी रही होंगी। इस विषय में गवेषणा अपेक्षित है। गदाधर-विरचित सुश्रुत-टीका के उद्धरण बहुत-से ग्रन्थकारों ने दिये हैं। क्या उसके रचयिता यही गदाधर थे? इस विषय में प्रामाणिक जानकारी जुटाना अपेक्षित है।

वैद्य-प्रसारक के प्रतिपाद्य विषय-

इस ग्रन्थ में १० अध्याय हैं। इनमें प्रथम पाचनाध्याय है। इसमें ज्वर आदि नाना रोगों की चिकित्सा हेतु बहुत-से क्वाथ, पेया, यवागू आदि का वर्णन है। द्वितीय चूर्णाध्याय है। तृतीय मोदकाध्याय, चतुर्थ तैलाध्याय एवं पञ्चम घृतपाक-विषयक अध्याय है। इनमें चयनित एवं बहुत प्रभावशाली चूर्ण, मोदक, तैल एवं घृतों का वर्णन है। षष्ठ लेहाध्याय और सप्तम नस्ययोगों का प्रतिपादक अध्याय है। अष्टम निरूहाध्याय है, इसमें निरूहवस्तियों एवं स्नेहवस्तियों का वर्णन है। नवम अध्याय में विविध अञ्जनों का निरूपण है।

दशम अध्याय प्रकीर्ण विषयों वाला है, यह सर्वाधिक विस्तृत है। इसमें आयुर्वेद के अनेक अति उपयोगी प्रकीर्ण (फुटकर) विषयों का निरूपण है, जिनमें पञ्चकर्म, धूम, धूप, गण्डूष, तक्रारिष्ट, तैलप्रयोग, मूत्रप्रयोग,

१. निश्चलकर ने चक्रदत्त-रत्नप्रभा में अनेक स्थानों पर 'वैद्यप्रसारकः' इस प्रकार पुल्लिङ्ग में ही ग्रन्थनाम का प्रयोग किया है।

आर्द्रकप्रयोग, क्षारप्रयोग, अग्निप्रयोग, पुटपाक, रसायन, वाजीकरण, अगद एवं कल्पों का वर्णन मुख्य है। इस प्रकार वैद्य-प्रसारक में चिकित्सोपयोगी सभी आवश्यक विषयों का संक्षिप्त एवं सारभूत वर्णन किया गया है।

इसमें जहाँ-तहाँ छुटपुट योगों में मांस का उल्लेख मिलता है, उसे द्रव्यगुण-वर्णन की दृष्टि से देखना चाहिए, अपनाने के लिए नहीं। इस विषय में हमें अष्टांगसंग्रहकार वाग्भट का यह कथन सदा ध्यान में रखना चाहिए-

उपदिष्टे विचित्रेऽस्मिन् वक्तव्यार्थानुरोधतः।
कर्त्तव्यमेव कर्त्तव्यं प्राणाबाधेऽपि नेतरत्[1]।।

अर्थात् वक्तव्य के अनुरोध से सिद्धान्त भर दिखाने के लिए भी कुछ योगों का उल्लेख आयुर्वेद में होता है, परन्तु उन्हें कदापि नहीं अपनाना चाहिए, प्रत्युत कर्त्तव्य एवं धर्म के अनुसार ही योगों को ग्रहण करना चाहिए। मृत्यु भले ही हो जाए, परन्तु हिंसात्मक एवं निर्दयतापूर्ण योगों को स्वीकार नहीं करना चाहिए।

वैद्य-प्रसारक का रचनाकाल-

ग्रन्थकार ने 'वैद्य-प्रसारक' में कहीं भी अपने परिचय या रचना-काल का उल्लेख नहीं किया है। अतः इस ग्रन्थ के रचना-काल की जानकारी हेतु हमें ग्रन्थगत अन्य साक्ष्यों का ही आश्रय लेना पड़ता है। वैद्य-प्रसारक में रविगुप्त-विरचित **सिद्धसार-संहिता** के अनेक श्लोक मिलते हैं। सिद्धसार-संहिता का काल ७वीं शती ई. माना जाता है। इससे स्पष्ट है कि सिद्धसार को उद्धृत करने वाले इस ग्रन्थ का काल ७वीं शती से उत्तरवर्त्ती है।

इसके अतिरिक्त वैद्य-प्रसारक में **अमितप्रभ** (७वीं शती ई.) के **योगशतम्** एवं **बिन्दुभट्ट** (८वीं शती ई.) के **बिन्दुसार** नामक ग्रन्थ के उद्धरण भी उपलब्ध हैं। इससे ज्ञात होता है कि वैद्य-प्रसारक का काल ८वीं शती ई. से भी परवर्त्ती है। योगरत्न-समुच्चय के रचयिता कश्मीरी वैद्यशिरोमणि **चन्द्रट**

---

१. अष्टांगसंग्रह, वाजीकरणविधि-४९.८८, अत्रिदेव-संस्करण, खण्ड-२, पृ. ४३०;

(१०वीं शती ई.) ने योगरत्न-समुच्चय में वैद्य-प्रसारक से चन्द्रप्रभा वटी[1] को उद्धृत किया है। इससे विदित होता है कि वैद्य-प्रसारक का रचनाकाल १०वीं शती ई. से पूर्ववर्त्ती है। इस प्रकार पूर्वोक्त विवेचन से अनुमान होता है कि वैद्य-प्रसारक की रचना ९वीं शती ई. के अन्तर्गत की गई थी।

वैद्य-प्रसारक का वैशिष्ट्य-

वैद्य-प्रसारक एक ऐसा सारपूर्ण संग्रहग्रन्थ है, जिसके अध्ययन व सम्यक् अभ्यास से कोई भी व्यक्ति अच्छा चिकित्सक बन सकता है। इसमें अति उपयोगी विषयों को बड़ी कुशलता से एक विशिष्ट क्रम में गुम्फित किया गया है। चिकित्सा के बहुत-से ऐसे योग (नुस्खे) प्रस्तुत किये गये हैं, जो अत्यन्त प्रभावशाली हैं। इसकी एक बड़ी विशेषता यह है कि श्लोकों के नीचे ग्रन्थकार द्वारा प्रस्तुत '**विवरण**' में औषधीय द्रव्यों के पर्याय और नाप-तोल की जानकारी दी गई है। इसमें **प**.= पल, **क**.= कर्ष, **तो**.= तोलक (तोला), **धा**.= धान्यक, **र**. = रक्तिका (रत्ती) इत्यादि संकेताक्षरों का प्रयोग किया गया है। 'विवरण' में योगनिर्माणविधि के विषय में भी आवश्यक जानकारी दी गई है, जो औषध-निर्माण करने वाले वैद्यों के लिए बहुत उपयोगी है। जहाँ किसी योग के निर्माण में घटक द्रव्यों के विवरण या नाप-तोल के विषय में अस्पष्टता रही है, वहाँ परवर्त्ती ग्रन्थकारों ने वैद्य-प्रसारक के 'विवरण' को प्रमाण रूप में उद्धृत किया है। इससे विदित होता है कि ग्रन्थकार वैद्याचार्य गदाधर बहुश्रुत होने के साथ औषध-निर्माण एवं चिकित्सा-कर्म में भी अत्यन्त दक्ष व अनुभवी थे। अत एव उनके द्वारा प्रस्तुत 'विवरण' को वैद्य-समाज में श्रद्धेय एवं प्रामाणिक माना गया है।

---

१. अनूप संस्कृत ग्रन्थालय, महाराजा गंगासिंहजी ट्रस्ट, लालगढ महल बीकानेर (राजस्थान) से प्राप्त चन्द्रटकृत **योगरत्न-समुच्चय** की हस्तलिखित प्रतिलिपि में वैद्य-प्रसारक से चन्द्रप्रभा, सूर्यप्रभा एवं सूर्यचन्द्रप्रभा गुटिका नामक तीन योग दिये गये हैं। इनमें अन्तिम दो योग हमें प्राप्त हुई वैद्य-प्रसारक की हस्तलिखित प्रतिलिपि में उपलब्ध नहीं हैं। योगरत्न-समुच्चय पतञ्जलि विश्वविद्यालय, हरिद्वार की हस्तलिखित ग्रन्थ प्रकाशन योजना के अन्तर्गत प्रकाशित हो चुका है।

वैद्य-प्रसारक के उपजीव्य ग्रन्थ-

जैसाकि पहले कहा जा चुका है- वैद्य-प्रसारक एक संग्रहग्रन्थ है। इसमें प्राचीनकाल के प्रसिद्ध वैद्यशास्त्रों से अति उपयोगी विषयों को चुन-चुनकर रखा गया है। इस प्रकार पूर्ववर्त्ती ग्रन्थ इसके उपजीव्य हैं। वैद्य-प्रसारक में उद्धृत जिन ग्रन्थों की पहचान हो पाई है, उनके नाम इस प्रकार हैं-

अश्विनीकुमारसंहिता, सुश्रुतसंहिता, चरकसंहिता, भेलसंहिता, हारीत-संहिता, क्षारपाणिसंहिता, चक्षुष्येणसंहिता, खरनाद-संहिता, नावनीतकम्, अष्टाङ्गसंग्रह, अष्टाङ्गहृदय, सिद्धसारसंहिता, योगशतम्, बिन्दुसार, भद्रवर्त्मग्रन्थ, सूदशास्त्र, अमृतमाला, योगसार, महेन्द्रकल्प, भिषङ्मुष्टि एवं योगयुक्ति।

इनमें से सर्वाधिक उद्धरण **वाग्भट** के हैं, जो अष्टाङ्गसंग्रह एवं अष्टाङ्गहृदय से लिये गये हैं। अमितप्रभ-विरचित योगशतम् के ३४ उद्धरण वैद्य-प्रसारक में उपलब्ध हैं। सिद्धसार-संहिता के २७ उद्धरण एवं बिन्दुसार के ६ उद्धरण चिह्नित किये गये हैं। इससे स्पष्ट होता है कि ग्रन्थकार गदाधर सिद्धसार व बिन्दुसार से भी सुपरिचित थे। रसायन-विषयक एक योग को प्रस्तुत करते हुए ग्रन्थकार ने कहा है कि यह '**योगसार**' नामक ग्रन्थ में वर्णित है[१]। यही एक ऐसा स्थल है, जहाँ उपजीव्य ग्रन्थ का नामोल्लेख किया है।

वैद्य-प्रसारक में संकलित बहुत-से योग ऐसे हैं, जो चन्द्रट के योगरत्न-समुच्चय में भी संगृहीत हैं। चन्द्रट ने अपने ग्रन्थ में प्रत्येक योग का मूलस्थल सूचित किया है। चन्द्रट की इन सूचनाओं को हमने 'वैद्य-प्रसारकम्' के सम्बद्ध योग के साथ कोष्ठक में रखा है और सन्दर्भ ग्रन्थ के रूप में योगरत्न-समुच्चय के द्वितीय संस्करण का निर्देश पृष्ठसंख्या सहित किया है[२]।

---

१. 'इत्येवं योगो विहितो योगसाराख्यदर्शने'। (प्रकीर्णाध्याय, रसायन-प्रकरण, पृ. ६४५;

२. यथा- मूलानां मातुलुंग्यास्तु पिप्पलीशृङ्गवेरयोः।

अजमोदस्य च क्वाथः सक्षारः पाचनः कफे।। (हारीतात्- यो.स., पृ. २२६)

द्रष्टव्य- वैद्यप्रसारकम्, पाचनाध्याय, पृ.- २४;

वैद्य-प्रसारक में कतिपय उद्धरण ऐसे हैं, जो उपलब्ध आयुर्वेदीय ग्रन्थों में नहीं मिलते हैं। इससे विदित होता है कि ये उद्धरण उन प्राचीन ग्रन्थों से लिये गये हैं, जो या तो गुमनाम रूप में किसी हस्तलेखागार में पड़े हैं या लुप्त हो चुके हैं।

परवर्त्ती ग्रन्थों में वैद्य-प्रसारक के उद्धरण-

वैद्य-प्रसारक अपनी उत्कृष्टता के कारण सम्पूर्ण भारतवर्ष में प्रसारित होकर लोकप्रिय हो गया था। अनेक परवर्त्ती वैद्याचार्यों ने अपने ग्रन्थों में इसे प्रमाण रूप में उद्धृत किया है। ये उद्धरणकर्त्ता हैं-

वृन्दमाधव-व्याख्याकुसुमावली के रचयिता **श्रीकण्ठ** (१२वीं शती ई.), **चक्रदत्त-रत्नप्रभा** के रचयिता **निश्चलकर** (१२वीं शती ई.), **चक्रदत्त-तत्त्वचन्द्रिका** के रचयिता **शिवदाससेन** (१५वीं शती ई.) एवं शार्ङ्गधरसंहिता की **दीपिका** टीका के रचयिता **आढमल्ल** (१४वीं शती ई.)। व्याख्याकुसुमावली में १२ स्थलों पर, रत्नप्रभा में ३८ स्थलों पर, तत्त्व-चन्द्रिका में ८ स्थलों पर और दीपिका टीका में १ स्थल पर वैद्य-प्रसारक को उद्धृत किया गया है। इन उद्धरणों का विवरण चतुर्थ परिशिष्ट में दिया गया है।

ग्रन्थ का अन्वेषण एवं सम्पादन-

वैद्यशिरोमणि निश्चलकर एवं अन्य पूर्वोक्त ग्रन्थकारों ने जिस आदर के साथ 'वैद्य-प्रसारक' को बहुशः उद्धृत किया है, उससे इसका गौरव सहज ही प्रकट हो जाता है। इसकी विशिष्टता को देखते हुए हमारे मन में इसके विषय में उत्सुकता बढ़ी, परन्तु अन्वेषण करने पर हमें बहुत निराशा हुई कि हस्तलिखित ग्रन्थालयों के सूचीपत्रों में 'वैद्य-प्रसारक' नाम से कोई प्रतिलिपि प्राप्त नहीं हुई। एक दिन **रघुनाथ-मन्दिर हस्तलिखित ग्रन्थालय जम्मू** के सूचीपत्र का अवलोकन करते हुए आयुर्वेदीय ग्रन्थों की नामावली में 'बृहद्वैद्यप्रसारकम्' नाम पर दृष्टि पड़ी। मन में विचार आया कि सम्भवतः यही गदाधर-विरचित 'वैद्य-प्रसारक' होगा, इसकी प्रतिलिपि मंगवाकर अवलोकन करना चाहिए। हमारी प्रार्थना पर रघुनाथ-मन्दिर ग्रन्थालय ने उदारता-पूर्वक शीघ्र ही इसकी प्रतिकृति (फोटोकॉपी) हमें उपलब्ध करा दी।

जम्मू से प्राप्त इस हस्तलिखित प्रतिलिपि में कहीं भी रचयिता का उल्लेख नहीं था, अत: पहचान के लिए निश्चलकर द्वारा प्रस्तुत उद्धरणों को इसमें ढूंढना प्रारम्भ किया तो हमारे हर्ष का ठिकाना नहीं रहा कि वे सभी उद्धरण इसमें उपलब्ध हैं, जो निश्चलकर ने वैद्यप्रसारक के नाम से प्रस्तुत किये हैं। सौभाग्य से यह प्रतिलिपि आरम्भ से अन्त तक पूर्णरूप में सुरक्षित है। हमारी अधिकतम जानकारी में भारतवर्ष में 'वैद्य-प्रसारक' की यही एक मात्र प्रतिलिपि है। इसी के आधार पर ग्रन्थ का सम्पादन कार्य प्रारम्भ हुआ। इसकी रक्षा के लिए हम **रघुनाथ-मन्दिर ग्रन्थालय** के अधिकारियों और इसके संस्थापक कश्मीर के स्वर्गीय **महाराजा रणवीरसिंह जी** के प्रति अत्यन्त आभारी हैं।

उपलब्ध प्रतिलिपि में बहुत-से स्थलों पर लिखावट अस्पष्ट या सन्दिग्ध है। कहीं-कहीं कुछ अंश लिपिकर्ता के अनवधान के कारण लिखने से छूट गये हैं, ऐसे स्थलों के संशोधन हेतु प्रस्तुत ग्रन्थ की अन्य हस्तलिखित प्रतिलिपियों की आवश्यकता विशेष रूप से अनुभव की गई। इनके अन्वेषणार्थ बहुत प्रयास किया गया। अन्त में **टुबिजन यूनिवर्सिटी, जर्मनी** एवं **नेशलन बिब्लोटेक पेरिस (फ्रांस)** में इस ग्रन्थ की एक-एक प्रतिलिपि होने की जानकारी मिली। शीघ्र ही दोनों संस्थानों से ईमेल द्वारा सम्पर्क किया गया और उनके उदारतापूर्ण सहयोग से ये प्रतिलिपियाँ भी हमें उपलब्ध हो गईं। पहले जम्मू से प्राप्त एक ही प्रतिलिपि के आधार पर ग्रन्थ का सम्पादन एवं हिन्दी-भाषान्तर किया गया था, परन्तु उपर्युक्त दो प्रतिलिपियों के मिलने पर इनकी सहायता से पुन: ग्रन्थ का संशोधन किया गया। ग्रन्थ के अन्तिम शोधन में इन प्रतिलिपियों से विशेष सहायता मिली है। एतदर्थ हम **टुबिजन यूनिवर्सिटी जर्मनी** एवं **नेशनल बिब्लोटेक पेरिस (फ्रांस)** के प्रति हम हार्दिक आभार प्रकट करते हैं।

इस प्रकार तीन हस्तलिखित प्रतिलिपियों के आधार पर पहली बार सुसम्पादित एवं परिष्कृत रूप में हिन्दी-भाषान्तर सहित यह ग्रन्थ वैद्य-समाज के लिए समर्पित किया जा रहा है। इसे प्रस्तुत करते हुए हमें बहुत हर्ष हो रहा है कि एक लुप्तप्राय प्राचीन एवं महत्त्वपूर्ण रचना पहली बार प्रकाश में आ रही है।

आधारभूत प्रतिलिपियों में जहाँ कहीं लेखन अस्पष्ट है, वहाँ इस ग्रन्थ के उपजीव्य स्थलों का अन्वेषण कर उनके आधार पर भी पाठशोधन किया गया है, उद्धरणों के मूल स्थलों का निर्देश भी किया है। कतिपय उद्धरणों के मूल स्थलों की जानकारी नहीं हो सकी है, भविष्य में अन्वेषण करने पर ये उद्धरण भी यत्र-तत्र ग्रन्थों में मिल सकते हैं। कुछ उद्धरण ऐसे भी हैं, जिनके मूल स्थलों की जानकारी मिलना कठिन है। प्रतीत होता है कि ऐसे उद्धरण ग्रन्थकार ने बंगप्रदेश में उस समय उपलब्ध प्राचीन ग्रन्थों से लिये थे।

प्रस्तुत संस्करण में पहले मूलश्लोकों को गाढ़े अक्षरों में मुद्रित किया है। तदनन्तर जहाँ-जहाँ ग्रन्थकार ने श्लोकों का '**विवरण**' दिया है, वहाँ-वहाँ उसे श्लोकों के नीचे रखा गया है। यह विवरण मूलग्रन्थ का भाग है। इसके पश्चात् सरल हिन्दी अनुवाद प्रस्तुत किया है। भाव को स्पष्ट करने के लिए आवश्यकतानुसार अनुवाद के पश्चात् व्याख्यात्मक टिप्पणियाँ भी दी गई हैं। पाठान्तरों को पादटिप्पणियों में दर्शाया गया है। साथ में पाठशोधन-विषयक आवश्यक सूचना भी दी गई है।

परिशिष्ट भाग-

प्रस्तुत संस्करण के परिशिष्ट भाग में कतिपय उपयोगी परिशिष्ट प्रस्तुत किये गये हैं। **प्रथम परिशिष्ट** में ग्रन्थोक्त 'मान' (माप-तोल) का विवरण देते हुए आधुनिक माप-तोल के साथ उसकी तुलना प्रस्तुत की गई है। **द्वितीय परिशिष्ट** में सम्पादन की आधारभूत तीनों हस्तलिखित प्रतिलिपियों का परिचय प्रस्तुत किया गया है। **तृतीय परिशिष्ट** में वैद्य-प्रसारक के उपजीव्य ग्रन्थों का नामोल्लेख किया गया है, साथ में ही वह पृष्ठसंख्या भी दी गई है, जिस पर इन ग्रन्थों की सामग्री उद्धृत है। उपजीव्य ग्रन्थों के जो उद्धरण प्राथमिक दृष्टि से जानकारी में आये हैं, उन्हीं का उल्लेख इस परिशिष्ट में किया गया है। इन ग्रन्थों के अन्य उद्धरण भी वैद्यप्रसारक में हो सकते हैं, उनकी पहचान की जानी शेष है।

चतुर्थ परिशिष्ट में वैद्य-प्रसारक के वे सभी उद्धरण प्रस्तुत किये हैं, जिन्हें निश्चलकर आदि परवर्त्ती ग्रन्थकारों ने अपने ग्रन्थों में प्रसङ्गानुसार यत्र-तत्र प्रदर्शित किया है। **पञ्चम परिशिष्ट** में 'वैद्य-प्रसारक' में वर्णित योगों की अकारादि क्रम से अनुक्रमणिका प्रस्तुत की गई है। प्रस्तुत ग्रन्थ की तीनों प्रतिलिपियों में कुछ योगों की पुनरावृत्ति हुई है। योग-सूची में इसे कोष्ठकगत 'पुनरुक्त' शब्द से सूचित किया है। **षष्ठ परिशिष्ट** में उन सन्दर्भ-ग्रन्थों की सूची रखी गई है, जिनका उपयोग प्रस्तुत संस्करण की भूमिका, हिन्दी-व्याख्या या टिप्पणियों में किया गया है, इसी के साथ **शब्दसंक्षेप-सूची** भी दी गई है।

कृतज्ञता ज्ञापन-

इस अवसर पर मैं **परम श्रद्धेय स्वामी रामदेव जी महाराज** के प्रति श्रद्धावनत हूँ, जिनके नेतृत्व में योग एवं आयुर्वेद के पुनरुद्धार एवं प्रचार-प्रसार का विराट् उद्यम चल रहा है। योग एवं आयुर्वेद को जन-जन तक पहुँचाने हेतु चलाए जा रहे इस महाभियान के अंग के रूप में ही यह प्राचीन ग्रन्थोद्धार का उपक्रम भी चल रहा है। भारतीय अस्मिता एवं संस्कृति पर आघात करने वाली विदेशी शक्तियों को परास्त करने में विक्रमादित्य के समान पराक्रमशील परम श्रद्धेय स्वामीजी महाराज के मार्ग-निर्देशन, सत्प्रेरणा एवं शुभाशीर्वाद से यह प्रकल्प सफलता की ओर अग्रसर है, अतः मैं आपके चरणों में श्रद्धापूर्ण प्रणाम-पुष्पाञ्जलि समर्पित करता हूँ।

आयुर्वेद के अप्रकाशित प्राचीन दुर्लभ हस्तलिखित ग्रन्थों के उत्तम सम्पादन व अनुवाद के साथ प्रकाशन करने का यह उपक्रम पतञ्जलि विश्वविद्यालय हरिद्वार की ओर से सफलतापूर्वक आगे बढ़ रहा है। इसे मूर्त्त रूप देने में विशेष पुरुषार्थ एवं सहयोग के लिए वैदिक विद्वान् **प्रो. विजयपाल शास्त्री 'प्रचेता'** व उनके सहयोगियों के लिए भूरिशः धन्यवाद। ग्रन्थ के संशोधन में विशिष्ट सहयोग के लिए **श्रीमद्दयानन्द कन्या गुरुकुल चोटीपुरा** (अमरोहा, उत्तरप्रदेश) की आदरणीया प्राचार्या एवं उनकी सहयोगी बहनों के प्रति हम विशेष रूप से कृतज्ञ हैं।

हस्तलिखित ग्रन्थ की प्राचीन प्रतिलिपि की प्राप्ति से लेकर उसे परिष्कृत रूप में सम्पादित करने तक इस श्रमसाध्य एवं समयसाध्य कार्य में अन्य भी अनेक स्नेही सहयोगियों का महनीय योगदान रहा है, हम उन सभी के प्रति हार्दिक आभार प्रकट करते हैं।

वैद्य-प्रसारक के समीक्षात्मक सम्पादन हेतु प्रारम्भ में इसकी एकमात्र प्राचीन हस्तलिखित प्रतिलिपि उपलब्ध करवाने वाले **रघुनाथ मन्दिर हस्तलिखित ग्रन्थालय, जम्मू** के प्रति हम हार्दिक कृतज्ञता प्रकट करते हैं। उक्त ग्रन्थालय के अधिकारियों के सौजन्य एवं उदारतापूर्ण सहयोग से ही इस दुर्लभ रचना के सम्पादन का उपक्रम सम्भव हुआ, अतः हम इनके प्रति पुनः हार्दिक धन्यवाद ज्ञापित करते हैं। **टुबिजन यूनिवर्सिटी जर्मनी** एवं **नेशनल बिब्लोटेक (राष्ट्रीय ग्रन्थालय) पेरिस (फ्रांस)** के प्रति भी हम अत्यन्त कृतज्ञ हैं, जिन्होंने वैद्यप्रसारक की एक-एक प्राचीन हस्तलिखित प्रतिलिपि उपलब्ध कराई। ग्रन्थ के संशोधन में इनसे विशेष सहायता मिली है।

ग्रन्थ के अन्तिम परिष्कार में मुम्बई-निवासी प्रसिद्ध वैद्य **श्री एस. डी. (सदानन्द दिगम्बर) कामत जी** का विशेष सहयोग रहा है। एतदर्थ हम आपके प्रति अत्यन्त कृतज्ञ हैं। सम्पादन कार्य यद्यपि जागरूकता एवं विशेष अवधान के साथ किया गया है, तथापि अल्पज्ञता व मानव-सुलभ प्रमाद के कारण इसमें त्रुटियाँ रहना सम्भव है। कृपालु विद्वज्जनों एवं सुधी पाठकों से अनुरोध है कि यदि कोई त्रुटि या संशोधनीय स्थल दृष्टिगत हो, तो अवश्य अवगत कराएं, जिससे आगामी संस्करण में परिष्कार किया जा सके।

रामनवमी, संवत्- २०७४ वि.
(४ अप्रैल २०१७ ई.)

आचार्य बालकृष्ण

-आचार्य बालकृष्ण

विषय-सूची

(२) चूर्णाध्याय:

(३) मोदकाध्यायः

(४) तैलाध्यायः

(५) घृताध्याय:

(६) लेहाध्यायः

(९) अञ्जनाध्यायः

(१०) प्रकीर्णाध्यायः

★★★

गदाधर-विरचितम्[1]

वैद्य-प्रसारकम्

प्रणतहरमुकुटघटिता गिरितनया-चरणनखमयूखश्रीः।

जयति जयोदयरागारुण इव मौलीन्दुराभाति।।

रूठी पार्वती को मनाने के लिए उनके चरणों में प्रणत (झुके हुए) भगवान् शिव के मुकुट से सम्पर्कित देवी के चरण-नखों की लालिमायुक्त कान्ति सर्वोत्कृष्ट रूप से विराजमान दिखती है। देवी पार्वती के विजयोदय राग से ही मानो अरुणवर्ण बना हुआ भगवान् शिव का मस्तकगत चन्द्रमा भी विशेष रूप से शोभित होता है। ग्रन्थारम्भ में इस पद्य द्वारा दुर्गा (पार्वती) के भक्त बंगप्रदेशवासी ग्रन्थकार **गदाधर** ने मंगलाचरण के रूप में पार्वती-परमेश्वर का स्मरण किया है। यहाँ भगवान् शिव द्वारा प्रणाम करने के प्रसंग से देवी के प्रति भक्तों का प्रणाम भी व्यञ्जित होता है।

वैद्यप्रसारकमिदं[2] वैद्यपुत्रहितं महत्।

प्रसिद्धवैद्यशास्त्रेभ्यः समुच्चित्याभिलिख्यते।।

प्रस्तुत ग्रन्थ के प्रतिपाद्य विषय का उल्लेख करते हुए ग्रन्थकार कहते हैं कि- यह महत् (बृहद्) वैद्यप्रसारक नामक ग्रन्थ वैद्यपुत्रों के लिए बहुत हितकर है। प्रसिद्ध वैद्यशास्त्रों से सारभूत विषय को चुनकर इसकी रचना की जा रही है।

अध्याया अत्र कीर्त्त्यन्ते व्यक्तार्था दश सङ्गताः।

प्रथमः पाचनाध्यायो द्वितीयश्चूर्णसञ्ज्ञितः।।

---

१. हस्तलिखितपुस्तके सर्वादौ एतल्लेखनं दृश्यते-
ओं श्रीगणेशाय नमः, ओं श्रीसरस्वत्यै नमः, ओम्।

२. **'वैद्यप्रसारकम्'** इति नपुंसकलिङ्गे नाम निर्दिश्यते। निश्चलकरस्तु चक्रदत्त-रत्नप्रभायां (१३४, ४७९,५७७, ६६१, ७२९ संख्याकेषु पृष्ठेषु) 'वैद्य-प्रसारकः' इति पुल्लिङ्गेन व्यवहरति। शिवदाससेनोऽपि चक्रदत्त-तत्त्वचन्द्रिकायां (६४ संख्याके पृष्ठे) तथैव।

तृतीयो मोदकाध्यायश्चतुर्थस्तैलसञ्ज्ञितः।
पञ्चमो घृतपाकानां षष्ठो लेहः प्रकीर्त्तितः।।
सप्तमो नस्ययोगानां निरूहाणां तथाष्टमः।
अञ्जनानां च नवमः प्रकीर्णो दशमस्तथा।।

इस ग्रन्थ में व्यक्त (स्पष्ट) अर्थ वाले १० अध्याय हैं। इनमें प्रथम पाचनाध्याय और द्वितीय चूर्णाध्याय है। तृतीय मोदकाध्याय, चतुर्थ तैलाध्याय, एवं पञ्चम घृतपान विषयक अध्याय है। षष्ठ लेहाध्याय और सप्तम नस्ययोगों का प्रतिपादक अध्याय है। अष्टम अध्याय में निरूह वस्तियों एवं नवम अध्याय में अञ्जनों का वर्णन है।

दशम अध्याय प्रकीर्ण विषयों वाला है, यह सर्वाधिक विस्तृत है। इसमें आयुर्वेद के अनेक अति उपयोगी प्रकीर्ण (फुटकर) विषयों का निरूपण है, जिनमें पञ्चकर्म, धूम, धूप, गण्डूष, तक्रारिष्ट, तैलप्रयोग, मूत्रप्रयोग, आर्द्रकप्रयोग, क्षारप्रयोग, अग्निप्रयोग, पुटपाक, रसायन, वाजीकरण, अगद एवं कल्पों का वर्णन मुख्य है।

अथातः पाचनाध्यायं व्याख्यास्यामः

आदौ तावत्प्रवक्ष्यामि द्रव्यकल्पं सविस्तरम्।
निर्यास-कल्क-निर्यूह-शीत-फाण्ट-रसक्रियाः।।
सन्धान-गुलिका-चूर्ण-स्नेह-कल्पा दश स्मृताः।
भेषजानां यथायोगं तेषां वक्ष्यामि लक्षणम्।।

अब यहाँ से पाचनाध्याय का व्याख्यान (विशिष्ट रूप से कथन) करते हैं। यह प्रस्तुत अध्याय के प्रतिपाद्य विषय को सूचित करने वाला ग्रन्थकार का प्रतिज्ञावाक्य है। इसके आगे वे कहते हैं- मैं आरम्भ में द्रव्यकल्प (औषधीय द्रव्यों की विविध कल्पना/निर्माण) का वर्णन करूंगा। वह इस प्रकार है- द्रव्यकल्प के दस प्रकार का हैं। इनके नाम ये हैं- निर्यास, कल्क, निर्यूह, शीत, फाण्ट, रसक्रिया, सन्धान, गुलिका, चूर्ण एवं स्नेह। अब इन दशविध

द्रव्यकल्पनाओं का जिस प्रकार से भेषजों (औषधों) में प्रयोग होता है, उसके अनुसार मैं (ग्रन्थकार गदाधर) इनका लक्षण कहूंगा।

स्वयंस्रुता भवेत् पिच्छा निर्यासः स्वरसो रसः।
शृतः कषायो निर्यूहो यूषः क्वाथभवो रसः।।

औषधीय क्षुप या वृक्ष से स्वयं स्रुत होने वाला (रिसने वाला) द्रव **'पिच्छा'** कहलाता है। किसी हरी (ताजा) ओषधि को पीसकर निकाला जाने वाला द्रव **निर्यास, स्वरस व रस** कहलाता है। किसी ओषधि को विधिवत् जल में उबाल कर तैयार किया गया क्वाथ (काढा) **शृत, कषाय**, एवं **निर्यूह** कहलाता है। क्वाथजन्य रस को **यूष** कहते हैं।

प्रक्षेपः कल्क आवापो घनो लेहो रसक्रिया।
सन्धानं स्यादभिषव आसवोऽरिष्ट उच्यते।।

घृत, तैल आदि स्नेह को सिद्ध करते समय ओषधि को पीस कर उसकी जो लुगदी डाली जाती है, उसे **कल्क, प्रक्षेप** एवं **आवाप** कहते हैं। किसी ओषधि के द्रव भाग को बार-बार आग में पका कर गाढा करने को **घन, लेह** एवं **रसक्रिया** कहते हैं। सन्धान (मद्यनिर्माण-विधि) से सड़ा कर किसी औषध के तैयार करने को **अभिषव** कहते हैं। इसी विधि से **आसव** बनते हैं और **अरिष्ट** क्वाथ पूर्वक बनते हैं[१]।

गुलिका वर्त्तयः पिण्ड्यो वटका मोदका गुडाः।
चूर्णः क्षोदो रजो रेणुः स्नेहाः प्रोक्ता घृतादयः।।

गुलिका (गोलियाँ) वर्त्तियाँ (बत्तियाँ), पिण्डी, वटक, (बड़े), एवं मोदक (लड्डू)- ये सब एक कोटि की द्रव्यकल्पना है। ये औषधीय द्रव्यों को सघन एवं पिण्डित कर बनाये जाते हैं। चूर्ण, क्षोद, रजः एवं रेणु- ये सब चूर्ण के पर्यायवाची हैं। चूर्ण भी एक बहुप्रचलित द्रव्य कल्पना है। घृत, आदि को औषधीय द्रव्यों के साथ सिद्ध करने को स्नेहकल्प कहते हैं। इसके अन्तर्गत

---

१. आसव एवं अरिष्ट में भेद- **यदपक्वौषधाम्बुभ्यां सिद्धं मद्यं स आसवः।**
अरिष्टः क्वाथसिद्धः स्यात् सम्पक्वो मधुरद्रवैः।। (अ.सं. परिशिष्ट, पृ.- ४०८)

बहुत से चिकित्सोपयोगी घृत एवं तैल सिद्ध किये जाते हैं। इस प्रकार से ये दस द्रव्यकल्प हैं।

रसा लवणवर्जास्तु कषाय इति सञ्ज्ञितः।
सद्यः समुद्धृताद् द्रव्यात् क्षुण्णनिष्पीडिताद् रसः[१]।।

लवण को छोड़कर शेष पाँच रस 'कषाय' बनाने योग्य होते हैं। अन्य रसों की भाँति लवण रस की भी सत्ता है, परन्तु इसकी कोई विशेष कल्पना नहीं करनी पड़ती है, अतः 'लवणवर्जिताः' कहा है। यह कल्पना पाँच प्रकार से की जाती है- १. रस (स्वरस), २. कल्क (चटनी), ३. शृत (क्वाथ या निर्यूह), ४. शीत (हिम) कषाय और ५. फाण्ट (चाय की भाँति तैयार किया गया प्रकार)। किसी ओषधि को भूमि से उखाड़ कर धोने के पश्चात् शीघ्र ही कूटकर उसका जो द्रव निकाला जाता है, उसे **रस** कहते हैं।

निर्यासः सर्पिः(?) पिष्टैस्तु द्रव्यैः कल्क इति स्मृतः।
षोडशभिस्तोयपलैस्तुर्यशेषं पलं पचेत्।।
द्रव्यात् पूतात् स निर्यूहः सलिले तूषितो निशि।
शीतसञ्ज्ञो द्रवः प्रोक्तश्चूर्ण उष्णोदकप्लुतः।।
पूतो द्रवः फाण्टसञ्ज्ञो लेहो दर्वीं प्रलेपयेत्।
रसक्रियेति तत्प्रोक्तं साध्यते सुरसादिभिः।।

पत्थर या अन्य उपकरण से पिसा हुआ औषधीय द्रव्य **कल्क** कहलाता है। निर्यास ....सोलह पल जल में एक पल औषधीय द्रव्य डाल कर पकाने से चतुर्थांश शेष रहने पर उसे छानने के उपरान्त **निर्यूह** (क्वाथ) बनता है। किसी औषधीय द्रव्य को कूटकर रातभर पानी में डालकर रखने से प्रातः छानने पर **शीत** नामक द्रव्यकल्पना बनती है। किसी औषधीय द्रव्य को **उष्ण** (उबले हुए) जल में डालकर छान लेने पर औषधगुण से युक्त जल को **फाण्ट**

१. सद्यः समुद्धृतात्क्षुण्णात्पटनिष्पीडितो तु यः। द्रव्याद्रसो विनिर्याति स रसः स्वरसश्च सः।। (टोडरानन्दः)। सद्यः समुद्धृतात् क्षुण्णात् पटनिष्पीडितात् स्रवेत्। द्रव्यात्तु स च निर्यासो रसः स्वरस उच्यते।। (अ.हृ.क.- ६.९, आयुर्वेदरसायनटीका, पृ.- ७७२)

कहते हैं। पकाते समय जो गाढा होने पर दर्वी (कर्छी) पर लिप्त होने लगे, उसे लेह कहते हैं।........।

कालान्तरस्थं सन्धानमरिष्ट: क्वथितो रस:।
गुडादिमिश्रितश्चूर्णो वर्त्तिता गुडिका भवेत्।।

कालान्तर-स्थित **सन्धान** होता है, इसमें धातकीपुष्प आदि डालकर कुछ दिन तक रखने पर किण्वन द्वारा आसव आदि बनाये जाते हैं। क्वथित रस का सन्धान करने पर अरिष्ट बनता है, जबकि आसव में क्वथन नहीं किया जाता है। किसी चूर्ण को गुड आदि के साथ मिलाकर वर्त्तित करने (हाथ में लेकर मसलते हुए घुमाने) से गुडिका (गुटिका/गोली) बनती है।

रजस्तु निर्द्रवं चूर्णं स्नेहश्चौषधसंस्कृत:।
निर्यासे मध्यमा मात्रा प्रशस्ता प्रसृतद्वयम्।।

जल रहित (शुष्क) औषधद्रव्य को पीसने पर **चूर्ण** बनता है, इसे ही **'रज'** भी कहते हैं। औषधीय द्रव्यों से संस्कृत घृत, तैल आदि **स्नेह** नामक द्रव्यकल्पना है।........।

तिन्दुक: कल्कचूर्णाभ्यां ता बाले औपलत्रये (?)।
क्वाथसन्धानयोर्मध्यात् पृथक् पलचतुष्टयम्।।
षड्भि: पलैश्चतुर्भिश्च सलिलाच्छीतफाण्टयो:।
आप्लुतं भेषजपलं रसाख्याता: पलद्वयम्।।
गुलिकाया: पिचु: स्नेहा: त्रियामपरिणामिनी।
उक्तेत्यभ्यवहारार्थमियं मात्रा यथायथम्।।
भेषजानां समान् भागान् प्रमाणं यत्र नेरितम्।
चतुर्गुणान् स्नेहपाके कल्कस्नेहद्रवान् क्रमात्।।

.........जहाँ किसी औषध योग में द्रव्यों का परिमाण न कहा हो वहाँ उन्हें समान मात्रा में लेना चाहिए। स्नेहपाक में कल्क, स्नेह एवं द्रव को उत्तरोत्तर चतुर्गुणित मात्रा में लेना चाहिए।

आवपेत् स्नेहसदृशं पञ्चप्रभृति तु द्रवम्।
कल्की कुर्यात् स्नेहपाके द्रव्यं मात्रानिरूपितम्।।
यतः क्वाथस्ततः कल्कः केवलं क्वाथभाषितम्।(?)

(इसकी अर्थसंगति विचारणीय है।)

आढकं द्रव्यचूर्णानामासुतं तु जलाढके।
अहोरात्रस्थितं कुर्यात् स्वरसं स्वरसेऽसति[१] **।।**

ताजा ओषधि का स्वरस न मिलने की स्थिति में उस ओषधि के शुष्क चूर्ण को एक आढक मात्रा में लेकर एक आढक जल में डालकर रात भर छोड़ दें। प्रातः मसलकर उसका द्रवभाग निचोड़ लें। यह स्वरस के स्थान पर प्रयोग में लिया जा सकता है।

पेषणालोडने वारि स्नेहपाके च निर्द्रवे। (अ.सं.क.- ८.२७, अ.हृ.क.-६.२३)

स्नेहपाक में जहाँ औषधीय द्रव्यों के पेषण एवं आलोडन का निर्देश हो, किन्तु द्रवद्रव्य का कथन न हो, वहाँ पेषण एवं आलोडन में जल ही लेना चाहिए। इसी प्रकार जहाँ- इन औषधीय द्रव्यों के साथ स्नेहपाक करें, ऐसा कहकर जहाँ किसी द्रव का निर्देश न हो, वहाँ भी जल ही लेना चाहिए।

'अनिर्दिष्टाप्रसिद्धेषु मूलं ग्राह्यं त्वगादिषु'। (अ.सं.क.- ८.२९)

जहाँ किसी ओषधि के किसी विशेष अंग का निर्देश न हो और उसके अंगविशेष के ग्रहण के विषय में प्रसिद्धि भी न हो तो वहाँ उसका मूल ही लेना चाहिए। इस विषय में अधिक स्पष्टता हेतु **इन्दुटीका** द्रष्टव्य है-

भेषजस्य कल्पना उक्ता। केवलमिदं न ज्ञायते यद्यत्र क्वचिद् द्रव्यमुक्तं तत्र तस्य किं गृह्यतामिति। यस्माद् द्रव्याणां त्वक्सारपिच्छामूलफलकुसुमक्षीरशाखादि-भेदेनानेकधा प्रयोगो दृष्ट इत्यत्राह- **'अनिर्दिष्टाप्रसिद्धेष्वित्यादि'।**

यत्र त्वगादीनामन्यतमं शब्देनोक्तं तत्राविवादः। यत्र पुनर्विशेषस्त्वगादिषु न निर्दिष्टोऽप्रसिद्धत्वादौषधसंग्रहकर्त्तृभ्यो न प्राप्यते तत्र मूलमेव ग्राह्यम्। तथा च कश्चित्तन्त्रकारः पठति-

---

१. अयं श्लोको वृन्दमाधवस्य व्याख्याकुसुमावल्यां (१३.८) नारायणेन हैमाद्रौ दृश्यते इति कृत्वा समुद्धृतः।

वचनाच्च सदा कार्यं फलमूलादि यत्स्मृतम्। भिषगव्यञ्जिते द्रव्ये मूलं दद्याद्विशेषत:।। व्यक्तेरनुपलब्धौ तु मूलमेव प्रदापयेत्। मूलवीर्या हि भूयिष्ठमोषधी: परिचक्षते।। मूलालाभे तु दातव्यं मूलतुल्यगुणञ्च यत्।। इति।

इन्दुटीका के इस उद्धरण का अर्थ इस प्रकार है- भेषजकल्पना का जो वर्णन किया है, वहाँ यह बात स्पष्ट नहीं है कि जहाँ ओषधि द्रव्य कहा जाता है, वहाँ उसका कौन-सा अंग लिया जाए। ऐसी शंका इसलिए होती है कि द्रव्यों के त्वक्, सार, पिच्छा, मूल, फल, कुसुम, क्षीर, शाखा आदि के भेद से अनेक अंगों का प्रयोग देखा जाता है। अत: इस विषय में स्पष्टता करने हेतु अष्टाङ्गसंग्रहकार ने '**अनिर्दिष्टा०**' इत्यादि कथन किया है। अर्थात् जहाँ ओषधि के त्वक् (छाल) आदि में से किसी अंग का निर्देश शब्दत: कर दिया है, वहाँ तो कोई विवाद ही नहीं रहता, परन्तु जहाँ त्वक् आदि विशेष अंग का निर्देश न हो और अप्रसिद्धि के कारण ओषधिसंग्रह करने वाले (पन्सारी आदि) से भी जानकारी न मिल सके, वहाँ उसका मूल ही लेना चाहिए। इस विषय में और अधिक स्पष्ट करते हुए किसी तन्त्रकार ने कहा है-

'जहाँ ओषधि के फल, मूल आदि का निर्देश हो, वहाँ तो वही लेना चाहिए, परन्तु ओषधि के ग्राह्य अंग के विषय में निर्देशाभाव की स्थिति में अस्पष्टता होने पर वैद्य को चाहिए कि उसके मूल का ही ग्रहण करे, क्योंकि अधिकतर ओषधियाँ मूलवीर्या (मूल में रहती है विशिष्ट शक्ति जिनकी, ऐसी) होती हैं। मूल के अभाव में उसके समान गुण वाला अन्य अंग लेना चाहिए'।

चूर्ण-कल्क-कषायाणां प्रमाणं यत्र नोदितम्।
तत्र द्रव्यानुरूपेण स्वयं बुद्ध्या प्रकल्पयेत्।।

चूर्ण, कल्क एवं कषाय का परिमाण जहाँ न कहा हो वहाँ द्रव्य के अनुरूप अपनी बुद्धि से ही वैद्य को इनका परिमाण निर्धारित करना चाहिए।

यच्चाप्सु श्रृतशीतासु षडङ्गादि प्रयुज्यते।
कर्षमात्रं ततो दत्त्वा क्वाथयेत्[1] प्रास्थिकेऽम्भसि।
अर्द्धशेषं तत: कृत्वा पिबेत्तृष्णादिशान्तये[2]।। (तन्त्रान्तरात्- यो.स., पृ.-४८६)

---

१. '**दत्त्वा क्वाथयेत्**' इत्यस्य स्थाने '**द्रव्यं साधयेत्**' इति चक्रदत्ते पठ्यते।
२. चक्रदत्ते त्वस्य स्थाने- '**अर्धश्रृतं प्रयोक्तव्यं पाने पेयादिसंविधौ**' इति पाठो दृश्यते।
(चक्रदत्त, ज्वर-चिकित्सा, श्लोकसंख्या- २१)

जो उबालकर शीतल किये जल में षडङ्ग आदि प्रयुक्त होता है, वहाँ एक कर्ष ओषधीय द्रव्य एक प्रस्थ जल में पकाना चाहिए और आधा शेष रहने पर तृष्णा आदि की शान्ति हेतु पीना चाहिए।

यवागू-रसयूषेषु रसाला-पानकादिषु।
द्रव्यमात्रां प्रयुञ्जीत लोकसिद्धां यथार्हतः।। (तन्त्रान्तरात्- यो.स., पृ.-४८६)

यवागू, रस, यूष, रसाला, पानक आदि में द्रव्य की मात्रा लोकप्रसिद्धि के अनुसार यथोचित रूप में लेनी चाहिए।

न स्यात् पक्वरसं सम्यग् द्रव्यं क्षीरादिभिः सह।
तन्निर्दिशेद् वारि पूर्वमदहन् साधयेद् भिषक्।।

केवल क्षीर आदि के साथ पकाया जाने वाला द्रव्य अपना पूरा सार उसमें नहीं छोड़ पाता है, अतः पहले उसे जल के साथ पकाना चाहिए। तदनन्तर दुग्ध आदि के साथ पकाना चाहिए। इससे उस द्रव्य का पूर्ण सार दूध में आ जाता है। वृन्दमाधव की व्याख्याकुसुमावली नामक टीका में इस तथ्य को स्पष्ट करते हुए कहा है-

न स्यान्मुक्तरसं सम्यग्द्रव्यं क्षीरादिभिः सह।
तन्निर्दिशेद्वारि पूर्वं पादवत् साधयेद्भिषक्।।

इत्यनेन पूर्वं षोडशभागं वारि चतुर्भागावशेषं साधयेत् पश्चात्तेन वारिणा तुल्यानि क्षीरादीन्यावारिक्षयात् पचेत्। (वृन्दमाधव, ज्वरचिकित्सा-२१७)

यहाँ बताया गया है कि पहले द्रव्य को सोलह गुना जल में पकायें। चतुर्थांश जल शेष रहने पर उसके बराबर दूध डालें और जलांश के जलने तक पकायें।

वटकेषु भिषग् युञ्ज्याच्चूर्णात् त्रिगुणितं गुडम्।
चूर्णेष्वनुक्तमानेषु द्विगुणां शर्करा तथा।।

वटक बनाने में गुड मिलाने का उल्लेख होता है, वहाँ चूर्ण से तीन गुना गुड़ डालना चाहिए। जिन चूर्णों में शर्करा के मिश्रण का विधान तो हो, परन्तु माप का उल्लेख न हो, उनमें चूर्ण से दोगुनी शर्करा डालनी चाहिए।

समाभ्यक्त वागसञ्ज्ञा:(?) प्राहुस्तोयं तु नाभसम्।
गव्यं क्षीरं मस्तु तक्रं नवनीतं घृतं दधि।।
विण्मूत्रं रोचना शृङ्गं स्नायुचर्मनखास्तथा।
मार्द्वीकं सवस्त्रपूतं(?) मधुना माक्षिकं तथा।।

सामान्य कथन होने पर किन द्रव्यों का ग्रहण करना चाहिए ? इसका वर्णन करते हैं- ..... जल का कथन करने पर नाभस जल (वृष्टि जल) लेना चाहिए। दूध, मस्तु, तक्र, नवनीत, घृत एवं दधि लेने का कथन हो तो ये सभी द्रव्य गाय के ही लेने चाहिए। मल, मूत्र, रोचना, शृङ्ग, स्नायु, चर्म एवं नख के उपयोग का कथन हो तो ये द्रव्य भी गाय के ही लेने चाहिए।.... मधु ग्रहण करने का निर्देश होने पर माक्षिक (छोटी मक्खी द्वारा बनाया शहद) लेना चाहिए।

तैलं तु तिलसम्भूतं रक्तादीन् वस्तुसम्भवान्।
शालीनां रक्तशालिश्च सूप्यानां मुद्ग एव च।।

जहाँ तैल लेने का निर्देश हो वहाँ तिल का तैल ही लेना चाहिए।....... जहाँ शालि लेने का निर्देश हो वहाँ रक्तशालि (लाल चावल) ही लेने चाहिए। जहाँ सूप्य (शिम्बिधान्य) का निर्देश हो वहाँ मुद्ग (मूँग) का ग्रहण करना चाहिए।

मूलानां पिप्पलीमूलं फलानां मदनं फलम्।
त्वचं तु गन्धद्रव्याणां द्रव्याणां गन्धपञ्चकम्।।

मूल लेने का निर्देश होने पर पिप्पलीमूल लेना चाहिए। फल लेने का निर्देश होने पर मदनफल लेना चाहिए। गन्धद्रव्य लेने का निर्देश होने पर त्वक् (दालचीनी) लेनी चाहिए। सुगन्ध द्रव्यों के ग्रहण करने का निर्देश होने पर द्रव्यपञ्चक (कपूर, कंकोल, लवङ्ग, जातीफल, पूग) का ग्रहण करना चाहिए। ?

जीवन्तिशाकं शाकानां लवणानां तु सैन्धवम्।
सामान्यपुष्पनिर्देशे मालतीकुसुमं क्षिपेत्।।

शाक लेने का निर्देश होने पर जीवन्ती शाक लेना चाहिए। लवण का निर्देश होने पर सैन्धव लवण लेना चाहिए। जहाँ कहीं किसी योग में सामान्य रूप से पुष्प डालने का निर्देश हो तो वहाँ मालती पुष्प लेना चाहिए।

त्रिविधः स्नेहपाकस्तु मृदुर्मध्यस्तथा खरः।
नातिखरे नातिमृदौ किट्टेऽङ्गुलिविमर्दितः।।
अंगुल्यग्रहणे पाकः स्नेहस्य परिकीर्त्तितः।
लेहस्य तन्तुसद्भावे क्षिप्ते वारिणि शीर्यते।।

स्नेहपाक तीन प्रकार का होता है- मृदु, मध्य एवं खर।.......तब स्नेहपाक से सम्पन्न हुआ समझना चाहिए जब वह अंगुली से न चिपके। वह लेह सिद्ध हुआ समझना चाहिए, जिसमें पकाने पर तन्तु बनने लगे।........।

मृदुः कल्कसमे किट्टे चिक्कणो मदनोपमे।
किञ्चित्काठिन्ययुक्ते च वर्त्त्यमाने च पश्चिमः।।
दग्धोऽत ऊर्ध्वं निष्कार्यः स्यादामस्त्वग्निसादकृत्।
मृदुर्नस्ये खरोऽभ्यङ्गे पाने बस्तौ च मध्यमः।। (अ.हृ.क.- ६.२०-२१)

'**मृदुपाक** में पकने के बाद किट्ट लगभग कल्क जैसा ही रहता है। **चिक्कणपाक** में डाला गया कल्क द्रव्य पकने पर मदन (मोम) जैसा हो जाता है। **खरपाक** में कल्कद्रव्य अधिक पकने से कुछ कड़ा हो जाता है तथा उसमें कालापन आ जाता है। इसमें पके कल्कद्रव्य को हाथ में लेकर घुमाने से वर्त्ति बनने लगती है। इसके आगे भी पकाते रहने से **दग्धपाक** कहलाता है, वह किसी काम का नहीं रहता। इन पाकों के अतिरिक्त बहुत कम पका हुआ **आमपाक** कहलाता है। वह अग्निसादकारक (अग्निमान्द्यजनक) होता है'। मृदु अर्थात् मन्दपाक युक्त स्नेह का प्रयोग नस्य में, खरचिक्कणपाक स्नेह का प्रयोग अभ्यङ्ग में तथा मध्यम (चिक्कणपाक) युक्त स्नेह का प्रयोग पीने एवं स्नेहबस्ति में होता है।

परिमाणं प्रवक्ष्यामि वेशमरन्ध्रान्तरे रजः[१]।
संस्पृश्य दृश्यते(?) यत्र मरीची खलु ताश्च षट्।।
सर्षपा पुण्डरीकास्तु ते चाष्टौ तण्डुलः स्मृतः।
द्वौ तण्डुलौ धान्यमाषो धान्यमाषद्वयं यवः।।
अण्डिका ते तु चत्वारस्ताश्चतस्रस्तु माषकः।
चत्वारो माषकाः शाणो[२] द्वौ शाणौ द्रंक्षणो मतः।।

अब परिमाण का वर्णन करते हैं- घर के रोशनदान में प्रविष्ट सूर्य किरणों के प्रकाश में जो छोटे-छोटे कण दिखायी देते हैं, उन्हें वंशी कहते हैं। छः वंशी की एक मरीची होती है। छः मरीचियों का एक सर्षप होता है। आठ सर्षप का एक पुण्डरीक होता है। चार पुण्डरीकों का एक तण्डुल होता है। दो तण्डुलों का एक धान्यमाष होता है। दो धान्यमाष का एक यव होता है। चार यव की एक अण्डिका होती है। चार अण्डिकाओं का एक माषक होता है। चार माषक का एक शाण होता है। दो शाण का एक द्रंक्षण होता है।

बदरं द्रक्षणौ द्वौ तु शुक्तिः कर्षद्वयं भवेत्।
शुक्तिद्वयं प्रकुञ्चः स्याद् द्वे पले प्रसृतं विदुः।।
प्रसृतौ द्वौ तु कुडवं मानिका कुडवद्वयम्।
प्रस्थः स्यान्मानिके द्वे च पात्रं प्रस्थचतुष्टयम्।।
प्रोक्तश्चत्वारि पात्राणि द्रोणः शूर्पश्च तौ वहः।
तुलां पलशतं विद्धि भारस्ता एव विंशतिः।।

द्रंक्षण को बदर भी कहते हैं। दो द्रंक्षण की एक शुक्ति होती है। यह दो कर्ष के बराबर होती है। दो शुक्ति का एक प्रकुञ्च होता है। यह दो पल के बराबर होता है। प्रकुञ्च अथवा दो पल का एक प्रसृत होता है। दो प्रसृत का एक कुडव होता है। दो कुडव की एक मानिका होती है। दो मानिकाओं का एक प्रस्थ होता है। चार प्रस्थ का एक पात्र होता है। चार पात्र का एक द्रोण होता है।

---

१. वंशी वंशरन्ध्रे प्रविष्टरश्मिस्थं रजः। (वृन्दमाधव-व्याख्याकुसुमावली)
२. 'माषैश्चतुर्भिः शाणः स्यात्'- भैषज्यरत्नावली, मानपरिभाषा.-४;

दो द्रोण का एक शूर्प होता है। दो शूर्प का एक 'वह' होता है। सौ पल की एक तुला होती है। बीस तुलाओं का एक भार होता है।

पलस्य दशमो भागो धरणं नाम कीर्त्तितम्।
पर्यायवाचकैः शब्दैर्माषको हेमधानकः।।
द्रंक्षणो वटकः कोलं, कर्षोऽक्षं तिन्दुकं पिचुः।
पाणितलं षोडशिका सुवर्णं कवलग्रहः।।
विडालपदकं चेति शुक्तिरष्टमिका मता।
पलं चतुर्थिका मुष्टिः प्रकुञ्चो बिल्वमाम्रकम्।।

पल के दशम भाग को धरण कहते हैं। माषक एवं हेमधानक शब्द पर्यायवाची हैं। द्रंक्षण, वटक एवं कोल/बदर पर्यायवाची हैं। कर्ष, अक्ष, तिन्दुक, पिचु, पाणितल, षोडशिका, सुवर्ण, कवलग्रह एवं विडालपदक- ये नौ शब्द पर्यायवाची हैं। शुक्ति एवं अष्टमिका- ये दोनों पर्यायवाची हैं। पल, चतुर्थिका, मुष्टि, प्रकुञ्च, बिल्व एवं आम्रक- ये सभी शब्द भी पर्यायवाची हैं।

प्रसृतोऽष्टमानं विज्ञेयं कुडवस्तूच्यतेऽञ्जलिः।
आढकं कंसः पात्रं च[1] द्रोणस्त्वर्मणनल्वणम्।
घटः कुम्भो मणिश्चेति पर्यायैः कलशस्तथा।।

प्रसृत को ही अष्टमान भी कहते हैं। कुडव को अञ्जलि भी कहते हैं। आढक, कंस एवं पात्र- ये तीनों शब्द पर्यायवाची हैं। द्रोण, अर्मण, नल्वण, घट, कुम्भ, मणि एवं कलश- ये सभी पर्यायवाची हैं।

यह विषय अष्टाङ्गसंग्रह में इस प्रकार है- 'षड् वंश्यो मरीचिः। ताः षट् सर्षपः, अष्टौ सर्षपास्तण्डुलः। तौ द्वौ तण्डुलावेको धान्यमाषः। तौ द्वौ धान्यमाषौ यवः। अतः परं चतुर्गुणवृद्ध्या अण्डिका-माषक-शाण-कर्ष-पल-कुडव-प्रस्थाढक-द्रोणवहाः कल्प्यन्ते। धरणं तु पलस्य दशमो भागः। माषकस्य तु पर्यायो हेमो धानकश्च। शाणद्वयस्य पर्यायो द्रंक्षणः कोलो वटकश्च। कर्षस्य सुवर्णमक्षं पिचुर्बिडालपदकं पाणितलं तिन्दुकं कवलग्रहः षोडशिका च। कर्षद्वयस्य शुक्तिरष्टमिका च। पलस्य

१. 'आढकं भाजनं कंसो' इत्यष्टाङ्गहृदये पठ्यते- कल्पस्थानम्- ६.२८;

मुष्टि: प्रकुञ्चश्चतुर्थिका बिल्वमाम्रं च। पलद्वयस्य प्रसृतोऽष्टमानं च। कुडवस्याञ्जलि:। कुडवद्वयस्य मानिका। आढकस्य पात्रं कंसश्च। द्रोणस्य नल्वणार्मणोन्मानघटकुम्भकलशा:। द्रोणद्वयस्य शूर्प:। तुला पुन: पलशतम्। तानि विंशतिर्भार इति।

(अष्टाङ्गसंग्रह:, कल्पस्थानम्- ८.१७)

'शुष्कमेयेष्विदं मानं द्विगुणं तु द्रवार्द्रयो:'। (अ.सं.क.- ८.२६)
क्वचिन्मते सर्वमार्द्रमद्रवं द्विगुणं भवेत्।।

शुष्क पदार्थों के विषय में यह मान जानना चाहिए। द्रव एवं आर्द्र पदार्थों के विषय में इससे दो गुना मान (परिमाण) लेना चाहिए। किसी-किसी आचार्य के मन में सभी आर्द्र, ओषधियों में द्विगुण परिमाण लेना चाहिए। यह मत द्रव पदार्थों को छोड़कर लागू होता है, ऐसा समझना चाहिए।

कुडवादि द्रव्यं द्विगुणं योजयेत (भिषक्) क्वचित्।
द्रवार्द्रशुष्कद्रव्येषु शतमेव तुला भवेत्।।
स्नेहे सिद्ध्यति शुद्धाम्बुनि:क्वाथस्वरसै: क्रमात्।
कल्कस्य योजयेदंशं चतुर्थं षष्ठमष्टमम्।। (अ.हृ.क.- ६.१६)

यदि केवल जल द्वारा स्नेहपाक करना हो तो कल्क स्नेह से चतुर्थांश (चौथाई) लें। यदि क्वाथ के साथ स्नेहपाक करना हो तो कल्क स्नेह से षष्ठांश में लें। यदि केवल स्वरस के साथ स्नेहपाक करना हो तो स्नेह की अपेक्षा कल्क का अष्टमांश लें।

अथैकध्यं कल्पयित्वा कल्कक्वाथं घृतांशिकम्।
ततो वह्नावधिश्रित्य जानुतुल्यासनस्थित:।।
वैद्योऽवलोकयन् दर्व्या सततं चावघट्टयन्।
परितो गच्छता पात्रं साधयेन्मृदुनाग्निना।।
यदा शब्दो विरमति स्नेहस्य स्यात् प्रसन्नता।
वर्णगन्धरसोत्पत्तिर्य(दा सिद्ध:) स जायते।।

तदनन्तर घृतांश सहित कल्क एवं क्वाथ को एक साथ मिलाकर अग्नि पर पकायें। जानुतुल्य (घुटनों तक ऊँचाई वाले) आसन पर बैठा वैद्य उसे

देखते हुए निरन्तर दर्वी (चमचे) से चलाता रहे। यह प्रक्रिया पात्र को चारों ओर से घेरने वाली मन्द आँच पर चलनी चाहिए। पकते हुए जब उसमें शब्द होना बन्द हो जाए तब स्नेह की प्रसन्नता (निर्मलता) जाननी चाहिए। उसमें उत्तम वर्ण, गन्ध एवं रस की उत्पत्ति होने पर उसे सिद्ध समझना चाहिए।

नांगुलिग्राहिता कल्के (न स्नेहेऽग्नौ सशब्दता)।
अवतार्य तथा स्नेहं परिपूर्य घटे दृढे।।
कल्कशेषं समाशिष्य सुगुप्तं स्थापयेत् तदा।
घृतस्य फेनोपशमस्तैलस्य च तदुद्भवः।।
लेहस्य तन्तुमत्ताप्सु मज्जनं सरणं न च। (अ.सं.क.- ८.२३)
प्रक्षिप्तोऽग्नौ यथा स्नेहः शब्दं तु न करोति यः।
स हि कालोऽवतरणे तथा वर्णादिसम्पदि।।

स्नेहपाक करते समय जब कल्कद्रव्य अँगुली पर न चिपके, उस समय स्नेह पात्र को चूल्हे से उतार लें और कल्क भाग को निचोड़ कर अलग कर दें एवं स्नेह को दृढ घट में भरकर सुरक्षित स्थान पर रखें। स्नेहपाक के सम्पन्न होने की यह पहचान है कि घृत का पाक करते समय झाग शान्त हो जाए और तैल में झाग उत्पन्न हो जाए तब इन दोनों का पाक सम्पन्न हो गया समझें। अवलेह पकाते समय जब उसमें तार जैसे दिखलाई पड़े, अवलेह को पानी में डालने पर वह डूब जाए और पानी में फैले नहीं- इन लक्षणों को देखकर समझ लें की समुचित पाक हो गया है। स्नेहपाक की यह पहचान भी है कि स्नेह की बूँद को जलते हुए कोयले पर डालने से जब वह चट-चट शब्द न करे और उसमें उत्तम वर्ण प्रकट हो जाए तब उसे पका समझें और आग से उतार लें।

(जिह्वा-परीक्षा)

वातेन स्फुटिता जिह्वा सुप्ता शाकदलोपमा।
सदाहा कण्टकैः पित्ते श्लेष्मणा बहुलाचिता[१]।। (सिद्ध. सं.- २६.६९)

---

१. सिद्धसारे श्लोकस्यास्य पाठ इत्थं दृश्यते-

वातेन स्फुटिता सुप्ता जिह्वा शाकदलोपमा।

वात की अधिकता में रोगी की जिह्वा फटी हुई, सुन्न-सी एवं शाकदल (सागौन वृक्ष के पत्ते) जैसी खुरदरी होती है। पित्त की अधिकता में जिह्वा जलन सहित एवं काँटों से युक्त-सी होती है और कफ की अधिकता में रोगी की जिह्वा बहल (सघन) काँटों से युक्त और मल से आच्छादित रहती है।

संसर्गलिङ्गैः संसर्गात् त्रिलिङ्गैः सान्निपातिकी।
तन्वी रक्तायता स्निग्धा शुद्धा सर्वरसप्रिया।।

किन्हीं दो दोषों के संसर्ग से हुए रोग में रोगी की जिह्वा दोनों दोषों के मिश्रित लक्षणों वाली होती है। त्रिदोषजन्य रोग में रोगी की जिह्वा पूर्वोक्त तीनों प्रकार के लक्षणों से युक्त होती है। स्वस्थ व्यक्ति की जिह्वा लाल, लम्बी, स्निग्ध, शुद्ध एवं सभी रसों का अनुभव करने वाली होती है।

जिह्वापरीक्षा-विषयक ऐसा ही उल्लेख वंगसेन-संहिता में इस प्रकार मिलता है-

जिह्वानिलेन स्फुटिता प्रसुप्ता भवेच्च शाकच्छदनप्रकाशा।
पित्तेन पीता परिदह्यते च दीर्घैः सरक्तैरपि कण्टकैश्च।
कफेन गुर्वी बहलाचिता च मांसोच्छ्रयैः शाल्मलिकण्टकाभैः।।

(वंगसेनसंहिता-मुखरोगाधिकारः-३०, बृहन्निघण्टुरत्नाकर, भाग-६, पृ.-२७५)

अव्यक्तललितश्रव्यवाणी जिह्वा चिरायुषः।
श्यावा शुष्कारुणा रूक्षा स्तब्धमूला विसर्पिणी।।
चलरूक्षक्षतक्षामाभाषिणी वातवैकृता।
नीलपीतहरिद्वर्णा कट्वम्ललवणप्रिया।
दाहपाकवती शुष्का रसना पित्तदूषिता।।

चिरायु (दीर्घायु) व्यक्ति की जिह्वा अव्यक्त ललित एवं श्रवण योग्य वाणी वाली होती है। वात की विकृति वाले व्यक्ति की जिह्वा चञ्चल, रूक्ष, खण्डित भाषण वाली होती है। पित्त से दूषित रसना (जिह्वा) नील, पीत एवं हरे वर्ण वाली होती है, यह कटु, अम्ल एवं लवण रस को अधिक पसन्द करती है। पित्त से दूषित रसना में दाह (जलन) और पाक (छाले) होते हैं।

सदाहैः कण्टकैः पित्ताद् बहलैश्च चिता कफात्।। (सिद्ध.सं.- २६.६९)

पाण्डुवर्णा रसे स्वादुः प्रसेकबहला घना।

रसना श्लेष्मसञ्जुष्टा जडा सर्वरसप्रिया।।

कफ की अधिकता वाले व्यक्ति की जिह्वा पाण्डुवर्ण होती है। उसका मुख स्वादु (मधुरता) से युक्त होता है। कफ की अधिकता वाली रसना जड़ एवं सर्वरसप्रिया (सब रसों को पसन्द करने वाली) होती है।

लिप्तेव पङ्केन विसर्पिणी च शूना घना कण्टकिनी प्रसुप्ता।

दूष्या विवर्णा हतचेतना च सा सन्निपातं प्रकटी करोति।।

जो जिह्वा मल से लिप्त-सी, विसर्पणशील, शूना (सूजी हुई), घना (घनीभूत अवयवों वाली), प्रसुप्त (सुन्न-सी), चेतनाशून्य एवं विवर्ण (फीके रंग वाली) होती है, वह सन्निपात (तीनों दोषों के एक साथ होने वाले प्रकोप) को सूचित करती है।

(ष्ठीवन/थूक की परीक्षा)

तनु रूक्षं सुदीनं च ष्ठीवनं वातिकं स्मृतम्।

तिक्तं स्वल्पं घनं चापि पित्ते विद्याद् भिषग्वरः।।

वात की अधिकता में पतला एवं रूक्ष ष्ठीवन (थूक) आता है और यह दीनतापूर्वक (विकलता के साथ) निकलता है। पित्त की अधिकता में ष्ठीवन (थूक) तिक्त (कड़वा), स्वल्प मात्रा में एवं घनीभूत-सा होता है, ऐसा लक्षण भिषग्वरों को जानना चाहिए।

घनं सान्द्रं च पैच्छिल्यं श्लेष्मा तु भवते तदा।

प्रकृतिद्वयसम्मिश्रं विद्याल्लक्षणमुत्तमम्।।

कफ की अधिकता वाले व्यक्ति का ष्ठीवन (थूक) घन, सान्द्र एवं पैच्छिल्य (चिपचिपाहट) वाला होता है। यदि किसी व्यक्ति में दो प्रकृतियों का सम्मिश्रण हो तो उसके ष्ठीवन में उन दोनों प्रकृतियों के लक्षण पूर्वोक्तानुसार मिले-जुले रूप में मिलते हैं।

ज्वरेषु लङ्घनं कार्यमविनष्टबलस्य च।

विनानिलश्रमक्रोधशोककामक्षतज्वरान्।।

ज्वरों में लङ्घन (उपवास) करवाना चाहिए, परन्तु ध्यान रहे कि रोगी अति दुर्बल न हो; क्योंकि उसे लङ्घन करवाना उचित नहीं होता है। वातज ज्वर में भी लङ्घन नहीं करवाना चाहिए। इसी प्रकार श्रम, क्रोध, शोक, काम एवं क्षत (घाव) से होने वाले ज्वर में भी लङ्घन वर्जित है।

क्षुत्तृण्मलानुलोमत्वं लाघवं साधु लंघिते।
शोषतन्द्राभ्रमश्वासक्लमाः स्युरतिलंघिते।। (सिद्ध. सं.- ५.१७)

उचित लङ्घन करने पर भूख-प्यास लगने लगती है, मल का अनुलोमन होता है और शरीर में लघुता (हल्कापन/स्फूर्त्ति) आती है। अतिलङ्घन से शोष (तपेदिक/टी.बी.), तन्द्रा (भ्रम), श्वासरोग और क्लम (इन्द्रियों की थकान) जैसे दुष्परिणाम होते हैं, अत: लंघन सीमित ही करना चाहिए।

अथ पाचनानि

देवदारुवचामुस्ता-नागरातिविषाभयाः।
शूलप्रवाहिकाटोप-ज्वरातीसारनाशनाः।।

देवदारुकाष्ठं वचा मुस्तं शुण्ठी प्रतिविषा हरीतकीदलानि प्रतितो.२, धा.४, इति **देवदारुषट्कम्।**

देवदारु, वचा, मुस्ता, शुण्ठी, प्रतिविषा, हरीतकी- इनका क्वाथ शूल, प्रवाहिका (पेचिस), आटोप (अफारा), ज्वर एवं अतिसार को नष्ट करता है।

आरग्वधग्रन्थिकमुस्तातिक्ता-हरीतकीभिः क्वथितः कषायः।
सामे सशूले कफवातयुक्ते ज्वरे हितो दीपनपाचनश्च।। (योगशतम्-५)

आरग्वधमज्जा पिप्पलीमूलं मुस्ता कटुका हरीतकीदलानि प्रतितो.१, धा.३, इति **आरग्वधपञ्चकम्।**

आरग्वध (अमलतास), ग्रन्थिक (पिप्पलीमूल), मुस्ता (मोथा), तिक्ता (कुटकी) एवं हरीतकी (हरड़) द्वारा तैयार किया गया क्वाथ आम सहित शूल के साथ होने वाले कफवातप्रधान ज्वर में हितकर होता है। यह क्वाथ जठराग्नि-दीपन एवं आम (अपक्व आहार रस) का पाचन करने वाला होता है।

'योगशत-वैद्यवल्लभा' के रचयिता वैद्यवर रूपनयन ने भी कहा है कि यह योग **आरग्वधपञ्चक** नाम से वैद्यों में प्रसिद्ध है। (द्रष्टव्य- योगशत्त-वैद्यवल्लभा, श्लोक-५) मुद्रित भावप्रकाश एवं भैषज्यरत्नावली में इसे **आरोग्यपञ्चक** नाम से कहा है। यह प्रमादकृत लिपिदोष एवं मुद्रणदोष है।

(क्षुद्रादि क्वाथ)

क्षुद्रामृतानागरपुष्कराह्वयैः कृतः कषायः कफमारुतोत्तरे।
सश्वासकासारुचिपार्श्वरुक्करे ज्वरे त्रिदोषप्रभवेऽपि शस्यते।।

(योगशतम्- ४)

कण्टकारी गुडूची शुण्ठी पुष्करमूलं प्रतिक. १,

क्षुद्रा (छोटी कटेरी), अमृता (गिलोय), नागर (सोंठ) एवं पुष्कर (पुष्करमूल) द्वारा बनाया क्वाथ (काढ़ा) श्वास (दमा), कास (खांसी), अरुचि (भोजन के प्रति अनिच्छा) एवं पार्श्वरुक् (पार्श्वभाग/बगल या पसलियों में पीड़ा) के साथ होने वाले ज्वर में हितकर होता है। यह क्वाथ त्रिदोषजन्य ज्वर में भी प्रशस्त माना जाता है।

क्षुद्रभ्रमजलं(?) श्वासकासहिक्काग्निमान्द्यनुत्।
वातश्लेष्महरं रुच्यं दीपनमर्शशोचनम्(?)।।

शुण्ठीक. १, पानीयप. ३ २, क्वथितशेषप. १ ६, **शुण्ठीजलम्।**

एक कर्ष शुण्ठी को ३ २ पल पानी में क्वथित करें। आधा शेष रहने पर इसका सेवन करें। यह क्वाथ श्वास, कास, हिक्का एवं अग्निमान्द्य को दूर करता है। यह वातकफजन्य विकारों को हरता है और रुचिजनक, दीपन एवं .... होता है।

धानिकाशुण्ठिपानीयं वातश्लेष्महरं परम्।
ज्वरतृष्णातिसारघ्नं दीपनं पाचनं स्मृतम्।।

धानिका शुण्ठीक. १, पानीयप. ३ २ क्वथितशेषप. १ ६, इति **धानिकाशुण्ठीजलम्।**

धनिया एवं शुण्ठी का क्वाथ विशेष रूप से वातश्लेष्महर होता है। यह ज्वर, तृष्णा एवं अतिसार रोग को दूर करता है और दीपन एवं पाचन होता है।

'उशीरक्वथितं तोयं तृष्णादाहज्वरापहम्'।

उशीरक. १, पानीयप. ३ २, क्वथितशेषप. १ ६, इति **उशीरजलम्।**

उशीर (खस) का क्वाथ तृष्णा, दाह एवं ज्वर का निवारक होता है।

पञ्चकोलकतोयं स्याज्ज्वरातीसारनाशनम्।
दीपनं पाचनं गुल्मशोफानाहोदरापहम्।।

चविका चित्रकं पिप्पली पिप्पलीमूलं शुण्ठी प्रतिधा. ४, पानीयप. ३ २, क्वथितशेषप. १ ६, **पञ्चकोलजलम्।**

पञ्चकोल (चविका, चित्रक, पिप्पली, पिप्पलीमूल, शुण्ठी) का क्वाथ ज्वर एवं अतिसार को नष्ट करता है। यह दीपन एवं पाचन होता है तथा गुल्म, शोफ व उदररोगों को नष्ट करता है।

मुस्ताम्बुनागरैस्तोयं पिबेद्दाहज्वरापहम्।
तस्माच्च पाचनं कासश्वासशीर्षरुजापहम्।। इति त्र्यङ्गम्।

मुस्ता, अम्बु (बालक), शुण्ठी का क्वाथ दाह एवं ज्वर को नष्ट करता है। यह आम का पाचन करने वाला कास, श्वास एवं शीर्षरुजा (सिरदर्द) को दूर करता है।

सालपर्णी-पृश्निपर्णी-बृहतीभिः श्रृतं जलम्।
सुखोष्णं पाययेदेतत् कासघ्नं मार्गशोधनम्।। इति द्वि. त्र्यङ्गम्

सालपर्णी, पृश्निपर्णी, बृहती (कण्टकारिका) का क्वाथ बनाकर सुखोष्ण (थोड़ा गर्म) पिलाएं। यह कास रोग को नष्ट करता है तथा शरीरगत स्रोतों को शुद्ध करता है।

शुण्ठीवराब्दोशीरैश्च पिबेत्तोयं सुसाधितम्।
[1]**दाहतृष्णाज्वरहरं पाचनं भिषजां मतम्।।** तृ. त्र्यङ्गम्। (वङ्ग.- २.५१७)

---

१. **'दाहतृष्णा०'** इति मातृकायाम्, **'दाहशीत०'** इति वङ्गसेन-संहितायां पठ्यते।

शुण्ठी, वरा (त्रिफला), अब्द (मुस्ता) एवं उशीर (खस)- इनका अच्छी प्रकार से तैयार किया गया क्वाथ दाह, तृष्णा एवं ज्वर को दूर करता है। यह क्वाथ वैद्यों में विशेष रूप से मान्य है।

तरुणेऽपि ज्वरेऽमूढः स्नेहितं वातविभ्रमात्।
ज्वरितं पाययेच्छीघ्रं पञ्चमूलश्रृतं पयः।।
पाचनं विहितं तत्र भवेत् किमुत लंघनम्।
तच्च वातज्वरहरं दीपनं पाचनं परम्।
शूलानाहातिसारघ्नं कासश्वास-निषूदनम्।।

सालपर्णी पृश्निपर्णी बृहती कण्टकारिका गोक्षुरकं प्रतिधा.८, पानीयप.३२, क्वथितशेषप.१६, **पञ्चमूलजलम्।**

बुद्धिमान वैद्य को चाहिए कि वातप्रकोप की स्थिति में तरुण ज्वर वाले व्यक्ति को भी स्नेहित (स्नेहपान युक्त) करके शीघ्र पञ्चमूल का क्वाथ पिलायें, उसमें पाचन द्रव्य भी मिलाने चाहिए। यह क्वाथ वातज्वरहर एवं परम दीपन-पाचन होता है। यह शूल, आनाह, अतिसार एवं कास-श्वास को नष्ट करता है।

'चन्दनेन श्रृतं तोयं तृष्णादाहज्वरापहम्'।

चन्दनक.८, पानीयप.३२, शेषप.१६, **चन्दनजलम्।**

चन्दन के साथ क्वथित जल तृष्णा, दाह एवं ज्वर को शान्त करता है।

द्राक्षाखर्जूरमृद्वस्थिजलं मधुसितायुतम्।
पञ्चसारमिति ख्यातं दाहतृष्णानिबर्हणम्।।

द्राक्षाखर्जूरपरूषकं प्रतिधा.८, पानीयप.३२, कथितशेषप.१६, शीते माक्षिक.१, सितशर्कराक.२, इति **पञ्चसारजलम्।**

द्राक्षा (मुनक्का), खर्जूर, परूषक (फालसा) का क्वाथ बनायें। शीतल होने पर इसमें शर्करा एवं मधु मिलाकर पान करें। यह दाह (जलन) एवं तृष्णा (अति प्यास) को शान्त करने वाला 'पञ्चसारजल' नामक प्रख्यात योग है।

मुस्तापर्पटकोशीर-चन्दनोदीच्यनागरैः।
शृतशीतं जलं दद्यात् पिपासा-ज्वरनाशनम्[1] ।। षडङ्गम्।

(चि.चि.- ३.१४५)

मुस्ता, पर्पटक, उशीर, चन्दन, उदीच्य (वालक) एवं नागर (शुण्ठी) के साथ बनाया गया क्वाथ तीव्र पिपासा युक्त ज्वर को नष्ट कर देता है। छः ओषधियों के मिश्रण से तैयार यह क्वाथ षडङ्ग क्वाथ कहलाता है।

ह्रीवेरपिप्पलीमुस्ता-धान्यनागरकत्तृणम्।
शृतं शीतं ज्वरे पेयं तृष्णाशूलनिबर्हणम्।। बालकषडङ्गम्।

ह्रीवेर, पिप्पली, मुस्ता, धान्य (धनिया), नागर (शुण्ठी) एवं कत्तृण- इन ओषधियों के क्वाथ को शीतल कर पीना चाहिए। यह ज्वर, तृष्णा एवं शूल को नष्ट करता है।

निर्वापितं सुशीतं सन्तप्तैर्वह्निना मृदः खण्डैः।
तोयं हरति पिपासां वमिमपि पीतं क्षणादेव।। सन्तप्तलोष्टतोयम्।

अग्नि से सन्तप्त मृत्तिकाखण्डों (मिट्टी के ढेलों) द्वारा बुझाया गया पानी तत्क्षण ही तीव्र पिपासा को शान्त कर देता है और छर्दिरोग का भी शमन करता है।

शुण्ठीह्रीवेरसंसिद्धं तोयं ग्रहणिदोषजित्।
ज्वरातिसारवमथुकासतृष्णाहरं शिशोः।। शुण्ठीबालकतोयम्।

शुण्ठी एवं ह्रीवेर द्वारा तैयार किया गया क्वाथ ग्रहणीदोष को दूर करता है। यह शिशु के ज्वर, अतिसार, छर्दि, कास एवं तृष्णा का निवारण करता है।

वाताधिके ज्वरे पेयं पञ्चमूलाम्बु साधितम्।
उष्णं कफे नागराम्बु पित्ती शीतं जलं पिबेत्।।

वात दोष की अधिकता वाले ज्वर में पञ्चमूल का क्वाथ पीना चाहिए।

---

१. **'ज्वरनाशनम्'** इति हस्तलिखितपुस्तके पाठः, अस्य स्थाने **'ज्वरशान्तये'** इति पाठो योगरत्न-समुच्चये गदशान्त्यधिकारे ज्वरचिकित्सायां (२२४ पृष्ठे) दृश्यते।

कफ दोष की अधिकता वाले ज्वर में शुण्ठी का गर्म-गर्म क्वाथ पीना चाहिए। पित्त दोष की अधिकता वाले ज्वर में उबालकर शीतल किया हुआ जल पीना चाहिए।

काञ्जिकं दधिमण्डं वा सौवीरं श्लैष्मिके ज्वरे।
सन्निपातसमुक्ते (?) वा ज्वरे मांसरसं पिबेत्।।

कफजन्य ज्वर में काञ्जी, दधिमण्ड अथवा सौवीर का पान करना चाहिए। ....।

आदीप्तपक्वलोष्टाम्बु लाजक्षौद्रसितान्वितम्।
तृष्णाच्छर्दिप्रशमनं तालुदोषहरं परम्।। मृद्भृष्टक्षौद्रजलम्।

आग में तेज गर्म किये पक्वलोष्ट (पकी ईंट) से बुझाए जल में लाजा (खील), मधु एवं शर्करा मिलाकर पीना चाहिए। यह जल तृष्णा एवं छर्दि रोग को शान्त करता है और तालुदोष का निवारण करता है।

मृद्भृष्टलोष्टपक्वं च सक्षौद्रं शीतलं पिबेत्।
तीव्रतृष्णाप्रशमनं मुखशोषहरं परम्।। मृद्भृष्टक्षौद्रजलम्।

मिट्टी के ढेलों को आग में तपाकर उनसे बुझाया गया मधुमिश्रित जल तीव्र तृष्णा रोग को शान्त कर देता है और मुखशोष (मुँह सूखने की बीमारी) को दूर करता है।

द्राक्षादाडिमसंश्लिष्टं शर्करामधुसंयुतम्।
सर्वतृष्णाहरमिदं पानीयममृतोपमम्।। द्राक्षाजलम्।

द्राक्षा, दाडिम, शर्करा एवं मधु से युक्त जल सब प्रकार के तृष्णा रोग को शान्त करता है। यह पानी अमृत तुल्य होता है।

सिद्धार्थकामृतादन्ती-पिप्पलीभिः पृथग्जलम्।
पिबेदुष्णं सलवणं विषूच्यलसकार्दितः।
पञ्चमूलश्रृतं वापि स्वजातं वाम्लकाञ्जिकम्।।

सिद्धार्थक (श्वेत सर्षप), अमृता, दन्ती, पिप्पली- इनमें से किसी भी एक के साथ क्वथित जल को लवण के साथ पीना चाहिए। इससे विषूची (हैजा) एवं अलसक रोग नष्ट हो जाता है। इसी प्रकार पञ्चमूल क्वाथ अथवा स्वजात (...) अम्लकाञ्जिक पीना चाहिए। इससे भी उक्त दोनों रोग नष्ट होने लगते हैं।

मुस्तापर्पटकोदीच्यनागरै: साधितं जलम्।
पित्तज्वरप्रशमनं तृष्णाघ्नं च प्रयोजयेत्।। मुस्ताचतुष्कम्।

मुस्ता, पर्पटक, उदीच्य (वालक) द्वारा सिद्ध किया गया क्वाथ तृष्णाहर एवं पित्तज्वर का शामक होता है।

दशमूलबलारास्ना-कुलत्थैरुपसाधिता:।
पेयायूषरसक्वाथा: श्वासहिध्मानिवारणा:।। दशमूलिका:।

दशमूल, बला, रास्ना एवं कुलत्थ के साथ सिद्ध किये गये पेया, यूष, रस व क्वाथ श्वासरोग एवं हिध्मा रोग (हिचकी) को दूर कर देते हैं।

गुडूचीपिप्पलीमूलं नागरं चेति तत्समम्।
वातज्वरे पाचनीयं बिल्वाद्यं वानिले हितम्।।

(हारीतात्- यो.स., पृ.- २२५)

वातज्वरग्रस्त व्यक्ति को गुडूची (गिलोय), पिप्पलीमूल एवं शुण्ठी को समान मात्रा में लेकर बनाया गया क्वाथ पीना चाहिए। इसी प्रकार 'बिल्वाद्य पाचनीय' का पान करना चाहिए। यह भी वातविकार-जन्य ज्वर में हितकर होता है।

गुडूच्या: स्वरसो ग्राह्य: काश्मर्यं वाथ तत्समम्।
निहन्यात् सगुड: पीत: सद्योऽनिलकृतं ज्वरम्।। (सु.उ.- ३९.१७४)

गुडूची (गिलोय) का स्वरस पीना चाहिए अथवा गुडूची-स्वरस के समान काश्मर्य-स्वरस मिलाकर गुड के साथ पीना चाहिए। यह शीघ्र ही वातजन्य ज्वर को नष्ट कर देता है।

गुडूची त्रायमाणा च द्राक्षाकाश्मर्यशारिवा:। (तुल.- सु.उ.- ३९.१७३)
कषायो गुडसंयुक्त: सद्यो वातज्वरं जयेत्।। (गद. ज्वराधिकार- २१४)

गुडूची, त्रायमाणा, द्राक्षा, काश्मर्य एवं शारिवा से तैयार कषाय (क्वाथ) में उचित मात्रा में गुड मिलाकर सेवन करना चाहिए। यह क्वाथ शीघ्र ही वात-ज्वर को जीत लेता है।

शतावरीगुडूचीभ्यां स्वरसो यन्त्रपीडित:।
गुडप्रगाढ: शमयेत् सद्यो वातात्मकं ज्वरम्।। (गद. ज्वराधिकार- २१५)
(शतावरीत्यादि भेडस्य च.र., ज्वरचिकित्सा- ७९)

यन्त्र से पीड कर शतावरी और गुडूची का स्वरस निकालें, इसमें उचित मात्रा में गुड मिलाकर पान करें। यह शीघ्र ही वातजन्य ज्वर को शान्त कर देता है।

मूलानां मातुलुंग्यास्तु पिप्पलीशृङ्गवेरयो:।
अजमोदस्य च क्वाथ: सक्षार: पाचन: कफे॥(हारीतात्- यो.स., पृ. २२६)

मातुलुङ्गीमूल (निम्बूवृक्ष की जड़), पिप्पलीमूल, शृङ्गवेरमूल (अदरक) एवं अजमोदा का क्वाथ बनाकर उसमें उचित मात्रा में यवक्षार मिलाएं। इसके सेवन से कफजन्य ज्वर में आम का पाचन हो जाता है।

श्रीपर्णीचन्दनोशीरपरूषकमधूकज:।
शर्करामधुरो हन्ति कषाय: पैत्तिकं ज्वरम्।। (सु.उ.-३९.१७५)

श्रीपर्णी (गम्भारी), रक्तचन्दन, उशीर (खस), परूषक (फालसा) एवं मधूक (महुआ के फल) से तैयार किये गये क्वाथ में शर्करा मिलाकर पान करना चाहिए। यह पित्तजन्य ज्वर को नष्ट कर देता है। यहाँ 'मधूक' पद से महुआ का फल लेना चाहिए, ऐसा डल्हण का कथन है- 'मधूको गुडपुष्प:, तस्यापि फलं ग्राह्यम्' इति डल्हणटीका।

एक: पर्पटक: श्रेष्ठ: पित्तज्वरविनाशन:।
किम्पुनर्यो भवेद्युक्त: चन्दनोदीच्यनागरै:।। (भेडात्- यो.स., पृ.- २३०)

अकेला पर्पटक (पित्तपापड़ा) ही पित्तज्वर-नाशक श्रेष्ठ ओषधि है। यदि यह चन्दन, उदीच्य (सुगन्धबाला) एवं नागर (शुण्ठी) के साथ मिलाकर सेवन किया जाए तो कहना ही क्या ?

मुद्गानामञ्जलिं पूर्णं यष्टीमधुकसाधितम्।
पाक्यं शीतकषायं वा पिबेत् पित्तज्वरापहम्।।

(हारीतात्- यो.स.पृ.- २३१, गद.ज्वराधिकार- २५७)

मूँग की एक अञ्जलि लेकर उसे मुलेठी के साथ क्वथित करें। इस प्रकार तैयार पाक्य (क्वाथ) का पान करने से पित्तज्वर नष्ट हो जाता है। इसी योग को शीतकषाय के रूप में लेने से भी पित्तज्वर नष्ट हो जाता है। शीतकषाय की परिभाषा इस प्रकार है-

द्रव्यादापोथितात्तोये प्रतप्ते निशि संस्थितात्।
यः कषायोऽभिनिर्याति स शीतः समुदाहृतः।। (च.चि.-३.१९७ चक्रटीका)

अर्थात् औषधीय द्रव्य को कूटकर उबले हुए पानी में डालकर रात भर रखें। इससे जो कषाय (कस) निकलता है, उसे शीतकषाय कहते हैं।

शर्कराकल्कपेष्यां वा पिबेत् कटुकरोहिणीम्[1]।
नहि तुल्यं तया किञ्चित् पित्तज्वरनिबर्हणम्।।

(भेडात्- यो.स., पृ.- २३०)

कुटकी को पीसकर कल्क बनायें और उसमें शर्करा मिलाकर पान करें। इसके समान पित्तज्वर को नष्ट करने वाली अन्य ओषधि नहीं है।

(रक्तपित्तज्वरे क्वाथः)

वासिकास्वरसं[2] वापि सिताक्षौद्रसमन्वितम्।
रक्तपित्तज्वरहरं कासश्वासहरं पिबेत्।। (गद. ज्वराधिकार- २४५)

---

१. सशर्करां कल्कपेष्यां पिबेत्कटुकरोहिणीम्। इति चन्द्रटीये योगरत्न-समुच्चये (२३० संख्याके पृष्ठे) पूर्वार्द्धपाठः। तत्र भेडादिति कृत्वा प्रस्तुतोऽयं श्लोकः।

२. वासकात्स्वरसं, ०कासापहं- इति किञ्चिद्भेदेन योगरत्नसमुच्चये (२३१ पृष्ठे) पठ्यते।

वासा (अडूसा) के स्वरस में शर्करा एवं मधु मिलाकर पान करना चाहिए। यह रक्तपित्तजन्य ज्वर, कास एवं श्वास रोग को नष्ट कर देता है।

मधूकमधुकोदीच्य-नीलोत्पलपरूषकैः।
उशीरपद्मकहिमैः शृतं मधुसितायुतम्।
तद्दाहज्वर-पित्तासृग्विषवीसर्पशान्तये।।

मधूक (महुआ), मधुक (मुलेठी), उदीच्य (सुगन्धबाला), नीलोत्पल (नील-कमल), परूषक (फालसा), उशीर (खस), पद्मक (पद्माख) एवं हिम (चन्दन) द्वारा सिद्ध किये क्वाथ को शीतल कर उचित मात्रा में शर्करा एवं मधु मिलाएं। इस क्वाथ के सेवन से दाहयुक्त ज्वर पित्तरक्त एवं विसर्प रोग नष्ट हो जाते हैं।

(कफज्वरे क्वाथः)

हरिद्रां चित्रकं निम्बमुशीरातिविषे वचाम्।
कुष्ठमिन्द्रयवं दूर्वां[1] पटोलं चापि साधितम्।
पिबेन्मरिचसंयुक्तं सक्षौद्रं कफजे ज्वरे।। (सु.उ.- ३९.१८८-१८९)

हरिद्रा, चित्रक, निम्ब, उशीर, अतिविषा, वचा, कुष्ठ, इन्द्रयव, दूर्वा एवं पटोल के द्वारा क्वाथ सिद्ध करें। शीतल होने पर इसमें काली मिर्च एवं मधु मिलाकर सेवन करें। यह कफज्वर को नष्ट करता है।

मुस्तं वत्सकबीजानि त्रिफला कटुरोहिणी।
परूषकाणि च क्वाथः कफज्वर-विनाशनः।। (सु.उ.- ३९.१९१)

मुस्ता (मोथा), वत्सकबीज (इन्द्रजौ), त्रिफला, कटुरोहिणी (कुटकी), परूषक (फालसा)- इनका क्वाथ कफज्वर को नष्ट करता है।

(वातपित्तज्वरे शीतकषायः)

नीलोत्पलमुशीराणि बला पद्मकमेव च।
काश्मर्यं मधुकं द्राक्षा मधूकानि परूषकम्।।

---

१. **'दूर्वां'** इति हस्तलिखितपुस्तके पाठः। मुद्रिते सुश्रुते तु **'मूर्वां'** इति पाठः, स खलु चिन्त्यः।

पेयः शीतकषायोऽयं वातपित्तज्वरापहः।
सप्रलापं समोहं च नाशयेत् पैत्तिकं ज्वरम्[१]।। (भेलसंहिता)

नील कमल, उशीर (खस), बला, पद्मक, काश्मरी, मधुक (मुलेठी), द्राक्षा, मधूक (महुवा के फूल), परूषक (फालसा)- इन्हें रातभर पानी में डालकर शीतकषाय तैयार करें। यह वातपित्त-ज्वर को नष्ट करता है और प्रलाप एवं मोह वाले पैत्तिक ज्वर को भी नष्ट करता है।

निदिग्धिका त्रायमाणा गुडूची शारिवा बला।
मसूरविदलैर्युक्ता[२] वातपित्तज्वरे हिताः[३]।। (भेलसंहिता)

कण्टकारी, त्रायमाणा, गिलोय, शारिवा, बला एवं मसूर की दाल- इनका क्वाथ वातपित्त-ज्वर में हितकर होता है।

प्रसृतौ द्वौ मसूराणां [४]दूर्वामधुकचन्दनम्।
सारिवोशीरमृद्वीका परूषकफलोत्पलम्।।
पटोलपिचुमन्दौ च शीतपाकी तथा घनम्।
पक्त्वा तच्छर्कराक्षौद्रयुक्तं पित्तानिलज्वरे[५]।।

(हारीतात्- यो.स., पृ.- २३४)

---

१. अयं योगश्चन्द्रटीये योगरत्न-समुच्चये गदशान्त्यधिकारे ज्वरचिकित्सायां (२३३ संख्याके पृष्ठे) दृश्यते। तत्र भेडादिति कृत्वा प्रस्तुतोऽयम्।

२. '०**विदलैर्युक्ता**' इति हस्तलिखितपुस्तके पाठः, योगरत्नसमुच्चये तु '**विदलैः क्वाथः**' इति दृश्यते।

३. अयं योगोऽपि चन्द्रटीये योगरत्न-समुच्चये (२३३ संख्याके पृष्ठे) दृश्यते। तत्र भेडादिति कृत्वा प्रस्तुतोऽयं श्लोकः। मुद्रिताया भेलसंहिताया अपूर्णत्वात्तत्रायं न दृश्यते।

४. '**दूर्वा**' इति हस्तलिखितपुस्तके पाठः, '**मूर्वा**' इति योगरत्न-समुच्चये (२३४ पृष्ठे) गदनिग्रहे च (३७ पृष्ठे)।

५. चक्रदत्तरत्नप्रभाकारोऽपि- 'चन्द्रटो हारीतं लिखति' इति कृत्वेमौ श्लोकावुद्धृतवान्। (च.र., ज्वरचिकित्सा- ११७, पृ.- ५५-५६)

मसूर दो प्रसृत (सोलह तोला), दूर्वा, मुलेठी, रक्तचन्दन, अनन्तमूल, खस, मुनक्का, परूषक (फालसा), नीलकमल, पटोल, नीम, शीतपाकी (पीतपुष्प बला) तथा मोथा (एक-एक तोला)- इन द्रव्यों को यवकुट कर पकायें और छानकर उसमें शक्कर एवं मधु मिलाकर वातपित्तज्वर में सेवन करें।

खर्जूरोशीरमृद्वीकापद्मकं पद्मकेशरम्।
धात्री परूषकं व्याघ्री बला मधुकचन्दनम्।।
मधूकपुष्पं काश्मर्यं शीतपाकी घनं[१] तथा।
पक्त्वा पर्युषितं रात्रौ स्थितं मृद्भाजने नवे।।
लाजचूर्णप्रतीवापं शर्करामधुसंयुतम्।
जातीपुष्पाधिवासं तु पिबेत्तृट्छर्दिमूर्च्छितः[२]।।
दाहभ्रममदाविष्टो वातपित्तज्वरातुरः।
पीत्वा निर्वृतिमाप्नोति दीप्तं गृहमिवाम्बुभिः[३]।।

(हारीतात- यो.स., पृ.-२३४)

खजूर, खस, मुनक्का, पद्मकाष्ठ, कमल का पराग, आँवला, फालसा, भटकटैया, बला, मुलेठी, रक्तचन्दन, महुआ का फूल, गम्भारी, शीतपाकी (काकोली या पीतपुष्पबला), मोथा- इन द्रव्यों को पकाकर रात भर रखें। प्रातः छानकर नवीन मृत्तिका के बर्त्तन में रख दें। इसमें लाजाचूर्ण, शर्करा एव मधु मिलाएं और जातीपुष्प से अधिवासित (सुगन्धित) करें। तृष्णा (प्यास), वमन एवं मूर्छा से व्याकुल, दाह, भ्रम एवं मद से ग्रस्त और वातपित्त ज्वर से पीड़ित व्यक्ति इसका पान करे। वह इसके प्रभाव से ऐसे शान्त हो जाता है,

१. '**फलं**'- हस्तलिखितपुस्तके, '**घनं**'- गदनिग्रहे।

२. '**तृष्णाभिमूर्छितः**' इति हस्तलिखित पुस्तके पाठः, '**तृट्छर्दिमूर्छितः**' इति योगरत्न-समुच्चये गदनिग्रहे च।

३. अयं योगोऽपि चन्द्रटीये योगरत्न-समुच्चये (२३४ संख्याके पृष्ठे) दृश्यते। तत्रायं हारीतादिति कृत्वा प्रस्तुतः। हस्तलिखिते वैद्यप्रसारकपुस्तके त्वेतस्य पूर्वेण सह साङ्कर्ये सति पाठविपर्यस्तत्वं दृश्यते। अस्माभिर्योगरत्नसमुच्चयानुसारेण पाठशोधनं कृतम्।

जैसे जलता हुआ घर जलवृष्टि से शान्त हो जाता है।

अजाजीं सगुडां खादेत्[१] कल्कं वा सगुडं[२] लिहेत्।
भक्षयेत्त्रपुसं वापि तक्रं वानुपिबेज्ज्वरी।।
तत्पीत्वा चातपे तिष्ठेद्यावत् स्वेदागमो भवेत्।
कफमारुतजात् क्षिप्रं ज्वरादेवं विमुच्यते[३]।। (गद. ज्वराधि.- ३४६-४७)

क्वथित जीरे में गुड मिलाकर खिलाएं या जीरे का कल्क गुड सहित चटाएं अथवा त्रपुस (खीरा) खिलाकर ऊपर से तक्र पिला दें। तदनन्तर ज्वरग्रस्त व्यक्ति को तब तक धूप में रखें जब तक पसीना न आ जाए। इस प्रकार करने से कफवातजन्य ज्वर से शीघ्र ही छुटकारा मिल जाता है।

पटोलकटुकामुस्तापथ्यानां मधुकस्य च।
त्रिचतु:पञ्चशा: क्वाथा विषमज्वरनाशना:[४]।।

पटोल, कटुका, मुस्ता, पथ्या, मधुक- इन द्रव्यों में से तीन, चार या पाँच द्रव्यों के क्वाथ का सेवन करने से विषमज्वर (मलेरिया) दूर हो जाता है।

क्वाथ: सन्ततके तिक्ता पटोली शारिवा घनम्।
तृतीयके स्याद् भूनिम्ब-गुडूचीनागरं घनम्[५]।।

सन्ततक ज्वर में तिक्ता (कुटकी), पटोली, शारिवा एवं घन (मुस्ता) का क्वाथ पीना चाहिए। तृतीयक ज्वर में भूनिम्ब (चिरायता), गिलोय, शुण्ठी एवं

---

१. **'सगुडं क्वाथं'** इति हस्तलिखितपुस्तके पाठ:, अस्य स्थाने योगरत्नसमुच्चये तु **'सगुडां खादेत्'** इति पाठो दृश्यते, स एवात्र गृहीत:।

२. **'सगुडं'** इति हस्तलिखितपुस्तके पाठ:,**'मधुना'** इति योगरत्नसमुच्चये (२३६ पृष्ठे) गदनिग्रहे (३९पृष्ठे) च।

३. श्लोकाविमौ चन्द्रटसंग्रहे गदशान्त्यधिकारे ज्वरचिकित्सायामुद्धृतौ (२३६ पृष्ठे) दृश्यते। तत्र- **हरीताद् वातश्लेष्मज्वरचिकित्सा** इति चन्द्रट: सूचयति।

४. अयं योगश्चन्द्रटीये योगरत्न-समुच्चये गदशान्त्यधिकारे ज्वरचिकित्सायां (२४७ संख्याके पृष्ठे) दृश्यते। तत्र क्षारपाणेरिति कृत्वा प्रस्तुतोऽयम्।

५. अयमपि योग: क्षारपाणेरिति चन्द्रट:।

मुस्ता का क्वाथ पीना चाहिए।

वृषदंशपुरीषं वा पयसालोड्य यः पिबेत्।
चतुर्थकस्यागमनं नियतं न भविष्यति[१] ।।

जो व्यक्ति वृषदंश-पुरीष (बिलाव के मल) को जल के साथ आलोडित कर पी लेता है, वह निश्चित रूप से चातुर्थक ज्वर से मुक्त हो जाता है।

वासाधात्रीस्थिरादारु-पथ्यानागरसाधितः।
सितामधुयुतः क्वाथश्चातुर्थकविनाशनः।।

वासा (अडूसा), धात्री (आँवला), स्थिरा, देवदारु, पथ्या (हरड़) एवं नागर (शुण्ठी) द्वारा क्वाथ सिद्ध करें। शीतल होने पर शर्करा व मधु मिलाकर सेवन करें। यह क्वाथ चातुर्थक (चौथे दिन आने वाले) ज्वर को नष्ट कर देता है।

महौषधामृतामुस्ताचन्दनोशीरधान्यकैः।
क्वाथस्तृतीयकं हन्ति शर्करामधुयोजितः[२] ।।

(हारीतात्- यो.स., पृ.-२४८)

महौषध (शुण्ठी), अमृता (गिलोय), मुस्ता, चन्दन, उशीर (खस) एवं धान्यक (धनियाँ) का क्वाथ बनायें। शीतल होने पर इसमें शर्करा एव मधु मिलाकर सेवन करें। यह क्वाथ तृतीयक ज्वर को नष्ट कर देता है।

पिबेत् पर्पटक्वाथं गुडूच्या वासकस्य च।
त्रिफलाया रसं वापि श्लैष्मिके विषमज्वरे।। (हारीतात्- यो.स., पृ.-२४८)

कफजन्य विषम ज्वर में पर्पट (पित्तपापडा), गुडूची और वासा का क्वाथ पीना चाहिए अथवा त्रिफला का रस पीना चाहिए। इससे कफजन्य विषम ज्वर निवृत्त हो जाता है।

---

१. अयमपि योगः क्षारपाणेरिति चन्द्रटः।

२. अयं योगो हारीतादिति चन्द्रटः। (यो.स.- पृ. २४८)

नलवेतसयोर्मूलं मूर्वा[१] च सुरदारु च।

कषायं विधिवत् कृत्वा पिबेत् सर्वज्वरापहम्।। (सु.उ.- ३९.२०४)

नल (नरकट) और वेतस का मूल, मूर्वा एवं देवदारु- इनका क्वाथ विधिवत् सिद्ध कर पान करें। यह सभी प्रकार के ज्वरों को नष्ट कर देता है।

आमलक्यभया कृष्णा चित्रकश्चेत्ययं गणः।

सर्वज्वरकफातङ्कनोदी वृष्योऽतिदीपनः।। (सिद्ध. सं.- २.१६)

आमलकी (आँवला), अभया (हरड़), कृष्णा (पिप्पली) एवं चित्रक- इन औषधियों का यह आमलक्यादि गण सर्वज्वरहर, कफरोगों का नाशक, वृष्य एवं अत्यन्त अग्निदीपन होता है।

द्राक्षामलकमुद्गान्न-क्वाथस्तृष्णारुचिज्वरम्।

तर्पणो दाहशमनो रक्तपित्तं च नाशयेत्।।

द्राक्षा, आंवला एवं मुद्ग (मूँग) का क्वाथ तृष्णा, अरुचि एवं ज्वर को नष्ट करता है। यह तर्पण, दाहशामक एवं रक्तपित्तनाशक होता है।

कपाले कटुकापिण्डं पक्वं निष्पीड्य तद्रसः।

पातव्यो घृतसंयुक्तो दाहज्वरनिबर्हणः।।

कपाल (खिपड़े) में कटुका (कुटकी) का पिण्ड पकायें, तदनन्तर उसका रस निकाल कर घृत के साथ पान करें। इससे दाहज्वर शान्त हो जाता है।

ज्वरघ्नी पाचनी पिष्टा साभया कटुरोहिणी।

सशर्कराम्बुधान्या वा सक्षुद्रागुडनागरा।।

हरड़ के साथ कुटकी को पीस कर सेवन करने से वह ज्वरनाशक एवं अग्निदीपन होती है, इसी प्रकार कुटकी को शर्करा, अम्बु (वालक) एवं धान्य (धनिया) के साथ पीसकर सेवन करने से पूर्वोक्त लाभ होता है। क्षुद्रा (कण्टकारी), गुड एवं नागर (शुण्ठी) के साथ कुटकी को पीसकर सेवन करने से ज्वर का निवारण होता है और जठराग्नि प्रदीप्त होती है।

---

१. 'दूर्वा' इति हस्तलिखितपुस्तके, 'मूर्वा' इति मुद्रिते सुश्रुते योगरत्न-समुच्चये च।

अजाकल्कं सहगुडं पिबेदुष्णेन वारिणा।
गुडूचीसलिलं वापि सगुडं शिशिरज्वरी।।

शीतज्वर से पीड़ित व्यक्ति को अजश्रृंगी का कल्क गुड मिलाकर उष्ण जल के साथ पीना चाहिए अथवा गुडूची (गिलोय) का क्वाथ गुड मिलाकर पीना चाहिए। इससे शीतज्वर निवृत्त हो जाता है।

पथ्यादारुवचामुस्तैर्नागरातिविषान्वितैः।
आमातीसारनाशाय क्वाथमेभिः पिबेन्नरः।।

(बिन्दुसारात्- यो.स., पृ.-२५६)

आमातीसार को नष्ट करने के लिए पथ्या (हरड़), देवदारु, वचा, मुस्ता, शुण्ठी एवं अतिविषा का क्वाथ पीना चाहिए।

बिल्वशक्रयवाम्भोद-नागरातिविषाकृतः।
कषायो हन्त्यतीसारं सामं पित्तसमुद्भवम्।। (सु.उ.- ४०.६६)

बिल्व, इन्द्रयव, मुस्ता, शुण्ठी एवं अतिविषा द्वारा बनाया गया क्वाथ पित्तजन्य आमातीसार को नष्ट कर देता है।

नागरातिविषामुस्ता-भूनिम्बामृतवत्सकैः।
सर्वज्वरहरः क्वाथः सर्वातीसारनाशनः।।(भद्रवर्त्मनः- यो.स., पृ.-२६०)

नागर (शुण्ठी), अतिविषा, मुस्ता, चिरायता, अमृत (गिलोय) एवं वत्सक द्वारा सिद्ध क्वाथ सर्वविध ज्वर एवं सर्वविध अतिसार (दस्तरोग) को नष्ट कर देता है।

अमृता धातकी रोध्रं समङ्गा पद्मकेसरम्।
मधुकं बालबिल्वं च पक्वातीसारनाशनः।।

अमृता (गिलोय), धातकी, रोध्र, मञ्जिष्ठा, पद्मकेसर, मुलेठी एवं कच्चे बिल्व का क्वाथ पक्वातीसार को नष्ट कर देता है।

ह्रीवेरचन्दनोशीर-मुस्तपर्पटकैः श्रृतम्।
केवलं श्रृतशीतं वा दद्यात्तोयं पिपासवे।। (च.चि.- ४.३१)

ह्रीवेर, चन्दन, उशीर, मुस्ता, पर्पट का क्वाथ तृष्णा (अति प्यास) लगने पर देना चाहिए अथवा केवल उबाल कर शीतल किया जल ही देना चाहिए। इससे तीव्र पिपासा शान्त हो जाती है।

आटरूषक-मृद्वीका पथ्याक्वाथः सशर्करः।
मधुमिश्रः श्वासकास-रक्तपित्तनिबर्हणः।। (च.चि.- ४.६५)

अडूसा, मृद्वीका (मुनक्का) एवं हरड़ का क्वाथ बनायें। शीतल होने पर इसमें मधु एवं शर्करा मिलाकर पिलाएं। यह श्वासकास एवं रक्तपित्त रोग को नष्ट कर देता है।

मुद्गाः सलाजाः सयवाः सकृष्णाः सोशीरमुस्ताः सह चन्दनेन।
बलाजले पर्युषितः कषायः स रक्तपित्तं शमयत्युदीर्णम्।।
(च.चि.- ४.७८)

बला के क्वाथ में मूँग की दाल, धान का लावा, जौ, पिप्पली, खस और नागरमोथा एवं चन्दन के चूर्ण को सायंकाल भिगोकर प्रातःकाल पीने से बढ़े हुए रक्तपित्त का वेग शान्त हो जाता है।

वासकास्वरसं वापि गुडूचीरसमेव[1] च।
शतावरीविदारीणां स्वरसं परिकल्पयेत्।
गर्भसन्धारणा ह्येते प्रदराणां सुखावहाः।। (हारीतात्- यो.स., पृ.- २७७)

अडूसा का स्वरस अथवा गुडूची का रस, शतावरी तथा विदारीकन्द का स्वरस बनाकर सेवन करें। ये योग गर्भसन्धारण कराने वाले तथा प्रदररोग में सुख देने वाले हैं।

रास्नां गुडूचीमेरण्डं देवदारु सनागरम्।
पिबेत् सर्वाङ्गगे वाते सामे सन्ध्यस्थिमज्जगे।।
(शालिहोत्रात्- यो.स., पृ.-३६८)

रास्ना, गुडूची, एरण्डमूल, देवदारु तथा सोंठ- इन सभी द्रव्यों को समभाग

---

१. गुडूचीरसमेव- ग., गुडूच्या रसमेव- घ.च.,

में लेकर क्वाथ बनाकर पिएं। यह सर्वांगवात, आमवात, सन्धिगत वात तथा अस्थिगत वात में अति हितकर होता है।

रास्नात्रिकण्टशतपर्वपुनर्नवाभि-र्विश्वौषधामृतलतामरदारुभिश्च।
क्वाथः कृतः सकलधातुगतेऽपि सामे सर्वाङ्गगेऽपि पवने हितकृन्नराणाम्।।

(योगयुक्तेः- यो.स., पृ.- ३६८)

रास्ना, त्रिकण्ट, वचा, पुनर्नवा, विश्वौषध (शुण्ठी), गिलोय, देवदारु- इन सभी से सिद्ध क्वाथ सकलधातुगत आमवात तथा सर्वाङ्गगत आमवात में मनुष्यों का हित करने वाला है।

एरण्डमूलं रास्ना च वासिका सदुरालभा।
देवदारु-वचा-मुस्ता-नागरातिविषाभयाः। (कुत्रचित्- यो.स., पृ.- ३६९)
क्वाथः सैरण्डतैलस्तु वातामयविनाशनः।।

एरण्डमूल, रास्ना, वासा (अडूसा), दुरालभा, देवदारु, वचा, मुस्ता, नागर (शुण्ठी) व अतिविषा का एरण्डतैल मिश्रित क्वाथ वातरोग को नष्ट कर देता है।

'शुण्ठीशटीगोक्षुरक-क्वाथः सामानिलार्त्तिजित्'।

शुण्ठी, शटी व गोक्षुरक का क्वाथ साम वातरोगों को नष्ट कर देता है।

पिप्पली-पिप्पलीमूल- चव्यचित्रकनागरैः।
क्वथितं वारि पीतं स्यादामवातनिवारणम्।।

(नागार्जुनात्- यो.स., पृ.- ३७१)

पिप्पली, पिप्पलीमूल, चव्य, चित्रक एवं नागर का क्वाथ बनाकर पीना चाहिए। यह आमवात रोग को नष्ट कर देता है।

बृहत्यौ बिल्वमेरण्डं मातुलुङ्गं त्रिकण्टकम्।
पाषाणभेदकं तैस्तु क्वाथो हिङ्गुसमायुतः।।
सैन्धवक्षारसंयुक्तैस्तैलेनैरण्डजेन च।

पीतो निहन्ति साटोपमामवातं विशेषतः।

श्रोण्यंसमेढ्रहृदयस्तनरोगे च शस्यते।। (नागार्जुनात्- यो.स., पृ.-३७१)

दोनों बृहती (छोटी एवं बड़ी कटेरी), बिल्व, एरण्ड, मातुलुङ्ग (बिजौरा नींबू), त्रिकण्टक, पाषाणभेदक- इनका हिङ्गु मिश्रित क्वाथ सैन्धव लवण एवं क्षार के साथ मिलाकर पीने से प्रबल आमवात रोग नष्ट हो जाता है। यह क्वाथ एरण्ड तैल के साथ पीने से भी आमवात रोग का नाश होता है। यह योग कटि (कमर), कन्धा, लिंग, हृदय एवं स्तनगत रोगों में भी प्रशस्त माना जाता है।

पटोलत्रिफलाभीरुकटुकामृतसाधितम्।

क्वाथं पीत्वा जयत्याशु सदाहं वातशोणितम्।।

(अमृतमालातः- यो.स., पृ.-३७५)

पटोलपत्र, त्रिफला, अभीरु (शतावरी), कटुका (कुटकी) एवं गिलोय- इन द्रव्यों से सिद्ध क्वाथ को पीकर रोगी जलनयुक्त वातशोणित रोग को शीघ्र ही जीत लेता है।

त्रिफलायाः कषायं वा पिबेत् क्षौद्रेण संयुतम्[१]।

धात्रीहरिद्रामुस्तानां कषायं वा कफेऽधिके।। (च.चि. २९.८६)

त्रिफला के कषाय (क्वाथ) को शीतल कर मधु मिलाएं। इसका पान करने से कफ की बहुलता वाला वातरक्त रोग शान्त हो जाता है। इसी तरह आँवला, हरिद्रा व मुस्ता का कषाय में मधु मिलाकर पान करने से भी कफबहुल वातरक्त नष्ट हो जाता है।

गुडूच्याः स्वरसं कल्कं चूर्णं वा क्वाथमेव वा।

प्रभूतकालमासेव्य मुच्यते वातशोणितात्।।

(अमृतमालातः- यो.स., पृ.-३७६)

गुडूची (गिलोय) के स्वरस, कल्क, चूर्ण या क्वाथ का दीर्घकाल तक सेवन करने से व्यक्ति वातरक्त रोग से मुक्त हो जाता है।

---

१. '**त्र्यूषणसंयुतम्**' इति ख.ग. मातृकयोः, चरके तु '**क्षौद्रेण संयुतम्**' इति पाठः।

अपतानकिने शस्तं दशमूलश्शृतं जलम्।

पिप्पलीमूलसंयुक्तं[१] जीर्णे मांसरसौदनम्।। (कुत्रचित्- यो.स., पृ.-३७८)

अपतानक रोग से ग्रस्त व्यक्ति के लिए पिप्पलीमूल सहित दशमूल का क्वाथ प्रशस्त माना जाता है। इसके पच जाने पर मांसरसौदन पथ्याहार के रूप उत्तम होता है।

रजनी त्रिफला निम्बं खदिरं कर्कशं वचा।

क्वाथो निहन्ति सप्ताहात् कुष्ठं श्वित्रं च दारुणम्।।

हरिद्रा, त्रिफला, निम्ब, खदिर, कर्कश (कम्पिल्ल) व वचा का क्वाथ एक सप्ताह में ही भयंकर कुष्ठ व श्वित्र को नष्ट कर देता है।

दार्वीरसाञ्जनकिरातवृषाब्दबिल्व-भल्लातकैरवकृतो[२] मधुना कषायः।

पीतो जयत्यतिबलं प्रदरं सशूलं श्वेतासितारुणविलोहितपाण्डुवर्णम्।।

(भद्रवर्त्मनः- यो.स., पृ.-२८०)

दारुहल्दी, रसाञ्जन, किरात (चिरायता), वृष (अडूसा), अब्द (मोथा), बिल्वफल के शुष्क खण्ड एवं भल्लातक- इन द्रव्यों को समान मात्रा में लेकर सिद्ध कषाय (क्वाथ) को शीतल कर मधु के साथ पान करने से अत्यन्त प्रबल शूलयुक्त तथा श्वेत, कृष्ण, अरुण (थोड़ा लाल), विलोहित (गहरा लाल) व पीले स्राव वाला प्रदर रोग नष्ट हो जाता है।

यह पद्य चक्रदत्त में भी है। वहाँ शिवदाससेन की तत्त्वचन्द्रिका टीका इस प्रकार है- **दार्वीत्यादौ- वृषो वासकः, बिल्वं शुष्कबिल्वशलाटुः कैरवं कुमुदम्। 'भल्लातकासहत्वे तु रक्तचन्दनमिष्यते' अनेन व्यवहरन्ति।**

(चक्रदत्त-तत्त्वचन्द्रिका, असृग्दरचिकित्सा- ६)

---

१. '**०मूलसंयुक्तं**' इति हस्तलिखितपुस्तके, '**०चूर्णसंयुक्तं**' इति योगरत्नसमुच्चये पाठः।

२. '**०कैरपि कृतो**' इति मातृकागतः पाठः, '**०कैरवकृतो**' इति चक्रदत्ततत्त्वचन्द्रिका-नुसारेण शोधितपाठः।

दशमूली शटी रास्ना गुडूची बिल्वशुण्ठिका।
पिप्पल्यः पौष्करं मूलं चित्रकान्मूलमेव च।।
कषायं तं पिबेद्युक्त्या यवागूं वापि साधिताम्।
हिक्काश्वासे च कासे च पार्श्वशूले सविड्ग्रहे।।

(हारीतात्- यो.स., पृ.-३९२)

दशमूल (बेल, गम्भारी, पाटला, अरलु, अरणी, शालपर्णी, पृश्निपर्णी, बड़ी कटेरी, छोटी कटेरी, गोखरू), शटी (कपूरकचरी), रास्ना, गुडूची, बिल्व, शुण्ठी, पिप्पली, पुष्करमूल व चित्रकमूल के कषाय का पान करें अथवा इन्हीं द्रव्यों के साथ सिद्ध यवागू के सेवन से भी हिक्का, श्वासरोग, कास, पार्श्वशूल तथा विड्ग्रह (मलावरोध/कब्ज) नष्ट हो जाते हैं।

देवदारुकषायं वा भार्गीक्वाथमथापि वा।
(कपित्थस्वरसं वापि रसमामलकस्य वा[१])।
पिप्पलीक्षौद्रसंयुक्तं हिक्काश्वासनिवारणम्।।

(हारीतात्- यो.स., पृ.-३९२)

हिक्का-श्वास में देवदारु का कषाय या भार्गी का क्वाथ भी हितकर होता है। कपित्थ-स्वरस (कैथ का रस), आँवला का रस या पिप्पली के चूर्ण में मधु मिलाकर सेवन करने से हिक्का एवं श्वास रोग दूर हो जाते हैं।

द्राक्षाभयारसं गुल्मे पैत्तिके सगुडं पिबेत्।।
लिह्यात् कम्पिल्लकं वापि विरेकार्थं मधुद्रवम्।। (च.चि.- ५.१३०)

पित्तजन्य गुल्म रोग में विरेचन कराने के लिए द्राक्षा (मुनक्का) तथा हरड़ के स्वरस में गुड़ मिलाकर पीना चाहिए अथवा कम्पिल्लक (कबीला) के चूर्ण में मधु मिलाकर चाटना चाहिए।

तक्रं मासं पयो मासं दधि मासमथापि च।
मासं मांसं प्रयुञ्जानो मुच्यते विषमज्वरात्।।

१. कोष्ठकगतोऽयं भागो हस्तलिखितपुस्तके नास्ति, योगरत्नसमुच्चये चक्रदत्त-रत्नप्रभायां चास्ति, तत एवात्र गृहीतः।

एक मास तक्र, एक मास दूध, एक मास दधि और एक मास तक मांस का प्रयोग करने वाला विषम ज्वर से मुक्त हो जाता है। यह श्लोक **टोडरानन्द (आयुर्वेद-सौख्यम्)** के ज्वरचिकित्सा-प्रकरण में **अग्निवेश** के नाम से उद्धृत है।

पटोलनिम्बत्रिफलागुडूची-गायत्रिरात्रिद्वयबीजकानाम्।
क्वाथैः पृथक्पथ्यपरस्य हन्ति मासेन घोरान् कफपित्तरोगान्।।
विशेषाच्छोफवीसर्पदुष्टव्रणभगन्दरान्।
शुक्रार्त्तवमनोदोषप्रमेहश्वित्रपाण्डुताः।। (अ.सं.उ.- ४९.१५१)

पटोल (परवल), निम्ब (नीम), त्रिफला, गुडूची (गिलोय), खैर, हल्दी, दारुहल्दी, विजयसार- इन आठ द्रव्यों में से किसी एक के क्वाथ के साथ गुग्गुलु का उचित मात्रा में सेवन करना चाहिए। सेवनकाल में विशेष रूप से पथ्याहार लेना चाहिए। ऐसा करने वाले मनुष्य के भयंकर कफपित्तजन्य रोग एक मास में नष्ट हो जाते हैं। इस प्रकार सेवित गुग्गुलु विशेषतः शोफ, वीसर्प, दुष्टव्रण, भगन्दर, शुक्रदोष, आर्त्तवदोष एवं मनोरोगों को नष्ट करता है और प्रमेह, श्वित्र व पाण्डुरोग को भी नष्ट करता है। यह योग अष्टाङ्गसंग्रह के रसायनाध्याय के अन्तर्गत गुग्गुलुकल्प से लिया गया है।

अभयासुरदारुमधुककटुकादन्तीचन्दननिचुलपटोलमूर्वादार्वी-त्रायमाणोपकुल्याविशालाक्वाथः ससर्पिरुपयुक्तः श्वयथुविषविसर्प-ज्वरदाहपिपासान्तःसन्तापसन्निपातानुपशमयति।। (अ.सं.चि.- १९.१४)

अभया (हरीतकी), देवदारु, मधुक (मुलेठी), कटुका (कुटकी), दन्ती, चन्दन, निचुल, पटोल, मूर्वा, दार्वी (दारुहल्दी), त्रायमाणा, उपकुल्या एवं विशाला- इन द्रव्यों के क्वाथ का घृत मिलाकर पान करें। यह योग श्वयथु (सूजन), विष, विसर्प, ज्वर, दाह, पिपासा, अन्तःसन्ताप तथा सन्निपात का शमन करता है। चरकसंहिता में यह योग इस प्रकार मिलता है-

पटोलमूलामरदारुदन्तीत्रायन्तिपिप्पल्यभयाविशालाः।
यष्ट्याह्वयं तिक्तकरोहिणी च सचन्दना स्यान्निचुलानि दार्वी।।

कर्षोन्मितैस्तै: क्वथित: कषायो घृतेन पेय: कुडवेन युक्त:।

वीसर्पदाहज्वरसन्निपाततृष्णाविषाणि श्वयथुं च हन्ति।। (च.चि.- १२.५३-५४)

यही योग अष्टाङ्गहृदय में भिन्न छन्द द्वारा इस प्रकार दिया गया है-

पटोलमूलत्रायन्तीयष्ट्याह्वकटुकाभया:।
दारु दार्वी हिमं दन्ती विशाला निचुलं कणा।।
तै: क्वाथ: सघृत: पीतो हन्त्यन्तस्तापतृड्भ्रमान्।
ससन्निपातवीसर्पशोफदाहविषज्वरान्।। (अ.हृ.चि.- १७.३१-३२)

पटोलमूल (परवल की जड़), त्रायमाणा, मुलेठी, कुटकी, हरड़, देवदारु, दारुहल्दी, लाल चन्दन, दन्तीमूल, इन्द्रायण की जड़, वेतस का फल और पिप्पली- इन द्रव्यों के क्वाथरस में घृत मिलाकर पीने से पित्तजनित अन्तर्दाह, तृष्णा, चक्कर आना, सन्निपात, विसर्प, शोथ, बाह्य दाह, विष-विकार तथा ज्वररोग शान्त हो जाते हैं। इसके अतिरिक्त यह योग अनुष्टुप् छन्द में भिन्न शब्दावली द्वारा **चक्रदत्त** के शोथ-चिकित्सा प्रकरण में भी है।

लाजाद्विपिप्पलीक्वाथ: शर्करामाक्षिकान्वित:।
पीतो ज्वरमतीसारं तृष्णां छर्दिं च नाशयेत्।। (अ.सं.उ.- २.३५)

लाजा, दोनों पिप्पली (पिप्पली एवं गजपिप्पली) के क्वाथ में शर्करा व माक्षिक (मधु) मिलाकर पान करने से ज्वर, अतीसार, तृष्णा तथा वमन दूर हो जाते हैं।

द्विपञ्चमूलक्वथितेन संयुता भिषग्भिरुक्ता मगधा विचूर्णिता।
सकासशोफे[1] श्वसनान्विते ज्वरे त्रिदोषजे वापि शिरोरुगुत्तरे।।

(योगयुक्तौ- च.र., पृ.-७५)

दोनों पञ्चमूल (बेल, गम्भारी, पाटला, अरलु, अरणी, शालपर्णी, पृश्निपर्णी, बड़ी कटेरी, छोटी कटेरी, गोखरू), के क्वाथ में मगधा (पिप्पली)

---

१. '**०शोफे**' इति हस्तलिखितपुस्तकेषु '**०शोष**' इति चक्रदत्तरत्नप्रभायां (७५ पृष्ठे) योगरत्नसमुच्चये च (२४२ पृष्ठे)। शोष इति पाठश्चिन्त्य:। अयं योगो योगयुक्तौ दृश्यते इति रत्नप्रभाकार:।

का चूर्ण मिलाकर कास, श्वास, शोफ तथा शिरःशूल से युक्त त्रिदोष ज्वर में प्रयोग करना चाहिए, ऐसा वैद्यों ने कहा है।

ज्वरे विबन्धे हृच्छूले चव्यामलकनागरैः।
द्राक्षेन्द्रवारुणीमूलैः साधितं विधिवत् पिबेत्।।

चव्य, आमलक, नागर, द्राक्षामूल व इन्द्रवारुणी के मूल से विधिवत् सिद्ध क्वाथ का पान करने से ज्वर, विबन्ध एवं हृच्छूल (हृदयपीडा) दूर हो जाते हैं।

वातज्वरे गुडूची तु पैत्तिके पर्पटः स्मृतः।
कफजे त्रिफलाक्वाथस्सर्वैः सिद्धैस्त्रिदोषजे।।

वातज्वर में गुडूची, पैत्तिकज्वर में पर्पट, कफजज्वर में त्रिफला तथा त्रिदोषज में इन सारे द्रव्यों का क्वाथ पीना चाहिए।

चणकानां रसं वापि पिष्टं क्षीरघृतेन वा।
शर्करामधुसंयुक्तमसृग्दरविनाशनम्।।

चनों का रस (क्वाथ या हरे चनों का स्वरस) अथवा भुने हुए चने के आटे को दुग्ध एवं घृत के साथ शर्करा व मधु मिलाकर सेवन करने से असृग्दर (रक्तप्रदर) नष्ट हो जाता है। ऐसा ही योग भेलसंहिता से योगरत्नसमुच्चय में उद्धृत है-

चन्दनं क्षीरसंयुक्तं सघृतं पाययेद् भिषक्।
शर्करामधुसंयुक्तमसृग्दरविनाशनम्।। (भेडात्- यो.स., पृ.- २७९)

चन्दन का चूर्ण दूध में पकाकर घृत मिलाकर शक्कर तथा मधु के साथ वैद्य रक्तप्रदर रोग पीड़ित स्त्री को पान कराएं। यह योग रक्तप्रदर को नष्ट करता है।

पुनर्नवानिम्बपटोलशुण्ठी-तिक्तामृतादार्व्यभयाकषायः।
सर्वाङ्गशोफोदरकासशूल-श्वासान्वितं पाण्डुगदं निहन्ति।।

(अमितप्रभात्-यो.स.- पृ. योगशत-अधिकपाठः)

पुनर्नवा, निम्ब (नीम), पटोल, शुण्ठी, तिक्ता (कुटकी), अमृता (गिलोय), दार्वी (दारुहरिद्रा) व हरड़- इन द्रव्यों का कषाय सर्वाङ्गशोफ, उदररोग, कास

तथा श्वासरोग सहित पाण्डुरोग को नष्ट करता है।

त्रिफला भद्रमुस्ता च भद्रदारु च तत्समम्।

सिद्धः कषायः पातव्यः प्रमेहे मधुसंयुतः।। (भेडात्- यो.स., पृ.-३०१)

त्रिफला (हरड़, बहेड़ा, आँवला), मोथा एवं भद्रदारु को समान मात्रा में लेकर क्वाथ बनायें। शीतल होने पर मधु मिलाकर पान करें। यह क्वाथ प्रमेह रोग को नष्ट कर देता है।

गुडूच्याः स्वरसः पेयो मधुना सर्वमेहनुत्।

निशाकल्कयुतो धात्र्या रसो वा माक्षिकान्वितः।। (सिद्ध.सं.- ११.१४)

सभी प्रमेहों को नष्ट करने के लिए मधुमिश्रित गुडूची-स्वरस (गिलोय के रस) का पान करना चाहिए। इसी प्रकार हल्दी के कल्क से युक्त आमलकी रस को मधु मिलाकर पीने से भी सभी प्रकार के प्रमेह नष्ट हो जाते हैं।

त्रिफला खादिरं काष्ठं निम्बत्वक्च जले शृतम्।

कुष्ठेषु पाचनं दद्यात् सर्वदोषभवेष्वपि।। (कुत्रचित्- यो.स., पृ. ३०६)

त्रिफला, खादिर काष्ठ (खैर की लकड़ी) व निम्बत्वक् (नीम की छाल)- इन द्रव्यों का क्वाथ बनाकर पाचन औषध के रूप में कुष्ठरोगी को पिलाएं। यह सर्वदोषज कुष्ठों में अति हितकर होता है।

खदिरारिष्टदार्वीत्वक्-क्वाथं कुष्ठी सदा पिबेत्।

सगुडव्योषतैलं वा पथ्यां मासं प्रयोजयेत्[१]।।

(क्षारपाणेः- यो.स., पृ.- ३०७)

कुष्ठरोगी को खदिर, नीम, हल्दी एवं दालचीनी का क्वाथ पीना चाहिए

---

१. इतोऽग्रे हस्तलिखितपुस्तके निम्नश्लोको दृश्यते-

भूनिम्बनिम्बत्रिफलाश्वदंष्ट्रा-निशापटोलं क्वथिताष्टभागम्।

तदूर्ध्वजत्रुप्रभवान् विकारान् विशेषतो वस्तिवि(भे)दनं स्यात्।।

अयं श्लोकोऽग्रे अस्मिन्नेवाध्याये नेत्ररोग-चिकित्सार्थं (.....पृष्ठे) पठ्यते। तत्रास्य पाठः शुद्धोऽस्ति, अत्र त्वप्रासङ्गिक इति टिप्पण्यां निवेशितः।

अथवा गुड़, त्रिकटु (शुण्ठी, पिप्पली, मरिच) एवं तिलतैल सहित पथ्या (हरीतकी) का एक मास तक प्रयोग करना चाहिए। इससे कुष्ठ रोग का निवारण हो जाता है।

पटोलं कटुरोहिणी चन्दनं मधुस्रवगुडूचीपाठान्वितम्।
निहन्ति कफपित्तकुष्ठज्वरान् विषं वमिमरोचकं कामलाम्।।

(अ.हृ.सू.- १५.१५, अ.सं.सू.- १६.९)

पटोल, कटुरोहिणी, चन्दन में मधुस्रवा (मूर्वा), गुडूची व पाठा मिलाकर सेवन करने से कफ, पित्त, कुष्ठ, ज्वर, विष, वमन, अरोचक व कामलारोग नष्ट हो जाता है।

द्विरुत्तरं हिङ्गुवचाग्निकुष्ठ-सुवर्चिकाक्षारविडाजमोदम्।
शूलोदरानाहविषूचिकार्शो-हृद्रोगगुल्मोर्ध्वसमीरणघ्नम्।।

(च.चि.- २६.२०)

द्विरुत्तर अर्थात् प्रत्येक द्रव्य पहले द्रव्य से दोगुना लें, अर्थात् हिङ्गु एक भाग, वचा २ भाग, अग्नि (चित्रक) ४ भाग, कूठ ८ भाग, सज्जीखार १६ भाग, विडलवण ३२ भाग और अजमोदा ६४ भाग- इन सभी द्रव्यों को महीन पीसकर चूर्ण बना लें और ऊष्ण जल के साथ सेवन करें। यह चूर्ण शूल, उदररोग, आनाह, विषूचिका, अर्श, हृदयरोग, गुल्म और ऊर्ध्ववात रोग को नष्ट करता है।

यह योग मूलतः चरकसंहिता (चि.- २६.२०) में है। इसे चन्द्रट ने योगरत्नसमुच्चय एवं निश्चलकर ने चक्रदत्त-रत्नप्रभा में चरक से उद्धृत बताया है। चन्द्रट ने योगरत्नसमुच्चय के चूर्णाधिकार में इसे निम्न रूप में प्रस्तुत किया है-

द्विरुत्तरं हिङ्गु वचा सकुष्ठा सुवर्चिका चैव विडङ्गचूर्णम्।
सुखाम्बुनानाह-विषूचिकार्त्ति-हृद्रोग-गुल्मोर्ध्वसमीरणघ्नम्।। (यो.स.पृ.१४८)

-तन्त्रान्तराद् विषूचिकासु हिंग्वादिचूर्णम्।

आगे उदावर्त्त-चिकित्सा प्रकरण में चन्द्रट ने इसे कुछ पाठभेद के साथ इस प्रकार प्रस्तुत किया है-

द्विरुत्तरं हिङ्गु वचाग्निकुष्ठं सुवर्चिका चैव विडङ्गचूर्णम्।
सुखाम्बुनानाहविसूचिकार्त्ति-हृद्रोगगुल्मोर्ध्वसमीरणघ्नम्।। (यो.स.पृ.४१८)
(चरकात्- च.चि.- २६.२०)

यह योग चक्रदत्त में इस प्रकार मिलता है-

द्विरुत्तरा हिङ्गु वचा सकुष्ठा सुवर्च्चिका चेति विडङ्गचूर्णम्।
सुखाम्बुनानाहविसूचिकार्त्तिहृद्रोगगुल्मोर्ध्वसमीरणघ्नम्।।

निश्चलकर ने यहाँ इसी से मिलता-जुलता हारीत का योग इस प्रकार उद्धृत किया है-

हिङ्गूवचाकुष्ठसुवर्चिकाश्च द्विरुत्तरांशानि बिडं तथैव।
चूर्णीकृतं तूष्णजलानुपानं जयेदुदावर्त्तकृतान् विकारान्।। इति। (च.र. पृ. ४६६)

बिल्वं च पुष्पाणि च धातकीनां जलं सरोध्रं गजपिप्पलीनाम्।
क्वाथावलेहौ मधुना प्रशस्तौ बालेषु योज्यावतिसारितेषु।।
(योगशतम्-७३)

कच्चा बिल्वफल, धातकीपुष्प, जल (सुगन्धबाला), शाबर लोध्र एवं गजपिप्पली का क्वाथ बनाकर शीतल होने पर मधु के साथ अतिसारग्रस्त बालकों को पिलाएं। इसी प्रकार इन्हीं ओषधियों का अवलेह बनाकर मधु के साथ चटाएं। ये दोनों योग अतिसारग्रस्त बालकों के लिए अत्यन्त हितकर एवं प्रशस्त माने जाते हैं।

मुस्ताजमोदभूतीक-वचाशुण्ठ्यग्निधान्यकैः।
सबालकशटीबिल्वैः क्वाथं तृट्शूलवान् पिबेत्।।

मुस्ता, अजमोद, भूतीक, वचा, शुण्ठी, चित्रक, धान्यक (धनिया), बालक (सुगन्धबाला), शटी व बिल्व से सिद्ध क्वाथ का पान करें। इससे तृष्णा (अति प्यास) एवं शूल का निवारण होता है।

लाजद्विपिप्पलीक्वाथः शर्करामाक्षिकान्वितः।
पीतो ज्वरमतीसारं तृष्णां छर्दिं विनाशयेत्।।

लाजा, दोनों पिप्पली (पिप्पली एवं गजपिप्पली) के क्वाथ में शर्करा व

माक्षिक (मधु) को मिलाकर पीने से ज्वर, अतिसार, तृष्णा तथा वमन नष्ट हो जाते हैं।

मुस्तापर्पटकं क्वाथो ज्वरघ्नं दीपनं परम्।
तृष्णारुचिप्रशमनं मुखवैरस्यनाशनम्।। मुस्तापर्पटकम्।

मुस्ता व पर्पटक का क्वाथ ज्वरनाशक और अति दीपन होता है। यह तृष्णा, अरुचि तथा मुखवैरस्य को नष्ट करता है।

सनागरं पर्पटकं पिबेच्च सदुरालभम्। (च.चि.-३.१९७)
पाक्यं शीतकषायं वा ज्वरघ्नं दोषपाचनम्।। शुण्ठीपर्पटकम्।

नागर (शुण्ठी), पर्पटक (पित्तपापड़ा) व दुरालभा का क्वाथ या शीतकषाय (हिम) ज्वरनाशक तथा दोषपाचन होता है।

पाठामुशीरं सोदीच्यं रुच्यं दीपनपाचनम्।
ज्वरवैरस्यशमनं पिबेच्चैव तृषापहम्[1]।। पाठाद्यम्। (च.चि.- ३.१९९)

पाठा, उशीर व उदीच्य का क्वाथ रुच्य, दीपन, पाचन होता है। यह ज्वर, मुखवैरस्य (मुख की विरसता) व तृषा को नष्ट करता है।

पाठेन्द्रयवभूनिम्ब-मुस्तापर्पटकामृताः।
जयन्त्याममतीसारं ज्वरञ्च समहौषधाः।।

(भद्रवर्त्मनः, यो.स., पृ.- २६०)

पाठा इन्द्रयवाः किराततिक्तकं मुस्तं पर्पटकं गुडूची शुण्ठी प्रतितो.१, धा.२, **पाठासप्तकम्**।

पाठा, इन्द्रयव, भूनिम्ब, मुस्ता, पर्पटक, अमृता (गिलोय) व शुण्ठी का क्वाथ अमातिसार व ज्वर को नष्ट करता है।

क्षुद्रामृताभ्यां सह नागरेण सपुष्करं चैव किराततिक्तम्।
पिबेत् कषायं भुवि पञ्चतिक्तं ज्वरं हरेदष्टविधं समग्रम्।।

कण्टकारी गुडूची शुण्ठी पुष्करमूलं किराततिक्तं प्रतितो.१ धा. ७,

---

१. तुलनीयम्- च.चि.-३.१९९;

पञ्चतिक्तकम्।

क्षुद्रा (कण्टकारी), अमृता (गिलोय), नागर (शुण्ठी), पुष्करमूल व किराततिक्त को मिलाकर कषाय सिद्ध करें। यह पञ्चतिक्त नामक कषाय आठ प्रकार के ज्वरों का शमन करता है। पञ्चतिक्त शब्द से यह अभिप्राय प्रकट होता है कि इसमें पाँचों द्रव्य तिक्त (कड़वा) रस वाले हैं, परन्तु नागर कटु (चरपरा) है, अत: पञ्चतिक्त नाम कैसे हुआ ? इसका समाधान करते हुए निश्चलकर कहते हैं-

पञ्चतिक्तकमिति न युक्तम्, नागरस्य कटुत्वात्। मैवम्, छत्रिणो गच्छन्तीतिवत् समाधानादिति। (चक्रदत्त-रत्नप्रभा, ज्वरचिकित्सा- १३२, पृ.- ६०)

अर्थात् बहुलता या प्रधानता को उपलक्षित करते हुए ऐसा कथन होता है, जैसे कि छत्रधारी मुखिया वाले समूह के सभी सदस्यों के लिए **छत्रिणो गच्छन्ति** (छत्र वाले जा रहे हैं), ऐसा बोल देते हैं।

किराततिक्तकं मुस्तं गुडूची विश्वभेषजम्।
सन्निपातज्वरहरं पाचनं भिषजां मतम्।।

किराततिक्तकं मुस्तं गुडूची शुण्ठी प्रतिक.१, **किराततिक्तकाद्यम्।**

किराततिक्तक, मुस्ता, गुडूची व शुण्ठी का क्वाथ सन्निपातज्वर-नाशक व पाचन होता है, ऐसा वैद्यों का मत है।

निदिग्धिकानागरकामृतानां क्वाथं पिबेन्मिश्रितपिप्पलीकम्।
जीर्णज्वरारोचककासशूल-श्वासाग्निमान्द्यार्दितपीनसेषु।।

(योगशतम्-७)

कण्टकारिका शुण्ठी गुडूची प्रतिक.१, धा.७, उपरि पिप्पली चूर्णीकृत्य धा.३, **निदिग्धिकाद्यम्।**

निदिग्धिका (कण्टकारी/कटेरी), नागरक (सोंठ) एवं अमृता (गिलोय) का क्वाथ बनायें। इसमें पिप्पली का चूर्ण (चार माशा) मिलाकर पीना चाहिए। यह जीर्णज्वर, अरोचक, कास, शूल, श्वास, अग्निमान्द्य (मन्दाग्नि), अर्दित (मुख का लकवा) एवं पीनस (नजला) रोग को दूर कर देता है।

यह श्लोक चक्रदत्त में योगशत से उद्धृत किया गया है। वहाँ इस पर निश्चलकर की व्याख्या निम्न प्रकार से है-

निदिग्धिकेत्यादि ख्यातं योगशतस्य। निदिग्धिका कण्टकारिका। वातकफे क्रियते, पित्तानुबलेऽपि पिप्पलीं त्यक्त्वा मधु प्रक्षिपन्ति वृद्धाः। पुराणप्रतिश्यायेऽप्ययं योगो दृष्टफलः। अस्य सोपपत्तिकं (वैद्य)व्यवहारसिद्धप्रयोगकालं वृन्दकुण्डोक्तं चक्रपाणिराह- हन्तीत्यादि[१]। प्रातः समयेऽपि बोध्यः, यदुक्तं **बिन्दुसारे**–

निदिग्धिकामृताभ्यां तु शुण्ठ्या च सह साधितम्।
क्वाथं जीर्णज्वरार्त्तस्तु पिप्पलीचूर्णमिश्रितम्।।
श्वासकासविनाशाय मन्दाग्नेर्दीपनाय च।
अरुचेश्च निवृत्त्यर्थं प्रातरुत्थाय तं पिबेत्।। इति

(चक्रदत्त-रत्नप्रभा, ज्वरचिकित्सा- २००, पृ. ८३)

द्राक्षाभयापर्प्पटकाब्दतिक्ता-क्वाथं सशम्पाकफलं विदध्यात्।
प्रलापमूर्छाभ्रमदाहशोषतृष्णान्विते पित्तभवे ज्वरे तु।। (योगशतम्-६)

द्राक्षा हरीतकी पर्पटकं मुस्तं कटुका प्रतितो. १, धा. ७, आरग्वधमज्जाक. १, उपरि देयम्। **द्राक्षाषट्कम्।**

द्राक्षा (दाख/मुनक्का), अभया (हरड़), पर्पट (पित्तपापड़ा), अब्द (मुस्ता/मोथा), तिक्ता (कुटकी) एवं शम्याक फल (अमलतास की फली) का क्वाथ बनाकर पीना चाहिए। इससे प्रलाप, मूर्छा, भ्रम, दाह, शोष एवं तृष्णा (अति प्यास) से युक्त पित्तज्वर शान्त हो जाता है।

'नागरातिविषामुस्ताक्वाथः स्यादामपाचनः'। (च.चि.- १५.९८)

शुण्ठी प्रतिविषा मुस्ता प्रतिक. १, धा. ६, **त्रिकार्षिकम्।**

शुण्ठी, अतिविषा एवं मुस्ता का क्वाथ आम का पाचन करता है।

अधश्च्युते मले सामे ज्वरघ्नं पाचनं पिबेत्।
कटुका ग्रन्थिकं मुस्तं पथ्या च शृतकल्किता।।

कटुका पिप्पलीमूलं मुस्तं हरीतकी प्रतिक. १, **कटुकाचतुर्भद्रम्।**

---

१. हन्त्यूर्ध्वगामयं प्रायः सायं तेनोपयुज्यते (चक्रदत्त-ज्वरचिकित्सा- २००)

कटुका, ग्रन्थिक, मुस्त एवं उबली हुई हरीतकी का कल्क मिलाकर क्वाथ तैयार करें। यह अधश्च्युत (नीचे गिरने वाले आम युक्त मल) की स्थिति में उत्तम पाचन योग है और ज्वर का निवारण करता है।

रोहिणी कटुका मुस्तं पिप्पलीमूलमेव च।
हरीतक्याः कषायोऽयमामाशयगते ज्वरे।।
सशूले सातिसारे च रक्ते सामे च शस्यते।
सहग्रन्थिकफेनस्तु ग्राही सातिविषः स्मृतः।।

कटुका मुस्तं प्रतिविषा हरीतकी प्रतिक.१, द्वि. **कटुकाचतुर्भद्रम्।**

रोहिणी, कटुका, मुस्ता, पिप्पलीमूल तथा हरीतकी का कषाय (क्वाथ) आमाशयगत ज्वर, शूल युक्त आमातिसार व रक्तातिसार में उत्तम माना जाता है। यही ग्रन्थिक, फेन (समुद्रफेन) व अतिविषा के साथ होने पर ग्राही होता है।

यह योग चन्द्रटीय योगरत्नसमुच्चय के ज्वर-चिकित्सा प्रकरण में निम्न प्रकार से मिलता है। इसे वहाँ भेलसंहिता से उद्धृत बताया गया है-

कटुका रोहिणी मुस्तं पिप्पलीमूलमेव च।
हरीतकी च तत् पेयमामाशयगते ज्वरे।। (भेडात्- यो.स., पृ.- २२७)

कुटकी, रोहिणी (गम्भारी), मोथा, पिप्पलीमूल, हरड़- इन द्रव्यों के कषाय (क्वाथ) को आमाशयगत ज्वर में पान करना चाहिए।

शुण्ठीं समुस्तातिविषां गुडूचीं पिबेज्जलेन क्वथितां समांशम्।
मन्दानलत्वे सततामतायामानानुबन्धे ग्रहणीगदे च।। (योगशत- ११)

शुण्ठी मुस्तं प्रतिविषा गुडूची प्रतिक.१, **चतुष्कार्षिकम्।**

शुण्ठी (सोंठ), मुस्ता (मोथा), अतिविषा (अतीस) एवं गुडूची (गिलोय)- इन सबको समान मात्रा में लेकर क्वाथ बनाकर पान करें। यह मन्दाग्नि, निरन्तर रहने वाले आम (आंव) एवं आम सहित ग्रहणीरोग में अत्यन्त हितकर होता है। यह योग **चतुष्कार्षिक** नाम से जान जाता है। योगशत-वैद्यवल्लभा में तो इसे **चातुर्भद्रक** नाम से सूचित किया है। (द्रष्टव्य- योगशत-वैद्यवल्लभा, श्लोक- ११)

फलत्रिकं त्रायमाणा कटुका तैश्च संवृता।
वातश्लेष्मात्मके बद्धविट्के मेहेऽधिके हित:।।

हरीतकी आमलकं विभीतकं त्रायमाणा कटुका प्रतितो. १, धा. ७ र. १, **त्रिफलात्रायमाणाद्यम्।**

त्रिफला, त्रायन्ती व कटुका से सिद्ध योग वातकफजन्य मलबद्धता युक्त प्रमेह में विशेष रूप से हितकर होता है।

सगुडं त्रिफला द्राक्षा त्रायन्ती कटुकामृता।
पैत्तिके कफपित्ते वा ज्वरे बद्धमल: पिबेत्।।

हरीतकी आमलकं विभीतकं त्रायमाणा द्राक्षा कटुका गुडूची प्रतितो. १, धा. ४, **द्वितीयं त्रिफलात्रायमाणाद्यम्।**

त्रिफला, द्राक्षा, त्रायन्ती, कटुका एवं अमृता (गिलोय) के क्वाथ का गुड़ मिलाकर पान करें। यह पैत्तिक, कफपित्तजन्य एवं मलबद्धता युक्त ज्वर में हितकर होता है।

त्रायन्ती त्रिफला निम्बं कटुका मधुकं समम्।
त्रिवृत्पटोलमूलाद्यं चत्वारोंऽशा: पृथक्तथा।।
मसूरान्निस्तुषादष्टौ तत्क्वाथ: सघृतो जयेत्।
विद्रधिगुल्मवीसर्प-दाहमोहमदज्वरान्।
तृण्मूर्छाछर्दिहृद्रोग-पित्तासृक्कुष्ठकामला:।।

त्रायमाणा विभीतकम् आमलकं हरीतकी निम्ब: कटुका मधुयष्टी प्रतिधा. ५, त्रिवृत्पटोलमूलं प्रतिधा. १०, मसूरधान्यानां प्रतितो. ३, धा. ४, **तृतीयं त्रिफलात्रायमाणाद्यं मसूरदशकञ्च।**

त्रायन्ती, त्रिफला, निम्ब, कटुका व मधुक (मुलेठी) को समान मात्रा में लें, त्रिवृत्, पटोलमूल आदि तीन चौथाई अंश, निस्तुष (छिल्का रहित) मसूर के आठ अंश लेकर क्वाथ बनायें। इसमें घृत मिलाकर सेवन करें। यह विद्रधि, गुल्म, वीसर्प, दाह, मोह, मदज्वर, तृष्णा, मूर्छा, छर्दि, हृद्रोग, पित्त, रक्तदोष,

कुष्ठ व कामला को नष्ट कर देता है। यह तृतीय त्रायमाणाद्य क्वाथ है। इसे 'मसूरदशक' भी कहते हैं; क्योकि इसमें मसूर आदि दस द्रव्य हैं।

हरीतकीगोक्षुरराजवृक्ष-पाषाणभिद्धन्वयवासकानाम्।
क्वाथं पिबेन्माक्षिकसम्प्रयुक्तं कृच्छ्रे सदाहे सरुजे विबन्धे।।

(योगशतम्-१६)

हरीतकी-गोक्षुर-आरग्वधमज्जा-पाषाणभेद-दुरालभाः प्रतितो. १, धा. १ शीते माक्षिकक. १, **अभयाद्यम्।**

हरीतकी (हरड़), गोक्षुर (गोखरू), राजवृक्ष (अमलतास), पाषाणभिद् (अश्मभेदक/पत्थरचट्टा), धन्वयवास (दुरालभा/धमासा)- इनका क्वाथ बनायें। शीतल होने पर इसमें उचित मात्रा में मधु मिलाकर पान करें। इससे दाह (जलन) एवं पीड़ासहित मूत्रकृच्छ्र (कष्टपूर्वक मूत्र उतरना) तथा विबन्ध (मूत्र की रुकावट) नष्ट हो जाते हैं।

एलोपकुल्यामधुकाश्मभेदकौन्तीश्वदंष्ट्रावृषकोरुबूकैः।
शृतं पिबेदश्मजतुप्रधानं सशर्करं साश्मरिमूत्रकृच्छ्रे।। एलाद्यम्।

(योगशतम्-१४)

एला (छोटी इलायची), उपकुल्या (पिप्पली), मधुक (मुलेठी) अश्मभेद (पाषाणभेद/पत्थरचट्टा), कौन्ती (रेणुका/ निर्गुण्डीबीज), श्वदंष्ट्रा (गोखरू), वृषक (वासा/अडूसा), उरुबूक (एरण्डबीज)- इनसे सिद्ध किये गये क्वाथ में शिलाजीत मिलाकर पीने से अश्मरी (पथरी) एवं शर्करा (पथरी के छोटे टुकड़ों) से युक्त मूत्रकृच्छ्र रोग नष्ट हो जाता है। अश्मरी (पथरी) जब वात के प्रभाव से छोटे-छोटे टुकड़ों में विभक्त हो जाती है, तब उसे शर्करा कहते हैं।

यह श्लोक 'चक्रदत्त' में भी 'योगशत' से उद्धृत किया गया है। वहाँ इस पर निश्चलकर की व्याख्या निम्न प्रकार से है-

एलेत्यादि योगशतस्य। उपकुल्या पिप्पली, कौन्ती रेणुका, वृषो वासकः। प्रगाढमिति अवश्यप्रक्षेपार्थः, तद्योगात् परमुत्कृष्टशक्तीदं नान्यथेति तात्पर्यार्थः। अन्यत्रोन्मिश्र इत्येतावन्मात्रोक्तः, तथा चायुर्वेदसारः-

एलोरुबुकणायष्टीकण्टीकौन्त्यश्मभिद्वृषैः।
क्वाथः शिलाजतून्मिश्रोऽश्मरीसकृच्छ्रजिद् भवेत्।। इति।

अयं योगो वासामन्तरेणापि, यदुक्तं रविगुप्ते–

श्वदंष्ट्रैरण्डकौन्त्येलायष्टीकृष्णाश्मभेदिनी।
क्वाथेनाश्मजतु क्षिप्रं शर्कराश्मरिबन्धजित्।। इति।

(चक्रदत्त-रत्नप्रभा, अश्मरीचिकित्सा- ३२, पृ.५०५)

वासागुडूचीचतुरङ्गुलानामैरण्डतैलेन पिबेत् कषायम्।
क्रमेण सर्वाङ्गजमप्यशेषं जयेदसृग्वातभवं विकारम्।। (योगशतम्-१७)

वासा गुडूची आरग्वधमज्जा- प्रतिक.१, धा.८, ऐरण्डतैलक.१, **वासाद्यम्।**

वासा (अडूसा), गुडूची (गिलोय) एवं चतुरङ्गुल (अमलतास की फली) के क्वाथ में उचित मात्रा में एरण्ड-तैल मिलाकर पीने से शनैः शनैः सभी अङ्गों में विद्यमान असृग्वात (वातरक्त) रोग पूर्ण रूप से नष्ट हो जाता है। 'चक्रदत्त-रत्नप्रभा' में क्वाथ से एरण्ड तैल की मात्रा द्विगुण बताई गई है।

यह श्लोक भी चक्रदत्त में योगशत से उद्धृत किया गया है। वहाँ इस पर निश्चलकर की व्याख्या निम्न प्रकार से है-

वासेत्यादि ख्यातं योगशतस्य। चतुरङ्गुलस्य फलं द्विगुणञ्चैरण्डतैलम्-
अमरामृगपतिवदनं नरपतिवदनस्य सङ्गतं क्वथितम्।
द्विगुणारितैलमिश्रं शमयति वातासृजं घोरम्।। इति।।

परमत्र क्वाथमपेक्ष्य रुबुतैलं तद्द्विगुणम्, न त्वेकक्वाथ्यद्रव्यमपेक्ष्येत्याहुः, युक्तञ्चेदम्, अन्यत्रापि विशेषानभिधानात्। यदुक्तममृतमालायाम्-

शम्याकामृतवासानामेरण्डस्नेहसंयुतम्।
पीत्वा क्वाथमसृग्वातं क्रमात् सर्वाङ्गजं जयेत्।। इति।।

(चक्रदत्त-रत्नप्रभा, वातरक्तचिकित्सा- ६, पृ. ४१०)

अमृतारग्वधपाठा-सिंहपत्रैर्युतं पिबेत्।
निर्यूहं वातरक्तं तु पित्तोद्रिक्तं निहन्ति तत्।। अमृताद्यम्।

अमृता (गिलोय), आरग्वध, पाठा व सिंहपत्र (वासा) का क्वाथ पित्तबहुल वातरक्त को नष्ट कर देता है।

धात्रीफलनिशामुस्त-कषायो मधुसंयुत:।
श्लेष्मप्रबलं वातास्रं निहन्त्यपि चिरोत्थितम्।।

आँवला, हरिद्रा व मुस्ता का कषाय (क्वाथ) बनायें। शीतल होने पर इसमें मधु मिलाकर पान करें। यह योग चिरकाल से चले आ रहे कफबहुल वातरक्त को नष्ट कर देता है।

पटोलमूलत्रिफलागुडूची-शतावरीतिक्तकरोहिणीभि:।
कृत: कषायोऽनिलरक्तदुष्टं निहन्ति पित्तोर्ध्वमपि प्रवृद्धम्।। पटोलाद्यम्।

पटोलमूल, त्रिफला, गुडूची, शतावरी, तिक्तकरोहिणी (कटुरोहिणी) के कषाय (क्वाथ) सिद्ध करें। यह बढ़े हुए वातरक्त एवं पित्तरक्त का भी शमन करता है।

'वराकषायो मधुना विमिश्रो वातास्रमुद्रिक्तकफं निहन्ति'।

त्रिफला के कषाय में मधु मिलाकर सेवन करने से वातरक्तबहुल कफ शान्त हो जाता है।

त्रिफलानिम्बपटोलं मञ्जिष्ठा रोहिणी वचा रजनी।
एष कषायोऽभ्यस्तो निहन्ति कफपित्तजं कुष्ठम्।। (च.चि.- ७.१००)

हरीतकी आमलकं विभीतकं निम्ब: पटोलमूलं मञ्जिष्ठा कटुका वचा दारुहरिद्रा प्रतिधा.१, र.९, **नवकम्।**

त्रिफला (हरड़, बहेड़ा, आँवला), नीम की छाल, पटोलमूल, मञ्जिष्ठा, कुटकी, वचा, दारुहल्दी- इनके क्वाथ का कुछ दिनों तक निरन्तर सेवन करने पर कफज-पित्तज कुष्ठों का विनाश हो जाता है। इसमें नौ द्रव्य हैं अत: यह योग 'नवकम्' नाम से प्रसिद्ध है।

पटोलमूलं त्रिफला विशाला पृथक् त्रिभागापचितत्रिशाणा:।
स्यात्त्रायमाणा कटुरोहिणी च भागार्धिके नागरपादयुक्ते।।
एतत्पलं जर्ज्जरितं विपक्वं ज्वरी पिबेद्दोषविशोधनाय।
जीर्णे रसैर्धन्वमृगद्विजानां पुराणशाल्योदनमाददीत।।

कुष्ठानि शोफं ग्रहणीप्रदोषमर्शांसि कृच्छ्राणि हलीमकं च।
षड्रात्रयोगेन निहन्ति चैतद् हृद्बस्तिशूलं विषमज्वरं च।।

(अ.हृ.चि. १९.२८-३०)

पटोलमूलं हरीतकी आमलकं विभीतकं विशाला प्रति तो. १, धा.४, त्रायमाणा कटुका प्रतिधा. ६, शुण्ठी धा.४, **पटोलमूलाद्यम्।**

पटोलमूल, हरड़, बहेड़ा, आँवला (त्रिफला) एवं इन्द्रायण- इन पाँच द्रव्यों को एक-एक पल मात्रा में लें। त्रायमाणा और कुटकी प्रत्येक आधा-आधा पल और सोंठ एक कर्ष लेकर इन सबका चूर्ण बना लें। उसमें से एक पल लेकर क्वाथ बनायें और दोषविशोधन के लिए कुष्ठरोगी को पिलाएं। इस क्वाथ के पच जाने पर धन्व (रेगिस्तान) के मृग व पक्षियों के मांसरस के साथ पुराने शालि से निर्मित ओदन का पथ्याहार के रूप में विधान है। इसके सेवन से छः दिन में ही कुष्ठ, शोफ, ग्रहणीदोष, अर्श, मूत्रकच्छ्र व हलीमक रोग नष्ट हो जाते हैं। यह हृदयशूल, बस्तिशूल एवं विषम ज्वर को भी नष्ट कर देता है। यही योग किञ्चित् शब्दान्तर से चरकसंहिता (चि.- ७.६२-६४) में भी आया है।

सवत्सकः सातिविषः सबिल्वः सोदीच्यमुस्तश्च कृतः कषायः।
सामे सशूले च सशोणिते च चिरप्रवृत्तेऽपि हितोऽतिसारे।।

(योगशतम्-१०)

वत्सकम् अतिविषा बिल्वमज्जा वालकं मुस्तं प्रतितो.१, धा.७, **वत्सकाद्यम्।**

वत्सक (कुटज की छाल), अतिविषा (अतीस), कच्चे बिल्वफल का गूदा , उदीच्य (सुगन्धबाला) एवं मुस्ता (मोथा) के द्वारा तैयार किया हुआ कषाय (क्वाथ) आम (आंव) सहित अतिसार (दस्त) में, शूल एवं रक्तसहित अतिसार तथा पुराने अतिसार में अत्यन्त हितकर होता है। यह योग 'वत्सकादि क्वाथ' के रूप में प्रसिद्ध है।

गुडूच्येरण्डशुण्ठीनां रास्नागीर्वाणदारुणोः।
निष्क्वाथे विधिवत् (पीते) याति नाशं प्रभञ्जनः।।

गुडूची एरण्डमूलं शुण्ठी रास्ना देवदारुकाष्ठं प्रतितो. १, धा. ७, **रास्नाद्यम्**

गुडूची, एरण्ड, शुण्ठी, रास्ना व देवदारुकाष्ठ के क्वाथ का विधिवत् पान करने से वात का शमन होता है।

रास्ना भूतीकमेरण्डं बला सहचरं समम्।
गृध्रस्यूरुगते वाते सामे तत्पाचनं हितम्।।

रास्ना भूतीकमेरण्डमूलं बला सहचरकाष्ठं प्रतितो. १, धा. ७, र. १, **द्वितीयं रास्नाद्यम्।**

रास्ना, भूतीक, एरण्डमूल, बला व सहचरकाष्ठ- इन द्रव्यों को समान मात्रा में लें और क्वाथ बनाकर सेवन करें। यह गृध्रसी, ऊरुगत वात (ऊरुस्तम्भ)तथा साम वात में हितकर होता हैं।

रास्नादार्वमृताशुण्ठी-शटीभिः सह भागिकैः।
पाचनं मारुते सामे हितं सन्ध्यस्थिमज्जगे।।

रास्ना देवदारुकाष्ठं गुडूची शुण्ठी (शटी) प्रतितो. १, धा. ७, र. १, **तृतीयं रास्नाद्यम्।**

रास्ना, देवदारु, गुडूची, शुण्ठी व शटी को समान मात्रा में लेकर क्वाथ सिद्ध करें। यह पाचनयोग, सन्धिगत, अस्थिगत व मज्जागत साम वातविकारों में हितकर होता है।

रास्नैरण्डजटाजाजी-गुडूचीविश्वभेषजम्।
क्वाथः प्रभञ्जने सामे हितः सन्ध्यस्थिमज्जगे[1]।।

रास्ना एरण्डमूलम् अजाजी गुडूची (शुण्ठी) प्रतितो. १, धा. ७, **चतुर्थं रास्नाद्यम्।**

रास्ना, एरण्डमूल, अजाजी (जीरा), गुडूची (गिलोय) व शुण्ठी का क्वाथ बनाकर पान करें। यह पाचनयोग, सन्धिगत, अस्थिगत व मज्जागत साम वातविकारों में हितकर होता है।

---

१. तुलनीय- गद. आमवातचिकित्सा, श्लोकसंख्या- २०;

दार्वीखदिरनिम्बानां क्वाथः कुष्ठनिसूदनः। खदिरत्रिकम्।

दार्वी (दारुहल्दी), खदिर एवं निम्ब का क्वाथ कुष्ठनाशक होता है।

खदिरारिष्टगुडूचीपटोलदार्वी-दुरालभाक्वाथः।
कुष्ठानां विनिहन्ता दैतेयानामिव नृसिंहः।।

खदिरं निम्बं गुडूची पटोलमूलं दारुहरिद्रा दुरालभा प्रतितो.१, धा.४, **खदिरषट्कम्।**

खदिर, अरिष्ट (निम्ब), गुडूची, पटोलमूल, दार्वी व दुरालभा का क्वाथ सभी कुष्ठों को वैसे ही नष्ट कर देता है, जैसे नृसिंह (विष्णु भगवान्) दैत्यों को नष्ट करते हैं।

त्रिफला कटङ्कटेरी सगुडूची निम्बकल्कखदिरे च।
पिबतोऽष्टभागशेषं निःशेषं कुष्ठमुद्धरति।।

हरीतकी आमलकं बिभीतकं दारुहरिद्रा (कटङ्कटेरी) गुडूची निम्बत्वक् खदिरं प्रतितो.१, धा.१, **खदिरसप्तकम्।**

त्रिफला, कटंकटेरी, गुडूची, निम्बत्वक् कल्क व खदिरत्वक्- इन द्रव्यों का क्वाथ सोलह गुना जल डालकर बनायें। अष्टमांश शेष रहने पर इसका सेवन करें। यह कुष्ठ रोग को पूर्णरूप से नष्ट कर देता है।

खदिरं त्रिफला निम्बं पटोलं रजनी वचा।
समङ्गा चामृता तिक्ता क्वाथोऽयं समभागिकः।।
हन्ति कुष्ठानि दद्रूंश्च पामाव्रणविचर्चिकाः।
गण्डनाड्यर्बुदव्यङ्गत्वग्दोषापचिसाधनम्।
नासांगुलिनिपातं च कण्डूवैस्वर्यनाशनः(?)।।

(खदिरम्) आमलकं बिभीतकं निम्बं पटोलमूलं दारुहरिद्रा वचा मञ्जिष्ठा गुडूची कटुका प्रतितो.१, धा.८, **खदिरैकादशकम्।**

खदिर, त्रिफला, निम्ब, पटोल, हरिद्रा, वचा, समङ्गा, गिलोय व तिक्ता को समान मात्रा में लेकर क्वाथ सिद्ध करें। यह कुष्ठ, दद्रू, पामा, व्रण, विचर्चिका,

गण्ड, नाडीदोष, अर्बुद, व्यंग, त्वग्दोष (त्वचा-विकार) एवं अपची रोग को नष्ट कर देता है। ....यह कण्डू, वैस्वर्य (स्वरविकार) को नष्ट करता है।

रजनी त्रिफला निम्बं खदिरं कर्कशं वचा।
क्वाथो निहन्ति सप्ताहात् कुष्ठं श्वित्रं च दारुणम्।।

हरिद्रा हरीतकी आमलकं बिभीतकं निम्बं खदिरं कर्कशं वचा प्रतितो. १, **खदिराष्टकम्।**

हरिद्रा, त्रिफला, निम्ब, खदिर, कर्कश (कम्पिल्ल) एवं वचा का क्वाथ एक सप्ताह में ही भयंकर कुष्ठ व श्वित्र को नष्ट कर देता है।

शीघ्राग्निनिम्बं सनिशा गुडूची बिभीतकं धात्र्यभयाश्रृतं च।
कुष्ठं च दद्रूं च विचर्चिकां च श्वासं च कासं कफजन्यगुल्मान्।।
सर्वप्रमेहं च भगन्दरं च जयेत मध्ये यदि सोमराजी।
योनौ दोषान् दुष्टनाडीव्रणांश्च श्वित्राण्यर्श: पाण्डुरोगांश्च सर्वान्।।

दन्त्याद्यम्।

शीघ्रा (दन्ती), चित्रक, निम्बपत्र, हरिद्रा, गुडूची (गिलोय), बहेड़ा, आँवला एवं हरीतकी- इन्हें समान मात्रा में लेकर क्वाथ बनायें। इसके सेवन से कुष्ठ, दद्रू, विचर्चिका, श्वास, कास, कफजन्य गुल्म, सभी प्रकार के प्रमेह एवं भगन्दर रोग नष्ट हो जाते हैं। यदि इस योग में सोमराजी (बाकुची) भी मिला दी जाए तो यह योनिदोष, दुष्टनाड़ीव्रण, श्वित्र, अर्श और पाण्डुरोग को भी नष्ट करता है।

चन्दनकिराततिक्तकधन्वयवासास्सनागरा: क्वथिता:।
रक्तार्शसां प्रशमना: दार्वित्वगुशीरनिम्बाश्च।। चन्दनाद्यम्।

(गद., अर्शश्चिकित्सा- ८६)

रक्तचन्दन, किराततिक्तक, धन्वयवास, नागर (शुण्ठी)- इन द्रव्यों का क्वाथ रक्तार्श (खूनी बवासीर) का शमन करता है। इसी प्रकार दारुहल्दी, दालचीनी, खस एवं निम्ब का क्वाथ भी रक्तार्श का शमन करता है।

जलधरखदिरपटोलकधात्रीपिचुमन्दचन्दनैः क्वाथाः।
कृत्वा शूलेनालोडितं(?) विस्फोटकनाशना योज्याः।। मुस्ताद्यम्।

मुस्ता, खदिर, पटोलक, धात्री, पिचुमन्द व चन्दन से सिद्ध क्वाथ ...... वीसर्प रोग का शमन करने के लिए प्रयोग में लाने चाहिए।

पटोलनिम्बह्रीवेर-घनपर्पटधान्यकैः।
सामृतापद्मकैः क्वाथः पेयो विस्फोटनाशनः।। पटोलाद्यम्।

पटोल, निम्ब, ह्रीवेर, मुस्ता, पर्पट, धान्यक, गुडूची व पद्म का क्वाथ विस्फोटनाशक होता है।

पञ्चमूलशटीमुस्तानिम्बपर्पटनागरैः।
वर्षाभ्वा च पटोल्या च कृतः क्वाथः सुशीतलः।
चन्दनक्षौद्रसहितः पेयो विस्फोटशान्तये।। पञ्चमूलाद्यम्।

पञ्चमूल, शटी, मुस्ता, निम्ब, पर्पट, नागर, वर्षाभू (पुनर्नवा) व पटोली के शीतल क्वाथ में चन्दन व क्षौद्र (मधु) मिलाकर सेवन करने से विस्फोट रोग का प्रशमन होता है।

शारिवामलकोशीर-खदिरारिष्टसाधितः।
कषायः शस्यते कुष्ठ-रक्तपित्तविसर्पिषु।। शारिवाद्यम्।

सारिवा, आमलक, उशीर, खदिर एवं अरिष्ट (नीम) का कषाय (क्वाथ) कुष्ठ, रक्तपित्त एवं वीसर्प में प्रशस्त माना जाता है।

शारिवामलकोशीर-मुस्तानां च विचक्षणः।
कषायं पाययेद्रक्तपित्तवीसर्पशान्तये।। द्वितीयं शारिवाद्यम्।

सारिवा, आलमक, उशीर व मुस्ता के कषाय का रक्तपित्त व वीसर्प को नष्ट करने के लिए पान करना चाहिए।

शारिवोशीरकाश्मर्य-मधूकशिशिरद्वयम्।
यष्टी परूषकं हन्ति दाहपित्तास्रतृड्ज्वरम्।। तृतीयं शारिवाद्यम्।

(अ.हृ.सू.- १५.११)

सारिवा, उशीर, काश्मर्य, मधूक, शिशिरद्वय यष्टी तथा परूषक- ये द्रव्य, दाह, पित्तास्र, तृषा व ज्वर को नष्ट कर देते हैं।

शारिवापद्मकोशीरा मधूकं चन्दनद्वयम्।
काश्मर्यं मधुकं चेति शारिवादिरयं गण:।।
रक्तपित्तं हरत्याशु तृष्णां चातिप्रमाथिनीम्।
तीव्रपित्तज्वरामर्दी मेहदाहविनाशन:।। चतुर्थ: शारिवादि:।

(सिद्ध.सं.- २.२३-२४)

शारिवा, पद्मक, उशीर, मधूक, दोनों चन्दन (श्वेत चन्दन एवं लाल चन्दन), काश्मर्य व मधुक- ये द्रव्य शारिवादि गण में पठित है। यह वर्ग रक्तपित्त, तृष्णा, तीव्र पित्तज्वर, मेह व दाह को नष्ट कर देता है।

दार्व्यमृता त्रिफला च पटोलं निम्बमय: खदिरश्च कषाय:।
स्फोटकगण्डकिलासविसर्पं पामविवर्चिमरूंषि निहन्ति।।

दार्व्यष्टकम्।

दार्वी (दारुहल्दी), अमृता (गिलोय), त्रिफला, पटोल, निम्बपत्र एवं खदिरकाष्ठ का कषाय- इन द्रव्यों से बना योग स्फोटक, गण्ड, किलास, विसर्प, पामा, विचर्चिका व अरूंषिका (रूसी) को नष्ट करता है।

त्रायमाणामृता द्राक्षाकाश्मर्यं शारिवा तथा।
पटोलेन समायुक्त: क्वाथो दीपनपाचन:।। त्रायमाणाद्यम्।

त्रायन्ती, गुडूची, द्राक्षा, काश्मर्य, सारिवा व पटोल का क्वाथ दीपन व पाचन होता है।

दूर्वाविशालातिविषा कुष्ठं दारु कलिङ्गक:।
तिक्ता मुस्ता च निष्क्वाथो रूक्षोऽथ घृतभर्जित:।
सन्निपातज्वरे गुल्मे रक्तपित्ते च शस्यते।। दूर्वाद्यम्।

दूर्वा, विशाला, अतिविषा, कुष्ठ, देवदारु, कलिंगक, तिक्ता व मुस्ता के

क्वाथ को रूक्ष अथवा घृतभर्जित कर प्रयोग में लाएं। यह सन्निपात ज्वर, गुल्म व रक्तपित्त में विशेषरूप से हितकर होता है।

निःसप्ताहे ज्वरे सामे वातिके निरुपद्रवे।(?)

इसकी अर्थसंगति विचारणीय है।

देवदारु प्रतिविषा मुस्तं पाठा महौषधम्।
वातश्लेष्मज्वरे सिद्धं पञ्चकर्षमिदं पिबेत्।। पञ्चकर्षम्।

देवदारु, प्रतिविषा, मुस्ता, पाठा, शुण्ठी- इन पाँचों औषधियों को एक-एक कर्ष मात्रा में लेकर क्वाथ बनायें। इसके सेवन से वातज्वर व कफज्वर शान्त होते हैं।

बृहतीभ्यां बलाशुण्ठी-भूतीकस्वरसैः श्रृतम्।
कफवातज्वरं कासं श्वासं पार्श्वरुजं जयेत्।। बृहत्याद्यम्।

दोनों बृहती, बला, शुण्ठी, भूतीकस्वरस को क्वथित कर पान करने से कफ, वात, ज्वर, कास, श्वास व पार्श्वशूल नष्ट हो जाते हैं।

पटोलममृतं पाठां दूर्वां तिक्तां सचन्दनाम्।
श्रृतं जयेच्छ्लेष्मपित्तज्वरं घोराञ्च कामलाम्।
छर्द्यरोचककुष्ठानि विषं मूर्च्छां श्रमं भ्रमम्।। पटोलषट्कम्।

पटोल, अमृत, पाठा, दूर्वा, तिक्ता व चन्दन को क्वथित कर सेवन करें। यह कफपित्तजन्य ज्वर एवं भयंकर कामलारोग को हर लेता है। यह क्वाथ छर्दि, अरोचक, कुष्ठ, विष, मूर्छा, थकान एवं भ्रम को भी दूर करता है।

चन्दनं त्रिफला दारु तिक्ता भूतीकपद्मकम्।
परूषकं कषायोऽयं सन्निपातज्वरापहः।
सप्रलापभ्रमश्वासकासे रक्तेन च वृते।। चन्दनाद्यम्।

चन्दन, त्रिफला, देवदारु, तिक्ता, भूतीक, पद्मक, व परूषक का कषाय सन्निपातज्वर नाशक होता है। यह प्रलाप, भ्रम, श्वास, कास एवं रक्तपित्त से युक्त ज्वर में भी हितकर होता है।

श्रीपर्णीचन्दनोशीरपरूषकमधूकजः।
शर्करामधुरो हन्ति कषायः पैत्तिकं ज्वरम्।। काश्मर्याद्यम्।

(सु.उ.-३९.१७५)

श्रीपर्णी, चन्दन, उशीर, परूषक व मधूक के कषाय में शर्करा व मधुर मिलाकर सेवन करने से पैत्तिक ज्वर शान्त हो जाता है।

कृष्णारजो यतः क्वाथो बृहतीद्वयपौष्करम्।
शूलकासारुचिश्वास-कफज्वरादिनाशनः।। पिप्पलाद्यम्।

कृष्णारज (पिप्पलीचूर्ण), दोनों बृहती (छोटी कटेरी, बड़ी कटेरी) एवं पौष्कर (पुष्करमूल) का क्वाथ शूल, कास, अरुचि, श्वासरोग तथा कफजन्य ज्वर आदि को नष्ट करता है।

चन्दनं नलदं रोध्रं पाठा पर्पटकं जलम्।
क्वाथो निहन्त्यतीसारं तृष्णां रक्तप्रवाहिकाम्।। चन्दनषट्कम्।

चन्दन, नलद, रोध्र, पाठा, पर्पटक तथा ह्रीबेर का क्वाथ अतीसार, तृष्णा व रक्तप्रवाहिका को नष्ट कर देता है।

मुस्तामृतापर्पटकैः क्वाथस्सर्वज्वरापहः।
अतीसारः सहृल्लासश्चिरस्थायी विनश्यति।। मुस्तत्रिकम्।

मुस्ता, अमृता (गिलोय) एवं पर्पटक का क्वाथ सर्वविध ज्वर का निवारक होता है। यह लम्बे समय से चले आ रहे अतीसार व हृल्लास को भी नष्ट कर देता है।

प्रकुञ्चं कटुरोहिण्याः पिष्ट्वा शीतेन वारिणा।
जलार्धप्रस्थसंयुक्तं क्वाथयेन्मृदुनाग्निना।।
तुर्यशेषं परिस्राव्य रसो माक्षिकसंयुतः।
पीतस्सर्वज्वरान् हन्यादपि वर्षशतोत्थितान्।। कटुकाक्वाथः।

कटुरोहिणी (कुटकी) को एक प्रकुञ्च मात्रा में लेकर शीतल जल के साथ पीसकर लें और अर्ध प्रस्थ जल के साथ मन्द अग्नि पर चौथाई शेष रहने

तक पकायें। शीतल होने पर उसमें माक्षिक (मधु) मिलाकर पान करें। यह योग सभी जीर्ण ज्वरों को नष्ट कर देता है, भले ही वे सौ वर्ष पुराने ही क्यों न हों।

दुरालभा पर्पटकं गुडूची विश्वभेषजम्।
पाक्यं शीतकषायं वा तृष्णातिसारवान् पिबेत्।। दुरालभाद्यम्।

दुरालभा, पर्पटक, गुडूची व शुण्ठी के क्वाथ या शीतकषाय (हिम) का तृष्णा (अति प्यास) व अतिसार से ग्रस्त व्यक्ति पान करें। इससे ये रोग नष्ट हो जाते हैं।

क्वाथो दारुनिशाकल्कितस्तार्क्षशैलजस्तथा।
अष्टादशापि कुष्ठानि पीतमात्रो नियच्छति।। दारुहरिद्रादिक्वाथः।

दारुहरिद्रा के कल्क से युक्त तार्क्षशैल (रसाञ्जन) का क्वाथ शीघ्र ही अट्ठारह प्रकार के कुष्ठ को नष्ट कर देता है।

कटङ्कटेरीनिर्यूहो गोमूत्रेणापि साधितः।
विद्रधीगुल्मपाण्ड्वर्शःप्रमेहोदरकुष्ठजित्।। द्वि. दार्वीक्वाथः।

गोमूत्र से सिद्ध कटंकटेरी का क्वाथ भी विद्रधी, गुल्म, पाण्डु, अर्श, प्रमेह, उदररोग व कुष्ठ को नष्ट कर देता है।

अमृता तिक्तकं शुण्ठी दुरालम्भाब्दसाधितः।
क्वाथो हन्ति ज्वरं तृष्णामरुचिं विरसास्यताम्।। अमृताद्यम्।

अमृता (गिलोय), तिक्तक (चिरायता), शुण्ठी, दुरालभा व मुस्ता के क्वाथ से ज्वर, तृष्णा, अरुचि व मुखवैरस्य (मुख की स्वादहीनता) नष्ट हो जाते हैं।

विजयातिविषाक्वाथश्छर्दिहृच्छूलनाशनः।
विजयाद्य इति ख्यातः परमात्रेयपूजितः।। विजयाद्यम्।

विजया व अतिविषा का क्वाथ वमन तथा हृत्शूल को नष्ट कर देता है।

यह विजयाद्य क्वाथ महर्षि आत्रेय द्वारा विशेष रूप से पूजित (प्रशंसित) है।

जया दुरालभा तिक्ता धात्री छिन्नोद्भवा विषा।
क्वाथो निहन्ति हृच्छूलमतीसारं ज्वरं वमिम्।। बृहद्विजयाद्यम्।

जया (विजया/हरीतकी), दुरालभा, तिक्ता (कुटकी), धात्री, गुडूची व विषा (अतिविषा) का क्वाथ, हृत्शूल, अतीसार, ज्वर व वमन को नष्ट कर देता है।

नागरं देवदारूणि पाठा मधुरसा वचा।
कषायं स्तन्यशुद्ध्यर्थं निशापर्युषितं पिबेत्।। शुण्ठीपञ्चकम्।

नागर, देवदारु, पाठा, मधुरसा व वचा के रात्रिपर्युषित (रातभर रखे हुए) कषाय के सेवन से स्तन्य (माता के दूध) की शुद्धि होती है।

पटोलं पिचुमर्दं च गुडूचीं चित्रकं तथा।
सप्तच्छदं नक्तमालं निष्क्वाथ्य सलिलेन तु।
सशीतं पाययेद् धात्रीं श्लेष्मघ्नं स्तन्यशोधनम्।। द्वि. पटोलषट्कम्।

पटोल, पिचुमर्द, गुडूची, चित्रक, सप्तछद (छतिवन) नक्तमाल व धात्री (आँवला) के क्वाथ को शीतल कर शिशु की माता को पिलाएं। यह कफविकार-नाशक व स्तन्यशोधक होता है।

चव्यचित्रकमूलानि क्वाथयेत् सलिलेन तु।
पाययेत्तु कषायं तं क्षीरशोधनवर्द्धनम्।। चव्याद्यम्।

चव्य व चित्रकमूल को जल में क्वथित करके कषाय (क्वाथ) सिद्ध करें। इस कषाय के सेवन से स्तन्य (माता के दूध) की शुद्धि एवं वृद्धि होती है।

त्रिफलाशारिवोशीर-चन्दनं मधुयष्टिका।
पित्तश्लेष्मप्रदुष्टस्य स्तन्यस्यैतद्विशोधनम्।। त्रिफलासप्तकम्।

त्रिफला, सारिवा, उशीर, चन्दन व मधुयष्टिका- ये द्रव्य पित्त व कफ से दूषित स्तन्य (माता के दूध) का शोधन करने वाले हैं।

त्र्यूषणं कण्टकारी च पुष्करामलकं तथा।
कफवातहरो ह्येष कषायः स्तन्यशोधनः।। त्र्यूषणाद्यम्।

त्रिकटु (पिप्पली, शुण्ठी, मरिच), कण्टकारी, पुष्करमूल तथा आमलक (आँवला) का कषाय (क्वाथ) कफवात-नाशक व स्तन्यशोधक होता है।

त्रिफला शृङ्गवेरं च पर्पटः कटुरोहिणी।
वचागुडूचीसंयुक्तं कषायमुपकल्पयेत्।
सर्वदोषप्रदुष्टस्य स्तन्यस्यैतद्विशोधनम्।। त्रिफलाद्यम्।

त्रिफला शृङ्गवेर (अदरक), पर्पट, कटुरोहिणी, वचा व गुडूची का कषाय (क्वाथ) सिद्ध करें। यह सभी दोषों से दूषित स्तन्य का शोधन करने वाला है।

दार्वीरसाञ्जनकिरातवृषाब्दबिल्व-भल्लातकैरवकृतो[१] मधुसम्प्रयुक्तः।
पीतो निहन्ति न चिरात्प्रदरं सशूलं श्वेतासितारुणविलोहितपीतवर्णम्।।
दार्व्याद्यम्।

दारुहल्दी, रसाञ्जन, किरात (चिरायता), वृष (अडूसा), अब्द (मोथा), बिल्वफल के शुष्क खण्ड एवं भल्लातक- इन द्रव्यों को समान मात्रा में लेकर सिद्ध कषाय (क्वाथ) को शीतल कर मधु के साथ पान करने से अविलम्ब ही शूलयुक्त तथा श्वेत, कृष्ण, अरुण (थोड़ा लाल), विलोहित (गहरा लाल) व पीले स्राव वाला प्रदर रोग नष्ट हो जाता है।

यह पद्य चक्रदत्त में भी है। वहाँ शिवदाससेन की तत्त्वचन्द्रिका टीका इस प्रकार है- दार्वीत्यादौ- वृषो वासकः, बिल्वं शुष्कबिल्वशलाटुः कैरवं कुमुदम्। 'भल्लातकासहत्वे तु रक्तचन्दनमिष्यते' अनेन व्यवहरन्ति।

(चक्रदत्त-तत्त्वचन्द्रिका, असृग्दरचिकित्सा- ६)

शतावरीकाशकुशश्वदंष्ट्रा-विदारिशालीक्षुकशेरुकाणाम्।
क्वाथं सुशीतं मधुशर्कराभ्यां युक्तं पिबेत् पैत्तिकमूत्रकृच्छ्रे।।

---

१. '**०कैरपि कृतो**' इति मातृकागतः पाठः, '**०कैरवकृतो**' इति चक्रदत्ततत्त्वचन्द्रिकानुसारेण शोधितपाठः।

शतावर्याद्यम्।

शतावरी, काश, कुश, श्वदंष्ट्रा (गोखरू), विदारी, शालि, इक्षु व कशेरुक के क्वाथ को शीतल कर मधु व शर्करा मिलाकर पीने से पैत्तिक मूत्रकृच्छ्र नष्ट हो जाता है।

हरिद्राद्वयमञ्जिष्ठावराशक्राह्वचन्दनै:।
गवाक्षाब्ददुरालम्भै: क्वाथस्सर्वप्रमेहजित्।। हरिद्राद्वयाद्यम्।

दोनों हल्दी, माञ्जिष्ठा, त्रिफला, शक्राह्व (इन्द्रजौ), चन्दन, गवाक्ष (गोखरू), मुस्ता व दुरालभा का क्वाथ सभी प्रकार के प्रमेह को नष्ट कर देता है।

पटोलपिचुमन्दाह्व-त्रिफलादारुवत्सकै:।
शृत: कषायो मधुना युक्तो मेहज्वरापह:।। पटोलसप्तकम्।

पटोल, निम्ब, त्रिफला, देवदारु एवं वत्सक (कुटज) के कषाय में मधु मिलाकर पीने से प्रमेह व ज्वर नष्ट होता है।

त्रिफलारोध्रमुस्तं च पटोलं मधुकं बला।
कषायं प्रपिबेदेषां प्रमेही मधुसंयुतम्।। त्रिफलासप्तकं द्वितीयम्।

त्रिफला, रोध्र, मुस्त, पटोल, मधुक (मुलेठी) एवं बला का क्वाथ बनायें। शीतल होने पर मधु मिलाकर पान करें। इससे प्रमेह रोग नष्ट हो जाता है।

पटोलनिम्बामलकामृतानां मधुप्रयुक्तो विनिहन्ति मेहान्।
पित्तोद्भवान् रक्तरुजार्दितं च कासार्दितं क्षीणतयार्दितञ्च।।

पटोलचतुष्कम्।

पटोल, निम्ब, आमलक (आँवला) एवं अमृता (गुडूची) का क्वाथ बनायें। इसे शीतल कर मधु मिलाकर सेवन करें। इससे पित्तज मेह, रक्तदोष, कास व क्षीणता नष्ट होती है।

चव्याग्निमन्थत्रिफला: सपाठा: पादावशिष्टं च समांशयुक्तम्।
कफप्रमेहे मधुसम्प्रयुक्तमिदं प्रदिष्टं सिकताप्रमेहे।। बृहच्चविकाद्यम्।

चव्य, अग्निमन्थ, त्रिफला व पाठा को समान मात्रा में लेकर क्वाथ बनायें।

पुनः इसमें मधु मिलाकर सेवन करें। यह कफप्रमेह व सिकता-प्रमेह को नष्ट कर देता है।

उशीरपथ्यामलकं समुस्तं मधुप्रयुक्तं विनिहन्ति मेहान्।
पित्तोद्भवान् रक्तरुजासमेतान् कासान्वितान् क्षीणदृगन्वितांश्च।।

उशीराद्यम्।

उशीर, पथ्या, आमलक व मुस्त में मधु मिलाकर सेवन करने से रक्तदोष, कास, मन्ददृष्टि युक्त पित्तज प्रमेह नष्ट हो जाता है।

पटोलनिम्बत्रिफलागुडूची-गायत्रिरात्रिद्वयबीजकानाम्।
क्वाथः पृथक्पथ्यपरस्य हन्ति मासेन घोरान् कफपित्तरोगान्।।
विशेषाच्छोफवीसर्पदुष्टव्रणभगन्दरान्।
शुक्रार्त्तवमनोदोषप्रमेहश्वित्रपाण्डुताः।। पटोलदशकम्।

(अ.सं.उ.- ४९.१७०)

पटोल (परवल), निम्ब (नीम), त्रिफला, गुडूची (गिलोय), खैर, हल्दी, दारुहल्दी, विजयसार- इन आठ द्रव्यों में से किसी एक के क्वाथ के साथ गुग्गुलु का उचित मात्रा में सेवन करना चाहिए। सेवनकाल में विशेष रूप से पथ्याहार लेना चाहिए। ऐसा करने वाले मनुष्य के भयंकर कफपित्तजन्य रोग एक मास में नष्ट हो जाते हैं। इस प्रकार सेवित गुग्गुलु विशेषतः शोफ, वीसर्प, दुष्टव्रण, भगन्दर, शुक्रदोष, आर्त्तवदोष एवं मनोरोगों को नष्ट करता है और प्रमेह, श्वित्र व पाण्डुरोग को भी नष्ट करता है। यह योग अष्टाङ्गसंग्रह, उत्तरस्थान के रसायनाधिकार के गुग्गुलुकल्प से लिया गया है। यहाँ इस योग का नाम 'पटोलदशकम्' दिया है। त्रिफला के तीन द्रव्यों को अलग-अलग गिनने से दस संख्या पूरी होने पर यह नाम सार्थक होता है।

दुरालभा-पर्पटक-भूनिम्बरससाधितः[१]।
कषायो ज्वरवीसर्पदाहतृष्णानिबर्हणः।। दुरालभाद्यम्।

१. भूनिम्ब....साधितः' क. भूनिम्बरस.....साधितः' इति ख.ग.मातृकयोर्लिपिर्दृश्यते।

दुरालभा, पर्पटक एवं भूनिम्ब का कषाय ज्वर, वीसर्प, दाह तथा तृष्णा को नष्ट कर देता है।

दुरालभा वृषो निम्बगुडूचीकण्टकारिकाः।
विद्रधीषु कफार्त्तानां कासे चैतत् समाक्षिकम्।।

दुरालभा-वासिका-निम्ब-गुडूची-कण्टकारिकाः प्रतितो. १, धा.७, शीतीभूते माक्षिकक.१, **द्वि. दुरालभाद्यम्।**

दुरालभा, वृष (अडूसा), नीम, गुडूची व कण्टकारिका का क्वाथ विद्रधिरोग में हितकर होता है। कासरोग में इसे शीतल कर मधु के साथ पीना चाहिए।

त्रिफला त्रिवृता श्यामा त्रायन्त्यारग्वधामृताः।
आसां क्वाथस्त्रिवृद्युक्तो वीसर्पघ्नो विरेचनः।।

त्रिफला, त्रिवृता, श्यामा, त्रायन्ती, आरग्वध व अमृता (गिलोय) के क्वाथ में त्रिवृत् मिलाकर सेवन करें। यह विरेचन योग विसर्प रोग को नष्ट कर देता है।

त्रिफलाक्वाथसंयुक्तः सर्पिस्त्रिवृतया सह।
प्रयोक्तव्यो विरेकार्थं वीसर्पज्वरशान्तये।। (च.र., पृ. ६८२)

त्रिफलाक्वाथ को घृत में मिलाकर निशोथ के चूर्ण के साथ वीसर्पज्वर को नष्ट करने के लिए विरकार्थ प्रयोग करना चाहिए।

फलत्रिकं दारुनिशां विशालां मुस्ताञ्च निष्क्वाथ्य निशां सकल्कम्[१]।
पिबेत् कषायं मधुसम्प्रयुक्तं सर्वप्रमेहेषु समुत्थितेषु।।

(च. चि.- ६.४०, योगशतम्- ९)

हरीतकी आमलकं बिभीतकं देवदारुकाष्ठं दारुहरिद्रा विशाला मुस्तं प्रतितो.१, धा.४, उपरि पिण्डहरिद्रा १, शीतीभूते माक्षिकप.१, **फलत्रिकाद्यम्।**

---

१. '**निशां सकल्कम्**' इति मातृकागतः पाठः, '**निशां सकल्काम्**' इति मुद्रिते चरके। '**निशांशकल्कम्**' इति चक्रदत्त-रत्नप्रभाकारो योगशत-वैद्यवल्लभाकारश्च।

सभी प्रकार के प्रमेह रोगों के उभरने पर इस योग का सेवन करें- त्रिफला, दारुहल्दी, विशाला (इन्द्रवारुणी/इन्द्रायण), मुस्ता (मोथा)- इनका क्वाथ बनाकर उसमें पिण्डहरिद्रा (हल्दी) का कल्क अंशतः (थोड़ी मात्रा में) मिलाकर कषाय (क्वाथ) तैयार करें। कुछ शीतल होने पर इसमें थोड़ा मधु मिलाकर पान करें। इससे सभी प्रकार के प्रमेह नष्ट हो जाते हैं। यह योग वैद्यों में 'फलत्रिकादि क्वाथ' के नाम से प्रसिद्ध है। योगशतवैद्यवल्लभाकार ने 'निशांशकल्कम्' पाठ मानते हुए यह अभिप्राय बताया है कि पूर्व द्रव्यों की अपेक्षा पिण्डहरिद्रा का कल्क अंश (भाग) न्यून होना चाहिए। (द्रष्टव्य- योगशतवैद्यवल्लभा- ९)

द्राक्षापटोलकाश्मर्यं त्रायन्तीशारिवामृताः।
क्वाथो वीसर्पशमनः सघृतो वेतरोऽथवा।। द्राक्षाद्यम्।

द्राक्षा, पटोल, काश्मर्य, त्रायन्ती, शारिवा व अमृता (गुडूची) के क्वाथ को घृत मिलाकर या बिना घृत के ही सेवन करने से वीसर्प शान्त होता है।

त्रायमाणामृता द्राक्षा काश्मर्यं शारिवा तथा।
पटोलेन समायुक्तः क्वाथो वीसर्पनाशनः।। त्रायमाणाद्यम्।

त्रायन्ती, गुडूची, द्राक्षा, काश्मर्य, सारिवा व पटोल का क्वाथ भी विसर्प रोग को नष्ट कर देता है।

यः पुमांस्त्रिफलाक्वाथं त्रिवृच्च नियतं पिबेत्।
विरेको जायते तस्य सर्वामयविनाशनः।। त्रिवृत्त्रिफला।

जो व्यक्ति प्रतिदिन त्रिफलाक्वाथ और त्रिवृत् का पान करता है, उसे विरेचन होता है और सभी रोग नष्ट हो जाते हैं।

वरामृतं तु सम्मिश्र्य क्वाथयित्वा पिबेन्नरः।
हन्ति नेत्रोद्भवान् रोगान् वातपित्तकफोत्थितान्।। गुडूचीत्रिफला।

त्रिफला व गुडूची के क्वाथ का पान करने से नेत्रज रोग व त्रिदोषजन्य रोग नष्ट हो जाते हैं।

यहाँ से वासादि के सात पाचन-योग प्रस्तुत किये जा रहे हैं-

वासागुडूचीत्रिफला-कट्वीभूनिम्बनिम्बजाः।
क्वाथः क्षौद्रयुतो हन्ति पाण्डुपित्तास्रकामलाः।। (अ.हृ.चि.- १६.१३)

वासा, गुडूची, त्रिफला, कट्वी, भूनिम्ब तथा निम्ब के क्वाथ में क्षौद्र (मधु) मिलाकर सेवन करने से पाण्डु, पित्तरक्त व कामला दूर हो जाते हैं।

वासां विषामुत्पलशारिवां (च) रोध्रं जलञ्चेति समानि कुर्यात्।
निहन्ति पीतं सुचिरं स्थितं च पित्तोद्भवं रक्तमतिप्रवृद्धम्।।

वासा, अतिविषा, उत्पलशारिवा, रोध्र व सुगन्धबाला- इन द्रव्यों को समान मात्रा में लें और क्वाथ बनाकर पान करें। यह क्वाथ पुराने एवं बढ़े हुए पित्तरक्त को नष्ट कर देता है।

वृषो मलयजं तिक्ता पृश्निपर्णी मसूरकम्।
क्वाथो रक्तातिसारघ्नो ज्वरशीतनिबर्हणः।।

वृष, मलयज (चन्दन), तिक्ता, पृश्निपर्णी व मसूर का क्वाथ रक्तातिसार व शीतज्वर को शान्त करता है।

क्षुण्णाद् वृषात् कषायं तु शर्करामधुसंयुतम्।
पाययेत्तेन तत्कालं रक्तपित्तं प्रशाम्यति।।

क्षुण्ण अर्थात् कूटे हुए वृष (वासा) के कषाय में शर्करा व मधु मिलाकर पान करने से तुरन्त रक्तपित्त शान्त हो जाता है। रक्तपित्त को शान्त करने में वासा का प्रभाव सुप्रसिद्ध है। कहा भी है-

वासायां विद्यमानायामाशायां जीवितस्य च।
रक्तपित्ती क्षयी कासी किमर्थमवसीदति।।

अर्थात् वासा के उपलब्ध रहने पर और जीवन की आशा होने पर रक्तपित्ती, क्षयी एवं कासी (खाँसी रोग से ग्रस्त) व्यक्ति क्यों दुःखी हो रहे हैं। वे इसका प्रयोग कर सरलता से रोगमुक्त हो सकते हैं।

आटरूषकषायस्तु क्षौद्रयष्टिसितान्वितः।
असृग्दरामपित्तघ्नः कामलापाण्डुरोगजित्।।

आटरूष के कषाय में क्षौद्र (मधु), मुलेठी व शर्करा मिलाकर सेवन करने से असृग्दर, आमदोष, पित्त, कामला तथा पाण्डुरोग का शमन होता है।

वासामधूकदु:स्पर्शा: पद्मकोशीरचन्दनै:।
मधुसर्पिस्समायुक्त: फलिनीन्द्राह्वकल्कित:।।
रक्तपित्तभ्रममद-विद्रधिज्वरकामला:।
गुल्मवीसर्पपित्तार्त्ति-दाहमेहश्रमाञ्जयेत्।।

फलिनी व इन्द्राह्व (इन्द्रजौ) का कल्क मिलाकर वासा, मधूक (महुआ), दु:स्पर्शा, पद्मक, उशीर एवं चन्दन के क्वाथ बनायें। इसमें मधु व घृत मिलाकर सेवन करने से रक्तपित्त, भ्रम, मद, विद्रधि, ज्वर, कामला, गुल्म, वीसर्प, पित्तज दोष, दाह व मेह नष्ट हो जाते हैं।

वृषामृताकृत: क्वाथो माक्षिकेण समन्वित:।
पीतो निहन्त्यसृग्वातं शूलं विद्रधिसम्भवम्।। सप्त वासाद्यानि।

वृष (वासा) एवं गुडूची के क्वाथ में शीतल होने पर माक्षिक (मधु) मिलाकर सेवन करने से रक्तदोष, वातज शूल तथा विद्रधिशूल शान्त होता है।

सहचरं सुरदारु सनागरं क्वथितमम्भसि तैलविमिश्रितम्।
पवनपीडितदेहगति: पिबन् द्रुतविलम्बितगो भवतीच्छया।।

(अ.हृ.चि.-२१.५६)

सहचरकाष्ठं देवदारुकाष्ठं शुण्ठी प्रतिक.१, धा. ८, उपरि तैलक.१, **सहचराद्यम्।**

सहचर, देवदारुकाष्ठ तथा सोंठ को समान भाग में लें और आठ गुना जल में डालकर क्वाथ बनायें। इस क्वाथरस में तैल मिलाकर पिएं। वातरोग से बाधित गति वाला व्यक्ति भी इसके प्रभाव से पीड़ा रहित होकर इच्छानुसार शीघ्र अथवा धीरे चल सकता है।

निम्बपत्रामृतामुस्तागुडूचीवृषयासकै:।
सारग्वधो मधुयुतो निष्क्वाथ: पवनास्रजित्।। निम्बाद्यम्।

निम्बपत्र, अमृता, मुस्ता, गुडूची, वृष (वासा), यासक व आरग्वध को समान मात्रा में लेकर क्वाथ बनायें। शीतल होने पर इसमें उचित मात्रा में मधु मिलाकर सेवन करें। यह वातरक्त रोग को नष्ट कर देता है।

जीवन्तीरसमाधाय पिप्पलीचूर्णसंयुत:।
मधुना सह पातव्य: श्वासहिध्मानिबर्हण:।। जीवन्तीरस:।

पिप्पलीचूर्ण युक्त जीवन्ती के रस मे मधु मिलाकर पान करने से श्वासरोग व हिध्मा शान्त होते हैं।

पञ्चमूलद्वयक्वाथमथवा देवदारुण:।
पिप्पलीचूर्णसंयुक्तं श्वासहिध्माहरं पिबेत्।।

दशमूलक्वाथदेवदारुक्वाथौ।

दोनों पञ्चमूल के क्वाथ या देवदारु के क्वाथ में पिप्पलीचूर्ण मिलाकर सेवन करने से भी श्वासरोग व हिध्मा नष्ट हो जाते हैं।

निम्बामृतापटोलं च रजनीचूर्णसंयुत:।
हन्त्यष्टादश कुष्ठानि क्वाथस्तैलसमन्वित:।। निम्बचतुष्कम्।

निम्ब, अमृता एवं पटोलपत्र का क्वाथ बनाकर इसमें हल्दी का चूर्ण व तैल मिलाएं। यह क्वाथ १८ प्रकार के कुष्ठ को नष्ट कर देता है।

गोमूत्रेण क्वथिता कटङ्कटेरी च सोमराजी च।
नाशयति सिध्मपामानाडीस्सभगन्दरप्रमेहांश्च।।

कटंकटेरी व सोमराजी को गोमूत्र से क्वथित करके सेवन करें। यह सिध्म, पामा, नाडीदोष, भगन्दर व प्रमेह को नष्ट कर देता है।

त्रिफलापिचुमन्दत्वङ्मधुकं बृहतीद्वयम्।
समसूरदलं क्वाथस्सघृतो ज्वरकासह:।। त्रिफलाष्टकम्।

(अ.सं.चि.- २.८)

त्रिफला, नीम की छाल, मुलेठी, दोनों बृहती तथा मसूरविदला (निशोथ) के क्वाथ में घृत मिलाकर सेवन करने से ज्वर व कास ठीक हो जाते हैं।

काश्मर्यं मधुकं द्राक्षा पद्मकोशीरमुत्पलम्।

परूषकमधूकानि बला चेति निशि स्थित:।।
पीत: शीतकषायोऽयं शर्करामधुसंयुत:।
दाहमेहप्रलापाढ्यं शमयेत् पैत्तिकं ज्वरम्।। काश्मर्याद्यम्।

काश्मर्य, मधुक, द्राक्षा, पद्मक, उशीर, उत्पल, परूषक, मधूक व बला के पर्युषित (बासी) शीतल कषाय में शर्करा व मधु मिलाकर सेवन करें। यह दाह, मेह और प्रलाप (बड़बड़ाहट) की अधिकता वाले पैत्तिक ज्वर को नष्ट कर देता है।

दुरालभापर्पटकप्रियङ्गु-भूनिम्बवासाकटुरोहिणीनाम्।
जलं पिबेच्छर्करयावगाढं तृष्णास्रपित्तज्वरकासयुक्त:[१]।।

दुरालभाद्यश्शीतकषाय:। (योगशतम्- ८)

दुरालभा (धमासा), पर्प्पट (पित्तपापड़ा), प्रियंगु, भूनिम्ब (चिरायता), वासा (अडूसा) एवं कटुरोहिणी (कुटकी) के क्वाथ में शर्करा डालकर पीने से तृष्णा (अति प्यास), रक्तपित्त, ज्वर एवं दाह नष्ट हो जाते हैं। इसमें शर्करा इतनी मात्रा में डालें कि पीने में मीठा लगे। शर्करा-विषयक यह भाव श्लोकगत 'शर्करायावगाढम्' पद से प्रकट होता है। यहाँ ज्वर-चिकित्सा के साथ तृष्णाहर एवं रक्तपित्त-नाशक योग रखा है; क्योंकि ज्वर के कारण तृष्णा व रक्तपित्त भी उत्पन्न होते हैं।

अरिष्टपत्रं सपटोलचन्दनं सभद्रमुस्तामलका हरीतकी।
जलं शृतं पर्युषितं सशर्करं निहन्ति धातुत्रयगं ज्वरं नृणाम्।।

निम्बाद्य: पर्युषित: क्वाथ:।

अरिष्टपत्र (नीम के पत्ते), पटोलपत्र, चन्दन, भद्रमुस्ता, आँवला व हरीतकी के पर्युषित (बासी) क्वाथ में शर्करा मिलाकर पान करने से त्रिधातुगत (रसगत, रक्तगत एवं मांसगत) ज्वर शान्त हो जाता है।

द्राक्षामधूकमधुक-रोध्रकाश्मर्यशारिवा:।

---

१. **'कासयुक्त:'** इत्यस्य स्थाने **'दाहयुक्त:'** इति पाठो योगशते मुद्रिते दृश्यते।

मुस्तामलकह्रीबेर-पद्मकेसरपद्मकम्।।

मृणालचन्दनोशीरं नीलोत्पलपरूषकम्।

फाण्टो हिमो वा द्राक्षादिर्जातीकुसुमवासित:।।

युक्तो मधुसितालाजैर्जयत्यनिलपित्तजम्।

ज्वरं मदात्ययं छर्दिं मूर्छां दाहं श्रमं भ्रमम्।

ऊर्ध्वगं रक्तपित्तं च पिपासां कामलामपि।। (अ.हृ.चि.- १.५५-५८)

द्राक्षाद्यौषधफाण्टशीतकषायौ।

द्राक्षा, मधूक (महुआ के फूल), मधुक (मुलेठी), रोध्र, काश्मर्य, शारिवा, मुस्ता, आमलक, ह्रीबेर, पद्मकेसर, पद्मक, मृणाल (कमलनाल), रक्तचन्दन, उशीर, नीलोत्पल व परूषक- इनके चूर्ण द्वारा फाण्ट अथवा हिम (शीतकषाय) बनायें और इसे जातिकुसुम (चमेली के फूलों) से सुगन्धित करें। तदनन्तर इसमें मधु, सिता व लाजा मिलाकर सेवन करें। यह फाण्ट वातज्वर, पित्तज्वर, मदात्यय, वमन, मूर्छा, दाह, श्रम, भ्रम, ऊर्ध्वगत रक्तपित्त, पिपासा व कामला को नष्ट कर देता है।

पाठा प्रतिविषा मुस्ता देवदारु महौषधम्।

पञ्चकर्षमिदं सिद्धं वातश्लेष्मज्वरे पिबेत्।। पञ्चकर्षम्।

पाठा, प्रतिविषा, मुस्ता, देवदारु, शुण्ठी- इन पाँचों औषधियों को एक-एक कर्ष मात्रा में लेकर क्वाथ बनायें। इसके सेवन से वातज्वर व कफज्वर शान्त होते हैं।

हरिद्रा भद्रमुस्तं च त्रिफला कटुरोहिणी।

पिचुमन्द: पटोलं च देवदारु निदिग्धिका।।

एषां कषाय: पीतस्तु सन्निपातज्वरं जयेत्। (सु.उ. ३९.२०५-२०६)

अविपक्तिं प्रसेकं च शोफं कासमरोचकम्।। हरिद्राद्यम्।

हरिद्रा, भ्रदमुस्ता, त्रिफला, कटुरोहिणी, नीम, पटोल, देवदारु व निदिग्धिका- इन द्रव्यों का कषाय सन्निपातज्वर अविपक्ति, प्रसेक, शोफ, कास तथा अरोचक को नष्ट कर देता है।

मधूकपुष्पमृद्वीकात्रायमाणापरूषकम्।
सोशीरतिक्तात्रिफलाकाश्मर्यं कल्पयेद्धिमम्।
कषायं तं पिबेत् काले ज्वरान् सर्वानपोहति।। मधुकदशकम्।

(अ.हृ.चि.- १.६७-६८)

मधूकपुष्प, मृद्वीका, त्रायन्ती, परूषक, उशीर, तिक्ता, त्रिफला एवं काश्मर्य- इन द्रव्यों के शीतल कषाय (हिम कषाय) बनायें। इसका यथासमय पान करते रहने पर सभी ज्वर नष्ट हो जाते हैं।

विशाला त्रायामाणा च त्रिफला च समांशकः।
क्वाथो घृताप्लुतो हन्यात् पित्तोद्भवजलोदरम्।। विशालाद्यम्।

विशाला, त्रायमाणा व त्रिफला को समान मात्रा में लेकर घृत मिलाएं। यह योग पित्तज जलोदर का नाशक होता है।

त्रायन्ती कटुका मुस्तं पटोलं सकिरातकम्।
कफपित्तोद्भवे पेयो ज्वरे दीपनपाचनः।। त्रायन्त्याद्यम्।

त्रायन्ती, कटुका, मुस्त, पटोल व किरातक के योग को पीने से कफज्वर व पित्तज्वर शान्त होते हैं तथा यह दीपन व पाचन होता है।

अक्षधात्र्यभयं[१] हन्ति त्रिफला विषमज्वरम्।
चक्षुष्या दीपनी मेहकुष्ठशोफकफान्तकृत्।। त्रिफलाद्यम्।

(सिद्ध. सं.- २.१७)

अक्ष (बहेड़ा), आँवला व हरीतकी- इन तीन द्रव्यों का समाहार (योग) 'त्रिफला' कहलाता है। यह चक्षुष्य एवं दीपन होता है और विषमज्वर, प्रमेह, कुष्ठ, शोफ व कफ-विकारों को नष्ट करता है।

पुनर्नवादार्वभया[२]गुडूचीः पिबेत् समूत्रा महिषाक्षयुक्ताः।

---

१. '**०धात्र्यभयं**' इति मातृकासु, '**०धात्र्यभया**' इति सिद्धसारे।
२. '**दार्व्यभया**' इति मातृकासु, विवरणे तु 'देवदारुकाष्ठम्' इति दृश्यते, तेन 'दार्वभया' इति विवरणानुसारी वैद्यप्रसारकपाठो मन्तव्यः। योगशतवैद्यवल्लभाकारेणाप्ययमेव

त्वग्दोषशोफोदरपाण्डुरोगस्थौल्यप्रसेकोर्ध्वककफामयेषु।।

(योगशतम्-१२)

पुनर्नवा देवदारुकाष्ठं हरीतकीफलानि गुडूची प्रतिधा.१, गोमूत्रप.२, **पुनर्नवाद्यम्।**

पुनर्नवा, दारु (देवदारु की छाल), अभया (हरड़), गुडूची (गिलोय) एवं महिषाक्ष (गुग्गुलु)- इन सबका क्वाथ बनाकर दो पल गोमूत्र मिलाकर पान करें। इससे त्वग्दोष (त्वचा के विकार), शोफ (सूजन), उदररोग, पाण्डुरोग, स्थौल्य (मोटापा), प्रसेक (लार टपकना) एवं ऊर्ध्वजत्रु अर्थात् गले एवं उसके ऊपर के भाग में होने वाले कफरोग नष्ट हो जाते हैं। कुछ व्याख्याकार यहाँ क्वाथ के स्थान पर पुनर्नवा आदि के चूर्ण का गोमूत्र के साथ विधान मानते हैं। मूत्र के विधान-स्थल में सामान्यत: गाय का मूत्र ही लिया जाता है, बछड़े या बैल का नहीं।

भूतीकशटीपथ्यापुष्करमूलै: समै: कृत: क्वाथ:।
समयसमीरणजनितां हन्ति रुजं सप्तरात्रे।।

भूतीकशटीहरीतकीपुष्करमूलं प्रतिक.१, **भूतिकाद्यम्।**

भूतीक, शटी, पथ्या (हरीतकी) व पुष्कर मूल- द्रव्यों को समान मात्रा में लेकर क्वाथ बनायें। यह क्वाथ सात दिन में ही वातप्रकोपकाल (वार्द्धक्य या वृष्टिकाल) में उत्पन्न वातरोग का शमन कर देता है।

भूतीकपिप्पलीमुस्ता-यवानीधान्यनागरै:।
श्रृतशीतं हितं तोयं तस्मै तृष्णामदोषजित्।
शूले विबन्धेऽजीर्णाग्ने ते (?) तदुष्णं जलं पिबेत्।। द्वि.भूतीकाद्यम्।

भूतीक, पिप्पली, मुस्ता, यवानी, धान्य (धनिया) व नागर (सोंठ) के

पाठ: स्वीकृतो व्याख्यातश्च। योगेऽस्मिन् तीसटस्तु दारुस्थाने दारुहरिद्रामाह इति योगशत-वैद्यवल्लभाकार: सूचयति चिकित्साकलिकोद्धरणपुरस्सरम्। (योगशत-वैद्यवल्लभा- १२)

क्वाथ को शीतल कर पीने से तृष्णा व आमदोष शान्त हो जाता है। यदि शूल, विबन्ध (कब्ज), अजीर्ण एवं मन्दाग्नि हो तो इस क्वाथ को उष्ण अवस्था में पीना चाहिए।

भूतीकममृताक्वाथः शृङ्गवेरसमन्वितः।
निहन्ति सन्धिमज्जस्थं पवनं सपरिग्रहम्।। तृ.भूतीकाद्यम्।

भूतीक, गिलोय व अदरक का क्वाथ सन्धिगत व मज्जागत वातरोग को नष्ट कर देता है।

भूतीकं कत्तृणं शुण्ठी क्वाथो जङ्घोरुवातजित्।
वातशोणितरुक्कम्प-शूलशोषनिबर्हणः।। चतुर्थं भूतीकाद्यम्।

भूतीक, कत्तृण व शुण्ठी का क्वाथ जङ्घागत (पिण्डली-स्थित) व ऊरुगत (जाँघ में होने वाले) वातरोग को नष्ट करता है। यह वातरक्त, कम्प, शूल एवं शोष का भी निवारण करता है।

वचाविडङ्गभूतिकक्वाथः सर्वज्वरापहः।
शूलानाहातिसारघ्नो दीपनीयो रुचिप्रदः।। वचाद्यम्।

वचा, विडङ्ग एवं भूतीक का क्वाथ सभी प्रकार के ज्वर, शूल आनाह व अतिसार को नष्ट करता है। यह जठराग्निदीपन तथा रुचिकारक भी होता है।

नागरातिविषामुस्ता-पाठाकुटजवालकैः।
साधितोऽयं कषायः स्याज्ज्वरातीसारगुल्मनुत्।। शुण्ठ्याद्यम्।

नागर (शुण्ठी), अतिविषा, मुस्ता, पाठा, कुटज व बालक से सिद्ध कषाय ज्वर, अतीसार व गुल्म का शमन करता है।

कषायश्छिन्नरोहायाः पिप्पलीचूर्णसंयुतः।
कफजातं ज्वरं जीर्णं त्रैतीयं रात्रिकं जयेत्।। गुडूचीक्वाथः।

गिलोय के क्वाथ में पिप्पली चूर्ण मिलाकर सेवन करने से कफज्वर, जीर्णज्वर, तृतीयक व रात्रिक ज्वर नष्ट हो जाते हैं।

काश्मर्यं कत्तृणं पथ्या बला रास्ना समांशकाः।
क्वाथो हन्ति कटीशूलं गृध्रसीं च चिरोत्थिताम्।।

काश्मरी (गम्भारी), कत्तृण, पथ्या (हरीतकी), बला तथा रास्ना को समान मात्रा में लेकर क्वाथ बनायें। यह क्वाथ कटिशूल एवं पुरानी गृध्रसी (सियाटिका) को नष्ट कर देता है।

कट्फलं कत्तृणं भार्गी मुस्तं धान्यं वचाभया।
शुण्ठी पर्पटकं शृङ्गी सुराह्वं च शृतं जलम्।।
मधुहिङ्गुयुतं पेयं कासे वातकफात्मके।
कण्ठरोगे मुखे शूले श्वासे हिध्माज्वरेषु च।।

कट्फलं भूतीकं भार्गी मुस्तं धानकाफलानि वचा हरीतकी शुण्ठी पर्पटकं कर्कटश्रृङ्गी देवदारुकाष्ठं प्रतिधा.९, हिङ्गुधा.६, शीतीभूते माक्षिकक.१, उपरि देयः, **कट्फलाद्यम्।**

कट्फल, कत्तृण, भार्गी, मुस्ता, धनिया, वचा, हरीतकी, सोंठ, पित्तपापड़ा, श्रृङ्गी तथा देवदारुकाष्ठ का क्वाथ बनायें। इसमें थोड़ी मात्रा में भुनी हींग मिलाएं और शीतल होने पर मधु मिलाकर पान करें। यह वातकफजन्य कास, कण्ठरोग, मुखरोग, शूल, श्वास, हिचकी एवं ज्वर में हितकर होता है।

मुस्ताटरूषकं तिक्ता शुण्ठी च समभागिकम्।
क्वाथो हन्ति ज्वरं श्वासं श्लेष्मवातसमुद्भवम्।। मुस्ताद्यम्।

मुस्ता, आटरूषक (वासा), तिक्ता (कुटकी), शुण्ठी- इन द्रव्यों को समान मात्रा में लेकर क्वाथ बनायें। यह क्वाथ ज्वर, श्वासरोग, कफज ज्वर तथा वातज्वर को नष्ट कर देता है।

बिल्वाब्दधातकीपाठा गुडूची च समांशकम्।
कषायो हन्त्यतीसारं ज्वरं च समहौषधः।। बिल्वाद्यम्।

बिल्व, मुस्त, धातकी, पाठा व गुडूची को समान मात्रा में लेकर सिद्ध किया हुआ शुण्ठी युक्त क्वाथ अतिसार तथा ज्वर को नष्ट कर देता है।

किराततिक्तकं क्वाथं पादशेषं तु पाययेत्।
जीर्णज्वराणां सर्वेषां सन्निपाते कफात्मके।
सनागरमिदं शस्तं जीर्णज्वरविनाशनम्।। किराततिक्तक्वाथः।

पिप्पली युक्त किराततिक्त का क्वाथ पीने से सभी प्रकार के जीर्णज्वर व कफजसन्निपात नष्ट हो जाते हैं।

त्रिफलाशाल्मलीरास्ना-राजवृक्षाटरूषकैः। (सिद्ध.सं.- ५.४३)
शृतमम्बु हरेत्तूर्णं वातपित्तोत्तरं[१] ज्वरम्।। तृतीयं त्रिफलासप्तकम्।

त्रिफला, शाल्मली, रास्ना, राजवृक्ष व आटरूषक (वासा)- इन द्रव्यों का क्वाथ शीघ्र ही वातज्वर तथा पित्तज्वर को नष्ट कर देता है।

यष्टीमधुबलारिष्ट-पटोलत्रिफलाशृतः। (सिद्ध. सं.- ५.५०)
निर्यूहः कफपित्तोत्थं ज्वरं क्षिप्रं व्यपोहति।। यष्ट्याद्यम्।

मुलेठी, बला, अरिष्ट (नीम), पटोल व त्रिफला का क्वाथ कफपित्तजन्य ज्वर को शान्त कर देता है।

निशाद्वयाम्बुदोशीर-मधुकारग्वधोद्भवः। (सिद्ध. सं.- ५.५१)
माक्षिकेण कषायोऽयं कफपित्तज्वरान्तकृत्।। निशाद्वयाद्यम्।

दोनों हल्दी (हल्दी एव दारुहल्दी), अम्बुद (मुस्तक), उशीर (खस), मधुक (मुलेठी) एवं आरग्वध (अमलतास) से तैयार किया गया मधुमिश्रित कषाय कफपित्तजन्य ज्वर को नष्ट कर देता है।

करञ्जवह्निमञ्जिष्ठा-त्रायन्तीबिल्वकूलकम्। (सिद्ध. सं.- ५.६६)
बृहत्यौ सुषवी व्योषं क्वाथः स्याद्गलशोधनः।। करञ्जाद्यम्।

करञ्ज, चित्रक, मञ्जिष्ठा, त्रायन्ती, बिल्व, कूलक (पटोल), दोनों प्रकार की बृहती (छोटी व बड़ी कण्टकारी) सुषवी (कारवल्ली/करेला) एवं व्योष (त्रिकटु) से बनाया हुआ क्वाथ गले को शुद्ध करता है। यह प्रबल अभिन्यास-ज्वर को शीघ्र ही नष्ट कर देता है। यह श्लोक सिद्धसार-संहिता में

---

१. '**०वातपित्तोद्भवं**' इति सिद्धसारसंहितायां दृश्यते।

अभिन्यास ज्वर-चिकित्सा के प्रसंग में पठित है।

दुरालभापर्पटकोऽमृतागोद्राक्षानिशा चेति कृत: कषाय:।
गलग्रहं दन्तरुजाविबन्धं कर्णाक्षिरोगं च हनुग्रहं च।
मुखोद्भवान् वातकृतांस्तथान्यान् निहन्ति पीतं कवलग्रहेण।।

दुरालभाद्यम्।

दुरालभा, पर्पटक, गिलोय गोद्राक्षा (गोरस्तनी) व हरिद्रा के कषाय को कवलग्रह के रूप में लेकर पीने से यह गलग्रह, दन्तरोग, विबन्ध, कर्णरोग, नेत्रदोष, हनुग्रह, मुख के रोग व वातज रोगों का नष्ट कर देता है।

सप्तच्छदोशीरपटोलमुस्तं हरीतकीतिक्तकरोहिणीभि:।
यष्ट्याह्वराजद्रुमचन्दनैश्च क्वाथं पिबेत् पाकहरं मुखस्य।।

सप्तच्छदाख्यम्।

सप्तच्छद (छतिवन) उशीर, पटोल, मुस्त, हरीतकी, तिक्तरोहिणी, यष्ट्याह्व (मुलेठी), राजद्रुम व चन्दन का क्वाथ मुखपाक को हर लेता है।

शुण्ठीं समुस्तातिविषां गुडूचीं पिबेज्जलेन क्वथिता: समांशा:।
मन्दानलत्वे सततामतायामामानुषक्ते ग्रहणीगदे च।। चतुष्कार्षिकम्।

(योगशतम्-११)

शुण्ठी (सोंठ), मुस्ता (मोथा), अतिविषा (अतीस) एवं गुडूची (गिलोय)- इन सबको समान मात्रा में लेकर क्वाथ बनाकर पान करें। यह मन्दाग्नि, निरन्तर रहने वाले आम (आंव) एवं आम सहित ग्रहणीरोग में अत्यन्त हितकर होता है। यह योग वैद्यों में **चातुर्भद्रक** नाम से भी प्रसिद्ध है।

एरण्डबिल्वबृहतीद्वयमातुलुङ्गपाषाणभित्त्रिकटमूलकृत: कषाय:।
सक्षारहिङ्गुलवणोरुबुतैलमिश्र: श्रोण्यंसमेढ्रहृदयस्तनरुक्षु पेय:।।

एरण्डाद्यम्। (योगशतम्-१९)

एरण्ड, बिल्व, दोनों प्रकार की बृहती (कण्टकारी)- छोटी व बड़ी, मातुलुङ्ग (निम्बू), पाषाणभिद् (अश्मभेदक/ पत्थरचट्टा) एवं त्रिकट/त्रिकण्ट/गोखरू के

मूल का क्वाथ बनायें। इसमें उचित मात्रा में यवक्षार, हिङ्गु (भुनी हींग) एवं सैन्धव लवण मिलाएं; तदनन्तर इसमें उरुबुतैल (एरण्डतैल) मिलाकर पान करें। इससे कमर, कंधा, लिंग, हृदय एवं स्तनों के शूलरोग नष्ट हो जाते हैं। इस पद्य में 'त्रिकट' शब्द 'त्रिकण्ट' अर्थात् तीन कांटों वाले क्षुप गोखरू के लिए प्रयुक्त हुआ है।

'जलेन सौभाञ्जनमूलकल्कः शृतो हितश्चाश्मरिशर्करासु'।

सौभाञ्जनक्वाथः।

शोभाञ्जन मूल के कल्क को उबालकर लेने से अश्मरी व मधुमेह नष्ट हो जाते हैं।

पुनर्नवानिम्बपटोलशुण्ठी-तिक्तामृतादार्व्यभयाकषायः।
सर्वाङ्गशोफोदरवस्तिशूलं श्वासज्वरं पाण्डुगदांश्च हन्ति।।

बृहत्पुनर्नवाद्यम्।

पुनर्नवा, निम्ब, पटोल, शुण्ठी, तिक्ता, गुडूची, दार्वी व हरीतकी का कषाय सर्वांगशोफ, उदररोग, वस्तिशूल, श्वासरोग तथा पाण्डुरोग को शान्त कर देता है।

चित्रकमूलत्रिफलापटोलयवसाधितं पिबेदम्भः।
सघृतं निशि चक्षुष्यं तिमिरस्य विशेषतो हन्ति।।

चित्रकमूलं हरीतकी आमलकं विभीतकं पटोलमूलं यव प्रतितो.१, धा.४, घृतक.१, उपरि देयम्। **चित्रकमूलाद्यम्।**

चित्रकमूल, त्रिफला, पटोल व यव से सिद्ध क्वाथ में घृत मिलाकर रात्रि में पीना चाहिए। यह चक्षुष्य (नेत्रों के लिए हितकर) तथा विशेष रूप से तिमिर रोग को नष्ट करने वाला होता है।

धात्र्यक्षपथ्यासनिशागुडूचीभूनिम्बनिम्बैः क्वथितः षडंशः।
भ्रूशंखकर्णाक्षिशिरोऽर्द्धशूले सूर्योदये चार्दितशंखभेदे।।
नक्तान्ध्यकाचे पटले सशुक्रे पाकेऽस्रपाते तरुणेऽक्षिरोगे।

पक्ष्मप्रपाते विनिहन्ति चैष सद्यो गदं वायुरिवाभ्रवृन्दम्।।

(वंग.- ३८.११४-११५)

आमलकं विभीतकी हरीतकी दारुहरिद्रा गुडूची किराततिक्तकं निम्बं प्रतितो.१, धा.४, पानीयप.२४, क्वथितशेषप.४, **आमलकाद्यम्।**

आँवला, बहेड़ा, हरड़, हल्दी, गिलोय, भूनिम्ब (चिरायता) व नीम को १-१ तोला एवं ४-४ धान्यक लेकर २४ पल पानी में षष्ठांश (४ पल) शेष रहने तक क्वथित करें। इस क्वाथ का सेवन भ्रू, शंख, कर्ण एवं नेत्र के रोगों को दूर कर देता है। यह सूर्योदय के समय आधे सिर के दर्द, अर्दित, शंखभेद, रतौंधी, काच, शुक्र, पटल, नेत्रपाक, अश्रुपात (आँखों से आँसू टपकना), नवीन नेत्ररोग, पलकों का झड़ना आदि रोगों को वैसे ही नष्ट कर देता है, जैसे वायु मेघवृन्द (बादलों के समूह) को छिन्न-भिन्न कर देता है।

वरात्रिवृच्चन्दनकं गुडूची भूनिम्बनिम्बौ रजनी सवासा।
प्रस्थं जलस्य क्वथिताष्टभागं पिबेत् सुजीर्णे नकुलान्ध्यरोगी।।
काचं निशान्ध्यं तिमिरं तथान्यान्नेत्रामयान्यस्य च वर्त्मसन्धौ।
चिरप्रवृत्तानचिरेण हन्ति वज्रो यथाद्रीन् सुरराजमुक्त:।।

हरीतकी आमलकं बिभीतकं त्रिवृत् चन्दनं रक्तचन्दनं गुडूची किराततिक्तं निम्बं दारुहरिद्रा वासा प्रतिधा.९, र.३, पानीयप.३२, क्वथितशेषप.४, **वराद्यम्।**

त्रिफला, त्रिवृत्, चन्दन, रक्तचन्दन, गुडूची, भूनिम्ब, निम्ब, हरिद्रा एवं वासा को जल में पकायें तथा अष्टमांश शेष रहने पर क्वाथ को अन्न के पच जाने पर पिएं। यह क्वाथ नकुलान्ध्य, काच, रतौंधी, तिमिर, अन्य नेत्ररोग तथा पुराने वर्त्म-सन्धिगत रोगों को इसी प्रकार शीघ्र ही नष्ट कर देता है, जैसे इन्द्र द्वारा छोड़ा हुआ वज्र पर्वतों को नष्ट कर देता है।

बिभीतकं धात्र्यभयापटोलं सचित्रकं नागरपादयुक्तम्।
तथा यवा: क्वाथमथाष्टभागं पिबेदिमं पूर्वदिने कषायम्।।

तैमिर्यकण्डूपटलार्बुदं च शुक्रं तथा सव्रणमव्रणञ्च[1]**।**
दाहं सरागं सरुजं सपैल्यं हन्यात् स सर्वान्नयनामयांश्च।।

विभीतकम् आमलकी हरीतकी पटोलमूलं चित्रकं यवाः प्रतितो. १, शुण्ठीधा. ४, पानीयप. ३ २, क्वथितशेषप. ४, **विभीतकाद्यम्।**

विभीतक, आँवला, हरीतकी, पटोल, चित्रक, शुण्ठी तथा यव (जौ)- १-१ तोला लें और शुण्ठी ४ माशा लेकर क्वाथ बनायें। दिन के पूर्व भाग में इसका पान करें। इससे तैमिर्य, कण्डू, पटल, अर्बुद, व्रण रहित व व्रणसहित शुक्र, दाह, आँखों की लालिमा, पिल्ल तथा नेत्रगत सभी रोग नष्ट हो जाते हैं।

स्थिराद्वय-द्विबृहती-मृद्वीकाकणनागरैः।
सर्वज्वरप्रशमनः कषायोऽयमनुत्तमः।।

सालपर्णी पृश्निपर्णी बृहती कण्टकारिका द्राक्षा पिप्पली शुण्ठी प्रतितो. १, धा. २, **स्थिराद्वयाद्यम्।**

दोनों स्थिरा, दोनों बृहती, मृद्वीका, कणा (पिप्पली) व नागर का कषाय (क्वाथ) सभी ज्वरों को नष्ट करने वाला उत्तम औषधयोग है।

गुडूचीपद्मकारिष्ट-धानकारक्तचन्दनम्।
पित्तश्लेष्मज्वरछर्दि-दाहतृष्णाघ्नमग्निकृत्।। (अ.हृ. सू.- १५.१६)

गुडूची पद्मकं निम्बं धानकाफलं रक्तचन्दनं प्रतितो. १, धा. ७, **गुडूच्याद्यम्।**

गुडूची, पद्मक, अरिष्ट (नीम की छाल), धनिया एवं रक्तचन्दन का क्वाथ पित्तकफजन्य ज्वर, छर्दि, दाह एवं तृष्णा का शमन करता है और जठराग्नि को दीप्त करता है।

निशागुडूचीत्रिफला-पटोलारिष्टतिक्तकम्।
पृथग्द्विशाणमात्राणि त्रीन् यवानाटरूषकम्।।

---

१. '**सव्रणमव्रणञ्च**' इति पाठो भैषज्यरत्नावलीतः (६४.५१) गृहीतः। हस्तलिखितपुस्तके त्वस्य स्थाने '**सरुजमरुजं च**' इति पाठो दृश्यते।

त्रिवृताया यवं चैकं पचनाश्च यवद्वयम्।
जलप्रस्थे पचेदेतदष्टभागावशेषितम्।।
तिमिरे पटले काचे शुक्रे पैल्येऽक्षिराजिषु।
कृच्छ्रोन्मीले सिरोत्पाते ..... तथार्जुने।।
स्यन्दे मुक्तेत्पतो वाते पूयास्रावे निशान्ध्यके।
पूयालसास्रपाते च नकुलान्ध्ये कफास्रवे।
शिरोरोगे कर्णरोगे प्रयोज्यः सिद्धिमिच्छता।। निशाद्यम्।

हरिद्रा, गुडूची, त्रिफला, पटोल, अरिष्ट (नीम) व तिक्तक- इन्हें २-२ शाण (६-६ ग्राम) मात्रा में लें। अडूसा ३ यव (....) एवं त्रिवृता १ यव मात्रा में लें। ..... दो यव लें। इन्हें १ प्रस्थ जल में पकायें। अष्टमांश शेष रहने पर शीतल कर नेत्रसेचन करें। इस प्रयोग से तिमिर, पटल, काच, शुक्र, पिल्ल, नेत्रराजि, कठिनता पूर्वक नेत्रोन्मीलन (आँखों का खुलना) शिरोत्पात, शुक्र, अभिष्यन्द, ..., पूयस्राव, रतौन्धी, पूयालस, अश्रुपात, नकुलान्ध्य, कफस्राव आदि रोग नष्ट होते हैं। इससे शिरोरोग व कर्णरोग भी दूर होते हैं।

भूनिम्बनिम्बत्रिफलाश्वदंष्ट्रा-निशापटोलं क्वथिताष्टभागम्।
सर्वोर्ध्वजत्रुप्रभवान् विकारान् विशेषतः शुक्रकृतांश्च दोषान्।।
कण्डूजनाख्या पिटकास्रपातं पूयालसं हन्ति तथार्जुनं च।
यः श्लेष्मपित्तोत्थ हतादि कासकालचापि कुष्ठेन समं निहन्ति।।

भूनिम्बाद्यम्।

भूनिम्ब, निम्ब, त्रिफला, श्वदंष्ट्रा, हरिद्रा व पटोल के क्वाथ से ऊर्ध्वजत्रुगत सभी विकार, शुक्रजदोष, कण्डु, पिटक (विस्फोट) से रक्तस्राव, पूयालस (नेत्रसन्धिगत रोग) तथा अर्जुन रोग नष्ट हो जाते हैं। इसी तरह कफज, पित्तज ....।

खदिरपर्पटकं सफलत्रयं रजनिनिम्बदलान्यमृता तथा।
पिब रसं क्वथिताष्टमशेषितं श्वयथुपैल्यविदाहिनिकण्डुलैः।।

विविधशुक्रविकाररुजार्दिते गदे धिमंक्ति निधूमरपीडिते।

रुचितं संविचेतनाक्षणे दिशति चापि दृशं गरुडोपमान्।। खदिराष्टकम्।

खदिर, पर्पटक, त्रिफला, हरिद्रा, निम्बपत्र व गुडूची का क्वाथ सूजन, पिल्ल, विदाह ...... विविध शुक्रविकार ...... को नष्ट करता है। इस क्वाथ के सेवन से गरुड़ के समान तीक्ष्ण दृष्टि हो जाती है।

चन्दनकं पिचुमन्दगुडूची पर्पटकं त्रिफलेन्द्रयवाश्च। (दोधकवृत्तम्)

चित्रकरात्रियताप्यथ (?) वासा सत्रिवृता क्वथिताष्टमशेषाः।।

सर्वगतान् पटलार्बुदकण्डूरव्रण(सव्रण)शुक्रविकारान्।

सन्धिषु वर्त्मसु दृष्टिषु रोगान् हन्ति तथा तिमिरं नकुलान्ध्यम्।।

चन्दनाद्यम्।

चन्दन, नीम, गुडूची, पर्पटक, त्रिफला, इन्द्रयव, चित्रक, हरिद्रा, ताप्य (सुवर्णमाक्षिक), वासा व त्रिवृता का क्वाथ पटल, अर्बुद, कण्डू, व्रण व शुक्रगत विकार, सन्धि, वर्त्म व दृष्टि के रोग, तिमिर तथा नकुलान्ध्य को नष्ट कर देता है।

निदिग्धिकाबलारास्ना-त्रायमाणामृतायुतैः।

मसूरविदलैः क्वाथो वातपित्तज्वरं जयेत्।। (सिद्ध.सं.- ५.४२)

निदिग्धिका (कण्टकारी), बला, रास्ना, त्रायमाणा एवं अमृता के साथ मसूर की दाल मिलाकर बनाया गया क्वाथ वातपित्त-ज्वर को नष्ट कर देता है।

अनन्ताविश्वभैषज्यकटुकातोयतोयदाः।

ज्वरतृड्भ्रमसम्मोहधूमकाम्लकनाशनः।। अनन्ताद्यम्।

अनन्ता, शुण्ठी, कटुका, ह्रीबेर एवं मुस्ता का क्वाथ ज्वर, तृष्णा, भ्रम, सम्मोह, धूमक एवं अम्लक को नष्ट कर देता है।

पटोलारग्वधो पाठा गुडूची मूर्वया सह।

कलिङ्गकस्सयष्ट्याह्वश्चन्दनं कटुरोहिणी।।

पटोलादिरयं पेय: क्वथित: शर्करायुत:।

सन्निपातसमुत्थं तु ज्वरं मेहं व्यपोहति।। पटोलाद्यम्।

पटोल, आरग्वध, पाठा, गुडूची, मूर्वा, कलिंगक, मधुयष्टि, चन्दन व कटुरोहिणी के क्वाथ में शर्करा मिलाकर पान करें। यह पटोलादि क्वाथ सन्निपातज ज्वर प्रमेह को नष्ट कर देता है।

कट्फलातिविषाम्भोदवत्सकं नागरान्वितम्।

शृतं पित्तातिसारघ्नं दातव्यं मधुसंयुतम्।। द्वि. कट्फलाद्यम्।

कट्फल, अतिविषा, मुस्ता व वत्सक एवं शुण्ठी के क्वाथ में मधु मिलाकर सेवन करने से पित्तातिसार नष्ट होता है।

पटोलं पिचुमन्दं च दार्वीं कटुकरोहिणीम्।

यष्ट्याह्वं त्रायमाणां च पिबेद्वीसर्पशान्तये।। तृ. पटोलषट्कम्।

पटोल, नीम, दार्वी, कटुकरोहिणी (कुटकी), मधुयष्टि व त्रायन्ती के क्वाथ का पान करने से विसर्प रोग नष्ट हो जाता है।

मुस्तं पर्पटकं तिक्तं समांशं क्वथितं पिबेत्।

हन्ति रक्तातिसारं च तृष्णामरुचिकामला:।। द्वि. मुस्तात्रिकम्।

मुस्त, पर्पटक व तिक्त (चिरायता) को समान मात्रा में लेकर क्वाथ बनायें। यह क्वाथ रक्तातिसार, तृष्णा, अरुचि व कामला आदि रोगों को शान्त करता है।

देवदारु हरिद्रां च पटोलं खदिरं तथा।

निचुलं वासिकां चैव समभागानि कारयेत्।

क्वाथयित्वा पिबेदेतत् सर्वकुष्ठनिषूदनम्।। द्वि. देवदारुषट्कम्।

देवदारु, हरिद्रा, पटोल, खदिर, निचुल व वासिका (वासा) को सम भाग में लेकर क्वथित करें। इस क्वाथ के सेवन से सभी प्रकार के कुष्ठ नष्ट हो जाते हैं।

पटोलारग्वधौ तिक्ता विशाला त्रिफला त्रिवृत्।

सक्षारो भेदनः क्वाथस्सर्वज्वरविशोधनः।। पटोलनवकम्।

पटोल, आरग्वध, तिक्ता, विशाला, त्रिफला व त्रिवृत् के क्वाथ में क्षार मिलाकर सेवन करने से सभी ज्वर नष्ट हो जाते हैं।

तिक्ताभया-त्रिवृद्दन्ती-त्रायन्ती-राजवृक्षजः। (सिद्ध. सं.- ५.७४)
क्षाराज्यसैन्धवोपेतः क्वाथो भेदी ज्वरापहः।। तिक्ताद्यम्।

तिक्ता, अभया, त्रिवृत्, दन्ती, त्रायन्ती, राजवृक्ष, यवक्षार, घृत एवं सैन्धव को मिलाकर बनाया हुआ क्वाथ विरेचक एवं ज्वरहर होता है।

भार्गी सुराह्वं सरलं घनकुष्ठैलवालुकम्।
कोष्णं घृतगुडोपेतं वातज्वरहरं पिबेत्।।

भार्गी देवदारुकाष्ठं [१]मूत्रा(?) मुस्तं कुष्ठम् एलवालुकं प्रतितो.१, उपरि गुडक.१, घृतक.१, **भार्ग्याद्यम्।**

भार्गी, सुराह्व (देवदारु), सरल (चीड़), मुस्त, कुष्ठ (कूठ) तथा एलवालुक- इन द्रव्यों के क्वाथ में घृत व गुड़ मिलाकर सेवन करने से वातज्वर शान्त होता है।

चित्रकग्रन्थिकैरण्डशुण्ठीक्वाथः परं हितः। (अ.हृ.चि.- १४.४८)
शूलानाहविबन्धेषु सहिङ्गुविडसैन्धवः।। चित्रकाद्यम्।

चित्रक, ग्रन्थिक (पिप्पलीमूल), एरण्डमूल व शुण्ठी का क्वाथ हिङ्गु, विड लवण तथा सैन्धव लवण के साथ लेना चाहिए। यह क्वाथ शूल, आनाह व विबन्ध (कब्ज) में अति हितकर होता है।

चित्रकैरण्डमूलानि[२] यवा धन्वयवासकम्।
जलेन क्वथितं पीतं कोष्ठदाहरुजापहम्।। (अ.हृ.चि.- १४.४९)

चित्रकमूलम् एरण्डमूलं यवाः दुरालभः प्रतिक.१, द्वि. **चित्रकाद्यम्।**

---

१. **'मूत्रा'** इति मातृकासु पाठः, अस्य स्थाने **'चीडाकाष्ठम्'** इति स्यात्।

२. अष्टाङ्गहृदये तु **'पुष्करैरण्डयोर्मूलं'** इति पाठो दृश्यते। अत्र तु विवरणेऽपि **'चित्रकमूलम्'** इत्येव दृश्यते।

चित्रकमूल, एरण्डमूल, यव (जौ) एवं धन्वयवासक का क्वाथ कोष्ठदाह व ज्वर को नष्ट करता है।

चित्रकं साभया शुण्ठी भूतीकं शटिपौष्करम्।
अमृता कण्टकारी च पिबेत् क्वाथमनुत्तमम्।
पार्श्वपृष्ठकटीकुक्षिशूलश्वासजिदग्निकृत्।।

चित्रकमूलं हरीतकी शुण्ठी भूतीकं शटी पुष्करमूलं गुडूची कण्टकारी प्रतितो. १, **तृ. चित्रकाद्यम्।**

चित्रकमूल, हरीतकी, शुण्ठी, भूतीक, शटी, पौष्कर, गुडूची व कण्टकारी के क्वाथ का पान करें। यह अति उत्कृष्ट योग है। इससे पार्श्व, पृष्ठ, कटी, (कमर) एवं कुक्षि (पेट/उदर) का शूल तथा श्वासरोग नष्ट होते हैं। इसके सेवन से अग्निदीपन भी होता है।

वाट्याह्वैरण्डदर्भाणां मूलं दारु महौषधम्। (अ.हृ.चि.- १४.५०)
पीतं निष्क्वाथ्य तोयेन कोष्ठपृष्ठांसशूलजित्।। पुष्करमूलाद्यम्।

वाट्याह्वमूल (बलामूल), एरण्डमूल, दर्भमूल, देवदारु तथा शुण्ठी का क्वाथ कोष्ठ, पृष्ठ व स्कन्ध के शूल को नष्ट कर देता है।

मुस्ताजमोदभूतीक-वचाशुण्ठ्यग्निधान्यकैः।
सबालकशटीबिल्वैः क्वाथं तृट्छूलवान् पिबेत्।। मुस्तादशकम्।

मुस्ता, अजमोद, भूतीक, वचा, शुण्ठी, चित्रक, धान्यक (धनिया), बालक (सुगन्धबाला), शटी व बिल्व से सिद्ध क्वाथ का पान करें। इससे तृष्णा (अति प्यास) एवं शूल का निवारण होता है।

तिलक्वाथो घृतगुडव्योषभार्गीरजोऽन्वितः। (सिद्ध. सं.- ९.४०)
पानं रक्तभवे गुल्मे नष्टे पुष्पे च योषिताम्।। तिलक्वाथः।

घृत, गुड़, त्रिकटु एवं भार्गीचूर्ण से युक्त तिल का क्वाथ स्त्रियों को रक्तज गुल्म में पिलाना चाहिए। ऋतुस्राव के बाधित होने पर भी इसका पान करवाना चाहिए। इससे ये दोनों व्याधियाँ दूर हो जाती हैं।

भार्गीकृष्णाकरञ्जत्वग्ग्रन्थिकामरदारुज:। (अ.हृ.चि.- १४.१२१)

चूर्णस्तिलानां क्वाथेन पीतो गुल्मरुजाहर:।। द्वि. तिलक्वाथ:।

भार्गी, पिप्पली, करञ्ज की छाल, पिप्पलीमूल एवं देवदारु- इन द्रव्यों को समान मात्रा में लेकर चूर्ण बनायें। इस चूर्ण का तिलक्वाथ के साथ पान करने से गुल्मरोग की पीड़ा शान्त हो जाती हैं।

तिक्तकेन्द्रयवक्वाथ: सक्षौद्र: पैत्तिके ज्वरे।

सुखाम्बुना वा कटुकाकल्क: श्रेष्ठ: सशर्कर:।।

कटुका [1]मुस्तम् (?) इन्द्रयवा: प्रतिक.१, धा.८, शीते माक्षिकक.१, **कटुकाद्यम्।** कटुकातो.१, शर्करातो.१, पानीयप.२, **द्वि. कटुकाजलम्।**

तिक्तका (कुटकी) व इन्द्रयव के क्वाथ में मधु मिलाकर सेवन करने से पैत्तिक ज्वर शान्त होता है। इसी प्रकार सुखोष्ण जल (कोसा पानी) के साथ कटुका (कुटकी) के कल्क में शर्करा मिलाकर पान करने से भी पैत्तिक ज्वर शान्त हो जाता है। यह भी एक श्रेष्ठ योग है।

अभया-कटुरोहिण्यो: कल्क: पीत: सुखाम्बुना।

समरक्तरुजोत्थानानश्रमत्वज्वराञ्जयेत्।।

हरीतकी कटुका प्रतितो.१, पानीयप.३, **अभयाद्यं जलम्।**

हरीतकी व कटुरोहिणी के कल्क का सुखोष्ण जल के साथ सेवन करना चाहिए। यह रक्तविकार एवं ज्वर को नष्ट करता है।

दुरालभा कासमर्द: सिंही पर्पटकस्तथा।

क्वाथं पिबेदेष सिद्धस्सर्वकासनिबर्हण:।।

दुरालभा कासमर्द: बृहती पर्पटकं प्रतिक.१,

दुरालभा, कासमर्द, सिंही व पर्पटक के क्वाथ का पान करें। यह सभी प्रकार के कास रोग को नष्ट करने वाला सिद्ध योग है।

---

१. 'मुस्तम्' इति मातृकासु दृश्यते, अयमत्रास्थानपतित:।

दुरालभा पर्पटकं गुडूची विश्वभेषजम्।
पाक्यं शीतकषायं वा तृष्णातिसारवान्[1] पिबेत्।। दुरालभाद्यम्।

दुरालभा, पर्पटक, गुडूची व शुण्ठी के क्वाथ या शीतकषाय (हिम) का कफ व अतिसार ग्रस्त व्यक्ति पान करे। इससे तृष्णा एवं अतिसार नष्ट हो जाते हैं।

सालपर्णी पृश्निपर्णी बृहती कण्टकारिका।
त्रिकण्टकसमायुक्तं कनीयः पञ्चमूलकम्।।
बिल्वाग्निमन्थश्योनाक-काश्मर्यं पाटला तथा।
ज्ञेयं महत् पञ्चमूलं दशमूलमुभे स्मृतम्।।
वातास्रं श्वयथुं कण्डूं गुल्मशूलं शिरोग्रहम्।
सर्वाङ्गतोदं वाक्स्तम्भं पक्षाघातार्दितं जयेत्।। दशमूलम्।

शालपर्णी, पृष्टिपर्णी, बृहती, कण्टकारिका एवं त्रिकण्ट (गोखरू)- ये द्रव्य लघुपञ्चमूल नाम से प्रसिद्ध हैं। बिल्व, अग्निमन्थ, श्योनाक, काश्मर्य व पाटला- ये पाँचों द्रव्य बृहत्पञ्चमूल नाम से जाने जाते हैं। वैद्यकशास्त्र में इन दोनों पञ्चमूलों का कथन दशमूल शब्द से होता है।

दशमूल का क्वाथ वातरक्त, शोफ, कण्डू, गुल्म, शूल, शिरोग्रह (सिर की जकड़न), समस्त अंगो की पीडा, वाक्स्तम्भ तथा पक्षाघात एवं अर्दित रोग को नष्ट करता है।

व्याघ्री दुरालभा भार्गी शटी शृङ्गी सपौष्करा।
पक्वाम्बु श्लेष्महृत् पेयमतीसारनिबर्हणम्[2]।। (सिद्ध. सं.- ५.६२)

कण्टकारिका दुरालभा भार्गी शटी कर्कटशृङ्गी पुष्करमूलं प्रतितो.१, धा.४, **व्याघ्र्याद्यम्।**

---

१. योगोऽयमष्टाङ्गहृदये विसर्प-चिकित्सायां (चि.-१८.६) पठ्यते। तत्र **'तृष्णातीसारवान्'** इत्यस्य स्थाने **'तृष्णावीसर्पवान्'** इति पाठोऽस्ति।

२. **'पेयमभिन्यासप्रशान्तये'** इति सिद्धसारसंहितायां पाठः।

व्याघ्री, दुरालभा, भार्गी, शटी, कर्कटशृङ्गी (काकड़ासिंगी) व पुष्करमूल का क्वाथ कफ व अतीसार को नष्ट करता है।

कारवीपौष्करैरण्ड-त्रायन्तीवासकामृता:।
दशमूलशटीशृङ्गी-यासभार्गीपुनर्नवा:।।
तुल्या मूत्रेण निष्क्वाथ्य पीताश्चेतोविबोधना:।
अभिन्यासज्वरायासमाशु घ्नन्ति समुद्धतम्।। (सिद्ध. सं.- ५.६४-६५)

कारवीबीजं पुष्करमूलम् एरण्डमूलं त्रायमाणा वासिका गुडूची दशमूलानि पृथग् द्रव्याणि दश, शटी कर्कटशृङ्गी दुरालभा भार्गी पुनर्नवा प्रतिधा.४, र.३, गोमूत्रप.१६, क्वथितशेषप.४, **कारव्याद्यम्।**

कारवी (मंगरैल), पुष्करमूल, एरण्ड, त्रायन्ती, वासा (अडूसा), गुडूची (गिलोय), दशमूल (शालपर्णी, पृष्टिपर्णी, बृहती, कण्टकारिका, बिल्व, अग्निमन्थ, श्योनाक, काश्मर्य व पाटला), शटी, कर्कटशृङ्गी, यास (धन्वयासक), भार्गी व पुनर्नवा को गोमूत्र के साथ क्वथित कर पिलाने से अभिन्यास ज्वर में निसञ्ज्ञ (बेहोश) हुए रोगी की चेतना लौट आती है। इस प्रकार इन द्रव्यों का क्वाथ घोर अभिन्यास ज्वर को नष्ट कर देता है।

'धात्रीद्राक्षारसानां च हृद्रोगश्वासकासजित्'। द्राक्षामलकम्।

धात्री (आँवला), द्राक्षा (मुनक्का) का क्वाथ हृद्रोग एवं श्वास-कास को दूर करता है।

मातुलुङ्गाश्मभिद्-बिल्वव्याघ्रीपाठोरुबूकज:। (सिद्ध. सं.- ५.६३)
क्वाथो लवणमूत्राढ्योऽभिन्यासानाहशूलजित्।। मातुलुङ्गाद्यम्।

मातुलुंग, अश्मभिद् (पाषाणभेद), बिल्वमूल, व्याघ्री, पाठा तथा उरुबूक (एरण्ड) से बने क्वाथ में लवण व गोमूत्र मिलाकर पिलाने से अभिन्यास, आनाह व शूल दूर होते हैं।

त्रिवृद्दन्तीविशालाभि: सह पीतं फलत्रयम्।

हन्यादशेषकुष्ठानि सोदावर्त्तमलक्रिमीन्[1] ।। त्रिवृताद्यम्।

त्रिवृत् (निशोथ), दन्ती तथा विशाला (इन्द्रायण)- इन द्रव्यों के क्वाथ के साथ त्रिफलाचूर्ण का पान करने से सभी प्रकार के कुष्ठरोग, उदावर्त्त तथा मलगत कृमि नष्ट होते हैं।

धात्रीफलं च पथ्यां च विभीतकफलं तथा।
चतुर्गुणेन तोयेन क्वाथं पादावशेषितम्।।
तेन सर्पिः समालोड्य त्रिवृच्चूर्ण(समन्वि)तम्।
वीसर्पे तु पिबेदेतद्विरेचनमनुत्तमम्।। त्रिफला त्रिवृता घृतयुता।

आँवला, हरड़ एवं बहेड़ा (त्रिफला) को समान मात्रा में लेकर चार गुना जल में पकायें। चतुर्थांश शेष रहने पर घृत के साथ आलोडित करें और त्रिवृता का चूर्ण मिलाकर पान करें। यह विसर्प रोग में उत्तम विरेचन है।

शुक्तिं द्विपञ्चमूलस्य प्राणदां क्वाथ्य तत्समम्।
निहन्त्यर्दितवातास्रं वाक्स्तम्भं श्वयथुं ज्वरम्।।
गुल्मग्रहमुदावर्त्तं सर्वाङ्गैकाङ्गबन्धनम्।
त्रिकग्रहं श्वासहिध्मे कासं वंक्षणवेदनाम्।। दशमूलहरीतकी।

दशमूल को एक शुक्ति (आधा पल) परिमाण में लें। इसी के समान प्राणदा (हरीतकी) को लेकर क्वाथ बनायें। इसका पान करने से अर्दित (मुख का लकवा), वातरक्त, वाक्स्तम्भ, श्वयथु (सूजन), ज्वर, गुल्म, ग्रह, उदावर्त्त, सर्वाङ्ग या एकाङ्ग का बन्धन (निष्क्रियत्व), कटिग्रह, श्वास, हिक्का, कास व वंक्षण-वेदना दूर हो जाती है।

स्वरसः क्वथितो दार्व्या घनीभूतः सगैरिकः।
आस्यस्थः समधुर्वक्त्रपाक-नाडीव्रणापहः।। दार्वीक्वाथः।
(अ.हृ.उ.- २२.१०५)

---

१. अयं योगो योगरत्नसमुच्चये त्रिफलाकल्पे (६७४ पृष्ठे) दृश्यते। तन्त्रान्तरादयं गृहीत इति तत्र चन्द्रटः सूचयति।

दारुहल्दी के स्वरस को पकाकर गाढ़ा करें। उसमें गेरू तथा मधु मिलाकर मुख में धारण करें। इससे मुखपाक तथा नाडीव्रण का निवारण होता है।

अभया पिप्पलीमूलं गुडूची विश्वभेषजम्।
कटुकातिविषा मुस्ता वत्सका वारिपर्पटः।।
निर्यूहो मलमेहं वा सक्षौद्रमतिसारनुत्।
मांसं सरक्तं सरुजं सशूलं सप्रवाहिकम्।
साटोपं ग्रहणीदोषं ज्वरं तृष्णां च नाशयेत्।। अभयाद्यम्।

हरीतकी, पिप्पलीमूल, गुडूची, शुण्ठी, कटुका, अतिविषा, मुस्ता, वत्सक, ह्रीबेर व पर्पट के क्वाथ में मधु मिलाकर सेवन करने से .... अतिसार, रक्त, ज्वर व शूल युक्त प्रवाहिका, आटोप, ग्रहणी दोष, ज्वर तथा तृष्णा आदि दोष नष्ट होते हैं।

'पथ्यागुडूचीनिष्क्वाथः सगुडो वातरक्तनुत्'। हरीतकीगुडूचीक्वाथः।

हरीतकी, गुडूची के क्वाथ में गुड़ मिलाकर सेवन करने से वातरक्तदोष नष्ट होता है।

द्राक्षाधात्रीवृषक्वाथः सक्षौद्रः पित्तशोणितम्।
हृद्रोगप्रदरश्वास-कासतृष्णाज्वराञ्जयेत्।। द्राक्षाद्यम्।

द्राक्षा, आँवला एवं वृष (वासा) के क्वाथ में मधु मिलाकर पान करने से पित्तविकार, रक्तविकार, हृद्रोग, प्रदर, श्वासरोग, कास, तृष्णा व ज्वर आदि नष्ट हो जाते हैं।

लाजाद्विपिप्पलीक्वाथः शर्कराचूर्णसंयुतः।
पीतो ज्वरमतीसारं तृष्णां मूर्छां च नाशयेत्।।

लाजा एवं दोनों प्रकार की पिप्पली (पिप्पली एवं गजपिप्पली) का क्वाथ शर्करा मिलाकर पिलाएं। यह ज्वर, अतिसार, तृष्णा तथा मूर्छा को नष्ट करता है।

निशोत्तमानिम्बपटोलमूल-तिक्तावचालोहितयष्टिकाभिः।

कृत: कषाय: कफपित्तकुष्ठं सुसेवितो धर्म इवोच्छिनत्ति।।

(अ.हृ.चि.- १९.३८)

दारुहरिद्रा हरीतकी आमलकं विभीतकं निम्ब: पटोलमूलं कटुका वचा मञ्जिष्ठा प्रतिधा.१०, र.२, **निशाद्यम्।**

हरिद्रा, उत्तमा (वरा/त्रिफला), निम्ब, पटोलमूल, तिक्ता, वचा एवं लोहितयष्टिका (मञ्जिष्ठा) का कषाय (क्वाथ) व्यक्ति के कफ, पित्त व कुष्ठ को वैसे ही नष्ट कर देता है, जैसे धर्म अपने सेवन करने वाले के दु:ख नष्ट कर देता है।

भूतीकपथ्याशटीपौष्कराणि बिल्वं गुडूची सुरदारु शुण्ठी।
विडं वचा सातिविषा कणा च क्वाथास्त्रय: सामसमीरणघ्ना:।।

(क्षारपाणे:- यो.स. पृ. ३७०)

भूतीकं हरीतकी शटी पुष्करमूलं प्रतिक.१, **भूतीकाद्यम्।** बिल्वमज्जा गुडूची देवदारु शुण्ठी प्रतीक.१, **बिल्वाद्यम्।** विडलवणतो.१, वचाक.२, अतिविषाक.२, (कणाक.२), **वचाद्यम् इति त्रय: क्वाथा:।**

भूतीक, हरीतकी, शटी व पुष्करमूल- इन द्रव्यों का क्वाथ सामवात को नष्ट करता है। इसी प्रकार बिल्वमज्जा, गुडूची, देवदारु व शुण्ठी का क्वाथ एवं विडलवण, वचा, अतिविषा तथा पिप्पली का क्वाथ भी सामवात रोग को नष्ट करता है।

द्राक्षामलकमुद्गानां क्वाथस्तृष्णारुचिज्वरान्।
तर्पणो दाहशमनो रक्तपित्तं च नाशयेत्।।

द्राक्षातो.१, आमलकतो.३, मुद्गाक.२, **द्राक्षामलकम्।**

द्राक्षा, आमलक एवं मुद्ग- इन द्रव्यों का क्वाथ तर्पण एवं दाहशामक होता है। यह तृष्णा, अरुचि, ज्वर तथा रक्तपित्त को नष्ट करता है।

अथ पाचनानि

अथ पाचनसामान्येन पेया अपि-

प्राग् लाजपेयां सुजरां सशुण्ठीधान्यपिप्पलीम्।
ससैन्धवां तथाम्लार्थी तां पिबेत् सहदाडिमाम्।
सृष्टविड्बहुपित्तो वा सशुण्ठीमाक्षिकां हिमाम्।।

(अ.हृ.चि.-१.२६-२७)

शुण्ठी धानकाफलानि पिप्पली प्रतितो.१, धा.४, पानीयप.३२, शेषप.१६, लाजप.१, सैन्धवलवणतो.१, अम्लार्थिनः दाडिमक.१, सृष्टबहुपित्तयोः पेयोपरि शुण्ठीक.१, माक्षिकक.१,

अब यहाँ पाचन-सामान्य के अन्तर्गत होने से पेया का भी वर्णन किया जा रहा है। पाचन के लिए पहले सुपाच्य लाजपेया का सेवन करना चाहिए, पकाते समय इसमें शुण्ठी, धनिया, पिप्पली एवं सैन्धव लवण को उचित मात्रा में मिलाना चाहिए। जिसे खट्टा पसन्द हो वह उसमें अनारदाना (दाडिम के बीज) मिलाकर सेवन करे। यदि अधिक मल एवं अधिक पित्त वाला रोगी हो तो इसी लाजपेया को शुण्ठी के साथ पका कर शीतल करें और इसमें मधु मिलाकर पिलाएं।

सूचना- यहाँ वर्णित सभी पेयाओं में लाजा भी मिलानी है, ऐसा उल्लेख ग्रन्थकार ने विवरण में दिया है। अतः ध्यान रहे कि विवरणगत निर्देशानुसार लाजा का मिश्रण आवश्यक है।

पृश्निपर्णीबलाबिल्व-नागरोत्पलधान्यकैः।
सिद्धां ज्वरातिसार्यम्लां पेयां दीपनपाचनीम्।। (अ.हृ.चि.-१.२८)

पृश्निपर्णी बला बिल्वमज्जा शुण्ठी उत्पलं धानकाफलानि प्रतिधा.८, लाजाप.१,

पृश्निपर्णी, बला, बिल्व, शुण्ठी, उत्पल व धनिया से सिद्ध अम्लरस युक्त (दाडिम सहित) पेया ज्वरातिसार को नष्ट करती है तथा दीपन-पाचन होती है।

पञ्चमूलेन महता कफार्त्तो यवसाधिताम्। (अ.हृ.चि.-१.३०)

बिल्वकाश्मर्यतर्कारी-पाटलाटुण्टुकमूलानि प्रतिधा.७, यवप.१,

बृहत्पञ्चमूल (बिल्व, अग्निमन्थ, श्योनाक, काश्मर्य तथा पाटला) के साथ यव से बनी यवागू कफपीड़ित व्यक्ति के लिए उत्तम होती है।

विबद्धवर्चाः सयवां पिप्पल्यामलकैः कृताम्।
यवागूं सर्पिषा भृष्टां मलदोषानुलोमनीम्।। (अ.हृ.चि.-१.३०-३१)

यवक.२, आमलक.२, पिप्पलीतो.१, पानीयप.३२, शेषप.१६, लाज़प.१, घृतप.१, भर्जनार्थम्।

मलबद्धता (कब्ज) से ग्रस्त रोगी को घृत में भूनी गई यव, पिप्पली व आमलक से बनी यवागू का सेवन करना चाहिए। यह यवागू मल व वात आदि दोषों का अनुलोमन करती है, अर्थात् उन्हें अपने मार्ग में प्रवृत्त करती है।

चविकां पिप्पलीमूलं द्राक्षामलकनागरैः।
कोष्ठे विबद्धे सरुजे पिबेत् पेयां ज्वरापहाम्।। (अ.हृ.चि.-१.३१)

चविका पिप्पलीमूलं द्राक्षा आमलकं शुण्ठी प्रतितो.१, लाजप.१,

चव्य चविका पिप्पलीमूल, द्राक्षा, आमलक व पिप्पली से सिद्ध पेया रुजायुक्त (पीड़ा सहित) कोष्ठबद्धता व ज्वर को नष्ट करती है।

'कोलवृक्षाम्लकलशी-धावनीश्रीफलैः कृताम्'। (अ.हृ.चि.- १.३२)
पिबेत् पेयां ज्वरहरां सद्वैद्यैः परिकीर्त्तिताम्।।

अम्लबदर-तिन्तिडीक-पृश्निपर्णी-कण्टकारिका-बिल्वमज्जा प्रतिधा. २, लाजप.१, घृतक.१, सितशर्कराक.१०,

परिकर्त्तिका (गुदमार्ग में कैंची से काटने के समान पीड़ा) के निवारण के लिए कोल (बदर), वृक्षाम्ल (तिन्तिडी), कलशी (पृश्निपर्णी), धावनी (कण्टकारी) तथा श्रीफल (बिल्व) द्वारा सिद्ध ज्वरनाशक पेया का सेवन करना

चाहिए, यह सद्वैद्यों द्वारा उपदिष्ट है।

'कमलोत्पलकिञ्जल्क-पृश्निपर्णीप्रियंगुभिः'। (अ.हृ.चि.- २.१६)

पद्मकेसर-उत्पलकेसर-पृश्निपर्णी-सुगन्धप्रियंगु प्रतितो.१, लाजाप.१,

कमलकेसर, नीलकमलकेसर, पृश्निपर्णी तथा प्रियंगु को एक एक तोला लें और एक पल लाजा के साथ पेया सिद्ध करें। यह पेया रक्तपित्त का निवारण करती है।

वमितस्य विरिक्तस्य ज्वरितस्य विशेषतः।
सृष्टविड्बहुपित्तस्य सशुण्ठीमाक्षिका हिमाः।। संस्कृतपेयः।

वमित (वमन कर चुके) एवं विरिक्त (विरेचन ले चुके) तथा ज्वरग्रस्त व्यक्ति के लिए शुण्ठी व मधु से युक्त हिम (शीत) विशेष रूप से उपयोगी होते हैं। इसी प्रकार बहुत मल विसर्जन करने वाले पित्तबहुल रोगी के लिए भी ये विशेष रूप से उपयोगी होते हैं।

'दशमूलेन वा कासश्वासहिध्मारुजापहाः'।

दशमूलक.१०, लाजाप.१,

दशमूल के क्वाथ में पकाई गई पेया का सेवन करें। इससे कास, श्वास एवं हिक्का रोग नष्ट हो जाते हैं।

सिताबदरमृद्वीका-शारिवामुस्तचन्दनैः।
तृष्णाछर्दिपरीदाह-ज्वरघ्नीं क्षौद्रसंयुताम्।। (अ.हृ.चि.- १.३३)

बदरं गोद्राक्षा शारिवा मुस्तं चन्दनं प्रतितो.१, पानीयप.३२, शेष.१६, लाजप.१, सितशर्कराक.१, माक्षिकक.१,

तृष्णा (अति प्यास) तथा छर्दि से पीड़ित रोगी को मिश्री, बेर, मुनक्का, सारिवा, नागरमोथा तथा लालचन्दन- इन द्रव्यों के क्वाथरस से सिद्ध की गई मधुमिश्रित पेया देनी चाहिए। यह दाह तथा ज्वर को नष्ट करती है। यह ज्ञातव्य है कि कभी ज्वर के साथ दाह होता है और कभी ज्वर के न रहने पर भी दाह

होता है।

पृश्निपर्णीपिप्पलीभ्यां स्थिराव्याघ्रीमहौषधैः।
बृहत्या साधितां चैव पिबत् पेयामनुत्तमाम्।
सश्वासकासतृष्णार्त्ते सातीसारे ज्वरे हिता।।

पृश्निपर्णी पिप्पली सालपर्णी कण्टकारिका शुण्ठी बृहती प्रतिधा.८, पानीयप.२४, शेषप.१२, लाजप.१, अवशेषं लाजा योज्याः।

पृश्निपर्णी, पिप्पली, स्थिरा (कण्टकारिका), शुण्ठी तथा बृहती द्वारा सिद्ध उत्कृष्ट पेया का पान करें। यह श्वास, कास, तृष्णा एवं अतिसार सहित ज्वर में अति हितकर होती है।

स्थिरात्रिकण्टकव्याघ्री-पृश्निपर्णीमहौषधैः।
बृहत्या च समायुक्तां शृतां पेयां पिबेच्छिशुः।।
सहिध्मे श्वासकासोत्थे ज्वरे वातकफाधिके।
सन्निपातज्वरे चैषां हिता शुण्ठीविवर्जिता।।

मरिचं (?) बृहती शुण्ठी प्रतिधा.८, लाजाक.२,

स्थिरा, त्रिकण्टक (गोखरू), व्याघ्री, पृश्निपर्णी, शुण्ठी व बृहती- इन द्रव्यों के साथ सिद्ध पेया शिशु को पिलानी चाहिए। इससे हिचकी एवं श्वास-कास के प्रभाव से शिशुओं को होने वाले वातकफबहुल ज्वर का निवारण होता है। यही पेया उपर्युक्त ओषधियों में शुण्ठी को छोड़कर अन्य के साथ बनाई जाए तो शिशुओं के सन्निपातजन्य ज्वर में विशेष रूप से हितकर होती है।

शुण्ठ्यामलकमृद्वीका-पिप्पलीबृहतीद्वयम्।
सोदावर्त्ते ज्वरे शस्ता ससर्पिर्यवसंस्कृता।।

शुण्ठी आमलकं द्राक्षा पिप्पली बृहती कण्टकारिका प्रतितो.१, लाजाप.२,

शुण्ठी, आमलक, द्राक्षा, पिप्पली, बृहती एवं कण्टकारिका- इन द्रव्यों के साथ सिद्ध और घृत से संस्कारित यव (जौ) की पेया ज्वर तथा उदावर्त्त में हितकर होती है।

मुस्तामलकमृद्वीका-शुण्ठीचव्यकधान्यकैः।
बहुप्रत्यूषदोषाय हिता पेया नवज्वरे।।

मुस्तम् आमलकं द्राक्षा शुण्ठी चविका धानकाफलानि प्रतितो.१, लाजाप.१,

मुस्ता, आँवला, मुनक्का, शुण्ठी, चव्य एवं धनिया- इन के साथ सिद्ध पेया बहुप्रत्यूषदोष (?) रोगी के लिए नवज्वर में हितकर होती है।

मृद्वीकाधानकाबीज-शारिवोदीच्यचन्दनैः।
रक्तशाल्यन्नसंसिद्धा सिताक्षौद्रसमन्विता।
छर्दितृष्णातिशोषघ्नी पीता पेया ज्वरापहा।।

द्राक्षा धानकाफलानि शारिवा वालकं चन्दनं प्रतितो.१, लाजाप.१,

मृद्वीका (मुनक्का), धनिया, शारिवा, सुगन्धबाला, चन्दन एवं रक्तशालि (लाल चावल) द्वारा सिद्ध पेया में शर्करा एवं मधु मिलाकर पीना चाहिए। यह पेया छर्दि, तृष्णा, शोष एवं ज्वर को नष्ट करती है।

मुस्ताह्रीवेरसंसिद्धा पेया दीपनपाचनी।
ग्रहणीशमनी चैव ज्वरतृष्णानिबर्हणी।।

मुस्तं वालकं प्रतिक.१, लाजाप.१,

मुस्ता, ह्रीवेर के साथ सिद्ध पेया दीपन, पाचन एवं ग्रहणीदोष को दूर करती है। यह पेया ज्वर एवं तृष्णा का भी शमन करती है।

व्याघ्र्यामलकशुण्ठीभिर्वातपित्तकफाधिके।
ज्वरे विकल्प्य भागांशैर्यथायुक्त्यधिकैः पचेत्।

पेयां कासप्रतिश्याय-श्वासमूर्छामदापहाम्।।

कण्टकारी आमलकं शुण्ठी प्रतितो.१, धा.४, लाजप.१,

वातबहुल, पित्तबहुल एवं कफबहुल ज्वर में कण्टकारी, आँवला एवं शुण्ठी के साथ पेया सिद्ध करनी चाहिए। इसमें उक्त औषधियों की मात्रा दोषानुसार युक्तिपूर्वक न्यून या अधिक की जा सकती है। इसके लिए वैद्य का परामर्श अपेक्षित होता है। यह पेया कास, प्रतिश्याय (जुकाम), श्वास, मद एवं मूर्छा को दूर करती है।

शृङ्गवेरप्रतिविषामुस्तेन सह साधिता।
ज्वरातीसारशीतघ्नी परं दीपनपाचनी।।

अदरक, प्रतिविषा व मुस्ता के साथ सिद्ध पेया ज्वर, अतिसार व शीत को दूर करती है और अत्यधिक दीपन-पाचन होती है।

दुरालभापर्पटकशृङ्गवेरोपसाधिता।
दीपनी पाचनी चैव तृष्णाज्वरविनाशिनी।।

दुरालभा पर्पटकं शुण्ठी प्रतितो.१, धा.४, लाजाप.१,

दुरालभा, पर्पटक तथा शुण्ठी के साथ सिद्ध की गई पेया दीपन-पाचन होती है तथा तृष्णा व ज्वर को नष्ट करती है।

किराततिक्तकं शुण्ठीगुडूचीमुस्तसाधिताम्।
ईषदुष्णां पिबेत् पेयां मुखवैरस्यनाशिनीम्।।

किराततिक्तं शुण्ठी गुडूची मुस्तं प्रतितोलकं.१, लाजाप.१,

किराततिक्त, शुण्ठी, गुडूची व मुस्ता के साथ सिद्ध पेया को अल्प ऊष्ण अवस्था में पान करने से यह मुखवैरस्य (मुख की स्वादहीनता) को नष्ट करती है।

सालपर्णी पृश्निपर्णी बृहती कण्टकारिका।

त्रिकण्टका चेति सिद्धा वातश्लेष्मज्वरापहा।।

प्रतितो. १, लाजाप. १, गोक्षुरकरहिता वा देया पेया।

सालपर्णी, पृश्निपर्णी, बृहती, कण्टकारिका व त्रिकण्टक (गोखरू) के साथ सिद्ध पेया से वातज्वर तथा कफज्वर शान्त होते हैं। इस पेया को गोखरू के बिना भी दे सकते हैं।

पिप्पलीबृहतीव्याघ्री-द्राक्षामलकवास्तुकैः।
सोदावर्त्ते ज्वरे शस्ता पेया वा घृतभर्जिता।।

पिप्पली बृहती कण्टकारिका द्राक्षा आमलकं वास्तुशाकबीजं प्रतितो. १, यवक. २, लाजप. १, पृष्ठे भर्जनार्थं घृतक. १,

पिप्पली, बृहती, कण्टकारिका, द्राक्षा, आमलक एवं वास्तुक (बथुए) के बीज- इन द्रव्यों के साथ सिद्ध अथवा घी के साथ भुनी पेया ज्वर तथा उदावर्त्त में हितकर होती है।

ह्रस्वेन पञ्चमूलेन यवामलकदाडिमैः।
साधितां प्रपिबेत् पेयां ज्वरलूतामयापहाम्।।

सालपर्णी पृश्निपर्णी बृहती कण्टकारिका गोक्षुरकं प्रतितो. १, यवाः आमलकं दाडिमं प्रतिक. १, लाजप. १,

ह्रस्व पञ्चमूल (शालपर्णी, पृश्निपर्णी, बृहती, कण्टकारिका व गोक्षुरक), यव, आमलक व दाडिम से सिद्ध पेया ज्वर एवं लूतामय (लिंगलूत) को नष्ट करती है।

दोषत्रयप्रशमनी धात्र्यंशा पञ्चमूलिका।
कासश्वासप्रशमनी पार्श्वरुग्दाहनाशनी।।

बिल्वकाश्मर्यतर्कारीपाटलाकण्टकानां मूलानि प्रतितो. १, आमलकधा. २, लाजप. १,

आँवला एवं बृहत्पञ्चमूल के साथ सिद्ध पेया त्रिदोषशमनी होती है। यह

कास-श्वास, पार्श्वपीड़ा एवं दाह को नष्ट करती है।

सालपर्णीबलाबिल्वैः पृश्निपर्ण्या च साधिता।

दाडिमाम्ला हिता पेया कफपित्ते समुल्बणे।। (अ.हृ.चि.- ९.१३)

सालपर्णी बला बिल्वमज्जा पृश्निपर्णी प्रतितो.१, दाडिमक.१, लाजप.१,

सालपर्णी, बला, बिल्वमज्जा (बेलगिरी) एवं पृश्निपर्णी के साथ सिद्ध एवं दाडिमरस से मिश्रित पेया प्रबल कफपित्तजन्य रोगों में हितकर होती है।

अभयापिप्पलीमूल-बिल्वैर्वातानुलोमनी। (अ.हृ.चि.- ९.१४)

हरीतकी पिप्पलीमूलं बिल्वमज्जा प्रतितो.१, लाजप.१।

हरीतकी, पिप्पलीमूल एवं बिल्वमज्जा (बेलगिरी) को उचित मात्रा में मिलाकर सिद्ध की गई यवागू वातानुलोमन होती है।

पिप्पलीपिप्पलीमूल-चव्यचित्रकनागरैः।

यवागूर्दीपनीया स्याच्छूलघ्नी चोपसाधिता।।

(पिप्पलीत्यादि ख्यातमायुर्वेदसारस्य- च.र. पृ.४४२)

पिप्पली पिप्पलीमूलं चविका चित्रकं शुण्ठी प्रतिधा.२, लाजप.१।

पिप्पली, पिप्पलीमूल, चव्य, चित्रक एवं नागर (शुण्ठी) के साथ सिद्ध की गई यवागू जठराग्निदीपन एवं शूलहर होती है।

चव्या त्वक् पिप्पलीमूलं धातकीव्योषचित्रकम्।

कपित्थबिल्वमम्बष्ठा-शाल्मलं हस्तिपिप्पली।।

शिलोद्भेदं तथाजाजीं पिष्ट्वा पक्त्वार्धभागिकम्।

परिभर्ज्य घृते दध्ना यवागूं साधयेद्भिषक्।।

रसैः कपित्थचुक्रीकावृक्षाम्लैर्दाडिमस्य च।

सर्वातिसारमन्दाग्नि-गुल्मार्शःप्लीहनाशिनी।।

चविका त्वक् पिप्पलीमूलं धातकीपुष्पं पिप्पली शुण्ठी मरिचं चित्रकं

कपित्थमज्जा बिल्वमज्जा अम्बष्ठा मोचरस: हस्तिपिप्पली पाषाणभेद: अजाजी प्रतितो.१, लाजप.१, कपित्थरस-चुक्रिकारस-तिन्तिडीकरस-दाडिमरसानां प्रतिक.१, दधिप.४, भर्जनार्थे घृतक.२।

चव्य, त्वक्, पिप्पलीमूल, धातकी, त्रिकटु, चित्रक, कपित्थ (कैंथ) बिल्व, अम्बष्ठा, शाल्मलि-निर्यास, हस्तिपिप्पली, पाषाणभेद, जीरा- इन्हें पीसकर एवं पकाकर घृत में बघार लें। इन्हें डालकर दही के साथ यवागू सिद्ध करें। इस यवागू में कपित्थ, अम्लिका (इमली), चुक्रिका, वृक्षाम्ल एवं दाडिम के रस भी पकाते समय उचित मात्रा में मिलाएं। इस प्रकार तैयार यवागू सभी प्रकार के अतिसार, मन्दाग्नि, गुल्म, अर्श एवं प्लीहारोग को नष्ट करती है।

जीवन्त्यजाजीशटिपुष्कराद्यै: सकारवीचित्रकबिल्वमध्यै:।
सयावशूकैर्बदरप्रमाणैर्वृक्षाम्लयुक्ता घृततैलभृष्टा।
अर्शोऽतिसारानिलगुल्मशोफ-हृद्रोगमन्दाग्निहिता यवागू:।।

(च.चि.- १२.६०)

जीवन्ती अजाजी शटी पुष्करमूलं कारवी चित्रकं बिल्वमज्जा यवक्षार: प्रतितो.१, लाजप.१, तिन्तिडीकक.१, भर्जनार्थं घृतक.., तिलतैलक...;

जीवन्ती, अजाजी (जीरा), शटी, (कपूरकचरी), पुष्करमूल, कारवी (मंगरैल), चित्रक, बिल्वमज्जा (बेलगिरी), यावशूक (यवक्षार)- इन्हें एक-एक कर्ष परिमाण में लें और इनके साथ उचित मात्रा में वृक्षाम्ल मिलाकर घृत एवं तैल में भूनकर यवागू बनायें। इस यवागू का सेवन करने से अर्श, अतिसार, वातगुल्म, शोफ, हृद्रोग एवं मन्दाग्नि रोग दूर होते हैं।

।। इति बृहद्वैद्यप्रसारके पाचनाध्याय:।।

★★★

अथातश्चूर्णाध्यायं व्याख्यास्यामः

तालीसपत्रं मरिचं नागरं पिप्पली शुभा।
यथोत्तरं भागवृद्धास्त्वगेले चार्धभागिके।।
पिप्पल्यष्टगुणा चात्र प्रदेया सितशर्करा।
कासश्वासारुचिहरं तच्चूर्णं दीपनं परम्।।
हृत्पाण्डुग्रहणीरोगप्लीहशोफज्वरापहम्।
छर्द्यतीसारशूलघ्नं मूढवातानुलोमनम्।।
कल्पयेद् गुलिकाश्चैतच्चूर्णं पक्त्वा सितोपलम्।
गुलिकाश्चाग्निसंयोगाच्चूर्णाल्लघुतराः स्मृताः।।

(च.चि.- ८.१४५-१४८)

तालीसपत्रतो.१, मरिचतो.२, शुण्ठीतो.३, पिप्पलीतो.४, त्वक्धा.६, सूक्ष्मैलाधा.६, सितशर्कराप.८, **अन्ये शुभां तुगाक्षीरीमिच्छन्ति**, तस्याः तो.५, **तालीसकचूर्णकम्।**

तालीसपत्र १ तोला, कालीमिर्च २ तोला, सोंठ ३ तोला, उत्तम पिप्पली ४ तोला, दालचीनी तथा बड़ी इलायची आधा-आधा तोला और पिप्पली से आठ गुना मिश्री लें। इन सबको कूटकर महीन चूर्ण बना लें। यह चूर्ण कास, श्वास व अरुचि नष्ट करता है और जठराग्नि को विशेष रूप से प्रदीप्त करता है। यह हृद्रोग, पाण्डु, ग्रहणीरोग, प्लीहा, शोफ, ज्वर, छर्दि, अतिसार एवं शूल को नष्ट करता है और मूढवात का अनुलोमन (बहिर्निर्गमन) करता है। इस चूर्ण को चासनी में मिलाकर गोलियाँ भी बनाई जाती हैं। गोलियाँ अग्निसंयोग के कारण चूर्ण की अपेक्षा पचने में लघु होती हैं।

यहाँ 'शुभा' शब्द पिप्पली के विशेषण के रूप में आया है, ऐसा आयुर्वेद-दीपिका टीका में चक्रपाणिदत्त का कथन है[1], परन्तु कुछ आचार्य यहाँ 'शुभा' शब्द से तुगाक्षीरी

---

१. चक्रपाणिदत्त ने अपने इस कथन के समर्थन में **हारीत** और **जतूकर्ण** को प्रमाणरूप में उद्धृत किया है- तालीशाद्ये शुभा इति विषेशणं पिप्पल्याः। उक्तं हि **हारीते**- 'तालीशं मरिचं शुण्ठी पिप्पल्यो भागवर्धिताः। त्वगेलेऽर्धांशके दद्याच्छर्कराष्टपलं

का ग्रहण करते हैं। उनके मत में इसके पाँच भाग लेने चाहिए, ऐसा उल्लेख ग्रन्थकार गदाधर ने इस योग के विवरण में दिया है।

कर्षः कर्षार्द्धपलं पलद्वयं स्यात् तथार्द्धकर्षश्च।
मरिचस्य पिप्पलीनां दाडिमगुडयावशूकानाम्।।
सर्वौषधैरसाध्या ये कासाः सर्ववैद्यविद्विष्टाः।
अपि पूयं छर्दयतामिदममृतरसायनं चूर्णम्[1]।।

मरिचक.१, पिप्पलीतो.१, दाडिमप.१, गुडप.२, यवक्षारतो.१, **दाडिमाद्यम्।**

एक कर्ष काली मिर्च, आधा कर्ष पिप्पली, एक पल अनार, दो पल गुड़ तथा आधा कर्ष यवक्षार- इन्हें महीन पीसकर चूर्ण बना लें। जो कास सभी औषधों से असाध्य हैं और सभी वैद्यों ने निराश होकर जिन्हें छोड़ दिया है, जिन कास रोगों में खाँसते समय पूय (मवाद) निकलता है, ऐसे भयंकर कासरोगों को भी यह चूर्ण नष्ट कर देता है। इस प्रकार प्रबल कास से पीड़ित रोगियों के लिए यह चूर्ण अमृतमय रसायन है। यही योग अष्टाङ्गहृदय में भिन्न शब्दावली द्वारा निम्न रूप में प्रस्तुत किया है-पराशर

गुडक्षारोषणं कृष्णादाडिमं श्वासकासजित्।
क्रमात्पलद्वयार्धाक्षकर्षार्धाक्षपलोन्मितम्।। (अ.हृ.चि.- ३.५३)

यह योग वृन्दमाधव में भी है। वहाँ **कर्षार्द्धपलं** के स्थान पर **कर्षांशपलं** पाठ है। इस प्रसंग में **वृन्दमाधव** की **व्याख्याकुसुमावली** नामक टीका (११.२८-२९) में वैद्य-प्रसारक का उल्लेख इस प्रकार है- 'कर्ष इत्यादिना निर्देशो यथाक्रमेण।

भवेत्' इत्यादि।। तथा **जतूकर्णः**- 'तालीशमरिचनागकृष्णाः कर्षाः, त्वगेले अर्धांशे, द्विकुडवा सिता, गुटिका वा पाच्यताम्' इति। त्वगेलयोरर्धभागत्वम्। गुटिकापक्षे जलेन सितोपलां पक्त्वा गुडिकाः कुर्वन्ति वृद्धाः। (च.चि.- ९.१४५-१४८)

१. अयं योगः चन्द्रटसंग्रहे (योगरत्नसमुच्चये, कासचिकित्सायां, ३९१ संख्याके पृष्ठे) 'कुत्रचित्' इति कृत्वा प्रस्तुतः। तत्र अन्तिमा पंक्तिरित्थं पठ्यते- 'पूयमसृक्छर्दयतां तेषामिदमौषधं परमम्'।

कर्षरूपोंऽश: कर्षांश:। कर्षार्धमिति क्वचित्पाठ:। **वैद्यप्रसारके** पिप्पल्या: कर्षार्धं दर्शितम्। **इदमौषधं पथ्यमिति।** प्रकरणाद् धूममिदमौषधमित्याहु:। **चक्रेण** तु स्वसंग्रहे भक्ष्यचूर्णप्रस्तावे लिखितोऽयं योग:। **वैद्यप्रसारकेऽपि** भक्षणमस्योक्तम्। इति **मरीचादिवटिका'**।

वृन्दमाधव में इस योग का नाम **मरीचादिवटिका** दिया है, जबकि यहाँ वैद्य-प्रसारक में इसे **दाडिमाद्यम्** नाम से प्रस्तुत किया है। यद्यपि इस योग में पहला द्रव्य मरिच है, अत: उसी के आधार पर नामकरण उचित है, परन्तु ऐसा प्रतीत होता है कि दाडिम का परिमाण सर्वाधिक होने से उसकी प्रधानता को देखते हुए यहाँ **दाडिमाद्यम्** नाम दिया गया है।

द्वे पले दाडिमादष्टौ गुडाद् व्योषात् पलत्रयम्।
रोचनं दीपनं स्वर्यं वमथुकासश्वासजित्।। (अ.हृ.चि.- ३.५१)

दाडिमप. २, गुडप. ८, मरिचं पिप्पली शुण्ठी प्रतिप. १, **द्वि. दाडिमाद्यम्।**

दाडिम (अनार) २ पल, पुराना गुड़ ८ पल, त्रिकटु (सोंठ, मरिच, पिप्पली) ३ पल- इन सबको मिलाकर चूर्ण या गोली बना लें। यह योग रुचिकारक, जठराग्निदीपक, स्वरवर्धक तथा पीनस एवं कास-श्वास का विनाशक है।

दाडिमस्य पलान्यष्टौ पलानां विंशतिर्गुडात्।
कृष्णातन्मूलचव्याग्निनागरक्षारमुत्पलम्।।
अजाजी वंशजा कृष्णं केसरं च पलार्धिकम्।
त्रिजातकपलं चैव दाडिमाद्यमिदं महत्।।
निहन्ति खादितं चूर्णं पञ्च कासान् गलामयान्।
हिध्मास्वरक्षयश्वासान् न तु अग्निविवृद्धिकृत्।। (?)
रोहिणी गलगण्डाश्च गलशुण्ड्युपजिह्विका:।
अनेनाशु विनश्यन्ति अतीसारादयो गदा:।। बृहद्दाडिमाद्यं तृतीयम्।

दाडिम (अनार) ८ पल और गुड २० पल लें। पिप्पली, पिप्पलीमूल, चव्य, चित्रक, नागर (सोंठ),यवक्षार, उत्पल (नीलकमल), अजाजी (जीरा), वंशलोचन, कृष्ण व केसर आधा-आधा पल तथा त्रिजातक (दालचीनी, छोटी

इलायची, तेजपात) एक पल लेकर चूर्ण बनायें। यह बृहद्दाडिमाद्य चूर्ण सभी प्रकार के कासरोग, गलरोग, हिध्मा, स्वरक्षय, श्वासरोग, रोहिणी, गलगण्ड, गलशुण्डी, उपजिह्विका तथा अतिसार आदि रोगों को शीघ्र ही नष्ट कर देता है।

दाडिमं कृष्णलवणं शुण्ठी हिंग्वम्लवेतसम्।
अपतन्त्रकहृद्रोगश्वासघ्नं चूर्णमुत्तमम्[1]।।

दाडिमं कृष्णलवणं शुण्ठी हिङ्गु अम्लवेतसरसः प्रतिक. १,

दाडिम, कृष्णलवण, शुण्ठी, हिङ्गु व अम्लवेतस का चूर्ण अपतन्त्रक, हृद्रोग तथा श्वासरोग को नष्ट करने वाला उत्तम औषध है।

कारव्यजाजितुटिधान्ययवानिभृङ्ग-
स्तुल्याश्च शुण्ठिकनकाश्च पलाः षडंशाः।
स्याच्चुक्रिकामलककोलमहीरुहाम्ला
अंशोन्मिताः समरिचाष्टगुणं दधित्थम्।।
सर्वैस्समांशसितमित्यरुचिप्रसेक-
हृत्प्लीहपार्श्वजठरग्रहणीगदेषु।
शोषातिसारगुदजेषु च पूर्वमेत-
च्छस्तं हुताशबलकृत्कफवातहन्तृ।।

छत्राबीजम् अजाजी सूक्ष्मैला धानकाफलानि यवानी त्वक् शुण्ठी नागकेसरं प्रतिधा. ३, पिप्पली १८, चांगेरी (धात्रीफलम्) अम्लबदरं तिन्तिडिकं मरिचं प्रतिधा. २, कपित्थमज्जाक. १, सितशर्करा. १, धा. ९, **कारव्याद्यम्।**

कारवी (छत्राबीज), अजाजी (कृष्णजीरक), सूक्ष्मैला (छोटी इलायची), धनिया, यवानी (अजवायन), त्वक् (दालचीनी), शुण्ठी तथा नागकेसर- इन द्रव्यों को षष्ठांश पल (पल के छठे भाग) की मात्रा में लें तथा इनमें चुक्रिका (चांगेरी) आमलक, कोल (खट्टा बेर) व वृक्षाम्ल (तिन्तिडी) का एक-एक भाग लें। काली मिर्च ..... व आठ गुणा कपित्थमज्जा (कैंथ का गूदा) लें।

१. वृन्द. हृद्रोगाधिकारः- ९ (पादटिप्पणीगतः)

इन सबकी कुल मात्रा के बराबर सितशर्करा मिलाएं। इस प्रकार तैयार किया गया यह चूर्ण अरुचि, प्रसेक, हृद्रोग, प्लीह, पार्श्वशूल, जठर (उदर) व ग्रहणी के रोगों को नष्ट करता है। यह शोष, अतिसार एवं गुदज (बवासीर) में उत्तम माना गया है। यह जठराग्नि के बल को बढाता है और कफवात-विकारों को नष्ट करता है।

सूक्ष्मैलात्वचनागपुष्पमरिचं स्यात् पिप्पली नागरं,
चूर्णं भागविवर्धितं क्रमधृतं सर्वैश्च तुल्या सिता।
एतच्चूर्णमजीर्णगुल्मजठरे सर्वेषु हृद्रोगिषु,
कासश्वासविषूचिकासु च हितं कण्ठे विकाराश्च ये।।

सूक्ष्मैलातो.१, त्वचाक.२, नागकेसरतो.३, मरिचक.४, पिप्पलीतो.५, शुण्ठीक.६, सितशर्कराप.५, तो.१, **सूक्ष्मैलाद्यम्।**

सूक्ष्मैला (छोटी इलायची), दालचीनी, नागकेसर, काली मिर्च, पिप्पली, एवं नागर (शुण्ठी)- इन द्रव्यों का चूर्ण बनायें। इसके बराबर मात्रा में शर्करा मिलाकर सेवन करने से अजीर्ण गुल्म, अग्निमान्द्य, सभी प्रकार के हृद्रोग, कास, श्वासरोग, विसूचिका व कण्ठविकार नष्ट हो जाते हैं।

सितोपलां तुकाक्षीरीं पिप्पलीं बहुलां त्वचम्।
अन्त्यादूर्ध्वं द्विगुणितं लेहयेन्मधुसर्पिषा।।
चूर्णितं प्राशयेदेतत्कासश्वासकफापहम्।
मुखजिह्वारोचनकं मन्दाग्निं[1] पार्श्वशूलिनम्।। (च.चि.-८.१०३-१०४)

सितशर्कराप.१, तुकाक्षीरीक.२, पिप्पलीक.१, सूक्ष्मैलातो.१, त्वचाधा.६, **सितोपलाद्यम्।**

मिश्री (सितोपला), वंशलोचन, पिप्पली, छोटी इलायची और दालचीनी– इनको अन्तिम (दालचीनी) से लेकर ऊपर तक (मिश्री तक) उत्तरोत्तर द्विगुण मात्रा में लेकर चूर्ण बनायें। मुख और जिह्वा द्वारा स्वाद का भान न करने वाले,

---

१. अस्य स्थाने मुद्रिते चरके तु इत्थं पाठः- **'सुप्तजिह्वारोचकिनमल्पाग्निं'।**

मन्दाग्नि एवं पार्श्वशूली व्यक्ति को इसे मधु-घृत के साथ प्रतिदिन चटाना चाहिए। यह चूर्ण श्वास, कास और क्षय रोग को नष्ट करता है।

यह योग **वृन्दमाधव** के यक्ष्माधिकार (श्लोक-११-१२) में लेह के रूप में प्रस्तुत किया गया है। वहाँ इस पर व्याख्याकुसुमावली टीका इस प्रकार है- 'सितोपला सितशर्करा। तुगाक्षीरी वंशरोचना। तदभावे तद्गुणा तवक्षीरी। एवं सर्वत्र। बहुला एला। त्वक् गुडत्वक्। **अन्त्यादूर्ध्वं द्विगुणितमिति**। अन्त्यायास्त्वच एको भागः। एलाया द्वौ। पिप्पल्याश्चत्वारः। तुगाक्षीर्या अष्टौ। सितोपलायाः षोडश। सितापलादिलेहः'।

पद्मकं त्रिफलां व्योषं विडङ्गं देवदारु च।
बलां रास्नां च तुल्यानि सूक्ष्मचूर्णानि कारयेत्।।
सर्वैश्चूर्णैस्त्विमं[१] तुल्यं पृथक् क्षौद्रं घृतं सिताम्।
लिह्याल्लेह्यं विमथ्यैतत् सर्वकासहरं शिवम्।।

(च.चि.- १८.१७४-१७५)

पद्मकं हरीतकी आमलकं विभीतकं मरिचं शुण्ठी पिप्पली विडङ्गं देवदारुकाष्ठं बला रास्ना प्रतिक.१, माक्षिकप.२, क.३, घृतप.२, क.३, सितशर्कराप.२, क.३, **पद्मकाद्यम्।**

पद्मक, त्रिफला (हरड़, बहेड़ा, आँवला), त्रिकटु (मरिच, शुण्ठी, पिप्पली), विडंग, देवदारु, बला, रास्ना- इन द्रव्यों के चूर्ण में घृत, मधु व शर्करा मिलाकर चाटने से सभी प्रकार के कासरोग नष्ट हो जाते हैं।

चूर्णं समं रुचक-हिङ्गु-महौषधानां शुण्ठ्यम्बुना कफसमीरणसम्भवासु।
हृत्पार्श्वपृष्ठजठरार्त्तिविषूचिकासु पेयं तथा यवरसेन तु विड्-विबन्धे।।

(योगशतम्- २०)

कृष्णलवणं हिङ्गु शुण्ठी प्रतिधा.१, धा.., शुण्ठीक.३, पानीयप.१६, शेषप.३, विड्विबन्धे यवक.३, पानीयप.१२, शेषप.३, **हिङ्गुत्रिकम्।**

---

१. **'सर्वैरेभिः समं चूर्णैः'** इति मुद्रिते चरके पाठः। अयं योगो वंगसेनसंहितायां कासाधिकारे (१४७-१४८ श्लोकयोः) अपि दृश्यते।

रुचक (सौवर्चल लवण/सोंचर नमक), हिङ्गु (हींग) एवं महौषध (शुण्ठी) के चूर्ण को शुण्ठीजल (सोंठ के क्वाथ) के साथ पीना चाहिए। इससे कफवातजन्य रोग नष्ट हो जाते हैं। इस योग के सेवन से हृदय, पार्श्व, पीठ एवं उदर के रोग तथा विषूचिका (हैजा) भी नष्ट हो जाता है। विड्-विबन्ध (मलबद्धता/कब्ज) होने पर इस योग का यवरस (जौ के क्वाथ) के साथ सेवन करना चाहिए। इससे विड्-विबन्ध रोग दूर हो जाता है। इसे उष्ण जल के साथ भी लिया जा सकता है। 'योगरत्नसमुच्चय' में 'चन्द्रट' ने 'नागार्जुन' का उद्धरण देते हुए इस योग को उष्ण जल से लेने का विधान किया है। यह उल्लेख निश्चलकर-टीका में द्रष्टव्य है। (चक्रदत्त-रत्नप्रभा, शूलचिकित्सा- ५०, पृ. ४४५)

हिङ्गु सौवर्चलं शुण्ठी पथ्या च द्विगुणोत्तरा।
एष चूर्ण: कटीकुक्षिपार्श्वहृद्बस्तिशूलनुत्[1]।।

हिङ्गुधा. ३, कृष्णलवणधा. ६, शुण्ठीतो. १, हरीतकीक. १, **हिङ्गुचतुष्कम्।**

हिङ्गु १ भाग, सौवर्चल (काला नमक) २ भाग, शुण्ठी (सोंठ) ४ भाग एवं हरीतकी ८ भाग लेकर चूर्ण बनायें। यह चूर्ण कटि (कमर), कुक्षि (उदर), पार्श्व, हृदय एवं बस्ति के शूल को नष्ट करता है।

हिंगूग्रगन्धा-विड-शुण्ठ्यजाजी-हरीतकी-पुष्करमूल-कुष्ठम्।
भागोत्तरं चूर्णितमेतदिष्टं गुल्मोदराजीर्ण-विषूचिकासु।।

(योगशतम्- २१, च.चि.- २६.२२)

हिङ्गुधा.४, वचाधा.८, विडलवणतो.१, शुण्ठीतो.१, धा.४, अजाजीतो.१, धा.८, हरीतकी.१, पुष्करमूलक.१, धा.४, कुष्ठक.१, धा.४, **हिंग्वष्टकम्।**

हिङ्गु (हींग), उग्रगन्धा (वचा), विड लवण, शुण्ठी (सोंठ), अजाजी (जीरा), हरीतकी (हरड़), पुष्करमूल एवं कुष्ठ (कूठ)- इनको उत्तरोत्तर एक-एक भाग की अधिकता के साथ लेते हुए चूर्ण बनायें। भाव यह है कि चूर्ण

---

१. भैषज्यरत्नावली, शूलाधिकार, योगसंख्या-९;

बनाते समय यदि हींग १० ग्राम हो तो वचा २० ग्राम, विड लवण ३० ग्राम, शुण्ठी ४० ग्राम, जीरा ५० ग्राम, हरड़ ६० ग्राम, पुष्करमूल ७० एवं कूठ ८० ग्राम होना चाहिए। इस प्रकार भागोत्तर अर्थात् एक-एक भाग बढ़ाते हुए चूर्ण बनाना चाहिए। इस चूर्ण के सेवन से गुल्म, अजीर्ण एवं विषूचिका (हैजा) रोग नष्ट हो जाता है।

यह श्लोक 'चक्रदत्त' में भी 'योगशत' से उद्धृत किया गया है। वहाँ इस पर निश्चलकर की व्याख्या निम्न प्रकार से है-

हिंग्वित्यादि चरकस्य। अस्य त्वर्ध एवोत्पादाद् वातादुक्तः। भागशब्दोऽत्र समुदायवाची, तेन हिङ्गुन एको भागः, द्वौ वचाया इत्यादीति वल्लभा। आयुर्वेदसारेऽपि-

हिङ्गुमुग्रां विडं विश्वं जीरं पथ्यां सपुष्करम्।
कुष्ठं च भागसंवृद्धं पिबेद् गुल्मोदरापहम्।।

अत एव वृद्धवैद्या उष्णोदकं पानार्थमुपदिशन्ति। भागोत्तरं भागवृद्धमित्यर्थः। भागशब्दश्चांशवाचीति। (चक्रदत्त-रत्नप्रभा, गुल्मचिकित्सा- ४७, पृ. ४७७)

हिंगूग्राविडशुण्ठ्यजाजी-विजया-वाट्याभिधानामयैः
चूर्णं कुम्भनिकुम्भमूलसहितैर्भागोत्तरं वर्धितैः।
पीतः कोष्णजलेन कोष्ठकरुजागुल्मोदरादीनयं
शार्दूलः प्रसभं प्रमथ्य हरति व्याधीन् मृगौघानिव।। (शार्दूलविक्रीडितम्)

(अ.हृ.चि.- १४.३६)

हिङ्गुतो.१, वचाक.१, विडलवणतो.३, शुण्ठीक.२, अजाजीतो.५, हरीतकीक.३, पुष्करमूलतो.७, कुष्ठप.१, त्रिवृतातो.९, दन्तीप.२, क.२। **शार्दूलम्**।

घृत में भुनी हुई हींग १ भाग, वचा २ भाग, विड लवण ३ भाग, सोंठ ४ भाग, जीरा ५ भाग, हरीतकी ६ भाग, पुष्करमूल ७ भाग, कूठ ८ भाग, निशोथ ९ भाग और दन्तीमूल १० भाग- इस परिमाण में उक्त द्रव्यों को लेकर चूर्ण बना लें। इसे कोष्ण जल के साथ लें। यह चूर्ण उदरशूल, गुल्मरोग, उदररोग आदि को उस प्रकार नष्ट कर देता है, जैसे सिंह मृगसमूह को।

अष्टांगहृदय के इस पद्य में पुष्करमूल के लिए 'वात्याभिधान' शब्द आया है। इसी का पर्याय 'वात्याह्व' भी है। यहाँ विवरण में ग्रन्थकार गदाधर ने पुष्करमूल अर्थ ही दिया है। **अष्टांगहृदय के कतिपय हिन्दीव्याख्याकारों ने यहाँ 'वात्याभिधान' शब्द से 'बलामूल' अर्थ लिया है, जो अनुचित है[१]।**

हिङ्गुभागो भवेदेको वचाया द्विगुणो भवेत्।
चित्रकं त्रिगुणञ्चात्र शृङ्गवेरं चतुर्गुणम्।।
यवानी पञ्चगुणिता षड्-गुणा चाभया भवेत्।
पुष्करं सप्तगुणितं कुष्ठमष्टगुणं तथा।।
एतच्चूर्णीकृतं पश्चात्साधयेत प्रसन्नया।
मद्येन वा तथाल्पेन दद्यादुष्णोदकेन वा।।
गुल्मघ्नं दीपनं चाग्नेरर्शोघ्नं शूलनाशनम्।
कासश्वासहरं चैव चूर्णमानाहभेदनम्।
आत्रेयविहितं धन्यं नाम्ना शार्दूलमुच्यते।। द्वि.शार्दूलम्।

हिङ्गु एक भाग, इससे दो गुना वचा, चित्रक तीन गुना, अदरक चार गुना, यवानी पांच गुना, हरीतकी छः गुना, पुष्करमूल सात गुना तथा कुष्ठ आठ गुना- इन द्रव्यों का चूर्ण बनायें। इसका सुरामण्ड, मद्य या गुनगुने जल से सेवन करें। इससे गुल्म, अर्श, शूल, कास, श्वास व आनाह आदि रोग नष्ट हो जाते हैं। यह अग्नि को दीप्त करने वाला आत्रेयमुनि द्वारा पूजित चूर्ण 'शार्दूल' नाम से विख्यात है।

भागवृद्ध्योत्तरं हिङ्गु-वचा-विड-महौषधम्।
यवानीमभयाञ्चेति[२] चूर्णं मस्त्वादिभि: पिबेत्।।
विबन्धानाहगुल्मार्शो[३]-वर्ध्मश्वासोदरापहम्।
ग्रहणीदोषशूलघ्नं शार्दूलं नाम दीपनम्[४]।। तृतीयं शार्दूलम्।

---

१. द्रष्टव्य- अष्टांगहृदयम्- १४.३६, निर्मला हिन्दी व्याख्या (ब्रह्मानन्द त्रिपाठी कृत)।
२. **'यवानीं चाभयां चव्यां'** इति राजमृगाङ्के शार्दूलचूर्णवर्णने पाठो दृश्यते।
३. गदनिग्रहे **'गुल्मार्शो'** इत्यस्य स्थाने **'शूलार्शो'** इति पाठ उपलभ्यते।
४. गद.चूर्णाधिकार:, श्लोकसंख्या ८२-८३, पृ.- १६३;

हिङ्गु एक भाग, वचा दो भाग, विड लवण तीन भाग, सोंठ चार भाग, अजवायन पांच भाग, हरीतकी छः भाग- इनका चूर्ण बनायें और इसे मस्तु (दही का तोड़), मद्य आदि के साथ पान करें। यह **शार्दूल** नामक चूर्ण, विबन्ध (मलबद्धता), आनाह, गुल्म, अर्शरोग, वर्ध्म, श्वासरोग, उदररोग, ग्रहणी एवं शूल को नष्ट करता है और जठराग्नि को प्रदीप्त करता है। गदनिग्रह में 'गुल्मे शार्दूलं चूर्णम्' ऐसा शीर्षक दिया है। इससे स्पष्ट है कि गुल्मरोग में इस चूर्ण का विशेष उपयोग प्रचलित रहा है।

स्वर्णक्षीरी विडङ्गानि त्रिफलाव्योषचित्रकम्।
त्वगेलागन्धलवणं कर्षांशं त्रिवृता पलम्।।
सूक्ष्मचूर्णमिदं कृत्वा पिबेत् कोष्णजलाप्लुतम्।
मृगौघानिव शार्दूलो दोषानेतानपोहति।
गुल्मशोफोदरप्लीह-शूलवर्ध्मभगन्दरान्।। चतुर्थं शार्दूलम्।

स्वर्णक्षीरी, विडङ्ग, त्रिफला, त्रिकटु, चित्रक, दालचीनी, छोटी इलायची, गन्ध (गन्धक), सैन्धव लवण- इन्हें एक-एक कर्ष मात्रा में लें और त्रिवृता का एक पल लें। इन सबका चूर्ण बना लें। इसे कोष्ण जल के साथ सेवन करें। यह चूर्ण गुल्म, शोफ, उदर, प्लीह, शूल, वर्ध्म एवं भगन्दर रोग को ऐसे नष्ट करता है, जैसे सिंह मृगगणों को।

हिङ्गुपुष्करमूलानि तुम्बुरूणि हरीतकी।
श्यामा विडं सैन्धवं च यवक्षारं महौषधम्।।
उष्णोदकेन पातव्यमेतदैरण्डतैलवत्।
एतेन गुल्मनिचयस्सशूलस्सपरिग्रहः।
शाम्यते योगराजेन पवनेन यथा घनः[१]।।

हिङ्गु पुष्करमूलं तुम्बुरुफलानि हरीतकी त्रिवृता विडलवणं सैन्धवलवणं यवक्षारः शुण्ठी प्रतिधा. ३, उष्णोदकप. ३, ऐरण्डतैलक. १, **योगराजः**।

---

१. तुलनीय- गद., गुल्मचिकित्सा, श्लोकसंख्या- ४७-४८;

हिङ्गु, पुष्करमूल, तुम्बुरु, हरीतकी, त्रिवृता, विड लवण, सैन्धव लवण, यवक्षार व शुण्ठी- इन द्रव्यों के चूर्ण को एरण्डतैल मिलाकर उष्ण जल के साथ सेवन करना चाहिए। यह योगराज चूर्ण सर्वविध गुल्म एवं उसके साथ होने वाले शूल आदि सभी विकारों को वैसे ही नष्ट कर देता है, जैसे वायु बादलों को।

सिद्धयोग (वृन्दमाधव) की **व्याख्याकुसमावली** नामक टीका (३०.२७-२८) में वैद्य-प्रसारक के इस योग का उल्लेख निम्न प्रकार से मिलता है-

इहैव योगे **वैद्यप्रसारके** उष्णोदकमेरण्डतैलं चाधिकं पठितम्। तद्यथा- 'उष्णोदकेन पातव्यमेतत्सरुबुतैलकम्। एतेन गुल्मनिचयः सशूलः सपरिग्रहः। शाम्यते योगराजेन पवनेन घनो यथा'।।

हिङ्गु त्रिकटुकं पाठां हपुषामभयां शटीम्।
अजमोदाजगन्धे च तिन्तिडीकाम्लवेतसौ।।
दाडिमं पौष्करं धान्यमजाजीं चित्रकं वचाम्।
द्वौ क्षारौ लवणे द्वे च चव्यं चैकत्र चूर्णयेत्।।
चूर्णमेतत् प्रयोक्तव्यमन्नपाने निरत्ययम्[१]।
प्राग्भक्तमथवा पेयं मद्येनोष्णोदकेन वा।।
पार्श्वहृद्बस्तिशूलेषु गुल्मे वातकफात्मके।
आनाहे मूत्रकृच्छ्रे च शूले च गुदयोनिजे।।
ग्रहण्यर्शोविकारेषु प्लीह्नि पाण्ड्वामयेऽरुचौ।
उरोबिन्धे हिध्मायां कासे श्वासे गलग्रहे।।
भावितं मातुलुङ्गस्य चार्द्रकस्य रसेन वा[२]।
बहुशो गुलिकाः कार्याः कार्मुकाः स्युस्ततोऽधिकम्।।

(च.चि.- ५.७९-८४)

---

१. **'०निरत्ययम्'** इति मातृकागतः पाठः। **'०ष्वनत्ययम्'** इति मुद्रिते चरके योगरत्न-समुच्चये च।

२. **'चार्द्रकस्य रसेन वा'** इति मातृकागतः पाठः। अस्य स्थाने **'चूर्णमेतद्रसेन वा'** इति मुद्रिते चरके योगरत्न-समुच्चये च।

हिङ्गु मरिचं पिप्पली शुण्ठी पाठा हपुषा हरीतकी शटी अजमोदा अजगन्धा तिन्तिडीकम् अम्लवेतसं दाडिमं पुष्करमूलं धानकाफलानि अजाजी चित्रकं वचा यवक्षारः स्वर्जिकाक्षारः सैन्धवलवणं कृष्णलवणं चविका प्रतिक.१, **बृहद्हिंग्वाद्यम्**।

हिङ्गु, त्रिकटु, पाठा, हपुषा, हरीतकी, शटी, अजमोदा, अजगन्धा, तिन्तिडीक, अम्लवेतस, दाडिम, पुष्करमूल, धनिया, अजाजी, चित्रक, वचा यवक्षार, स्वर्जिकाक्षार, सैन्धवलवण, कृष्णलवण एवं चव्य- इन द्रव्यों के चूर्ण का अन्न-पान में प्रयोग करें। इसका मद्य या उष्णजल से भी सेवन किया जा सकता है। इसके सेवन से वातकफजन्य पार्श्वशूल, हृदयशूल, बस्तिशूल, गुदशूल एवं योनिशूल, ग्रहणी, अर्श-विकार, प्लीहरोग, पाण्डु, अरुचि, उरोविबन्ध, हिध्मा (हिचकी), कास, श्वास तथा गलग्रह आदि रोग नष्ट होते हैं। इसी प्रकार इस चूर्ण को बिजौरा नींबू या अदरक के रस से भावित करके गुटिका बनायें। यह गुटिका चूर्ण से भी अधिक कार्मुक (कारगर) होती है।

वचां हरीतकीं हिङ्गु सैन्धवं साम्लवेतसम्।
यवक्षारं यवानीं च पिबेदुष्णेन वारिणा।।
एतेन गुल्मनिचयस्सशूलः सपरिग्रहः।
भिद्यते योगराजेन पवनेन यथा घनः।। द्वितीयो योगराजः।

(वृन्द. गुल्माधिकारः- २९-३०, गद. गुल्माधिकारः- ४९-५०)

वचा, हिङ्गु, हरीतकी, सैन्धव लवण, अम्लवेतस, यवक्षार तथा यवानी के चूर्ण का उष्ण जल से सेवन करें। यह द्वितीय योगराज चूर्ण सर्वविध गुल्म एवं उसके साथ होने वाले शूल आदि सभी विकारों को वैसे ही नष्ट कर देता है जैसे वायु बादलों को।

विडं क्षारो वचा हिङ्गु चार्धार्धांशा यथोत्तरम्।
पीतं विषूचिकागुल्म-हृद्रोगशमनं परम्।। विडाद्यम्।

विड लवण, यवक्षार, वचा एवं हिङ्गु- इन द्रव्यों को क्रमशः पूर्व से अर्द्धांश में लें, अर्थात् विड लवण से आधा यवक्षार, यवक्षार से आधी वचा

और वचा से आधी मात्रा भुनी हींग लेकर चूर्ण बनायें और ऊष्ण जल के साथ पान करें। यह चूर्ण विषूचिका, गुल्म व हृद्रोग को नष्ट करने वाला परमौषध है।

हरीतकीं त्रिकटुकं हिङ्गु सौवर्चलं वचा।
तथा[1] प्रतिविषां चैव पाययेदुष्णवारिणा।।
एतदाशु समुत्थानमतिसारं सवेदनम्। (भेल. चि.- १०.६-७)
स्थापयत्यतिसंवृद्धं वेलेव वरुणालयम्।। हरीतक्याद्यम्।

हरीतकी, त्रिकटु, हिङ्गु, सौवर्चल, वचा तथा प्रतिविषा के चूर्ण को उष्ण जल के साथ लें। यह चूर्ण तीव्र वेग वाले अतिसार को भी वैसे ही रोक देता है, जैसे तट समुद्रवेग को रोक देता है।

वचा वत्सकबीजानि कुष्ठं चित्रकमेव च।
पिप्पली शृङ्गवेरञ्च पाठा कटुकरोहिणी।।
यवानी च पटोलं च सैन्धवातिविषे तथा।
हपुषा चाजगन्धा च दन्ती कट्फलमेव च।।
एतानि समभागानि सूक्ष्मचूर्णानि कारयेत्।
ततो विडालपदकं पिबेदुष्णेन वारिणा।।
अजीर्णकमुदावर्त्तं वातगुल्मं विषूचिकाम्।
हिध्माकासं च श्वासं च ज्वरं चाशु व्यपोहति।।
मूत्रग्रहेषु चार्शस्सु यकृत्प्लीहोदरेषु च।
अङ्गानि यस्य सीदन्ति विषं वा येन भक्षितम्।
विवृद्धा ग्रहणी यस्य मन्दाग्नित्वं विनाशयेत्[2]।। षोडशकम्।

(तन्त्रान्तरात् वचाद्यं चूर्णम्- यो.स., पृ.- १४६)

वचा, वत्सकबीज (इन्द्रजौ), कुष्ठ (कूठ), चित्रक, पिप्पली, अदरक, पाठा, कटुकरोहिणी (कुटकी), यवानी (अजवायन), पटोलपत्र, सैन्धव लवण,

---

१. **'तथा'** इत्यस्य स्थाने **'शुक्लां'** इति पाठो मुद्रितायां भेलसंहितायां दृश्यते।
२. इयं पंक्तिश्चन्द्रटसंग्रहाद् गृहीता, एतस्याः स्थाने हस्तलिखितपुस्तके इत्थं पाठः- 'विवृद्धग्रहणीकश्च मन्दाग्निश्चात्र षोडशः'

अतिविषा, हपुषा (ह्रीबेर), अजगन्धा, दन्ती एवं कट्फल- इन द्रव्यों के चूर्ण का एक कर्ष मात्रा में उष्ण जल से सेवन करें। यह अजीर्ण, उदावर्त्त, वातगुल्म, विषूचिका, हिध्मा, कास, श्वास व ज्वर को शीघ्र ही नष्ट करता है। मूत्रग्रह, अर्श (बवासीर), यकृत्, प्लीह व उदर रोग में विशेष रूप से हितकर है। जिसके अङ्ग विष भक्षण के उपरान्त शिथिल होने लगते हैं, उसके लिए भी यह चूर्ण हितकारी है। यह ग्रहणीदोष और मन्दाग्नि को भी नष्ट करता है। इसमें षोडश (सोलह) द्रव्यों का प्रयोग है, अतः इसका नाम 'षोडशकम्' है।

वचोपकुञ्चिकाजाजी-कृष्णावृषकसैन्धवैः।
अजमोदयवक्षारचित्रकं शर्करान्वितम्[१]।।
पिष्ट्वा प्रसन्नयालोड्य खादेत्तद् घृतभर्जितम्।
योनिदोषं रजोदोषं मन्दाग्निं त्वप्रोचकम्।
शूलगुल्मोदरानाहान् निहन्ति समनुत्तरम्[२]।। वचाद्यम्।

(तुलनीय- अ.हृ.उ.- ३४.३०-३१)

वचा, काला जीरा, जीरा, पिप्पली, वृषक (वासामूल), सैन्धव लवण, अजमोद, यवक्षार एवं चित्रक को समभाग में लेकर चूर्ण बना लें और इसमें उचित मात्रा में शर्करा मिला लें। इसे प्रसन्ना (मदिरा के उपरिस्थित फेन भाग) के साथ आलोडित कर (घोलकर) तथा घृत में भूनकर खिलायें। इससे योनिदोष, रजोदोष, मन्दाग्नि, अरोचक, शूल, गुल्म, उदर एवं आनाह रोग नष्ट हो जाते हैं।

यह योग वाग्भट से लिया गया है, ऐसा चक्रदत्त-तत्त्वचन्द्रिका में शिवदाससेन ने सूचित किया है। वैद्यप्रसारकगत इस योग की अन्तिम दो पंक्तियों के स्थान पर अष्टाङ्गहृदय में यह वाक्य उपलब्ध होता है- '**योनिपार्श्वार्त्तिहृद्रोगगुल्मार्शोविनिवृत्तये**' (अ.हृ.उ.- ३४.३१)। अष्टाङ्गहृदय के इस योग की व्याख्या करते हुए शिवदाससेन लिखते हैं-

---

१. '**नागरान्वितम्**' इति मातृकागतः पाठः, अस्य स्थाने '**शर्करान्वितम्**' इति अष्टाङ्गहृदयानुसारी पाठः।

२. '**समनुत्तरम्**' इति मातृकागतः पाठः, '**समनन्तरम्**' इति स्यात्।

वचेत्यादि- वाग्भटस्य। उपकुञ्चिका कृष्णजीरकम्, वृषको वासकमूलम्, प्रसन्ना मदिराया उपरिस्थः फेनभागः। एभ्यो वचादिभ्यः समभागपिष्टेभ्यः तो २, प्रसन्नापल २, आलोड्य घृतकर्षेण सन्तोल्य पेयम्। (चक्रदत्त-तत्त्वचन्द्रिका, योनिव्यापच्चिकित्सा- योग-२)

पिप्पली नागरं हिङ्गु मृद्वीकादाडिमं विडम्।
बीजपूररसो लेहो हिध्माश्वासनिर्बहणः।। पिप्पल्याद्यम्।

पिप्पली, नागर, हिङ्गु, मृद्वीका, दाडिम, विडलवण, बीजपूर (नींबू) का रस- इन द्रव्यों का लेह हिध्मा (हिक्का) व श्वास रोग को शान्त करता है।

वत्सकं वत्सकत्वक् च विडङ्गं सुरसाञ्जनम्।
शुण्ठी प्रतिविषा पाठा सप्ताङ्गं क्रिमिनाशनम्।। सप्ताङ्गम्।

वत्सक (कुटज), वत्सकत्वक् (कुटजछाल), विडङ्ग, रसाञ्जन, शुण्ठी, प्रतिविषा एवं पाठा- इन सात द्रव्यों का चूर्ण बनायें। यह 'सप्ताङ्ग' चूर्ण कृमिनाशक होता है।

मनःशिलाचित्रककुष्ठमुत्पलं प्रियङ्गु पाठा कटुरोहिणी तथा।
निहन्ति चूर्णं ज्वरजन्तुपाण्डुताः सवर्ध्मकासक्षयमेहपीनसान्।।
मनःशिलाद्यम्।

मनःशिला, चित्रक, कुष्ठ (कूठ), उत्पल, प्रियंगु, पाठा तथा कटुरोहिणी का चूर्ण ज्वर, कृमि, पाण्डुरोग, वर्ध्म, कास, क्षय, मेह व पीनस (पुराना जुकाम) को नष्ट कर देता है।

आखुकर्णीकिसलयैश्चूर्णैः पिष्टविमिश्रितैः।
पक्वां पूपलिकां खादेद् धान्याम्लं च पिबेदनु।।
भार्गवस्य यथा वाक्यं त्र्यहान्मुच्येत जन्तुभिः।
बालानां सर्वदा शस्तं क्रिमिघ्नं वह्निदीपनम्।। मूषप्रयोगः।

आखुकर्णी के किसलय (कोमल पत्तों) को पीस कर पिष्ट (आटा) में मिलाएं और पूपलिका (रोटी) बनाकर खाएं। तत्पश्चात् धान्याम्ल का अनुपान

लें। ऐसा करने से तीन दिन में ही क्रिमियों से मुक्ति हो जाती है, ऐसा आचार्य भार्गव का कथन है। यह पूपलिका अग्निदीपन होती है और बालकों के लिए सदा हितकर एवं उत्तम होती है।

फलत्रिकं वचा निम्बं सोमराजी समांशकम्।
सर्पिर्मधुयुतं खादेद्दिनान्ते कामभोजनः।।
कुष्ठश्वित्रभगन्दरक्रिमिरुजः कक्षासमुत्था ....। (शार्दूलविक्रीडितम्)
पामाकुष्ठविचर्चिकाकिटिभकं हन्त्येष संयोजितः।। त्रिफलाद्यम्।

त्रिफला, वचा, निम्ब, सोमराजी- इन द्रव्यों को समान मात्रा में लेकर घृत व मधु मिलाकर दिन के अन्त में खाएं और यथेष्ट भोजन करें। इससे कुष्ठ, श्वित्र, भगन्दर, क्रिमिरोग ..... पामा, कुष्ठ, विचर्चिका व किटिभ नष्ट हो जाते हैं।

रसाञ्जनं प्रतिविषां कुटजस्य फलत्वचः।
धातकीं शृङ्गवेरं च प्रपिबेत्तण्डुलाम्बुना[१]। (भेल. चि.- १०.२४-२५)
दाहातिसारशमनं तृष्णाच्छर्दिज्वरापहम्।। रसाञ्जनाद्यम्।

रसाञ्जन, प्रतिविषा, कुटज के फल व छाल, धातकी व अदरक का तण्डुलजल से सेवन करें। यह योग दाह, अतिसार, तृष्णा, वमन तथा ज्वर को नष्ट करता है।

फलत्रिकत्वचं चूर्णं पेयं स्यात्तण्डुलाम्बुना।
पित्तातिसारशमनमेतत् पाचनमुत्तम्।। त्रिफलात्वग्योगः।

हरड़, बहेड़ा एवं आँवला को गुठली रहित कर उनका चूर्ण बनायें और तण्डुलजल के साथ इसका सेवन करें। यह पित्तातिसार का शमन करने वाला एवं आम का पाचन करने वाला उत्तम योग है।

खर्जूरपिप्पलीद्राक्षा-शर्कराक्षौद्रसंयुतः।
लेहो ज्वरश्वासकास-स्वरभेदेषु शस्यते।। खर्जूराद्यम्।

---

१. अयं श्लोकश्चक्रदत्तरत्नप्रभायामपि (१३३ पृष्ठे) भेलस्येति कृत्वा पठितः।

खर्जूर, पिप्पली व द्राक्षा में शर्करा व मधु मिलाकर लेहन करें। यह लेह ज्वर, श्वास, कास तथा स्वरभेद में हितकर एवं प्रशस्त माना जाता है।

तालीसपत्रचविका-शुण्ठीदाडिमसंयुतम्।
गुडप्रमृदितं कुर्यात् सर्वकासनिबर्हणम्।
वातानाहविबन्धघ्नं शूलशोथाग्निसादजित्।। तालीसपञ्चकम्।

तालीसपत्र, चविका, शुण्ठी व दाडिम में गुड मिलाएं। यह योग सभी प्रकार के कास, वातजन्य आनाह व विबन्ध का शमन करता है और शूल, शोथ तथा अग्निमान्द्य को नष्ट कर देता है।

अभया गुग्गुलुश्चैव समांशं मधुचूर्णितम्।
क्लेदमेदोहरं द्रव्यमपरिवातशोणितम् (?)।।
उदरं त्वग्विकारं च मुखगण्डगलग्रहम्।
क्रिमिश्वयथुपाण्डुत्वं स्वरसादमरोचकम्।
पिटिकाग्रन्थिमेहार्शोज्वरांश्चैव विमर्दयेत्।। गुग्गुलुहरीतकी।

अभया (हरीतकी) व गुग्गुलु के चूर्ण को समान मात्रा में लें। इसमें मधु मिलाकर सेवन करने से क्लेद (स्वेद), मेद, ..., वातरक्त, उदरविकार, त्वचा-विकार, मुखदोष, गण्ड, गलग्रह, क्रिमि, श्वयथु, पाण्डुता, स्वरसाद (गला बैठना), अरोचक, पिटका, ग्रन्थि, मेह, अर्श व ज्वर आदि रोग शान्त हो जाते हैं।

धात्रीनिशाविडङ्गानि त्रिफलालोहचित्रकम्।
शर्करामधुसंयुक्तं सर्वमेहनिवारणम्।।
कामलां पाण्डुरोगं च वर्ध्मशोफमरोचकम्।
सप्ताहं सेवितो हन्याद् गुदजान्मार्गसंस्थितान्।। धात्र्याद्यम्।

आँवला, हरिद्रा, विडंग, त्रिफला, लोहचूर्ण एवं चित्रक- इनके चूर्ण में शर्करा व मधु मिलाकर सेवन करें। यह सभी प्रकार के मेह, कामला, पाण्डुरोग, वर्ध्म, शोफ, अरोचक व मलमार्ग में स्थित बवासीर के मस्सों को एक सप्ताह में ही नष्ट कर देता है।

दन्तीफलं तु सगुडं (क्षुण्णं द्विगुण)वारिणा।
संशोधनं परं मुख्यं कामलापाण्डुरोगनुत्।। दन्तीफलगुडः।

दन्तीफल के साथ गुड मिलाएं, इसे पीसकर द्विगुण जल के साथ सेवन करें। यह उत्तम एवं मुख्य संशोधन योग है। इसके प्रयोग से कामला एवं पाण्डुरोग नष्ट हो जाते हैं।

ऐसा ही योग चरकसंहिता में भी उपलब्ध है-

दन्तीफलं समगुडं शीतवारियुतं पिबेत्। विरेचनं मुख्यतमं कामलाहरमुत्तम्।।
(च.क.- १२.३१)

स्नुक्क्षीरीभावितं चूर्णं त्रिवृद्दन्तीगुडार्द्रकम्[१]। (सिद्ध. सं.- ३०.१८)
त्रिसुगन्धयुतो लेहो विरेको ह्युदरादिषु।। स्नुक्क्षीराद्यम्।

स्नुहीक्षीर से भावित त्रिवृता एवं दन्ती के चूर्ण को गुड व अदरक के साथ मिलाएं और इसमें त्रिसुगन्ध (त्वक्, एला, तेजपात) भी मिलाएं। यह लेह रूप विरेचन उदरादि रोगों में हितकर होता है।

चन्दनं तगरं बिल्वं गजाह्वा वत्सकत्वचम्।
धातकीकट्फलं शुण्ठी समभागानि कारयेत्।।
क्षौद्रेण चूर्णोऽतीसारग्रहणीपा(क)शूलजित्।
असृग्दरं सर्वभवमर्शःशोषांश्च नाशयेत्।। चन्दनाद्यम्।

चन्दन, तगर, बिल्व, गजपिप्पली, कुटज की छाल, धातकीपुष्प, कट्फल तथा शुण्ठी को समान मात्रा में लेकर चूर्ण बनायें और मधु मिलाकर सेवन करें। यह चूर्ण अतिसार, ग्रहणी, परिणामशूल, असृग्दर, अर्श व शोष को नष्ट कर देता है।

पटोलमूलं त्रायन्ती भूतीकं रजनीद्वयम्।
सर्पिःक्षौद्रसमायुक्तं निहन्ति वमिपीनसान्।

---

१. **'त्रिवृद्दन्तीगुडार्द्रकम्'** इति हस्तलिखितपुस्तकेषु पाठः, अस्य स्थाने सिद्धसारसंहितायां तु **'त्रिवृन्नील्योर्गुडाज्यवत्'** इति पाठो दृश्यते।

श्वासं कासं कामलां पाण्डुरोगं (शालिनीवृत्तम्)
हन्यादर्शोऽरोचकं वस्तिशूलम्।। पटोलमूलाद्यम्।

पटोलमूल, त्रायन्ती, भूतीक, दारुहरिद्रा, हरिद्रा- इन द्रव्यों के चूर्ण का घृत व मधु के साथ सेवन करने से वमन, पीनस (जुकाम), श्वास, कास, कामला, पाण्डुरोग, अर्श, अरोचक तथा बस्तिशूल आदि व्याधियाँ नष्ट हो जाती हैं।

पाठारोध्रसमङ्गाकपित्थमधुमुस्तकट्फलानि धातक्यः।
तण्डुलजलेन पीता गुदजातीसाररक्तघ्नाः।। पाठाद्यम्।

पाठा, रोध्र, समङ्गा, कपित्थ, मधु, मुस्त, कट्फल तथा आँवले के चूर्ण का तण्डुलजल के साथ सेवन करने से गुदजरोग (बवासीर), अतिसार व रक्तदोष शान्त हो जाते हैं।

खदिरं त्रिफला निम्बं मञ्जिष्ठा रजनीद्वयम्।
दशमूलं सुराह्वञ्च विशालां मुस्तनागरम्।।
विडङ्गं मधुरं रेखा (?) दूर्वा श्यामा सचित्रकम्।
दन्तीं व्योषं सप्तपर्णीमिति चूर्णानि कारयेत्।
गोजलेन निपीतस्स चूर्णः कुष्ठनिबर्हणः।। खदिराद्यम्।

खदिर, त्रिफला, निम्ब, मञ्जिष्ठा, हरिद्रा, दारुहरिद्रा, दशमूल, देवदारु, विशाला, मुस्ता, पिप्पली, विडंग, मधुर, रेखा, दूर्वा श्यामा, चित्रक, दन्ती, त्रिकटु (शुण्ठी, पिप्पली व मरिच), सप्तपर्णी- इन द्रव्यों के चूर्ण का गोमूत्र के साथ सेवन करने से कुष्ठ रोग नष्ट होता है।

साजमोदलवणा हरीतकी शृङ्गवेरसहिता च पिप्पली।
मद्यमस्तुमथितोष्णवारिभिः पेयमेतदुदराग्निदीपनम्।। (रथोद्धतावृत्तम्)
अजमोदपञ्चकम्।

अजमोदा, सैन्धव लवण, हरीतकी, अदरक एवं पिप्पली- इन द्रव्यों के चूर्ण का मद्य, मस्तु, मथित (तक्र) या उष्णजल के साथ सेवन करने से उदररोगों का शमन व जठराग्नि का दीपन होता है।

लवणमगधाम्लवेतसयवशूकयवानिकावचाहिङ्गु।
उष्णोदकेन पीतं शूलं गुल्मोद्भवं हरति।। लवणाद्यम्।

लवण, पिप्पली, अम्लवेतस, यवशूक (यवक्षार), यवानिका (अजवायन), वचा व हिङ्गु के चूर्ण का उष्ण जल से सेवन करें। यह चूर्ण गुल्मजन्य शूल को नष्ट कर देता है।

विशालाकटुकामुस्त-कुष्ठदारुकलिङ्गकान्।
कार्षिकानर्धकर्षांशां कुर्यादतिविषां तथा।।
कर्षौ मधुरसाया द्वौ सर्वं चूर्णं[1] सुखाम्बुना।
गृह्णीयात्तद्रसयुतं लिह्याच्च मधुनाथवा[2]।।
कासं श्वासं ज्वरं दाहं पाण्डुरोगमरोचकम्।
गुल्मानाहामवातांश्च रक्तपित्तं च नाशयेत्।। विशालाद्यम्।

(च.चि.- १६.६०-६२)

इन्द्रायण की जड़, कुटकी, नागरमोथा, कूठ, देवदारु और इन्द्रजौ इन द्रव्यों को १-१ कर्ष (तोला) प्रमाण में लें; मूर्वा (मरोडफली) २ कर्ष, अतीस आधा कर्ष- इन सबका चूर्ण बनायें। इस चूर्ण को उचित मात्रा में गुनगुने जल के साथ लें अथवा चूर्ण को रसयुक्त (जलमिश्रित) कर मधु के साथ चाटें। इसके प्रयोग से कास-श्वास, ज्वर, दाह, पाण्डुरोग, अरुचि, गुल्म, आनाह, आमवात तथा रक्तपित्त रोग नष्ट हो जाते हैं।

इस योग में द्वितीय श्लोक के उत्तरार्द्ध का पाठ चरकसंहिता में इस प्रकार है- **'मृदितं तं रसं पूतं पीत्वा लिह्याच्च मध्वनु।'** इसका अभिप्राय यह है कि चूर्ण को सुखाम्बु (कोष्ण) जल के साथ मसलकर छान लें और इस रस को पीकर ऊपर से मधु चाटें। अष्टाङ्गहृदय (चि.- १६.१०-१२) में भी ऐसा ही भाव प्रकट किया गया है।

---

१. **'सर्वं चूर्णं'** इति मातृकागत: पाठ:, अस्य स्थाने **'सर्वमेतत्'** इति मुद्रिते चरके।
२. अस्या: पंक्ते: स्थाने मुद्रिते चरके त्वेवं पाठ:- **'मृदितं तं रसं पूतं पीत्वा लिह्याच्च मध्वनु'**।

पीत्वा समधुकर्षांशं चन्दनं तण्डुलाम्बुना।
दाहतृष्णाप्रमेहेभ्यो रक्तस्रावाच्च मुच्यते।। क्षौद्रचन्दनम्।

कर्षांश मधुयुक्त चन्दन का तण्डुलजल से पान करें। यह दाह, तृष्णा, प्रमेह व रक्तस्राव का शमन कर देता है।

क्षौद्रेणातिविषां पिष्ट्वा वत्सकस्य फलत्वचम्।
पीत्वातिसारत: पैत्तान्मुच्यते तण्डुलाम्बुना।। प्रतिविषाद्यम्।

मधु के साथ अतिविषा तथा वत्सक के फल व छाल को पीस कर तण्डुलजल के साथ सेवन करें। इससे व्यक्ति अतिसार व पैत्तिक ज्वर से मुक्त हो जाता है।

लवणोत्तमवह्निकलिङ्गयवांश्चिरिबिल्वमहापिचुमन्दयुतान्।
पिब सप्तदिनं मथितामथितान् यदि मर्दितुमिच्छसि पायुरुहान्।।

लवणपञ्चकम्। (अ.हृ.चि.-८.१६१)

यदि आप अर्शरोग को नष्ट करना चाहते हैं तो इस योग का सात दिन तक पान करें- सैन्धव लवण, चित्रकमूल, इन्द्रजौ, करञ्ज- बीज एवं बकायन (महानिम्ब) के बीज- इनका समभाग चूर्ण बनाकर तक्र में घोलकर पिएं। **मथितामथितान्**- मथितेन तक्रेण सह आमथितान् आलोडितान् इत्यर्थ:।

विडङ्गभल्लातकचित्रकाभया:[१] सनागरास्तुल्यगुडेन सर्पिषा।
अदन्ति[२] ये मन्दहुताशना नरा भवन्ति ते वाडवतुल्यवह्नय:[३]।।

विडङ्गसमकम्।

विडंग, भल्लातक, चित्रक, हरीतकी, पिप्पली एवं शुण्ठी- इन द्रव्यों को समान मात्रा में लेकर चूर्ण बना लें। इस चूर्ण के बराबर मात्रा में गुड मिलाएं और

---

१. '**०भया:**' इति मातृकागत: पाठ:, '**०मृता:**' इति चक्रदत्ते वृन्दमाधवे च।

२. '**अदन्ति**' इति मातृकागत: पाठ: अस्य स्थाने '**लिहन्ति**' इति चक्रदत्ते वृन्दमाधवे च।

३. अयं श्लोको योगशतस्येति चक्रदत्तरत्नप्रभायां निश्चलकर: सूचयति। मुद्रिते योगशतके त्वेष न लभ्यते।

गुड जितना ही घृत मिलाकर सेवन करें। इससे अग्निमान्द्य से ग्रस्त पुरुषों की जठराग्नि वडवाग्नि (समुद्राग्नि) के समान तीव्र हो जाती है।

गुड व घृत की यही मात्रा चक्रदत्तरत्नप्रभाकार निश्चलकर[१] एवं वृन्दमाधव की व्याख्याकुसुमावली टीका के रचयिता श्रीकण्ठ[२] ने नागार्जुन के प्रमाण से निश्चित की है। श्लोकगत पदों का अभिप्राय भी ऐसा ही है।

यहाँ दर्शित 'अभया' के स्थान पर वृन्दमाधव एवं चक्रदत्त में 'अमृता' पाठ है। इन दोनों ग्रन्थों की संस्कृत टीकाओं में उद्धृत नागार्जुन के श्लोक से भी इसी पाठ का समर्थन होता है, परन्तु वैद्यप्रसारक में 'अमृता' से स्थान पर 'अभया' पाठ उपलब्ध है।

नागरातिविषा मुस्ता-पाठाकुटजबालकम्।
सर्वज्वरहरो योगः सर्वातीसारनाशनः।। नागराद्यम्।

(तुलनीयम्- भद्रवर्त्मनः- यो.स., पृ.- २६०)

शुण्ठी, पिप्पली, अतिविषा, मुस्ता, पाठा, कुटज व बालक- इन द्रव्यों के चूर्ण से सभी प्रकार के ज्वर तथा अतिसार नष्ट होते हैं।

दार्वीत्वक्त्रिफलाव्योष-विडङ्गमयसो रजः।
मधुसर्पियुतं लिह्यात् कामलापाण्डुरोगवान्।। दार्व्याद्यम्।

(च.चि.- १६.९७)

दार्वीत्वक् (दारुहल्दी की छाल[३]), त्रिफला, त्रिकटु, विडंग तथा लोहचूर्ण- समभाग में लिये गये इन द्रव्यों के चूर्ण में मधु-घृत मिलाकर सेवन करने से कामला व पाण्डुरोग का शमन होता है।

त्रिफला द्वे हरिद्रे च कटुरोहिण्ययोरजः।
चूर्णितं मधुसर्पिर्भ्यां स लेहः कामलापहः।। त्रिफलाद्यम्।

(च.चि. १६.९९)

---

१. द्रष्टव्य- चक्रदत्तरत्नप्रभा, अग्निमान्द्य-चिकित्सा, श्लोक- १४;

२. द्रष्टव्य- वृन्दमाधव-व्याख्याकुसुमावली, अजीर्णाधिकार, श्लोक- १४;

३. दार्व्यास्त्वक्- इति चक्रदत्त-तत्त्वचन्द्रिकायां (पाण्डुरोगचिकित्सायां) शिवदाससेनः।

त्रिफला, हरिद्रा, दारुहरिद्रा, कटुरोहिणी, लोहचूर्ण- इन द्रव्यों के चूर्ण में मधु-घृत मिलाकर सेवन करें। यह लेह कामला रोग को नष्ट करता है।

विडङ्गमाखुकर्णीं च पूतनां च समांशिकाः।
पिबेदुष्णोदकेनैव सर्वक्रिमिनिषूदनम्।
तस्यान्ते काञ्जिकं पेयं लवणाजाजिसंयुतम्।। विडङ्गत्रिकम्।

विडंग, आखुकर्णी, पूतना (अल्प त्वक् वाली हरीतकी)- इन द्रव्यों को समान मात्रा में मिलाकर उष्ण जल के साथ सेवन करने से सभी प्रकार के कृमि नष्ट हो जाते हैं। इस चूर्ण के सेवन के पश्चात् सैन्धव लवण व जीरक सहित काञ्जिक का पान करना चाहिए।

'पूतना' शब्द हरीतकी व गन्धमांसी का वाचक है। यहाँ 'हरीतकी' अर्थ उचित है। भावप्रकाश में भी उदरक्रिमि-चिकित्सा के प्रसंग में हरीतकी का उपयोग बताया है- 'श्वासकासप्रमेहार्शः-कुष्ठशोथोदरक्रिमीन्' (हरीतक्यादिवर्गः, श्लोकसंख्या- २०)

मृगनाभिस्ससूक्ष्मैला लवङ्गकुसुमानि च।
त्वक्क्षीरी चेति लेहोऽयं मधुसर्पिःसमन्वितः।।
वाक्स्तम्भमुग्रं जयति स्वरभ्रंशसमन्वितम्। मृगनाभ्याद्यम्।

मृगनाभि (कस्तूरी), सूक्ष्मैला (छोटी इलायची), लवङ्गकुसुम तथा त्वक्क्षीरी (तवक्षीरी)- इन द्रव्यों को पीसकर मधु-घृत के साथ मिलाकर चाटने से प्रबल वाक्स्तम्भ और स्वरभ्रंश नष्ट हो जाता है।

रसाञ्जनं प्रतिविषा कुटजस्य फलत्वचम्।
धातकी शृङ्गवेरं च षडङ्गं चूर्णमुत्तमम्।।
सर्वातिसारशमनं तण्डुलाम्बुमधुप्लुतम्।
पित्तग्रहणिदोषार्शोरक्तपित्तातिसारनुत्।। षडङ्गम्।

रसाञ्जन, प्रतिविषा, कुटज के फल व छाल, आँवला, धातकी एवं अदरक- इन द्रव्यों का चूर्ण बनायें। इस षडङ्ग चूर्ण में मधु मिलाकर तण्डुलजल के साथ सेवन करें। यह सभी प्रकार के अतिसार, पित्तजन्य विकार, ग्रहणीदोष,

अर्श तथा रक्तपित्त को नष्ट करता है।

हरीतकी-पिप्पली-सैन्धवानां यः कल्कमुष्णेन पिबेज्जलेन।
तस्य प्रणश्यन्ति गदाः शरीरादभागधेयात् पुरुषादिवार्थाः।।

हरीतकीत्रिकम्।

हरीतकी, पिप्पली तथा सैन्धव के कल्क को उष्ण जल से सेवन करें। इससे शरीर के रोग वैसे ही नष्ट हो जाते हैं, जैसे भाग्यहीन पुरुष के अर्थ (धन) नष्ट हो जाते हैं।

सैन्धवातिविषाक्षार-दार्वीचूर्णं समाक्षिकम्।
धारयेत् कण्ठरोगेषु मुखरोगेषु चोत्तमम्।। सैन्धवाद्यम्।

सैन्धव, अतिविषा, क्षार (यवक्षार), तथा दार्वी के चूर्ण में मधु मिलाकर सेवन करने से कण्ठ रोग व मुख रोग नष्ट हो जाते हैं।

पिप्पल्यगरु दार्वीत्वग्यवक्षारं रसाञ्जनम्।
पाठा तेजोवती पथ्या समभागानि कारयेत्।
मुखरोगेषु सर्वेषु क्षौद्रयुक्तं विधारयेत्।। पिप्पल्यष्टकम्।

पिप्पली, अगरु, दार्वीत्वक्, यवक्षार, रसाञ्जन, पाठा, तेजोवती तथा हरीतकी- इन द्रव्यों को समान मात्रा में लेकर चूर्ण बनायें। इस चूर्ण का मधु के साथ सेवन करने से सभी प्रकार के मुख रोग नष्ट हो जाते हैं।

गलग्रह (गला बैठना) की चिकित्सा (यवक्षाराद्य)

यवक्षारवचापाठातार्क्ष्यशैलं सचन्दनम्।
सक्षौद्रं विनिहन्त्याशु सर्वोत्थं च गलग्रहम्।। यवक्षाराद्यम्।

यवक्षार, वचा, पाठा, रसाञ्जन व चन्दन के चूर्ण में मधु मिलाकर सेवन करने से सभी प्रकार के गलग्रह नष्ट हो जाते हैं।

बला मेदा महामेदा दार्वीत्वङ् मधुना सह।
लेहोऽयं सर्वविस्फोट-गलग्रहनिवारणः।। बलामोजाद्यम्।

बला, मेदा, महामेदा एवं दार्वीत्वक्- इन द्रव्यों को मधु के साथ लें। यह लेह सभी प्रकार के विस्फोट (छाले) तथा गलग्रह (गला बैठना) का निवारण करता है।

गृहधूमो यवक्षार: पाठा व्योषं रसाञ्जनम्।
तेजोह्वा त्रिफला लोहं चित्रकं चेति चूर्णयेत्।।
सक्षौद्रं धारयेदेतद् गलरोगनिवारणम्।
कालकं नाम तच्चूर्णं दन्तास्यगलरोगनुत्।। (च.चि.-२६.१९४-१९५)

गृहधूम: यवक्षार: पाठा मरिचं पिप्पली शुण्ठी प्रतिक.१, रसाञ्जनं तेजोवती हरीतकी आमलकं बिभीतकम् अगरु चित्रकं प्रतिधा. २, माक्षिकप. १, **कालकं चूर्णम्।**

गृहधूम (रसोई-घर का धुआं), यवक्षार, पाठा, सोंठ, मरिच, पिप्पली, रसाञ्जन (रसौंत), तेजबल, हरड़, बहेड़ा, आँवला, अगरु तथा चित्रक की छाल के एक-एक तोले भर चूर्ण में थोड़ा-सा मधु मिलाकर मुख में रखें और धीरे-धीरे चूसें। इससे गलरोग नष्ट होता है। इस चूर्ण का मञ्जन करने से दन्त, मुख तथा कण्ठ के रोग नष्ट हो जाते हैं।

सौवर्चलमजाजी च शर्करा मरिचानि च।
क्षौद्रेण युक्तो लेहोऽयं श्रेष्ठश्छर्दिनिवारण:।। सौवर्चलाद्यम्।
(भेडात्- यो.स., पृ.- ४०४)

सौवर्चल लवण, अजाजी (जीरा), शर्करा व मरिच के चूर्ण में मधु मिलाकर लेह बनायें। यह छर्दि को नष्ट करने वाला श्रेष्ठ योग है।

दाडिमस्य च बीजानि मरिचं[१] नागकेसरम्।
पिप्पली शर्करा क्षौद्रं लेहश्छर्दिनिवारण:।। दाडिमाद्यम्।

अनार के बीज, काली मिर्च, नागकेशर एवं पिप्पली के चूर्ण को शर्करा

१. **'मरिचं'** इति मातृकासु पाठ:, अस्य स्थाने **'जीरकं'** इति चक्रदत्ते 'चन्दनं' इति चाभिनवनावनीतके बालरोग-चिकित्सायां पठ्यते।

एवं मधु के साथ चटाने से छर्दिरोग दूर हो जाता है।

वृद्धदारुरजनीद्वयकुष्ठं निम्बपत्रघनचन्दनयुक्तम्।
नाशयन्ति पलितं कफरोगान्मूर्धकण्ठगुदमार्गरुजाश्च।
शूलकासमदमोहविबन्धं सप्तरात्रमशितं च निहन्यात्।। (स्वागतावृत्तम्)

वृद्धदारुसप्तकम्।

वृद्धदारु, दोनों हरिद्रा, कुष्ठ, निम्बपत्र, मुस्त तथा चन्दन का चूर्ण पलित, कफ रोग, सिर, कण्ठ व गुदा के रोग, शूल, कास, मद, मोह तथा विबन्ध को एक सप्ताह में ही नष्ट कर देता है।

आमाशयगते वाते छर्दिताय[१] यथाक्रमम्।
देयष्षड्धरणो योगः किञ्चिदुष्णेन वारिणा।।
चित्रकेन्द्रयवाः पाठा कटुकातिविषाभया।
[२]**महाव्याधिप्रशमनो योगः षड्धरणः स्मृतः।।** (सु.चि.- ४.३-४)

वात के आमाशयगत होने पर छर्दन करवाकर कोष्ण जल के साथ षड्धरण चूर्ण देना चाहिए। षड्धरण चूर्ण में प्रयुक्त होने वाले छः औषधीय द्रव्य इस प्रकार हैं- चित्रक, इन्द्रजौ, पाठा, कटुका, अतिविषा एवं अभया- यह षड्धरण योग वातव्याधि का शमन करने वाला कहा गया है।

जेज्जट के अनुसार इन सबको एक-एक कर्ष लेकर चूर्ण बनाया जाता है तथा प्रतिदिन एक कर्ष चूर्ण का सेवन किया जाता है। (द्रष्टव्य- चक्रदत्तरत्नप्रभा, पृ. ३४४) महाव्याधि से यहाँ मेदोयुक्त वातरोग समझना चाहिए (डल्हणटीका)। वंगसेन-संहिता में षड्धरण के विषय में कहा गया है-

योगेऽस्मिन् भिषजा ग्राह्याः षण्णां षड् धरणाः पृथक्।
दिनेषु षट्सु दातव्यास्तेन षड्धरणः स्मृतः।। (वंग.- ६०.८१)

---

१. **छर्दितस्य**- हस्त.पु., **छर्दिताय**- च.र., **छर्दयित्वा**- सुश्रुते।

२. '**महाव्यधि०**' इति मातृकासु पाठः, सुश्रुते त्वस्य स्थाने '**वातव्यधि०**' इति दृश्यते। तत्राह डल्हणः- 'अन्ये तु महाव्याधिप्रशमन इति पठन्ति, महाव्याधिरिह मेदोयुतोऽनिलो नान्यः'।

अर्थात् इस योग में प्रयुक्त छ: द्रव्यों को एक-एक धरण (४-४ माशा/ १-१ कर्ष से कुछ कम) परिमाण में लेकर चूर्ण बनाना चाहिए और उसका छ: दिन तक सेवन कराना चाहिए।

दीप्यकं मरिचं कृष्णा विडङ्गं सुरदारु च।
दहनं शतपुष्पाश्च ग्रन्थिकं सैन्धवं तथा।।
समभागानि सर्वाणि पथ्याभागं च पञ्च च।
अभयाद्विगुणा शुण्ठी तत्समं वृद्धदारुकम्।
सुसूक्ष्मचूर्णं द्विगुणं गुडेन सह योजितम्।।
अथवोष्णाम्बुना पीतं दीपनं क्रिमिनाशनम्। (दीप्यकादिचूर्णम्)

दीप्यक (अजमोदा), काली मिर्च, पिप्पली, विडंग, देवदारु, चित्रक, शतपुष्पा (सौंफ), ग्रन्थिक (पिप्पलीमूल) एवं सैन्धव लवण- इन द्रव्यों को समान मात्रा में एक-एक कर्ष लें। पाँच कर्ष हरीतकी लें, इससे दोगुना शुण्ठी एवं दोगुना ही वृद्धदारुक लें और सूक्ष्म चूर्ण बना लें। इस चूर्ण को उचित मात्रा में दोगुना गुड मिलाकर उष्णजल के साथ सेवन करें। यह चूर्ण अग्निदीपन तथा क्रिमिनाशक होता है।

सामावलानिलकटिग्रहगृध्रसीश्च
दुर्नामपृष्ठनखभेदविपादिकाश्च।
पाण्डुस्वरक्षयगुदस्ति कफानिलांश्च
गुल्माढ्यवाततुजपर्वरुगग्निसादान्।। (वसन्ततिलकावृत्तम्)
सश्वासकासार्दितजानुभेदमानाहमेकाङ्गगतां रुजञ्च।
भग्नास्थ्युदावर्त्तकपार्श्वशूलमेतं जयत्यग्निबलं करोति। अजमोदाद्यम्।

इसी पूर्वोक्त चूर्ण का गुणवर्णन करते हुए आगे कहते हैं कि- आमवात, कटिग्रह, गृध्रसी (सायटिका), दुर्नाम (बवासीर) पृष्ठभेद, नखभेद, विपादिका (बिवाई), पाण्डु, स्वरक्षय, गुदरोग, ...कफवातजन्य गुल्म, आढ्यवात रोग, सन्धिगत दोष, अग्निमांद्य, श्वास रोग, कास आनाह, एकांगगत रोग,

अस्थि भग्न, उदावर्त्त तथा पादशूल आदि नष्ट होते हैं। यह जठराग्निवर्धक व बलकारक होता है।

इस योग को चन्द्रट ने योगरत्न-समुच्चय के चूर्णाधिकार में प्रस्तुत किया है, वहाँ **तन्त्रान्तराद् आमवाते अजमोदादिचूर्णम्-** ऐसा उल्लेख है। चन्द्रट द्वारा प्रस्तुत अजमोदादि चूर्ण घटक द्रव्यों की दृष्टि से वैद्य-प्रसारक वाले इस अजमोदादि चूर्ण से अभिन्न ही है, परन्तु भिन्न छन्द एवं भिन्न शब्दावली में प्रस्तुत किया गया है। चन्द्रट द्वारा उद्धृत इसी योग को चक्रदत्त ने आमवात-चिकित्सा में 'अजमोदादि वटक' नाम से प्रस्तुत किया है[१]। अज्ञातकर्तृक रचना योगरत्नाकर में भी आमवात-चिकित्सा में अजमोददादि चूर्ण वर्णित है। इसके सभी घटक द्रव्य समान ही हैं, परन्तु यह वैद्यप्रसारक एवं योगरत्नसमुच्चय- इन दोनों से ही भिन्न शब्दावली एवं आनुपूर्वी में अनुष्टुप् छन्द द्वारा प्रस्तुत किया गया है[२]।

---

१. अजमोदमरिचपिप्पलिविडङ्गसुरदारुचित्रकशताह्वाः।
सैन्धवपिप्पलिमूलं भागा नवकस्य पलिकाः स्युः।।
शुण्ठी दशपलिका स्यात्पलानि तावन्ति वृद्धारुकस्यापि।
अभयापलानि पञ्च तच्चूर्णं कारयेत् श्लक्ष्णपिष्टम्।।
समगुडवटकानदतस्च्चूर्णं वा कोष्णवारिणा पिबतः।
नश्यन्त्यामानिलजाः सर्वे रोगाः सुदारुणाः शीघ्रम्।।
विश्वाचीप्रतितूनीतूनीरोगाश्च गृध्रसी चोग्रा।
कटिपृष्ठगुदस्फुटनं स्फुटनं चैवास्थिजङ्घयोस्तीव्रम्।।
श्वयथूदरपाण्डुरोगा ये चान्ये श्लेष्मवातजा रोगाः।
सर्वे प्रयान्ति नाशं तम इव सूर्यांशुभिर्ध्वस्तम्।।
क्षुद्बोधमरोगित्वं स्थिरयौवनतां च वलिपलितनाशम्।
(कुरुते च तदभ्यासाद् बहूनन्यानपि गुणांश्चैव।।) (यो.स. पृ. ११०)

२. अजमोदा विडङ्गानि सैन्धवं देवदारु च।
चित्रकः पिप्पलीमूलं शतपुष्पा च पिप्पली।।१।।
मरिचं चेति कर्षांशं प्रत्येकं कारयेद् बुधः।
कर्षास्तु पञ्च पथ्याया दश स्युर्वृद्धदारकात्।।२।।
नागराच्च दशैव स्युः सर्वाण्येकत्र चूर्णयेत्।

चूर्णं प्रस्थं शतावर्याः प्रस्थं गोक्षुरकस्य च।
वाराह्या विंशतिपलं गुडूच्याः पञ्चविंशतिम्।।
भल्लातकानां द्वात्रिंशच्चित्रकस्य दशैव च।
तिलानां शोधितानां तु प्रस्थं दद्यात् सुचूर्णितम्।।
त्र्यूषणस्य पलान्यष्टौ शर्करायाश्च सप्ततिम्।
माक्षिकं शर्करार्द्धेन माक्षिकार्द्धं तु सर्पिषः।।
शतावरीसमं देयं विदारीकन्दचूर्णकम्।
सर्वमेकीकृतं श्लक्ष्णस्निग्धभाण्डे निधापयेत्।।
पलार्द्धमुपभुञ्जीत यथेष्टं चात्र भोजनम्।
एष समाप्रयोगेण जरां हन्ति रुजस्तथा।।
वलिपलितखालित्य-प्लीहषाण्ढ्याान्ध्यपीनसान्[१]।
क्षयं चापि महाव्याधिं पञ्च कासांश्च दारुणान्।।
अशीतिं वातजान् रोगांस्तदर्धेन च पैत्तिकान्।
विंशतिं श्लैष्मिकांश्चापि प्रमेहांश्चापि विंशतिम्।।
अष्टौ च मूत्रकृच्छ्राणि मूत्रदोषांस्त्रयोदश।
एतानेष कृतो हन्ति वृक्षमिन्द्राशनिर्यथा।।
स काञ्चनाभो मृगराजवीर्यस्तुरङ्गमाणामपि तुल्यवेगः।
सुहृष्टपुष्टाङ्गबृहच्छरीरो नारीशतं गच्छति हर्षयुक्तः।।
पुत्रान् जनयते वीरान्नरसिंहसमान् दृढान्।
नारसिंह इति ख्यातस्त्रिषु लोकेषु पूजितः[२]।।

(तन्त्रान्तरात्- यो.स., पृ.- १४१)

पिबेत्कोष्णजलेनैतच्चूर्णं श्वयथुनाशनम्।।३।।

(योगरत्नाकर, आमवात-चिकित्सा, पृ.- ५६७)

१. इतः परं चन्द्रटकृते योगरत्नसमुच्चये चक्रदत्ते गदनिग्रहे चायं श्लोको दृश्यते-
हन्त्यष्टादश कुष्ठानि तथाष्टावुदराणि च। भगन्दरं मूत्रकृच्छ्रं गृध्रसीं सहलीमकम्॥
२. तुलनीय- नारसिंहचूर्णम्, गद. चूर्णाधिकार, श्लोकसंख्या- २५६-२६५;

शतावरी गोक्षुरकं प्रतिप.२६, वाराहीप.२०, गुडूचीप.२५, भल्लातकप.३२, चित्रकप.१०, लुञ्चितशुद्धतिलप.१६, मरिचं शुण्ठी पिप्पली प्रतिप.२, तो.२, धा.४, सितशर्कराप.७०, माक्षिकप.३५, घृतप.१७, क.२, विदारीप.१६, **नारसिंहम्।**

शतावरी और गोखरू का चूर्ण प्रत्येक २६ पल, वाराहीकन्द का चूर्ण २० पल, गिलोय का चूर्ण २५ पल, शोधित भल्लातकफल का चूर्ण ३२ पल, चित्रक की छाल का चूर्ण १० पल, शोधित तिलों का चूर्ण १६ पल, त्रिकटुचूर्ण ८ पल, शर्करा ७० पल, मधु ३५ पल, घृत १७ पल लें। इसमें शतावरी चूर्ण के समान (२६ पल) ही विदारीकन्द का चूर्ण भी डालें और इन सबको आलोडित कर घृतस्निग्ध पात्र में भर कर रख दें। इस 'नारसिंह रसायन को आधा पल मात्रा में प्रतिदिन लें और ऊपर से दुग्धपान करें।

इसके सेवन काल में अपनी इच्छा के अनुसार भोजन करें। इस चूर्ण का एक मास तक प्रयोग करने से यह रोगों एवं वृद्धावस्था के प्रभाव नष्ट करता है अर्थात् जराजन्य उपद्रवों को दूर करता है। वलि (मुख में झुर्री पड़ना), पलित (असमय में बालों का पकना), खालित्य (बालों का गिरना/ गञ्जापन), प्लीहावृद्धि, षाण्ढ्य (नपुंसकता), अन्धापन, पीनस (पुराना दुर्गन्ध युक्त नासास्त्रव), भगन्दर तथा मूत्रकृच्छ्र को नष्ट करता है और पथरी का भेदन भी करता है। यह अट्ठारह प्रकार के दुस्साध्य कुष्ठ, आठ प्रकार के उदररोग, बीस प्रकार के प्रमेह, क्षय नामक महाव्याधि, पांच प्रकार के कास, अस्सी प्रकार के वात रोग, चालीस प्रकार के पित्तरोग, बीस प्रकार के श्लैष्मिक रोग, द्विदोषजन्य रोग तथा सान्निपातिक (त्रिदोषजन्य) रोग- इन सभी को ऐसे नष्ट करता है, जैसे इन्द्राशनि (आकाशीय विद्युत्पात) वृक्ष को नष्ट करता है। इस योग के सेवन से मनुष्य स्वर्ण के समान कान्तिमान्, सिंह के समान पराक्रमी, घोड़े के समान वेगवान्, हृष्टपुष्ट व विशालकाय हो जाता है। वह हर्षयुक्त/ रतिशक्त सम्पन्न होकर नरसिंह के समान पराक्रमी वीर पुत्रों को उत्पन्न करता है। वैद्यों द्वारा पूजित यह योग तीनों लोकों में **नारसिंह** नाम से विख्यात है।

अलम्बुषा-गोक्षुरक-त्रिफला-नागरामृताः।
यथोत्तरं भागवृद्धास्तत्समं वृद्धदारुकम्।।
काञ्जिकेन तु तत्पीतं चूर्णं कर्षं यथाविधि।
जीर्णे न परिहारोऽस्य भोजने सर्वकामिकम्।।
यथा गजो मदोन्मत्तस्तथा भ्रमति मानवः।
रोगैर्विवर्जितः श्रीमान् रश्मिमानिव भास्करः।।
अशीतिं वातजान् रोगान् चत्वारिंशच्च पैत्तिकान्।
विंशतिं श्लेष्मसम्भूतान् सर्वानेष व्यपोहति।।

(तन्त्रान्तराद् अलम्बुषाद्यम् चूर्णम्- यो.स. पृ.- ११२)

अलम्बुसाक.१, गोक्षुरक.२, त्रिफलाक.३, शुण्ठीप.१, गुडूचीप.१, क.१, वृद्धदारुकप.३, क.३, **अलम्बुसाद्यम्।**

अलम्बुसा (मुण्डी) १ कर्ष, गोखरू २ कर्ष, त्रिफला ३ कर्ष, सोंठ १ पल (४ कर्ष), गिलोय १पल, १ कर्ष (५ कर्ष) लें और इन सबके बराबर (३ पल, ३ कर्ष) वृद्धदारक (विधारा) लें। इन सबका का चूर्ण बनाकर एक कर्ष मात्रा में काञ्जी के साथ विधिवत् सेवन करें। इसके जीर्ण होने पर भोजन के विषय में कोई परिहार (परहेज) नहीं है, यथेष्ट भोजन कर सकते हैं। इस चूर्ण के प्रभाव से मनुष्य बलवान् होकर वैसे ही भ्रमण करता है जैसे मदमस्त हाथी। इसके सेवन से व्यक्ति रोगों से रहित होकर सूर्य के समान कान्तिमान् व शोभासम्पन्न हो जाता है। इस चूर्ण से ८० वातज रोग, ४० पित्तज रोग और २० कफज रोग नष्ट हो जाते हैं। इस प्रकार यह चूर्ण सभी रोगों को दूर करने वाला उत्तम योग है।

यह योग वृन्दमाधव (आमवातचिकित्सा- ३०), चक्रदत्त (आमवात-चिकित्सा- ३५) एवं योगरत्नसमुच्चय (चूर्णाधिकार- पृ.११२) में किञ्चित् शब्दभेद से उपलब्ध होता है। इन में 'वृद्धदारक' के स्थान पर 'श्यामा' पद है-

अलम्बुषागोक्षुरकत्रिफलानागरामृताः। यथोत्तरं भागवृद्ध्या श्यामाचूर्णञ्च तत्समम्।।

(वृन्द. आमवात.- ३०, चक्रदत्त, आमवात.- ३५, यो.स., चूर्णाधिकार- पृ.११२)

'श्यामा' पद यहाँ वृद्धदारक के लिए ही प्रयुक्त हुआ है, ऐसा निश्चलकर एवं शिवदाससेन ने अपनी-अपनी टीकाओं में लिखा है-

अलम्बुषाद्यचूर्णे यथोत्तरं भागवृद्धेयति यद्यत् परं तत्तदेकभागवर्द्धितमित्यर्थः। श्यामा वृद्धदारकः, तत्सममिति मिलितचूर्णसमम्। त्रिफलाया येन क्रमेण भागवृद्धिं कुर्य्यात् तं क्रममाह पथ्याक्षधात्र्य इत्यादि- अयमेव क्रमो वृद्धवैद्यव्यवहारसिद्धो वृन्देनापि लिखितः। (शिवदाससेन टीका)

'ततश्च श्यामयाऽत्र वृद्धदारकनिश्चयोऽपि'। (निश्चलकरटीका)

यहाँ वैद्यप्रसारकगत विवरण में त्रिफला की भागवृद्धि सम्मिलित रूप से मानी है। अर्थात् हरड़, बहेड़ा एवं आँवला- इन तीनों का मिश्रित चूर्ण पूर्ववर्त्ती गोक्षुरचूर्ण से द्विगुण मात्रा में लेना है, परन्तु वृन्द ने पथ्या, अक्ष एवं धात्री के क्रम से प्रत्येक की उत्तरोत्तर भागवृद्धि मानी है-

हरीतक्यक्षधात्रीभिः प्रसिद्धा त्रिफला क्रमात्। प्रत्येकं तेन चामुष्माद्भगवृद्धिर्यथोत्तरम्।।

(वृन्द. आमवात.- ३३)

चक्रदत्त ने भी ऐसा ही माना है-

पथ्याक्षधात्र्यस्त्रिफलाभागवृद्धावयं क्रमः।। (चक्रदत्त, आमवात.- ३७)

शिवदाससेन एवं निश्चलकर ने भी चक्रदत्त का समर्थन किया है। निश्चलकर ने तो यह भी लिखा है कि इसी क्रम से प्रत्येक की ही भागवृद्धि उचित है, क्योंकि रसायन-प्रसङ्ग में चरकाचार्य ने इसी प्रकार की भागवृद्धि का विधान किया है-

जरणान्तेऽभयामेकां प्राग्भुक्ताद् द्वे बिभीतके। भुक्त्वा च मधुसर्पिर्भ्यां चत्वार्यामलकानि च।।
प्रयोजयेत् समासेन त्रिफलाया रसायनम्। जीवेद् वर्षशतं पूर्णमजरोऽव्याधिरेव च।। इति।

(च.चि.- १.३.४२)

इस प्रकार निश्चलकर ने अनेक युक्ति एवं प्रमाणों के साथ विस्तार से चक्रदत्त के मत को ही उचित ठहराया है, परन्तु साथ में- '**वैद्यप्रसारके** तु- अत्र योगे मिलितत्रिफलाया एव भागवृद्धिरिति' इस प्रकार वैद्यप्रसारक का मत भी उद्धृत किया है। निश्चलकर द्वारा प्रस्तुत विवेचन के लिए चक्रदत्त-आमवातचिकित्सा, श्लोक ३५-३७ की रत्नप्रभा टीका द्रष्टव्य है।

पथ्याशटीनागरकं समांशं वाराहिकन्दं द्विगुणं विचूर्ण्य।
चूर्णाद् गुडं तु त्रिगुणं प्रदद्यादर्शांसि सामानिलजानुभेदम्।
त्रिकग्रहं पृष्ठरुजं सशूलं निहन्ति हृद्रोगकफाग्निसादान्।।

वृद्धदारुपञ्चकम्।

हरीतकी, शटी, पिप्पली- इन द्रव्यों को समान मात्रा में लें तथा इन से दोगुना वाराहीकन्द लेकर चूर्ण बनायें। इस चूर्ण को तीन गुना गुड में मिलाएं। इसके सेवन से अर्श, सामवात, जानुभेद, त्रिकग्रह, शूलयुक्त पृष्ठरोग, हृद्रोग, कफजन्य अग्निमान्द्य नष्ट हो जाता है।

गुडूचिशुण्ठ्यामलकं समुस्तं सशर्करं क्षौद्रसमन्वितं वा।
युञ्ज्यात् सदा व्याधिशताभिभूतो वातासृगुच्छूनितसर्वगात्रः।।
वृषः स्थिरः काञ्चनराशिगौरो बलान्वितो मुक्तजराविकारः।
अक्षीणरेता गुणसन्नियुक्तो मेधाश्रुतज्ञानधरोऽतिकामः।।
यावन्ति वर्षाण्युपयोगमस्य तावच्छतं जीवति कृष्णकेशः।
न चान्नपानेषु नियन्त्रणास्य न चातपे नाध्वनि मैथुने वा।
भुक्तेऽप्यभुक्तेऽप्यथवाप्यजीर्णे स्यात् कामचारी च तथा विहारी।।

गुडूचीपञ्चकम्।

गुडूची, शुण्ठी, आँवला, मुस्ता- इन द्रव्यों में शर्करा एवं मधु मिलाकर सेवन करने पर सैकड़ों व्याधियाँ, वातरक्त एवं सर्वशरीर की सूजन से ग्रस्त व्यक्ति निरोग होकर शुक्रसम्पन्न, स्वर्ण तुल्य कान्तियुक्त, बलवान्, ज्वर-विकारों से मुक्त, वीर्यवान्, तीक्ष्ण बुद्धि युक्त, श्रुतिधर, अतिकाम (रतिशक्ति से सम्पन्न) हो जाता है। व्यक्ति इस चूर्ण का जितने वर्षों तक प्रयोग करता है उतने सौ वर्षों तक कृष्ण केश वाला होकर स्वस्थ रूप में जीता है। इस चूर्ण के प्रयोगकाल में अन्न-पान, आतपसेवन, मार्गचलन, मैथुन, भुक्त, अभुक्त या अजीर्ण आदि के विषय में परहेज का बन्धन नहीं है अर्थात् इसके सेवनकाल में व्यक्ति यथेष्ट आहार-विहार कर सकता है।

त्र्यूषणं त्रिफला चैव चविका चित्रकं तथा।
सैन्धवं कृष्णलवणं गृहधूमो रसाञ्जनम्।।
कासीसं स्वर्जिकाक्षारं यवक्षारसमायुतम्।
गलग्रहोपजिह्वास्य-वैरस्यारुचिनाशनम्।। त्र्यूषणाद्यम्।

त्र्यूषण/त्रिकटु (शुण्ठी, पिप्पली, मरिच), त्रिफला, चव्य, चित्रक, सैन्धव लवण, कृष्णलवण, गृहधूम, रसाञ्जन, कासीस, स्वर्जिकाक्षार व यवक्षार का चूर्ण गलग्रह, उपजिह्वा (जिह्वा के नीचे उभरने वाला विकृत मांसखण्ड), मुखवैरस्य तथा अरुचि को नष्ट कर देता है।

त्र्यूषणेन्द्रयवा रोध्रं सप्ताह्वं पद्मकं मदा।
त्राणीभूनिम्बदुःस्पर्शाः सर्जबिल्वरसाञ्जनम्।।
पटोलमूलं फलिनी[1] शारिवा क्रिमिजिद् घनम्।
कपित्थातिविषानिम्बगुडूचीचन्दनोत्पलम्।।
कार्षिकं द्विपिचुर्वह्निर्द्विपलं[2] कुटजत्वचः।
चूर्णं ज्येष्ठाम्बुना पीतं ज्वरासृक्पित्तपायुजान्।
गुल्मानाहमतीसारं जयेत् पावकदीपनम्।।

मरिचं पिप्पली शुण्ठी इन्द्रयवाः रोध्रं सप्तच्छदः पद्मकं धातकीपुष्पं त्रायमाणा भूनिम्बं दुरालभा सर्जरसः बिल्वमज्जा रसाञ्जनं पटोलमूलं प्रियङ्गु शारिवा विडङ्गं मुस्तं कपित्थमज्जा अतिविषा निम्बं गुडूची चन्दनम् उत्पलपत्राणि प्रतिक. १, चित्रकक. २, वत्सकत्वक्प. २, **द्वितीयं त्र्यूषणाद्यम्।**

त्र्यूषण (मरिच, पिप्पली, शुण्ठी) इन्द्रयव, रोध्र, सप्ताह्व (सप्तपर्ण), पद्मक, मदा (धातकीपुष्प), त्रायन्ती, भूनिम्ब, दुरालभा, सर्जरस, बिल्व, रसाञ्जन, पटोलमूल, प्रियंगु, शारिवा, विडंग, मुस्त, कपित्थमज्जा, अतिविषा, निम्ब, गुडूची, चन्दन, उत्पलपत्र- इन द्रव्यों को एक-एक कर्ष परिमाण में लें।

१. '**फलिनी**' इति शोधितपाठो विवरणानुसारितया, अस्य स्थाने '**त्रिफला**' इति मातृकागतः पाठः।

२. '**०र्द्विपिचुः**' इति मातृकागतः पाठः। '**०र्द्विपलं**' इति शोधितापाठो विवरणानुसारितया।

पुन: इनमें २ कर्ष चित्रक एवं २ पल कुटज की छाल मिलाकर चूर्ण बनायें। इस चूर्ण का तण्डुलजल (चावल के धोवन) के साथ सेवन करें। यह ज्वर, असृक्पित्त (रक्तपित्त), गुदज (अर्श), गुल्म, आनाह व अतिसार को नष्ट करता है और अग्निदीपन होता है।

हरीतकीनागरसैन्धवानां पिबेत चूर्णं मथितेन सार्धम्।
तत्पीतमात्रं तु जयेत कष्टान् सर्वातिसारान् मथितोदनाशी।।

हरीतकीत्रिकम्।

हरीतकी, पिप्पली व सैन्धव के चूर्ण का मथित (तक्र) के साथ सेवन करें। इसके प्रभाव से व्यक्ति शीघ्र ही सभी प्रकार के अतिसार से मुक्त हो जाता है। इस योग के सेवनकाल में मथित (तक्र) व ओदन (भात) पथ्याहार के रूप में लेना चाहिए।

किराततिक्त: षड्ग्रन्था त्रायमाणा कटुत्रिकम्।
चन्दनं पद्मकोशीरं दार्वीकटुकरोहिणी।।
कुटजत्वक्फलं मुस्तं यवानी देवदारु च।
पटोलपत्रनिम्बैला-सौराष्ट्र्यतिविषात्वचम्।।
मधुशिग्रोस्तु बीजानि मूर्वा पर्पटकस्तथा।
पातव्यं मधुना युक्तं तन्मद्येन जलेन वा।।
हृत्पाण्डुग्रहणीदोष-गुल्मशूलारुचिज्वरान्।
कामलां सन्निपातं च मुखरोगांश्च नाशयेत्।। तिक्तकचूर्णम्।

(च.चि- १५. १३७-१४०)

किराततिक्त, षड्ग्रन्था, त्रायन्ती, त्रिकटु, चन्दन, पद्मक, उशीर, दार्वी, कटुरोहिणी, कुटज के फल व छाल, मुस्ता, यवानी, देवदारु, पटोलपत्र, निम्ब, एला, सौराष्ट्री (फिटकरी), अतिविषा, त्वक् (दालचीनी), मधुशिग्रु के बीज, मूर्वा तथा पर्पटक के चूर्ण को मधु मिलाकर चाटें अथवा मद्य या जल के साथ पान करें। यह तिक्तक चूर्ण हृद्रोग, पाण्डु, ग्रहणीदोष, गुल्म, शूल, अरुचि, ज्वर, कामला, सन्निपात तथा मुखरोगों को नष्ट कर देता है।

सालपर्णीं पृश्निपर्णीं बृहतीं कण्टकारिकाम्।
बलां श्वदंष्ट्रां बिल्वानि पाठां नागरधान्यकम्।।
शटीं पलाशं हपुषां वचां जीरकपिप्पलीम्।
यवानीं पिप्पलीमूलं चित्रकं हस्तिपिप्पलीम्।।
वृक्षाम्लं दाडिमं चाम्लं सहिङ्गु विडसैन्धवम्।
प्रयोजयेदन्नपाने विधिना चोपकल्पितम्।।
वातश्लेष्महरो ह्येष गणो दीपनपाचनः। (च.चि- १९.२६-२९)
बल्यो ग्राही रोचनश्च तस्माच्छस्तोऽतिसारिणाम्।। सालपर्ण्याद्यो गणः।

सालपर्णी, पृश्निपर्णी, बृहती, कण्टकारिका, बला, श्वदंष्ट्रा, बिल्व, पाठा, शुण्ठी, धनिया, शटी, पलाश, हपुषा, वचा, जीरक, पिप्पली, वृक्षाम्ल, दाडिम, अम्ल, हिङ्गु, विड लवण व सैन्धव लवण- इन द्रव्यों को विधिवत् उपकल्पित कर अन्नपान में प्रयुक्त करना चाहिए। द्रव्यों का यह समूह वातकफनाशक, दीपन-पाचन, बल्य, ग्राही तथा रोचन होता है। अतः यह यह सालपर्ण्यादि गण अतिसार पीड़ित व्यक्ति के लिए हितकर होता है।

त्रिवृद्विडङ्गं त्रिफला दन्ती कम्पिल्यकं वचा।
गोमूत्रं क्षारसंयुक्तं क्रिमीणां तद्विरेचनम्।। त्रिवृताद्यम्।

त्रिवृता, विडंग, त्रिफला, दन्ती, कम्पिल्ल व वचा के चूर्ण में गोमूत्र व क्षार मिलाकर सेवन करें। यह चूर्ण कृमिविरेचक होता है।

अभया चित्रकं दन्ती कम्पिल्यं कटुरोहिणी।
विडङ्गातिविषाशुण्ठीचूर्णं क्रिमिनिबर्हणम्।
कोष्ठसंस्थे प्रदातव्यं दधिमस्तुसमन्वितम्।। अभयानवकम्।

हरीतकी, चित्रक, दन्ती, कम्पिल्ल, कटुरोहिणी, विडंग, अतिविषा व शुण्ठी- इन द्रव्यों का चूर्ण कृमिनाशक होता है। कोष्ठसंस्थ (उदरगत) क्रिमियों को नष्ट करने हेतु इस चूर्ण को दधिमस्तु के साथ देना चाहिए।

कम्पिल्यकं त्रिवृत्कृष्णा पथ्या दन्तीफलं गुडम्।
विडङ्गं च समांशानि सर्वतुल्याखुकर्णिका।।

तच्चूर्णं सुरया सार्धं पातव्यं गोजलेन वा।
गुल्मपाण्डूदरश्वास-कासश्वयथुपीनसान्।।
हृद्रोगकामलाध्मान-योनिपायुरुजा जयेत्।
मार्गद्वयगतानां च क्रिमीणां तद्विरेचनम्।। कम्पिल्यकाद्यम्।

कम्पिल्ल, त्रिवृत, कृष्णा, हरीतकी, दन्ती, गुड, विडंग- इन द्रव्यों को समान मात्रा में लें तथा इन सबके बराबर मूसाकर्णी लेकर चूर्ण बनायें। इस कम्पिल्लकादि चूर्ण का मद्य, गोमूत्र के साथ सेवन करने से गुल्म, पाण्डु, उदर रोग, श्वास रोग, कास, श्वयथु, पीनस, हृद्रोग, कामला, आध्मान, योनिदोष तथा गुदज रोग तथा दोनों मार्ग के (मुख तथा मलमार्ग के) कृमियों का विरेचन= निस्सारण करता है।

रसाञ्जनं प्रतिविषा मुस्तं कटुकरोहिणी।
शृङ्गवेरं तथा पाठा कुटजस्य फलानि च।।
द्विगुणं तत्र सर्वस्मिन् धातकीपुष्पमुत्तमम्।
दत्त्वा च तानि सर्वाणि सूक्ष्मपिष्टानि कारयेत्।।
पिबेत्तदर्शसां शूले ग्रहण्यां सुरया सह।
पिच्छास्रावे तथा रक्ते पातव्यं तण्डुलाम्बुना।। त्रिरसाञ्जनाद्यम्।

रसाञ्जन, प्रतिविषा, मुस्ता, कटुरोहिणी, शृंगवेर, पाठा व कुटज के फल- इन द्रव्यों का एक-एक भाग लें और इन सबके सकल परिमाण से दो गुना उत्तम धातकीपुष्प मिलाकर सूक्ष्म चूर्ण बनायें। इस चूर्ण का मद्य के साथ सेवन करने से अर्श, शूल तथा ग्रहणीरोग नष्ट होते हैं। इसी प्रकार तण्डुलजल से इस चूर्ण का सेवन करने से रक्तरोग व पिच्छास्राव (चिपचिपे द्रव का स्राव) नष्ट हो जाता है।

पद्मोत्पलस्य मूलानि मधुकं शर्करान्वितम्।
स्रवमाणेषु गर्भेषु गर्भस्थापनमुत्तमम्।। पद्ममूलाद्यम्।

(तन्त्रान्तरात्- यो.स.,पृ.- ५६०)

पद्म (कमल) व उत्पल (नीलकमल) के मूल तथा मधुक (मुलेठी) के चूर्ण में शर्करा मिलाकर सेवन करें। यह गर्भस्राव में उत्तम गर्भस्थापन औषध है।

समङ्गा मधुकं कान्ता रोध्रं नीलोत्पलानि च।
चूर्णं क्षीरेण पातव्यं सर्वोत्थासृग्दरं जयेत्।। समङ्गाद्यम्।

समङ्गा, मधुक (मुलेठी), कान्ता (मञ्जिष्ठा), रोध्र, नीलोत्पल- इन द्रव्यों के चूर्ण का दुग्ध के साथ पान करें। यह चूर्ण सभी प्रकार के असृग्दर (रक्तप्रदर) को नष्ट कर देता है।

गुग्गुलुं त्रिवृतां चैव गवां मूत्रेण पेषयेत्।
निहन्याद् गुल्मरोगं तु चूर्णं भेदनमुत्तमम्।। द्व्यङ्गगुग्गुलुः।

गुग्गुल व त्रिवृता को गोमूत्र के साथ पीसकर सेवन करें। यह चूर्ण गुल्मनाशक व उत्तम भेदन (मलभेद-कारक) होता है।

गुग्गुलुस्त्रिवृता दन्ती शर्करा सैन्धवं वचा।
द्राक्षारसेन पीतं तु गुल्मभेदनमुत्तमम्।। षडङ्गगुग्गुलुः।

(भेडात्[१]- यो.स.पृ.- २९३)

गुग्गुलुसमांशयुक्तम्[२]।

गुग्गुलु, त्रिवृता, दन्ती, शर्करा, सैन्धवलवण, वचा- इन द्रव्यों को समान मात्रा में लेकर चूर्ण बनायें। इसका द्राक्षारस के साथ सेवन करने से गुल्म नष्ट हो जाता है। यह गुल्मनाशक उत्तम योग है। इस योग में छठा भाग गुग्गुलु का होता है अतः इसे 'षडङ्गगुग्गुलु' कहा गया है।

एतच्चूर्णं गुग्गुलुनैव तुल्यं त्वगामयान्नेत्रगदांश्च हन्ति।
निजान् तथागन्तुभवान् व्रणांश्च कुष्ठामयाञ्छ्वित्रभगन्दरांश्च।।
विसर्पमर्शांसि तथोरुसादं गुल्मान् सविद्रध्यलसांश्च नाडीः।
ग्रन्थ्यर्बुदं कण्ठगतांश्च रोगान् निहन्ति दोषान् सह शोणितेन।

---

१. भेलसंहितायामयमंशो न लभ्यते, खण्डितत्वात्।

२. '**गायत्रीसमांश०**' इत्युपलब्धपाठः, '**गुग्गुलुसमांश०**' इति शोधितपाठः।

सर्वाङ्गनामा विनिहन्ति रोगान् स्वस्थस्य चोर्जं च बलं च धत्ते।।

सर्वाङ्गगुग्गुलुः।

इस पूर्वोक्त चूर्ण के साथ समान मात्रा में गुग्गुलु मिलाकर सेवन करें। यह त्वग्दोष, नेत्रदोष, निज व्रण तथा आगन्तुक व्रण, कुष्ठ, श्वित्र, भगन्दर, विसर्प, अर्श, ऊरुसाद (ऊरुस्तम्भ), गुल्म, विद्रधि, अलसरोग, नाडीव्रण (नासूर), ग्रन्थि, अर्बुद, कण्ठगत रोग व रक्तदोष आदि को नष्ट करता है। इस प्रकार यह 'सर्वाङ्गगुग्गुलु' रोगों को दूर कर व्यक्ति को स्वस्थ, बलवान् व ऊर्जावान् बनाता है।

गुग्गुलुपञ्चपलं पलिकांशा मागधिका त्रिफला च पृथक् स्यात्।
त्वक्त्रुटिकर्षयुतं मधुलीढं कुष्ठभगन्दरगुल्मगतिघ्नम्।। (दोधकवृत्तम्)

अष्टाङ्गगुग्गुलुः। (अ.सं.उ.- ३३.४६)

गुग्गुलु ५ पल, पिप्पली व त्रिफला १-१ पल लें। इनमें दालचीनी व एला (छोटी इलायची) १-१ कर्ष मिलाकर चूर्ण बनायें। इस चूर्ण को मधु के साथ चाटने से कुष्ठ, भगन्दर, गुल्म एवं नाडीव्रण नष्ट हो जाते हैं।

मागधिकाग्निकलिङ्गविडङ्गैस्तुल्यधृतैः[१] सवरापलषट्कैः।
गुग्गुलुना सदृशेन समेतैः क्षौद्रयुतैः सकलामयनाशः।। (दोधकवृत्तम्)

द्वितीयोऽष्टाङ्गगुग्गुलुः। (अ.हृ.उ.- २८.३९)

मागधिका (पिप्पली), अग्नि (चित्रक), कलिङ्ग (इन्द्रजौ) एवं विडंग- इन्हें समान मात्रा में (१-१ पल) लें और त्रिफला ६ पल लें। इन सबके बराबर गुग्गुलु मिलाकर मधु के साथ सेवन करें। अष्टाङ्गगुग्गुलु नामक यह योग सभी प्रकार के रोगों को नष्ट कर देता है।

अमृतात्रुटिवेल्लवत्सकं कलिपथ्यामलकानि गुग्गुलुः।
क्रमवृद्धमिदं मधुप्लुतं पिटकास्थौल्यभगन्दराञ्जयेत्।। (वियोगिनीवृत्तम्)

नवाङ्गगुग्गुलुः। (अ.सं.उ.- ३३.४५)

---

१. '**०तुल्यधृतैः**' इति मातृकागतः पाठः, '**०बिल्वधृतैः**' इति मुद्रितेऽष्टाङ्गहृदये पाठः, **स चिन्त्य एव।**

अमृता (गिलोय) १ भाग, त्रुटि (छोटी इलायची) २ भाग, वेल्ल (विडङ्ग) ३ भाग, वत्सक (इन्द्रजौ) ४ भाग, कलि (बिभीतक) ५ भाग, हरीतकी ६ भाग, आमलक ७ भाग, गुग्गुलु ८ भाग लेकर चूर्ण बनायें। इसमें मधु मिलाकर सेवन करने से पिडका, स्थूलता (मोटापा) तथा भगन्दर रोग नष्ट होते हैं।

त्र्यूषणाग्निघनवेल्लवराभिर्भक्षित: समयुतो महिषाक्ष:। (स्वागतावृत्तम्)
आशु हन्ति कफमारुतमेदोदोषजान् बलवतोऽपि विकारान्।।

मरिचं पिप्पली शुण्ठी चित्रकं मुस्तं विडङ्गं हरीतकी आमलकं विभीतकं गुग्गुलु: प्रतिप. १, **दशाङ्गो गुग्गुलु:।**

मरिच, पिप्पली, शुण्ठी, चित्रक, मुस्तक, वेल्ल (विडङ्ग), हरड़, बहेड़ा, आँवला- इन द्रव्यों को एक-एक पल मात्रा में लें और इनमें महिषाक्ष (गुग्गुलु) भी एक पल मात्रा में मिलाकर चूर्ण बनायें। इसके सेवन से प्रबल कफवातजन्य विकार, मेदोविकार (मोटापा आदि) एवं त्रिदोषज विकार नष्ट हो जाते हैं। इस योग में दसवाँ द्रव्य गुग्गुलु है, अत: यह दशाङ्गगुग्गुलु नाम से जाना जाता है।

त्रिफलाचूर्णतुल्यांशो गुग्गुलुर्व्रणहा परम्।
गलगण्डापचीमेह-भगन्दरनिबर्हण:।। त्रिफलागुग्गुलु:।

त्रिफला व गुग्गुलु का चूर्ण व्रण, गलगण्ड, अपची, प्रमेह व भगन्दर रोग को नष्ट कर देता है।

त्रिफलाभागमेकन्तु भागं दद्याच्च गुग्गुलो:।
गुडेन गुलिका: कृत्वा खादेदेकां दिने दिने।।
जीर्णान्ते तत्क्षणे वापि भुञ्जान: सात्म्यभोजनम्।
यथेष्टाहारचेष्टो वा ध्रुवं रोगानिमाञ्जयेत्।।
जठरं ग्रहणीदोषं मन्दाग्निं विषमज्वरम्।
यक्ष्माणं श्वासकासौ वा पार्श्वशूलमरोचकम्।
हन्त्यष्टादश कुष्ठानि रेतोदोषांश्च नाशयेत्।।

हरीतकी आमलकं बिभीतकं प्रतिप. १, गुग्गुलुप. २, गुडप. ५,

पञ्चद्वित्रयभागो गुग्गुलुः।

हरड़, बहेड़ा एवं आँवला एक-एक पल व गुग्गुलु दो पल लें। इन द्रव्यों के चूर्ण में गुड मिलाकर गुलिका बनायें। प्रतिदिन एक-एक गुलिका का सेवन करें। इसके पच जाने पर या तुरन्त बाद भोजन करें। इसके सेवन-काल में यथेष्ट आहार करता हुआ व्यक्ति ग्रहणीदोष, उदररोग, विषमज्वर, यक्ष्मा, श्वास, कास, पार्श्वशूल, अरोचक, १८ प्रकार के कुष्ठ तथा सभी प्रकार के दोषों से मुक्त हो जाता है।

आढ्यवाते अतिश्वासे तथैव च समीरणे।
सर्वदोषप्रशमनो गुग्गुलुः पथ्यया सह।। द्व्यङ्गम्।

पथ्या (हरड़) के साथ गुग्गुलु का सेवन से आढ्यवात (वातरक्त), अतिश्वास एवं सभी दोषों का शमन होता है।

पञ्चमूलस्य महतः क्वाथेन हितभोजिना।
गुग्गुलुः शीलितो हन्ति सर्ववातकफामयान्।। पञ्चमूलिकाः।

बृहत्पञ्चमूल के क्वाथ के साथ गुग्गुलु का शीलन (नित्य सेवन) करने वाले हितभोजी (पथ्याहारी) व्यक्ति के सभी प्रकार के वातज व कफज रोग नष्ट हो जाते हैं।

कर्षार्द्धं त्रुटिकेसरसुपत्रसौवर्चलान्यथो योज्याः।
द्विव...कं यवानी कुटज विडङ्गं वचा शटी।।
ग्रन्थिकचित्रकमूलं द्विर्द्विः पथ्यादलं गुडं द्विगुणम्।
चत्वारि पलानि पुरं कुर्याद् वटकानथाक्षसमान्।।
सततं निष्परिहांरास्तान् सर्वान् भक्षयेदमृततुल्यान्।
चिरकालसमुद्भावानपि वातव्याधीञ्जयत्याशु।।
श्वासं कासं शूलं सपित्तं पीनसं सवैस्वर्यम्।
विद्रधिकुष्ठभगन्दरगुल्मोदरकामलाशोषान्।
गरविषदोषान् सर्वानश्नात्यर्शोविकारांश्च।। षोडशांशो गुग्गुलुः।

आधा कर्ष एला, केसर, तेजपत्र, सौवर्चल ...... यवानी, कुटज, विडंग, वचा, शटी, ग्रन्थिक, चित्रकमूल ...... दो गुना गुड- इन द्रव्यों के वटक बनाकर सेवन करें। यह अमृत तुल्य वटक पुराने वात रोग, पार्श्वरोग, श्वास रोग, कास, शूल, पित्त, पीनस, मुख वैस्वर्य, विद्रधि, कुष्ठ, भगन्दर, गुल्म, उदर रोग, कामला, शोष, विष, दोष .... तथा अर्श विकार को नष्ट करता है।

शशिलेखा पञ्च पलं तावद् गिरिजस्य गुग्गुलोर्दश च।
ताप्यस्य पलत्रितयं द्वे लोहाच्छ्रमणशीर्षाच्च[१]।।
त्रिफलाकरञ्जपल्लवखदिरगुडूचीवचात्रिवृद्दन्ती-
मुस्ताविडङ्गरजनीचतुरङ्गुलवह्निकुटजैश्च।।
पलिकैश्चूर्णितमेतन्मूत्रेण गवां पिबेन्नरः प्रातः।
कुष्ठानि पाण्डुरोगं विषगरगुल्मोदरप्रमेहं च।
उन्मादं सभगन्दरमपस्मृतिश्लीपदकृमिकासं च।।
अरुचिश्वासगलामयहृद्रोगान्नाशयत्येषः।
जयति वलीपलितानि स्वायम्भुव एष भूतले ख्यातः[२]।।

स्वायम्भुवो गुग्गुलुः।

(शैवसिद्धान्तात्कुष्ठे स्वायम्भुवो गुग्गुलुः- यो.स., पृ.-१६०)

शशिलेखा (बाकुची) पाँच पल, शिलाजीत पाँच पल, गुग्गुलु दश पल, स्वर्णमाक्षिक तीन पल, लोहचूर्ण दो पल, मुण्डीचूर्ण दो पल, हरड़, बहेड़ा, आँवला, करञ्जपत्र, खैर, गुडूची, वचा, निशोथ, दन्तीमूल, मोथा, विडङ्ग, हल्दी, अमलतास, चित्रक एवं कुटज- एक-एक पल- इन द्रव्यों का चूर्ण बनाकर गोमूत्र के साथ प्रातः काल पान करें। इससे श्वेतकुष्ठ, पाण्डुरोग, विष, गर, गुल्मरोग, उदररोग, प्रमेह, उन्माद, भगन्दर, अपस्मार, श्लीपद, कृमिरोग,

१. **'लोहाच्छ्रमणशीर्षाच्च'** इति मातृकागतः पाठः। अस्य स्थाने **'लोहाच्छ्रवणिकायाश्च'** इति योगरत्नसमुच्चये दृश्यते।

२. अयं योगः चन्द्रटसंग्रहे (योगरत्नसमुच्चये) गदनिग्रहे च गुटिकाधिकारे किञ्चिद्भेदेन दृश्यते।

कास, अरुचि, श्वासरोग, कण्ठरोग तथा हृदयरोग नष्ट होते हैं। यह वली (मुख पर झुर्री पड़ना), पलित (असमय में बाल पकना) को भी जीत लेता है। यह स्वयम्भू (ब्रह्माजी) द्वारा प्रोक्त होने से भूतल पर स्वायम्भुव योग के रूप में प्रसिद्ध है।

अलम्बुसा लोहचूर्णमनयोर्द्वे पले पले।
पलत्रयं च ताप्युत्थाद्वाकुच्याः पलपञ्चकम्।।
शिलाजतु तयोस्तुल्यं पलानि दश गुग्गुलोः।
सर्वाण्येकत्र सञ्चूर्ण्य गुलिकाः कारयेद् बुधः।।
शाणं कर्षार्द्धकर्षं वा ततः खादेत् प्रयत्नतः।
वातरक्तं च कुष्ठानि श्वित्राणि विविधानि च।।
भगन्दरान् क्षुद्ररोगानर्शांसि ग्रहणीगदान्।
बस्तिजान् शुक्रदोषांश्च पाण्डुतामुदराणि च।।
शोफश्लीपदमानाहं यक्ष्माणं च विशेषतः।
नाडीव्रणान् समग्रांश्च हन्याद्विद्रधिहृद्गदान्।।
वृष्यो बल्यश्च धन्यश्च केश्यो मेधाग्निवर्द्धनः।
आयुर्वर्णकरस्त्वच्यः पुत्रसौभाग्यदस्तथा।।
भग्नसन्धानकृत् प्रोक्तः गर्भपुष्टिकरः परम्[१]।
कालपादेन विख्यातो नाम्ना स्वायम्भुवो भुवि।।

(कालपादात् स्वायम्भुवो गुग्गुलुः- यो.स.पृ.- १६९)

अलम्बुसा शस्त्रचूर्णं प्रतिप.२, वट्टमाक्षिकप.३, सोमराजीप.५, शिलाजतुप.८, गुग्गुलुप.१०, एतत्समस्तं चूर्णयित्वा गुलिकाः कारयेत्। **द्वितीयः स्वायम्भुवो गुग्गुलुः।**

अलम्बुसा दो पल, लोहचूर्ण दो पल, ताप्युत्थ (स्वर्णमाक्षिक) तीन पल, बाकुची पाँच पल, शिलाजतु आठ पल तथा गुग्गुलु दस पल लेकर सभी द्रव्यों

१. **'गर्भपुष्टिकरः परम्'** इत्यस्य स्थाने **'गार्ध्रदृष्टिकरः परः'** इति योगरत्नसमुच्चये (१७० संख्याके पृष्ठे) पाठः।

को अच्छी प्रकार से चूर्ण कर गोलियाँ बनायें। इन गोलियों का शाण, कर्ष अथवा अर्धकर्ष परिमाण में प्रयत्नपूर्वक सेवन करें। यह गुग्गुलु वातरक्त, सभी प्रकार के कुष्ठ, विविध श्वित्ररोग, भगन्दर, क्षुद्ररोग, अर्श, ग्रहणीरोग, बस्तिजन्य रोग, शुक्रदोष, पीलिया, उदररोग, शोफ, श्लीपद, आनाह, यक्ष्मा, सभी प्रकार के नाड़ीव्रण, विद्रधि तथा हृदयरोगों को नष्ट करता है। यह वृष्य, बल्य, धन्य, केश्य, मेधावर्धक, अग्निवर्धक, आयुर्वृद्धिकर, वर्णप्रसादक, त्वच्य, पुत्र देने वाला व सौन्दर्य बढ़ाने वाला है। यह भग्न सन्धानकारक तथा गर्भ को पुष्ट करने वाला है। **कालपाद आचार्य** ने इस गुग्गुलु को स्वायम्भुव नाम से पृथ्वी पर विख्यात किया था।

व्योषत्रिफलात्रिलवणं यवशूकसुवर्चिकानिशायुगलम्।
तालीसपत्रचविका-विडङ्गगजपिप्पलीवह्निः।।
पुष्करमूलयवानीकुलीरशृङ्गी तु काश्मर्यश्च।
त्वक्सूक्ष्मैलाकेसरमेतत्सर्वं विचूर्ण्य समभागम्।।
द्वादश पलानि पुरतो दत्त्वा गुलिकास्ततः कार्याः।
मधुलीढास्ता हन्युः प्लीहानं कुष्ठगुल्महृद्रोगम्।।
हृत्पार्श्वपृष्ठशूलं कासं श्वासं क्षयं शोषम्।
ऊरुष्कम्भगलामयविद्रध्युन्मादकण्डूश्च।
गलगण्डगण्डमाला बाधिर्यं चाक्षिरोगांश्च।।
हन्यादपि च विशेषात्तिमिरं कुरुतेऽनलं प्रचण्डं च।।

अष्टाविंशो गुग्गुलुः।

शुण्ठी, पिप्पली, मरिच, हरड़, बहेड़ा आँवला, सौवर्चल, सैन्धव, विडलवण, यवक्षार, स्वर्जिकाक्षार, हरिद्रा, दारुहरिद्रा, तालीसपत्र, चव्य, विडंग, गजपिप्पली, चित्रक, पुष्करमूल, यवानी, कर्कटशृङ्गी, काश्मर्य, त्वक् (दालचीनी), सूक्ष्मैला (छोटी इलायची), केसर- इन द्रव्यों को समान मात्रा में लेकर चूर्ण बनायें। पुनः इसमें १२ पल गुग्गुलु मिलाकर गुलिका बनायें। इस गुलिका का मधु के साथ सेवन करने से प्लीहा, कुष्ठ, गुल्म, हृद्रोग, पार्श्वशूल,

पृष्ठशूल, श्वास, कास, क्षय, शोष, उरुस्तम्भ, गलरोग, विद्रधि, उन्माद, कण्डू, गलगण्ड, गण्डमाला, बाधिर्य, नेत्ररोग तथा विशेष रूप से तिमिररोग नष्ट हो जाते हैं। यह चूर्ण जठराग्नि को भी दीप्त करता है[१]।

त्र्यूषणं त्रिफलां मुस्तां विडङ्गान्यथ चित्रकम्।
शटयेला पिप्पलीमूलं माक्षिकं देवदारु च।।
तुम्बुरु पौष्करं मूलं चविकातिविषा तथा।
द्वे हरिद्रे विडं कृष्णा यवक्षारः ससन्धैवः।।
हस्तिपिप्ल्यपामार्गाः समभागानि कारयेत्।
गुग्गुलुं द्विगुणं दद्याद् गुलिकास्त्वक्षसम्मिताः।।
भक्षयेत यथाकामं माक्षिकेण समन्वितम्।
मधुमार्द्वीकमैरेयसुराशीधुसुखोदकम्।।
दाडिमाम्बु यवक्षारमनुपाने प्रशस्यते।
एतत्सर्वेषु गुल्मेषु प्लीह्नि सर्वोदरेषु च।।
अर्शोभगन्दरे शोषे तथा क्षतक्षये (?)।
वातव्याधिषु सर्वेषु सर्वेष्वेव व्रणेषु च।।
अष्टादशसु कुष्ठेषु स्त्रीणां क्षीरे च रेतसि।
वातश्लेष्मविकारांश्च जयेदन्यांश्च सर्वशः।।
हिध्मां श्वासं तथा कासं गलगण्डापचीरपि।
हृच्छूलं पार्श्वशूलं च प्रमेहं श्लीपदं तथा।।
चिरज्वरं पाण्डुरोगं स्वरभेदमरोचकम्।
उदावर्त्तमथानाहमान्त्रवृद्धिं क्रिमीन् वमिम्।।
सप्तविंशतिको नाम गुग्गुलुः प्रथितो भुवि।
धन्वन्तरिकृतो ह्येष रोगानीकविनाशनः।।

मरिचं पिप्पली शुण्ठी हरीतकी आमलकं बिभीतक मुस्तं विडङ्ग

१. यहाँ अष्टाविंशगुग्गुलु इस नामकरण के अनुसार २८ द्रव्य होने चाहिए, परन्तु २६ द्रव्य ही हैं। अतः अर्थ पर पुनर्विचार अपेक्षित है।

चित्रक: शटी एला पिप्पलीमूलं माक्षिकं देवदारुकाष्ठं तुम्बुरुफलानि पुष्करमूलं चविकातिविषा दारुहरिद्रा पिण्डहरिद्रा विडलवणं पिप्पली यवक्षार: सैन्धवलवणं हस्तिपिप्पली अपामार्ग: प्रतिक. २, गुग्गुलुप. २६, कर्षप्रमाणा: गुलिका: कार्यास्ता: माक्षिकेण सह भक्षयित्वा मद्यादीनामेकतमं पिबेत्। **सप्तविंशतिगुग्गुलु:।**

त्रिकटु (काली मिर्च, पिप्पली, सोंठ), त्रिफला (हरड़, आँवला, बहेड़ा), मुस्ता, विडंग, चित्रक, शटी, एला, पिप्पलीमूल, माक्षिक, देवदारु, तुम्बुरु, पुष्करमूल, चव्य, अतिविषा, हरिद्रा, दारुहरिद्रा, विड लवण, पिप्पली, यवक्षार, सैन्धव लवण, हस्तिपिप्पली, अपामार्ग- इन द्रव्यों को समान मात्रा में लेकर दोगुना गुग्गुलु मिलाएं। इस चूर्ण में मधु मिलाकर सेवन करें। मधु, मार्द्वीक, मैरेय, सुरा, शीधु, कोष्ण (कोसा) जल, दाडिमरस- इनमें से किसी एक को अनुपान के रूप में लें। यह चूर्ण सभी प्रकार के गुल्म, प्लीहरोग, उदररोग, अर्श, भगन्दर, शोष, सभी प्रकार की मलक्षय, वातव्याधि, सभी प्रकार के व्रण, अट्ठारह प्रकार के कुष्ठ, स्तन्यदोष, वीर्यदोष व वातकफ- विकार को नष्ट कर देता है। इसी तरह इसके सेवन से हिध्मा, पार्श्वशूल, प्रमेह, श्लीपद, पुराना ज्वर, पाण्डुरोग, स्वरभेद, अरोचक, उदावर्त्त, आनाह, अन्त्रवृद्धि, कृमि व वमन आदि रोग नष्ट हो जाते हैं। यह धन्वन्तरि कृत सप्तविंशतिक नामक गुग्गुलु रोगों को नष्ट करने के लिए धरती पर विख्यात है। २६ ओषधियों के साथ गुग्गुलु मिलाने से इस योग का नाम 'सप्तविंशति गुग्गुलु' है

रास्नामृतैरण्डसुराह्वविश्वं तुल्यं पुरेणाथ विमर्द्य खादेत्।
वातामयी कर्णशिरोगदी च नाडीयुतश्चैव[1] भगन्दरी च[2]।।

(रास्नाद्यो गुग्गुलु:- यो.स.,पृ.- १६३, वंग.- ३४.४१)

रास्ना गुडूची एरण्डमूलं देवदारुकाष्ठं शुण्ठी प्रतिप.१, [3]धूपप.५,

१. **'नाडीयुतश्चैव'** इति मातृकागत: पाठ:, **'नाडीव्रणी चैव'** इति वंगसेनसंहितायाम्।
२. अयं योगो गदनिग्रहे गुटिकाधिकारे (२६६ पृष्ठे) अपि दृश्यते।
३. **'धूप:'** देवधूप: (गुग्गुलु:) इत्यर्थ:।

रास्नाद्यो गुग्गुलुः।

रास्ना, गुडूची, एरण्डमूल, देवदारु एवं सोंठ- इन द्रव्यों को १-१ पल लेकर चूर्ण बनायें। इस चूर्ण के बराबर शुद्ध गुग्गुलु मिलाकर (घृत के साथ) मर्दन करें और वटी बनायें। वातरोगी, कान तथा शिर का रोगी, नाडीव्रण (नासूर) से पीड़ित रोगी तथा भगन्दर का रोगी इस वटी का सेवन करे।

व्योषं सग्रन्थिकं पथ्या चित्रकं जीरकद्वयम्।
अजमोदा यवानी च वचा चव्यमवल्गुजम्।।
लवणत्रितयं क्षारः समभागानि कारयेत्।
द्रव्याण्येतानि यावन्ति तावत्संशुद्धगुग्गुलुः।।
पलार्धसम्मितं चात्र योजयेदम्लवेतसम्।
गुलिकैषा हिता वाते सामे सन्ध्यस्थिमज्जगे।।
दृढी करोति भग्नं च जठरानलदीपनी।
पूजिता देवदेवेन कालपादेन शम्भुना।।

(कालपादाद् वातव्याधौ व्योषाद्यो गुग्गुलुः- यो.स., पृ.- १६०)

मरिचं पिप्पली शुण्ठी पिप्पलीमूलं हरीतकी चित्रकः जीरकं श्वेतजीरकं ब्रह्मोषाबीजं यवानी वचा चविका सोमराजी सैन्धवलवणं कृष्णलवणं विडलवणं यवक्षारः प्रतिप.१, गुग्गुलुधूपप.१७, अम्लवेतरसक.२, **कालपादोक्त-गुग्गुलुः।**

सोंठ, पिप्पली, मरिच, पिप्पलीमूल, हरड़, चित्रक, कालाजीरा, सफेदजीरा, अजमोदा, अजवायन, वचा, अवल्गुज (वाकुची), सैन्धव लवण, सौवर्चल लवण, विड लवण, स्वर्जिकाक्षार एवं यवक्षार- इन द्रव्यों को सम भाग (एक-एक पल) लेकर सूक्ष्म चूर्ण बनायें और इन सबके बराबर गुग्गुलु मिलाएं। इस चूर्ण में आधा पल अम्लवेतस मिलाकर गुटिका बनायें। यह गुटिका आमवात, सन्धिगत, अस्थिगत तथा मज्जागत वात में हितकर है। यह भग्न अंग को जोड़ देती है और जठराग्नि को प्रदीप्त करती है। यह गुटिका

देवाधिदेव कालपाद (भगवान् शंकर) द्वारा पूजित है अर्थात् शंकर जी ने इसकी प्रशंसा की है।

गुग्गुलुकुडवादर्द्धं ककुभत्वगयोरजो विडङ्गानि[१]**।**
भल्लातकगोक्षुरके त्रिवृता त्रिफला ततोऽर्धेन।। (आर्यावृत्तम्)
कृत्वैतां[२] **गुलिकां यथेष्टचरितः षण्मासयोगात् पुमान्,**
सव्याधीन् सभगन्दरान् सपिटकानर्शांसि दुष्टव्रणान्।
खालित्यं पलितं जरामपि ततो निर्जित्य दीप्तानलः,
सौभाग्याप्तसुखो निरामयतनुः जीवेत्समानां शतम्।।(शार्दूलविक्रीडितम्)

(तन्त्रान्तराद् गुग्गुलुगुटिका- यो.स., पृ.- १६२)

गुग्गुलुप.४, अर्जुनवृक्षत्वक् अयोरजः विडङ्गं प्रतिप.२, भल्लातकं गोक्षुरकं त्रिवृता हरीतकी आमलकं विभीतकं प्रतिप.१, **गुडगुग्गुलुः।**

गुग्गुलु एक कुडव (चार पल), ककुभत्वक् (अर्जुन वृक्ष की छाल), लोहचूर्ण एवं विडङ्ग आधा-आधा कुडव (दो-दो पल), शुद्ध भल्लातक, गोखरू, निशोथ, हरड़, बहेड़ा एवं आँवला चौथाई कुडव (एक-एक पल)- इनमें गुग्गुलु को छोड़कर पहले शेष द्रव्यों का चूर्ण बनायें, तदनन्तर गुग्गुलु को चार गुना जल में पकाकर गाढा कर लें और इसमें उक्त चूर्ण डालकर गुटिका बना लें।

इस गुटिका का छः मास तक प्रयोग करने से भगन्दर, पिटक, अर्श एवं दुष्टव्रण आदि व्याधियाँ नष्ट हो जाती हैं। यह योग खालित्य (गंजापन), पलित (केशों का पकना) तथा जरावस्था के प्रभाव को नष्ट कर जठराग्नि को प्रदीप्त करता है और शरीर को सौन्दर्यसम्पन्न बना देता है। इसके सेवन से मनुष्य

१. '**गुग्गुलुगुडयोरर्धपलं ककुभत्वगयोरजो विडङ्गानि**' इति मातृकागतः पाठः। अयञ्च भ्रष्टपाठ एव इति योगरत्नसमुच्चयस्य गदनिग्रहस्य चावलोकनेन ज्ञायते। विवरेणनाप्येतस्य भ्रष्टत्वं संकेतितं भवति। अतोऽस्माभिरस्य स्थाने- '**गुग्गुलुकुडवादर्द्धं ककुभत्वगयोरजो विडङ्गानि**' इति योगरत्नसमुच्चयानुसारी पाठः उपरि न्यस्तः।

२. '**कृत्वैतां**' इति मातृकागतः पाठः, अस्य स्थाने '**भुक्त्वैतां**' इति योगरत्नसमुच्चये गदनिग्रहे च दृश्यते।

निरोग होकर सुखपूर्वक सौ वर्ष तक जीता है। गुड अर्थात् गुटिकारूप गुग्गुलु होने से इसका नाम 'गुडगुग्गुलु' है। इस नाम में 'गुड' शब्द देखकर प्रस्तुत योग में गुड द्रव्य के होने की भ्रान्ति नहीं करनी चाहिए।

यह योग चन्द्रटकृत योगरत्न-समुच्चय एवं सोढलकृत गदनिग्रह में इस प्रकार है-

गुग्गुलुकुडवादर्द्धं ककुभत्वगयोरजो विडङ्गानि।
भल्लातकगोक्षुरकौ त्रिवृता त्रिफला द्वितीयार्धम्।।

(यो.स. गुटिकाधिकार, पृ.- १६२, गद. गुटिकाधिकार, श्लोक- ५१५)

त्रिफलातिविषादारु-दार्वीमुस्ताटरूषकैः।
खदिरासननक्ताह्वागुडूचीनृपनामकैः।।
भूनिम्बनिम्बकटुका-कलिङ्गकुलकै समैः।
क्वाथं कृत्वा ततः पूतं शीतमष्टगुणेऽम्भसि।।
गुडूच्याः कारयेत्क्वाथमर्धे शिष्टेऽथ वारिणि।
क्षिप्त्वा पुरं नवे भाण्डे स्थापयेद्रजनीमथ।।
आतपेनैव तीव्रेण कौशिकं परिशोषयेत्।
षड्गुणेन तु सप्ताहं शिलाजतुसमन्वितम्।।
संशुष्कस्य पलान्यष्टौ समादाय विचक्षणः।
ताप्यचूर्णात्पलं चैकं द्विपलं मधुसर्पिषोः।।
एकीकृते तु संक्षोद्य[१] लिह्यात्तं त्रिफलाम्बुना।
तनुना मुद्गयूषेण जाङ्गलानां रसेन वा।।
जीर्णे यूषेण भुञ्जीत पुराणं षष्टिकोदनम्।
यथायोगं यथासात्म्यं रसैर्यूषैश्च संस्कृतैः।।
त्रिसप्ताहप्रयोगेन वातरक्तं सुदारुणम्।
निहन्ति वीर्यतः शीघ्रं कुष्ठरोगं व्रणानपि।
छिन्नं भिन्नं च सन्धत्ते दरिद्र इव कन्थडीम्[२]।।

(भेडात् कुष्ठे कन्थडीकागुग्गुलुः- यो.स., पृ.- १६७)

१. **'संक्षोद्य'** इत्यस्य स्थाने **'संक्षुद्य'** इति योगरत्नसमुच्चये।
२. **'कर्कुटिम्'** मातृकागतः पाठः **'कन्थडीम्'** इति योगरत्नसमुच्चये पाठो दृश्यते।

हरीतकीआमलकंबिभीतकंअतिविषादेवदारुकाष्ठंदारुहरिद्रामुस्तंवासिका खदिरकाष्ठम् असनकाष्ठं (करञ्ज:) गुडूची आरग्वधमज्जा किराततिक्तकं निम्बं कटुका इन्द्रयवा: पटोलं प्रतिप. १, पानीयप. १४४, क्वथितशेषप. ३६, गुडूचीचूर्णप. १८, नवभाण्डमेकं रात्रौ स्थापयेत्। अनेन क्वाथेन पूतेन षड्-गुणेन शिलाजतुमिश्र-गुग्गुलप. ४, वट्टमाक्षिकप. १, माक्षिकप. १, घृतप. १, एतत्सर्वं चूर्णीकृत्य त्रिफलाक्वाथेन मुद्गयूषेण जाङ्गलरसेन वा लिह्यात्। जीर्णे यूषादिभि: षष्टिकोदनं भुञ्जीत। **गुडूचीचूर्णगुग्गुलु:।**

त्रिफला, अतिविषा, देवदारु, दारुहरिद्रा, मुस्ता, वासा, खदिरकाष्ठ, असनकाष्ठ (विजयसार), करञ्जकाष्ठ, गुडूची, आरग्वधमज्जा, भूनिम्ब, निम्ब (नीम), कटुका, कलिङ्ग (इन्द्रयव), कुलक (पटोल लतिका)- इन द्रव्यों का समभाग में क्वाथ बनाकर छान लें और शीतल कर लें। इससे पहले आठ गुना जल में गुडूची का क्वाथ बनायें और आधा शेष रहने पर इसमें उपर्युक्त द्रव्यों के क्वाथ को मिला दें। उसे नवीन पात्र में रखकर गुग्गुलु छोड़ दें और एक रात तक रहने दें। तत्पश्चात् सूर्य की तीव्र धूप में गुग्गुलु को सुखाएं। सूख जाने पर गुग्गुलु आठ पल लें और उसमें शिलाजीत आठ पल, स्वर्णमाक्षिक-चूर्ण एक पल, मधु तथा घृत दो पल मिलाकर कूटकर गुटिका बनायें इस गुटिका का त्रिफला जल, पतला मुद्ग (मूँग) का यूष, जांगल रस के साथ भोजन के पच जाने पर सेवन करें। तदनन्तर यूष के साथ पुराने षष्टिकोदन का सेवन करें। तीन सप्ताह तक सेवन करने से यह गुडूचीगुग्गुलु भयंकर वातरक्त का शमन कर देता है। जैसे दरिद्र फटे हुए कपड़ों को सीलकर गुदड़ी बना देता है, वैसे ही यह कन्थडीका गुग्गुलु छिन्न-भिन्न व्रणों का सन्धान कर देता है।

त्रिफला हपुषा मुस्तं चविका चित्रकं शटी।
यवानीग्रन्थिकव्योष-सौवर्चलदुरालभा:।।
अजमोदा विडङ्गं च दाडिमं साम्लवेतसम्।
वाष्पिका पौष्करं दारु त्वगैलापत्रकेसरम्।।

एषामर्धपलैर्भागै: पलानि दश गुग्गुलो:।
सम्मिश्र्य सर्पिषा सार्धं गुलिका कारयेत् बुध:।।
भक्षयित्वा ससर्पिष्क जीर्णे च प्रमिताशनम्।
वातश्लेष्मविकारेषु नाडीदुष्टव्रणेषु च।।
श्लेष्मकासेषु शोफेषु योगमेतत् प्रयोजयेत्।
जठरं योनिशूलं च हन्ति चान्तरविद्रधिम्।।
पार्श्वशूलं क्रिमीन् गुल्मप्रमेहच्छर्द्यरोचकम्।
केवलानिलजान् रोगनशीति श्लैष्मिकानपि।
विंशतिं नाशयत्याशु रसायनमनुत्तमम्।।

हरीतकी आमलकं विभीतकं हपुषा मुस्तं चविका चित्रक: शटी यवानी पिप्पलीमूलं मरिचं पिप्पली शुण्ठी सौवर्चल लवणं दुरालभा अजमोदा विडङ्गं दाडिमं अम्लवेतसरस: हिङ्गुपत्रिका पुष्करमूलं देवदारुकाष्ठं त्वक् एला सुगन्धपत्राणि नागकेसरं प्रतिप. २, गुग्गुलुप. १०, घृतेन मिश्रायित्वा गुलिका: कारयेत्। सह विबल्याशी स्यात्। **अमृतगुग्गुलु:।**

त्रिफला, हपुषा, मुस्त, चविका, चित्रक, शटी, यवानी, ग्रन्थिक (पिप्पली मूल), व्योष, सौवर्चल, दुरालभा, अजमोदा, विडंग, दाडिम, अम्लवेतस, वाष्पिका (हिङ्गुपत्री), पुष्करमूल, देवदारु, दालचीनी, एला, तेजपत्र, केसर- इन द्रव्यों को आधा पल मात्रा में लेकर उसमें १० पल गुग्गुलु मिलाएं। इन द्रव्यों में घृत मिलाकर गुलिका बनायें। इस गुलिका का घृत के साथ सेवन करें। इसके पच जाने पर अल्पभोजन ग्रहण करें। यह योग वातज व कफज विकार, नाडीव्रण, दुष्टव्रण, कफ, कास, शोफ, अग्निमान्द्य, योनिशूल, अन्तरविद्रधि, पार्श्वशूल, कृमि, गुल्म, प्रमेह, वमन, अरोचक, अस्सी प्रकार के वात रोग तथा २० प्रकार के कफ रोगों को नष्ट करने वाला उत्तम रसायन है।

त्रिकटु त्रिफला मुस्तं विडङ्गं चित्रकं वचा।
चव्यैलापिप्पलीमूलं हपुषा सुरदारु च।।

तुम्बुरुः पौष्करं कुष्ठं विषा च रजनीद्वयम्।
वाष्पिका जीरकं सेव्यं पत्रकं सदुरालभम्।।
विडं सौवर्चलं क्षारः सैन्धवं हस्तिपिप्पली।
भागानेषां समान् कृत्वा तुल्यं दत्त्वा च गुग्गुलुम्।।
ततो बदरमात्रां तु गुलिकां कारयेद् बुधः।
तां भक्षयेत मेधावी मधुना सह योजिताम्।।
सामं हन्यादुदावर्त्तं मेदोवृद्धिं गुदक्रिमीन्।
महाज्वरोपसृष्टानां भयोपहतचेतसाम्।।
आनाहं च तथोन्मादं कुष्ठानि गुदजानि च।
शोफं प्लीहामयं शोषं कामलामपचीं तथा।।
नाम्ना द्वात्रिंशको एष गुग्गुलुः प्रथितो महान्[१]।
(धन्वन्तरिकृतो योगः सर्वरोगनिषूदनः[२])।।

(धान्वन्तरे द्वात्रिंशको गुग्गुलुः- यो.स., पृ.- १६३)

मरिचं पिप्पली शुण्ठी हरीतकी आमलकं विभीतकं मुस्तं विडङ्गं चित्रकं वचा चविका सूक्ष्मैला पिप्पलीमूलं हपुषा देवदारु (तुम्बुरु पुष्करमूलं कुष्ठम् अतिविषा) हरिद्रा पिण्डहरिद्रा हिङ्गुपत्रिका जीरकम् उशीरं तालीसपत्राणि दुरालभा विडलवणं सौवर्चललवणं यवक्षारः सैन्धवलवणं हस्तिपिप्पली प्रतिप. १, गुग्गुलुप. ३१, प्रतिदिनं तोलकमात्रं भक्षयेद्। **द्वात्रिंशको गुग्गुलुः।**

त्रिकटु, त्रिफला, मुस्त, विडंग, चित्रक, वचा, चव्य, एला (छोटी इलायची), पिप्पलीमूल, हपुषा, देवदारु, तुम्बरु, पौष्कर, कुष्ठ, विषा (अतिविषा), हरिद्रा, दारुहरिद्रा, वाष्पिका, जीरक, सेव्य (उशीर/खस), पत्रक, दुरालभा, विड लवण, सौवर्चल लवण, क्षार (यवक्षार) सैन्धव लवण, गजपिप्पली- इन द्रव्यों को समान मात्रा में लेकर चूर्ण बनायें और इसके समान भाग में गुग्गुलु मिलाकर

---

१. अयं योगश्चन्द्रटकृते योगरत्नसमुच्चयेऽपि (गुटिकाधिकारे, १६३ संख्याके पृष्ठे) किञ्चित्पाठभेदेन दृश्यते।

२. कोष्ठकगतोंऽशः चन्द्रटकृताद् योगरत्नसमुच्चयाद् गृहीतः।

बेर के बराबर गुलिकाएँ बनायें। बुद्धिमान् व्यक्ति इनका मधु के साथ सेवन करे। इनका एक मास तक सेवन करने से साम उदावर्त्त, मेदोवृद्धि (मोटापा), गुदज कृमि, भयंकर ज्वर, क्षय, आनाह, उन्माद, कुष्ठ, गुदजरोग (बवासीर), शोफ, प्लीहा, शोष, कामला व अपची आदि रोग नष्ट हो जाते हैं। यह उत्कृष्ट योग **द्वात्रिंशक गुग्गुलु** नाम से विख्यात है।

पिप्पली पिप्पलीमूलं चव्यचित्रनागरैः।
पाठा विडङ्गेन्द्रयव-हिङ्गुभार्गीवचान्वितैः।।
गजकृष्णाजमोदाभ्यां कटुकामूर्व्वमिश्रितैः।
समभागान्वितैरेतैः समभागश्च गुग्गुलुः।।
एतत्सुचूर्णितं सर्वं मधुना सुपरिप्लुतम्।
योगराजमिमं बुद्ध्या भक्षयेत्प्रातरुत्थितः।।
अर्शांसि वातगुल्मांश्चं पाण्डुरोगानरोचकम्।
नाभिशूलमुदावर्त्तं प्रमेहान् वातशोणितम्।।
कुष्ठं क्षयमपस्मारं हृद्रोगग्रहणीगदम्।
महान्तमग्निसादं च श्वासं कासं भगन्दरम्।।
रेतोदोषाश्च ये पुंसां योनिदोषाश्च योषिताम्।
निहन्यादाशु तान् सर्वान्विकारान्नात्र संशयः।।
एष निष्परिहारस्तु पानभोजनमैथुने।
सतताभ्यासयोगेन वलीपलितनाशनः[१]।।

पिप्पली पिप्प्लीमूलं चविका चित्रकं शुण्ठी पाठा विडङ्गम् इन्द्रयवः हिङ्गु भार्गी यवः हस्तिपिप्पली अजमोदा कटुका मूर्वा प्रतिप.१०, गुग्गुलुप.१०, एतत्सर्वं चूर्णीकृतं मधुना भक्षयेत्। **योगराजगुग्गुलुः।**

पिप्पली, पिप्पलीमूल, चव्य, चित्रक, नागर (शुण्ठी), पाठा, विडंग, इन्द्रयव, हिङ्गु, भार्गी, यव (जौ), गजपिप्पली, अजमोदा, कटुका व मूर्वा- इन

१. अयं योगश्चन्द्रटकृते योगरत्नसमुच्चयेऽपि (गुटिकाधिकारे, १६४ संख्याके पृष्ठे) किञ्चित्पाठभेदेन दृश्यते, तत्र 'तन्त्रान्तराद् योगराजो गुग्गुलुः' इति चन्द्रटः सूचयति।

द्रव्यों को समान मात्रा में लेकर सूक्ष्म चूर्ण बना लें। इस चूर्ण के समान परिमाण में गुग्गुलु मिलाएं। इस योगराज गुग्गुलु का प्रातः बुद्धिपूर्वक (जागरूकता के साथ) मधु के साथ सेवन करें। यह अर्श, वातगुल्म, पाण्डुरोग, अरोचक, नाभिशूल, उदावर्त्त, प्रमेह, वातरक्त, कुष्ठ, क्षय, अपस्मार, हृद्रोग, ग्रहणी, भयंकर अग्निमान्द्य, श्वासरोग, कास, भगन्दर, पुरुषों के वीर्यदोष व नारियों के योनिदोष आदि विकारों को नष्ट कर देता है, इसमें कोई सन्देह नहीं है। इसका नित्य सेवन करने से वली-पलित का भी निवारण होता है।

त्रिफलायास्त्रयो भागा व्योषस्तद्-द्विगुणो मतः।
तस्माच्च द्विगुणं देयं काञ्चनारस्य वल्कलम्।।
एकीकृते तु चूर्णेऽस्मिन् समो देयश्च गुग्गुलुः।
क्षौद्रस्य तु ततो दद्याद्दशभागान् विचक्षणः।।
नाडिदोषेषु सर्वेषु गलगण्डे तथैव च।
सर्वासु गण्डमालासु गुलिकेयं प्रशस्यते।।

(तन्त्रान्तरात् काञ्चनारगुग्गुलुः- यो.स., पृ.- १६५)

हरीतकी आमलकं विभीतकं प्रतिप.१, मरिचं पिप्पली शुण्ठी प्रतिप.२, काञ्चनारवृक्षस्य त्वचः प.१२, गुग्गुलुप.२१, क्षौद्रप.१०, **काञ्चनारगुग्गुलुः।**

त्रिफला तीन भाग, व्योष (सोंठ, पिप्पली, मरिच) छह भाग, काञ्चनार की छाल बारह भाग लेकर चूर्ण बनायें। इस चूर्ण के समान परिमाण में गुग्गुलु मिलाएं। इसमें दस भाग मधु मिलाएं। इस गुग्गुलु का सेवन समस्त नाड़ीदोष, गलगण्ड, गण्डमाला आदि रोगों में अति प्रशस्त माना गया है।

त्रिकटुत्रिफलातुल्यं गुग्गुलुं च समांशकम्।
गोक्षुरक्वाथसम्मिश्रा गुलिकाः कारयेद् बुधः।।
देशकालबलापेक्षी भक्षयेदनुलोमिकाः।
न चात्र परिहारोऽस्ति कर्म कुर्याद्यथेप्सितम्।।

प्रमेहान् वातरोगांश्च वातशोणितमेव च।
मूत्राघातं मूत्रदोषं प्रदरं चाशु नाशयेत्।।

(तन्त्रान्तरात् गोक्षुरको गुग्गुलुः- यो.स., पृ.- १६५)

मरिचं पिप्पली शुण्ठी हरीतकी आमलकं विभीतकं प्रतिप. १, गुग्गुलुप. ६, गोक्षुरक्वाथेन गुलिकाः कार्याः। **गोक्षुरगुग्गुलुः।**

त्रिकटु (सोंठ, पिप्पली, मरिच), त्रिफला (हरड़, बहेड़ा, आँवला)- इन द्रव्यों का चूर्ण बनायें। तदनन्तर चूर्ण के समान मात्रा में शुद्ध गुग्गुलु मिलाएं। इसे गोखरू के क्वाथ में पकाकर गाढ़ा होने पर एक-एक मासा की गुटिका बनायें। वायु को अनुलोमन करने वाली इस गुटिका का देश, काल तथा बल के अनुसार मात्रापूर्वक सेवन करें। इसके सेवनकाल में कोई निषेध नहीं है। अपनी इच्छा के अनुसार कर्म करें। यह गुटिका प्रमेह, वातरोग, वातरक्त, प्रदर, मूत्रदोष तथा मूत्राघात को नष्ट करती है।

दीपनी पाचनी दाहशीतज्वरहरा परम्।
पित्तश्लेष्मप्रशमनी कटुका स्यात् सशर्करा।। (भेडात्- यो.स., पृ.- २३५)

कुटकी के साथ शर्करा मिलाकर सेवन करने से यह दीपन, पाचन होती है और यह दाह, शीतज्वर एवं पित्तकफ का शमन करती है।

कासाश्वासज्वरच्छर्दि-दाहहृद्रोगनाशनम्।
कर्षणं दीपनीयं च ससितं विश्वभेषजम्।।

शर्करा युक्त शुण्ठीचूर्ण कास, श्वास,ज्वर, वमन, दाह तथा हृद्रोग नष्ट करता है। यह कर्षण (मोटापा को कम करने वाला) और दीपनीय होता है।

नागरामलके तुल्ये द्विगुणा सितशर्करा।
कासश्वासज्वरहरं चूर्णमेतद् रसायनम्।
वातश्लेष्मविकारघ्नं पार्श्वपृष्ठरुजापहम्।।

नागर (सोंठ) व आमलक (आँवला) को सम भाग में लेकर चूर्ण बनायें। इससे दोगुनी शर्करा मिलाएं। यह उत्तम रसायन योग है। इसके सेवन से कास,

श्वास व ज्वर नष्ट होते हैं। यह वातज व कफज विकार, पार्श्वशूल तथा पृष्ठशूल को नष्ट करता है।

हरति वदनदोषं श्वासकासास्रपित्तम्,
क्षतनयनरुजातृड्दाहदोषभ्रमादीन्।
गुरुहिमगुणयुक्ता वातपित्तज्वरादौ,
प्रभवति मलबन्धे द्राक्षया शर्करा च।। (मालिनीवृत्तम्)

प्रस्तुत श्लोक में द्राक्षा (मुनक्का) के साथ मिश्रित शर्करा के गुणों का वर्णन करते हुए कहा गया है कि यह मुखदोष (मुखपाक/छाले) आदि को दूर करती है। श्वास, कास, रक्तपित्त, क्षत (उर:क्षत), नयनरुजा (आंखों की पीडा), तृषा, दाहदोष (जलन), एवं भ्रम (चक्कर आना) आदि का निवारण करती है। यह गुरु एवं शीतल गुण युक्त होती है और वातपित्तजन्य ज्वर में उपयोगी मानी जाती है। इन दोनों का योग मलबन्ध (कब्ज) का निवारण करने में विशेष रूप से प्रभावशाली है।

प्रपुण्डरीकं किञ्जल्कं सारघेण समन्वितम्।
असृग्दरेषु सर्वेषु युञ्ज्यादेवावतारितम्।।
विश्वभेषजसंयुक्ता तुकाक्षीरी समाक्षिका।
कासं श्वासं क्षतं हन्ति ज्वरहृत् कफमारुतौ।।

प्रपुण्डरीक व किञ्जलक (कुष्ठ) में सारघ (मधु) को मिलाकर सेवन करने से सभी प्रकार के असृग्दर रोग नष्ट होते हैं। इसी तरह शुण्ठी व तुगाक्षीरी में मधु मिलाकर सेवन करने से कास, श्वास रोग, क्षत, ज्वर, कफ, वात नष्ट हो जाते हैं।

भार्गी महौषधरज: पिबेदुष्णेन वारिणा।
वातश्लेष्मोत्थिते कासे श्वासहिध्मारुजासु च।।

भार्गी व शुण्ठी के चूर्ण को उष्णजल से लें। यह वात, कफज, कास, श्वास रोग तथा हिध्मा रोगों को नष्ट करता है।

कृष्णा सैन्धवयोश्चूर्णं कोष्णेन सलिलेन यः।
पिबेत्, सवातं कफजं श्वासं कासं जयेन्नरः।।

कृष्णा व सैन्धव के चूर्ण को उष्ण जल से लेने से यह वात, कफजरोग, श्वास रोग तथा कास को नष्ट कर देता है।

'धात्रीफलानि मधुना सह भक्षितानि घ्नन्त्यस्रपित्तपरितापविमोहतृष्णाः'।

आँवले में मधु मिलाकर सेवन करने से पित्त, दाह, मूर्छा व तृष्णा शान्त होती है।

भुञ्जानः पिप्पलीकल्कं घृतभृष्टं सशर्करम्।।
निहन्ति पीनसश्वास-कासान् वातकफोद्भवान्।।

घृत भर्जित पिप्पलीकल्क में शर्करा मिलाकर सेवन करने वाला पीनस, श्वास, कास, वात तथा कफज से मुक्त हो जाता है।

पथ्या शुण्ठी गुडश्चेति पथ्या कृष्णा गुडस्तथा।
गुडदाडिमशुण्ठ्यश्च .... ।
चत्वारस्त्रिसमा एते दीपना दोषविद्विषः।

पथ्या (हरड़), शुण्ठी एवं गुड़- इन तीनों को समान मात्रा में लेकर सेवन करें। यह एक योग है। इसी प्रकार पथ्या, पिप्पली एवं गुड़- यह दूसरा योग है। गुड़ अनारदाना एवं शुण्ठी- तीसरा योग है और ..... यह चौथा योग है। ये चारों त्रिसम योग हैं, अर्थात् इनमें तीनों द्रव्य समान मात्रा में लिए जाते हैं। ये योग जठराग्नि को प्रदीप्त करने वाले और दोषों का पाचन करने वाले हैं।

पथ्यागुडौ सिताधात्र्यौ द्विसमावेवमेव तु।

हरीतकी व गुड़- इन्हें समान मात्रा में लेकर सेवन करें। इसी प्रकार धात्री (आँवला) एवं शर्करा को समान मात्रा में लेकर सेवन करें। ये दोनों द्विसम योग कहलाते हैं।

पिप्पली मधुसंयुक्ता मेदःकफविनाशिनी।
श्वासकासप्रमेहार्शः-पाण्डुप्लीहोदरापहा।।

(तन्त्रान्तरात्- यो.स., पृ.-४८२)

दोनों द्रव्यों के योग का सेवन करने से कफ, मेद, श्वास, कास, प्रमेह, अर्श, पाण्डुरोग, प्लीह व उदर के रोग नष्ट हो जाते हैं। इसी प्रकार शर्करा व आँवले का अथवा मधुयुक्त पिप्पली के सेवन से भी उपरोक्त रोग नष्ट हो जाते हैं।

कासाजीर्णारुचिच्छर्दिहृत्पाण्डुक्रिमिरोगिणाम्।
मन्दाग्नौ विषमाग्नौ च प्रशस्ता गुडपिप्पली।।
छर्द्यरोचकहृल्लास-कमलार्शोऽम्लपित्तिनाम्।
कफपित्ते च संसेव्या विजया मधुना सह।।

(तन्त्रान्तरात्- यो.स., पृ.-४८२)

गुड व पिप्पली का सेवन कास, अजीर्ण, अरुचि, वमन, हृद्रोग, पाण्डु, कृमिरोग, अग्निमान्द्य, विषमाग्नि (जठराग्नि के विषम होने पर), अरोचक, हृल्लास, कामला, अर्श एवं अम्लपित्त- इन रोगों को नष्ट कर देता है। इसी तरह विजया (?) में मधु मिलाकर सेवन करने से कफज व पित्तज रोग शान्त होते हैं।

अभयागुडपिप्पल्यः समांशा गुलिकाः कृताः।
भक्षिता घ्नन्त्यतीसारमर्शःपाण्ड्वामयज्वरान्।।

अभया (हरड़), गुड एवं पिप्पली को समान मात्रा में लेकर गुलिका (गोलियाँ) बनायें। इनका सेवन करने से अतिसार (दस्तरोग), अर्शरोग एवं पाण्डुरोग नष्ट हो जाते हैं।

कामलापाण्डुहृद्रोग-दुर्नामोदरनाशनी।
शोफानाहविबन्धघ्नी प्रयोज्या सगुडाभया।।

(तन्त्रान्तरात्- यो.स., पृ.-४८२)

हरीतकी में गुड मिलाकर सेवन करने वाला कामला, पाण्डु, हृद्रोग, दुर्नाम, उदर रोग, शोफ, आनाह तथा विबन्ध से मुक्त हो जाता है।

ज्वलन: पवनसमेतो निर्दहति यथैव शुष्कदारूणि।
एवमभयागुडयुता विनिहन्ति शरीरजान् रोगान्।।

जैसे अग्नि वायु के साथ मिलकर शुष्क काष्ठ को शीघ्र ही जला देती है, वैसे ही गुडयुक्त हरीतकी शरीरगत रोगों को नष्ट कर देती है।

मन्देऽनले रुचिकरं वातविबन्धघ्नमर्शसां पथ्यम्।
गुडनागरमुपयुक्तं हन्याच्छ्वासं च कासं च।।

(तन्त्रान्तरात्- यो.स., पृ.-४८२)

अग्निमान्द्य होने पर गुड़ में सोंठ मिलाकर सेवन करना चाहिए। यह जठराग्निदीपन, रुचिकर एवं वातविबन्ध-नाशक होता है। यह अर्शरोग में विशेषरूप से पथ्य होता है और श्वास-कास को नष्ट करता है।

हरीतकी घनं कृष्णा मरिचं गुडसंयुतम्।
भक्षितं हन्ति गुदजान्मूढवातानुलोमनम्।।

हरीतकी, मुस्ता, पिप्पली एवं मरिच- इन द्रव्यों को समान मात्रा में लेकर चूर्ण बनायें। इस चूर्ण के बराबर मात्रा में गुड़ मिलाएं और गुटिका बनाकर सेवन करें। ये अभयाद्या गुटिकाएँ अर्शरोग को नष्ट करती हैं और मूढवात का अनुलोमन करती हैं।

मुस्तानागरतश्चूर्णं प्रयुक्तं मधुना सह।
आमातीसारमचिरं चिरजातं व्यपोहति।।

मुस्ता व नागर (शुण्ठी) के चूर्ण में मधु मिलाकर सेवन करने से पुराना आमातिसार शीघ्र ही नष्ट हो जाता है।

मुस्ता शुण्ठी प्रतिविषा माक्षिकेण हिता युता:।
सशूले स्युरतीसारे सरक्ते सप्रवाहिके।।

मुस्ता, शुण्ठी, प्रतिविषा- इन द्रव्यों के चूर्ण में मधु मिलाकर सेवन करने

से शूल, अतिसार, रक्तातिसार तथा प्रवाहिका का शमन होता है।

आम्रास्थि मोचस्य रसं मधुना विलिहेन्नरः।
आमातीसारमाश्वेव पराकुर्यात् सशोणितम्।।

आम्रास्थि (आम की गुठली) तथा कदलीरस में मधु मिलाकर सेवन करने से रक्तयुक्त आमातिसार शीघ्र ही नष्ट हो जाता है।

चूर्णं कषायो मधुना समङ्गा जीर्णेऽपि तस्मिन्नपि पथ्यभोजी।
कफातिसारं स विजित्य भाति सत्यं कुरङ्गाङ्क इवाभ्रमुक्तः।।

समङ्गा का चूर्ण या शीतल किये क्वाथ का मधु के साथ सेवन करें। इसके पच जाने पर पथ्याहार लें। इस प्रकार करने से व्यक्ति कफातिसार को जीत कर ऐसे शोभित होता है, जैसे बादलों से मुक्त हुआ चन्द्रमा।

कल्कस्तिलानां कृष्णानां शर्करापञ्चभागिकः।
आजेन पयसा पीतस्सद्यो रक्तं नियच्छति।।

(च.चि.- १९.८४, अ.हृ.चि.- ९.९२)

काले तिलों के कल्क में पाँच भाग शर्करा मिलाकर अजादुग्ध के साथ सेवन करें। इससे शीघ्र ही रक्तातिसार (खूनी दस्त) नियन्त्रित हो जाता है।

माक्षिकं चाभयाचूर्णं लिहानो हितभुग् जयेत्।
आमातीसारमाध्मानं शूलं स्तैमित्यकारणम्।।
मुखामयान् क्रिमींश्चैव भगन्दरगरोदरम्।
त्वग्दोषकाससश्वास-स्थौल्यमेहादिकान् गदान्।।

हरड़ के चूर्ण में मधु मिलाकर सेवन करने वाला हिताहारी व्यक्ति आमातिसार, आध्मान, शूल तथा विड्वातविबन्ध को जीत लेता है। इसके सेवन से मुखरोग, कृमि, भगन्दर, गर, उदररोग, त्वग्दोष, कास, श्वास, स्थूलता व मेह आदि रोग नष्ट होते हैं।

रजोऽवलीढं मधुना वचायाः प्रसेककासारुचिकामलाघ्नम्।

वचा के चूर्ण में मधु मिलाकर सेवन करने से प्रसेक, कास, अरुचि व

कामला रोग नष्ट हो जाते हैं।

चूर्णं दारुहरिद्राया गवां मूत्रेण य: पिबेत्।
सोऽचिरेणातिचिरजामन्त्रवृद्धिं निरस्यति।।

दारुहरिद्रा के चूर्ण का गोमूत्र के साथ सेवन करने से पुरानी अन्त्रवृद्धि शीघ्र ही नष्ट हो जाती है।

अरिष्टपत्राणि फलत्रिकं च मध्वाज्ययुक्तानि यथेष्टवृद्धि:।
खादेत् परं कुष्ठविनाशहेतोर्मासावसानं सततं दिनान्ते।।

नीम के पत्ते तथा त्रिफला में मधु व घृत मिलाकर शाम के समय एक मास तक सामर्थ्यानुसार मात्रा में यथेष्ट वृद्धि करते हुए सेवन करें। यह कुष्ठ को नष्ट करने वाला परमौषध है।

य: पिबति सोमराज्याश्चूर्णं गोमूत्रसंयुतं सोऽपि।
आमलकयूषरसभुक् त्वग्दोषमशेषतो हन्यात्।।

सोमराजी के चूर्ण का गोमूत्र के साथ सेवन करने वाला और पथ्य के रूप में आँवले के यूष व रस का सेवन करने वाला व्यक्ति कुष्ठ आदि समस्त त्वचा-विकारों से मुक्त हो जाता है।

खादेत्तिलपलं सार्धं ततोऽम्लं पलकत्रयम्।
पिबेच्च त्र्यहमित्येवं पुष्पितं त्वचि नश्यति।।

डेढ़ पल तिलों को अच्छी प्रकार से चबाकर खाएं, ऊपर से तीन पल अम्ल (काञ्जी) का पान करें। यह क्रम निरन्तर तीन दिन तक अपनायें। इससे त्वचा पर उभारा पुष्पित (श्वेत) कुष्ठ नष्ट हो जाता है।

बिल्वपेशी गजकणा धातकीरोध्रवालकम्।
हन्ति लीढमतीसारं शिशो: क्षौद्रयुतं द्रुतम्।। (अ.सं.उ.-२.४२)

बिल्वपेशी (कच्चे बिल्वफल के खण्ड), गजपिप्पली, धातकी, लोध्र व बालक (सुगन्धबाला)- इन द्रव्यों के चूर्ण में मधु मिलाकर शिशु को चटाने से उसका अतिसार शान्त हो जाता है।

आम्रास्थिलाजसिन्धूत्थैः छर्दिघ्नं मधुना रजः।
कल्कः प्रियङ्गुकोलास्थिमध्यमस्तुरसाञ्जनैः।
क्षौद्रलीढः कुमारस्य छर्दितृष्णातिसारनुत्।।

आम्रास्थि (आम की गुठली), लाजा तथा सैन्धव लवण को चूर्णित कर मधु मिलाकर सेवन कराने से शिशुओं का वमिरोग शान्त हो जाता है। इसी तरह प्रियंगु, कोलास्थिमध्य (बेर की गुठली का मध्य भाग) का मस्तु व रसाञ्जन के साथ बनाये कल्क में मधु मिलाकर शिशु को सेवन कराएं। इससे भी उसके छर्दि, तृष्णा व अतिसार रोग नष्ट हो जाते हैं।

श्वदंष्ट्रासिन्धुविश्वाब्द-दारुक्रिमिहराश्मभित्।
सोग्रचूर्णं घृतेनाद्याद्वातवर्ध्महरं परम्[१]।।

(भद्रवर्त्मनः- यो.स., बालरोगचिकित्सा, पृ.- ५६४)

श्वदंष्ट्रा (गोखरू), सैन्धव लवण, शुण्ठी, अब्द (मुस्ता), देवदारु, विडंग, अश्मभित् (पाषाणभेद) एवं उग्रा (वचा)- इन्हें समान मात्रा में लेकर चूर्ण बनायें। इस चूर्ण का घृत के साथ सेवन कराने से शिशुओं का वातजन्य वर्ध्मरोग नष्ट हो जाता है। यह अति प्रभावशाली योग है।

मेही सदा त्वयश्चूर्णं त्रिफलाचूर्णमेव वा।
कटुजस्य कपित्थस्य पुष्पाण्यारग्वधस्य वा।
गुडूच्यामलकानां वा चूर्णं मधुयुतं लिहेत्।।

प्रमेहरोगी को सर्वदा लोहचूर्ण अथवा त्रिफलाचूर्ण का मधु के साथ लेहन करना चाहिए। इसी प्रकार कुटज व कपित्थ या आरग्वध के फूलों का चूर्ण मधु के साथ चाटना चाहिए। गिलोय और आँवले के चूर्ण का मधु के साथ सेवन करने से भी प्रमेह रोग नष्ट हो जाता है।

सर्वमेहेषु वा चूर्णं लिह्यात् समधु तिक्तकम्।
हरिद्रां सर्वमेहेषु पिबेद् धात्रीरसेन तु।।

---

१. माधवचिकित्सायां बालरोगाधिकारेऽपि योगोऽयं दृश्यते।

अथवा सभी प्रकार के प्रमेह रोग में मधु सहित तिक्तक चूर्ण लेना चाहिए। हरिद्रा चूर्ण का आँवलारस के साथ का पान करने से भी सभी प्रकार के प्रमेह नष्ट हो जाते हैं।

शर्कराक्षौद्रसंयुक्तं चूर्णं ताप्यसुवर्णयोः।

लेहः प्रशमयत्युग्रं सर्वयोगकृतं विषम्[१]।। (अ.हृ.उ.-३५.५६)

शर्करा एवं मधु के साथ ताप्य (सोनामाखी) एवं स्वर्ण के चूर्ण का लेहन करना चाहिए। यह योग सभी प्रकार के गरविषों के प्रभाव को नष्ट कर देता है।

सौवर्चलमजाजी च शर्करा मरिचानि च।

क्षौद्रेण सहितं लीढं सद्यश्छर्दिनिवारणम्।। (भेडात्- यो.स., पृ.- ४०४)

सौवर्चल, अजाजी (जीरा), मरिच व शर्करा के चूर्ण में मधु मिलाकर सेवन करने से छर्दि रोग शीघ्र ही नष्ट हो जाता है।

चूर्णं दारुहरिद्राया वारिणा गुलिकां पुनः।

(इसकी अर्थसंगति विचारणीय है।)

वत्सकदलफणिकेसरसुसिता-नवनीतभावितं चूर्णम्।।

अदतः प्रातर्नश्यति ह्यर्शो मृगराजयूषभुजः।

वत्सकदल, नागकेसर एवं शर्करा के चूर्ण को नवनीत से भावित कर प्रातःकाल सेवन करने वाले और पथ्य के रूप में सिंह (वासा) के यूष लेने वाले व्यक्ति का अर्शरोग नष्ट हो जाता है।

कटुकाचूर्णं मधुना लीढं रक्तातिसारमपहरति।

कामलार्त्तिं नस्येन कुमारिकाजलं सद्यः।।

कटुका (कुटकी) के चूर्ण को मधु के साथ चाटने से रक्तातिसार (खूनी दस्त) नष्ट हो जाता है। घृतकुमारी (ग्वारपाठा) के रस का नस्य शीघ्र ही कामला रोग को नष्ट कर देता है।

---

१. अयं श्लोको योगरत्नाकरेऽपि विषचिकित्सायां पठ्यते।

नागरसैन्धवपथ्याकल्कमशीतेन वारिणा पिबतः।
वृद्धिमुपयाति हुतभुग् धनमिव धर्मोदये पुंसाम्।।

नागर (शुण्ठी), सैन्धव व हरीतकी- इन द्रव्यों के कल्क का उष्ण जल के साथ सेवन करने वाले व्यक्ति की जठराग्नि वैसे ही बढ़ती है, जैसे धर्म का उदय होने पर धन बढ़ता है।

हैयङ्गवीनेन समं चूर्णं गोक्षुरकस्य च।
हिताहारो लिहन् मर्त्यो मूत्रकृच्छ्राद्विमुच्यते।।

(प्रयोगहृदयात्- यो.स.अनन्त, मूत्राघातचिकित्सा- ६९)

गोखरू के चूर्ण में मक्खन मिलाकर सेवन करने वाला पथ्याहारी व्यक्ति शीघ्र ही मूत्रकृच्छ्र से मुक्त हो जाता है।

मृद्वीकां शर्करां चैव दधिमण्डेन धापयेत्।
गुडेनोष्णपयो वापि मूत्रकृच्छ्रात् प्रमुच्यते।।

मृद्वीका (मुनक्का) व शर्करा को दधिमण्ड से पिलाएं अथवा गुड के साथ उष्ण दुग्ध का पान कराएं। इससे मूत्रकृच्छ्र रोग नष्ट हो जाता है।

पिष्ट्वा नागरशुक्तिं शुक्तिद्वयमपि तिलस्य।
गुडपलमेतत्पयसा पीतं कोष्णेन योनिरुजम्।।
गुल्मं वातजमर्शोरोगं शूलं च पार्श्वपृष्ठस्थम्।
कट्याश्रितं च हन्याद्धरिरिव करिणो मदोन्मत्तान्।। (आर्या)

पिप्पली १ शुक्ति (आधा पल) एवं तिल २ शुक्ति (एक पल) लेकर पीस लें। इसमें एक पल गुड मिलाकर सुखोष्ण जल के साथ सेवन करें। यह योग योनिशूल, वातज गुल्म, अर्श, पार्श्वशूल, पृष्ठशूल तथा कटिशूल को वैसे ही नष्ट कर देता है, जैसे सिंह मदोन्मत्त हाथी को।

मूर्वैकोत्पलमादाय कर्षं कर्षं विमिश्रियेत्।
पथ्याविडङ्गयोरत्र ततः सायं प्रयोजयेत्।।

कर्षं कर्षार्धमथवा काञ्चिकेन परिस्रुतम्।
तेन सर्वामयानां च शमाय प्रतिपद्यते।।

मूर्वा एवं उत्पल एक-एक कर्ष लेकर इसमें हरीतकी व विडंग एक-एक कर्ष मिलाएं। इस चूर्ण को सायंकाल कर्ष या अर्धकर्ष परिमाण में काञ्जिक में मिलाकर सेवन करें। यह सभी रोगों को नष्ट करने वाला उत्तम औषध है।

मनश्शिला यवक्षारो हरितालं ससैन्धवम्।
दार्वीत्वक् चूर्णितं ह्येतन्माक्षिकेण समायुतम्।।
मूर्च्छितं घृतमण्डेन कण्ठरोगेषु धारयेत्।
मुखरोगेषु च श्रेष्ठं पीतकं नाम कीर्त्तितम्।। (च.चि.-२६.१९६-१९७)
(अग्निवेशान्मुखरोगे पीतकं चूर्णम्- यो.स. पृ. १३३)

मन:शिला, यवक्षार, हरिताल, सैन्धव, दार्वी की छाल- इन द्रव्यों के चूर्ण बनाकर शहद में मिलाएं। इसे घृतमण्ड से मूर्छित कर सेवन करें। यह पीतक नामक चूर्ण कण्ठरोग व मुखरोग के लिए श्रेष्ठ माना गया है।

चूर्णं तु पद्मबीजानां मधुना सम्प्रयोजितम्।
पित्तकासार्दितो लिह्यात् स्वस्थतां लभते क्षणात्।।
(बिन्दुसारात्- यो.स. पृ.-३८७)

पद्मबीज के चूर्ण में मधु मिलाकर सेवन करने से पित्तजन्य कास से पीडित व्यक्ति तत्काल ही स्वास्थ्यलाभ करता है।

अनन्तां वालकं मुस्तं नागरं कटुरोहिणीम्।
पिष्ट्वा सुखाम्बुना कल्कं पाययेदक्षसम्मितम्।
एष ज्वरहरो हन्ति दीपयत्याशु चानलम्।। (सु.उ.- ३९.२०८-२०९)

अनन्ता (सारिवा), वालक (सुगन्धबाला), मुस्त, शुण्ठी व कटुरोहिणी- इन द्रव्यों के कल्क को एक कर्ष परिमाण में लेकर सुखोष्ण जल के साथ सेवन करें। यह कल्क ज्वरनाशक व अग्निदीपन होता है।

पीत्वा शतावरीकल्कं पयसा क्षीरभुग् जयेत्।
रक्तातिसारं पीत्वा वा तया सिद्धं घृतं नरः।। (च.चि.- १९.७८)

दुग्धसेवी व्यक्ति शतावरीकल्क का दूध के साथ सेवन करे अथवा शतावरी के कल्क एवं क्वाथ के साथ सिद्ध घृत का पान करने से व्यक्ति रक्तातिसार से मुक्त हो जाता है।

कामलापाण्डुहृद्रोग-दुर्नामोदरनाशिनी।
शोफानाहविबन्धघ्नी प्रयोज्या सगुडाभया।। (यो.स., पृ.-२२३)

हरीतकीचूर्ण के साथ गुड मिलाकर सेवन करने से कामला, पाण्डु, हृद्रोग, दुर्नाम, उदररोग, शोफ, आनाह व विबन्ध का नाश होता है।

सामुद्रं सैन्धवं क्षारो रुचकं रोमकं विडम्।
दन्ती लोहरजः किट्टं त्रिवृत्सूरणकं समम्।।
दधिगोमूत्रपयसा मन्दपावकपाचितम्।
तं यथाग्निबलं चूर्णं पिबेदुष्णेन वारिणा।।
जीर्णे जीर्णे तु भुञ्जीत मांसादि घृतभोजनम्।
नाभिशूलमुरःशूलं गुल्मप्लीहभवञ्चं यत्।
परिणामसमुत्थस्य शूलस्य च परं हितम्।।

(कृष्णात्रेयात् परिणामशूले सामुद्राद्यं चूर्णम्- यो.स.-पृ. १४१)

सामुद्र लवण, सैन्धव लवण, क्षार (यवक्षार), रोमक लवण, रुचक लवण, विड लवण, दन्ती, लोहचूर्ण, किट्ट, त्रिवृत्, दूर्वा एवं सूरणकन्द- इन्हें सम भाग में लेकर चूर्ण बनायें। इसे दधि, गोमूत्र तथा दूध के साथ मन्द अग्नि पर तब तक पकायें जब तक सूखकर चूर्ण न हो जाए। सामुद्राद्य नामक इस चूर्ण का अग्निबल को देखते हुए उचित मात्रा में उष्ण जल के साथ सवन करें। इसके जीर्ण हो जाने पर मांसादि (गूदेदार फल आदि) तथा घृत युक्त भोजन करें। यह नाभिशूल, उरःशूल, गुल्मशूल, प्लीहगत शूल तथा परिणामशूल में अति हितकर उत्तम चूर्ण है।

नवनीतं मधुयुतं लिह्याद्वा सितया सह।
पद्मकेशरचूर्णं वा रक्तसंग्रहणं परम्।। -हारीतात्- यो.स., पृ.- २५८)

नवनीत (मक्खन) को मधु अथवा शर्करा मिलाकर चाटने पर रक्तातिसार नष्ट होता है। इसी प्रकार पद्मकेशर के चूर्ण को भी मधु या शर्करा के साथ चाटने से यह रोग दूर हो जाता है। ये दोनों ही योग रक्तसंग्रहण (बाहर बहते हुए रक्त का अवरोध) करने वाले होते हैं।

गुडबिल्वशलाटूनि रोध्रं च मरिचानि च।
तिलतैलेन संयुक्त: सद्यो निर्वाहिकां जयेत्।। (भेडात्- यो.स.-पृ. २६४)

गुड, बिल्वशलाटु (कच्चे बिल्व के सूखे खण्ड), रोध्र व मरिच- इन्हें समान मात्रा में लेकर चूर्ण बनायें और तिलतैल मिलाकर सेवन करें। इससे प्रवाहिका (पेचिस) शीघ्र ही नष्ट हो जाती है।

भुक्त्वा योऽनु पिबेन्मस्तु ससिताविश्वभेषजम्।
स सर्वदोषजनितै: कासश्वासैर्विमुच्यते।।

भोजन के पश्चात् जो शर्करा एवं शुण्ठी मिलाकर मस्तु का पान करता है, वह त्रिदोषजन्य कास व श्वासरोग से मुक्त हो जाता है।

उरस्यन्त: क्षते सद्यो लाक्षां क्षौद्रयुतां पिबेत्।
क्षीरेण शालीञ्जीर्णेऽद्यात् क्षीरेणैव सशर्कराम्।। (अ.सं.चि.- ५.३)

उर:क्षत में लाक्षा में मधु मिलाकर चाटना चाहिए और ऊपर से शीघ्र ही दुग्धपान करना चाहिए। उसके जीर्ण हो जाने पर शर्करा युक्त दुग्ध के साथ ही शाल्योदन (शालि तण्डुल के भात) का सेवन करें। इससे उर:क्षत रोग का निवारण हो जाता है।

कनकत्रुटिवराङ्गविश्वौषधीधान्यकारव्यजाजीयवानी च तुल्यांशिका,
मरिचदहनदाडिमं धातकीचुक्रिकाबिल्वसौवर्चलं पिप्पलीमूलवृक्षाम्लकम्।

प्रवरमथ कपित्थभागाष्टकं षड्गुणा पिप्पली सर्वतुल्यांशिका शर्करा,
ग्रहणिगदविनाशनं वह्निसन्दीपनं कासहृद्रोगगुल्मार्शसां नाशनम्।।

(कनकाद्यं चूर्णम्- यो.स., पृ.- ११२)

नागकेशर, इलायची, दालचीनी, सोंठ, धनिया, कारवी, जीरा, अजवायन सम भाग, मरिच, चित्रकमूल, अनार का दाना, धाय का फूल, इमली, बेल का गूदा, सौवर्चल नमक, पिप्पलीमूल, वृक्षाम्ल- सम भाग, कैंथ का गूदा आठ भाग, पिप्पली छः भाग- इन सभी द्रव्यों का चूर्ण बनायें और चूर्ण के बराबर शक्कर मिला दें। यह चूर्ण ग्रहणीदोषनाशक, उदराग्निसन्दीपन तथा कास, हृदय रोग, गुल्मरोग एवं अर्शरोगों को नष्ट करने वाला है।

सपिप्पिलीका सगुडा पथ्या वा घृतभर्जिता।
त्रिवृद्युता वा दन्त्या वा शुष्कार्शोघ्नानुलोमिनी।।

घृतभर्जित (घी में भुनी) हरीतकी का पिप्पली व गुड के साथ सेवन करें। यह शुष्कार्शनाशक तथा वात का अनुलोमन करने वाली होती है। इस प्रकार त्रिवृता या दन्ती के साथ भी घृतभर्जित हरीतकी के सेवन से पूर्वोक्त गुण होते है। यह योग किञ्चित् शब्दभेद से चरक-संहिता में भी है-

सगुडां पिप्पलीयुक्तां घृतभृष्टां हरीतकीम्। त्रिवृद्दन्तीयुतां वापि भक्षयेच्चानुलोमिकीम्।।

(च.चि.-१४.११९)

मुस्तं त्रिकटुकं पाठां त्वग्बीजं वत्सकस्य च।
निम्बं पटोलं कटुकां हरिद्रां धन्वयासकम्।।
जातीप्रवालभूनिम्बं मधुकं सरसाञ्जनम्।
त्रायमाणां गुडूचीं च त्रिफलां चेति चूर्णयेत्।।
चूर्णोऽयं तिक्तको नाम कवलप्रतिसारणम्।
दन्तमूलास्यगलजान् रोगानाशु व्यपोहति।।

(चक्षुष्येणाद् गलरोगे तिक्तकं चूर्णम्[1], यो.स. पृ.-१३१)

---

१. दन्तरोगे तिक्तकं चूर्णम्- इति गदनिग्रहे चूर्णाधिकारे (१७५ संख्याके पृष्ठे) सूच्यते।

मुस्त, त्रिकटु, पाठा, कुटजछाल, कुटजबीज, निम्ब, पटोल, कटुका, हरिद्रा, घन (मुस्ता), धन्वयास, जातिप्रवाल (चमेली के कोमल पत्ते), भूनिम्ब, मधुक, रसाञ्जन, त्रायन्ती, गुडूची व त्रिफला- इन द्रव्यों को समान मात्रा में लेकर चूर्ण बनायें। यह तिक्तक नामक चूर्ण कवल (कुल्ला) व प्रतिसारण (घर्षण) के लिए उत्तम होता है। इसके प्रयोग से दन्तमूल, कण्ठ एवं मुख के रोग शीघ्र ही नष्ट हो जाते हैं।

मुस्ताञ्जनप्रियंगूनां चूर्णं तण्डुलवारिणा।
तृष्णातिसारवमथून् हन्ति पीतः समाक्षिकः।। (अ.सं.उ.- २.३८)

मुस्ता, रसाञ्जन तथा प्रियंगु के चूर्ण को मधु मिलाकर तण्डुलजल के साथ सेवन करने से तृष्णा, अतिसार तथा छर्दि (वमि) नष्ट हो जाते हैं।

मधुनातिविषां शृङ्गीं पिप्पलीं लेहयेच्छिशुम्।
एकां वातिविषां कासज्वरच्छर्दिनिपीडितम्[१] ॥ (गद. बालरोगाधिकार-११०)

अतिविषा, शृङ्गी व पिप्पली के चूर्ण को मधु के साथ शिशु को चटाएं अथवा केवल अतिविषा को ही मधु के साथ चटाएं। इससे कास, ज्वर तथा वमि आदि रोग नष्ट हो जाते हैं।

शर्करादाडिमकणा-नागकेसरजीरकम्।
लिहन् कुमारः क्षौद्रेण तृट्छर्दिभ्यां प्रमुच्यते।।

शर्करा, दाडिम, पिप्पली, नागकेसर व जीरे के चूर्ण में मधु मिलाकर शिशु को सेवन कराने से वह तृष्णा व छर्दि (वमि) से मुक्त हो जाता है।

पिप्पलीत्रिफलाचूर्णं घृतक्षौद्रपरिप्लुतम्।
रुदते त्रस्यते बाले लेहं दद्यात् सुखावहम्।।

पिप्पली व त्रिफला के चूर्ण में घृत व मधु मिलाकर रोते हुए सन्त्रस्त बालक को चटाना चाहिए। इससे बालक को सुख मिलता है और उसका रोदन व सन्त्रास शान्त हो जाता है।

---

१. '**छर्दिरुपद्रुतम्**' इति मातृका, अस्य स्थाने '**छर्दिनिपीडितम्**' इति गदनिग्रहे पठ्यते।

हैमवत्या वचाया: पिण्डमामलकमात्रं पयसालोड्य पिबेत्, जीर्णे पयस्सर्पिरोदनाहार:, एवं सप्तरात्रेण मेधावी भवति। सप्तभि: सप्तरात्रै: श्रुतधरो वर्षशतमजर इत्यादि समानं पूर्वेण। (अजरो निर्वलीखलति-पलितामय: श्रुतिस्मृतिसम्पन्न: समिद्धानलश्च पुरुषो भवति[१]।)

(अं.सं.उ.- ४९.९७)

हैमवती वचा (श्वेत वचा) का आँवला के बराबर कल्क लेकर गोदुग्ध में घोलकर पिएं। इसके जीर्ण होने पर गोदुग्ध एवं घृत से मिश्रित ओदन (भात) खाएं। इस प्रकार सात दिन इसे करने मनुष्य मेधावी होता है। सात-सात दिन तक सात बार सेवन करने से श्रुतधर हो जाता है और एक सौ वर्ष की आयु हो जाती है। (व्यक्ति वृद्धावस्था के कष्ट से मुक्त रहता है। वली-पलित रहित, श्रुति एवं स्मृति से सम्पन्न और तीव्र जठराग्नि वाला हो जाता है।)

तच्चूर्णं क्षौद्रसर्पिभ्यामवलिह्यात्, जीर्णे पय इत्यादि समानं पूर्वेण। (अजरो निर्वलीखलति- पलितामय: श्रुतिस्मृतिसम्पन्न: समिद्धानलश्च पुरुषो भवति[२]।) (अं.सं.उ.- ४९.९८)

उसी (हैमवती/श्वेत वचा) का चूर्ण मधु एवं घृत के साथ मिलाकर चाटना चाहिए। इसके जीर्ण होने पर गोदुग्ध एवं घृत से मिश्रित ओदन (भात) खाएं। इस प्रकार सात दिन इसे करने मनुष्य मेधावी होता है। सात दिन तक सात बार सेवन करने से श्रुतधर होता है और एक सौ वर्ष की आयु हो जाती है। (व्यक्ति वृद्धावस्था के कष्ट से मुक्त रहता है। वली-पलित रहित, श्रुति एवं स्मृति से सम्पन्न और तीव्र जठराग्नि वाला हो जाता है।)

दधित्थमध्यातिविषाकटुत्रिकं दरं सितादाडिमबिल्वधान्यकम्।
रजो विलिह्यान्मधुना विमिश्रितं नवं सरक्ता...तिसारपीनसम्।।
निहन्ति यक्ष्मज्वरकासहृद्रुजं तृषं तथैवोद्गिरणं गुदांकुरान्।

---

१. अ.सं.उ.- ४९.१९; (अत्रिदेव-संस्करणम्)
२. अ.सं.उ.- ४९.१९; (अत्रिदेव-संस्करणम्)

किलासाहिध्मानिलपित्तबिम्बसीविबन्धहृद् देहहुताशदीपनम्।।

कपित्थाद्यम्।

दधित्थमध्य (कैंथ का गूदा), अतिविषा, त्रिकटु, दर(?वरा-त्रिफला), शर्करा, दाडिम (अनारदाना), बिल्व व धान्यक (धनिया) के चूर्ण में मधु मिलाकर सेवन करें। यह चूर्ण रक्तातिसार, पीनस, यक्ष्मा, ज्वर, कास, हृद्रोग, तृषा, उद्गिरण (छर्दि), अर्श, किलास, हिध्मा, वातपित्त-विकार, बिम्बसी व विबन्ध को नष्ट करता है और जठराग्नि को प्रदीप्त करता है।

उपकुञ्चीमजाजीं च पिबेन्मद्येन लाभतः।
योनिशूलान्विता नारी हिङ्गुसौवर्चलान्वितम्।।

उपकुञ्ची (स्थूल जीरक) या अजाजी (जीरक) में से जो सुलभ हो, उसे भुनी हींग व सौवर्चल लवण के साथ मद्य में मिलाकर पीना चाहिए। इससे योनिशूल नष्ट हो जाता है।

दधित्थकटुकाशुण्ठी-पिप्पलीकुटजत्वचम्।
दाडिमं शाल्मलीपिच्छामुदीच्यं बिल्वधान्यकम्।।
मुस्तं प्रतिविषा शृंगी ग्रन्थिकं रोध्रधान्यकम्।
सुचूर्णं... क्षौद्रेण लीढं शूलातिसारनुत्।।
आमं सरक्तं वमथुं सकासवमथुज्वरम्।
बालानां रोगशमनं स्तन्यदोषनिबर्हणम्।। बृहत्कपित्थाद्यम्।

कपित्थ, कटुका, शुण्ठी, पिप्पली, कुटज, त्वच् (दालचीनी), दाडिम, शाल्मली, पिच्छ, उदीच्य (ह्रीबेर), बिल्व, धान्यक, मुस्त, प्रतिविषा, शृङ्गी, ग्रन्थिक व लोध्र- इन द्रव्यों के चूर्ण का मधु के साथ सेवन करने से शूल, आम (आँव) एवं रक्त के साथ होने वाला अतिसार, वमन, कास, शिशुरोग तथा स्तन्य रोग नष्ट होते हैं।

पथ्याक्षधात्रीचूर्णञ्च लिह्यात् क्षौद्रसमन्वितम्।
मूत्रसङ्गस्थौल्यदोषाञ्जयेद्बस्तिविशुद्धिकृत्।। त्रिफलाचूर्णः।

हरीतकी, बहेड़ा, आँवला- इन द्रव्यों के चूर्ण का मधु के साथ सेवन करें। यह मूत्रावरोध एवं स्थूलता आदि दोषों को नष्ट करता है और बस्ति (मूत्राशय) का शोधन करता है।

त्रिफला पिप्पली मुस्तं चित्रकं कटुरोहिणी[१]**।**
ऊरुष्कम्भेषु तच्चूर्णं माक्षिकेणावलेहयेत्[२] ।। त्रिफलाद्यम्।

(च.चि.- २७.३८)

त्रिफला, पिप्पली, मुस्त, चित्रक, कटुरोहिणी- इन द्रव्यों के चूर्ण को मधु के साथ मिलाकर चटाएं। यह सर्वविध ऊरुस्तम्भ को नष्ट करता है।

पथ्याशटीदार्व्यकनागराणि सहिङ्गुसौवर्चलसैन्धवानि।
विडं सुपीतान्यपतन्त्रकार्शो-हृद्रोगपार्श्वामयनाशनानि।। पथ्याद्यम्।

हरीतकी, शटी, दार्व्यक (रसाञ्जन), शुण्ठी, हिङ्गु, सौवर्चल, सैन्धव तथा विड- इन द्रव्यों को समान मात्रा में लेकर चूर्ण बनायें। इसका जल के साथ सेवन करने से अपतन्त्रक, अर्श, हृद्रोग व पार्श्वरोग नष्ट होते हैं।

यवानीतिन्तिडीकाम्ल-वेतसौषधदाडिमम्।
कृत्वा कोलं सकर्षांशं सितायाश्च चतुष्पलम्।।
धान्यसौवर्चलाजाजी-वराङ्गं चार्धकार्षिकम्।
पिप्पलीनां शतं चैकं द्वे शते मरिचस्य तु।।
शर्करायाश्च चत्वारि पलान्येवात्र योजयेत्।
चूर्णमेतत् परं रुच्यं हृद्यं ग्राहि हिनस्ति च।
विबन्धकासहृत्पार्श्व-प्लीहार्शोग्रहणीगदान्।। (अ.हृ.चि.- ५.५५-५८)

यवानी तिन्तिडीकम् अम्लवेतसं शुण्ठी दाडिमम् अम्लबदरं प्रतिक.१, धानकाफलानि कृष्णलवणं जीरकं त्वक् प्रतितो.१, (?) पिप्पलीकणानां १००, मरिच(कणानां) २००, शर्कराप.४, **यवानीषाडवकम्।**

१. **'चित्रकं कटुरोहिणी'** इति मातृकागत पाठः, चरके तु- **'चव्यं कटुकरोहिणीम्'**। इति पठ्यते।

२. चरके तूत्तरार्धपाठ इत्थं दृश्यते- लिह्याद्वा मधुना चूर्णमूरुस्तम्भार्दितो नरः।

यवानी, तिन्तिडीक, अम्लवेतस, शुण्ठी व दाडिम- इन द्रव्यों को एक-एक कर्ष परिमाण में लें। धान्य (धनिया) सौवर्चल, अजाजी (जीरा) तथा दालचीनी आधा-आधा कर्ष परिमाण में लें। इसके अतिरिक्त १०० पिप्पली, २०० मरिच तथा ४ पल शर्करा मिलाकर चूर्ण बनायें। यह चूर्ण रुच्य, ग्राही और हृद्य होता है। इसके सेवन से विबन्ध, कास, हृद्रोग, पार्श्वरोग, प्लीहरोग, अर्श तथा ग्रहणी रोग नष्ट हो जाते हैं। यही योग चरकसंहिता (च.चि. ८.१४१.१४४) में भी कुछ शब्दभेद से मिलता है।

एकां षोडशिकां धान्याद् द्वे द्वे चाजाजिदीप्यकात्[1]।
ताभ्यां दाडिमवृक्षाम्ले द्विर्द्विः सौवर्चलात् पले[2]।।
शुण्ठ्याः कर्षं दधित्थस्य मध्यात् पञ्च पलानि च।
तच्चूर्णं षोडशपलैः शर्कराया विमिश्रयेत्।
षाडवोऽयं प्रदेयः स्यादन्नपानेषु पूर्ववत्।। कपित्थषाडवम्।

(च.चि.- ११.८८-९०, अ.हृ.चि.- ३.१४४-१४६)

धनिया १ कर्ष, जीरा व दीप्यक (अजमोदा) २-२ कर्ष, दाडिम एवं तिन्तिडीक २-२ पल, सौवर्चल (सोंचर नमक) २ पल, शुण्ठी १ कर्ष, कपित्थमज्जा ५ पल- इन द्रव्यों के चूर्ण में १६ पल शर्करा मिलाएं। यह **कपित्थषाडव** नामक चूर्ण अन्नपान में पूर्वोक्त विधि से देना चाहिए। यह चूर्ण रुच्य, ग्राही और हृद्य होता है। इसके सेवन से विबन्ध, कास, हृद्रोग, पार्श्वरोग, प्लीहरोग, अर्श तथा ग्रहणी रोग नष्ट हो जाते हैं।

यवानीपिप्पलीमूल-चातुर्जातकनागरैः।
मरिचाग्निजलाजाजी-धान्यसौवर्चलैस्समैः।।

---

१. '**चाजाजिदीप्यकात्**' इति मातृकायामष्टाङ्गहृदये च, चरके त्वस्य स्थाने '**जाज्यजमोदयोः**' इति पठ्यते। अर्थस्त्वभिन्न एव।

२. '**पले**' इति मातृकायां '**पलम्**' इति चरकसंहितायामष्टाङ्गहृदये च पठ्यते। इन्दु-टीकोपेटेतेऽष्टाङ्गहृदये तु '**पले**' इत्येव पाठः। '**द्वे पले सौवर्चलस्य**' इति च तत्र व्याख्यातम्।

वृक्षाम्लधातकीकृष्णा-बिल्वदाडिमदीप्यकैः।
त्रिगुणैः षड्गुणसितैः कपित्थाष्टगुणैः कृतः।।
चूर्णोऽतिसारग्रहणी-क्षयगुल्मगलामयान्।
कासश्वासाग्निसदन-पीनसारोचकाञ्जयेत्।।(अ.हृ.चि.- ९.११०-१३)

यवानी पिप्पलीमूलं त्वक् एला सुगन्धपत्रकं नागकेसरं शुण्ठी मरिचं चित्रकं वालकं जीरकं धानकफलानि कृष्णलवणं प्रतिधा.१, तिन्तिडीकं धातकीपुष्पं पिप्पली बिल्वमज्जा दाडिमं ब्रह्मबीजं प्रतिधा.३, कपित्थमज्जाक.२, सितशर्कराप.१, तो.७, धा.७, **कपित्थाष्टकम्।**

अजवायन, पिप्पलीमूल, इलायची, दालचीनी, तेजपत्र, नागकेशर, मरिच, इन्द्रयव, जीरा, धनिया एवं सौवर्चल लवण का १-१ भाग लें। वृक्षाम्ल, धातकीपुष्प (धाय के फूल), पिप्पली, बेल का गूदा, अनारदाना एवं अजमोदा इनके ३-३ भाग लें। शर्करा के छः भाग एवं कपित्थमज्जा (कैंथ का गूदा) के आठ भाग लें। इन द्रव्यों को मिला कर चूर्ण बनायें। यह चूर्ण अतिसार, ग्रहणी, क्षय, गुल्मरोग, गलरोग, कास, श्वास, मन्दाग्नि, पीनस (पुराना जुकाम) तथा अरोचक को जीत लेता है।

इस योग में एक द्रव्य की अपेक्षा शर्करा को छः गुना एवं कपित्थ को आठ गुना लेना है। चक्रदत्तरत्नप्रभा में वैद्यशिरोमणि निश्चलकर ने इस तथ्य को युक्तिपूर्वक प्रस्तुत किया है-

एकभागापेक्षया त्रिगुणं, सिताकपित्थयोः षड्गुणाष्टगुणत्वेन समुदायचूर्णादिति। षड्गुणसितः कपित्थोऽष्टगुणीकृतः इति पाठे **गुरुपरम्पराव्याख्यया** षड्गुणसित इति चूर्णस्य विशेषणम्, एवं कपित्थोऽष्टगुणीकृतोऽपि। अयं पाठः **वैद्यप्रदीपे**ऽपि। किन्त्वयं पाठो न युक्तः, शर्कराकपित्थयोर्बहुत्वात्। अत एव **चन्द्रटेन वाग्भट**स्यायं पठितः 'त्रिगुणैः षड्गुणसितैः कपित्थाष्टगुणीकृतैः' इति। **कल्याणसिद्धा**वपि- 'त्रिगुणैः षड्गुणसितैः कपित्थाष्टगुणीकृतैः' इति। अत एकभागापेक्षया षड्गुणत्वमष्टगुणत्वञ्चेति। कपित्थाष्टकञ्चास्य चूर्णस्य नाम कपित्थभागाधिक्यात्।

(चक्रदत्तरत्नप्रभा, ग्रहणीचिकित्सा- ३२-३४)

कर्षोन्मितं तुकाक्षीरं चातुर्जातं द्विकर्षकम्[१]**।**
यवानीचविका[२]**जाजी-ग्रन्थिव्योषं पलांशकम्।।**
पलानि दाडिमादष्टौ सितायाश्चैकतः कृतः।
गुणैः कपित्थाष्टकवच्चूर्णोऽयंदाडिमाष्टकः।। (अ.हृ.चि.-९.११३-१५)

तुकाक्षीरक.१, त्वक् एला सुगन्धपत्रं नागकेसरं प्रतिक.२, यवानी चव्यका जीरकं पिप्पलीमूलं शुण्ठी पिप्पली मरिचं प्रतिप.१, दाडिमप.८, सितशर्कराप.८, **दाडिमाष्टकम्।**

तुगाक्षीरी (वंशलोचन) एक कर्ष, चातुर्जात (इलायची, दालचीनी, तेजपत्र, नागकेशर) दो कर्ष, अजवायन, चविका, काला जीरा, पिप्पलीमूल, सोंठ, पिप्पली, मरिच- एक-एक पल, अनारदाना आठ पल तथा शर्करा आठ पल लें- इन सबका चूर्ण बनायें। यह दाडिमाष्टक चूर्ण गुणों में कपित्थाष्टक चूर्ण के समान है, अर्थात् यह चूर्ण अतिसार, ग्रहणी, क्षय, गुल्मरोग, गलरोग, कास, श्वास, मन्दाग्नि, पीनस (पुराना जुकाम) तथा अरोचक को जीत लेता है।

नागरातिविषे मुस्तं धातकीं सरसाञ्जनम्।
वत्सकात्त्वक्फलं बिल्वं पाठां कटुकरोहिणीम्।।
तण्डुलोदकसंयुक्तां क्षौद्रेण सह पेषयेत्।
हितं लोहितपित्तेषु चार्शस्सु ज्वरितेषु च।।
मूर्छातपाभितप्तानां तृष्णार्त्तानां च दापयेत्।
अतीसारे तथा छर्द्यां स्त्रीणामतिरजोगदे।।
प्रच्युतानां च गर्भाणां स्थापने परमं स्मृतम्।
अश्विभ्यां विहितो योगो रक्तपित्तनिबर्हणः।।

शुण्ठी प्रतिविषा मुस्तं धातकीपुष्पाणि पुष्परसाञ्जनं वत्सकत्वक्

१. 'कर्षोन्मिता तवक्षीरी चातुर्जातं द्विकार्षिकम्' इत्यष्टाङ्गहृदये पाठः।
२. 'चविका' इति मातृकागतः पाठः, विवरणे चात्र 'चव्यका' इति दृश्यते। अष्टाङ्गहृदये तु चविकास्थाने 'धान्यका' इति पठ्यते। एतदेव च चन्द्रटसंग्रहेऽपि दृश्यते।

वत्सकबीजं बिल्वमज्जाप.१, कटुका प्रतिधा.३, माक्षिकप.१, तण्डुलधावनप.३, **नागराद्यम्।**

शुण्ठी, अतिविषा, मुस्तक, धातकीपुष्प, रसाञ्जन, कुटज की छाल, इन्द्रयव, बेल का गूदा, पाठा, कुटकी- इन द्रव्यों का चूर्ण बनायें। इस चूर्ण में मधु मिलाकर तण्डुलोदक के साथ इसका पान करें। यह चूर्ण रक्तपित्त, अर्श, ज्वर, मूर्छा, आतप (लू लगना) तृष्णा आदि से पीड़ित रोगियों को देना चाहिए। यह अतिसार, छर्दि एवं स्त्रियों के अतिरज:स्राव रोग में भी अति हितकर होता है। यह चूर्ण गर्भस्राव को रोकने में विशेष प्रभावशाली माना गया है। रक्तपित्त का विशेष रूप से नाश करने वाले इस योग को अश्विनीकुमारों ने बनाया था।

यही नागराद्य चूर्ण किञ्चित् शब्दभेद से चरकसंहिता के अन्तर्गत ग्रहणी-चिकित्सा में भी है, उसे योगरत्नसमुच्चय में चन्द्रट ने भी उद्धृत किया है-

नागरातिविषामुस्तं धातकी सरसाञ्जनम्।
वत्सकत्वक्फलं बिल्वं पाठा तिक्तकरोहिणी।।
पिबेत् समांशकं चूर्णं सक्षौद्रं तण्डुलाम्बुना।
पैत्तिके ग्रहणीदोषे रक्तं यच्चोपवेश्यते।।
अर्शांसि च गुदे शूलं जयेच्चैव प्रवाहिकाम्।
नागराद्यमिदं चूर्णं कृष्णात्रेयेण पूजितम्।। (च.चि.- १५.१२९-१३१)

(अग्निवेशाद् ग्रहण्यां नागराद्यं चूर्णम् - यो.सं., पृ.-१३३)

सोंठ, अतीस, मोथा, धाय के फूल, रसाञ्जन, कुटज की छाल, इन्द्रयव, बेल का गूदा, पाठा, कुटकी- इन द्रव्यों का चूर्ण बनायें। इस चूर्ण में मधु मिलाकर तण्डुलजल के साथ इसका पान करें। कृष्णात्रेय द्वारा पूजित यह नागराद्य चूर्ण पित्तज ग्रहणीदोष, रक्तपित्त, अर्शरोग, गुदशूल तथा प्रवाहिका में हितकर है।

भूनिम्बकटुकाव्योष-मुस्तकेन्द्रयवान् समान्।
द्वौ चित्रकाद् वत्सकत्वग्भागान् षोडश चूर्णयेत्।।

गुडशीताम्बुना पीतं ग्रहणीदोषगुल्मनुत्। (च.चि.- १५.१३२-१३३)
कामलाज्वरपाण्डुत्व-[1]श्वासारुच्यतिसारजित्[2]।।

(अग्निवेशाद् ग्रहण्यां भूनिम्बाद्यं चूर्णम्- यो.स., पृ.-१३३)

किराततिक्तकं कटुका शुण्ठी पिप्पली मरिचं मुस्तम् इन्द्रयवः प्रतितो.१, चित्रकतो.२, वत्सकत्वचप.२, शीतपानीयप.३, गुडप.३, तो.१, **भूनिम्बाद्यम्।**

चिरायता, कुटकी, सोंठ, पिप्पली, मरिच, मोथा एवं इन्द्रयव- इन्हें एक-एक तोला लें। चित्रक दो तोला, कुटज की छाल सोलह तोला लें। इन द्रव्यों का चूर्ण बनाकर गुड़मिश्रित शीतल जल के साथ उचित मात्रा में सेवन कराएं। यह भूनिम्बादि चूर्ण ग्रहणीरोग, गुल्म, कामला, ज्वर, पाण्डुरोग, प्रमेह, अरुचि तथा अतिसार को जीत लेता है। पानी में गुड़ उतना ही मिलाएं, जिससे पानी मीठा हो जाए।

यहाँ वैद्यप्रसारक के विवरण में गुड़ का परिमाण चूर्ण के बराबर बताया है। जबकि अन्य तन्त्रों में कहा है कि पानी को मीठाभर करने लायक गुड़ मिलाकर उसके साथ इस चूर्ण का पान करना चाहिए। चक्रदत्त-रत्नप्रभा में निश्चलकर ने तन्त्रान्तर-संवादी इसी भाव को ग्राह्य मानते हुए वैद्यप्रसारकगत विवरण को अग्राह्य बतलाया है। निश्चलकर का कथन इस प्रकार है-

गुडयुक्तं शीताम्बुगुडोदकमित्यर्थः, (एवं सर्वत्र)। अतः **विदेह**:- 'चूर्णितान् प्रपिबेच्छीतैर्वारिभिर्गुडमिश्रितैः'। इति। **आयुर्वेदसारे**ऽपि-

भूनिम्बव्योषतिक्ताब्दशतक्रतुयवान् समान्।
वह्नेर्द्वौ वत्सकत्वचो भागान् षोडश चूर्णितान्।।
पिबेद् गुडोदकेनैव ग्रहणीपाण्डुघातकान्।। इति।

चूर्णितं तद्गुडाम्बुना इति **रविगुप्ते**ऽपि। **जेज्जटे** तु- गुडाम्बु[3] शीताम्बु तण्डुलोदकम्

१. **'श्वासा०'** इति मातृकागतः पाठः, अस्य स्थाने **'मेहा०'** इति चरके वृन्दमाधवे वंगसेन-संहितायां च पठ्यते।
२. वृन्द.- ४.१७-१८, वंग.- २०.७४-७५;
३. 'शीताम्बु इति द्वयं, ततः 'इत्यधिकं ५ पुस्तके।

इति। **वैद्यप्रसारके** तु- सर्वचूर्णसमो गुडः, शीतजलेन (अनुपानम्)। पूर्वव्याख्यैव श्रेयसी, अनेकतन्त्रान्तरसंवादात्।। इति।

(चक्रदत्त-रत्नप्रभा, ग्रहणीचिकित्सा- २०-२१)

यह योग **वृन्दमाधव** में भी मिलता है। वहाँ इसकी **व्याख्याकुसुमावली** नामक टीका (४.१७-१८) में वैद्य-प्रसारक के मत का उल्लेख इस प्रकार है- **वैद्यप्रसारके तु सर्वसमो गुडो व्याख्यातः।**

तुम्बुरूण्यभया हिङ्गु पुष्करं लवणत्रयम्।
यवक्वाथाम्बुना पेयं हृत्पार्श्वार्त्त्यपतन्त्रके[१]।।

तुम्बुरुफलानि हरीतकी हिङ्गु पुष्करमूलं कृष्णलवणं सैन्धवलवणं विडलवणं प्रतिक.१, यवप.१, पानीयप.१६, क्वथितशेषप.४, **तुम्बुर्वाद्यम्।**

नेपाली धनिया, हरड़, घृतभर्जित हींग, पुष्करमूल, सैन्धव लवण, सोंचर लवण और विड लवण- इनका चूर्ण हृदयशूल, पार्श्वशूल तथा अपतन्त्रक से पीड़ित मनुष्य को यवक्वाथ के साथ पीना चाहिए।

हरीतकी प्रतिविषा हिङ्गु सौवर्चलं वचा।
कलिङ्गयवषष्ठाश्च सद्यः शूलहराः स्मृताः।।

हरीतकी प्रतिविषा हिङ्गु कृष्णलवणं वचा इन्द्रयवाः प्रतिधा.४, **कलिङ्गषष्ठम्।**

हरीतकी, अतिविषा, हींग, कृष्णलवण, वचा एवं इन्द्रयव- इन छः द्रव्यों का क्वाथ, चूर्ण आदि के रूप में प्रयोग से शीघ्र ही शूल का निवारण करता है। इस योग में कलिङ्गयव षष्ठ द्रव्य है, अतः इसका नाम 'कलिङ्गषष्ठम्' है।

यह योग सुश्रुतसंहिता पर आधारित है। वहाँ श्लोक इस प्रकार है-

वचा सौवर्चलं हिङ्गु कुष्ठं सातिविषाभया। कुटजस्य च बीजानि सद्यः शूलहराणि तु।।

(सु.उ.- ४२.१२८)

---

१. श्लोकस्यास्योत्तरार्द्धं वङ्गसेनसंहितायां शूलाधिकारे (८१ संख्याके श्लोके) इत्थं दृश्यते- '**पिबेद्यवाम्बुना वातगुल्मशूलापतन्त्रकी**'।

अभया पिप्पलीमूलं वचा कटुकरोहिणी।
पाठा वत्सकबीजानि चित्रको विश्वभेषजम्।।
एतदामसमुत्थानमतीसारं सवेदनम्।
कफात्मकं सपित्तं च वर्चो बध्नाति तत्क्षणात्।।

(भेडात्- यो.स., पृ.-२५६)

हरीतकी पिप्पलीमूलं वचा कटुकं पाठा वत्सकबीजं चित्रकं शुण्ठी प्रतिप. ३, **अभयाद्यम्।**

हरीतकी, पिप्पलीमूल, वचा, कटुकरोहिणी, पाठा, वत्सकबीज, चित्रक व शुण्ठी- इन द्रव्यों को समान मात्रा में लेकर चूर्ण बनायें। यह पीड़ा युक्त आमातिसार व कफपित्तजन्य अतिसार को करता है और शीघ्र ही मल को बाँध देता है।

शुण्ठी वचा त्रिवृद्दन्ती यवक्षारं सचित्रकम्।
पाठा पुष्करमूलं च पलिकानि प्रकल्पयेत्।।
मरिचं त्वक्कुञ्चिकाजाजी धातकी शितिवारकम्[१]।
कार्षिकानि विडङ्गानि यवानी सैन्धवं तथा।।
हरीतकीनां द्विपलं द्विपलं चाम्लवेतसम्।
हिङ्गु त्रिकार्षिकं युक्तं सूक्ष्मं दृषदि पेषयेत्।।
भावितं मातुलुङ्गस्य चार्द्रकस्य रसेन वा।
उष्णाम्बुना पिबेत् प्रातरथवा भोजनैः सह।।
हिताशी मधुरैर्वापि क्षारनिश्च्योतनेन वा।
क्षीरैर्मांसरसैर्यूषैर्मूत्रैस्तुल्येन सर्पिषा।।
तथैवोष्णेन वपुषा दाडिमस्य रसेन वा।
कोलम्भसा हिताशी वा सर्पिरेतैः शृतं पिबेत्।।
एष मासोपयोगेन चूर्णो रोगान्नियच्छति।
कटीप्लीहयकृच्छूलं हृद्गुह्यगुदसंश्रयम्।।

१. **'मितिवालकम्'** इत्युपलब्धपाठः अस्य स्थाने **'शितिवारकम्'** इति शोधितः पाठः।

नाशयेद् गुल्मजठरं विबन्धानाहपायुजान्।
कासं श्वासं मूत्रकृच्छ्रं हिध्मारोचकवर्ध्म च।
अग्निवृद्धिकरञ्चैतच्चूर्णं सर्वत्र शस्यते।।

बृहदभयाद्यं वातहृद्रोगगुल्म-नाशनम्।

शुण्ठी, वचा, त्रिवृत्, दन्ती, यवक्षार, चित्रक, पाठा, पुष्कारमूल- इन द्रव्यों को एक-एक पल मात्रा में लें। इसमें मरिच, दालचीनी, कुञ्चिका (मेथी), अजाजी (जीरा) आँवला व सितिवारक मिलाएं। पुनः इसमें विडंग, यवानी व सैन्धव एक-एक कर्ष, दो पल, हरीतकी, दो पल अम्लवेतस व तीन कर्ष हिङ्गु डालकर सूक्ष्म चूर्ण बनायें। इस चूर्ण को मातुलुंग (नींबू) या आर्द्रक के रस से भावित करें। इस चूर्ण का उष्णजल, भोजन या मधुर (सौंफ) के साथ हितकारी पथ्य करने वाला सेवन करे। इस तरह दुग्ध, मांसरस, यूष, गोमूत्र, चूर्ण के बराबर मात्रा में घृत लेकर अथवा उष्ण जल, दाडिमरस, कोलजल के साथ सिद्ध घृत के साथ इस चूर्ण का एक मास तक प्रयोग करने से सभी प्रकार के रोग नष्ट हो जाते हैं। यह कटिशूल, प्लीहशूल, यकृच्छूल, हृद्रोग, गुह्यरोग, गुदजरोग, गुल्म, जठरदोष, विबन्ध, आनाह, कास, श्वासरोग, मूत्रकृच्छ्र, हिध्मा, अरोचक व वर्ध्म को नष्ट कर देता है। यह जठराग्निदीपन चूर्ण पूर्वोक्त सभी रोगों में उत्तम माना गया है।

चित्रकं पिप्पलीमूलं द्वौ क्षारौ लवणानि च।
व्योषं हिंग्वजमोदं च चव्यं चैकत्र चूर्णयेत्।।
गुलिका मातुलिङ्गस्य चार्द्रकस्य[१] रसेन वा।
कृता विपाचयत्यामं दीपयत्याशु चानलम्।। (च.चि.- १५.९६-९७)

चित्रकं पिप्पलीमूलं यवक्षारः स्वर्जिकाक्षारः सैन्धवलवणं कृष्णलवणं विडलवणं सौवर्चललवणं सामुद्रलवणम् औद्भिदलवणं पिप्पली शुण्ठी मरिचं हिङ्गु ब्रह्मबीजं चविका प्रतितो.१, चूर्णयित्वा मातुलुङ्गरसेन वार्द्रकस्य रसेन

१. **'चार्द्रकस्य'** इति हस्तलिखितपुस्तकेषु पाठः, एतस्य स्थाने **'दाडिमस्य'** इति चरकसंहितायां चक्रदत्ते च पाठो दृश्यते।

गुलिकाः कार्याः। **चित्रकाद्यम् उदरक्रिमिरोगनाशनम्।**

चित्रक, पिप्पलीमूल, यवक्षार, स्वर्जिकाक्षार, सैन्धव लवण, कृष्ण लवण, विड लवण, सौवर्चल लवण, सामुद्र लवण, औद्भिद लवण, पिप्पली, शुण्ठी, मरिच, हिङ्गु, ब्रह्मबीज व चव्य को समान मात्रा में लेकर चूर्ण बनायें। इसमें मातुलुंग (नींबू) या अदरक का रस मिलाकर गुलिकाएँ बनायें। इनका सेवन करने से आम का पाचन होता है और जठराग्नि तीव्र होती है।

पटोलमूलं रजनीं विडङ्गं त्रिफलात्वचम्।
कम्पिल्यकं नीलिनीं च त्रिवृतां चेति चूर्णयेत्।।
षडाद्यान् कार्षिकानन्त्यांस्त्रींश्च द्वित्रिचतुर्गुणान्।
कृत्वा चूर्णमतो मुष्टिं गवां मूत्रेण पाययेत्।।
विरिक्तो मृदु भुञ्जीत भोजनं जाङ्गलैः रसैः।
मण्डं पेयां च पीत्वा वा सव्योषं षडहं पयः।।
शृतं पिबेत्तु तच्चूर्णं पिबेदेवं पुनः पुनः।
हन्ति सर्वोदराण्येतच्चूर्णं जातोदकान्यपि।।
कामलां पाण्डुरोगं च श्वयथुं चापकर्षति।
पटोलाद्यमिदं चूर्णमुदरेषु प्रपूजितम्[१] ।। (च.चि.- १३.११९-१२३)

(अग्निवेशादुदरे पटोलाद्यं चूर्णम्- यो.स., पृ.१२१)

पटोलमूलं दारुहरिद्रा विडङ्गं हरीतकी आमलकं बिभीतक प्रतिक.१, कम्पिल्यक.२, नीलिनीक.३, त्रिवृताप.१, **पटोलाद्यं गुल्मोदरप्लीहनाशनम्।**

पटोलमूल, हल्दी एवं विडङ्ग एक-एक कर्ष लें, हरड़, बहेड़ा एवं आँवला के फल की छाल (गुठली रहित भाग) एक-एक कर्ष लें। कबीला दो कर्ष, नीलिनी का बीज तीन कर्ष तथा सफेद निशोथ चार कर्ष लेकर चूर्ण बना लें। इस चूर्ण को एक पल की मात्रा में गोमूत्र के साथ सेवन कराना चाहिए। इसके सेवन करने से जब ठीक से विरेचन हो जाए तो जांगल मांसरस के साथ मृदु एवं सुपाच भोजन करें या मण्ड अथवा पेया का सेवन करें।

१. अयमन्तिमः श्लोको मातृकासु न दृश्यते। चरकाद् गृहीत्वात्र विन्यस्तः।

इसके पश्चात् ६ दिन तक त्रिकटु-साधित दुग्ध का पान करें और सातवें दिन पुनः इस चूर्ण का सेवन करें। इस प्रकार अनेक बार करने से सर्वप्रकार के उदररोग, जलोदर, गुल्म, प्लीहा, कामला, पाण्डु और शोथ रोग नष्ट हो जाते हैं। यह 'पटोलाद्य' चूर्ण सभी उदर रोगों को नष्ट करने हेतु श्रेष्ठ कहा गया है।

हपुषां कनकक्षीरीं त्रिफलां कटुरोहिणीम्।
नीलिनीं त्रायमाणां च सातलां त्रिवृतं वचाम्।।
सैन्धवं काललवणं पिप्पलीं चेति चूर्णयेत्।
दाडिमत्रिफलामांस-रसमूत्रसुखोदकैः।।
पेयोऽयं सर्वगुल्मेषु प्लीह्नि सर्वोदरेषु च।
श्वित्रे कुष्ठेष्वजरके सदने विषमाग्निषु।।
मेहार्शःपाण्डुरोगेषु कामलायां हलीमके।
वातपित्तकफांश्चाशु विरेकेण प्रसाधयेत्।।

(च.चि.- १३.१३३-१३६, अ.हृ.चि.- १५.२२-२५)

हपुषा हेमवती त्रिफला कटुरोहिणी नीलिनी त्रायमाणा सातला त्रिवृता वचा सैन्धवलवणं कृष्णलवणं पिप्पली प्रतिधा. २, दाडिमाम्लरसादिभिः पृथग् यथायोगं पिबेत्, **हपुषाद्यम्।**

हाऊबेर, स्वर्णक्षीरीमूल, त्रिफला, कुटकी, नीलिनीफल, त्रायमाणा, सातला, निशोथ, वचा, सैन्धव लवण, कृष्णलवण (काला नमक) और पिप्पली- इन सब द्रव्यों को सम भाग में लेकर सूक्ष्मचूर्ण बना लें। दाडिमरस, त्रिफला-क्वाथरस, मांसरस, गोमूत्र अथवा गुनगुने जल के साथ इसका सेवन करें। यह चूर्ण सभी प्रकार के गुल्म, प्लीहरोग, उदररोग, श्वित्र, कुष्ठ, अजीर्ण, अग्निमान्द्य, विषमाग्नि, प्रमेह, अर्श, पाण्डुरोग, कामला तथा हलीमक रोग में अति हितकर होता है। यह विरेचन कर्म द्वारा वात-पित्त-कफ दोषों का शीघ्र ही शमन कर देता है।

यवानी हपुषा धान्यं शतपुष्पोपकुञ्चिका[1]।
कारवी पिप्पलीमूलमजगन्धा शटी वचा।।
चित्रकं जीरकं व्योषं स्वर्णक्षीरी फलत्रयम्।
द्वौ क्षारौ पुष्करं मूलं कुष्ठं लवणपञ्चकम्।।
विडङ्गं च समाशानि दन्त्या भागास्त्रयस्तथा।
त्रिवृद्विशाले द्विगुणे सातला च चतुर्गणा।।
एष नारायणो नाम चूर्णो रोगगणापहः।
नैनं प्राप्याभिवर्त्तन्ते रोगा विष्णुमिवासुराः।।
तक्रेणोदरिभिः पेयो गुल्मिभिर्बदराम्बुना।
आनद्धवाते सुरया वातरोगे प्रसन्नया।।
दधिमण्डेन विट्सङ्गे दाडिमाम्भोभिरर्शसि।
परिकर्त्ते च वृक्षाम्लैरुष्णाम्बुभिरजीर्णिभिः।।
भगन्दरे पाण्डुरोगे कासे श्वासे गलग्रहे।
हृद्रोगे ग्रहणीदोषे कुष्ठे मन्देऽनिले ज्वरे।।
दंष्ट्राविषे मूलविषे सगरे कृत्रिमे विषे।
यथार्हं स्निग्धकोष्ठेन पेयमेतद्विरेचनम्।।

(च.चि.-१३.१२५-१३२, अ.हृ.चि.-१५.१४-२१)

यवानी हपुषा धानकाफलानि शतपुष्पा उपकुञ्चिका छत्राबीजम् पिप्पलीमूलम् अजगन्धा शटी वचा चित्रकं जीरकं शुण्ठी पिप्पली मरिचं त्रिफला (पीतदुग्धा[2]) यवक्षारः स्वर्जिकाक्षारः पुष्करमूलं कुष्ठं सैन्धवलवणं सौवर्चललवणं सामुद्रलवणं विडलवणम् औद्भिलवणं विडङ्गं प्रतिक.१, दन्तीफलक.३, त्रिवृद्विशाला प्रतिक.२, सातलाक.१, **नारायणचूर्णः।**

---

१. '**शतपुष्पोपकुञ्चिका**' इति हस्तलिखितपुस्तके पाठः '**त्रिफला चोपकुञ्चिका**' इति तु चरकसंहितायाम्, एवमन्यदपि किञ्चिदन्तरं चरकपाठादत्र दृश्यते।

२. इदं पदं मूलानुरोधादत्र स्थपितम्, चक्रदत्त-रत्नप्रभायामपि तथा दृश्यते। चरकेऽपि स्वर्णक्षीरी इति दृश्यते।

अजवायन, ह्रीबेर (हाऊबेर), धनिया, सौंफ, कलौंजी, काला जीरा पिप्पलीमूल, अजगन्धा, शटी, वचा, चित्रक, जीरा, सोंठ, मरिच, पिप्पली, सत्यानाशी के बीज, हरड़, बहेड़ा, आँवला, यवक्षार, स्वर्जिकाक्षार, पुष्करमूल, कूठ, सैन्धव लवण, सौवर्चल लवण, सामुद्र लवण, विड लवण, औद्भिद लवण और विडंग- इन द्रव्यों को १-१ कर्ष मात्रा में लें। दन्तीमूल ३ कर्ष, निशोथ तथा इन्द्रायण के सूखे फल २-२ कर्ष तथा सप्तपर्ण की छाल ४ कर्ष लें। इन सबका महीन चूर्ण बनायें। यह नारायणचूर्ण रोगसमूह का नाशक है। इसे प्राप्त कर रोग उसी प्रकार नष्ट हो जाते हैं, जैसे विष्णु को प्राप्त करके असुर।

इसका सेवन उदररोगियों को तक्र के साथ करना चाहिए। इसी प्रकार गुल्मरोगियों को बदरीस्वरस, आनाहरोग में सुरा, वातरोग में प्रसन्ना, मलावरोध में दधिमण्ड, अर्शोरोग में दाडिमरस, परिकर्त्तिकारोग में वृक्षाम्ल एवं अजीर्ण में गर्म जल के साथ लेना चाहिए। भगन्दर, पाण्डुरोग, कास, श्वास, गलग्रह, हृद्रोग, ग्रहणीरोग, कुष्ठ, मन्दाग्नि, ज्वर, दन्तविष, मूत्रविष, गरविष तथा कृत्रिम विष में इस विरेचक चूर्ण का सेवन स्निग्ध कोष्ठ वाले मनुष्य को करना चाहिए।

लवणयवानीदीप्यकणनागरमुत्तरोत्तमरं वृद्धम्।
सर्वसमांशहरीतकी चूर्णो वैश्वानरः साक्षात्[1] ।। (अ.हृ.चि.-१४.३४)

सैन्धवलवणक.१, यवानीक.२, ब्रह्मबीजक.३, पिप्पलीक.४, शुण्ठीक.५, हरीतकीप.३, क.३, **वैश्वानरचूर्णः।**

सैन्धव लवण एक भाग, अजवायन दो भाग, अजमोदा तीन भाग, पिप्पली चार भाग, सोंठ पांच भाग लें और इन सभी द्रव्यों के बराबर हरड़ लें। इनका चूर्ण बनायें। यह चूर्ण साक्षात् वैश्वानर (अग्निरूप) है, अर्थात् जठराग्नि दीपन का विशिष्ट कारण है। वैश्वानर शब्द अग्नि के लिए वेदों में बहुलता से प्रयुक्त है। इसका अर्थ इस प्रकार है- **विश्वेभ्यो नरेभ्यो हितो वैश्वानरः**, अर्थात् जो सभी नरों के लिए हितकर है, उस अग्नि को 'वैश्वानर' कहते हैं।

---

१. **'अग्निमान्द्ये वैश्वानरं चूर्णम्'** इति गदनिग्रहे चूर्णाधिकारे , श्लोकसंख्या- १४०;

पथ्यानागरकृष्णाकरञ्जवेल्लाग्निभिस्सितातुल्यैः।

वाडवमुख[1] इव जरयति बहुगुर्वपि भोजनं चूर्णम्।। (अ.हृ.चि.- ८.१५९)

हरीतकी शुण्ठी पिप्पली करञ्जफलानि विडङ्गं चित्रकं प्रतिधा.२, सितशर्करातो.१, **वाडवमुखम्।**

हरीतकी, सोंठ पिप्पली, करञ्जफल, विडङ्ग एवं चित्रक- इन्हें २-२ धान्यक (२-२ ग्राम) लेकर चूर्ण बनायें और इसमें चूर्ण के बराबर अर्थात् १ तोला (१२ ग्राम) शर्करा मिलाएं। यह 'वडवामुख' चूर्ण जठराग्नि को प्रदीप्त करता है और खाए हुए गुरु (गरिष्ठ) भोजन को भी पचा देता है।

भैषज्यरत्नावली (अग्निमान्द्यादिरोगाधिकार, श्लोकसंख्या-६०) में 'वेल्ल' की जगह 'बिल्व' पाठ मिलता है , जबकि वैद्यप्रसारक के मूल श्लोक एवं विवरण से वेल्ल (विडङ्ग) का उल्लेख ही समर्थित होता है। इससे स्पष्ट है कि भैषज्यरत्नावलीगत पाठ मूलपाठ न होकर अपपाठ है। अष्टाङ्गहृदय में भी 'वेल्ल' पाठ ही है।

गृहधूमं यवक्षारः पाठा व्योषं रसाञ्जनम्।

तेजोह्वा त्रिफला लोहं चित्रकं चेति चूर्णयेत्।।

सक्षौद्रं खादयेदेतद् गलरोगविनाशनम्।

कालकं नामतश्चूर्णं मुखरोगहरं परम्।। (च.चि.- २६.१९४-१९५)

गृहधूमं यवक्षारः पाठा व्योषं रसाञ्जनं तेजोवती हरीतकी आमलकं बिभीतकं प्रतिधा.२,......[2]।

गृहधूम, यवक्षार, पाठा, व्योष (शुण्ठी, पिप्पली, मरिच) रसाञ्जन, तेजोवती, हरीतकी, आँवला, बिभीतक, लोह (अगरु) व चित्रक के चूर्ण में मधु मिलाकर सेवन करने वाला, गलरोग व मुखरोग से मुक्त हो जाता है। यह 'कालक' नामक चूर्ण उपरोक्त रोगों में परमौषध है।

---

१. वाडवमुख इति मातृकायाम्, वडवामुख इति अष्टाङ्गहृदये पाठो दृश्यते।

२. इतोऽग्रे मातृकासु विवरणं मुषितम् इति वृन्दमाधव-व्याख्याकुसुमावल्या एतेन वाक्येन ज्ञायते- **'वैद्यप्रसारकेऽपि लोहमगरु विवृतम्'** इति। (वृन्द.- ५८.६५)

यह योग **वृन्दमाधव** में भी आया है। वहाँ इसकी **व्याख्याकुसुमावली** नामक टीका (५८.६५-६६) में वैद्य-प्रसारक का मत इस प्रकार प्रस्तुत किया है- **'वैद्यप्रसारकेऽपि लोहमगुरु विवृतम्'** अर्थात् वैद्य-प्रसारक में भी 'लोह' का अर्थ 'अगरु' किया है। **यह अंश वैद्य-प्रसारक की हस्तलिखित प्रतिलिपि में खण्डित हो गया है।**

चन्दनं नलदं रोध्रमुशीरं पद्मकेसरम्।
नागपुष्पं च बिल्वं च भद्रमुस्तं सशर्करम्।।
ह्रीवेरं चैव पाठा च कुटजस्य फलं त्वचः।
शृङ्गवेरं प्रतिविषा धातकी सरसाञ्जनम्।।
आम्रास्थि जम्ब्वस्थि तथा[१] तथा मोचरसं शुभम्।
नीलोत्पलं समङ्गा च सूक्ष्मैला दाडिमत्वचम्।।
चतुर्विंशतिमेकत्र समभागानि कारयेत्।
तच्चूर्णं क्षौद्रसंयुक्तं पातव्यं तण्डुलाम्बुना।।
हितं लोहितपित्ते तदर्शसां ज्वरितेषु च।
अतीसारेषु वमथौ नारीणां स्थापनं परमुच्यते[२]।।

(खरनादाद् रक्तपित्ते चन्दनाद्यं चूर्णम्- यो.स.-पृ. ११८)

चन्दनं गन्धमांसी श्वेतरोध्रम् उशीरं पद्मकेसरं नागपुष्पं बिल्वमज्जा भद्रमुस्तं शर्करा वालकं पाठा वत्सकः (? वत्सकबीजं वत्सकत्वक्) शुण्ठी

---

१. **'जम्ब्वस्थि तथा तथा मोचरसं शुभम्'** इति मातृकायाम्, अस्य स्थाने **'जम्बुसारश्च तथा मोचरसो भवेत्'** इति योगरत्नसमुच्चये।

२. अत्र मातृकागतं लेखनं पाठभ्रंशोपेतं प्रतीयते। एतस्य स्थाने योगरत्नसमुच्चये चूर्णाधिकारे (११८ संख्याके पृष्ठे) चेत्थं पाठो दृश्यते-

हितं लोहितपित्तानां ह्यर्शस्सु लोहितेषु च। मूर्छातमोपसृष्टानां तृषार्तानां च दापयेत्।।
चलतां चामगर्भाणां स्तम्भनं परमुच्यते। अश्विभ्यां विहितं पूर्वं रक्तपित्तविनाशनम्।।

अयं योगो गदनिग्रहे चूर्णाधिकारेऽपि दृश्यते। तत्रापि चन्द्रटानुसारी पाठोऽस्ति। चन्द्रटसंग्रहे रक्तपित्तचिकित्सायामप्ययमेव योगो योगयुक्तेरिति कृत्वा प्रस्तुतः। (यो.स., पृ.- २७५)

प्रतिविषा धातकीपुष्पाणि शुष्करसाञ्जनं आम्रास्थि जम्ब्वस्थि मोचरस: नीलोत्पलं मञ्जिष्ठा सूक्ष्मैला दाडिमत्वक् प्रतिधा. १, **चन्दनचातुर्विंशकम्।**

लाल चन्दन, जटामांसी, पठानी लोध, खस, कमलकेशर, नागकेशर, बिल्व, मोथा, खाँड, नेत्रबाला, पाठा, इन्द्रयव, सोंठ, अतीस, धाय के फूल, रसौंत, आम की गुठली की गिरी, जामुन की गुठली, मोचरस, नीलकमल, मञ्जिष्ठा, छोटी इलायची तथा अनार का छिल्का- इन २४ द्रव्यों को समान परिमाण में लेकर चूर्ण बनायें । इस चूर्ण को उचित मात्रा में लेकर मधु मिलाएं और तण्डुलजल के साथ सेवन करें। यह रक्तपित्त, बवासीर, ज्वर, अतिसार, छर्दि में अति हितकर होता है। यह नारियों के गर्भस्राव को रोकने वाला उत्तम औषध योग है। इसे प्राचीन काल में अश्वनीकुमारों ने बनाया था।

मधुना त्रिफलाचूर्णमथवाश्मजतूद्भवम्।
लोहजं वाभयोत्थं वा लिह्यान्मेहनिवृत्तये।। (सिद्ध.सं.- ११.१७)

मधु के साथ त्रिफलाचूर्ण अथवा शिलाजीत का सेवन करने से सभी प्रकार के प्रमेह नष्ट हो जाते हैं। इसी प्रकार मधु के साथ लोहचूर्ण अथवा हरीतकीचूर्ण का सेवन करने से सभी प्रकार के प्रमेह नष्ट हो जाते हैं।

पाठाजम्ब्वाम्रयोरस्थि शिलोद्भेदं रसाञ्जनम्।
अम्बष्ठां शाल्मलीं पिच्छां समङ्गां वत्सकत्वचम्।।
वाह्लीकातिविषाबिल्वं रोध्रतोयदगैरिकम्।
शुण्ठीमधूकमार्द्वीक[1]-रक्तचन्दनकट्फलम्।।
कट्वङ्गवत्सकानन्ता धातकी मधुकार्जुनम्।
पुष्ये गृहीत्वा सञ्चूर्ण्य सक्षौद्रं तण्डुलाम्बुना।।
पिबेदर्श:स्वतीसारे रक्तं यच्चोपवेश्यते।
दोषा जन्तुकृता ये च बालानां तांश्च नाशयेत्।।

---

१. 'मार्द्वीक' इति मातृकागत: पाठ:। 'मृद्वीकां' इति मुद्रिते चरके दृश्यते। वृन्दमाधव-व्याख्याकुसुमावल्यां (६३.१४-१९) तु 'माचीकं' इति पाठान्तरं दर्शितम्। माचीकं देवदारु इति च तत्र व्याख्यातम्।

योनिदोषं रजोदोषं श्यावश्वेतारुणासितम्।
चूर्णं पुष्यानुगं नाम हितमात्रेयपूजितम्।।

(अ.हृ.उ.- ३४.४५-५०, च.चि.- ३०.९०-९६)

पाठा जम्ब्वस्थि आम्रास्थि पाषाणभेदः[१] शुष्करसाञ्जनं अम्बष्ठा मोचरसः समङ्गा वत्सकत्वक् कुंकुमम् अतिविषा बिल्वमज्जा श्वेतरोध्रं मुस्ता सुवर्णगैरिकं शुण्ठी मधूकपुष्पं मांसीकं[२] रक्तचन्दनं कट्फलं स्योनाकम् इन्द्रयवाः दुरालभाः धातकीपुष्पाणि मधुयष्टी अर्जुनः प्रतिधा. १, **पुष्यानुगम्।**

पाठा, जामुन की गुठली, आम की गुठली, पाषाणभेद, रसाञ्जन (रसौंत), अम्बष्ठा, मोचरस, समङ्गा, कुटजछाल, कुंकुम, पद्मकेसर (पद्मकिञ्जल्क), अतीस, बिल्वमज्जा, लोध्र, मोथा, स्वर्णगैरिक, शुण्ठी, मधूकपुष्प (महुआ का फूल), मृद्वीका (मुनक्का), रक्तचन्दन, कट्फल, कट्वङ्ग, वत्सक, अनन्ता, धातकीपुष्प, मधुयष्टि एवं अर्जुन- इन ओषधियों को पुष्य नक्षत्र में ग्रहण करें। इन्हें समान मात्रा में लेकर सूक्ष्म चूर्ण बनायें। इस चूर्ण को मधु में मिलाकर चावल के धोवन के साथ अर्श, अतिसार तथा रक्तातिसार में पान कराएं। यह बालकों के दन्त-रोगों को भी नष्ट करता है। स्त्रियों के योनिदोष एवं श्वेत, नील, पाण्डुर, काले तथा रक्तवर्ण के स्राव के रूप में आने वाले रजोदोष को अवश्य ही दूर करता है। यह पुष्यानुग नामक चूर्ण आत्रेय महर्षि के द्वारा पूजित (प्रशंसित) है और स्त्रीसम्बन्धी रोगों में अत्यन्त हितकर होता है। ग्रन्थकार ने यह योग अष्टाङ्गहृदय से लिया है। चरकगत इस योग में किञ्चित् शब्दगत भिन्नता है।

---

१. शिलोद्भेदः पाषाणभेदः इति विवरणे दर्शितम्। अष्टाङ्गहृदयस्य शशिलेखा-टीकायां तु- 'शिलोद्भेदं शिलाजतु' इति व्याख्यातम्।

२. 'मांसीकं' इति मातृकागतः पाठः। अस्य स्थाने 'माचीकं' इति सम्भाव्यते। तथाहि वृन्दमाधव-व्याख्याकुसुमावल्यां (६३.१४-१९) दृश्यते। अष्टाङ्गहृदयस्य शशिलेखाटीकायामपि 'माचीकम्' इति पाठः स्वीकृतः।

त्रिलवण-हपुषाजमोदाजगन्धा-वचा-हिङ्गु-पाठोपकुञ्ची-शटी,
जीरकाजाजि-कुस्तुम्बरु-वाष्पिका-कारवी-तुम्बरु-स्वर्जिका।
यावशूको जटा पौष्करी दाडिमं तिन्तिडीकं विडङ्गानि भार्गी वरा,
वेतसाम्लो मिशिर्मरिचगजकणाभयापञ्चकोलानि कुम्भो
निकुम्भो विशाला यवानी सुराह्वं च तत्सर्वमेकत्र चूर्णीकृतम्,
बीजपूराद्ररसेनासकृद्धावितं यः पिबेत्।
प्रातराहारकालेऽथवा मासमात्रं हिताशी नरः सादरम्,
प्लुतमशिशिरवारिणा जीर्णमद्येन मूत्रेण तक्रेण कोलाम्भसा।
मस्तुना पेयया सर्पिषौष्ट्रेण दुग्धेन कौलत्थयूषेण वा,
क्षारनिश्च्योततोयेन दाडिमाद्वा रसेनात्मवानेभिरेवौषधैः साधितं वा घृतं,
हृदयगुदकटीयकृत्प्लीहगुह्याश्रितं तस्य शूलं प्रणश्येत्तथा गुल्मविष्टम्भ-
दुर्नामकृच्छ्रोदराध्मानहिध्माविबन्धाः सवर्ध्मारुचिश्वासकासाः,
प्रपक्तुं च शक्तो भवेत् पावकः प्राश्यमानानि पाषाणचूर्णान्यपि।।

(अ.सं.चि.- १६.१३)

सैन्धवलवणं विडलवणं कृष्णलवणं हपुषा अजमोदा अजगन्धा वचा हिङ्गु पाठा उपकुञ्चः शटी कृष्णाजाजी पीताजाजी श्वेताजाजी धानकाफलानि हिङ्गुपत्रिका छत्राबीजं तुम्बुरुफलानि स्वर्जिकाक्षारः यवक्षारः पुष्करमूलं दाडिमं तिन्तिडीक विडङ्गं भार्गी श्रेष्ठा अम्लवेतसं शतपुष्पाबीजं मरिचं हस्तिपिप्पली हरीतकी पिप्पली पिप्पलीमूलं चविका चित्रकं शुण्ठी अम्लबदरं त्रिवृता दन्ती विशाला यवानी देवदारुकाष्ठं प्रतितो.१, **त्रिलवणाद्यम्।**

त्रिलवण (सैन्धव, सौवर्चल एवं विड लवण), हपुषा, अजमोदा, अजवायन, वचा, हिङ्गु, पाठा, उपकुञ्ची, शटी, जीरक, अजाजी, कुस्तुम्बुरु, वाष्पिका, कारवी, स्वर्जिका, यावशूक, जटामांसी, पुष्करमूल, दाडिम, तिन्तिडीक, विडङ्ग, भार्ङ्गी, वरा (त्रिफला), वेतसाम्ल, मिसि, मरिच, गजकणा, अभया, पञ्चकोल, कुम्भ (त्रिवृता) निकुम्भ (दन्ती), विशाला, यवानी तथा देवदारुकाष्ठ- इन सभी को सम भाग में लेकर यत्नपूर्वक चूर्ण करें। इस चूर्ण को बीजपूरक के रस से

अनेक बार भावित करें। जो पथ्याहारी पुरुष प्रातःकाल अथवा भोजनकाल में एक मास पर्यन्त कवोष्ण जल, जीर्ण मद्य, तक्र, कोलोदक, मस्तु, पेया, घृत, उष्ट्रीदुग्ध (ऊँटनी के दूध) कुलत्थयूष, क्षारोदक अथवा दाडिमरस के साथ इस चूर्ण का सेवन करता है अथवा इन्हीं औषधियों से सिद्ध घृत का प्रयोग करता है, उसके हृदय, गुदा, कटि, यकृत्, प्लीहा एवं गुह्याङ्गों में आश्रित शूल नष्ट हो जाता है तथा गुल्म, विष्टम्भ, अर्श, मूत्रकृच्छ्र, उदररोग, आध्मान, वर्ध्मरोग (हर्निया), अरुचि, श्वास एवं कास नष्ट हो जाते हैं। जठराग्नि खाए हुए पत्थर के चूर्ण तक को भी पचाने में समर्थ हो जाती है, अर्थात् बहुत तीव्र हो जाती है

अभया पलद्वयम् अम्लवेतसं पलद्वयं पलिकान् वचा-विश्वभेषज-त्रिवृद्दन्ती-चित्रक-शटी-पुष्करजटा-यावशूकान्, कार्षिकानि मरिचाजाजी-सैन्धवोपकुञ्चिका-शितिवारक-यवानी-धातकीपुष्प-विडङ्गानि, हिङ्गु त्रिकार्षिकं चूर्णितं पूर्ववद्भावितं पीतं च समानं पूर्वेण।

(अ.सं.चि.- १६.१४)

हरीतकीप.२, अम्लवेतसप.२, वचा शुण्ठी त्रिवृद् दन्ती चित्रकं शटी पुष्करमूलं यवक्षारः प्रतिप.१, मरिचं जीरकं सैन्धवलवणम् उपकुञ्चिका शितिवारः यवानी धातकीपुष्पाणि विडङ्गं प्रतिक.१, हिङ्गुक.३, **अभयाद्यम्।**

हरड़ २ पल, अम्लवेतस २ पल, वचा, सोंठ, निशोथ, दन्ती, चित्रक, कचूर, पुष्करमूल एवं यवक्षार- प्रत्येक १-१ पल, मरिच, काला जीरा, सैन्धव लवण, उपकुञ्चिका, शितिवारक, अजवायन, धातकीपुष्प, विडङ्ग प्रत्येक द्रव्य १-१ कर्ष, हींग ३ कर्ष- इन सभी को सम भाग में लेकर यत्नपूर्वक चूर्ण करें। इस चूर्ण को बीजपूरक के रस से अनेक बार भावित करें। जो पथ्याहारी पुरुष प्रातःकाल अथवा भोजनकाल में एक मास पर्यन्त कवोष्ण जल, जीर्ण मद्य, तक्र, कोलोदक, मस्तु, पेया, घृत, उष्ट्रीदुग्ध (ऊँटनी के दूध) कुलत्थयूष, क्षारोदक अथवा दाडिमरस के साथ इस चूर्ण का सेवन करता है अथवा इन्हीं औषधियों से सिद्ध घृत का प्रयोग करता है, उसके हृदय, गुदा, कटि, यकृत्, प्लीहा एवं गुह्याङ्गों में आश्रित शूल नष्ट हो जाता है तथा गुल्म, विष्टम्भ, अर्श,

मूत्रकृच्छ्र, उदररोग, आध्मान, वर्ध्मरोग (हर्निया), अरुचि, श्वास एवं कास नष्ट हो जाते हैं। जठराग्नि खाए हुए पत्थर के चूर्ण तक को भी पचाने में समर्थ हो जाती है, अर्थात् बहुत तीव्र हो जाती है।

पालिकं सैन्धवं शुण्ठी द्वे च सौवर्चलात् पले।
कुडवांशानि वृक्षाम्लं दाडिमं पत्रमार्जकम्।।
एकैकां मरिचाजाज्योर्धान्यकाद् द्वे चतुर्थिके।
शर्करायाः पलान्यत्र दश द्वे च प्रदापयेत्।।
कृत्वा चूर्णमतो मात्रामन्नपानेषु दापयेत्।
रुच्यं तद्दीपनं बल्यं पार्श्वार्त्तिश्वासकासनुत्॥ (अ.हृ.चि.- ३.१४१-१४३)

सैन्धवलवणं शुण्ठी प्रतिप.१, कृष्णलवणप.२, तिन्तिडीकं दाडिमं अर्जकपत्राणि प्रतिप.४, मरिचम् अजाजी प्रतिप.१, धानकाफलानि प.२, **सैन्धवाद्यम्।**

सैन्धव लवण तथा शुण्ठी एक-एक पल, सौवर्चल (कृष्ण लवण) दो पल, तिन्तिडीक, दाडिम व अर्जकपत्र कुडवांश (४-४ पल) मात्रा में लें। इसमें मरिच व अजाजी एक-एक पल, धान्यक (धनिया) दो पल तथा शर्करा १२ पल मिलाकर चूर्ण बनायें। इस चूर्ण की वैद्य-निर्दिष्ट उचित मात्रा को अन्नपान में मिलाकर सेवन कराएं। यह रुच्य, दीपन, बल्य, पार्श्वपीडा, श्वास रोग तथा कास का शमन करता है।

एकां षोडशिकां धान्याद् द्वे द्वे चाजाजिदीप्यकात्।
ताभ्यां दाडिमवृक्षाम्लौ द्विर्द्विः सौवर्चलात्पले।।
शुण्ठ्याः कर्षं दधित्थस्य मध्यात् पञ्च पलानि च।
तच्चूर्णं षोडशपलैः शर्कराया विमिश्रयेत्।
षाडवोऽयं प्रदेयः स्यादन्नपानेषु पूर्ववत्।।

(च.चि.- ११.८८-९०, अ.हृ.चि.- ३.१४४-१४६)

धानकाफलानि (क.१) अजाजी अजमोदा प्रतिक.२, दाडिमं तिन्तिडीकं

प्रतिप. २, कृष्णलवणप. २, शुण्ठीक. १, कपित्थमज्जप. ५, शर्कराप. १६, **कपित्थषाडवम्।**

धनिया १ कर्ष, अजाजी व अजमोदा २-२ कर्ष, दाडिम एवं तिन्तिडीक २-२ पल, सौवर्चल (सोंचर नमक) पल, शुण्ठी १ कर्ष, कपित्थमज्जा ५ पल- इन द्रव्यों के चूर्ण में १६ पल शर्करा मिलाएं। यह **कपित्थषाडव** नामक चूर्ण अन्नपान में पूर्वोक्त विधि से देना चाहिए।

इस योग के औषधीय द्रव्यों के मान को स्पष्टतया समझने के लिए अष्टाङ्गहृदयगत इन श्लोकों की इन्दुकृत टीका शशिलेखा द्रष्टव्य है- 'एकेत्यादौ षोडशिका कर्षः, अजाज्या द्वौ कर्षौ। अजमोदस्य द्वौ कर्षौ। ताभ्यामित्यजाजि-दीप्यकाभ्यां दाडिमवृक्षाम्लौ द्विर्द्विः तेन मिश्रिताभ्यामजाजिदीप्याकाभ्यां द्विगुणं दाडिमं तद्वत्तिन्त्रिणीकम्। एवमष्टौ कर्षा दाडिमस्य अष्टौ तिन्त्रिणीकस्य। द्वे पले सौवर्चलस्य, शुण्ठ्याः कर्षं, पञ्च पलानि दधित्थमज्ञः। दधित्थं कपित्थम्। शर्करायाः षोडशपलानि'।

ये श्लोक चरकसंहिता में भी हैं। इन पर व्याख्या करते हुए आयुर्वेददीपकाकार चक्रपाणिदत्त ने भी ऐसा ही अभिप्राय प्रकट किया है- 'षोडशिका पलम्। दाडिमवृक्षाम्लं द्विर्द्विरिति पूर्वद्विपलापेक्षया द्विगुणं प्रत्येकं चतुःपलमिति दर्शयति'।

इन व्याख्याओं से यह स्पष्ट है कि अजाजी और दीप्यक- इन दोनों की कुल मात्रा से द्विगुण मात्रा में वृक्षाम्ल लेना है और उतनी ही मात्रा में तिन्तिडीक। इस प्रकार वृक्षाम्ल और तिन्तिडीक की मात्रा २-२ पल होती है।

यह योग चन्द्रट द्वारा योगरत्न-समुच्चय में भी प्रस्तुत किया गया है। वहाँ इसका मूल स्थल बतलाते हुए चन्द्रट कहते हैं कि- 'खरनादादरोचके कपित्थषाडवं चूर्णम्' अर्थात् कपित्थषाडव नामक यह योग खरनाद-संहिता के अरोचक-चिकित्सा प्रकरण से लिया गया है। (द्रष्टव्य- योगरत्न-समुच्चय, चूर्णाधिकार, पृ.- ११७)

व्योषाग्निवेल्लत्रिफलामुस्तैस्तुल्यमयोरजः।
चूर्णितं तत्र मध्वाज्यकोष्णतोयोपयोजितम्।
कामलापाण्डुहृद्रोग-कुष्ठार्शोमेहनाशनम्।। (अ.हृ.चि.- १६.१४.१५)

शुण्ठी पिप्पली मरिचं चित्रकं विडङ्गं हरीतकी आमलकं बिभीतकं मुस्तं

प्रतितो.१, शस्त्रचूर्णतो.९, **नवायसम्।**

शुण्ठी, पिप्पली, मरिच, चित्रक, विडंग, हरड़, बहेड़ा एवं आँवला- इन नौ द्रव्यों को १-१ तोला लें। इन सबके बराबर (९ तोला) लोहचूर्ण लें। इन सबको मिलाकर महीन पीस लें। इस योग से उचित मात्रा लेकर घृत-मधु मिलाएं और सुखोष्ण जल के साथ सेवन करें। यह चूर्ण कामला, पाण्डुरोग, हृद्रोग, कुष्ठ, अर्श व प्रमेह को नष्ट करता है। इस योग में नौ द्रव्यों के समान परिमाण में अयश्चूर्ण (लोहचूर्ण) लिया जाता है, अतः इसे **नवायस चूर्ण** कहते हैं।

लवङ्गकंकोलकजातिपत्रं सकेसरं पद्मकनागपुष्पम्।
त्वक्पत्रमेलां च कटुत्रिकं च कर्षांशकं चागुरु वालकं च।।
सितोपलं षोडशकर्षयुक्तं शुभापलं चैव भिषग् विदध्यात्।
तृट्श्वासकासारुचिपार्श्वशूलहृत्प्लीहशोथज्वरकामलाघ्नम्।।

लवङ्गं कक्कोलं जातिपत्रिका पद्मकेसरं पद्मकं नागकेसरं त्वक् सुगन्धपत्र केसरं सूक्ष्मैला मरिचं पिप्पली शुण्ठी अगरु वालकं प्रतिक.१, सितशर्कराप.४, तुकाक्षीरीप.१, **लवङ्गाद्यम्।**

लवंग, कंकोल, जातिपत्र, पद्मकेसर, पद्मक, नागकेसर दालचीनी, तेजपत्र, एला (छोटी इलायची), मरिच, पिप्पली, शुण्ठी, अगरु एवं बालक- इन द्रव्यों को १-१ कर्ष मात्रा में लेकर चूर्ण बनायें। इसमें ४ पल शर्करा तथा १ पल तुगाक्षीरी का चूर्ण मिला लें। इस प्रकार तैयार किया गया यह लवङ्गाद्य चूर्ण तृषा, श्वास, कास, अरुचि, पार्श्वशूल, हृद्रोग, प्लीहरोग, शोथ (सूजन), ज्वर तथा कामला को नष्ट करता है।

लवङ्गकैलात्वचपिप्पलीनां भागांस्तु कृत्वाक्षसमान्विधिज्ञः।
पलार्धमेकं मरिचस्य दद्यात् पलानि चत्वारि महौषधस्य।।
सितासमं चूर्णमिदं प्रदिष्टं प्रसह्य रोगान् विविधान्[1] निहन्ति।

---

१. **विविधान्** इति मातृकागतः पाठः, अस्य स्थाने **प्रबलान्** इति चन्द्रटे पाठः।

कासज्वरारोचकपाण्डुरोग-हृत्प्लीहशोषज्वलकामलाश्च।
क्षतक्षयं सर्वगदांश्च हन्ति वह्नेश्च दीप्तिं विदधाति सद्यः[१]।।

(तुलनीयम्- लवङ्गाद्यं चूर्णम्, यो.स. पृ.- ११६)

लवङ्गं सूक्ष्मैला त्वक् पिप्पली प्रतिक.१, मरिचक.२, शुण्ठीप.४, सितशर्कराप.५ क.२, **द्वितीयं लवङ्गाद्यम्।**

लवंग, सूक्ष्मैला (छोटी इलायची), दालचीनी एवं पिप्पली- १-१ कर्ष लें। काली मिर्च २ कर्ष (आधा पल) लें और शुण्ठी ४ पल लें। इन सबका महीन चूर्ण बनायें। इस चूर्ण के बराबर (५ पल २ कर्ष) शर्करा मिला लें। इस चूर्ण में से उचित मात्रा लेकर सेवन करें। इससे विविध रोग नष्ट होते हैं। यह कास, ज्वर, अरोचक, पाण्डुरोग, हृद्रोग, प्लीहरोग, शोष, ज्वल (दाह), कामला तथा क्षतक्षय को नष्ट करता है और जठराग्नि को शीघ्र ही तीव्र कर देता है।

लवङ्गकर्पूरमुशीरचन्दनं नतं सनीलोत्पलपत्रजीरकम्।
त्रुटिस्सकृष्णागुरुभृङ्गकेसरा कणा सविश्वा नलदं सहाम्बुना।।
कक्कोल-जातिफलवंशरोचना सिताष्टभागं[२] समसूक्ष्मचूर्णितम्।
सुरोचनं पाचनमग्निदीपनं बलप्रदं वृष्यतमं त्रिदोषजित्।।
उरोविबन्धं तमकं गलग्रहं सकासहिध्माज्वर[३]यक्ष्मपीनसम्।

---

१. अस्य श्लोकस्य स्थाने चन्द्रटसंग्रहे इत्थं पाठो दृश्यते-
कासक्षयारोचकमेहगुल्ममर्शांसि चोग्रान् ग्रहणीप्रदोषान्।
हृत्कण्ठनासावदनप्रबोधं करोति सन्दीपयते च वह्निम्।। (यो.स. पृ.- ११६)
गदनिग्रहे चूर्णाधिकारे- 'अरुचौ द्वितीयं लवङ्गाद्यं चूर्णम्' इति नाम्नायं योगो दृश्यते, तत्रापि पाठश्चन्द्रटानुसार्येव।

२. सितशर्कराया मिलितचूर्णादष्टगुणो भागः, एकभागापेक्षयेत्यन्ये। (चक्रदत्तरत्नप्रभा, राजयक्ष्मचिकित्सा- ६-८, पृ.-२५१)

३. 'हिध्माज्वर०' इति मातृकायाम्, 'हिध्मारुचि०' इति चन्द्रटसंग्रहे (चूर्णाधिकारे), चक्रदत्ते (राजयक्ष्म-चिकित्सायाम्) गदनिग्रहे च। गदनिग्रहे चूर्णाधिकारे 'आरोचके लवङ्गाद्यं चूर्णम्' इति नाम्नायं योगो दृश्यते।

ग्रहण्यतीसारभगन्दरार्बुदं निहन्ति शूलं क्षतजं च कासम्।।

(तुलयनीयम्- नावनीतकात् लवङ्गादिचूर्णम्- यो.स., पृ.-११६)

लवङ्गं कर्पूरम् उशीरं चन्दनं तगरम् उत्पलं सुगन्धपत्राणि अजाजी सूक्ष्मैला कृष्णागुरु त्वक् नागकेसरं पिप्पली शुण्ठी गन्धमांसी वालकं कक्कोलं जातीफलं तुकाक्षीरी प्रतिधा.१, [१]सितशर्करापः.२, तो.४, धा.८, **तृतीयं लवङ्गाद्यम्।**

लवंग, कपूर, खस, रक्तचन्दन, तगर, नीलकमल, तेजपत्र, जीरा, छोटी इलायची, कृष्णागरु (काला अगर), भृङ्ग (दालचीनी), नागकेशर, पिप्पली, सोंठ, जटामांसी, अम्बु (सुगन्धबाला), कंकोल, जायफल एवं वंशलोचन- इन्हें १-१ माषा लेकर चूर्ण बनायें और चूर्ण से आठ गुना शर्करा (२ पल ४ तोला ८ माषा) मिला दें। यह चूर्ण अत्यन्त रोचक, पाचन व अग्निदीपन है। यह बलप्रद, वीर्यवर्द्धक, तथा त्रिदोषहर है। इसके सेवन से उरोविबन्ध, तमकश्वास, गलग्रह, कास, हिध्मा, ज्वर, यक्ष्मरोग, पीनस, (दुर्गन्धयुक्त पुराना नासास्राव), ग्रहणीदोष, अतिसार, भगन्दर, अर्बुद, शूल, एवं क्षतजकास आदि रोग नष्ट हो जाते हैं।

शितिवारकजं बीजं तक्रेण श्लक्ष्णकल्कितम्।
पीतं निहन्यादाश्वेव मूत्रकृच्छ्रं कफोद्भवम्।।

शितिवारक के बीजों का तक्र के साथ श्लक्ष्ण (चिकना) कल्क बनाकर तक्र के साथ पान करें। इससे कफजन्य मूत्रकृच्छ्र शीघ्र ही नष्ट हो जाता है।

ऐसा ही उल्लेख चरकसंहिता में भी मिलता है-

'तक्रेण पिष्टं शितिवारकस्य बीजं पिबेत्कृच्छ्रविघातहेतोः'। (चि.चि.- ६.५६)

शितिवार (चौपतिया) के बीज को तक्र के साथ पीसकर मूत्रकृच्छ्र को नष्ट करने के लिए पान करें।

पुष्पकाले तु निम्बस्य कुसुमानि समाहरेत्।
फलकाले फलं चास्य मूलं पत्रं त्वचस्तथा।।

---

१. 'सितशर्कराप. १' इत्युपलब्धपाठः, 'सितशर्कराप.२' इति शोधितपाठः। एतेन हि शर्करायाः अष्टगुणता भवति।

चित्रकोऽथ विडङ्गानि व्याधिघातश्च [१]शक्रजाः।
भल्लातकहरीतक्यः शुण्ठ्यामलकगोक्षुरः।।
लोहचूर्णसमायुक्तं भाव्यं भृङ्गरसेन तु।
अरिष्टखदिराभ्यां तु भावयेत् पञ्चनिम्बकम्।
ततो विडालपदकं सर्पिषा सह पाययेत्।।
उष्णोदकं चानुपिबेत् तत्क्षणादेव जीर्यते।
हन्त्यष्टादश कुष्ठानि सप्त चैव महाक्षयान्।।
अर्शांसि पञ्च गुल्मांश्च खालित्यपलिते तथा।
सर्वकर्मसु वर्त्तन्ते भाजनं सार्वकामिकम्।।
मेधावी वाक्पटुः श्रीमान् सुभगः प्रियदर्शनः।
अथ संवत्सरे पूर्णे तक्षकोऽपि न बाधते।
आपञ्चमाद्वर्षशतं मृत्युस्तस्य न जायते।।

निम्बस्य पुष्पाणि फलानि मूलानि पत्राणि त्वक् च, चित्रकं विडङ्गम् आरग्वधः (शक्रजाः) भल्लातकं .... भृङ्गरसादिभिः **पञ्चनिम्बकम्।**

पुष्पकाल में नीम के पुष्पों का संग्रह कर लें और फलकाल फल इकट्ठे कर लें। इसके साथ ही नीम के मूल, पत्र तथा छाल एकत्र कर सबका सूक्ष्म चूर्ण बना लें। तदनन्तर चित्रक, विडङ्ग, व्याधिघातक (अमलतास), इन्द्रयव, शुद्ध भल्लातक, हरड़, सोंठ, आँवला एवं गोखरू- इन द्रव्यों को समभाग में लेकर चूर्ण बनायें तथा पूर्वोक्त निम्ब-पञ्चाङ्ग चूर्ण में मिला दें। इसमें लोहचूर्ण एक भाग मिलाकर भृङ्गराज के स्वरस से भावित करें। सुखाकर पुनः निम्बक्वाथ तथा खदिरक्वाथ से भावित कर सुखा लें और चूर्ण बनाकर रख लें। तत्पश्चात् इस चूर्ण को एक कर्ष की मात्रा में घृत के साथ पिलाएं। अनुपान के रूप में उष्ण जल दें, इससे यह शीघ्र ही पच जाता है।

यह चूर्ण १८ प्रकार के कुष्ठ और ७ प्रकार के महाक्षय को नष्ट कर देता है। इसके सेवन से अर्श, पाँच प्रकार के गुल्म, खालित्य और पालित्य नष्ट हो

---

१. **'शर्करा'** इति मातृकायाम्, **शक्रजा**ः इति चन्द्रटानुसारी पाठः। (यो.स., पृ.-१३८)

जाते हैं। इसके प्रभाव से सेवनकर्ता सभी कठिन कार्य करने में समर्थ हो जाते हैं और सभी कामानाओं के पात्र बन जाते हैं। इससे व्यक्ति मेधावी, वाक्पटु, श्रीसम्पन्न, सुभग और प्रियदर्शन बन जाता है। एक वर्ष तक सेवन करने पर तक्षक सर्प के विष का भी असर नहीं होता और व्यक्ति दीर्घायु हो जाता है।

(गुडत्रिकटुक/कटुत्रिक चूर्ण)

कटुत्रिकं तिक्तकरोहिणीघनं किराततिक्तोऽथ शतक्रतोर्यवाः।
ससप्तपर्णातिविषा दुरालभा पटोलमूलं सह त्रायमाणया।।
गुडूचीनिम्बौ च विडङ्गसंयुतौ प्रियङ्गुनीलोत्पलरोध्रमञ्जनम्।
सधातकीमोचरसं फलत्रिकं सबिल्वपाठं त्वपि चात्र वालकम्।।
समाः स्युरेते द्विगुणश्च चित्रको द्विरष्टभागं कुटजत्वचं स्यात्[1]।
बुभुक्षितस्यापि च भोजनं हितं रसैरनम्लैश्च सलाववर्त्तकैः।।
निहन्ति रोगान् कफपित्तसम्भवान् विराजते शारदचन्द्रमा इव।
अजीर्णकासक्षयशोषपाण्डुता-ज्वरातिसारग्रहणीरुजारुचीम्।
प्रमेहमूत्रग्रहगुल्मविद्रधीञ्जयेत् प्रयुक्तः सगुडः कटुत्रिकः[2]।।

(वाग्भटाद् विद्रधिचिकित्सिते कटुत्रिकं चूर्णम्, यो.स.- पृ. १४३)

पिप्पली शुण्ठी मरिचं कटुका मुस्ता किराततिक्तकः इन्द्रयवाः सप्तच्छदः अतिविषा दुरालभा पटोलमूलं त्रायमाणा गुडूची निम्बः विडङ्गं गन्धप्रियङ्गुः नीलोत्पलं श्वेतरोध्रं शुष्करसाञ्जनं धातकीपुष्पाणि मोचरसः हरीतकी आमलकं बिभीतकं बिल्वमज्जा पाठा बालकं प्रतितो. १, चित्रकप. ६, धा. ३,

---

१. '**०त्वचर्चितम्**' इत्युपलब्धपाठः, अस्य स्थाने '**०त्वचं स्यात्**' इति चन्द्रट-संग्रहे पाठः। अभिनवनावजीवने (अभिनवनावनीतके) तु चूर्णाध्याये '**०त्वचस्तथा**' इति पाठो दृश्यते।

२. अयं योगो योगरत्न-समुच्चयेऽपि दृश्यते। तत्र वाग्भटादयं गृहीत इति चन्द्रटः सूचयति, परन्तु वाग्भटस्याष्टाङ्गहृदयेऽष्टाङ्गसंग्रहे चान्विष्यापि न प्राप्तः। गदनिग्रहे चूर्णाधिकारे (१९० पृष्ठे) तु 'गुल्मे कटुत्रिकाद्यं चूर्णम्' इत्येवं सूच्यते। एतेन गम्यते यत् कस्मिंश्चित् प्राचीनग्रन्थे गुल्माधिकारेऽयं योगो निर्दिष्टोऽभूत्।

वत्सकत्वचाप. २, गुडप. १ २, क. १, **गुडत्रिकटुकम्।**

पिप्पली, सोंठ, कालीमिर्च, कटुका, मुस्ता, किराततिक्तक, इन्द्रयव, सप्तच्छद, अतिविषा, दुरालभा, पटोलमूल, त्रायन्ती, गुडूची, निम्ब, विडंग, प्रियंगु, नीलोत्पल, लोध्र, अञ्जन, धातकीपुष्प, मोचरस, हरड़, आँवला, बहेड़ा, बिल्व, पाठा, बालक- इन द्रव्यों का १-१ भाग लें। चित्रक के दो भाग लें। वत्सकत्वक् (कुटज छाल) १६ भाग लें। इन सबका चूर्ण बनायें। इसमें समान परिमाण में गुड मिलाएं और उचित मात्रा में सेवन करें। भूख लगने पर भोजनकाल में हितकर भोजन लें। भोजन में अनम्लरस (जो खट्टे न हो ऐसे रस) एवं लाव (बटेर) व वर्त्तक (बत्तख) के मांसरस का भी विधान है। इसके सेवन से कफपित्तजन्य रोग नष्ट हो जाते हैं और व्यक्ति स्वस्थ होकर शरत्कालीन चन्द्रमा के समान कान्तिमान् एवं शोभासम्पन्न हो जाता है। यह चूर्ण अजीर्ण, कास, क्षय, शोष, पाण्डुरोग, ज्वर, अतिसार, ग्रहणीरोग, अरुचि, प्रमेह, मूत्रग्रह (पेशाब की रुकावट), गुल्म एवं विद्रधि को नष्ट कर देता है।

व्योषचित्रकतालीस-तिन्तिडीकाम्लवेतसम्।
सचव्याजाजीतुल्यांशं सैलात्वक्पत्रपादिकम्।।
व्योषादिकं चूर्णमिदं पुराणगुडसंयुतम्।
पीनसश्वासकासघ्नं रुच्यं स्वरकरं[१] परम्॥

(चक्षुष्येणात् प्रतिश्याये व्योषाद्यं चूर्णम्- यो.स.पृ. ११९)

शुण्ठी मरिचं पिप्पली चित्रकं तालीसपत्राणि तिन्तिडीकम् अम्लवेतसं चविकम् अजाजी प्रतिक. १, सूक्ष्मैला त्वक् सुगन्धपत्राणि प्रतिधा. ६, पुराणगुडप. २, क. २, **व्योषादिकम्।**

सोंठ, पिप्पली, मरिच, चित्रक, तालीसपत्र, तिन्तिडीक, अम्लवेतस, चव्य, काला जीरा- इन द्रव्यों को १-१ कर्ष मात्रा में लें। इलायची, दालचीनी, तेजपत्र- इन्हें चतुर्थांश अर्थात् १ कर्ष के चौथाई परिमाण में प्रत्येक को लें। इन द्रव्यों का चूर्ण बनायें और इसके बराबर गुड मिलाकर सेवन करें। यह

---

१. '**रुच्यं स्वरकरं**' इति मातृकागतः पाठः, चक्रदत्ते तु '**रुचिस्वकरं**' इति पठ्यते।

'व्योषादि चूर्ण' पीनस (दुर्गन्धयुक्त चिरकालीन नासास्राव व प्रतिश्याय) एवं श्वास-कास को नष्ट करता है और रुचि तथा स्वर को बढ़ाता है।

यह योग चक्रदत्त (नासारोग-चिकित्सा) में भी है, वहाँ पर इसकी व्याख्या करते हुए निश्चलकर ने वैद्य-प्रसारक को प्रमाण रूप में उद्धृत किया है- 'व्योषेत्यादि ख्यातं **विदेहचक्षुष्येणयोः**। तिन्तिडीकं महार्द्रकम्। व्योषादीनां तुल्यो भागः। एलादीनामप्येकभागापेक्षया प्रत्येकं चतुर्थांशः, अतः पादिकत्वम्। गुडस्तु सर्वचूर्णसमः। एवमेव विवरणं **वैद्यप्रसारकेऽ**पीति'।

द्वौ क्षारौ त्रिकटु हिङ्गु पञ्चैव लवणानि च।
सूक्ष्मैला तगरं[1] चव्यं क्रिमिघ्नं पौष्करं वचा।।
शटी शक्रयवाः पथ्या त्रिवृतातिविषा विषा।
चित्रकः श्रेयसी मुस्ता साम्लवेतस एव च।।
तिलमुष्ककशिग्रूणां कोकिलाक्षकरञ्जयोः[2]।
क्षारश्च लोहचूर्णञ्च सप्तगोमूत्रसेचितम्।।
एतदग्निमुखं चूर्णं ब्रह्मणा परिकीर्त्तितम्।
अजीर्णकमथानाहं गुल्मांश्च जठराणि च।।
शमयत्यचिरेणेदं शान्तमग्निं प्रदीपयेत्।
समस्तव्यञ्जनोपेतं भोज्यं दत्त्वा च भोजनम्।।
दद्यादेतस्य चूर्णस्य विडालपदकं भिषक्।
क्षणमात्रेण तत्सर्वं द्रवी भवति वारिवत्।।

---

१. **'नागरं'** इत्युपलब्धपाठः **'तगरं'** इति शोधितपाठः चन्द्रटानुसारेण। अयं योगश्चन्द्रटकृते योगरत्नसमुच्चये चूर्णाधिकारे (१२७ पृष्ठे) बृहदग्निमुखचूर्णनाम्ना किञ्चिद्भेदेन दृश्यते। तत्र तन्त्रान्तरादयं योगो गृहीत इति चन्द्रटः सूचियति। वृन्दमाधवे (अजीर्णाद्यधिकारे) चक्रदत्ते (अग्निमान्द्य-चिकित्सायां) वंगसेनसंहितायाम् (अजीर्णाधिकारे) चाप्ययं योगो दृश्यते। गदनिग्रहे चूर्णाधिकारेऽप्ययं दृश्यते, तत्र गुल्मे बृहदग्निमुखं चूर्णम् इति सूच्यते।

२. **'प्रतिलाक्षकरञ्जयोः'** इत्युपलब्धपाठः **'कोकिलाक्षकरञ्जयोः'** इति शोधितपाठः। योगरत्नसमुच्चयादिषु तु सर्वत्र **'कोकिलाक्षपलाशयोः'** इति पाठो दृश्यते।

यवक्षारः स्वर्जिकाक्षारः मरिचं पिप्पली शुण्ठी हिङ्गु सैन्धवलवणं सौवर्चललवणं विडलवणं सामुद्रलवणम् औद्भिदलवणं सूक्ष्मैला (तगरं) चविका विडङ्गं पुष्करमूलं वचा शटी इन्द्रयवाः हरीतकी त्रिवृत् प्रतिविषा अतिविषा चित्रकं हस्तिपिप्पली मुस्ता अम्लवेतरसः तिलक्षारः मुष्ककक्षारः सौभाञ्जनक्षारः प्रतिक(? कोकिलाक्षक्षारः) करञ्जक्षारः शस्त्रचूर्णं प्रतिधा. २, गोमूत्रेण सप्ततो भावयेत्। **अग्निमुखम्।**

यवक्षार, स्वर्जिकाक्षार, त्रिकटु, हिङ्गु, पांचों लवण (सैन्धवलवण, सौवर्चललवण, विडलवण, सामुद्रलवण, औद्भिदलवण), सूक्ष्मैला, तगर, चव्य, विडंग, पुष्करमूल, वचा, शटी, इन्द्रयव, हरीतकी, त्रिवृत्, अतिविषा, प्रतिविषा, चित्रक, हस्तिपिप्पली, मुस्ता, अम्लवेतस, तिलक्षार, मुष्ककक्षार, सौभाञ्जनक्षार, कोकिलाक्षक्षार, करञ्जक्षार, लोहचूर्ण- इन द्रव्यों को दो-दो माशा की मात्रा में लेकर चूर्ण बनायें। इस चूर्ण को सात बार गोमूत्र में भावित करें। ब्रह्मा जी द्वारा कथित यह 'अग्निमुख चूर्ण' अजीर्ण, आनाह, गुल्म व जठर रोग को नष्ट करता है। इस चूर्ण का समस्त व्यञ्जनयुक्त भोजन के पश्चात् विडाल-पदक (कर्ष) परिमाण में सेवन कराने से तत्काल ही खाया हुआ पदार्थ जल के समान द्रव हो जाता है और सरलता से पच जाता है।

त्रिफलादलमायसं[१] च चूर्णं सह[२] यष्टीमधुना समांशयुक्तम्।
मधुना सह सर्पिषा दिनान्ते पुरुषो निष्परिहारमाददीत।।
तिमिरक्षतरक्तराजिकण्डूः सनिशान्ध्यार्बुददाहतोदशूलम्।
पटलं च सशुक्लकाचपैल्यं शमयत्येष निषेवितः प्रयोगः।।
न च केवलमेव लोचनानां विहितो दोषनिबर्हणाय पुंसाम्।
दशनश्रवणोर्ध्वकण्ठजानां प्रशमे हेतुरयं तथामयानाम्।।
गुदजानि भगन्दरप्रमेहाखिलकुष्ठानि हलीमकं सकासम्।

---

१. '**त्रिफलादलमायसं**' इति मातृकायाम्, '**त्रिफलारज आयसं**' इति भैषज्य-रत्नावल्यां नेत्ररोगाधिकारस्यान्ते पठ्यते।

२. '**मधु**' इत्युपलब्धपाठः। अस्य स्थाने '**सह**' इति शोधितपाठो भैषज्यरत्नावल्यनुसारेण।

पलितानि स नाशयेत्तथाग्निं चिरनष्टं च करोति सुप्रचण्डम्।।
दयिताभुजपञ्जरोपगूढः स्फुटचन्द्राभरणासु यामिनीषु।
सुरतञ्च मुहुर्न्निषेवमाणो न विरक्तिं प्रमदासु याति हृष्टः।।
तथा मुखेनोत्पलतुल्यगन्धिना शिरोरुहैरञ्जनमेचकप्रभैः।
भवेदच्च गृध्रस्य समानलोचनः श्रुतिन्धरो वर्षशतं च जीवति[१]।।

हरीतकी आमलकं विभीतकं शस्त्रचूर्णं मधुयष्टी घृतं माक्षिकं प्रतिक.१, **सप्तामृतम्।**

हरड़, बहेड़ा, आँवला एवं मधुयष्टी (मुलेठी) का चूर्ण, लोहचूर्ण, घृत एवं मधु- इन सात द्रव्यों को एक-एक कर्ष लेकर योग तैयार करें। वैद्य के परामर्शानुसार इसमें से उचित मात्रा लेकर सायंकाल सेवन करें। इसके सेवनकाल में परिहार (परहेज) का बन्धन नहीं है। यह योग तिमिर, क्षत, रक्तराजी, कण्डू, रतौन्धी, अर्बुद, दाह, चुभन, शूल, पटल, शुक्ल, काच व पिल्ल को नष्ट करता है। इसके सेवन से केवल नेत्ररोग ही नष्ट नहीं होते अपितु अन्य बहुत से रोग भी नष्ट हो जाते हैं। यह योग दन्तरोग, कर्णरोग तथा गले से ऊपर के रोगों को भी नष्ट करता है। इसके सेवन से गुदज (बवासीर), भगन्दर, प्रमेह एवं सभी प्रकार के कुष्ठ नष्ट हो जाते हैं। यह योग हलीमक, कास एवं पलित का निवारण करता है और चिरकाल से मन्द जठराग्नि को अति प्रचण्ड कर देता है। इसके सेवन से मुख नीलकमल के समान सुगन्धयुक्त हो जाता है, केश अञ्जन के समान चिकने व काले हो जाते हैं और व्यक्ति की दृष्टि गृध्र पक्षी के समान तीक्ष्ण हो जाती है। मनुष्य श्रुतिधर (सुने हुए को शीघ्र याद करने वाला) होकर सौ वर्ष की लम्बी आयु पाता है और स्वस्थ रूप में जीता है।

निम्बं फलत्रिकं दन्त्याम्लत्वग्रविस्मारचान्वितम्।
भुञ्जानो मुच्यते कुष्ठैर्नेत्रघ्नैरामयैर्नरः।। द्वि.सप्तामृतम्।

निम्ब, हरड़, बहेड़ा, आँवला, ... इन सात द्रव्यों से बने योग का सेवन करने वाला कुष्ठ, नेत्ररोगों से मुक्त रहता है।

१. अयं योगो भैषज्यरत्नावल्यां नेत्ररोगाधिकारस्यान्तेऽपि दृश्यते।

त्रिफलां सर्वसमांशां मधुना सह सर्पिषा समवलेह्य।
भुञ्जानो दिवसान्ते चक्षूरोगैर्विमुच्यते क्षिप्रम्।
कुष्ठभगन्दरहर्त्री विशेषतो हन्ति तिमिराणि।। पञ्चामृतम्।

जिसमें हरड़, बहेड़ा व आँवला- ये तीनों समान मात्रा में हों, ऐसे त्रिफलाचूर्ण को उचित मात्रा में लेकर मधु व घृत के साथ सायंकाल सेवन करने वाला व्यक्ति शीघ्र ही नेत्ररोगों से मुक्त हो जाता है। यह रोग कुष्ठ, भगन्दर तथा विशेष रूप से तिमिर रोग को नष्ट करता है।

कुष्ठं मांसीं रोध्रमुस्तं समङ्गा तिक्ता पाठा तेजनी पीतिका च।
चूर्णं शस्तं घर्षणे तद्-द्विजानां रक्तस्रावं हन्ति कण्डूं रुजञ्च।।

कुष्ठं श्वेतरोध्रं मांसी मुस्तं समङ्गा कटुका पाठा तेजोवती पिण्डहरिद्रा प्रतितो.१, **कुष्ठाभ्यां(?) दन्तघर्षणम्।**

कुष्ठ, मांसी, रोध्र, मुस्ता, समंगा, कटुका, पाठा, तेजोवती व पिण्डहरिद्रा का महीन चूर्ण बनायें। इसके मञ्जन से दांतों का रक्तस्राव रुक जाता है और कण्डू (खुजली) एवं दाँतों की रुजा (पीड़ा) भी शान्त हो जाती है।

मुस्तामृतासङ्गकटंकटेरी-कासीसकम्पिल्यककुष्ठरोध्राः।
सौगन्धिकं सर्जरसो विडङ्गं मनःशिलालकरवीरकत्वक्।।
तैलाक्तगात्रस्य कृतानि चूर्णान्येतानि[1] दद्यादवचूर्णनार्थम्।
दद्रूः सकण्डूः किटिभानि पामाविचर्चिका चेति तथा न सन्ति।।

(अ.सं.चि.- २१.५६)

मुस्तं गुडूची सौराष्ट्रिकी मृत्तिका दार्वी त्वक् कासीसं कम्पिल्य कुष्ठं श्वेतरोध्रं वर्त्तसुगन्धिका सर्जरसः विडङ्गं मनःशिला हरितालं करवीरत्वक् प्रतितो.१, **मुस्ताद्यम्।**

मुस्ता, अमृता (गिलोय), सौराष्ट्री मृत्तिका, दारुहल्दी, कासीस, कम्पिल्ल (कबीला), कूठ, लोध, गन्धोपल (गन्धक), सर्जरस, विडङ्ग, मैनसिल, हरिताल

१. इतः परं मातृकासु श्लोकः खण्डितः, **'चर्मदलं निहन्ति'** इत्येतावन्मात्रं वाक्यं लभ्यते। मन्ये चतुर्थचरणः- **'विचर्चिकाचर्मदलं निहन्ति'** इति स्यात्।

एवं करवीरत्वक् (कनेर की छाल)- इन्हें एक-एक तोला लेकर चूर्ण बनायें। इस चूर्ण को तैलाभ्यङ्ग कर चुके व्यक्ति के शरीर पर मलें। इसके प्रभाव से दद्रू (दाद), कण्डू (खुजली), किटिभ (कुष्ठभेद), पामा एवं विचर्चिका शान्त हो जाती हैं।

धात्र्यक्षपथ्यासविडङ्गवह्नि-सारुष्करा वाकुचिलोहभृङ्गैः[१]।
क्रमप्रवृद्धस्तिलतैलमिश्रो निहन्ति कुष्ठानि सह क्षयेण[२]।।

(अमृतमालातः- यो.स., पृ.- ३११)

आमलकतो.१, विभीतकतो.२, हरीतकीतो.३, विडङ्गतो.४, चित्रकतो.५, भल्लातकतो.६, सोमराजीतो.७, शस्त्रचूर्णतो.८, त्वक्प.२, तो.१, **दशाङ्गम्।**

धात्री (आँवला), बिभीतक, हरीतकी, विडंग, चित्रक, भल्लातक, सोमराजी, लोहचूर्ण व दालचीनी- इन द्रव्यों को क्रमशः एक-एक मात्रा बढ़ाकर लें और चूर्ण बनायें। इसमें तिल तैल मिलाकर सेवन करें। यह योग सभी प्रकार के कुष्ठ रोगों को नष्ट करता है और साथ ही क्षयरोग को भी नष्ट कर देता है। तिलतैल सहित इसमें दस ओषधियाँ हैं, अतः इसे 'दशाङ्ग' कहा गया है।

यह योग **वृन्दमाधव** में भी आया है। वहाँ श्लोक का चतुर्थ चरण इस प्रकार है- **'सर्वाणि कुष्ठानि निहन्ति लेहः'** इस पर **व्याख्याकुसुमावली** नामक टीका (५१.२२) में कहा है- **'लेहः' इत्यस्य स्थाने लेप इति पाठो न युक्तो वैद्यप्रसारके भक्षचूर्णप्रस्तावेऽस्य पाठात्।** अर्थात् कहीं पर 'लेहः' के स्थान जो 'लेपः' पाठ मिलता है, वह उचित नहीं; क्योंकि वैद्य-प्रसारक में भी इसे खाने योग्य चूर्ण के प्रसंग में भी ही प्रस्तुत किया है।

---

१. **'०वह्नि भल्लातकावल्गुजलौहभृङ्गैः'** इति योगरत्नसमुच्चयगतः पाठः।

२. उत्तरार्द्धस्य स्थाने योगरत्न-समुच्चये इत्थं पाठः- **'क्रमप्रवृद्धैस्तिलतैलयुक्तं चूर्णं लिहेत् कुष्ठहरं परं तत्'**। तत्र- **'अमृतमालातोऽयं योगः समुद्धृत'** इति चन्द्रटः सूचयति। (यो.स., कुष्ठचिकित्सा, पृ.- ३११) वृन्दमाधवे (५१.२२) तु **'भागाभिवृद्धैस्तिलतैलमिश्रैः सर्वाणि कुष्ठानि निहन्ति लेहः'** इति पाठो दृश्यते।

पलं पलं विधातव्यं वचापुष्करमूलयोः।
पलार्द्धं शृङ्गवेरस्य सौवर्चलमतोऽवरम्।
एतच्चूर्णीकृतं सर्वं कल्यमुत्थाय पाययेत्।
मद्यैर्मांसरसैर्यूषैस्तक्रेणोष्णोदकेन वा।।
अजीर्णे चाविपाके चाप्यरुचौ तु विशेषतः।
कासे श्वासे च हिध्मायां मूढवाते च शस्यते।।
हृद्रोगे पार्श्वशूले च प्रतिश्याये च तत्परम्।
श्लेष्मघ्नं वातशमनं पाण्डुरोगविनाशनम्।।
श्वयथौ चाप्युदावर्त्ते मूत्रकृच्छ्रे च भेषजम्।
शीतज्वरहरं चैव तच्चूर्णममृतोपमम्।।

वचापुष्करमूलयोः प्रतिप.१, शुण्ठीक.२, कृष्णलवणक.१, एतच्चूर्णीकृत्य मद्यादिभिः पातव्यम्।

वचा व पुष्करमूल एक-एक पल, शुण्ठी आधा पल एवं सौवर्चल १ कर्ष लें। इनके चूर्ण को प्रातः उठने पर मद्य, मांसरस, यूष, तक्र या उष्णोदक के साथ सेवन कराएं। यह अजीर्ण, मन्दाग्नि एवं अरुचि में विशेष रूप से हितकर होता है। यह चूर्ण कास, श्वास, हिध्मा, मूढवात, हृद्रोग, पार्श्वशूल, एवं प्रतिश्याय (जुकाम) में भी प्रशस्त माना गया है। यह कफघ्न एवं वातहर है और पाण्डुरोग, शोफ, उदावर्त्त, मूत्रकृच्छ्र व शीतज्वर को भी नष्ट करता है। इस प्रकार नाना रोगों का नाशक होने से यह चूर्ण अमृत तुल्य चूर्ण है।

पलानि दश वाकुच्यास्तथैव च फलत्रयात्।
सप्त क्रिमिघ्नादयसस्त्रीणि द्वे गिरिसम्भवात्।।
पुरपुष्करमूलाभ्यामाहरेत पलं पलम्।
सूक्ष्मैलार्धपलं व्योषघनकेसरकुंकुमम्।।
रोध्रत्वक्पत्रयष्ट्याह्वं चित्रकं कार्षिकं पृथक्।
शतं भल्लातकानां च सर्वखण्डसमांशकम्।।
चूर्णयेदथ तन्मात्रां भक्षयेत् पालिकीं परम्।

यथेष्टाहारो लभते वर्षाद् रासायनान् गुणान्।।
सर्वान् रोगान् विजयते त्वग्विकारान् विशेषतः।
अर्शोभगन्दरश्वास-कासपाण्ड्वामयान् क्रिमीन्।।
गुल्मप्लीहाश्मरीवर्ध्म-प्रमेहारुचिपीनसान्।
मन्दानलत्वं कृशतां शोफग्रन्थ्यर्बुदानपि।। (अ.सं.उ.- ४९.७८)

शुष्कसोमराजीप.१०, हरीतकी आमलकं बिभीतकं प्रतिप.३, क.१, धा.८, विडङ्गप.७, शस्त्रचूर्णप.३, शिलाजतुप.२, गुग्गुलुः पुष्करमूलं प्रतिप.१, सूक्ष्मैलाक.२, मरिचं पिप्पली शुण्ठी मुस्तं नागकेसरं कुंकुमं श्वेतरोध्रं त्वक् सुगन्धपत्राणि मधुयष्टी चित्रकं प्रतिक.१, भल्लातफलानां १००, खण्डप.५ क.२, **खण्डसमम्।**

बाकुची, दस पल, त्रिफला दस पल, विडङ्ग सात पल, लोहचूर्ण तीन पल, शिलाजतु दो पल, गुग्गुलु एक पल, पुष्करमूल एक पल, छोटी इलायची आधा पल, त्रिकटु, मुस्ता, नागकेसर, केसर, रोध्र, दालचीनी, तेजपात, मुलेठी, चित्रक- १-१ कर्ष, भल्लातक एक सौ, इन सबके बराबर खाँड मिलाकर चूर्ण करें। इस चूर्ण की उत्कृष्ट मात्रा एक पल है। इच्छानुसार आहार-विहार करते हुए भी एक वर्ष तक इसका प्रयोग करने से रसायन-सेवन के गुण मिलते हैं। इससे सब रोग नष्ट हो जाते हैं। यह त्वचा-विकारों को विशेष रूप से नष्ट करता है। इसके सेवन से अर्श, भगन्दर, श्वास, कास, पाण्डुरोग, कृमि, गुल्म, प्लीहा, अश्मरी, वृद्धि (हर्निया), प्रमेह, अरुचि, पीनस, मन्दाग्नि, कृशता, शोफ, ग्रन्थि, अर्बुद भी नष्ट होते हैं।

शृङ्गीकटुत्रिकफलत्रयकण्टकारी-
भार्गीसपुष्करजटा लवणानि पञ्च।
चूर्णं पिबेदशिशिरेण जलेन हिध्मा-
श्वासोर्ध्ववातकफजारुचिपीनसेषु।। (योगशतम्- २३)

कर्कटशृङ्गी मरिचं पिप्पली शुण्ठी हरीतकी आमलकं विभीतकं कण्टकारी

भार्गी पुष्करमूलं सैन्धवलवणं सौवर्चललवणं सामुद्रलवणं विडलवणम् औद्भिदलवणं प्रतिक.१, एष चूर्ण उष्णोदकेन पातव्यः। **शृंग्याद्यम्।**

शृङ्गी (कर्कटशृंगी/काकड़ासिंगी), काली मिर्च, पिप्पली, सोंठ, हरड़, बहेड़ा, आँवला, कण्टकारी, भार्गी, पुष्करजटा (पुष्करमूल) एवं पाँचों लवण (सैन्धव, रुचक/काला नमक, सौवर्चल/सोंचर नमक, विड एवं सामुद्र लवण)- इन सबको एक-एक कर्ष लेकर चूर्ण बनायें और उष्ण जल के साथ सेवन करें। इससे हिक्का (हिचकी), श्वास (दमा), ऊर्ध्ववात, कसन (खांसी), कफजन्य अरुचि (अरोचक) तथा पीनस (पुराना जुकाम) इत्यादि रोग नष्ट हो जाते हैं।

सूक्ष्मैला सुरसं हिङ्गु तिन्तिडीकाम्लवेतसम्।
जीवन्तीतामलक्यौ च शटी रोचकमेव च।।
शुण्ठी पुष्करमूलं च कासे श्वासे च तद्धितम्।
उष्णोदकेन पातव्यं शूले चानाहसंवृते।।

सूक्ष्मैला सुरसं हिङ्गु तिन्तिडीकम् अम्लवेतसं जीवन्ती तामलकी शटी रोचकः शुण्ठी पुष्करमूलं प्रतिक.१, उष्णाम्बुना पातव्यम्। **सूक्ष्मैलाद्यम्।**

सूक्ष्मैला (छोटी इलायची), सुरस, हिङ्गु, तिन्तिडीक, अम्लवेतस, जीवन्ती, तामलकी, शटी, रोचक, शुण्ठी व पुष्करमूल- इन द्रव्यों को एक-एक कर्ष की मात्रा में लेकर चूर्ण बनायें और उष्ण जल के साथ सेवन करें। इससे श्वास-कास नष्ट हो जाते हैं। यह योग आनाहयुक्त शूल में भी अति हितकर है।

त्रुटिपत्रवेल्लकृष्णामरिचेभमदाग्निशुण्ठीपथ्याख्यैः[१]।
क्रमवृद्धैस्तुल्यसितैर्वात्वातरसञ्ज्ञितो हन्ति।।
लोहितपित्तं गुल्मं हृद्रोगं पायुजानुदावर्त्तम्।
ज्वरशूलकासमेहग्रहणिगदघ्नो जलादिभिः पीतः।।

१. श्लोके शुण्ठ्या अनन्तरं पथ्या पठिता। विवरणे तु एतयोर्विपरीतक्रमेण विन्यासः कृतः। तेन मानभेदो भवति। मन्ये एतद् विवरणकर्त्रान्वयभेदेन बुद्धिपूर्वं कृतं स्यात्। तस्य हि हरीतक्यपेक्षया शुण्ठीपरिमाणमधिकमिष्टमिति प्रतीयते।

सूक्ष्मैलातो.१, सुगन्धपत्राणि तो.२, विडङ्गतो.३, पिप्पलीतो.४, मरिचतो.५, नागकेसरतो.६, धातकीपुष्पतो.७, चित्रकप.१, हरीतकीप.१, तो.१, शुण्ठीप.१, तो.२, सितशर्करापं.६, तो.७, **द्वितीयसूक्ष्मैलाद्यम्।**

सूक्ष्मैला (छोटी इलायची), सुगन्धपत्र, विडंग, पिप्पली, मरिच, इभ (नागकेसर), मदा (धातकीपुष्प), चित्रक, हरीतकी व शुण्ठी[1]- प्रत्येक की क्रमश: एक-एक मात्रा बढ़ाते हुए सितशर्करा मिलाकर इन द्रव्यों का चूर्ण बनायें। इस चूर्ण का जल के साथ सेवन करें। यह रक्तपित्त, गुल्म, हृद्रोग, गुदज रोग, उदावर्त्त, ज्वर, शूल, कास, मूर्छा व ग्रहणी रोगो को नष्ट करता है।

त्वगेलाम्बु शटी विश्वं जीवन्ती पौष्करी जटा।
चोरकागुरुकृष्णाब्दसुरसाश्च समांशिका:।।
चूर्णमेतत् प्रयोक्तव्यं शर्कराष्टगुणीकृतम्।
हिध्माश्वासहरं कासज्वरहृत्पार्श्वशूलनुत्।।

त्वक् सूक्ष्मैला बालकं शटी शुण्ठी जीवन्ती पुष्करमूलं चोरकं कृष्णा अगुरु पिप्पली मुस्तं सुरसं प्रतितो.१, शर्कराप.१२, **त्वगाद्यम्।**

दालचीनी, एला, ह्रीबेर, शटी, शुण्ठी, जीवन्ती, पुष्करमूल, चोरक, अगरु, पिप्पली, मुस्ता व सुरसा- इन द्रव्यों को १-१ तोला लेकर चूर्ण बनायें. इस चूर्ण में ८ गुना (१२ पल) शर्करा मिलाएं। इस चूर्ण का उचित मात्रा में सेवन करने से हिध्मा, श्वास, कास, ज्वर, हृद्रोग तथा पार्श्वशूल नष्ट हो जाते हैं।

त्र्यूषणेन्द्रयवा रोध्रं सप्ताह्वं पद्मकं मदा[2]।
त्राणीभूनिम्बदु:स्पर्श-सर्जबिल्वरसाञ्जनम्।।

---

१. यद्यपि श्लोक में '**शुण्ठी**' के पश्चाद् '**पथ्या**' निर्दिष्ट है, परन्तु विवरण के अनुसार हमने '**पथ्या**' के उपरान्त 'शुण्ठी' को रखा है। इससे पथ्या की अपेक्षा शुण्ठी का मान अधिक होगा।

२. '**पद्मकेसरम्**' इति मातृकासु पाठ:, अस्य स्थाने '**पद्मकं मदा**' इति शोधित: पाठ:, विवरणानुसारितया।

पटोलमूलं फलिनी शारिवा क्रिमिजिद् घनम्।
कपित्थातिविषानिम्ब-गुडूचीचन्दनोत्पलम्।।
आक्षिकं द्विगुणं वह्निर्द्विपलं[१] कुटजत्वचम्।
चूर्णं ज्येष्ठाम्बुना पीतं ज्वरासृक्पित्तपायुजान्।
गुल्मानाहमतीसारं जयेत् पाचनदीपनम्।।

पिप्पली मरिचं शुण्ठी इन्द्रयवाः रोध्रं सप्तच्छदः पद्मकं धातकीपुष्पं त्रायमाणा भूनिम्बः दुरालभा सर्जरसः बिल्वमज्जा रसाञ्जनं पटोलमूलं गन्धप्रियङ्गुः शारिवा विडङ्गं मुस्तं कपित्थमज्जा अतिविषा निम्बं गुडूची चन्दनम् उत्पलं प्रतिक.१, चित्रक.२, वत्सकत्वक्प.२, **त्र्यूषणाद्यम्।**

त्र्यूषण (मरिच, पिप्पली, शुण्ठी) इन्द्रयव, रोध्र, सप्ताह्व (सप्तपर्ण), पद्मक, मदा (धातकीपुष्प), त्रायन्ती, भूनिम्ब, दुरालभा, सर्जरस, बिल्व, रसाञ्जन, पटोलमूल, प्रियंगु, शारिवा, विडंग, मुस्त, कपित्थमज्जा, अतिविषा, निम्ब, गुडूची, चन्दन, उत्पलपत्र- इन द्रव्यों को एक-एक कर्ष परिमाण में लें। पुनः इनमें २ कर्ष चित्रक एवं २ पल कुटज की छाल मिलाकर चूर्ण बनायें। इस चूर्ण का तण्डुलजल (चावल के धोवन) के साथ सेवन करें। यह ज्वर, असृक्पित्त (रक्तपित्त), गुदज (अर्श), गुल्म, आनाह व अतिसार को नष्ट करता है और पाचन-दीपन होता है।

चन्दनं तगरं मुस्तं प्रियङ्गु नागकेसरम्।
ह्रीवेरं पद्मकोशीरं लवङ्गं जातिपत्रिकाः।।
सूक्ष्मैला नलदं पत्रं मधुकं कुटजत्वचम्[२]।
कार्षिकांशं समधृतं त्र्यूषणं च पलान्वितम्[३]।।
त्वक्क्षीरीपलसंयुक्तं शर्कराषड्-गुणीकृतम्।
तच्चूर्णं श्वासकासघ्नं हिध्मादौर्गन्ध्यनाशनम्।।

---

१. '**०र्द्विपदं**' इति मातृकागतः पाठः, '**०र्द्विपलं**' इति शोधितपाठः।
२. '**कुसुमत्वचम्**' इति मातृकासु दृश्यते, तस्य स्थाने '**कुटजत्वचम्**' इति शोधितपाठः।
३. '**पलान्वितम्**' इत्यस्य स्थाने '**पलार्द्धकम्**' इति स्यात् विवरणानुसारितया।

जीर्णज्वरमतीसारं तृष्णाशोषमरोचकम्।
तृष्णा..विद्रधीगुल्मान् पित्तासृक्प्रदरं जयेत्।
चन्दनाद्यमिदं चूर्णं हितमात्रेयपूजितम्।।

चन्दनं तगरं मुस्तं गन्धप्रियंगुः नागकेसरं वालकं पद्मकं[1]..... (कुटज) त्वक्[2] प्रतिक.१, पिप्पली मरिचं शुण्ठी प्रतिक.२, तुकाक्षीरीप.१, शर्कराप.३७, क.२, **चन्दनाद्यम्।**

चन्दन, तगर, मुस्त, प्रियंगु, नागकेसर, ह्रीबेर, पद्मक, उशीर, लवङ्ग, जातिपत्री, सूक्ष्मैला (छोटी इलायची), नलद, तेजपत्र, मधुक एवं कुटजछाल- इन द्रव्यों को एक-एक कर्ष मात्रा में लें। पिप्पली, मरिच एवं शुण्ठी- प्रत्येक को २-२ कर्ष तथा तुगाक्षीरी १ पल मिलाकर चूर्ण बनायें। इसमें छः गुना शर्करा मिलाकर सेवन करें। इस चूर्ण से हिध्मा (हिक्का), दौर्गन्ध्य, जीर्णज्वर, अतिसार, तृष्णा, शोष एवं अरोचक का शमन होता है। यह विद्रधि, गुल्म, पित्तरक्त तथा प्रदर/रक्तप्रदर को नष्ट करने वाला 'चन्दनाद्य चूर्ण' महर्षि आत्रेय द्वारा पूजित है, प्रशंसित है।

चन्दनोशीरतालीस-ह्रीवेरोत्पलपद्मकैः।
भागवृद्धैः कणाचव्यकोलग्रन्थिकनागरैः।।
त्वगेलाकेसरैश्चैव प्राग्भारादवसम्मितैः।
चूर्णीकृतैः समैरेभिः सिता देया चतुर्गुणा।।
सर्वारोचकशान्त्यर्थं चूर्णमेतत् प्रयोजयेत्।
दीपनं पित्तशमनं बल्यं पुष्टिकरं शुभम्।।
वातानुलोमनं हृद्यं जडजिह्वाप्रबोधनम्।
चन्दनाद्यमिदं चूर्णमश्विभ्यां निर्मितं पुरा।।

चन्दनतो.१, उशीरतो.२, तालीसपत्रतो.३, बालकतो.४, नीलोत्पलतो.५, पद्मकतो.६, पिप्पली चविका अम्लबदिरं पिप्पलीमूलं

---

१ इतोऽग्रे किञ्चिदंशो मातृकासु न दृश्यते, त्रुटितत्वात्।

२. 'पुष्पाणि त्वक्' इति मातृकासु दृश्यते, तस्य स्थाने 'कुटजत्वक्' इति शोधितपाठः।

शुण्ठी त्वक् सूक्ष्मैला नागकेसरं प्रतिधा.६, सितशर्कराप.१३, क.३, **द्वि. चन्दनाद्यम्।**

चन्दन, उशीर, तालीसपत्र, ह्रीबेर, उत्पल, पद्मक- इन द्रव्यों को उत्तरोत्तर एक-एक भाग बढ़ाते हुए लें, अर्थात् चन्दन १ तोला, उशीर २ तोला, तालीसपत्र ३ तोला, ह्रीबेर ४ तोला, नीलोत्पल ५ तोला और पद्मक ६ तोला लें। इनमें पिप्पली, चविका, अम्लबदर, पिप्पलीमूल, शुण्ठी, दालचीनी, एला एवं केसर ६-६ धान्यक मिलाकर चूर्ण बनायें। इस चूर्ण से चार गुणा (१३ पल ३ कर्ष) परिमाण में शर्करा मिलाएं। सभी प्रकार के अरोचक को नष्ट करने के लिए इस चूर्ण का प्रयोग करना चाहिए। यह चूर्ण दीपन, पित्तहर, बल्य, पुष्टिकारक, वातानुलोमन एवं हृद्य है, संवेदनशून्य जिह्वा को ठीक करता है। यह चन्दनाद्य चूर्ण अश्विनीकुमारों द्वारा प्राचीनकाल में बनाया गया था।

चतुर्णां प्रस्थमम्लानां त्र्यूषणाच्च पलद्वयम्।
लवणानां च चत्वारि शर्करायाः पलाष्टकम्।।
तच्चूर्णं कासवमथारसादिषूवतारयेत्।
कासाजीर्णारुचिश्वास-हृत्पाण्ड्वामयशूलनुत्।।

दाडिमं कपित्थं तिन्तिडीकम् अम्लीका प्रतिप.४, मरिचं पिप्पली शुण्ठी प्रतिप.१, सैन्धवलवणं सौवर्चललवणं विडलवणं सामुद्रलवणम् औद्भिदलवणं प्रतिक.३, शर्कराप.८, **दाडिमरसाद्यम्।**

दाडिम, कपित्थ, तिन्तिडीक, अम्लिका- इन चार अम्ल द्रव्यों को एक-एक प्रस्थ लेकर इनमें दो पल त्र्यूषण (त्रिकटु) तीन-तीन कर्ष पांचों लवण तथा आठ पल शर्करा मिलाकर चूर्ण बनायें। यह चूर्ण कास, वमन अजीर्ण अरुचि, श्वासरोग, हृद्रोग, पाण्डु तथा शूल को नष्ट कर देता है।

हिङ्गु व्योषं सकोलाम्लं चित्रकं सुरसं वचा।
पथ्यापाठाजमोदा च गन्धाजाजी सधान्यकम्।।
पुष्करं हपुषाक्षार-शटीलवणपञ्चकम्।

कारवी कुञ्चिका चव्यं तिन्तिडीकाम्लवेतसम्।।
दाडिमं पिप्पलीमूलं यवानी चेति मस्तुना।
मद्यारनालगन्धाम्बु-मातुलुङ्गरसैः पृथक्।।
गुल्मार्शोवस्तिपार्श्वार्त्ति-योनिकुष्ठरुजाभृताम्।
हृत्पाण्डुग्रहणीरोग-विबन्धानाहवर्ध्मिनाम्।।
भगन्दरोदरच्छर्दि-हिध्मानां श्वासकासिनाम्।
हितं गलगहं मूत्रकृच्छ्रं चैतद् व्यपोहति।
प्रयुक्तं चान्नपानेषु चूर्णमेतन्निरत्ययम्।।

हिङ्गु मरिचं पिप्पली शुण्ठी अम्लबदरं चित्रकं सुरसं वचा हरीतकी पाठा अजमोदा अजगन्धा अजाजी धानकफलानि पुष्करमूलं हपुषा यवक्षारः शटी सैन्धवलवणं सौवर्चललवणं विडलवणं सामुद्रलवणम् औद्भिदलवणं कारवी उपकुञ्चिका (चविका) तिन्तिडीकम् अम्लवेतसं दाडिमं पिप्पलीमूलं यवानी प्रतितो. १, **हिंग्वाद्यम्।**

हिङ्गु, व्योष, अम्लबदर, चित्रक, सुरस, वचा, हरीतकी, पाठा, अजमोदा, अजगन्धा, अजाजी, धनिया, पुष्करमूल, हपुषा, यवक्षारं, शटी, पांचो लवण, कारवी, उपकुञ्चिका, चविका, कारवी, अम्लवेतस, दाडिम, पिप्पलीमूल व यवानी- इन द्रव्यों को एक-एक तोला लेकर चूर्ण बनायें। इस चूर्ण का मस्तु, मद्य, आरनाल, गन्धजल या मातुलुंग (नींबू) के साथ सेवन करें। यह गुल्म, अर्श, बस्तिशूल, पार्श्वशूल, योनि-दोष, कुष्ठ, हृद्रोग, पाण्डु, ग्रहणी, विबन्ध, आनाह, वर्ध्म, भगन्दर, उदररोग, वमि, हिध्मा, श्वासरोग, कास, गलग्रह व मूत्रकृच्छ्र को नष्ट कर देता है। इस चूर्ण का अन्न-पान में प्रयोग करना चाहिए।

स्याद्धिंगुभागो द्विगुणं च कुष्ठं कुष्ठाद्वचा च द्विगुणा ततश्च।
स्यात् स्वर्जिका तद्-द्विगुणं विडञ्च[१] तच्चूर्णमानाहभिदुत्तमं स्यात्।।
गुल्मानुदावर्त्तभगन्दरार्शो वृद्धं प्रमेहं हृदयामयांश्च। (इन्द्रवज्रावृत्तम्)
हन्त्याशु नाराचकसञ्ज्ञितं तदुष्णाम्बुपीतं बलवर्णकारि।। नाराचकचूर्णः।

१. **'विकुष्ठं'** इति मातृकायाम्, **'विडञ्च'** इति शोधितपाठः भेलसंहितानुसारितया।

हिङ्गु, कुष्ठ वचा, स्वार्जिका तथा विड लवण- इन सभी द्रव्यों को अपने पूर्ववर्ती द्रव्य से दोगुनी मात्रा में लेकर चूर्ण बनायें। इस चूर्ण का उष्ण जल के साथ सेवन करें। यह आनाह, गुल्म, उदावर्त्त, भगन्दर, अर्श, बढे हुए प्रमेह एवं हृद्रोग को शीघ्र ही नष्ट कर देता है और यह बलवर्धक एवं वर्णप्रसाद-कारक होता है।

यह योग मूलतः भेलसंहिता का है। वहाँ इसका उल्लेख इस प्रकार मिलता है-
हिङ्गु कुष्ठं वचा चैव स्वर्जिका विडमेव च। एको द्वावथ चत्वारस्तथाष्टौ षोडशैव च।।
यथाक्रमकृतान्भागांश्चूर्णमानाहभेदनम्। नाराचविवृतो ह्येष योगो नाराचकः स्मृतः।।
उदावर्तेषु शूलेषु गुल्मेष्वथ भगन्दरे। हृद्रोगे च प्रमेहे च योगोऽयं शमनः परः[१] ।।

(भेडाद् उदरे नाराचकं चूर्णम्- यो.स. पृ.- १२८)

हिङ्गु एक भाग, कूठ दो भाग, वचा चार भाग, स्वर्जिकाक्षार आठ भाग, विड लवण सोलह भाग- इन द्रव्यों का चूर्ण आनाह को दूर करता है। नाराच-निर्मित यह योग नाराचक नाम से प्रसिद्ध है। यह उदावर्त्त, शूल, गुल्म, भगन्दर, हृदय रोग तथा प्रमेह का शमन करने वाला श्रेष्ठ योग है।

सौवर्चलोभयक्षारं घृतभृष्टं सुखाम्बुना।
तत्पीतं गुल्मनुत् कासहिध्माहृद्रोगनुत् परम्।। सौवर्चलाद्यम्।

सौवर्चल, स्वर्जिकाक्षार व यवक्षार को घृत में भूनकर सुखोष्ण जल के साथ सेवन करें। यह गुल्म, कास, हिध्मा व हृद्रोग को नष्ट करने वाला उत्तम चूर्ण है।

त्र्यूषणं त्रिफला हिङ्गु कार्षिकं त्रिवृता पलम्।
सौवर्चलार्धकर्षं तु पलार्धं चाम्लवेतसम्।।
तच्चूर्णं शर्करातुल्यं मण्डेनाम्लेन वा पिबेत्।
गुल्मपार्श्वार्त्तिनुत् सिद्धं जीवनीयं रसायनम्।। त्र्यूषणाद्यम्।

त्र्यूषण, त्रिफला व हिङ्गु- को कर्ष परिमाण में ले, इनमें १ पल त्रिवृता,

१. मुद्रिताया भेलसंहितायाः खण्डितत्वात्तत्रायं योगो न लभ्यते। इह तु चन्द्रटीयाद् योगरत्न-समुच्चयाद् गृहीतः।

आधा कर्ष सौवर्चल एवं आधा पल अम्लवेतस मिलाकर चूर्ण बनायें। इस चूर्ण के बराबर शर्करा मिलाएं। इसका मण्ड या अम्ल (काञ्जी आदि अम्ल द्रव) के साथ सेवन करें। यह गुल्म व पार्श्वशूल को नष्ट करने वाला उत्तम जीवनीय रसायन है।

द्विरुत्तरं हिङ्गु वचामलकं स्वर्जिका विडम्।
चूर्णं विषूचिकानाह-गुल्महृद्रोगनुत् परम्।। हिङ्गुपञ्चकम्।

हिङ्गु, वचा, आँवला, स्वर्जिकाक्षार तथा विड लवण- इन सभी द्रव्यों को अपने पूर्ववर्ती द्रव्य से दोगुनी मात्रा में लेकर चूर्ण बनायें। इस चूर्ण के सेवन से विषूचिका, आनाह गुल्म तथा हृद्रोग नष्ट हो जाते हैं।

पिप्पल्यतिविषामुस्ता-नागरेन्द्रयवा वचा।
पाठाजमोदकटुका-पथ्यासौवर्चलं वृषः।।
एतद्[1] द्वादशकं चूर्णमजीर्णानाहगुल्मनुत्।
भगन्दरश्वासकास-मूत्रकृच्छ्रार्शसां हितम्।। द्वादशकम्।

पिप्पली, अतिविषा, मुस्ता, नागर, इन्द्रयव, वचा, पाठा, अजमोदा, कटुका, हरीतकी, सौवर्चल व वृष (वासा) का चूर्ण बनायें। यह **द्वादशक** नामक चूर्ण अजीर्ण, आनाह, गुल्म, भगन्दर, श्वास, कास, मूत्रकृच्छ्र व अर्श को नष्ट करता है। इसमें द्वादश (बारह) द्रव्य हैं, अतः इसका नाम द्वादशक चूर्ण है।

पञ्चकोलानि मरिचं द्वौ क्षारौ लवणत्रयम्।
बिल्वं शटी पुष्करं च सुरसं हिङ्गु षोडशम्।।
सूक्ष्मैश्चूर्णमिदं कृत्वा शर्करा द्विगुणा भवेत्।
सुखाम्बुदधिमण्डेन सुरासौवीरकेन च।।
हन्ति हृद्रोगगुल्मांस्तु विषूच्यामभगन्दरान्।
श्वासकासारुचिप्लीह-पाण्डुशोषहलीमकम्।। हिङ्गुषोडशकम्।

---

१. 'त्रिंशद्' इति मातृकायाम्, 'एतद्' इति शोधितपाठः।

पञ्चकोल (पिप्पली, पिप्पलीमूल, चव्य, चित्रक व नागर), मरिच, यवक्षार, स्वर्जिकाक्षार, लवणत्रय (विड, सैन्धव, रुचक) बिल्व, शटी, पुष्करमूल, सुरस, हिङ्गु- इन सोलह द्रव्यों का चूर्ण बनाकर दों गुना शर्करा मिलाएं। इस चूर्ण का सुखोष्ण जल, दधिमण्ड, सुरा या सौवीरक के साथ पान करने से हृद्रोग, गुल्म, विषूची, आम, भगन्दर, श्वास, कास, अरुचि, प्लीह रोग, पाण्डु, शोष तथा हलीमक रोग नष्ट हो जाता है।

काकोली क्षीरकाकोली जीवकर्षभकावुभौ।
मुद्गषर्णी माषपर्णी मेदा काश्मरिशारिवे।।
द्राक्षामृणालमधुक-प्रियङ्गरवचूर्णितम्।
क्षीरेण पाययेदेतद् योषितं शीतवारिणा।
प्रच्युतं स्यापयेद् गर्भं प्रदरं च नियच्छति।। काकोलिकाद्यम्।

काकोली, क्षरिकाकोली, जीवक, ऋषभक, मुद्गपर्णी, माषपर्णी, मेदा, काश्मरी, सारिवा, द्राक्षा, मृणाल, मधुक व प्रियंगु- इन द्रव्यों के चूर्ण को दुग्ध या शीतल जल के साथ नारी को पिलाएं। यह गर्भस्राव-निवारक तथा प्रदरनाशक योग है।

(वचां हरीतकीं हिङ्गु सैन्धवं साम्लवेतसम्[१])
यवक्षारं यवानीं च पिबेदुष्णेन वारिणा।।
एतेन वातशूलानि वातगुल्मास्तथैव च।
भिद्यन्ते सप्तरात्रेण पवनेन यथा घनः।।

(वृन्द. गुल्माधिकारः- २९-३०, गद. गुल्माधिकारः- ४९-५०)

वचा, हिङ्गु, हरीतकी, सैन्धव लवण, अम्लवेतस, यवक्षार व यवानी का चूर्ण बनाकर उष्ण जल के साथ सेवन करें। यह सात दिन में ही वातशूल एवं वातगुल्म को वैसे ही नष्ट कर देता है, जैसे वात (वायु) बादलों को छिन्न-भिन्न कर देता है।

---

१. कोष्ठकगतोंऽशो हस्तलिखितपुस्तके न दृश्यते। इतः पूर्वमयं योगश्चूर्णाध्याये योगराजनाम्ना प्रस्तुतः। तत एवायमंशो गृहीतः।

व्योषत्रिजातकाम्भोद:-क्रिमिघ्नामलकैस्त्रिवृत्।
सर्वैरिमैश्च समिता: क्षौद्रेण गुलिका: कृता:।।
मूत्रकृच्छ्रे ज्वरे छर्द्यां कासे श्वासे भ्रमे क्षये।
आमे पाण्ड्वामयेऽल्पेऽग्नौ शस्ता सर्वविषेषु च।। व्योषाद्यम्।

व्योष (मरिच, शुण्ठी, पिप्पली), त्रिजातक (त्वक्, एला, पत्र) मुस्त, विडंग, आमलक व त्रिवृत्- इन द्रव्यों में मधु मिलाकर गुलिका बनाये। यह मूत्रकृच्छ्र, ज्वर, वमन, कास, श्वासरोग, भ्रम, क्षय, आम (आँव), पाण्डु, अग्निमांद्य तथा सभी प्रकार के विष को नष्ट कर देता है।

अजाजीपाठाघनपञ्चकोल-व्याघ्रीरजन्य: सुखतोयपीता:।
शोफं त्रिदोषं चिरजं प्रवृद्धं विघ्नन्ति भूनिम्बमहौषधे च।।

अजाजी (जीरक), पाठा, मुस्ता, पञ्चकोल (पिप्पली, पिप्पलीमूल, चव्य, चित्रक, नागर) व्याघ्री एवं हरिद्रा- इन्हें समान मात्रा में लेकर चूर्ण बनायें। इसे अल्प उष्ण जल से पिएं। यह चूर्ण त्रिदोषजन्य पुराने एवं बहुत बढे हुए शोफ (सूजन) को नष्ट कर देता है। इसी प्रकार भूनिम्ब एवं शुण्ठी का चूर्ण भी उक्त रोग को नष्ट कर देता है।

हरीतकी देवदारु मुस्तं शुण्ठी पुनर्नवा।
उष्णाम्बुक्षीरगोमूत्रपीतं तच्छोफनाशनम्।।

हरीतकी, देवदारु, मुस्त, शुण्ठी व पुनर्नवा का उष्णजल, दुग्ध या गोमूत्र के साथ सेवन करने से शोफ नष्ट हो जाता है।

भार्गी कर्कटश्रृङ्गी च शटीशुण्ठी वचाभया:।
पिप्पली पौष्करं दद्याद् घृतमाक्षिकसंयुतम्।
लेहं तत्सर्वकासघ्नं हिध्माश्वासनिबर्हणम्।।

भार्गी, कर्कटश्रृंगी, शटी, शुण्ठी, वचा, हरीतकी, पिप्पली एवं पुष्करमूल- इन द्रव्यों में घृत व मधु मिलाकर सेवन करने से सभी प्रकार के कास, हिध्मा व श्वासरोग नष्ट हो जाते हैं।

वचाविडाभयाशुण्ठी-हिङ्गुकुष्ठाग्निदीप्यकाः।
द्वित्रिषट्चतुरेकाष्टसप्तपञ्चांशिकाः क्रमात्।।
चूर्णं मद्यादिभिः पीतं गुल्मानाहोदराञ्जयेत्।
शूलार्शःश्वासकासघ्नं ग्रहणीदीपनं परम्।। (सिद्ध.सं.- ९.२१-२२)

यहाँ निर्दिष्ट औषधियों का चूर्ण बनाने के लिए अपेक्षित मात्रा में हींग लें, उससे द्विगुण वचा, त्रिगुण विड लवण, चतुर्गुण शुण्ठी, पञ्चगुण दीप्यक, षड्गुण अभया, सप्तगुण चित्रक एवं अष्टगुण कूठ लें। भाव यह है कि यदि हींग १० ग्राम लें तो वचा २० ग्राम, विडङ्ग ३० ग्राम, सोंठ ४० ग्राम, दीप्यक ५० ग्राम, हरड़ ६०, चित्रक ७० ग्राम एवं कूठ ८० ग्राम लेकर चूर्ण बनायें। इस चूर्ण का उष्णाम्बु, मद्य अथवा धान्याम्ल (काञ्जी) के साथ सेवन करने से गुल्म, आनाह एवं उदररोग नष्ट हो जाते हैं। यह चूर्ण शूल, अर्श, श्वास व कास को भी दूर करता है और परम ग्रहणी-दीपन होता है।

पिप्पलीं घृतभृष्टां च तद्वच्छ्वासनिवृत्तये।

इस प्रकार श्वासरोग का निवारण करने के लिए घृतभर्जित (घी में भुनी) पिप्पली का सेवन करना चाहिए।

तैलभृष्टं च वैदेहीकल्काक्षं ससितोपलम्।
पाययेत् कफवाते तु[1] कुलत्थसलिलाप्लुतम्।।

(अ.सं.चि.- ४.७३, अ.हृ.चि.- ३.५५)

इसी प्रकार पिप्पली का कल्क एक अक्ष परिमाण में लेकर तैल में भूने और मिश्री मिलाकर कुलत्थजल के साथ सेवन करें। यह कफवातजन्य कास को नष्ट करता है। यही योग चरकसंहिता में इस प्रकार मिलता है-

तैलभृष्टं च पिप्पल्याः कल्काक्षं ससितोपलम्।
पिबेद्वा श्लेष्मकासघ्नं कुलत्थरससंयुतम्।। (च.चि.- १८.११६)

पिप्पली नागर हिङ्गु मृद्वीकाविडसैन्धवम्।
मातुलुङ्गरसैर्लीढं हिध्माश्वासनिबर्हणम्।।

१. 'कफवाते तु' इति मातृकायाम्, अस्य स्थाने 'कफकासघ्नं' इति मुद्रितेऽष्टाङ्गहृदये।

पिप्पली, शुण्ठी, हिङ्गु, मृद्वीका, विड लवण, सैन्धव लवण- इन द्रव्यों का नींबूरस के साथ लेह बनाकर सेवन करने से हिध्मा (हिक्का) तथा श्वास रोग नष्ट होते हैं।

पत्रैला सुरसा शुण्ठी पिप्पली पौष्करं शटी।
हिंग्वम्लवेतसौ भार्गी शृङ्गी जीवन्तिचोरकम्[१]।।
विडङ्गामलकी क्षारो वृक्षाम्लं च समांशिकम्।
चूर्णं हिध्मां च कासं च हृत्पार्श्वग्रहणीगदान्।
विबन्धमर्श:शूलं च भुक्तमेतद् व्यपोहति।। सुगन्धपत्राद्यम्।

सुगन्धपत्र, एला, सुरसा (तुलसी), शुण्ठी, पिप्पली, पुष्करमूल, शटी, हिङ्गु, अम्लवेतस, भार्गी, शृङ्गी, जीवन्ती, चोरक, विडंग, आमलकी, यवक्षार व वृक्षाम्ल- इन द्रव्यों को समान मात्रा में लेकर चूर्ण बनायें। इसका सेवन करने से हिध्मा, कास, हृद्रोग, पार्श्वरोग, ग्रहणी, विबन्ध, अर्श एवं शूल नष्ट हो जाते हैं।

विडङ्गातिविषाकुष्ठं लवणं कृष्णसैन्धवम्।
बिल्वकासुरदारूणि सुखोष्णेनाम्भसा पिबेत्।
भुक्ते यस्यापि स्याच्छूलं तस्यैतत् स्याद्धि भेषजम्।। विडङ्गसप्तकम्।

विडंग, अतिविषा, कुष्ठ (कूठ), कृष्ण लवण, सैन्धव लवण, बिल्वक व देवदारु के चूर्ण का सुखोष्ण जल के साथ सेवन करने से भोजन करने के उपरान्त होने वाला शूल (परिणामशूल) नष्ट हो जाता है।

विडङ्गचूर्णं सुश्लक्ष्णं बीजानि कुटजस्य च।
लिह्यात् क्षौद्रेण संयोज्य हृद्रोगे क्रिमिसम्भवे।। विडङ्गत्रिकम्।

विडंग एवं कुटजबीज का महीन चूर्ण बनाकर मधु के साथ सेवन करें। इससे क्रिमिजन्य हृद्रोग नष्ट हो जाता है। इस योग में विडङ्ग, कुटजबीज एवं मधु- ये तीन द्रव्य हैं, अत: यह 'विडङ्गत्रिक' नाम से जाना जाता है।

---

१. **'चोरकम्'** इति शोधितपाठ:, अष्टाङ्गसंग्रहसंवादितया (अ.सं.चि.- ६.५४, अत्रिदेव-संस्करणम्)। मातृकायां तु **'रोचकम्'**- इति पाठो लभ्यते।

हिङ्गुसौवर्चलवचाविडङ्गातिविषाभयाः।
सूक्ष्मं चूर्णीकृतं ह्येतत् पिबेदुष्णेन वारिणा।।
स्रोतोविशोधनं ह्येतच्चूर्णं दीपनपाचनम्।
आमाशयविबन्धघ्नं शूलानाहहरं परम्।। हिंग्वष्टकम्।

हिङ्गु, सौवर्चल, वचा, विडङ्ग, अतिविषा, अभया (हरीतकी)- इन द्रव्यों का चूर्ण बनाकर उष्णजल के साथ सेवन करें। यह स्रोतों का शोधन करने वाला एवं दीपन-पाचन होता है। **हिंग्वष्टक** नामक यह प्रसिद्ध योग आमाशयगत रोग, विबन्ध, शूल तथा आनाह को दूर करने वाला उत्तम औषध है। इस योग में हिङ्गु आदि आठ औषधीय द्रव्य हैं, अतः इसे 'हिंग्वष्टक' कहते हैं।

त्वक् पिप्पली तुकाक्षीरी जीवन्त्यामलकं शटी।
पौष्करं सुरसं चण्डा शर्कराद्विगुणीकृतम्।।
हन्ति हिध्माश्वासकासांल्लेहोऽयं मधुसर्पिषा।

त्वक् (दालचीनी), पिप्पली, तुकाक्षीरी, जीवन्ती, आँवला, शटी, पुष्करमूल, सुरस एवं चण्डा- इन द्रव्यों को समान मात्रा में लेकर पीस लें। इनकी कुल मात्रा से द्विगुण परिमाण में शर्करा मिलाएं। घृत एवं मधु के साथ लेह बनाकर इसका सेवन करें। यह लेह हिध्मा (हिचकी), श्वास एवं कास रोग को नष्ट करता है।

शुण्ठीहिङ्गुयवक्षार-श्यामातुम्बुरुसैन्धवैः।
पुष्कराद्यं विडङ्गाख्यं यवक्वाथाम्बुना पिबेत्।
सशूलो गुल्मनिचयो भृशं तेनाशु भिद्यते।। शुण्ठ्यष्टकम्।

शुण्ठी, हिङ्गु, यवक्षार, श्यामा, तुम्बुरु, सैन्धव, पुष्करमूल एवं विडङ्ग के चूर्ण को यवक्वाथ के साथ पीना चाहिए। इससे शूल सहित प्रबल गुल्मसमूह शीघ्र ही पूर्ण रूप से नष्ट हो जाता है। इस योग में शुण्ठी आदि आठ औषधीय द्रव्य हैं, अतः इसे 'शुण्ठ्यष्टक' कहते हैं।

शंखपुष्प्यास्तथा चूर्णं घृतेन मधुना लिहन्।
क्षीरान्नाशी लभेदायुर्दीर्घं मेधां प्रजां वपु:।। शंखपुष्पीयोग:।

शंखपुष्पी के चूर्ण को घृत एवं मधु के साथ चाटना चाहिए। पथ्याहार के रूप में क्षीरान्न (दूध-भात या खीर) का सेवन करना चाहिए। इससे मनुष्य दीर्घायु, मेधा, सन्तान एवं सुन्दर व बलिष्ठ शरीर को प्राप्त करता है।

नित्यमभ्यस्य च ब्राह्मीं सर्पिर्भृष्टां ससैन्धवाम्।
जीवेद्विमलयाभा: तीव्रहिध्मा तथा चिरम् (?)।। ब्राह्मीप्रयोग:।

ताजा ब्राह्मी को पीसकर घृत के साथ भून लें। इसमें उचित मात्रा में सैन्धव लवण मिलाकर सेवन करें। इससे व्यक्ति दीर्घायु एवं मेधा-सम्पन्न बनता है।

फलोन्मुखो गोक्षुरकस्समूलश्चूर्णीकृत: स्वेन रसेन युक्त:।
क्षीरेण पीतो विपुलायुषे स्याद्विधिप्रयुक्तो हितशालिभोक्तु:।।
गोक्षुरकप्रयोग:। (अ.हृ.उ.- ३९.५६)

जब गोक्षुर (गोखरू) के फल आने लगें तब उसे मूल सहित उखाड़ कर छायाशुष्क कर पीस लें। तदनन्तर इसे गोक्षुर के ही रस में भावित कर विधिवत् दूध के साथ सेवन करें। पथ्याहार में शाल्योदन (शालितण्डुल से सिद्ध भात) का सेवन करें। इससे व्यक्ति दीर्घायु बनता है।

चूर्णं पुनर्नवस्यापि सर्पिर्गुडसमायुतम्।
अभ्यासेनोपभुक्तं स्यान्निर्वलीपलितायुषे।। पुनर्नवप्रयोग:।

पुनर्नवाचूर्ण को घृत एवं गुड़ के साथ मिलाकर सेवन करना चाहिए। इसका नित्य सेवन करने से मनुष्य वलि (झुर्री), पलित (केश पकना) आदि से रहित होकर दीर्घायु प्राप्त करता है।

गुडूचीं तिलसंयुक्तां सर्पिर्मधुपरिप्लुताम्।
वृद्धोऽपि सततं भुक्त्वा भवेत् प्रत्यग्ररूपधृत्।। गुडूचीप्रयोग:।

गुडूची को तिल के साथ कूटकर घृत एवं मधु मिलाकर निरन्तर सेवन करने से वृद्ध व्यक्ति भी युवा पुरुष के समान सुन्दर व कान्तिमान् बन जाता है।

गुडूच्याः श्लक्ष्णचूर्णं तु प्रातर्भुक्त्वा दिने दिने।
सर्पिमधुभ्यां सहितं जरया नैव युज्यते।। द्वि.गुडूचीप्रयोगः।

जो व्यक्ति घृत एवं मधु के साथ गुडूची (गिलोय) के महीन चूर्ण का प्रतिदिन प्रातः सेवन करता है, वह निश्चित रूप से वृद्धावस्था के कष्टप्रद प्रभावों से मुक्त रहता है।

समूलपत्रमादाय काकामाचीं विचूर्णिताम्।
तद्रसाक्तां वरां भुक्त्वा विधिना स्याज्जराहरी।। काचमाची-प्रयोगः।

मूल एवं पत्र सहित काकमाची को उखाड़ कर स्वच्छ कर लें। इसे पीस कर निकाले रस को त्रिफला में मिलाकर विधिवत् सेवन करें। इससे वृद्धावस्था अपना प्रभाव नहीं दिखाती है।

मासं वचामप्युपसेवमानाः क्षीरेण तैलेन घृतेन वापि।
भवन्ति रक्षोभिरधृष्यरूपा मेधाविनो निर्मलवाक्यजुष्टाः।।

वचाप्रयोगः। (अ.हृ.उ.- ३९.१६३)

जो व्यक्ति मास भर तक क्षीर (दूध), घृत अथवा तिलतैल के साथ वचा के चूर्ण का सेवन करते हैं, वे रक्षोगणों (राक्षस आदि दुष्ट सत्त्वों) से अभिभूत (पीडित) न होते हुए मेधासम्पन्न और निर्मल वाणी से युक्त हो जाते हैं।

चूर्णीकृतं भृङ्गरजस्य मूलं तिलावाकाचामलकावकं च (?)।
घृतप्लुतं भक्षयतो नरस्य न व्याधयो नैव जरा न मृत्युः।।

भृङ्गराज-प्रयोगः।

भृङ्गराज के मूल का चूर्ण तिल, अवका, आमलक एवं........के साथ मिलाएं। इसे घृत से आर्द्र कर सेवन करें। इसके प्रभाव से वृद्धावस्था का असर नहीं होता और रोगजन्य अकाल मृत्यु भी नहीं होती है।

धात्रीफलं गोक्षुरकस्य मूलं काले समाहृत्य तथा गुडूचीम्।
श्लक्ष्णीकृतं तुल्यमथापि विद्वान्नरः प्रयुञ्ज्याद् घृतमाक्षिकाभ्याम्।।
अक्षीणरेताः प्रमदाप्रियश्च वृषः ककुद्मानिव गोकुलेषु।

समोपयोगेन स नागवीर्यः शतत्रयं जीवति कृष्णकेशः।
यथेष्टचेष्टः परिहारमुक्तः शक्यं दरिद्रैः परिकीर्त्तमेतत्।।

आमलक-पञ्चकम्।

धात्रीफल (आँवला), गोखरू की जड़ एवं गुडूची (गिलोय) को समान मात्रा में उचित समय में लाकर महीन पीस लें। घृत एवं मधु मिलाकर इनका सेवन करें। इससे मनुष्य शुक्रसम्पन्न एवं बलवान् होकर नारियों को अतिप्रिय हो जाता है, जैसे कि गोकुल में गायों को वृषभ प्रिय होता है। इस रसायन का एक वर्ष तक उपयोग करने से मनुष्य हाथी के समान बलवान् एवं अति दीर्घायु हो जाता है। उसके केश काले हो जाते हैं। इस योग का सेवन करते समय आहार-विहार विषयक कठोर परिहार (परहेज) नहीं है। सामान्य आहार-विहार रखते हुए इसका सेवन किया जा सकता है। यह योग बनाने की दृष्टि से सस्ता है, अतः इसे दरिद्र भी प्रयोग में ला सकते हैं। यह कथन प्राचीन काल की दृष्टि से है, क्योंकि उस समय गायों की बहुलता से दूध-घी बहुत सस्ते एवं सुलभ थे।

विशुद्धदेहस्तिलतैलपक्वां यः काचमाचीं सफलां सपुष्पाम्।
प्रकाममश्नाति दिनानि सप्त त्रिसप्तकृत्वामलकाम्बुसेवी।।
मुखेन नीलोत्पलतुल्यगन्धिना शिरोरुहैरञ्जनमेचकाभैः।
युवा बली गृध्रबलेन चक्षुषा नरः स जीवेत् सममाशतद्वयम्।।

काचमाचीप्रयोगः।

फल एवं पुष्प सहित ताजा काकमाची को स्वच्छ कर पीस लें। इसे तिलतैल में पकाकर दिन में तीन बार सेवन करें। यह क्रम निरन्तर सात दिन तक रखें। इसके सेवन-काल में दिन में २१ बार थोड़ा-थोड़ा कर आमलकी-रस का पान करें। इसके प्रभाव से मनुष्य का मुख नीलकमल के समान सुगन्ध युक्त हो जाता है और उसके केश अञ्जन के समान काले हो जाते हैं। दृष्टि गृध्र पक्षी के समान तीव्र हो जाती है और व्यक्ति यौवनसम्पन्न होकर दीर्घायु हो जाता है।

दिने दिने कृष्णतिलप्रकुञ्चं समश्नतः शीतजलानुपानम्।
पोषः शरीरस्य भवत्यनल्पो दृढी भवन्त्यामरणाच्च दन्ताः।।

(अ.हृ.उ.- ३९.१५८) कृष्णतिलप्रयोगः।

जो व्यक्ति काले तिल को एक प्रकुञ्च (एक पल) मात्रा में कूटकर प्रतिदिन सेवन करता है एवं उपर से शीतल जल का पान करता है, उसके शरीर की पुष्टि विशेष रूप से होती है और मृत्युपर्यन्त उसके दाँत दृढ रहते हैं।

(वाजीकरण)

गोक्षुरकः क्षुरकः शतमूली वानरि नागबलातिबला च।
चूर्णमिदं पयसा सह[1] पेयं यस्य गृहे प्रमदाशतमस्ति।। वाजीकरणम्।

(योगशतचन्द्रकला- ८१)

गोखरू, तालमखाना, शतमूली (शतावरी), नागबला एवं अतिबला को समान मात्रा में ले कर चूर्ण बनायें। रात्रिभोजन के उपरान्त इस चूर्ण का दुग्ध के साथ सेवन करें। इससे शुक्र की अत्यन्त वृद्धि होती है और पुरुष रतिशक्ति से सम्पन्न हो जाता है।

यवोदनं पयःसिद्धं ससिताज्यं मधुप्लुतम्।
घर्मकालेऽप्यतो नैव व्यवायात् परिहीयते।।

दूध के साथ सिद्ध किये यवोदन (जौ का दलिया) में शर्करा, घृत एवं मधु मिलाकर सेवन करें। इससे विशेष रूप से शुक्रपुष्टि होती है एवं मनुष्य घर्मकाल (ग्रीष्म ऋतु) में भी रतिशक्ति से सम्पन्न बना रहता है।

समतिलगोक्षुरचूर्णं धेनुक्षीरेण भावितंससितम्।
उपयुक्तं मधुसहितं पुनरपि तारुण्यमाधत्ते।। गोक्षुरकप्रयोगः।

तिल एवं गोखरू के चूर्ण को समान मात्रा में लेकर गोदुग्ध में उबालें। शीतल होने पर इसमें शर्करा एवं मधु मिलाकर सेवन करें। इससे वृद्ध व्यक्ति में भी पुनः यौवन आ जाता है।

---

१. '**सह**' इति मातृकायाम्, अस्य स्थाने '**निशि**' इति योगशतचन्द्रकलागतः पाठः।

अक्षमात्रा बलामोजा पदांशरुचिकान्विता।
बिभर्त्ति जननी गर्भं निजर्तौ क्षीरभुक् तु या।।

जो जननी (जनानी) ऋतुकाल में दुग्धाहार लेती है और अक्ष (कर्ष) मात्रा में बला एवं अजमोदा के चूर्ण में चतुर्थांश रुचक लवण मिलाकर सेवन करती है, वह गर्भधारण कर लेती है।

(गर्भनाशक-योग)

स्नाहं च हरितालं च हरिद्रा गैरिकं तथा।
आजमूत्रेण पीत्वा स्त्री पापा हन्यान्निजां प्रजाम्।।

स्नाह, हरिद्रा (हल्दी) एवं गैरिक (गेरू) को बकरे के मूत्र के साथ पीस कर जो पापी स्त्री पीती है, वह अपने गर्भ को नष्ट कर लेती है।

(गर्भनाशन-प्रयोग)

पलाशस्य च बीजानि शाल्मलीकुसुमानि च।
पीत्वा च पापवनिता प्रसवं संहरिष्यति।। गर्भनाशनम्।

जो पापी नारी पलाश के बीज एवं शाल्मली के फूलों को जल के साथ पीस कर पी लेती है, वह अपनी प्रजनन-क्षमता को नष्ट कर लेती है।

(प्रसवनाशक-योग)

गैरिकं हरितालं च शीतकाले तथाम्भसि।
पुष्पे पिबति या पापा सानपत्या भवेदपि।।

जो पापी नारी शीतकाल में पुष्पदर्शन (रज:स्राव) होने पर गैरिक (गेरू) एवं हरिताल को जल में पीस कर पी लेती है, वह प्रसवक्षमता के नष्ट हो जाने से सन्तानहीन रहती है।

(निम्बकाष्ठ चूर्ण)

निम्बकाष्ठस्य चूर्णेन लेपयेद्वा भगं भृशम्।
न सा जातु वहेद् गर्भमिति कुस्त्रीविजृम्भितम्।।

जो नारी निम्बकाष्ठ के चूर्ण से अपने भग (योनिस्थल) को लीप लेती है, वह कभी भी गर्भधारण नहीं कर सकती। ऐसा उपाय प्रायः बुरी नारियाँ ही अपनाया करती हैं।

अनवक्तद्रस्याशित्वा पलमेकं मैथुने भवेद्वन्ध्या।
द्रपस्यफलस्य च बीजं पीत्वा स्यादप्रसूतिः स्त्री।।

मैथुनकाल (ऋतुकाल) में जो स्त्री अनवक्तद्र? (अवक्रद्रव/चीड़ वृक्ष के स्राव) का एक पल की मात्रा में सेवन करती हैं, वह वन्ध्या हो जाती है। इसी प्रकार जो स्त्री त्रपुसफल (खीरा) के बीज को पीसकर पी लेती है, वह भी वन्ध्या हो जाती है।

(इति गर्भहरयोगाः)

(सुखप्रसवकारक योग)

मासं पिबन्त्यः पयसा पयस्यां शतावरीं वा प्रमदास्सुलोलाः।
क्षीराशनास्सुप्रसवा भवेयुरारोग्यमेवा स्मृत सत्य एव।।

जो नारियाँ एक मास तक दूध के साथ पयस्या (क्षीरकाकोली) अथवा शतावरी का सेवन करती हैं और पथ्याहार के रूप में दूध का ही सेवन करती हैं, उनका प्रसव सुखपूर्वक हो जाता है और आरोग्य की वृद्धि विशेष रूप से होती है।.........।

(रसायन योग)

गोक्षुरकमश्वगन्धा शतावरी वृद्धदारु च गुडूची।
मधुसर्पिषावलीढाजरसमनसलं[१] जनं कुरुते।।

गोक्षुरक (गोखरू), अश्वगन्धा, शतावरी, वृद्धदारु और गुडूची (गिलोय) के चूर्ण को जो व्यक्ति मधु एवं घृत के साथ चाटता है, वह वृद्धावस्था के प्रभाव से मुक्त होकर स्फूर्त्तिमान् व शक्तिसम्पन्न रहता है।

---

१. '०जरसमरसलं' इत्युपलब्धपाठः '०जरसमनलसं' इति शोधितपाठः।

पथ्यामेकां काल्यमद्यादक्षे द्वे भोजनक्षणे।
भुक्त्वा च क्षीरसम्मिश्रं धात्रीफलचतुष्टयम्।।
मासमेकं प्रयुञ्जानः फलत्रयरसायनम्।
जीवेत् समाः शतगुणा अनातङ्को जरां जयन्।।

एक मास तक जो व्यक्ति प्रातः एक पथ्या (हरड़) खाता है, भोजन के समय दो अक्ष (बहेड़े) खाता है और भोजन के अनन्तर दूध के साथ चार आँवले खाता है, पथ्याहार के रूप में पर्याप्त दूध का सेवन करता है, वह व्यक्ति वृद्धावस्था के प्रभाव से मुक्त होकर सौ वर्ष तक स्वस्थ जीवन जीता है।

स्वगुप्ता क्षीरकाकोली भृष्टाश्च लुञ्चितास्तिलाः।
जीवन्ती शर्करा मुख्या जीवकर्षभकौ समौ।।
एतच्चूर्णं समायोज्य मधुना प्रसृतिं तथा।
प्राश्नीयाद्यः स नारीषु शतवेगो भवेन्नरः।।

स्वगुप्ता (कौंच बीज), क्षीरकाकोली, श्वदंष्ट्रा (गोखरू), कुटे तिल, जीवन्ती, शर्करा, मुख्या, जीवक एवं ऋषभक- इन औषधियों का चूर्ण बनाकर एक प्रसृति परिमाण में मधु के साथ चाटें। इसके प्रभाव से मनुष्य विशेष रूप से शुक्रसम्पन्न एवं रतिशक्ति युक्त हो जाता है।

कल्कं यष्ट्या बलायाश्च सक्षीरघृतशर्करम्।
अन्वहं सुसमासेव्य लभते सुतमङ्गना।।

जो नारी मधुयष्टि (मुलेठी) एवं बला का कल्क बनाकर दूध, घृत एवं शर्करा के साथ प्रतिदिन सेवन करती है, वह इस योग के प्रभाव से उत्तम पुत्र प्राप्त करती है।

नागकेसरचूर्णेन नवेनाज्यघृतेन च।
भुक्त्वा क्षीरोत्तराहाल्लभते सुतमात्मजम्।।

जो नारी नागकेसर चूर्ण का नये घृत के साथ सेवन करती है और दुग्धबहुल आहार लेती है, वह उत्तम पुत्र प्राप्त करती है।

ऐसा ही पुत्रप्रद योग गदनिग्रह में इस प्रकार मिलता है-

गोघृतेन सह नागकेसरं श्लक्ष्णचूर्णितमृतौ नितम्बिनी।
गव्यदुग्धनिरता पिबेद्यदि स्यात्तदा नियतमेव वीरसूः[१]।। (रथोद्धतावृत्तम्)

(गद. बन्ध्याधिकार- २१)

नागकेसर का सूक्ष्मचूर्ण बनाकर गोघृत के साथ ऋतुकाल में पान करने से निश्चित रूप से नारी वीरसू (पुत्र सन्तान पैदा करने वाली) होती है। इस योग के सेवन-काल में आहार के रूप में गोदुग्ध लेना चाहिए।

(गर्भस्राव-निवारक योग)

बलाचूर्णं दधि क्षौद्रं प्रसन्नं तैलमेव च।
क्षीरं चेति समांशानि तानि गर्भवती पिबेत्।
एतत् कल्याणकं नाम गर्भस्थापनमुत्तमम्।।

बलाचूर्ण, दधि, क्षौद्र (मधु), स्वच्छ तैल एवं क्षीर (दूध) इन्हें सम मात्रा में मिलाकर गर्भवती पान करे। यह 'कल्याणक' नामक योग गर्भ को स्रवित होने से रोकता है और उसे स्वस्थ एवं बलयुक्त बनाता है।

(पुत्रप्रद योग)

'पिष्ट्वाश्वगन्धां पयसा पिबेन्नारी सुतार्थिनी'।

पुत्रर्थिनी (पुत्र चोहने वाली) नारी अश्वगन्धा की जड़ को पीस कर दूध के साथ पिए। इससे वह पुत्र प्राप्त करती है।

(सुखप्रसवकारक योग)

क्वथितेनारनालेन पाययेद् गुडसैन्धवे।
ततः सुखप्रसूतिः स्यादित्येतद् भिषजां मतम्।।

आसन्नप्रसवा अर्थात् जिस नारी का प्रसव निकट हो, उसे उबले आरनाल (काञ्जी) में गुड़ एवं सैन्धव मिलाकर पिलाना चाहिए, इससे सुखपूर्वक प्रसव हो जाता है।

---

१. अयं श्लोकोऽभिनव-नावनीतके वन्ध्याचिकित्सायां दृश्यते।

भद्रमुस्ताञ्जनं शंखो गैरिकं कटुरोहिणी।
सर्षपा सुरसं नीलं पिप्पली सुममञ्जना।।
कुटजस्य च बीजानि समभागानि कारयेत्।
तण्डुलोदकसंयुक्तं मधुयुक्तं सवालकम्।
वम्यतीसारतृष्णाघ्नं पाययेत् प्रातरुत्थित:।। भद्रमुस्ताद्यम्।

भद्रमुस्ता, अञ्जन (रसाञ्जन), शंख, गैरिक (गेरू), कटुरोहिणी, सर्षप, सुरस, नील, पिप्पली, सुम, अञ्जना एवं कुटज के बीज- इन्हें सम भाग में लेकर पीस लें और मधुमिश्रित तण्डुलोदक (चावल के धोवन) के साथ प्रात: काल बालक को पिलाएं। इससे वमि (उल्टी), अतिसार (दस्त), तृष्णा (अति प्यास) आदि रोग नष्ट हो जाते हैं।

यवानां चूर्णं माषाणां क्षीरसिद्धं घृतान्वितम्।
क्षतोरस्क: पिबेत् काले ज्वरदाहार्त्तिनाशनम्।।

यव (जौ) एवं माष (उडद) के घृत युक्त चूर्ण को दूध के साथ पकायें। क्षतोरस्क (उर:क्षत) वाले व्यक्ति को इसका पान करना चाहिए। इससे ज्वर, दाह (जलन) एवं पीडा का नाश होता है।

कासी पर्वास्थिशूली च लिह्यात् सघृतमाक्षिकम्।
मधूकमधुकद्राक्षात्वक्क्षीरी पिप्पली बला।।

कास रोग ग्रस्त एवं पर्वास्थिशूल से पीडित व्यक्ति को चाहिए कि वह मधूक (महुआ का फूल), मधुक (मुलेठी), द्राक्षा (दाख/मुनक्का), त्वक्क्षीरी, पिप्पली एवं बला के चूर्ण को घृत एवं मधु के साथ चाटे। इससे वह उक्त रोग से मुक्त हो जाता है।

(शिशु क्षतक्षीण-निवारक योग)

मांसमैणेयमाजं वा घृतक्षौद्रयुतं शिशु:।
क्षतक्षीण: पिबेद्रक्तं रक्तस्रावनिवृत्तये।।

जो शिशु क्षतक्षीण है, उसे मृगमांस या अजमांस को घृत एवं मधु के साथ

खिलाना चाहिए। रक्तस्राव की निवृत्ति के लिए उसे मृग या अज का रक्त पिलाना चाहिए।

तिलकल्कार्द्रलाजानां चूर्णं तैलं घृतं मधु।
लीढं दधिसरेणैतत् सद्यो हन्ति प्रवाहिकाम्।।

तिलकल्क एवं आर्द्रलाजा (पानी में भीगी खील) के चूर्ण को तैल, घृत एवं मधु के साथ मिलाएं। इसे दधिसर के साथ चाटने से शीघ्र ही प्रवाहिका रोग नष्ट हो जाता है।

बलाबिल्वशलाटूनि पिप्पली विश्वभेषजम्।
एतत्तैलेन सयुक्तं शूलनुद् ग्रन्थिनाशनम्।। बलाबिल्वाद्यम्।

बला, बिल्वशलाटु (कच्चे बिल्व फल के टुकडे), पिप्पली एवं विश्वभेषज (शुण्ठी)- इन्हें तिलतैल के साथ मिलाकर सेवन करने से शूल एवं ग्रन्थिरोग नष्ट हो जाता है।

जम्बूत्वचं श्लक्ष्णपिष्टां सर्वमालोड्य पाययेत्।
निघृष्य क्षौद्रसंयुक्तां रक्तातीसारनाशनीम्।।

जम्बूत्वक् (जामुन वृक्ष की छाल) को महीन पीस कर मधु मिश्रित पानी में मिलाकर पिलाएं। इससे रक्तातिसार रोग नष्ट हो जाता है।

(मुखदुर्गन्धिहर योग)

गोजलक्वथिता पथ्या मिसिकुष्ठवचान्विता।
वदनस्य दुरामोदं निहन्ति परिशीलिता।।

गोजल (गोमूत्र) के साथ पथ्या (हरड) को पकायें। पकाते समय मिसि (सौंफ), कुष्ठ (कूठ) और वचा का चूर्ण भी मिला लें। इस प्रकार सिद्ध की गई पथ्या के निरन्तर सेवन से मुख की दुर्गन्धि नष्ट हो जाती है।

शृते काञ्जिकगण्डूषे परतो भक्षयेच्छटीम्।
तथा कृते भवेदास्य-दुरामोदावमर्दनम्।।

उबली हुई काञ्जी का गण्डूष (कुल्ला) लें। इसके उपरान्त शटी (कपूरकचरी) का भक्षण करें। इससे मुख की दुर्गन्ध नष्ट हो जाती है।

भैक्षा पक्वफला क्षौद्रकुसुमासविभाविता[१]।

चर्वणाद् वक्त्रदौर्गन्ध्यं नाशयेत् क्षपयेत् क्षणात्।। श्रमणशीर्षकयोगः

श्रमणशीर्षक (मुण्डी) के पके फल मधु एवं कुसुमास का चर्वण करने से वक्त्रदौर्गन्ध्य (मुंह की बदबू) तत्काल ही नष्ट हो जाती है।

अरिष्टपत्राणि फलत्रिकं च मध्वाज्यलीढानि यथेष्टचेष्टः।

खादेन्नरः कुष्ठविनाशहेतोस्त्रिंशद्दिनान्तं सततं दिनान्ते।।

त्रिफलानिम्बम्।

अरिष्टपत्र (नीम के पत्ते) और त्रिफला को मधु एवं घृत के साथ मिलाकर तीस दिन तक सायंकाल चाटना चाहिए और सामान्यतः यथेष्ट आहार-विहार रखना चाहिए। इससे कुष्ठ रोग नष्ट हो जाता है।

विडङ्गत्रिफलाकृष्णाचूर्णं लीढं समाक्षिकम्।

हन्ति कुष्ठक्रिमीन्मेहं नाडीव्रणभगन्दरम्।। विडङ्गाद्यम्।

(सिद्ध.सं.- १२.३९)

विडङ्ग, त्रिफला और पिप्पली- इन तीनों को समान मात्रा में लेकर चूर्ण बनायें और इसे उचित मात्रा में मधु के साथ चाटें। यह कुष्ठ, क्रिमि, प्रमेह, नाडीव्रण एवं भगन्दर को नष्ट कर देता है।

भुञ्जीत मुस्तकर्षं च मधुकर्षसमायुतम्।

अर्शोरोगोद्गमे प्राग्वद् यथार्शोरुङ् न जायते।।

एक कर्ष मुस्ता के चूर्ण को एक कर्ष मधु के साथ चाटना चाहिए। इससे अर्शरोग (बवासीर) नष्ट हो जाता है।

मोचरसामलकेसरसमङ्गानीलोत्पलानि पिष्टानि।

घ्नन्ति शिशूनां रक्तं पीतान्याजेन दुग्धेन।।

---

१. अस्य स्थाने- **भिक्षाकत्रिफलाक्षौद्र०** इति स्यात्। भिक्षाकः मुण्डितकः इत्यर्थः।

मोचरस, आमलकेसर , समङ्गा, नीलोत्पल (नील कमल)- इन्हें पीस कर शिशु को बकरी के दूध के साथ पिलाएं। इससे उसका रक्तातिसार रोग नष्ट हो जाता है।

वृषदंशमुशीराणि पयसालोड्य यः पिबेत्।
चातुर्थकस्यागमनं नियतं न भविष्यति।।

वृषदंश (बिलाव का मल) एवं उशीर (खस) को जल के साथ आलोडित कर जो व्यक्ति पीता है, उसे निश्चित ही चातुर्थक (चौथे दिन आने वाले) ज्वर से मुक्ति मिल जाती है।

कल्कस्तिलानां कृष्णानां शर्करापञ्चभागिकः।
आजेन पयसा पीतः सद्यो रक्तं नियच्छति।।

(च.चि.- १९.८४, अ.हृ.चि.- ९.९२)

काले तिलों को कूट कर कल्क बनायें। इसमें पांचवां अंश शर्करा का मिलाकर बकरी के दूध के साथ सेवन करें। इससे शीघ्र ही रक्तपित्त रोग नियन्त्रित हो जाता है।

आम्रास्थितोयं चूर्णं वा तृष्णावम्यतिसारनुत्।
फाणितं कुटजोत्थं च सामातीसारनाशनम्।।

आम्रफल की गुठली का रस अथवा चूर्ण तृष्णा, वमि (छर्दि) एवं अतिसार रोग को नष्ट करता है। फाणित (राब) एवं कुटज छाल का योग साम (आम सहित) अतिसार को नष्ट कर देता है।

पीत्वा शतावरीकल्कं क्षीरेण क्षीरभोजनः।
रक्तातिसारं हन्त्याशु तया वा साधितं घृतम्।। (अ.हृ.चि.- ९.८९)

दूध के साथ शतावरी कल्क का पान करने वाला एवं आहार के रूप में दुग्ध का सेवन करने वाला व्यक्ति शीघ्र ही रक्तातिसार (खूनी दस्त) से मुक्त हो जाता है। शतावरी के साथ सिद्ध घृत का सेवन करने से भी इस रोग से मुक्ति मिल जाती है।

सोद्गारायां भृशं छर्द्यां मूर्वाया धान्यमुस्तयो:।
समधुकाञ्जनं चूर्णं लेहयेन्मधुसंयुतम्।।

उद्गार (डकार) सहित तीव्र छर्दि (उल्टी) में मूर्वा, धान्यक (धनिया), मुस्ता एवं मुलेठी का चूर्ण अञ्जन एवं मधु के साथ मिलाकर चटाना चाहिए। इससे उक्त रोग दूर हो जाता है।

कल्कमेर्वारुबीजानामक्षमात्रं ससैन्धवम्।
धान्याम्लमूत्रै: पीत्वा वा[१] मूत्रकृच्छ्रात् प्रमुच्यते[२]।। (सु.उ.- ५८.२९)

एर्वारु (ककड़ी) के बीजों का कल्क एक अक्ष परिमाण में लें और इसमें उचित मात्रा में सैन्धव लवण मिलाकर धान्याम्ल (काञ्जी) के साथ पान करें। इससे मूत्रकृच्छ्र रोग नष्ट हो जाता है।

त्रपुसोर्वारुबीजानि कुसुम्भं वृषकं तथा[३]।
कमलस्य तु किञ्जल्कं पिबेद् द्राक्षारसेन वा।।
अश्मरीं मूत्रकृच्छ्रं तु वस्तिशूलं तथैव च।
एतेन शाम्यति क्षिप्रं सलिलेन यथानल:।।

त्रपुस (खीरा) एवं उर्वारु (खरबूजा) के बीज, कुसुम्भ के बीज, वृषभ (अडूसा) एवं कमल-किञ्जल्क (पद्मकेसर) को पीस कर द्राक्षारस (दाख के रस) के साथ पान करें। इस योग के सेवन से अश्मरी (पथरी), मूत्रकृच्छ्र और वस्तिशूल इसी प्रकार नष्ट हो जाते हैं, जैसे जल से अग्नि।

इसी से मिलता-जुलता योग चरकसंहिता में निम्न प्रकार से है-

---

१. **'धान्याम्लयुक्तं पीत्वैव'** इति मुद्रिते सुश्रुते पाठो दृश्यते।

२. अयमेव योगो वङ्गसेनसंहितायामित्थं लभ्यते-
एर्वारुबीजकल्कश्च श्लक्ष्णं पिष्ट्वाक्षसम्मित:।
धान्याम्ललवणै: पेयो मूत्रकृच्छ्रविनाशन:।। मूत्रकृच्छ्राधिकार:- ३७;

३. तथा इत्यस्य स्थाने **'वचा'** इति पाठोऽपि सम्भाव्यते। योगरत्नसमुच्चयस्य मूत्रकृच्छ्र-चिकित्साप्रकरणे **'त्रपुसैर्वारुबीजानि कुमुदं वृषकं वचा'** इति पठ्यते।

एर्वारुबीजं त्रपुसात् कुसुम्भात् सकुंकुमं स्याद् वृषकश्च पेयः।
द्राक्षारसेनाश्मरिशर्करासु सर्वेषु कृच्छ्रेषु प्रशस्तमेतत्।। (च.चि.- २६.५२)

एर्वारु (ककड़ी) के बीज, त्रपुष (खीरा) के बीज, कुसुम्भबीज या वृषक (वासा) का क्वाथ बनायें। इनमें केसर डालकर द्राक्षारस के साथ पान करें। ये चारों योग अश्मरी, शर्करा एवं मूत्रकृच्छ्र रोग में अति प्रशस्त माने गये हैं। यह अर्थ चरक के टीकाकार गंगाधर के अनुसार है। कतिपय विद्वानों ने यहाँ चार योग न मानकर उक्त सभी द्रव्यों से एक ही योग माना है।

इसी के समान एक अन्य योग चन्द्रट-रचित 'योगरत्न-समुच्चय' के मूत्रकृच्छ्र-चिकित्सा प्रकरण में इस प्रकार से मिलता है-

त्रपुसैर्वारुबीजानि कुमुदं वृषकं वचा। पुष्करस्य च बीजानि पिबेद् द्राक्षारसेन तु।।
एतेन मूत्रकृच्छ्राणि पैत्तिकानीतराणि च। अश्मरी शर्करा चैव वस्तौ शूलं च शाम्यति।।

त्रपुष (खीरा) के बीज, एर्वारु (ककड़ी) के बीज, कुमुद, अडूसा, वचा तथा कमलबीज- इन द्रव्यों के चूर्ण का मृद्वीकारस के साथ पान करें। इससे मूत्रकृच्छ्र, अन्य पैत्तिक रोग, अश्मरी, शर्करा तथा बस्तिशूल शान्त होता है।

पिबेद् दारुहरिद्रां च मधुना समभिद्रुताम्।
रसेनामलकानां वा पैत्तिके मूत्रनिग्रहे[१]।।

पित्तजन्य मूत्रकृच्छ्र रोग में दारुहरिद्रा (दारुहल्दी) को मधु में मिलाकर आँवले के रस में घोलकर पिएं। इससे पैत्तिक मूत्रकृच्छ्र नष्ट हो जाता है।

मुस्ताभयादेवदारु-मूर्वाणां मधुकस्य च।
पिबेदक्षसमं कल्कं मूत्रदोषनिवारणम्।। (सु.उ.- ५८.३६)

मुस्ता, अभया (हरीतकी), देवदारु, मूर्वा एवं मधुक (मुलेठी) के कल्क को एक अक्ष (कर्ष) मात्रा में जल या दूध के साथ पिएं। कुछ दिन तक इस योग का सेवन करने से मूत्रकृच्छ्र आदि रोग नष्ट हो जाते हैं।

---

१. अयं योगो वङ्गसेन-संहितायां मूत्रकृच्छ्राधिकारे इत्थं लभ्यते- 'दार्वी तथैवामलकीरसेन समाक्षिकं पित्तकृते च कृच्छ्रे'।।

अभयामलकाक्षाणां कल्कं बदरसम्मितम्।
सहाम्भसा सलवणं पिबेन्मूत्ररुजापहम्।। (सु.उ.- ५८.३७)

अभया (हरीतकी), आँवला, अक्ष (बहेडा) का कल्क एक बदर (अक्ष) मात्रा में सैन्धव लवण के साथ जल में घोलकर पिएं। इससे मूत्रकृच्छ्र आदि रोग नष्ट दो जाते हैं।

एलाश्मभेदक-शिलाजतु-पिप्पलीनां चूर्णानि तण्डुलजलालुडितानि पीत्वा।
तद्वद् गुडेन सहितान्युपयुज्य मासमासन्नमृत्युरपि जीवति मूत्रकृच्छ्री।।
(योगशतम्-१५)

एला (इलायची), अश्मभेदक (पत्थरचट्टा), शिलाजतु एवं पिप्पली के चूर्ण को तण्डुलजल (चावल का धोवन) में घोलकर गुड मिलाकर एक मास तक पान करें। इस योग के प्रभाव से आसन्नमृत्यु (जिसकी मौत निकट है ऐसा) मूत्रकृच्छ्र का रोगी भी जीवन पा लेता है।

सिंहीव्याघ्रीगोक्षुरकेक्षुरकोरुबूकमूलकल्कोऽमधुरेण दध्ना पीतः सप्ताहादश्मरीं भिनत्ति। (अ.सं.चि.- १३.१२)

सिंही, व्याघ्री, गोक्षुरक, इक्षुरक (तालमखना) एवं उरुबूक (एरण्ड) के मूल से कल्क बनायें और अमधुर (खट्टे) दही के साथ सेवन करें, ऐसा करने से एक सप्ताह में अश्मरी (पथरी) को नष्ट हो जाती है।

मूलं श्वादंष्ट्रामेलात्रपुसकुटजकाद् बीजपाषाणभेदः।
पाटल्या भस्म वस्त्रप्रगलितमसकृन्मस्तुपक्वं कुलत्थैः।।
लीढ्वा क्षौद्रेण पूर्वं नियतमनुपिबेदित्ययं योगराजः।
निर्भेदी शर्कराणां नृपतिरिव रणे दुर्जयः शात्रवाणाम्।। (स्रग्धरा)
श्वद्रंष्ट्राद्यो योगराजः।

पाटला की भस्म को मस्तु में बहुत बार घोलें, तदनन्तर भस्म को छोड़कर मस्तु को नितार लें। इस मस्तु में कुलत्थ डालकर क्वाथ बनायें। तत्पश्चात् श्वदंष्ट्रा (गोखरू) का मूल, एला (छोटी इलायची), त्रपुसबीज, कुटजबीज एवं

पाषाणभेद के चूर्ण को मधु के साथ चाटकर ऊपर से पूर्वोक्त क्वाथ का पान करें। यह योगराज (सर्वश्रेष्ठ योग) शर्करा (पथरी) का इस प्रकार भेदन कर देता है, जैसे दुर्जय एवं पराक्रमी राजा रण में शत्रुओं का भेदन करता है।

अष्टाङ्गसंग्रह के '**मस्तुना बहुशः पाटलीभस्म गालयित्वा०**' (चि.- १३.१५) इस गद्य के आधार पर श्लोकीकृत रूप में यह योग प्रस्तुत किया गया है।

एर्वारुकस्य बीजानि पिष्टानि शिशिराम्भसा।
सर्पिःक्षीरेण युक्तानि मूत्ररोधं जयन्ति च।।

एर्वारुक (खरबूजा) के बीजों को शीतल जल के साथ पीस कर घृत एवं दुग्ध के साथ सेवन करने से मूत्रावरोध रोग नष्ट हो जाता है।

काकनामजमोदं च दृषद्यादाय पेषयेत्।
द्राक्षारसेन तद्युक्तं पिबेन्मूत्रप्रसाधनम्।।

काकना एवं अजमोदा को लेकर पत्थर पर पीस लें। इसमें द्राक्षारस मिलाकर पान करें। इससे मूत्रावरोध नष्ट हो जाता है।

श्वदंष्ट्रैरण्डकौन्त्येला-यष्टीकृष्णाश्मभेदकम्[1]।
क्वाथेनाश्मजतु क्षिप्रं शर्कराश्मरिबन्धजित्।। (सिद्ध.सं.- १८.११)

श्वदंष्ट्रा (गोखरू), एरण्ड, कौन्ती (हरेणुका), एला (इलायची), यष्टी (मुलेठी), कृष्णा (पिप्पली) एवं अश्मभेदक के क्वाथ के साथ शिलाजीत मिलाकर पीने से शीघ्र ही शर्करा एवं अश्मरी की रुकावट नष्ट हो जाती है, अर्थात् शर्करा (मूत्रमार्गगत छोटे-छोटे कंकर) तथा पथरी नष्ट हो जाती है।

इस योग में सभी द्रव्य एलाद्य क्वाथ के समान हैं, केवल वृष (वासा) को छोड़ दिया गया है। एलाद्य क्वाथ वैद्यप्रसारक के पाचनाध्याय (पृ. ४९) में 'एलोपकुल्या०' इस योगशत के श्लोक द्वारा प्रस्तुत किया जा चुका है।

न सोऽस्ति रोगो यं चापि न निहन्ति शिलाजतु।
शर्करां चिरसम्भूतामश्मरीं च विशेषतः।। (सु.चि.- १३.१६)

---

१. '**०भेदकम्**' इति मातृकागतः पाठः, अस्य स्थाने '**०भेदिनी**' इति सिद्धसारे दृश्यते।

बस्तिगत रोगों में शिलाजीत बहुत हितकर होती है। इसके विषय में कहा है कि ऐसा कोई रोग नहीं है, जिसे शिलाजीत नष्ट न कर देती हो। यह चिरकाल से बनी हुई पथरी को विशेष रूप से नष्ट कर देती है।

हैयङ्गवीनेन समं चूर्णं गोक्षुरकस्य च।
क्षीराहारो नरो लिह्यान्मूत्रकृच्छ्रैर्विमुच्यते।।

(प्रयोगहृदयात्- यो.स.अनन्त, मूत्राघातचिकित्सा- ६९)

जो व्यक्ति हैयङ्गवीन (गाय के ताजा मक्खन) के साथ गोखरू का चूर्ण मिलाकर चाटता है, वह मूत्रकृच्छ्र रोग से मुक्त हो जाता है। इस योग के सेवन-काल में आहार के रूप में दूध ही लेना चाहिए।

'एलाकल्कं मदिरया मूत्रसङ्गं पिबञ्जयेत्'।

इलायची के कल्क को मदिरा के साथ पीने से व्यक्ति मूत्रसङ्ग (पेशाब की रुकावट) को जीत लेता है।

त्र्यूषणं निचुलं दन्ती केसरं लवणद्वयम्[१]।
विशाला त्रिवृता[२] दार्वी पटोलं चेति चूर्णयेत्।।
सुखाम्बुनाथ मूत्रेण धात्रीफलरसेन वा।
पीतमेतद्यथादोषं प्लीहोदरहरं परम्।। (क्षारपाणेः- यो.स., पृ.- ३३४)

त्र्यूषण (त्रिकटु), निचुल (वेतस), दन्ती, केसर (नागकेसर), दोनों लवण (सैन्धव एवं सौवर्चल), विशाला (इन्द्रवारुणी), त्रिवृता, दार्वी (दारुहल्दी) एवं पटोल- इन द्रव्यों को समान मात्रा में लेकर चूर्ण बना लें। इसे दोषानुसार सुखोष्ण जल, गोमूत्र अथवा धात्रीफलरस (आँवलारस) के साथ पान करें। यह योग प्लीहा एवं सभी प्रकार के उदररोगों को नष्ट करनें में अत्यन्त प्रभावशाली है।

---

१. अयं योगो योगरत्नसमुच्चये प्लीहोदरचिकित्सायां पठ्यते। तत्र भेलादयं गृहीत इति चन्द्रटः सूचयति। तत्र 'लवणद्वयम्' इत्यस्य स्थाने 'लवणत्रयम्' इति पठ्यते।

२. 'त्रिवृता' इत्यस्य स्थाने 'त्रिफला' इति योगरत्नसमुच्चये पठ्यते।

जत्वश्मजं वा त्रिफलारसेन हन्यात्त्रिदोषश्वयथुं प्रसह्य। (च.चि.- १२.४९)

अथवा त्रिफलारस के साथ मिश्रित अश्मजतु (शिलाजीत) त्रिदोषजन्य श्वयथु (सूजन) को हठात् नष्ट कर देता है।

नीलोत्पलं तिला नीला मधुकं रोध्रमेव च।
सर्वं तत्पयसा पीतं रक्तातीसारनाशनम्।।

नीलोत्पल (नीलकमल), काले तिल, मधुक (मुलेठी) एवं रोध्र- इन द्रव्यों को समान मात्रा में एक साथ मिलाकर पीस लें और जल के साथ पिएं। इससे रक्तातिसार (खूनी दस्त) रोग नष्ट हो जाता है।

पाठां यवानीं बिल्वं च तक्रेण सह संयुतम्।
वर्चोभेदे पिबेद् बालः चाङ्गेरी[1]तक्रदाडिमैः।।

वर्चोभेद (मल का पतलापन) होने पर पाठा, यवानी एवं बिल्व को तक्र में मिलाकर बालक को पिलाएं। पथ्याहार के रूप में उसे चाङ्गेरी, तक्र एवं दाडिम के साथ सिद्ध यवागू देनी चाहिए।

यह वर्णन चरकसंहिता पर आधारित है, वहाँ इसका उल्लेख इस प्रकार है-
सिद्धां यवागूं जीर्णे च चाङ्गेरीतक्रदाडिमैः।
पाठा बिल्वं यमानी च पातव्यं तक्रसंयुतम्।। (च.चि.- ८.१२५-२६)

कपित्थं नागरं बिल्वं जम्ब्वाम्रास्थि मधूर्जितम्।
पयसा सह सम्मिश्रं च वर्चोभेदे पिबेच्छिशुः।।

कपित्थ फल (कैंथ), नागर (शुण्ठी), बिल्वफल, जम्बू (जामुन) की अस्थि (गुठली) एवं आम्रास्थि (आम की गुठली) को पीस कर मधु मिला कर लें और इसे जल में घोलकर शिशु को पिलाएं। यह योग शिशु के वर्चोभेद (मलभेदन/मल के पतलेपन) में अति हितकर होता है।

---

१. **'शाफरीतक्र०'** इति मातृकासु पाठः **'चाङ्गेरीतक्र०'** इति शोधितपाठः चरकानुसारितया।

अर्कपत्रं सलवणं दग्ध्वा मदिरया सह।
पिबेदप्यथवा पत्रं तद्वत्पार्श्वामयापहम्।
तैलयुक्तां प्रसन्नां वा पार्श्वशूलार्दित: पिबेत्।।

अर्कपत्र (आक के पत्ते) पर सैन्धव लवण लगाकर उसे जला दें। जलाने पर बनी भस्म को मदिरा के साथ पान करने से पार्श्वपीडा (बगल में होने वाली पीडा) दूर हो जाती है। इसी प्रकार पके हुए पीले लवणयुक्त अर्कपत्र को पीसकर मदिरा के साथ पीने से भी पार्श्वपीडा दूर हो जाती है। तिलतैल से युक्त प्रसन्ना (मदिरा) का पान करने से भी पार्श्वशूल नष्ट हो जाता है।

हरीतकीं क्षौद्रयुतां मधुनामलकं तथा।
क्षिप्रं प्रशमयेच्छर्दिं वृक्षमिन्द्राशनिर्यथा।।

हरीतकी (हरड) के चूर्ण को मधु के साथ चाटें अथवा आँवले के चूर्ण का मधु के साथ सेवन करें। ये योग छर्दि रोग को शीघ्र ही ऐसे नष्ट कर देते हैं, जैसे आकाशीय बिजली पेड़ को नष्ट कर देती है।

कुस्तुम्बुरूणां कल्कं श्लक्ष्णपिष्टं सशर्करम्।
तण्डुलोदकसम्मिश्रं पीत्वा छर्दिं नियच्छति।।

तण्डुलोदक (चावल के धोवन) के साथ धनिए को महीन पीस कर कल्क बना लें। इसमें शर्करा मिलाकर सेवन करें। इससे छर्दि रोग पर शीघ्र ही नियन्त्रण हो जाता है।

छर्द्यां सदाहतृष्णायां प्रपिबेत्तण्डुलाम्बुना।
दाडिमं मधुकं रोध्रं वटशुङ्गान् सितां मधु[१] ।।

अनार, मधुक (मुलेठी), रोध्र एवं वटशुङ्ग (बड़ की कोंपलों) को पीस लें। तदनन्तर मधु मिलाकर तण्डुलजल (चावल के धोवन) के साथ सेवन करें। इससे छर्दि (वमि) एवं दाहतृष्णा (जलन सहित तीव्र प्यास) शान्त हो जाती है।

---

१. **'०शुङ्गांस्तथा'** इति मातृकासु **'०शुङ्गान् सितां'** इति वृन्दमाधव-चक्रदत्ताभिनव-नावनीतकादिषु दृश्यते।

पिप्पलीत्रिफलाचूर्णं घृतक्षौद्रपरिप्लुतम्।
रुदते त्रस्यते बाले लेहं दद्यात् सुखावहम्।।

जो शिशु अधिक रोता है और सन्त्रस्त (डरा हुआ-सा) रहता है, उसे पिप्पलीचूर्ण एवं त्रिफलाचूर्ण में घृत व मधु मिलाकर चटाएं। यह लेह शिशु के लिए बहुत ही सुखद होता है। इससे उक्त कष्ट दूर हो जाता है, शिशु का पाचनतन्त्र ठीक होने से वह प्रसन्न एवं उल्लसित रहने लगता है।

हरीतकीवचाकुष्ठ-कल्कं माक्षिकसंयुतम्।
पीत्वा कुमारः स्तन्येन मुच्यते तालुकण्टकात्[१]**।।** (अ.हृ.उ.- २.६८)

हरीतकी (हरड़), वचा, कुष्ठ (कूठ)- इन औषधियों के कल्क को मधु के साथ मिलाकर शिशु को स्तन्य के साथ चटाएं। भाव यह है कि इस योग को माता के स्तनों पर लगा कर बालक को सेवन कराएं। इस से शिशु तालुकण्टक रोग से मुक्त हो जाता है।

रजनी दारु सरलं श्रेयसी बृहतीद्वयम्।
पृश्निपर्णी शताह्वा च लीढं माक्षिकसर्पिषा।।
ग्रहणीदीपनं श्रेष्ठमनिलस्यानुलोमनम्।
अतीसारज्वरश्वास-कामलापाण्डुरोगजित्।।
बालस्य सर्वरोगेषु पूजितं बलवर्णदम्। (अ.सं.उ.- २.४१)

रजनी (हल्दी), दारु (देवदारु), सरल (चीड़), श्रेयसी (हरड़), दोनों बृहती, पृश्निपर्णी एवं शताह्वा को पीस कर मधु एवं घृत के साथ चटाएं। यह योग जठराग्नि को तीव्र कर भूख बढ़ाता है और वात का अनुलोमन करता है। इसके सेवन से शिशुओं के अतिसार, ज्वर, श्वास, कामला एवं पाण्डुरोग नष्ट हो जाते हैं। यह योग शिशुओं के सभी रोगों में उत्तम माना जाता है। यह उन्हें स्वस्थ कर बल बढाता है और वर्ण निखारता है।

---

१. **'तालुकण्टकात्'** इत्यस्य स्थाने **'तालुपातनात्'** इति गदनिग्रहे पठ्यते। (कौमारतन्त्रे बालरोगाधिकारे, श्लोकसंख्या- ७२)

पटोलं निम्बकुटजं सप्तपर्णं सदीप्यकम्।।
देवदारु विडङ्गानि सरलं माक्षिकं घृतम्।
लीढं ज्वरमतीसारं कासं पाण्ड्वामयं वमिम्।
हन्याच्च मातृकान्[१] दोषान् रोगांश्चान्यांश्च तद्विधान्।।

(अ.सं.उ.- २.३८)

पटोल, निम्ब, कुटज, सप्तपर्णी एवं दीप्यक (चित्रक), देवदारु, विडङ्ग, सरल (चीड़), मधु एवं घृत से तैयार लेह को चटाने से शिशु के ज्वर, अतिसार, कास, पाण्डुरोग एवं छर्दिरोग नष्ट हो जाते हैं। इस योग से माता के स्तन्यदोष से होने वाले विकार एवं इसी प्रकार के अन्य रोग भी शान्त हो जाते हैं।

शृङ्गीं सकृष्णातिविषां विचूर्ण्य लिह्यात् ससर्पिमधुभागयुक्तम्।
कासज्वरच्छर्दिभिरर्दितानां समाक्षिकं वातिविषामथैकाम्।।

(योगशतम्- ७५)

शृङ्गी, कृष्णा (पिप्पली) एवं अतिविषा का चूर्ण बनाकर कास, ज्वर एवं छर्दि से पीडित बालकों को घृत एवं मधु के साथ चटाना चाहिए अथवा केवल अतिविषा के चूर्ण को मधु के साथ चटाना चाहिए। इससे भी शिशुओं के उक्तरोग नष्ट हो जाते हैं।

पञ्चकोलद्विवार्त्ताकी-मूलभार्गीतुगाह्वया:।
क्षौद्राज्यलीढा: श्वसनकासपीनसरुग्भिद:॥(गद.बालरोगाधि.- ११२)

पञ्चकोल (सोंठ, काली मिर्च, पीपल, चव्य, चित्रक), द्विवार्त्ताकी (दोनों प्रकार की वार्त्ताकी- वनभण्टा एवं भटकटैया) का मूल एवं तुगाक्षीरी (वंशलोचन)- इनके चूर्ण को मधु एवं घृत के साथ चटाना चाहिए। इससे शिशुओं का श्वास, कास एवं पीनस (पुराना जुकाम) नष्ट हो जाता है।

वराङ्गचर्म कर्पूरं लवङ्गं वंशरोचनाम्।
खादेच्चूर्णं वमिं हन्यात् पटुयूषेण भोजनम्।।

---

१. **'मातृजान्'** इति गदनिग्रहे बालरोगाधिकारे (५५संख्याके श्लोके) पठ्यते।

वराङ्गचर्म (दालचीनी) , कपूर, लौंग एवं वंशरोचना के चूर्ण का सेवन करने से वमि (छर्दि) रोग नष्ट हो जाता है। इसके सेवन-काल में पटुयूष (नमकीन यूष/सैन्धव लवण युक्त मुद्गयूष) के साथ भोजन करना चाहिए।

यः पिबति सोमराजीचूर्णं गोमूत्रसंयुतम्।
सोऽपि आमलकं भुक्त्वा त्वग्दोषमशेषतो जयति।।

जो व्यक्ति सोमराजी (बाकुची) के चूर्ण का गोमूत्र के साथ सेवन करता है और पथ्याहार के साथ आँवला खाता है, वह कुष्ठ आदि सभी त्वग्दोषों (त्वचाविकारों) को पूर्ण रूप से जीत लेता है।

यः सोमराज्यास्तु पिबेदिहाक्षं कोष्णाम्भसा सूर्यकराभितप्तः।
पाकान्तकाले पयसान्नमश्नन् त्रिसप्तरात्रात् स जहाति कुष्ठम्।।

जो कुष्ठ रोगग्रस्त व्यक्ति सोमराजी (बाकुची) के एक कर्ष चूर्ण उष्ण जल के साथ पान करता है और इसके जीर्ण (हज्म) होने पर दूध के साथ अन्न (भात) का सेवन करता है, उसका कुष्ठ रोग इक्कीस दिन में दूर हो जाता है। इस औषध के सेवनकाल में पर्याप्त समय तक नंगे बदन सूर्य की धूप में बैठना आवश्यक होता है।

भूनिम्बतिक्तेन्द्रयवाब्दपर्पटं दुरालभाच्छिन्नरुहापलत्रयम्।
निशाद्वयं निम्बपटोलवत्सकं चूर्णीकृतं क्षौद्रयुतं ज्वरापहम्।।

भूनिम्ब (चिरायता), तिक्ता (कुटकी), इन्द्रयव (इन्द्रजौ), अब्द (मुस्ता), पर्पट (पित्तपापड़ा), दुरालभा, छिन्नरुहा (गिलोय)- इन सब औषधीय द्रव्यों को तीन-तीन पल लें। इसी प्रकार दोनों हरिद्रा (पिण्डहरिद्रा एवं दारुहरिद्रा), निम्ब, पटोल एवं वत्सक (कुटज) को भी तीन-तीन पल की मात्रा में लें। इन सबका चूर्ण कर मधु के साथ सेवन करें। यह योग ज्वर रोग को नष्ट कर देता है।

पद्मकेसर(मधूक)चन्दनं बालकं च समयूरकाह्वयम्।
आटरूषकरसेन योजितं हन्ति वृद्धमपि पित्तशोणितम्।। (रथोद्धतावृत्तम्)

पद्मकेसर (मधूक/मूलेठी), चन्दन, बालक, मयूरक (अपामार्ग)- इन्हें आटरूषक (अडूसा) के रस के साथ सेवन करना चाहिए। इससे बहुत बढ़ा हुआ पित्तशोणित रोग भी नष्ट हो जाता है।

दुरालभाकणाद्राक्षा-शृङ्गीपथ्यावचूर्णितम्।
मधुमाक्षियुतो लेहो हिध्माश्वासापतन्त्रके।।

दुरालभा, कणा (पिप्पली), द्राक्षा, शृङ्गी (काकड़ासिंगी) एवं पथ्या (हरड़)- इनका चूर्ण कर मधु के साथ चाटें। इससे हिध्मा (हिचकी), श्वास (दमा) एवं अपतन्त्रक रोग नष्ट हो जाते हैं।

'लिह्यात् क्षौद्रेण वैडङ्गं चूर्णं क्रिमिनिवारणम्'। (सिद्ध.सं.- ६.७८)
विडङ्गं मरिचं चैव क्रिमीणां भेषजं परम्।।

विडङ्गचूर्ण में मधु मिलाकर चाटना चाहिए। इससे क्रिमि नष्ट हो जाते हैं। विडङ्ग एवं काली मिर्च के चूर्ण को मिलाकर सेवन करने से भी पेट के क्रिमि नष्ट हो जाते हैं। यह योग क्रिमिनाश के लिए अति श्रेष्ठ माना जाता है।

विडङ्गं चाथ पिप्पल्यो वचा प्रतिविषाभया।
तच्चूर्णं कारयित्वा तु तिलतैलेन योजयेत्।
क्रिमिकोष्ठेन दातव्यं क्रिमिशोधनमुत्तमम्।।

विडङ्ग, पिप्पली, वचा, प्रतिविषा एवं अभया (हरीतकी)- इन्हें सम मात्रा में लेकर चूर्ण बनायें। इसमें तिल का तैल मिलाकर क्रिमिकोष्ठ (पेट में कीड़ों वाले) को सेवन कराएं। यह पेट के कीड़ों को नष्ट करने वाला उत्तम योग है।

चव्यं महौषधं हिङ्गु यवानी बीजपूरकम्।
सौवर्चलं च मद्येन पीतं हन्यान्मदात्ययम्।।

चव्य, महौषध (शुण्ठी), हिङ्गु (भुनी हींग), यवानी (अजवायन), बीजपूरक (बिजौरा निम्बू) एवं सौवर्चल लवण को सम भाग में लेकर पीस लें। तदनन्तर उचित मात्रा में मद्य के साथ इसका पान कराएं। यह योग मदात्यय रोग को नष्ट कर देता है।

मध्यं लीढ्वा कपित्थस्य सव्योषक्षौद्रशर्करम्।
कट्फलं मधुयुक्तं वा मुच्यते जठरामयात्।। (अ.हृ.चि.- ९.१०७)

कपित्थफल (कैंथ) के मध्य भाग (गिरि) का त्रिकटु, मधु एवं शर्करा के साथ सेवन करें। इससे उदररोग नष्ट हो जाता है। इसी प्रकार मधु के साथ कट्फल का सेवन करने से भी उदररोग नष्ट हो जाता है।

।। इति बृहद्वैद्यप्रसारके चूर्णध्यायो द्वितीयः।।

★★★

अथातो मोदकाध्यायं व्याख्यास्यामः

तालीसपत्र-चविका-मरिचानां पलं पलम्।
कृष्णातन्मूलयोर्द्वे द्वे पले शुण्ठीपलत्रयम्।।
चतुर्जातमुशीरञ्च कर्षांशं श्लक्ष्णचूर्णितम्।
गुडेन वटकान् कृत्वा त्रिगुणेन सदा भजेत्।।
मद्ययूषरसारिष्ट-मस्तुपेयापयोऽनुपः।
वातश्लेष्मारुचिच्छर्दिहग्रणीपार्श्वहृद्रुजाम्।।
ज्वर[1]श्वयथुपाण्डुत्व-गुल्मानाहात्ययार्शसाम्[2]।
प्रसेकपीनसश्वासकासानां च निवृत्तये।।
अभयां नागरस्थाने दद्यादत्रैव विड्ग्रहे।
छर्द्यादिषु च पैत्तेषु चतुर्गुणसमन्विताः।।
पक्वेन वटकाः कार्या गुडेन सितयापि वा।
परं हि वह्निसम्पर्काल्लघिमानं भजन्ति ते।। (अ.हृ.चि.- १०.१६-२१)

तालीसपत्राणि चविका मरिचं प्रतिप. १, पिप्पली, पिप्पलीमूलं प्रतिप. २, शुण्ठीप. ३, त्वक् सूक्ष्मैला सुगन्धपत्रं नागकेसरम् उशीरं प्रतिक. १, हरीतकीप. ३, गुडप. ४ २, हरीतकीं विना गुडप. ३ ३, क. ३, यदा सिता दीयते तदाप. ५, हरीतकीं विनाप. ४५, **अभयातालीसवटकाः**[3]।

तालीसपत्र, चविका, काली मिर्च एक-एक पल लें। पिप्पली एवं पिप्पलीमूल दो-दो पल लें। शुण्ठी तीन पल लें। चतुर्जात (त्वक्, एला, पत्र, नागकेसर) के मिश्रण को एक कर्ष मात्रा में महीन चूर्ण कर मिलाएं। सम्पूर्ण चूर्ण से तीन गुणा गुड़ मिलाकर वटक बनाकर नित्य सेवन करें।

अनुपान के रूप में मद्य, यूष, अरिष्ट, मस्तु, पेया अथवा जल लें। इन

---

१. **'श्वासश्वयथु०'** इति मातृकायाम्, **'ज्वरश्वयथु०'** इति वृन्दमाधवे-११-१८;

२. गुल्मानाहात्ययार्शसाम् इति मातृकायाम्, गुल्मपानात्ययार्शसाम् इति वृन्दमाधवे-११-१८;

३. अयं योगो वृन्दमाधवेऽपि दृश्यते- ११.१५-१९;

वटकों के सेवन से वात एवं कफ के विकार नष्ट होते हैं। ये वटक अरुचि, छर्दि, ग्रहणीदोष, पार्श्वपीडा, हृदयपीडा, ज्वर, शोथ, पाण्डुरोग, गुल्म, आनाह, पानात्यय, अर्श, प्रसेक (लार टपकना), पीनस, श्वास एवं कास रोग को भी दूर करते हैं।

विड्ग्रह (मलबद्धता) होने पर इस योग में नागर (शुण्ठी) के स्थान पर अभया (हरीतकी) लेनी चाहिए। यदि मूर्छा आदि पित्तजन्य विकार हो तो इसमें चार गुणा शर्करा डालनी चाहिए और गुड या शर्करा के साथ गोल वटक बनाने चाहिए। अग्निसम्पर्क (अग्नि द्वारा पकाने) से ये विशेषरूप से लघु हो जाते हैं।

त्रिपलमभयाफलानां पलत्रयं त्र्यूषणात् पलं मूलात्।
त्वक्पत्रैलाकर्षं पलपञ्चाशदर्धयुतं (च गुडम्)।
एषा निहन्त्यजीर्णमर्श:पाण्ड्वामयं ग्रहणिदोषम्।
सततमुपयुज्यमाना गुलिकेयं दीपयत्यग्निम्।।

हरीतकीफलानि प. ३, मरिचं पिप्पली शुण्ठी प्रतिप. १, पिप्पलीमूलप. १, त्वक्सूक्ष्मैलासुगन्धपत्राणि प्रतिक. १, गुडप. २५, **अभयाद्या।**

तीन पल अभया, एक-एक पल काली मिर्च, पिप्पली, शुण्ठी, एक पल पिप्पलीमूल, एक-एक कर्ष दालचीनी, छोटी इलायची एवं तेजपात लेकर महीन चूर्ण बना लें। इसमें पच्चीस पल गुड मिलाकर गुलिका बना लें। निरन्तर सेवन करने से यह गुलिका अजीर्ण, अर्श, पाण्डुरोग एवं ग्रहणीदोष को दूर करती है और जठराग्नि को प्रदीप्त करती है।

एलापत्रत्वचोऽर्धाक्षा: पिप्पल्यर्धपलं तथा।
सितामधूकखर्जूरमृद्वीकाश्च पलोन्मिता:।।
सञ्चूर्ण्य मधुना युक्ता गुलिका: सम्प्रकल्पयेत्।
अक्षमात्रां ततश्चैकां भक्षयेत दिने दिने।।
कासं श्वासं ज्वरं हिध्मां छर्दिं मूर्च्छां श्रमं भ्रमम्।
रक्तनिष्ठीवनं तृष्णां पार्श्वशूलमरोचकम्।।

शोषप्लीहाढ्यवातांश्च स्वरभेदं क्षतक्षयम्।
तर्पणी गुलिका वृष्या रक्तपित्तं च नाशयेत्।।

त्वक्सूक्ष्मैलासुगन्धपत्राणि प्रतितो. १, पिप्पलीक. २, सितशर्करा मधूकं पिण्डखर्जूरं गोद्राक्षा प्रतिप. १, माक्षिकेण सहिता गुलिका: कारयेत्। **एलाद्या:।**

छोटी इलायची, तेजपात एवं दालचीनी को १-१ कर्ष लें। पिप्पली २ कर्ष लें। शर्करा, मधूक, खजूर एवं मृद्वीका (मुनक्का) एक-एक पल लें। इन सभी को महीन पीस कर मधु के साथ एक-एक अक्ष (कर्ष) परिमाण वाली गुलिका बनायें। प्रतिदिन एक गुलिका का सेवन करें। इससे कास, श्वास, ज्वर, हिध्मा, छर्दि, मूर्छा, श्रम (थकान) एवं भ्रम (चक्कर आना) आदि रोग दूर होते हैं। यह गुलिका रक्तनिष्ठीवन (थूक में खून आना), तृष्णा, पार्श्वशूल, अरोचक, शोष, प्लीहरोग, आढ्यवात, स्वरभेद, क्षतक्षय और रक्तपित्त को नष्ट करती है। यह वृष्य (शुक्रवर्धक) एवं तर्पण (शरीर को पुष्ट करने वाली है।

हरीतकीनां कुडवं त्र्यूषणाच्च पलत्रयम्।
द्वे पले पिप्पलीमूलात्तथा चैवाम्लवेतसात्।।
चविका चित्रकं धान्यमजाजी हपुषा सह।
यवानीमजमोदं च तिन्तिडीकं सदाडिमम्।।
सौवर्चलं कारवीं च पालिकान् दापयेद् भिषक्।
त्वगेलापत्रकनकान् कर्षांशांश्च प्रकल्पयेत्।।
गुडं तद्-द्विगुणं दद्यात् पालिकानक्षसम्मितान्।
अभयागुडकाश्चैते मन्दस्याग्ने: प्रदीपका:।।
वातशोणितमानाहं गुल्मं पञ्चविधं तथा।
चतुरो ग्रहणीदोषान् षड्विधं पायुकीलकम्।।
मूत्रकृच्छ्रं प्रमेहांश्च हृद्रोगमपतन्त्रकम्।
आमवातं विषं कुष्ठमुदरं सभगन्दरम्।।
शोषं ज्वरमुदावर्त्तं हिध्मां श्वासं तथैव च।
क्षयं कासं विबन्धं च शूलं च जठरश्रितम्।।

भक्षिता नाशयन्त्येते मद्ययूषानुपायिनाम्।
रसमस्त्वारनालैर्वा भोज्या निर्यन्त्रणा: शिवा:।।

हरीतकीप. ४, शुण्ठी पिप्पली मरिचं प्रतिप. १, पिप्पलीमूलप. २, अम्लवेतसप. २, चविका चित्रकं धानकाफलानि जीरकं हपुषा यवानी ब्रह्मबीजं तिन्तिडीकं दाडिमं कृष्णलवणं छत्राबीजं प्रतिप. १, त्वक् सूक्ष्मैला सुगन्धपत्राणि नागकेसरं प्रतिक. १, गुडप. ४६, **अभयादिका**:।

हरीतकी एक कुडव (४ पल), शुण्ठी, पिप्पली, काली मिर्च एक-एक पल, पिप्पलीमूल एक पल, अम्लवेतस एक पल, चविका, चित्रक, धान्यक (धनिया), अजाजी (जीरा), हपुषा, यवानी (अजवायन), अजमोद, तिन्तिडीक (इमली), दाडिम (अनार), सौवर्चल लवण (सोंचर नमक), एवं कारवी (मंगरैल), एक-एक पल लें। दालचीनी, छोटी इलायची, तेजपात एवं नागकेसर- इन सबका मिलाकर एक कर्ष लें और चूर्ण कर लें। चूर्ण से द्विगुण मात्रा में गुड़ मिलाकर अक्ष (कर्ष) परिमाण में गुलिका बना लें। ये अभया गुलिकाएँ मन्द जठराग्नि को विशेष रूप से प्रदीप्त करती हैं।

ये गुलिकाएँ वातरक्त, आनाह, पञ्चविध गुल्म, चार प्रकार के ग्रहणी दोष और छ: प्रकार के अर्शरोग को नष्ट करती हैं। ये मूत्रकृच्छ्र, प्रमेह, हृद्रोग, अपतन्त्रक, आमवात, विष, कुष्ठ, उदररोग, भगन्दर, शोष, ज्वर, उदावर्त्त, हिध्मा (हिचकी), श्वास, कास, क्षय, विबन्ध, उदरशूल आदि रोगों को भी नष्ट करती हैं। इनके अनुपान रूप में मद्य और यूष का सेवन करना चाहिए अथवा रस, मस्तु या काञ्जी का अनुपान लेना चाहिए। इससे ये विशेष रूप से हितकर हो जाती हैं। इन गुलिकाओं के सेवन काल में कोई कठोर परहेज की आवश्यकता नहीं है।

इन्द्रयवायसचूर्णं नवागुडभल्लातकाभया बिल्वम्।
क्रिमिहरनागरदहनैरसिरिव वटकोऽर्शसां भेत्ता।।

इन्द्रयवा: शस्त्रचूर्णं भल्लातकं हरीतकी बिल्वमज्जा विडङ्गं शुण्ठी चित्रकं प्रतितो. १, गुडप. २, **भल्लातकवटका**:।

इन्द्रजौ, आयसचूर्ण (लोहचूर्ण), शोधित भल्लातक (भिलावा), अभया (हरीतकी), बिल्वमज्जा (बेलगिरी), विडङ्ग, शुण्ठी एवं चित्रक- इन्हें एक-एक पल मात्रा में लेकर पीस लें। इस चूर्ण के समान मात्रा में गुड मिलाकर वटक बना लें। ये वटक असि (तलवार) के समान अर्शरोग (बवासीर) के नाशक होते हैं।

ग्रन्थिकं त्रिफला व्योषं शिलाजत्वसितांस्तिलान्।
विडङ्गायोरजश्चव्यात् पालिकान् परिकल्पयेत्।।
भल्लातकानां द्विपलं चित्रकस्य पलत्रयम्।
चातुर्जातं पलं चैकं सर्वेषां द्विगुणं गुडम्।।
भल्लातकवटाः ख्याता वह्निसन्दीपनाः परम्।
अर्शोभगन्दरश्वास-पाण्डुश्वयथुनाशनाः।।

पिप्पलीमूलं हरीतकी आमलकं विभीतकं मरिचं पिप्पली शुण्ठी, शिलाजतु कृष्णतिलाः विडङ्गं शस्त्रचूर्णं चविका प्रतिप.१, भल्लातकप.२, चित्रकप.३, त्वक् सूक्ष्मैला सुगन्धपत्राणि नागकेसरं प्रतिक.१, गुडप.३६, **द्वि.भल्लातकवटकाः।**

पिप्पलीमूल, त्रिफला, त्रिकटु, शिलाजीत, काले तिल, विडङ्ग, लोहचूर्ण एवं चविका- इन्हें एक-एक पल मात्रा में लें। शोधित भल्लातक दो पल, चित्रक तीन पल, चातुर्जात (त्वक्, एला, पत्र एवं नागकेसर का समान मात्रा में मिश्रण) एक पल लें। इन सबके परिमाण से द्विगुण मात्रा में गुड मिलाकर वटक बनायें। ये भल्लातक वटक परम अग्निदीपन होते हैं और अर्श, भगन्दर, पाण्डुरोग एवं शोफ को नष्ट कर देते हैं।

त्रिफलात्रिकटुकभल्लातकाः सितया समानि घृतमधुनी।
सप्तसमा कामशराः कर्त्तव्यासां सहायेन।।
नाशयति वलिपलितं मेधामानयति शुक्रवृद्धिं च।
सदशाष्टकं च कुष्ठकं हन्यान्मासोपयोगेन।।

हरीतकी आमलकं विभीतकं मरिचं पिप्पली शुण्ठी भल्लातकं प्रतितो. १, शर्कराप. १, घृतमाक्षिकेण सह पाययेत्। **सप्तसमा।**

हरड़, बहेड़ा, आँवला, पिप्पली, काली मिर्च, सोंठ एवं भल्लातक- इन सात द्रव्यों को समान मात्रा में लें। इन सबके परिमाण के बराबर मात्रा में शर्करा मिलाएं। इस योग को घृत एवं मधु के साथ पान कराएं। यह योग वलि (झुर्री) एवं पलित (केशों का श्वेतपन) को नष्ट करता है और मेधावर्धक एवं शुक्रवर्धक होता है। एक मास तक इसका निरन्तर उपयोग करने पर अठारह प्रकार के कुष्ठ नष्ट हो जाते हैं। इस योग में सात औषधीय द्रव्यों को शर्करा के साथ मिलाया जाता है। अत: यह योग 'सप्तसम' नाम से प्रसिद्ध है।

त्रिकटूत्तमातिलारुष्कराज्यमाक्षिकसितोपलाविहिता:।
गुलिका रसायनं कुष्ठजिच्च वृष्या च सप्तसमा[१]।।

(अ.हृ.चि.- १९.४३)

मरिचं पिप्पली शुण्ठी हरीतकी आमलकं विभीतकं कृष्णतिला: भल्लातकं घृतं माक्षिकं सितशर्करा प्रतिप. १, **द्वितीयसप्तसमा।**

त्रिकटु, उत्तमा (त्रिफला), काले तिल, अरुष्कर (भल्लातक), आज्य (घृत), माक्षिक (मधु) एवं सितोपला (मिश्री)- इन्हें एक-एक पल मात्रा में ले कर गुलिका बना लें। यह रसायन कुष्ठहर, मेध्य एवं वृष्य होती है। इस योग में मरिच आदि सात औषधीय द्रव्यों का समान मात्रा में मिश्रण है, अत: यह योग 'सप्तसम' कहलाता है।

अभयागुडपिप्पल्य: समांशा गुलिका: कृता:।
भक्षिता घ्नन्त्यतीसारमर्श:पाण्ड्वामयज्वरान्।।

(तन्त्रान्तराद् अभयाद्या गुटिका- यो.स., पृ.- १८८)

हरीतकी गुडं पिप्पली प्रतिक. १, **त्रिसमा।**

---

१. अयं योगो वृन्दमाधवे इत्थं दृश्यते-
तिलाज्यत्रिफलाक्षौद्रव्योषभल्लातकशर्करा:।
वृष्य: सप्तसमो मेध्य: कुष्ठहा कामचारिण:।। वृन्दमाधव- ५१.८५

अभया (हरड़), गुड एवं पिप्पली को समान मात्रा में ले कर गुलिका (गोलियाँ) बनायें। इनका सेवन करने से अतिसार (दस्तरोग), अर्शरोग एवं पाण्डुरोग नष्ट हो जाते है। इन गुलिकाओं में अभया आदि तीन औषधीय द्रव्य समान मात्रा में होते हैं, अत: ये 'त्रिसमा' कहलाती हैं।

हरीतकी समगुडा विश्वभेषजसंयुता।
निहन्त्यसमये रोगान्[१] वज्रेणेन्द्रो यथासुरान्।।

(अश्विनीकुमारसंहितायां हरीतकीकल्प:, यो.स., पृ.- ६६९)

हरीतकी गुडं शुण्ठी प्रतिक. १, **द्वितीयत्रिसमा।**

हरीतकी, गुड एवं शुण्ठी- इन द्रव्यों को समान मात्रा में लेकर गुलिकाएँ बना लें। इनका सेवन करते रहने से असमय में होने वाले रोग उसी प्रकार नष्ट हो जाते हैं, जैसे इन्द्र द्वारा किये वज्रप्रहार से असुर नष्ट हो जाते हैं। तीन औषधीय द्रव्यों के मेल से बनी होने के कारण ये भी 'त्रिसमा' कहलाती हैं।

गुडदाडिमशृङ्गवेरयुक्ता गुलिका पित्तकफानिलेषु शस्ता।
मलसंग्रहणी रुचिं प्रकृष्टामुपयुक्तां च[२] करोति दीप्तमग्निम्।।

गुड: दाडिमं शुण्ठी प्रतिक. १, **तृतीया त्रिसमा।**

गुड, अनार एवं शृङ्गवेर (अदरक) को समान मात्रा में लेकर गुलिका बनायें। यह पित्त, कफ एवं वात के विकारों में प्रशस्त औषध है। इसके सेवन से मल बँध जाता है और भोजन में रुचि बढ़ती है। यह गुलिका जठराग्नि को प्रदीप्त करती है। तीन औषधीय द्रव्यों के मेल से बनी होने के कारण यह भी 'त्रिसमा' कहलाती है।

घृतेन भर्जितं भुक्त्वा सगुडं विश्वभेषजम्।
कासं श्वासं च हिध्मां च शोषं शूलं भ्रमं क्लमम्।।
जयेद् वातगदांश्चान्यान् बलवर्णविवर्द्धनम्।
वृष्यं रसायनं चैव पुत्रीयं बुद्धिवर्द्धनम्।।

---

१. अस्य स्थाने- **'निहन्यादामयान् सर्वान्'** इति योगरत्नसमुच्चये।

२. **'०युक्ता न'** इति मातृकासु पाठ:, अस्य स्थाने **'०युक्ता च'** इति शोधितपाठ:।

विश्वभेषज (शुण्ठी) को घी में भून कर गुड़ के साथ सेवन करें। इससे कास, श्वास, हिक्का (हिचकी), शोष, शूल, भ्रम एवं क्लम नष्ट हो जाते हैं। यह योग अन्य बहुत से वातरोगों को भी नष्ट करता है और बलवृद्धिकारक व वर्णप्रसादन (रंग में निखार लाने वाला) है। यह वृष्य, रसायन, पुत्रीय (पुत्रप्रद) एवं बुद्धिवर्धक होता है।

विडङ्गसारामलकाभयानां पलत्रयं त्रीणि पलानि कुम्भात्।
गुडस्य च द्वादश मासमेष जितात्मना हन्त्युपयुज्यमानः।।
कुष्ठश्वित्रश्वासकासोदरार्शोमेहप्लीहग्रन्थिरुग्जन्तुगुल्मान्।
सिद्धं योगं प्राह यक्षो मुमुक्षोर्भिक्षोः प्राणान् माणिभद्रः किलैवम्[१]।।

(अ.हृ. चि.- १९.३१-३२, अ.सं.चि.-२१.२७)

विडङ्गसारः आमलकं हरीतकी प्रतिप.१, त्रिवृताप.३, गुडप.१२, **माणिभद्रवटकाः।**

विडङ्गसार, आँवला एवं हरड़- इन्हें एक-एक पल मात्रा में लें। त्रिवृता के तीन पल लें और चूर्ण बनायें। इसमें १२ पल गुड़ मिलाकर वटक बना लें। एक मास तक सेवन करने से ये वटक कुष्ठ, श्वेतकुष्ठ, श्वास, कास, अर्श, उदररोग, प्रमेह, प्लीहरोग, ग्रन्थिरोग, कृमिरोग, गुल्मरोग को नष्ट कर देते हैं। 'मणिभद्र' नामक यक्ष ने एक मरणासन्न भिक्षु को यह योग बताकर निरोग किया था, अतः यह योग 'माणिभद्र वटक' नाम से प्रसिद्ध हुआ है।

समगुडसमितं जीरकमीषन्मरिचं भक्षितं सद्यः।
एकाह्निकं प्रशमयेत् समरेष्विव दानवानिन्द्रः।।

---

१. अयं योगो योगरत्नसमुच्चये चन्द्रटीये निम्नप्रकारेण दृश्यते-
विडङ्गसारामलकाभयानां पलं पलं स्यात्त्रिवृतात्रयं च।
गुडस्य च द्वादश एष योगो मासेन त्रिंशद्गुटिकोपयोगः।।
अयं हि कुष्ठज्वरकासगुल्मभगन्दरश्वासगरोदरार्शसाम्।
प्रणाशनो यक्षपतिः स्वयं ददौ स माणिभद्रः किल शाक्यभिक्षवे।।
योगरत्नसमुच्चये गुटिकाधिकारः- पृ.१८७;

अजाजीक. १, मरिचं धा. ६, गुडप. १, **अजाजीवटका:।**

गुड सहित जीरक में थोड़ी काली मिर्च मिलाकर वटक बनायें। यह योग एकाहिक ज्वर को ऐसे ही नष्ट कर देता है, जैसे युद्धों में दानवों को इन्द्र नष्ट कर देता है।

शुण्ठ्यजाजी गुडं पिष्टं पीतमुष्णेन वारिणा।
जीर्णमन्त्येन तक्रेण तीव्रं शीतज्वरं जयेत्।। शुण्ठीजीरकवटका:।

शुण्ठी, जीरक एवं गुड़ को पीसकर वटक बनायें एवं उष्ण जल के साथ इनका सेवन करें। इनके जीर्ण (हज्म) होने पर तक्रपान करें। इस योग से तीव्र शीतज्वर भी शान्त हो जाता है।

हरीतकीनागरमुस्तचूर्णैर्गुडेन चेत्थं गुलिका विधेया।
निवारयत्याशु निषेविता या श्वासं प्रवृद्धं बलवच्च कासम्।।

(योगशतम्-३१)

हरीतकी शुण्ठी मुस्तं प्रतिक. १, धा. ८, गुडप. २, **कासहरवटका:।**

हरीतकी (हरड़), नागर (शुण्ठी) एवं मुस्ता के चूर्ण को समान मात्रा में लेकर इतना गुड़ मिलाएं कि वटिकाएं बन सकें। इन वटिकाओं का सेवन शीघ्र ही श्वास (दमा) एवं प्रबल कास (खांसी) को नष्ट कर देता है।

यह श्लोक भी 'चक्रदत्त' में 'योगशत' से उद्धृत किया गया है। वहाँ इस पर निश्चलकर की व्याख्या इस प्रकार से है-

हरीतकीत्यादि ख्यात**ममितप्रभस्य**। गुडेन तुल्यं समुदितचूर्णेन सह समो गुड इत्यर्थ:। युक्तमिति पाठे मोदके द्विगुणो गुड इत्याहु:। **आयुर्वेदसारे**ऽपि-

चूर्णं विश्वाब्दपथ्यानां गुडेन गुटिका: कृता:।
वक्त्रेण धारिता: घ्नन्ति कासं श्वासं महाबलम्।। इति।

(चक्रदत्त-रत्नप्रभा, कासचिकित्सा- २९, पृ. २७६)

ताप्यं दार्व्यास्त्वचं चव्यं ग्रन्थिकं देवदारु च।
व्योषादि नवकं चैव चूर्णयेत् द्विगुणं[1] तत:।।

---

१. **'द्विगुणं'** इत्यस्य स्थाने मातृकासु **'त्रिगुणं'** इति दृश्यते। अष्टाङ्गहृदये योगरत्नसमुच्चये

मण्डूरं चाञ्जननिभं सर्वतोऽष्टगुणे ततः।
पृथग् विपक्वे गोमूत्रे वटकीकरणक्षमे।।
प्रक्षिप्य वटकान् कुर्यात्तान् खादेत्तक्रभोजनः।
एते मण्डूरवटकाः प्राणदाः पाण्डुरोगिणाम्।।
कुष्ठान्यजरकं शोफमूरुस्तम्भमरोचकम्।
अर्शांसि कामलां मेहं प्लीहानं शमयन्ति च।। (अ.हृ.चि.-१६.१६-१९)

वट्टमाक्षिकं दारुहरिद्रात्वक् चविका पिप्पलीमूलं देवदारुकाष्ठं मरिचं पिप्पली शुण्ठी हरीतकी आमलकं विभीतकं मुस्तं चित्रकं विडङ्गं प्रतिप. ३, शस्त्रचूर्णं प. ६, गोमूत्रप. १५२, **मण्डूरवटकाः।**

ताप्य (स्वर्णमाक्षिक धातु) का चूर्ण, दारुहल्दी का छाल, चव्य, ग्रन्थिक (पिप्पलीमूल), देवदारु, नवायसचूर्ण में वर्णित व्योष (त्रिकटु) आदि नौ द्रव्य (सोंठ, मरिच, पिप्पली, चित्रकमूल, विडङ्ग, हरड़, आँवला, मुस्ता) का चूर्ण समान मात्रा में लें। इन चौदह द्रव्यों का एक-एक भाग लें और मण्डूरचूर्ण दो भाग लें। इन सब द्रव्यों के सकल परिमाण से आठ गुणा गोमूत्र लेकर उसे पकायें। तदनन्तर उसमें औषधीय द्रव्य डालकर पकाते रहें। द्रव के गाढ़ा होने पर वटक बना लें। इनका सेवन करते समय तक्रप्रधान भोजन करें। ये मण्डूरवटक पाण्डुरोगियों के लिए प्राणप्रद अर्थात् जीवनदायी माने जाते हैं। ये कुष्ठ, अजरक (अजीर्ण), शोथ, ऊरुस्तम्भ, अरुचि, कामला, प्रमेह एवं प्लीहरोग को नष्ट कर देते हैं।

अत्र इन्दुकृता शशिलेखाटीका इत्थमस्ति- ताप्यमित्यादिना मण्डूरवटकाः। ताप्यं माक्षिकधातुः। ग्रन्थिकं पिप्पलीमूलम्। व्योषादिनि नवायसोक्तानि। ततः सर्वस्माद् द्विगुणमञ्जननिभं मण्डूरं लोहमलं च चूर्णयेदिति योगः। सर्वत इति मण्डूरसहिताच्चूर्णादष्टगुणं गोमूत्रं पक्तव्यम्। अस्मिंश्च वटकसम्पादनयोग्ये चूर्णे मण्डूरं च प्रक्षेप्तव्यम्। अनन्तरं वटकान् कुर्यात्। एते नाम्ना मण्डूरवटकाः पाण्डुरोगिणां प्राणदाः कुष्ठादिहराश्च।

चन्द्रटीये (१६७ पृष्ठे) वङ्गसेनसंहितायां (५४६ पृष्ठे) तु **'द्विगुणं'** इत्येव पाठः।

षोडश सूरणभागा वह्नेरष्टौ महौषधस्यापि।
अर्धेन भागयुक्तिर्मरिचस्य ततोऽपि चार्धेन।।
त्रिफलाकणासमूला-तालीसारुष्करक्रिमिघ्नानाम्।
भागा महौषधसमा दहनांशा तालमूली तु।।
भागः सूरणतुल्यो दातव्यो वृद्धदारुकस्यापि।
भृङ्गैले मरिचांशे सर्वं चैकत्र सञ्चूर्ण्य।।
द्विगुणगुडेन समेतः सेव्योऽयं मोदकः प्रकामधनैः।
[1]वृष्यात्मभोज्यसहितैरन्येषूपद्रवान् कुरुते।।
भस्मकमनेन जनितं पूर्वमगस्त्यस्य योगराजेन।
भीमस्य मारुतेरपि महाशितानेन सञ्जाता।।
ग्रहणीश्वयथुविबन्धं हृद्-गुल्मं पाण्डुरोगं च।
नाशयति वलिपलितं मेधामानयति शुक्रवृद्धिं च।।
अर्शांसि चाप्यसाध्यान्यवक्षाराद्यशस्त्रभेदाद्यैः।
सदशाष्टकं च कुष्ठं हन्यात् सततं प्रयोगेण[2]।।

(तन्त्रान्तरात् सूरणवटकाः- यो.स., पृष्ठ-१८९)

सूरण(खण्डानां) प.३.चित्रकप.१, शुण्ठीप.१, मरिचक.१, हरीतकी आमलकं बिभीतकं पिप्पली पिप्पलीमूलं तालीसपत्राणि भल्लातकं विडङ्गं प्रतिक.२, त्वक् सूक्ष्मैला प्रतिक.१, गुडप.२२, **सूरणमोदकाः।**

सूरण (जिमीकन्द) सोलह भाग, चित्रक आठ भाग, सोंठ चार भाग, मरिच दो भाग, हरड़, बहेड़ा, आँवला, पिप्पली, पिप्पलीमूल, तालीसपत्र, अरुष्कर (शुद्ध भल्लातक), विडङ्ग- दो-दो भाग, तालमूली (मुसलीकन्द) आठ भाग, वृद्धदारु सोलह भाग, भृङ्गराज तथा इलायची दो-दो भाग- इन द्रव्यों को एकत्र

---

१. गुरुवृष्यभोज्यनिरतैः- इति आयुर्वेदाब्धिसारे पाठः।

२. अयं योगश्चन्द्रटीये योगरत्नसमुच्चये गुटिकाधिकारे (१८९ पृष्ठे), गदनिग्रहे प्रयोगखण्डे हिन्दीसहिते (२३०पृष्ठे), चक्रदत्ते अर्शचिकित्सायाम् (५३-६०श्लोकेषु), आयुर्वेदाब्धिसारे प्रथमे भागे (१५० पृष्ठे) च दृश्यते।

कर सूक्ष्म चूर्ण बनायें। इस चूर्ण को दोगुने गुड की चासनी में मिलाकर पकायें गाढा होने पर मोदक बना लें। इस मोदक को अधिक धनी व्यक्ति सेवन करें। मोदक-सेवनकाल में गुरु, वृष्य पदार्थों का सेवन करना चाहिए, अन्यथा यह मोदक अनेक प्रकार के उपद्रव करता है। पहले इस योगराज के प्रयोग से अगस्त्य को भस्मक (अधिक पचाने का सामर्थ्य) प्राप्त हुआ था। इसी से भीम की महाशिता (बहुभक्षणक्षमता) हुई थी। यह योग ग्रहणीविकार श्वयथु, विबन्ध, हृदयरोग, पाण्डुरोग एवं वलिपलित को नष्ट करता है और मेधा व शुक्र की वृद्धि करता है। यवक्षार, शस्त्रभेद आदि से भी जो अर्शरोग साध्य नहीं है, उसे यह योग नष्ट कर देता है। निरन्तर सेवन करने से यह अट्ठारह प्रकार के कुष्ठ को नष्ट कर देता है।

आयुर्वेदाब्धिसारेऽस्य योगस्य निर्माणविधिरित्थं प्रदर्शितः- एषां भागाः यथा- शूरणस्य भागाः षोडश, चित्रकस्य भागाः अष्टौ, महौषधस्य भागाः चत्वारः, मरिचस्य भागौ द्वौ, त्रिफलादिकृमिघ्नान्तानां भागाः प्रत्येकं चत्वारः, तालमूल्याः भागाः अष्टौ, वृद्धदारुकस्य भागाः षोडश, भृङ्गं वराङ्गकम्, तस्य भागः एकः, एलायाः सूक्ष्माया बीजस्य भागः एकः, गुडस्य भागाः षोडश।

शिलाह्वाषोडशपलं त्रिस्त्रिरेकत्र भावयेत्।
वराया दशमूलस्य गुडूच्याः कर्कटस्य च।।
बलाया मधुयष्ट्याश्च रसे गव्ये च वारिणि।
क्षीरे सकृत् क्रमेणैव सप्तकृत्वस्तथा पुनः।।
काकोलियुग्मघनपुष्करवह्निरास्ना-
मेदायुगर्द्धिचविकागजपिप्पलीनाम्।
पाठाद्विजीवक[१]निकुम्भविदारियुग्म-
वीरावरीमधुफलांशुमतीद्वयानाम्।। (वसन्ततिलका)

१. 'पाठाद्विजीवक' इत्यस्य स्थाने वङ्गसेनसंहितायां (रसायनाधिकारे ८६५ पृष्ठे) 'पाठाद्विजीरक' इति पाठो दृश्यते, इह तु विवरणे द्विजीवकपदेन जीवक-ऋषभकौ गृहीतौ। अतः वङ्गसेनसंहितायां मुद्रितः पाठस्तु अशुद्धो भाति।

पलिकानां द्रोणे(ऽपां) सिद्धानां पादशेषिते क्वाथे।
भावितमित्थं गिरिजं द्विपलैश्चूर्णीकृतं युञ्ज्यात्।।
कर्कटशृङ्गीदार्वीव्योषैस्तालीसपत्रकुडवेन।
मूलपलेन[१] विदार्यास्त्वक्क्षीर्याः कर्षयुग्मेन।।
द्विपलेन चतुर्जातात्तैलघृतक्षौद्रशर्कराभिश्च।
द्विपलादि द्विगुणाभिः कुर्याद् गुलिकास्ततोऽक्षसमाः।।
ताः शुष्का नवकुम्भे जातीपुष्पाधिवासिते स्थाप्याः।
तासामेकां खादेत् प्रतिदिनमनुपानमत्रेष्टम्।
क्षीररसदाडिमाम्भोमृद्वीकासुरासवाद्यन्यतमम्।।
जीर्णेऽन्नं लघु भोज्यं यूषपयःपिशितनिर्यूहैः।
सप्ताहमात्रमेवं सर्वान्नीनं क्रमाद् भवेत् परितः[२]।।
भक्तस्यान्ते प्राग्वा गुलिका न विरुध्यते चैषा।
निरपायभूरिफलापरिहारा सुखोपयोजिता जयति।।
प्रबलमपि वातशोणितमूरुष्कम्भं ज्वरं चोग्रम्।
भगमूत्रशुक्रदोषप्लीहयकृद्रक्तपाण्डुहृद्रोगान्।।
वर्ध्मवमिगुल्मपीनसहिध्माकासारुचिश्वासान्।
विद्रधिमुदरं कुष्ठं श्वित्रं षाण्ढ्यं क्षयं मदं मूर्छाम्।।
उन्मादमपस्मारं मुखनेत्रशिरोगदांस्तांस्तान्।
आनाहमतीसारं हलीमकं कामलां ग्रहणीहृद्रोगान्।।
ग्रन्थ्यर्बुदान् सपिटकान् भगन्दरं गण्डमालाञ्च।
अतिकार्श्यमतिस्थौल्यं स्वेदमतिश्लीपदं गुदे कीलान्।।
दंष्ट्राविषं समूलं गरप्रयोगान् सुघोरांश्च।
अभिचारमरातिकृतं दुःस्वप्नान् पैत्तिकांस्तथाबाधान्।।
पापमलक्ष्मीं चेयं गुलिका शमयेच्छिवा नाम।

---

१. 'मूलपलेन' इत्यस्य स्थाने 'चूर्णपलेन' इति पाठो वङ्गसेनसंहितायां रसायनाधिकारे।
२. 'परितः' इत्यस्य स्थाने 'परतः' इति स्यात्।

वृष्या पुण्या धन्या कीर्त्तियश:श्रीप्रवर्धनी मेध्या।।
कुरुते नृपवल्लभतां जयं विवादे च वक्त्रस्था।
वलिपलितरोगरहितो जीवति सुखं शतद्वयं शरदाम्।।
वर्षद्वयं प्रयोगाद्वर्षशतचतुष्टयं जीवेत्[1]। (अ.सं.उ.- ४९.१९३)

धातुशिलाजतुप.१६, त्रिफलादलप.१६, पानीयप.१२८, क्वथित शेषप.१६, एवंविधा भावनास्तिस्रस्त्रिफलाक्वाथेन दातव्या:। दशमूलप.१६, पानीयप.१२८, क्वथितशेषप.१६, एवंविधा भावनास्तिस्रो दशमूलकषायेण शुष्कीभूतेन पुन:पुनर्देया:। बलाप.१६, पानीयप.१२८, क्वथित शेषप.१६, एवंविधा भावनास्तिस्रो बलाकषायेण शुष्कीभूतेन पुन: पुनर्देया:। मधुयष्टीप.१६, पानीयप.१२८, क्वथितशेषप.१६, एवंविधा भावनास्तिस्रो मधुयष्टीकषायेण शुष्कीभूतेन पुन:पुनर्देया:। गोमूत्रप.१६, प्रथमा भावना, गोमूत्रप.१६, द्वितीया भावना, गोमूत्रप.१६, तृतीया भावना शुष्कीभूतेन पुन:पुनर्देया।

क्षीरप.१६, एका भावना, एवं त्रिफलादशमूलगुडूचीपटोलमूलबला-मधुयष्टिकारस-गोमूत्रक्षीराणां सर्वतो भावना द्वाविंशतिर्भवन्ति। शुष्कीभूते भावनास्सप्त पुनर्देया:, यासां भावनानाममूनि द्रव्याणि- काकोली क्षीरकाकोली मुस्तं पुष्करमूलं चित्रकं रास्ना मेदा महामेदा ऋद्धि:, चविका हस्तिपिप्पली पाठा जीवक: वृषभक: दन्ती क्षीरविदारी शतावरी द्राक्षा सालपर्णी पृश्निपर्णी प्रतिप.१, पानीयप.१२८, क्वथिवशेषप.१२, अनेन सप्तवारान् भावनीया कर्कटश्रृंगी आमलकं मरिचं पिप्पली शुण्ठी प्रतिकप.२, तालीसपत्र.४, विदारीप.१, तुकाक्षीरीक त्वक् सूक्ष्मैला सुगन्धपत्राणि नागकेसरं प्रतिक.२, तिलतैलप.२, घृतप.४, माक्षिकप.८ सितशर्कराप.१६, एतत्समस्तं संयोज्य अक्षसमा वटिका: कार्या:। सुमन:पुष्पाधिवासिते नवे कुम्भे स्थाप्या:। तासामेकां प्रतिदिनं खादेत् क्षीरमांसरसाद्यन्यतमेन।। **शिवगुलिका:।**

त्रिफला, दशमूल, गुडूची (गिलोय), काकड़ासिंगी, बला (खरेंटी) और मुलेठी के अलग-अलग क्वाथ में १६ पल शिलाजीत को तीन-तीन बार

---

१. अयं योगो वङ्गसेनसंहितायां रसायनाधिकारे (८६५ पृष्ठे) लभ्यते।

भावित करना चाहिए। तदनन्तर तीन बार गोमूत्र में भावित करें और इसके उपरान्त गोदुग्ध में एक बार भावित करें। इस प्रकार उक्त द्रव्यों के साथ शिलाजीत की बाईस भावनायें हो जाती हैं।

सूखने पर निम्न द्रव्यों के साथ पुन: सात भावना दें। ये द्रव्य हैं- काकोली, क्षीरकाकोली, मुस्ता, पुष्करमूल, चित्रक, रास्ना, मेदा, महामेदा, ऋद्धि, चविका, गजपिप्पली, पाठा, जीवक, ऋषभक, दन्ती, (विदारी), क्षीरविदारी, शतावरी, मधुफला (द्राक्षा/मुनक्का), सालपर्णी एवं पृश्निपर्णी। इन्हें एक-एक पल मात्रा में लेकर एक द्रोण जल में पकायें। चतुर्थांश शेष रहने पर उतारकर छान लें। इस काढ़े में उक्त शिलाजीत को सात बार भावित करना है। तदनन्तर इसमें निम्न द्रव्य डालें- काकड़ासिंगी, आँवला, त्रिकुट– प्रत्येक दो पल, तालीसपत्र चार पल, विदारीकन्द का चूर्ण एक पल, तुकाक्षीरी (वंशलोचन), त्वक् (दालचीनी), सूक्ष्मैला (छोटी इलायची), सुगन्धपत्र और नागकेसर- प्रत्येक एक कर्ष। तिलतैल २ पल, घृत ४ पल, मधु ८ पल तथा मिश्री १६ पल लेकर एक साथ मिलाएं और बहेड़े के फल जैसी बड़ी गोलियाँ बनायें। इन्हें जातीपुष्पों से सुगन्धित किये हुए घड़े में भरकर रख लें।

इन गोलियों में से प्रतिदिन एक-एक गोली खाने के उपरान्त दूध, मांसरस, अनार का रस, मृद्वीकारस अथवा आसव- इन में से किसी एक को अनुपान के रूप में लें। पूर्व आहार के जीर्ण होने पर ही हल्का आहार, मुद्गयूष अथवा दूध के साथ लें। इस प्रकार सप्ताह मात्र तक आहार लें। तदनन्तर क्रमश: सामान्य आहार पर आते हुए सब प्रकार का अन्न ले सकते हैं। यह गुलिका भोजन के आरम्भ एवं अन्त में भी ली जा सकती है। इस के सेवन से कोई दुष्परिणाम नहीं होता एवं विशेष फल मिलता है। इसके सेवनकाल में विशेष परिहार का भी बन्धन नहीं है।

यह गुटिका प्रबल वातशोणित एवं उग्रज्वर को दूर कर देती है। यह योनिदोष, मूत्रदोष, शुक्रदोष, प्लीहरोग, यकृद्रोग, रक्तपित्त, पाण्डुरोग, हृद्रोग, वर्ध्म (हर्निया), वमि, गुल्म, पीनस, हिक्का, कास, श्वास, अरुचि, विद्रधि,

उदररोग, कुष्ठ, श्वेतकुष्ठ, क्लीबता (नामर्दी), क्षय, मद, मूर्छा, उन्माद, अपस्मार, मुखरोग, नेत्ररोग एवं शिरोरोग आदि को नष्ट कर देती है। शिवागुटिका आनाह (अफारा), अतिसार, हलीमक, कामला, ग्रहणीरोग, ग्रन्थि, अर्बुद, पिटक, भगन्दर, गण्डमाला, अतिकृशता, अतिस्थूलता, अतिस्वेद, श्लीपद (फीलपांव), अर्श, दंष्ट्राविष, शत्रुकृत अभिचार, दुःस्वप्न, पैत्तिक रोग, पाप (कल्मष) एवं अलक्ष्मी, को भी यह गुटिका दूर कर देती है। यह वृष्य, पुण्य, धन्य एवं कीर्त्ति, यश व श्री को बढ़ाने वाली एवं मेधाकारक होती है। इसका सेवन मनुष्य को नृपवल्लभ (राजप्रिय) बना देता है और मुख में रखने से यह वाद में विजय दिलाती है। इसका सेवन करने वाला व्यक्ति वलिपलित आदि वृद्धावस्था के प्रभाव से मुक्त होकर अति दीर्घ आयु प्राप्त करता है।

कौटजत्रिफलानिम्ब-पटोलघननागरैः।
भावितानि दशाहानि रसैर्द्वित्रिगुणानि वा।।
शिलाजतुपलान्यष्टौ तावती सितशर्करा।
त्वक्क्षीरीपिप्पलीधात्री-कर्कटाख्याः पलोन्मिताः।।
निदिग्ध्याः फलमूलाभ्यां पलं युक्त्या त्रिजातकम्।
मधुत्रिपलसंयुक्तान् कुर्यादक्षसमान् गुडान्।।
तान् भक्षयित्वानुपिबेन्निरन्नो भुक्त एव वा।
दाडिमाम्बुपयःपक्षिरसतोयसुरासवान्।।
पाण्डुकुष्ठज्वरप्लीह-तमकार्शोभगन्दरान्।
कासासृग्दरपित्तास्त्र-शोथगुल्मगलामयान्।।
पूतिहृच्छुक्रमूत्राग्निदोषशोषगरोदरान्।
मेहवर्ध्मव्रणान् हन्युः सर्वदोषहराः शिवाः[१]।।

(च.चि.-१६.८७-९३, अ.हृ.चि.- १६.२३-२८)

इन्द्रयवाः हरीतकी आमलकं बिभीतकं निम्बं पटोलमूलं मुस्तं शुण्ठी प्रतिप.१, पानीयप.६४, शेषप.८, एवमेका भावना भवति, सा च आतपे

१. अयं योगो वङ्गसेनसंहितायां पाण्डुरोगाधिकारे (५४१ पृष्ठे) अपि लभ्यते।

शोष्या। अनया कल्पनया एषा भावना विशंतिस्त्रिंशद्वा दशदोषवशेन देया। शिलाजतुप. ८, शर्कराप. ८, तुकाक्षीरी पिप्पली आमलकं कर्कटश्रृङ्गी प्रतिप. १, कण्टकार्याः समूलपत्रायाः पलम्, त्वक्सूक्ष्मैलासुगन्धपत्राणि प्रतितो. २, धा. ८, माक्षिकप. २, **पाण्डुरोगे कौटजाद्या गुलिकाः।**

कुटज (इन्द्रजौ), हरड़, आँवला, बहेड़ा, निम्ब, पटोलमूल, मुस्त (मोथा), शुण्ठी- इन द्रव्यों के पृथक्-पृथक् क्वाथ में आठ पल शिलाजीत को भावित करें। इसमें आठ पल शर्करा मिलाएं। तदनन्तर तुकाक्षीरी (वंशलोचन), पिप्पली, आँवला एवं कर्कटश्रृङ्गी का चूर्ण एक-एक पल मिलाएं। इसके साथ फलमूलपत्रसहित निदिग्धिका (कटेरी) का चूर्ण एक पल एवं त्रिजातक चूर्ण एक पल मिलाएं। इस योग में तीन पल मधु मिलाकर अक्ष (कर्ष) परिमाण में गुलिकाएँ बना लें। प्रतिदिन भोजन से पूर्व या पश्चात् इनका सेवन करें और अनुपान के रूप में दाडिमाम्बु (अनार का रस), पानी अथवा सुरासव में से कोई एक लें। इनके सेवन से पाण्डुरोग, कुष्ठ, ज्वर, प्लीहा, तमक, अर्श, भगन्दर, कास, असृग्दर (रक्तप्रदर), पित्तरक्त, शोथ, गुल्म एवं गलरोग नष्ट हो जाते है। यह योग पूतिदोष, हृद्दोष, शुक्रदोष, मूत्रदोष, अग्निदोष, शोष, गरविष एवं उदररोगों को नष्ट करता है। ये वटक मेह, वर्ध्म एवं व्रण का निवारण करते हैं।

इस योग को स्पष्टतया समझने के लिए इन श्लोकों पर चक्रपाणिदत्त की आयुर्वेद-दीपिका टीका द्रष्टव्य है-

भावितानीत्यादि। द्विगुणत्रिगुणदशाहानि भावितानि। रसैरिति कौटजादिक्वाथैः। कौटजं कुटजफलम्। अत्र भावना शिलाजतूक्तेनैव विधिना कर्त्तव्या, क्वाथ्यक्वाथमाने च तन्त्रान्तरं- 'तुल्यं गिरिजेन जले चतुर्गुणे भावनौषधं क्वाथ्यम्। तत्क्वाथे पादांशे पूतोष्णे प्रक्षिपेद् गिरिजम्।। तत् समरसतां यातं संशुष्कं प्रक्षिपेद्रसे भूयः' इति; एवं चान्यत्रापि भावनाविधौ क्वाथ्यक्वाथमानौ ज्ञेयौ। फलमूलाभ्यां पलमिति मिलित्वा पलम्। युक्त्या त्रिगन्धकमिति यावता त्रिगन्धेन साधुगन्धो भवति तावन्मात्रं त्रिगन्धं ज्ञेयं, त्रिगन्धं च पत्रत्वगेला उच्यन्ते, 'त्रिगन्धं तु समाख्यातं त्वगेलापत्रकैः समैः। तदेव तु समाख्यातं चातुर्जातं सकेसरम्' इति। पूत्यादिभिर्दोषशब्दः प्रत्येकं सम्बध्यते।।

(च.चि.-१६.८७-९३)

ताप्याद्रिजतुरूप्यायोमलाः पञ्चपलाः पृथक्।
चित्रकत्रिफलाव्योषविडङ्गैः पालिकैस्सह।।
शर्कराष्टपलोन्मिश्राश्चूर्णिता मधुना द्रुताः।
अभ्यस्ता त्वक्षमात्रा हि जीर्णे निर्यन्त्रणाः शिवाः।।
कुलत्थकाकमाच्यादिपटोलपरिहारिणः।
पाण्डुरोगं विषं कासं यक्ष्माणं विषमज्वरम्।।
कुष्ठान्यजरकं मेहं शोफं श्वासमरोचकम्।
विशेषाद्धन्त्यपस्मारं कामलां गुदजानि च[१]।।

(च.चि.-१६.७८-८०, अ.हृ.चि.- १६.२०.२२)

वटमाक्षिकं शिलाजतु रूप्यम् अयोमलं प्रतिप.५, चित्रकं हरीतकी आमलकं बिभीतकं मरिचं पिप्पली शुण्ठी विडङ्गं प्रतिप.८, शर्कराप.८, माक्षिकेण द्रवीकृतां लिह्यात्। **सूक्ष्माः शिवगुलिकाः।**

ताप्य (स्वर्णमाक्षिक धातु), अद्रिजतु (शिलाजीत), रूप्य (चाँदी), अयोमल (मण्डूर)- इनके विधिवत् सिद्ध चूर्ण को पांच-पांच पल की मात्रा में लें। चित्रक, त्रिफला, त्रिकटु एवं विडङ्ग को एक-एक पल मात्रा में लें। शर्करा के आठ पल लें। पुनः सभी को चूर्णित एवं मिश्रित कर मधु मिलाकर अक्ष परिमाण में गुटिका बनायें। इनके सेवनकाल में कुलत्थ, काकमाची एवं पटोल का परहेज रखें। निरन्तर सेवन करने से ये गुटिकाएँ पाण्डुरोग, विष, कास, यक्ष्मा, विषमज्वर, कुष्ठ, अजरक (अजीर्ण), प्रमेह, शोफ, श्वास एवं अरोचक रोग को नष्ट कर देती है। ये अपस्मार, कामला एवं अर्शरोग को विशेष रूप से नष्ट करती हैं।

व्योषतालीसचविका-तिन्तिडीकाम्लवेतसम्।
साग्न्यजाजि द्विपलिकं त्वगेलापत्रपादिकम्।।
जीर्णाद् गुडात्तुलार्धेन पक्वेन वटकीकृतम्।
पीनसश्वासकासघ्नं रुचिस्वरकरं परम्।। (अ.हृ.उ.- २०.५-६)

---

१. अयं योगोऽपि वङ्गसेनसंहितायां पाण्डुरोगाधिकारे (५४१ पृष्ठे) लभ्यते।

मरिचं पिप्पली शुण्ठी तालीसपत्राणि चविका तिन्तिडीकम् अम्लवेतसं चित्रकम् अजाजी प्रतिप. २, एलात्वक्सुगन्धपत्राणि प्रतिक. २, पुराणगुडप. ५०, **व्योषाद्या गुलिका:।**

त्रिकटु, तालीसपत्र, चविका, तिन्तिडीक (इमली), अम्लवेतस, चित्रक और जीरा- इन्हें दो-दो पल लेकर चूर्ण बनायें। इस चूर्ण के चतुर्थांश परिमाण में त्रिजातक (दालचीनी, बड़ी इलायची, तेजपत्र) का चूर्ण मिलाएं। अर्धतुला (५० पल) परिमाण में पुराना गुड़ लेकर उसके साथ गुलिकाएँ बनायें। ये गोलियाँ पीनस, श्वास, कास एवं अरुचि को नष्ट करती हैं और कण्ठस्वर को उत्तम बनाती हैं।

एलात्वक्पत्रसेव्यानि सिन्धूत्थं च पिचून्मितम्।
यवानी ग्रन्थिकं मुस्तं चव्यं चाष्टपलोन्मितम्।।
तीक्ष्णोपकुञ्चिकाजाजीदीप्यकं च पलांशिकम्।
विजयां चित्रकं कृष्णा नागरं प्रसृतोन्मितम्।।
षट्चत्वारिंशकं दत्त्वा प्रकुञ्चांश्च गुडस्य तु।
कुर्वीत मोदकानक्षसम्मितांस्ते तु भक्षिता:।।
कासश्वासारुचिप्लीह-गुल्मपाण्डूदरज्वरान्।
हृत्कोष्ठपार्श्वशूलानि प्रमेहाध्मानपीनसान्।।
हिध्मातीसारवमथुशोफार्शोग्रहणीगदान्।
क्रिमीन्मन्दाग्नितां घ्नन्ति मूढवातानुलोमना:।।

सूक्ष्मैलात्वक्सुगन्धपत्राणि उशीरं सैन्धवलवणं प्रतिक. १, यवानी पिप्पलीमूलं मुस्तं चविकां प्रतिप. २, गुडप. ४६, **एलाद्या:।**

छोटी इलायची, त्वक् (दालचीनी), पत्र (तेजपात), सेव्य (उशीर), सिन्धूत्थ (सैन्धव लवण)- इन्हें एक-एक पिचु (कर्ष) मात्रा में लें। यवानी (अजवायन), पिप्पलीमूल, मुस्त (नागरमोथा) और चव्य- इन्हें कुल मिलाकर आठ पल लें, अर्थात् इनमें प्रत्येक को दो-दो पल मात्रा में लें। तीक्ष्ण (काली मिर्च), उपकुञ्चिका (मंगरैल), अजाजी (जीरा), दीप्यक (अजमोदा)- इन्हें

एक-एक पल मात्रा में लें। विजया (हरड़), चित्रक, कृष्णा (पिप्पली), नागर (शुण्ठी)- इन्हें एक-एक प्रसृत मात्रा में लें। पुराना गुड़ ४६ प्रकुञ्च (पल) लें। इन सभी को मिलाकर एक अक्ष परिमाण के मोदक (वटक) बनायें। ये मोदक कास, श्वास, अरुचि, प्लीहरोग, गुल्म, पाण्डुरोग, उदररोग, ज्वर, हृदयशूल, उदरशूल, पार्श्वशूल, प्रमेह, आध्मान, पीनस, हिक्का, अतिसार, वमि (उल्टी), शोफ, अर्श और ग्रहणीरोग को नष्ट करते हैं। ये मोदक कृमिनाशक एवं अग्निमान्द्यहर होते हैं और मूढवात का अनुलोमन करते हैं।

पलार्द्धकं सतालीसं लवङ्गं त्रुटिवल्कलम्।
यवानी चविकाजाजीधान्यं च पलसम्मितम्।।
द्विपलं मरिचं कृष्णा वृक्षाम्लं साम्लवेतसम्।
कृष्णावह्न्योर्जटा शुण्ठी पथ्या च कुडवोन्मिताः।।
एतत्तच्चूर्णीकृतं सर्वं गुडं त्रिगुणितं भजेत्[1]।
ततोऽक्षमात्रा गुलिका मद्यतक्ररसासवैः।।
पीता वा भक्षिता वापि सर्वान् हन्युर्गुदोद्भवान्।
शूलगुल्मोदरश्वास-हृत्पाण्डुग्रहणीगदान्।।
मेहकुष्ठज्वरप्लीह-वमिशोफमदात्ययान्।
मन्दाग्नितां मूत्रकृच्छ्रं हन्याच्छोफं भ्रमं तृषम्।।
एतदेव भवेच्चूर्णं (सिताचूर्ण)चतुर्गुणम्।
सपित्तेषु विकारेषु विशेषादमृतोपमम्।।
महातालीसकमिदं सर्ववातकफार्त्तिनुत्।
सा चैव गुलिका पथ्या[2] भागद्वितययोजिता।
शोफार्शोग्रहणीपाण्डुरोगशूलापहाधिकम्।।

(तन्त्रान्तरात् लवङ्गाद्या गुटिका- यो.स., पृ.- १८५)

१. **'एतत्सर्वं समाहृत्य त्रिगुणेन गुडेन तु'** इति गदनिग्रहे गुटिकाधिकारे (२३६ पृष्ठे) पाठः। अयं योगश्चन्द्रटीये योगरत्नसमुच्चये गुटिकाधिकारे (१८५ पृष्ठे) दृश्यते।

२. **'पथ्या फलत्रयविशेषिता'** इति गदनिग्रहे प्रयोगखण्डे गुटिकाधिकारे (२३५ पृष्ठे) पाठः।

तालीसपत्राणि लवङ्गं त्वक् प्रतिक.२, यवानी चविका जीरकं धानकाफलानि प्रतिप.१, मरिचं पिप्पली तिन्तिडीकम् अम्लवेतसं प्रतिप.२, पिप्पलीमूलं चित्रकमूलं शुण्ठी हरीतकी प्रतिप.४, गुडप.९०, अथवा शर्कराप.१२०, अत्रैव चूर्णे, अथवा हरीतकी दलानां प.८, **तालीसाद्या:।**

तालीसपत्र, लवङ्ग, छोटी इलायची- इन्हें आधा-आधा पल लें। यवानी (अजवायन), चविका, जीरा, धनिया- १-१ पल लें। कालीमिर्च, पिप्पली, वृक्षाम्ल, अम्लवेतस- २-२ पल लें। पिप्पलीमूल, चित्रकमूल, शुण्ठी एवं पथ्या (हरीतकी) एक कुडव (४-४ पल) लें। इन सभी का चूर्ण बनायें। इस चूर्ण में तीन गुणा गुड़ मिलाकर अक्षफल (बहेड़ा) के समान गुटिकाएँ बनायें। इनका सेवन मद्य, तक्र, रस अथवा आसव के साथ करें। उक्त द्रव्यों के साथ मिलाकर पीने या खाने से ये गुटिकाएँ सर्व प्रकार के अर्श (बवासीर) को नष्ट कर देती हैं। ये शूल, गुल्म, उदररोग, श्वास, हृद्रोग, पाण्डुरोग, ग्रहणीरोग, प्रमेह, कुष्ठ, ज्वर, प्लीहरोग, वमि, शोफ, मदात्यय, मन्दाग्निता, मूत्रकृच्छ्र, शोफ (सूजन), भ्रम एवं तृषा को नष्ट करता है।

यही चूर्ण के रूप में भी प्रयुक्त किया जा सकता है। तब इसमें गुड़ के स्थान पर चार गुणा शर्करा मिलानी चाहिए। इस प्रकार तैयार किया गया यह चूर्ण पित्तजन्य रोगों में विशेष रूप से अमृततुल्य प्रभाव करता है।

यहाँ वर्णित 'महातालीस' नामक यह मोदक सभी वातजन्य एवं कफजन्य रोगों को दूर करता है। इसी मोदक में यदि दो भाग (८ पल) पथ्या (हरड़) भी मिला दी जाए तो यह शोफ, अर्श, ग्रहणी, पाण्डुरोग एवं शूल को विशेष रूप से नष्ट करती है।

द्व्यक्षं लवङ्गतालीसत्वगेलाधान्यजीरकम्।
यवानीं च पलांशानि वृक्षाम्लं मरिचं कणा।।
वेतसाम्लो द्विपलिक: शुण्ठ्यग्निग्रन्थिकाभया:।
कुडवांशास्तु सर्वैस्तैर्गुडं द्विगुणितं भजेत्।।
गुलिका मस्तु(धान्याम्ल)मद्यादेकं तत: पिबेत्।

भक्षयेच्च ज्वरश्वासकासार्शःछर्द्यरोचकान्।
निहन्ति पार्श्वशूलं च मन्दमग्निं च दीपयेत्।।

लवङ्गं तालीसपत्राणि त्वक् सूक्ष्मैला धानकाफलानि जीरकं यवानी प्रतिक.२, तिन्तिडीकं मरिचं पिप्पली प्रतिप.१, अम्लवेतसप.२, शुण्ठी चित्रकं पिप्पलीमूलं हरीतकी प्रतिप.४, गुडप.४९, **लवङ्गाद्याः।**

लवङ्ग, तालीसपत्र, दालचीनी, छोटी इलायची, धनिया, जीरा एवं अजवायन दो अक्ष (कर्ष) लें। वृक्षाम्ल (इमली), काली मिर्च एवं पिप्पली एक पल लें। अम्लवेतस दो पल लें। शुण्ठी, चित्रक, पिप्पलीमूल एवं हरीतकी चार-चार पल लें। इन सबके चूर्ण से द्विगुण गुड़ मिलाकर गुटिका बनायें। इस गुटिका-सेवन के उपरान्त मस्तु, धान्याम्ल या मद्य अनुपान के रूप में लें। यह गुटिका ज्वर, श्वास, कास, छर्दि, अरोचक एवं पार्श्वशूल को नष्ट करती है और मन्द जठराग्नि को प्रदीप्त कर देती है।

हरीतकीनां कुडवं कृष्णाग्रन्थिकचित्रकम्।
त्रिवृद्दन्तीपलांशानि गुडं तद्-द्विगुणं भजेत्।।
गुलिका दीपयत्यग्निं प्लीहार्शोगुल्मपाण्डुताः।
श्वयथुं मानबन्धं च वाताष्ठीलां च नाशयेत्।।

हरीतकीप.४, पिप्पली पिप्पलीमूलं चित्रकं त्रिवृत् प्रतिप.१, गुडप.१०, **हरीतक्याद्यम्।**

हरीतकी (हरड़) चार पल, तथा पिप्पली, पिप्पलीमूल एवं चित्रक एक-एक पल लेकर चूर्ण बनायें। इस चूर्ण से द्विगुण मात्रा में गुड़ मिलाकर गुटिका बनायें। ये गुटिकाएँ जठराग्नि को दीप्त करती हैं और प्लीह, अर्श, गुल्म, पाण्डुता, श्वयथु, विबन्ध एवं वाताष्ठीला रोग को नष्ट करती हैं।

अपामार्गस्य बीजानि चित्रकं विश्वभेषजम्।
भूनिम्बं भद्रमुस्तं च पथ्या च गुडसम्मिताः।।

अर्शांसि घ्नन्ति निर्मूलं गुलिका मोदका इमे।
जीर्णान्ते गुडमिश्रेण तक्रेणौदनमस्रुत:।।

अपामार्गबीजानि चित्रकं शुण्ठी भूनिम्ब: मुस्ता हरीतकी प्रतिप.१०, गुडप.१०, **अपामार्गाद्या:।**

अपामार्ग के बीज, चित्रक, शुण्ठी, भूनिम्ब, भद्रमुस्त एवं हरीतकी- इन सबको दस-दस पल मात्रा में लेकर चूर्ण बनायें। इस चूर्ण के बराबर परिमाण में गुड़ मिलाकर गुटिका या मोदक बनाकर सेवन करें। ये अर्शरोग को जड़ सहित नष्ट कर देते हैं। मोदक के जीर्ण हो जाने पर गुड़ मिश्रित तक्र के साथ अस्रुत (बिना पानी निकाले माण्ड सहित) ओदन को भोजन रूप में लें।

पटूनि पञ्च क्षारौ द्वौ मरिचं पञ्चकोलकम्।
दीप्यकं हन्ति गुलिका बीजपूररसे कृता।
कोलदाडिमतोयेन परं दीपनपाचनी।।

सैन्धवलवणं विडलवणं सौवर्चललवणं सामुद्रलवणं औद्भिदलवणं यवक्षार: स्वर्जिकाक्षार: मरिचं पिप्पली शुण्ठी चविका चित्रकं पिप्पलीमूलम् अजमोदा प्रतिक.१, एतानि सञ्चूर्ण्य मातुलुङ्गरसेन दाडिमरसेन कोष्ण पानीयरसेन वा गुलिका: कार्या:, **पट्वाद्या:।**

पाँच लवण (सैन्धवलवण, विडलवण, सौवर्चललवण, समुद्रलवण, औद्भिदलवण) यवक्षार, स्वर्जिकाक्षार, काली मिर्च, पिप्पली, शुण्ठी, चविका, चित्रक, पिप्पलीमूल एवं अजमोदा- इन्हें एक-एक कर्ष मात्रा में लेकर चूर्ण बना लें। इस चूर्ण को निम्बू के रस, अनार के रस अथवा ऊष्ण जल के साथ मिलाकर गुलिका बना लें। ये गुलिकाएँ परम पाचन एवं दीपन होती हैं।

सौवर्चलस्यार्धपलं द्विगुणं चाम्लवेतसम्।
चतुर्गुणमजाज्याश्च तीक्ष्णस्याष्टगुणं तत:।।
मातुलुङ्गरसेनैतां गुलिकां कारयेद् भिषक्।
प्रशान्तमग्निं शमयेद्वातशूलं च नाशयेत्।।

सौवर्चललवणं क.२, अम्लवेतसप.२, अजाजीप.२, मरिचप.४, एतानि सञ्चूर्ण्य मातुलुङ्गरसेन गुलिकाः कार्याः। **सौवर्चलाद्याः।**

सौवर्चल लवण आधा पल, अम्लवेतस एक पल, अजाजी (जीरा) दो पल, काली मिर्च चार पल- इनका चूर्ण बनाकर मातुलुङ्गरस (निम्बूरस) में भिगोकर गोलियाँ बना लें। ये गोलियाँ प्रशान्त अग्नि को पुनः चेतन कर देती हैं और वातशूल को नष्ट कर देती हैं।

हरीतकी घनं कृष्णा मरिचं गुडसम्मितम्।
भक्षितं हन्ति गुदजान् मूढवातानुलोमनम्।।

हरीतकी मुस्तं पिप्पली मरिचं प्रतिप.१, गुडप.४, **अभयाद्याः।**

हरीतकी, मुस्ता, पिप्पली एवं काली मिर्च- इन्हें एक-एक पल मात्रा में लेकर चूर्ण बनायें। इस चूर्ण के बराबर मात्रा में गुड़ मिलाएं और गुटिका बनाकर सेवन करें। ये अभयाद्या गुटिकाएँ अर्शरोग को नष्ट करती हैं और मूढवात का अनुलोमन करती हैं।

भल्लातकं गुडं पथ्या तिलं चैकत्र चूर्णयेत्।
मोदको दीपनः कुष्ठाहतनामोविकारजित्।।

भल्लातकं गुडं हरीतकी तिलाः प्रतिप.१, एतानि सञ्चूर्ण्य गुलिकाः कार्याः। **भल्लातकाद्याः।**

भल्लातक (विधिवत् शोधित भिलावा), गुड़, पथ्या (हरड़) और काले तिल- इन्हें बराबर मात्रा में लेकर कूट लें और मोदक बनायें। इसके सेवन से कुष्ठ एवं हतनामा (बवासीर) रोग नष्ट हो जाते हैं।

भल्लातकहरीतक्यः पाठा कटुकरोहिणी।
यवान्यजाजिकुष्ठं च चित्रकातिविषा वचा।।
शटी पुष्करमूलं च हिङ्गु शक्रयवानपि।
सौवर्चलं शृङ्गवेरं गवां मूत्रेण पेषयेत्।।
वटकानक्षमात्रांस्ताञ्छायाशुष्कान्निधापयेत्।
एकमेकं पिबेद् द्वौ वा सुखोष्णेन जलेन च।।

एष श्लेष्मसमुत्थानि जयेदर्शांसि दारुणः।

जयत्यजीर्णमतुलं वृद्धिर्दीप्तमिवानलम्।।

भल्लातकं हरीतकी पाठा कटुका यवानी अजाजी कुष्ठं चित्रकम्, अतिविषा वचा शटी पुष्करमूलं हिङ्गु इन्द्रयवाः सौवर्चललवणं शुण्ठी प्रतिक.१, एतानि पिष्ट्वा गोमूत्रेण गुलिकाः कार्याः, छायायां शोष्याः। **द्वि.भल्लातकाद्याः।**

भल्लातक (शोधित भिलावा), हरीतकी (हरड़), पाठा, कटुकरोहिणी, यवानी (अजवायन), जीरा, कूठ, चित्रक, अतिविषा, वचा, शटी, पुष्करमूल, हिङ्गु, इन्द्रजौ, सौवर्चल लवण एवं शुण्ठी- इन्हें एक-एक पल मात्रा में लेकर गोमूत्र के साथ पीसकर गुटिका बनायें। इन्हें छाया में सुखाने के उपरान्त सेवन करें। यह प्रभावशाली योग बहुत बढ़े अजीर्ण को नष्ट कर जठराग्नि को प्रदीप्त कर देता है।

कलिङ्गलाङ्गलीकृष्णा-वह्न्यपामार्गतण्डुलैः।

भूनिम्बसैन्धवगुडैर्गुडा गुदजनाशनाः।।

इन्द्रयवा विशल्या पिप्पली चित्रकं अपामार्गबीजानि भूनिम्बः सैन्धवलवणं प्रतिप.१, गुडप.१४, **इन्द्रयवाद्याः।**

कलिङ्ग (इन्द्रजौ), लाङ्गली (विशल्या/कलिहारी), कृष्णा (पिप्पली), वह्नि (चित्रक), अपामार्ग के बीज, भूनिम्ब (चिरायता), सैन्धव लवण- इन्हें एक-एक पल मात्रा में लेकर चूर्ण बनायें। इस चूर्ण में द्विगुण मात्रा में गुड़ मिलाकर वटक बनायें। ये वटक अर्शरोग को नष्ट कर देते हैं।

यवान्यक्षाभयाजाजीपिप्पलीः द्विगुणेन तु।

गुडेन गुलिकां कृत्वा भक्षयेदनुलोमनीम्।।

यवानी बिभीतकं हरीतकी अजाजी पिप्पली प्रतिप.१, गुडप.१०, **यवान्याद्याः।**

यवानी (अजवायन), अक्ष (बहेड़ा), अभया (हरड़), अजाजी (जीरा) एवं पिप्पली को एक-एक पल मात्रा में लेकर चूर्ण बनायें। इस चूर्ण में द्विगुण

गुड़ मिलाकर गुलिका बनायें। ये गुटिकाएँ वात का अनुलोमन कर जठराग्नि को प्रदीप्त करती हैं।

हरीतकीपिप्पलीचित्रकानां शुण्ठ्याश्च चूर्णेन गुडे पुराणे।
विपक्वमेतत् त्रिसुगन्धियुक्तमर्शांसि हन्याज्जठरामयांश्च।।

हरीतकी पिप्पली चित्रकं शुण्ठी प्रतिप.१, त्वक्सुगन्धपत्राणि सूक्ष्मैला प्रतिक.१, धा.८, पुराणगुडप.१०, **विजयाद्या:।**

हरड़, पिप्पली, चित्रक एवं शुण्ठी का चूर्ण एक-एक पल लें। त्रिजात (दालचीनी, इलायची, तेजपात) का चूर्ण एक पल लें। चूर्ण से द्विगुण मात्रा में पुराना गुड़ लेकर वटक बनायें। ये वटक अर्शरोग एवं उदररोगों को नष्ट कर देते हैं।

द्राक्षाभयानागरपिप्पलीनां यवाश्च चूर्णानि पलोन्मितानि।
तावच्छिलाह्वा जतु शर्करा च क्षौद्रेण युक्तान् वटकान् विदध्यात्।।
तक्रेण तान् भक्षयतां नराणां क्षीरानुपानं हितभोजनानाम्।
आस्यापराणां विपुलप्रजानां वपुष्मतां याति सुखेन काल:।।

द्राक्षाद्या:।

द्राक्षा (मुनक्का), अभया (हरड़), नागर (शुण्ठी), पिप्पली, (भुने हुए) यव (जौ), शिलाजीत, जतु (लाक्षा) एवं शर्करा- इन्हें एक-एक पल मात्रा में लेकर चूर्ण बना लें। इस चूर्ण में मधु मिलाकर वटक बनायें। तक्र के साथ इनका सेवन करें। अधिक समय तक बैठने वाले एवं पुष्ट शरीर वाले व्यक्तियों का इनके सेवन से सुखपूर्वक काल व्यतीत होता है, अर्थात् उन्हें स्थूलता (मोटापा) एवं प्रमेह आदि रोग नहीं सताते हैं।

एरण्डबिल्वयवगोक्षुरकाम्लमिश्रां पथ्यां लिहेन्मधुयुतामथवा गुडेन।
कृच्छ्रप्रवृत्तमतिमशूलमपाग्विमिश्रा पार्श्वे वहन्ति तिमिरं समुदीर्णवेगम्।।

एरण्डमूलं बिल्वमूलं यवानी गोक्षुरकं प्रतिप.१, हरीतकीप.१, काञ्जिकप.३२, माक्षिकेण गुडेन वा गुलिका: कार्या:। **एरण्डाद्या:।**

एरण्डमूल, बिल्वमूल, यव (जौ), गोक्षुर (गोखरू), हरीतकी- इन्हें

एक-एक पल लेकर काञ्जी के साथ पीसकर मधु अथवा गुड़ के साथ गुलिका बना लें। इनके सेवन से मूत्रकृच्छ्र एवं शूल का निवारण होता है।

क्रिमिरिपुदहनव्योषत्रिफलामरदारुचव्यभूनिम्बम्।
मागधिमूलं मुस्तं शटी वचा धातुमाक्षिकं चैव।।
लवणक्षारनिशायुगतुम्बुरुगजकणातिविषा:।
कर्षांशकान्येव समानि कुर्यात् पलाष्टकञ्चाश्मजतोर्विदध्यात् ।।
निष्पत्रशुद्धस्य पुरस्य धीमान् पलद्वयं लोहरजोऽपि चैवम्।
सिताचतुष्कं पलमत्र वांश्या: निकुम्भकुम्भत्रिसुगन्धियुक्तम्।।
चन्द्रप्रभेयं गुलिका विधेया सार्शांसि निर्णाशयते षडेव।
भगन्दरं पाण्डु च कामलां च निर्नष्टवह्ने: कुरुते च दीप्तिम्।।
हन्त्यामयान् पित्तकफानिलोत्थान् नाडीगते मर्मगते व्रणे च।
क्षतक्षये गृध्रसियक्ष्मणोश्च मेहे भगाख्ये प्रबले प्रयोज्या।।
शुक्रक्षये चाश्मरीमूत्रकृच्छ्रे शुक्रप्रवाहेऽप्युदरामये च। (यो.स.पृ.- १७१)
हन्त्यामयान् पित्तकृतानशेषानशेषनाडीव्रणसम्भवांश्च[1] ।।
शम्भुं समभ्यर्च्य कृतप्रणामै: प्राप्ता गुलिश्चन्द्रमसा प्रसादात्।
न पानभोज्ये परिहार्यमस्ति न शीतवातातपमैथुनेषु।।
भक्तस्य पूर्वं सततं प्रयोज्या तक्रानुपानाप्यथ मस्तु वा स्यात्[2] ।
आजो रसो जाङ्गलजो रसो वा पयोऽथवा शीतजलानुपानम्।।
शुक्रदोषान्निहन्त्यष्टौ प्रमेहांश्चापि विंशतिम्।
वलीपलितनिर्मुक्तो वृद्धोऽपि तरुणायते[3] ।।

(वैद्यप्रसारकात् चन्द्रप्रभागुटिका- यो.स., पृ.- १७१)

---

१. इयं पंक्ति: चक्रदत्तरत्नप्रभा-संस्करणे नास्ति। इयं पुनरुक्तदोषग्रस्तापि।

२. **'मस्तु वा स्यात्'** इत्यस्य स्थाने **'मस्तुना वा'** इति चक्रदत्तरत्नप्रभा-संस्करणे पाठ:।

३. योगरत्नसमुच्चये त्वित: परमेक: श्लोको लभ्यते, यत्र चन्द्रप्रभेतिनामकरणहेतुरुक्त:-
अश्विभ्यां विहितां पूर्वमियं चन्द्राय यक्ष्मिणे। सोमकान्तिं तत: प्राप्त: तेन चन्द्रप्रभा मता।।
यह गुटिका पुराकाल में अश्विनीकुमारों द्वारा बनायी गयी थी और यक्ष्मरोगग्रस्त चन्द्रमा को दी गई थी। इससे वह कान्तिसम्पन्न हो गया था। अत: यह 'चन्द्रप्रभा' नाम से प्रसिद्ध हुई।

विडङ्गं चित्रक: मरिचं पिप्पली शुण्ठी हरीतकी आमलकं बिभीतकं देवदारुकाष्ठं चविका भूनिम्बं पिप्पलीमूलं मुस्तं शटी वचा वज्रमाक्षिकं यवक्षार: स्वर्जिकाक्षार: सैन्धवलवणं सौवर्चललवणं दारुहरिद्रा पिण्डहरिद्रा धानकाफलानि हस्तिपिप्पली प्रतिविषा प्रतिक.१, शिलाजतुप.८, गुग्गुलप.२, शस्त्रचूर्णप.२, सितशर्करापं.४, तुकाक्षीरीप.१, दन्ती त्रिवृता सुगन्धपत्राणि प्रतिक.१, **चन्द्रप्रभा गुलिका**[१]।

कृमिरिपु (विडङ्ग), दहन (चित्रक), व्योष (त्रिकटु), त्रिफला, अमरदारु (देवदारु), चव्य, भूनिम्ब (चिरायता), पिप्पलीमूल मोथा, शटी, वचा, धातुमाक्षिक, सज्जीखार, यवक्षार, सैन्धव, आमाहल्दी, दारुहल्दी, कुस्तुम्बरु (धनिया), गजपिप्पली, अतिविषा दन्ती, त्वक् (दालचीनी) कुस्तुम्बुरु, (धनिया), गजपिप्पली, अतिविषा दन्ती, त्वक् (दालचीनी, तेजपत्र, एला (इलायची), त्रिवृता (निशोथ)- इन सबी द्रव्यों को सौ कर्ष परिमाण में लें। शिलाजतु आठ पल, गुग्गुलु दस पल लोहचूर्ण दो पल तथा चीनी चार पल लेकर बुद्धिमान् वैद्य चन्द्रप्रभा गुटिका का निर्माण करे। यह छ: प्रकार के अर्श सभी प्रकार के भगन्दर, कामला तथा पाण्डुरोग को नष्ट करती है। यह मन्दाग्नि को दीप्त करने वाली तथा पित्त, कफ एवं वात से होने वाले रोगों को नष्ट करती है। यह नाड़ीगत एवं मर्मगत व्रण में विशेष रूप से उपयोगी है। क्षतक्षय, गृध्रसी, यक्ष्मरोग, प्रबल भगाख्यमेह (हस्तिमेह), शुक्रक्षय, पथरी, मूत्रकृच्छ्र तथा शुक्रप्रवाह में भी इसका प्रयोग विशेष रूप से वाञ्छित है। यह गुटिका प्रणाम सहित भगवान् शंकर की अभ्यर्चना कर उनकी कृपा से चन्द्र ने प्राप्त की थी। यह गुटिका भोजन से पहले तक्र अथवा मस्तु के अनुपान से लेनी चाहिए। पथ्याहार में रस, दूध, यूष अथवा जाङ्गलज रस लेना चाहिए अथवा व्याधिबल को देखकर उष्ण जल या अन्य हितकर द्रव्य लेना चाहिए।

---

१. चन्द्रप्रभा गुटिका किञ्चिद् भेदेन चन्द्रटीये योगरत्नसमुच्चये गुटिकाधिकारे (१७० पृष्ठे), भैषज्यरत्नवल्यामर्शोऽधिकारे (३८१ पृष्ठे), वृन्दमाधवे प्रमेहाधिकारे ३५तमेऽध्याये, गदनिग्रहे प्रयोगखण्डे गुटिकाधिकारे (२४८ पृष्ठे) लभ्यते।

यह आठ प्रकार के शुक्रदोष व बीस प्रकार के प्रमेह रोगों को नष्ट कर देता है। इसके सेवन से व्यक्ति वलिपलित से रहित हो जाता है तथा वृद्ध भी तरुण जैसा हो जाता है।

किराततिक्तं सुरदारु दार्वी मुस्तं गुडूची कटुका पटोलम्।
दुरालभापद्मकमेव निम्बं फलत्रिकं वह्निकटुत्रिकञ्च।।
विडङ्गसाराणि समांशकानि त्वयोरजोऽर्धेन विचूर्णितानि।
ईषद् घृतार्थं मधुना विमिश्रं चूर्णं ससूक्ष्मं मधुना लिहेत्तत्।।
अर्शांसि शोफग्रहणीप्रदोषं कुष्ठानि मेहांश्च हलीमकञ्च।
ज्वरांश्च घोरानथ पाण्डुरोगान् गुल्मोदराष्ठीलगलाग्निदोषान्।।
आमोद्भवांस्तान् विविधान् विकारान् पित्तोद्भवान् श्लेष्मसमुद्भवांश्च।
व्रणान् सुकृच्छ्रान् कफविद्रधींश्च श्वित्राणि हन्यात् सततप्रयोगात्।।

किराततिक्तं देवदारुकाष्ठं दारुहरिद्रा मुस्ता गुडूची कटुका पटोलमूलं दुरालभा पद्मकं निम्ब: हरीतकी आमलकं विभीतकं चित्रकं मरिचं शुण्ठी पिप्पली विडङ्गबीजानि प्रतितो. १, शस्त्रचूर्णतो. ९, **अष्टादशसमा गुलिका:।**

चिरायता, देवदारु, दारुहरिद्रा, मुस्ता, गुडूची (गिलोय), कटुका (कुटकी), पटोलमूल, दुरालभा, पद्मक, निम्ब, हरड़, बहेड़ा, आँवला, काली मिर्च, सोंठ, पिप्पली, चित्रक एवं विडङ्ग- इन अट्ठारह द्रव्यों को १-१ तोला लेकर चूर्ण बनायें। इसमें विधिवत् शोधित लोहचूर्ण आधी मात्रा (९ तोला) मिलाएं। उचित मात्रा में इस चूर्ण को घृत एवं मधु के साथ मिलाकर गुलिका बना लें। इनके सेवन से अर्श, शोफ, ग्रहणीदोष, कुष्ठ, सभी प्रकार के मेह, हलीमक, घोर ज्वर, पाण्डुरोग, गुल्म, उदररोग, अष्ठीला, गलरोग, अग्निदोष, आमजन्य विविध विकार, पित्तश्लेष्मजन्य कष्टसाध्य व्रण, कफविद्रधी (फोड़ा) एवं श्वित्र (श्वेत कुष्ठ) को नष्ट कर देता है। यहाँ अष्टादश (१८) औषधीय द्रव्यों को सम मात्रा में लिया जाता है, अत: ये गुलिकाएँ 'अष्टादशसमा' नाम से जाने जाती हैं।

गोक्षीरादाढकं सर्पिः प्रस्थमिक्षुरसाढकम्।
रसाद्विदर्याः कुडवं रसात् प्रस्थं च तैत्तिरात्।।
दद्यात् सिध्यति तस्मिंश्च पिष्टानीक्षुरसैरिमान्।
मधूकपुष्पकुडवं कुडवं च प्रियालतः।।
पलद्वयं तुकाक्षीर्याः खर्जूराणि च विंशतिम्।
पृथग्विभीतकानां च पिप्पल्याश्च चतुर्थिकाम्।।
त्रिंशत्पलानि खण्डाच्च मधूकात् पाणिमानिकाम्।
तथार्धपलिकान्यत्र जीवनीयानि दापयेत्।।
सिद्धे द्विकुडवं क्षौद्राच्छीते दत्त्वा च मोदकान्।
कारयेन्मरिचाजाजीपलचूर्णावचूर्णितान्।।
वातसृक्-पित्तरोगेषु क्षतकासक्षयेषु च।
क्षीणौजःस्वरशुक्रेषु योनिदोषेषु संस्रवे।
मृतप्रजासु वन्ध्यासु हितो गर्भस्य च स्रुतौ[1] ।। (अ.सं.चि.- ५.५८-६४)

श्रृतक्षीरप.१२८, (घृतप.३२, इक्षुरसप.१२८), विदारीप.८, तिलतैलप.३२, अस्मिन् सिध्यति सतीमानीक्षुरसैः पिष्ट्वा दद्यात्- मधूकपुष्पप.४, प्रियालकप.४, तुकाक्षीरीप.२, खर्जूरप.३, मधुयष्टीप.८, जीवन्ती काकोली क्षीरकाकोली मेदा महामेदा मुद्गपर्णी माषपर्णी जीवकः ऋषभकः प्रतिक.२, श्रृतशीते माक्षिकप.१६, मरिचम् अजाजी प्रतिप.१, **क्षीराद्याः।**

गोदुग्ध १२८ पल, घृत १ प्रस्थ, गन्ने का रस १ आढक, विदारी का रस १ कुडव, तीतर का मांसरस १ प्रस्थ, मिलाकर घृत सिद्ध करें। सिद्ध करते समय इसमें महुवे का फूल ४ तोला, पियाल १६ तोला, वंशलोचन दो पल और खर्जूर २०, बहेड़े की मज्जा और पिप्पली प्रत्येक चतुर्थिका

१. अयं योगः **पञ्चमसर्पिर्मोदका** इत्येवं चरकसंहितायाम् (चि.- ११.७०-७७) अपि दृश्यते। परन्तु तत्रेतः किञ्चिद् भिन्नत्वमस्ति।

(४ तोला), इनको गन्ने के रस के साथ पीसकर घृत में मिलाएं। खाँड ३० पल, मुलेठी पाणिमानिका (१ तोला) और जीवनीयगण के द्रव्य (जीवन्ती, काकोली, क्षीरकाकोली, मेदा, महामेदा, मुद्गपर्णी, माषपर्णी, ऋषभक, जीवक) आधा-आधा पल (२-२ तोला) मिलाएं। जब घृत सिद्ध हो जाए, तब शीतल होने पर इसमें मधु दो कुडव (३२ तोला) मिलाकर मोदक बनायें। इन मोदकों पर मरिच, जीरा इनका ४ तोला चूर्ण ऊपर लगा दें। ये मोदक वातरोग, रक्तरोग, पित्तरोग, कास, क्षय, क्षतरोग, ओज:क्षय, शुक्रक्षय और स्वरक्षय, योनिरोग, गर्भस्राव में हितकर होते हैं। इनका सेवन मृतप्रजा स्त्री के लिए अति हितकर होता है। ये वन्ध्यात्व और योनिस्राव में उत्तम होते हैं।

विडङ्गपथ्यामलकैर्बिभीतकै: कम्पिल्यनीलीमरिचैस्सकृष्णै:।
शुण्ठीत्रिवृन्मूषकपर्णीनिभि: पिष्टै: समांशैर्गुलिका कृतेयम्।।
क्षौद्रेण खण्डेन गुडेन वापि भुक्तानुपेया रसमद्ययूषै:।
अर्शांसि कोठानसिषा सवातान्निहन्ति सौख्येन मलान् भिनत्ति।।

विडङ्गं हरीतकी आमलकं विभीतकं कम्पिल्यं नीलिनी मरिचं पिप्पली शुण्ठी त्रिवृता मूषकपर्णी प्रतितो. १, माक्षिकप. १, क. २, अथवा माक्षिकप. २, तो. ६, **विडङ्गैकादशिका।**

विडङ्ग, हरीतकी, आँवला, बहेड़ा, कम्पिल्य, नीलिनी, काली मिर्च, पिप्पली, सोंठ, त्रिवृता एवं मूषकपर्णी- इन्हें १-१ तोला लेकर पीस लें और मधु मिलाकर गोलियाँ बना लें। इनके सेवन से अर्श (बवासीर), कोठ,..... आमवात आदि रोग नष्ट हो जाते हैं। इसके प्रभाव से सुखपूर्वक मलभेदन (मल का निस्सरण) हो जाता है। इस गुटिका में विडङ्ग आदि एकादश (ग्यारह) औषधीय द्रव्यों का प्रयोग होता है, अत: इसका नाम '**विडङ्गैकादशिका**' है।

त्रिफलाया द्वादश भागांस्त्रयोदशं तु विषस्य
भागं च पिष्ट्वा धात्रीरसेनाथवा भृङ्गराजरसेनालोड्य
गुलिका: कलायपरिमाणा: भिषक्कारयेत् तच्छायाशुष्का:।

पलवृद्ध्या भक्षिता घ्नन्त्यष्टादश कुष्ठानि।
अष्टविधमुदरं गुल्मं बलासभवं क्रिमीन् कामलां विषमज्वरम्।
कासं छर्दिं विबन्धशोषादीन्नेत्रविकाराश्चान्यान्,
काचं शुक्रं तिमिरं पोतकीमर्बुदं पैल्यं,
रक्तराजीसिराहर्षकण्डूस्रावादिकांश्च।

हरीतकी आमलकं बिभीतकं प्रतिप.४, विषप.१, आमलकरसप.३, **विषत्रयोदशिका।**

हरड़, बहेड़ा एवं आँवला के ४-४ पल (कुल १२ पल) एवं विष (वत्सनाभ) का १ पल लेकर आँवलारस अथवा भृङ्गराजरस के साथ पीस लें और छाया में सुखाकर मटर के बराबर गोलियाँ बना लें। इन्हें १-१ पल की मात्रा में सेवन करें। ये गोलियाँ १८ प्रकार के कुष्ठरोग को नष्ट कर देती हैं। इनके सेवन करने से ८ प्रकार का उदररोग, कफजन्य गुल्म, कृमिरोग, कामला, विषमज्वर, कास, छर्दि, विबन्ध, शोफ आदि रोग नष्ट हो जाते हैं। ये काच, शुक्र, तिमिर, पोतकी, अर्बुद, पैल्य, रक्तराजी, सिराहर्ष, कण्डू, स्राव आदि नेत्ररोगों को भी नष्ट करती हैं। यहाँ विष (वत्सनाभ) का त्रयोदश (१३वां) भाग लिया गया है, अतः गुटिका का नाम '**विषत्रयोदशिका**' है।

।। इति बृहद्वैद्यप्रसारके मोदकाध्यायस्तृतीयः।।

★★★

अथातः तैलाध्यायं व्याख्यास्यामः

लाक्षाया रसमादाय तैलप्रस्थाच्चतुर्गुणम्।
मस्तुनश्चाढकं दत्त्वा कल्कैरेभिश्च कार्षिकैः।।
मधुकेन हरिद्राभ्यां कुष्ठेन सह मूर्वया।
रास्नया कटुरोहिण्या चन्दनेनाश्वगन्धया।।
शतपुष्पायाः बीजैश्च हरेण्वा देवदारुणा।
मञ्जिष्ठा-पद्मकोशीर-बला-मांसी-प्रियङ्गुभिः।।
सिद्धमभ्यञ्जनं श्रेष्ठं कर्षितानां ज्वरापहम्।
गर्भिणीबालवृद्धानां क्षीणानां चाङ्गवर्द्धनम्।।
यक्षराक्षसभूतानां पिशाचानां च नाशनम्।
शान्तिपुष्टिकरं मेध्यं लाक्षातैलं प्रशस्यते[१]।।

(भेडाज्ज्वरे लाक्षादितैलम्- यो.स., पृ.- ५५)

लाक्षाप. ३२, लाक्षारसप. १२८, तिलतैलप. ३२, दधिमस्तुप. १२८, गर्भे द्रव्याणि- मधुयष्टी दारुहरिद्रा कुष्ठं मूर्वा रास्ना कटुका चन्दनम् अश्वगन्धा शतपुष्पाबीजं हरेणुः देवदारुकाष्ठं मञ्जिष्ठा पद्मकम् उशीरं बला मांसी सुगन्धप्रियङ्गुः प्रतिक. १, **लाक्षाद्यं तैलम्।**

एक प्रस्थ तैल, चार प्रस्थ लाक्षारस, एक आढक मस्तु लें। मधुयष्टी, हरिद्रा, दारुहरिद्रा, कुष्ठ, मूर्वा, रास्ना, कटुका, चन्दन, अश्वगन्धा, शतपुष्पाबीज, हरेणु, देवदारुकाष्ठ, मञ्जिष्ठा, पद्मक, उशीर, बला, मांसी एवं सुगन्धप्रियंगु- इन ओषधियों का कल्क एक-एक कर्ष परिमाण में लें और इसके साथ तैल सिद्ध करें। ज्वरपीडित व्यक्तियों के शरीर पर मसलने से यह तैल ज्वर को दूर कर देता है। गर्भिणी, बालक, क्षीण एवं वृद्ध लोगों के लिए यह तैल पुष्टिकारक एवं बलवर्द्धक होता है। यह यक्ष, राक्षस, भूत एवं पिशाचों को दूर भगाता है। यह मेध्य, शान्तिकर एवं पुष्टिदायक योग के रूप में प्रशस्त माना जाता है।

---

१. अयं योगो 'योगरत्न-समुच्चये' (तैलाधिकारे ५५ संख्यांके पृष्ठे) अपि दृश्यते। तत्र 'भेडाज्ज्वरे लाक्षादितैलम्' इति सूचितं चन्द्रटेन।

समूलपत्रशाखस्य तुला सहचरस्य च।
जलद्रोणे विपक्तव्या चतुर्भगावशेषिते।।
तैलप्रस्थं पचेत्तेन पयो दत्त्वा चतुर्गुणम्।
शतपुष्पा देवदारु मांसी शैलेयकं वचा।।
चन्दनं तगरं कुष्ठं बहलांशुमती तथा।
एभिस्त्रिकार्षिकैर्भागैस्तत् सिद्धं सर्ववातनुत्।।
पाने वस्तौ तथाभ्यङ्गे नावने च प्रयोजयेत्।
पंगूनां पीठसर्पाणां भग्नानां मारुतामये।।

सहचरप. १००, पानीयप. ५१२ क्वथितशेषप. १२८, गर्भे शतपुष्पाबीजं देवदारुकाष्ठं मांसी शैलेयं वचा चन्दनं तगरं कुष्ठं सूक्ष्मैला सालपर्णी प्रतिक. ३, **सहचरतैलम्।**

मूल, पत्र एवं शाखा सहित सहचर को एक तुला परिमाण में लेकर एक द्रोण जल में पकायें। चतुर्थ भाग शेष रहने पर इसमें चार गुना दूध मिलाएं और शतपुष्पा, देवदारु, मांसी, शैलेयक, वचा, चन्दन, तगर, कुष्ठ, बहला, और अंशुमती के तीन-तीन कर्ष परिमाण वाले कल्क के साथ एक प्रस्थ तैल सिद्ध करें। यह तैल सभी प्रकार के वातविकारों को नष्ट कर देता है। पान, वस्ति, अभ्यङ्ग एवं नावन (नस्य) के रूप में इसका प्रयोग करना चाहिए। यह पंगु (लंगड़े), पीठसर्पी (पीढ़े के सहारे चलने वाले), भग्न और सभी प्रकार के वातरोगों से पीडित व्यक्तियों के लिए विशेष उपयोगी है।

समूलशाखस्य सहाचरस्य तुलां समेतां दशमूलतश्च।
पलानि पञ्चाशदभीरुतश्च पादावशेषं विपचेद् वहेऽपाम्।।
तत्र सेव्यनखकुष्ठहिमैलास्पृक्-प्रियङ्गुनलिकाम्बुशिलाजैः।
लोहितानलदलोहसुराह्वैः कोपनामिशितुरुष्कनतैश्च।। (स्वागतावृत्तम्)
तुल्यक्षीरा पालिका तैलमात्रा, सिद्धा कृच्छ्रान् शीलिता हन्ति वातान्।
कम्पाक्षेपस्तम्भशोषादियुक्तान् गुल्मोन्मादान् पीनसं योनिरोगान्।।
(अ.हृ.चि.-२१.६७-६९) (शालिनीवृत्तम्)

सहचरस्य समूलशाखस्य प.१००, दशमूलप.२००, शतावरीप.५०, पानीयप.२०४८, क्वथितशेषप.५१२, तैलप.१२८, क्षीरप.१२८ गर्भे उशीरं नखः कुष्ठं श्वेतचन्दनं सूक्ष्मैला स्पृक्का गन्धप्रियङ्गु नलिका वालकं शैलेयं मञ्जिष्ठा गन्धमांसी अगुरु देवदारुकाष्ठं चोरकं शतपुष्पाबीजं तुरुष्कं तगरं प्रतिप.१, **बृहत्सहचराद्यम्**[1]।

सहचर (कटसरैया) की जड़ तथा शाखाओं को काटकर छोटा करके १ तुला परिमाण में लें, दशमूल के सभी द्रव्य १ तुला, शतावर की जड़ ५० पल- इन सभी को ४ द्रोण (२०४८ पल) जल में पकायें। चतुर्थांश (५१२ पल) जल शेष रहने पर इसे छान लें। इस क्वाथजल में खस, नख, कूठ, श्वेत चन्दन, बड़ी इलायची, मञ्जिष्ठा, जटामांसी, अगरु, देवदारु, चण्डा, सौंफ, लोहबान एवं तगर- इन द्रव्यों का १-१ पल का कल्क बनाकर मिलायें। इसमें १ आढक तिलतैल और इतना ही गोदुग्ध मिलाकर पकायें। यह तैल कष्टसाध्य कम्पवात, आक्षेप, स्तम्भ (अंगों की जकड़न), शोष से युक्त वातज रोगों को नष्ट करता है। यह गुल्म, उन्माद, पीनस एवं योनिरोग को भी नष्ट करता है।

सहाचरतुलायास्तु रसे तैलाढकं पचेत्।
मूलकल्काद्दशपलं पयो दत्त्वा चतुर्गुणम्।।
अथवा नतषड्ग्रन्थास्थिराकुष्ठं सुराह्वयम्।
सैलानलदशैलेय-शताह्वारक्तचन्दनम्।।
सिद्धेऽस्मिञ्छर्कराचूर्णमष्टादशपलं क्षिपेत्।
भेडस्य सम्मतं तैलं तत् कृच्छ्रानानिलामयान्।
वातकुण्डलिकोन्मादगुल्मवर्ध्मादिकाञ्जयेत्[2]।।(अ.हृ.चि.-२१.७०-७२)

सहचरप.१००, पानीयप.२०४८, क्वथितशेषप.५१२, (तैलप.

१. अयं योगो गदनिग्रहे (प्रथमखण्डे ६६ संख्यांके पृष्ठे) अपि दृश्यते।
२. भेलसंहितायाः खण्डितत्वादयं योगः सम्प्रति तत्र न लभ्यते।

१ २ ८, क्षीरप. ५ १ २) गर्भे सहचरमूलानां प. २ ०[१], अथवा तगरं वचा सालपर्णी कुष्ठं देवदारुकाष्ठं सूक्ष्मैला मांसी शैलेयं शतपुष्पा रक्तचन्दनं प्रतिप. १, सिद्धे शर्कराप. १ ८, **तृतीयं सहचराद्यं तैलम्।**

एक तुला सहचर को चार द्रोण (२ ० ४ ८ पल) पानी में पकायें। चतुर्थांश (५ १ २ पल) शेष रहने पर इसमें एक आढ़क तैल पकायें। पकाते समय तैल चार गुना दूध मिलाएं। सहचरमूल का कल्क २ ० पल मिलाएं अथवा इस कल्क के स्थान पर तगर, वचा, शालपर्णी, कुष्ठ, देवदारुकाष्ठ, सूक्ष्मैला (छोटी इलायची), नलद, मांसी, शैलेय, शतपुष्पा, लालचन्दन को एक-एक पल मात्रा की में लें और कल्क बनाकर डालें। तैल के सिद्ध होने पर इसमें १ ८ पल शर्करा मिलाएं। यह तैल महर्षि भेल द्वारा उपदिष्ट है। यह कष्टसाध्य वातरोगों, वातकुण्डलिका (मूत्राघात भेद), उन्माद, गुल्म, वर्ध्म (अण्डकोषवृद्धि) आदि रोगों को नष्ट करता है।

सुवर्चिका-नागर-कुष्ठ-मूर्वा-लाक्षा-निशा-लोहितयष्टिकाभिः।
तैलं ज्वरे षड्गुणतक्रसिद्धमभ्यञ्जनाच्छीतविदाहजित् स्यात्।।

(योगशतम्- ३ ९)

स्वर्जिकाक्षारः शुण्ठी कुष्ठं मूर्वा लाक्षा हरिद्रा मञ्जिष्ठा प्रतिक. १, धा. ७, तिलतैलप. १ ६, तक्रप. ९ ६, **तक्रषड्गुणं तैलम्।**

स्वर्जिकाक्षार, नागर (सोंठ), कुष्ठ (कूठ), मूर्वा, लाक्षा (लाख), निशा (हल्दी), लोहितयष्टिका (रक्तयष्टिका/मञ्जिष्ठा) के कल्क के साथ तैल सिद्ध करें। पकाते समय इसमें तैल से छह गुणा तक्र डालें। इस प्रकार तैयार किया गया यह तैल अभ्यञ्जन से शीतविदाह (शीतज्वर एवं दाहज्वर) को नष्ट कर देता है। षड्-गुण तक्र में पकाने के कारण इसे 'तक्रषड्गुण तैल' कहते हैं।

पिप्पली मदनं बिल्वं शताह्वा मधुकं वचा।
कुष्ठं शटी पुष्कराह्वं चित्रकं देवदारु च।।

१. मूले 'दशपलम्' इत्युक्तम्, आर्द्रत्वादत्र २ ० पलानि इति लिखितं स्यात्।

तैलमेतैर्विपक्तव्यं द्विगुणक्षीरसंयुतम्।
अर्शसां मूढवातानां तच्छ्रेष्ठमनुवासनम्।।
गुदनिस्सरणं शूलं मूत्रकृच्छ्रं प्रवाहिकाम्।
कट्यूरुपृष्ठदौर्बल्यमानाहं वंक्षणाश्रयम्।।
पिच्छास्रावं गुदे शोफं वातवर्च्चोविनिग्रहम्।
उत्थानं बहुशो यच्च जयेत्तच्चानुवासनात्[१]।।

(नावनीतकम्- २.३.१२५-१२८)

पिप्पली मदनफलं बिल्वमज्जा शतपुष्पाबीजं मधुयष्टी वचा कुष्ठं शटी पुष्करमूलं चित्रकं देवदारुकाष्ठं प्रतितो.१, धा.११, तिलतैलप.१६, क्षीरप.३२, **पिप्पल्याद्यम्।**

पिप्पली, मदनफल, बेलगिरी, शतपुष्पाबीज, मधुयष्टी, वचा, कूठ, शटी, पुष्करमूल एवं देवदारुकाष्ठ- इनके साथ तैल सिद्ध करना चाहिए। इसे सिद्ध करते समय तैल की मात्रा से दो गुना दूध डालना चाहिए। इस प्रकार सिद्ध किया हुआ यह तैल मूढवातजन्य अर्शरोग के लिए श्रेष्ठ अनुवासन कहा गया है। इस तैल के अनुवासन से गुदनिस्सरणं, शूल, मूत्रकृच्छ, प्रवाहिका (पेचिश), कमर, ऊरु (जांघ), पीठ आदि अंगों की दुर्बलता एवं दर्द दूर होता है। यह तैल आनाह, वंक्षणगत पीडा, पिच्छास्राव, गुदशोफ, वात एवं मल के विबन्ध को दूर कर देता है।

सैन्धवं मदनं कुष्ठं शताह्वा निचुलो वचा।
ह्रीवेरं मधुकं भार्गी देवदारु सकट्फलम्।।
नागरं चित्रको मेदा चविका पुष्करं शटी।
विडङ्गातिविषाश्यामा-हरेणुनीलिनीस्थिरा:।।
बिल्वाजमोदे कृष्णा च दन्ती रास्ना च तै: समै:।
साध्यमैरण्डतैलं वा तैलं वा कफरोगनुत्[२]।।

---

१. 'उत्थानं बहुशो यच्च जयेत्तच्चानुवासनम्' इति नावनीतके (५८ पृष्ठे) पाठ:।
२. इयं पंक्ति मातृकाया न दृश्यते, अष्टाङ्गहृदयाद् गृहीता। एतस्या: स्थाने वंगसेन-संहितायां

वर्ध्मोदावर्त्तगुल्मार्शःप्लीहमेहाढ्यमारुतान्।
आनाहमश्मरीं चैव हन्यात्तदनुवासनात्[१]।। (अ.हृ.क.-४.६२-६६)

सैन्धवलवणं मदनफलं कुष्ठं शतपुष्पाबीजं वेतसः वचा बालकं मधुयष्टि भार्गी देवदारुकाष्ठं कट्फलं शुण्ठी चित्रकं मेदा चविका पुष्करमूलं शटी विडङ्गं प्रतिविषा त्रिवृत् हरेणुः नीलिनी सालपर्णी बिल्वमज्जा अजमोदा पिप्पली दन्ती रास्ना प्रतिक.१, धानकास्तिस्रः सार्षा पानीयप.१२८, एरण्डतैलं तिलतैलप.३२, **सैन्धवाद्यम्।**

सैन्धव लवण, मदनफल, कूठ, सौंफ, वेतस, वचा, ह्रीवेर, मुलेठी, भार्गी, देवदारु, कायफल, सोंठ, चित्रकमूल, मेदा, चव्य, पुष्करमूल, कचूर, विडङ्ग, प्रतिविषा, काली निशोथ, हरेणु, नीलिनी, सालपर्णी, बेलगिरी, अजमोदा, पिप्पली, दन्ती और रास्ना- इन्हें समान भाग में लेकर चतुर्गुण जल में क्वाथ बनायें। तदनन्तर इसे छानकर एरण्डतैल या तिलतैल में पका लें। इस **सैन्धवाद्य तैल** की अनुवासनबस्ति देने से कफवातरोग नष्ट होते हैं। इसके प्रयोग से वर्ध्म, उदावर्त्त, गुल्म, अर्श, प्लीहा, प्रमेह, आढ्यमारुत, आनाह एवं अश्मरी (पथरी रोग) का निवारण होता है।

दशमूलं बलां रास्नामश्वगन्धां पुनर्नवाम्।
गुडूच्येरण्डभूतीक-भार्गीवृषकरोहिषम्।।
शतावरीसहचरं काकानासां पलांशिकाम्।
यवमाषातसीकोलकुलत्थाः प्रसृतोन्मिताः।।
वहे विपाच्य तोयस्य द्रोणशेषेण तेन च।
पचैत्तैलाढकं पेष्यैर्जीवनीयैः पलोन्मितैः।
अनुवासनमेतद्धि सर्ववातविकारनुत्[२]।। (अ.हृ.क.-४.५४-५७)

त्वित्थं पाठो दृश्यते- 'साध्यमैरण्डजं तैलमभ्यङ्गात् कफवातजित्'

१. अयं योगो वंगसेन-संहितायाम् (वर्ध्मरोगाधिकारे १६६ संख्याके पृष्ठे) अपि दृश्यते।

२. अयं योगो वंगसेन-संहितायां च (वातरोगाधिकारे ७०१ संख्यांके पृष्ठे) अपि दृश्यते।

सालपर्णी पृश्निपर्णी बृहती कण्टकारिका गोक्षुरक: बिल्वमूलम् अग्निमन्थ: स्योनाकमूलं काश्मर्यमूलं पाटलामूलं बला रास्ना अश्वगन्धा पुनर्नवा गुडूची एरण्डमूलं विभीतकं भार्गी वासिका रोहिषं शतावरी सहचरकाष्ठं काकनासा प्रतिप. १, यवा: माषा: अतसी अम्लबदरं कुलत्थ: प्रतिप. २, पानीयप. २०४८, क्वथितशेषप. ५१२, तिलतैलप. १२८, कल्कीकृत्य गर्भे द्रव्याणि जीवन्ती काकोली मेदा मुद्गपर्णी माषपर्णी ऋषभक: जीवक: मधुयष्टी प्रतिप. १, **दशमूलाद्यम्।**

दशमूल के १० द्रव्य, बलामूल, रास्ना, अश्वगन्धा, पुनर्नवा, गुडूची एरण्डमूल, करंज, भार्गी, वासा, रोहिष तृण, शतावरी, कटसरैया और काकनासा- इन द्रव्यों को १-१ पल लें। जौ, उड़द, अतसी, बेर, कुलथी- २-२ पल लें। इन सभी द्रव्यों को कूटकर १ वह (४ द्रोण) परिमाण जल में डालकर पकायें। चतुर्थांश शेष रहने पर उस क्वाथ में १ आढक तिलतैल तथा जीवनीयगण (जीवन्ती, काकोली, मेदा, मुद्गपर्णी, माषपर्णी, ऋषभक, जीवक, मधुयष्टी) का कल्क १-१ पल मिला दें। इस प्रकार सिद्ध तैल का अनुवासनस्नेह के रूप में प्रयोग करने से सभी प्रकार के वातज रोग नष्ट हो जाते हैं।

एरण्डमूलं तगरं शताह्वा जीवन्ति सैला लवणानि पञ्च।
भृङ्गं विडङ्गं मधुयष्टिका च महौषधं चेति समानि कुर्यात्।।
कल्कैरेतैरजाक्षीरं भृङ्गराजरसस्तथा।
तैलं षड्बिन्दुनामेदं कल्कं नस्ये प्रयोजयेत्।।
जयेदशेषाच्छिरसो विकारानक्ष्यामयान् पित्तकफानिलोत्थान्।
च्युतांश्च केशांश्चलितांश्च दन्तान् सुबद्धमूलांश्च दृढी करोति।
सुपर्णराजप्रतिमं च चक्षुर्बाह्वोर्बलं चाभ्यधिकं करोति[१]।।

एरण्डमूलं तगरं शतपुष्पाबीजं जीवन्ती एला सैन्धवलवणं विडलवणं

१. अयं योगश्चन्द्रटीये योगरत्न-समुच्चये तैलाधिकारे (९५ पृष्ठे) किञ्चिद् भिन्न-स्वरूपेण **एरण्डाद्यं तैलम्** इति नाम्ना दृश्यते।

सौवर्चललवणं सामुद्रलवणम् औद्भिदलवणं त्वक् विडङ्गं मधुयष्टी शुण्ठी प्रतितो. २, तिलतैलप. १ ६, छागक्षीरप. ३ २, **षड्बिन्दुतैलम्।**

एरण्डमूल, तगर, शतपुष्पाबीज, जीवन्ती, एला, सैन्धव लवण, विड लवण, सौवर्चल लवण, सामुद्र लवण, औद्भिद लवण, त्वक् (दालचीनी), विडंग, मधुयष्टि एवं शुण्ठी- इन्हें समान मात्रा में लेकर कल्क बनायें। इसे तिलतैल में भृङ्गराज रस एवं अजाक्षीर के साथ पकायें। इस प्रकार सिद्ध किये **षड्बिन्दु नामक** तैल का प्रयोग नस्य के रूप में करना चाहिए। यह तैल सभी शिरोविकारों और नेत्रविकारों को नष्ट कर देता है। इसके प्रयोग से केशों का गिरना व दाँतों का हिलना बन्द हो जाता है और केश व दाँत सुदृढ हो जाते हैं। इसके प्रयोग से नेत्रज्याति गरुड़ के समान तीक्ष्ण हो जाती है और भुजाओं का बल विशेष रूप से बढ़ता है।

वैद्य-प्रसारक के इस योग में **सैला** के स्थान पर **रास्ना** पाठ होना चाहिए और **लवणानि पञ्च** के स्थान पर **लवणोत्तमं च** पाठ होना चाहिए। आगे भी इस योग में बहुत स्पष्टता नहीं है, श्लोकों के नीचे उपलब्ध विवरण भी ऐसा ही है। इस प्रकार यह योग प्रसिद्ध षड्बिन्दु तैल से बहुत अंश में अलग हो जाता है। अतः यहाँ चन्द्रटकृत योगरत्नसमुच्चय (तैलाधिकार) से **षड्बिन्दु तैल** का वर्णन प्रस्तुत किया जा रहा है-

एरण्डमूलं तगरं शताह्वा जीवन्ति रास्ना लवणोत्तमं च।
भृङ्गं विडङ्गं मधुयष्टिका च विश्वौषधं चेति समानि कुर्यात्।।४१।।
एतैर्विपक्वं पयसा च तैलं चतुर्गुणे भृङ्गरसे तथैव।
षड्बिन्दवो नासिकयोः प्रयुक्ताः सर्वान्निहन्युश्शिरसो विकारान्।।४२।।
च्युतांश्च केशान्पततश्च दन्तानाबद्धमूलांश्च दृढी करोति।
सुपर्णनागप्रतिमं च चक्षुर्बाह्वोर्बलं चाभ्यधिकं करोति।।४३।।

(तन्त्रान्तरादिति चन्द्रटे षड्बिन्दुतैलम्[1])

एरण्डमूल, तगर, सौंफ, जीवन्ती, रास्ना, सैन्धव लवण, भृङ्ग (दालचीनी),

---

१. अनन्तकुमार-विरचिते योगरत्न-समुच्चये (शिरोरोगाधिकारे) वचनमिदम्। चन्द्रटकृते योगरत्न-समुच्चये (तैलाधिकारे ९५ संख्याके पृष्ठे) तु योगोऽयं '**तन्त्रान्तराद् एरण्डाद्यं तैलम्**' इति रूपेण सूचितोऽस्ति।

विडङ्ग, मुलेठी, सोंठ- इन्हें सम भाग में लेकर इनके साथ १ प्रस्थ तैल सिद्ध करें। इसमें तैल से दोगुना गोदुग्ध और चार गुना भृङ्गराजरस डालें। इस तैल की छ: बूंदों को नाक में डालने से सभी प्रकार के शिरोरोग नष्ट हो जाते हैं। यह तैल असमय में पकते व गिरते हुए बालों को दृढ कर कृष्णवर्ण बना देता है। यह हिलते हुए दाँतों को जड़ से मजबूत करता है और दृष्टि को गरुड के समान तीव्र व बाहुबल को हाथी के समान कर देता है।

इस योग में 'पयसा' पद है, जिससे गोदुग्ध लिया जाता है। जबकि वैद्य-प्रसारक, वृन्दमाधव और चक्रदत्त में अजादुग्ध का उल्लेख है। इस पर चक्रदत्त-तत्त्वचन्द्रिकाकार शिवदाससेन लिखते हैं कि **'अजाक्षीरन्तु तैलसममिति, किन्तु सामान्यतस्तिल- तैलगोक्षीरेणापि योगोऽयम्, तन्त्रान्तरसंवादात्'**

षड्बिन्दु तैल का लगभग ऐसा ही स्वरूप वृन्दमाधव[१] (शिरोरोगाधिकार-२८-३०), चक्रदत्त[२] (शिरोरोग-चिकित्सा- २४) एवं वङ्गसेनसंहिता-शिरोरुजाधिकार (३७.७७-७९) में भी मिलता है। अत: यही शुद्ध रूप मानना चाहिए। ऐसा प्रतीत होता है कि या तो वैद्य-प्रसारक में यह योग प्रसिद्ध षड्बिन्दु तैल से अलग रूप में ही प्रस्तुत किया है अथवा **पाठदोष होने से वैद्य-प्रसारक में इस योग का स्वरूप समुचित रूप में नहीं आ पाया है।**

---

१. एरण्डमूलं तगरं शताह्वा जीवन्तिरास्ना लवणोत्तमं च।
भृङ्गं विडङ्गं मधुयष्टिका च विश्वौषधं कृष्णतिलस्य तैलम्।।
आजं पयस्तैलविमिश्रितं च चतुर्गुणे भृङ्गरसे विपक्वम्।
षड् बिन्दवो नासिकयोश्च शीघ्रं सर्वान्निहन्यु: शिरसो विकारान्।।
च्युतांश्च केशांश्चलितांश्च दन्तान् दुर्बद्धमूलांश्च दृढी करोति।
सुपर्णदृष्टिप्रतिमं च चक्षुर्बाह्वोर्बलं चाभ्यधिकं ददाति।। षड्बिन्दुतैलम्।

२. एरण्डमूलं तगरं शताह्वा जीवन्ति रास्ना सह सैन्धवञ्च।
भृङ्गं विडङ्गं मधुयष्टिका च विश्वौषधं कृष्णतिलस्य तैलम्।।
आजं पयस्तैलविमिश्रतञ्च चतुर्गुणे भृङ्गरसे विपक्वम्।
षड् बिन्दवो नासिकया विधेया: शीघ्रं निहन्यु: शिरसो विकारान्।
च्युतांश्च केशान् पलितांश्च दन्तान् दुर्बद्धमूलांश्च दृढी करोति।
सुपर्णदृष्टिप्रतिमञ्च चक्षुर्वाह्वोर्वलञ्चाभ्यधिकं ददाति।।२४।।

अमृतायास्तुलाः पञ्च द्रोणेऽष्वष्टस्वपां पचेत्।
पादशेषे समक्षीरं तैलस्य द्व्याढकं पचेत्[1]।।
एलामांसीनतोशीर-शारिवाकुष्ठचन्दनैः।
शतपुष्पाबलामेदामहामेदर्द्धिजीवकैः।।
काकोलीक्षीरकाकोली-श्रवण्यतिबलानखैः।
महाश्रवणिजीवन्ती-विदारीकपिकच्छुभिः।।
शतावरीतामलकी-कर्कटाख्यहरेणुभिः।
वचागोक्षुरकैरण्ड-रास्नाकालासहाचरैः।।
वीरामहैलर्षभकत्रिदशाह्वैश्च कार्षिकैः।
मञ्जिष्ठायास्त्रिकर्षेण मधुकाष्टपलेन च।।
कल्कैस्तत्क्षीणकायाग्निबलसम्मूढचेतसः।
उन्मादारत्यपस्मारैरार्त्तांश्च प्रकृतिं नयेत्।
वातव्याधिहरं बल्यं तैलाग्र्यममृताह्वयम्[2]।। (अ.सं.चि.- २४.४६)

गुडूचीप.५००, पानीयप.२०९६, चतुर्भागावशेषिते प.५२४, तिलतैलप.२५६, गोक्षीरप.२५६, गर्भे सूक्ष्मैला गन्धमांसी तगरं शारिवा कुष्ठं रक्तचन्दनं शतपुष्पाबीजं बला मेदा महामेदा ऋद्धिः जीवकः काकोली क्षीरकाकोली श्रावणी अतिविषा नखं महाश्रावणी जीवन्ती क्षीरविदारी आत्मगुप्ता शतावरी तामलकी कर्कटशृङ्गी हरेणुः वचा गोक्षुरकम् एरण्डमूलं रास्ना काला सहचरा वीरा बृहदेला वृषभकः देवदारुकाष्ठं प्रतिक.१, मञ्जिष्ठाक.३, मधुयष्टीप.८, **अमृताद्यम्।**

पाँच तुला अमृता (गिलोय) को ८ द्रोण जल में क्वथित करें। चतुर्थांश

---

१. **तैलस्य द्व्याढकं** इति चरके (च.चि.२८.१५८) अष्टाङ्गसंग्रहे (अ.सं.चि.- २४.४६) च, **तैलस्यार्द्धाढकं** इति योगरत्नसमुच्चये गदनिग्रहे च पाठो दृश्यते।

२. अयं योगोऽष्टाङ्गसंग्रहाद् गृहीतः। चरकेऽपि (च.चि.२८.१५८-१६४), किञ्चिद्भेदेन दृश्यते। अयं योगो 'योगरत्न-समुच्चये' (तैलाधिकारे ८४ संख्यांके पृष्ठे) अपि दृश्यते। तत्र 'चरकाद् वातव्याधौ अमृताद्यं तैलम्' इति सूचितं चन्द्रटेन।

शेष रहने पर इसके साथ दो आढक (२५६ पल) तैल सिद्ध करें। सिद्ध करते समय इसमें २ आढ़क गोक्षीर डालें। इसके साथ इलायची, जटामांसी, तगर, खस, सारिवा, कूठ, रक्तचन्दन, सौंफ, बला, मेदा, महामेदा, ऋद्धि, जीवक, काकोली, क्षीरकाकोली, मुण्डी, कंघी, नख (नखी), महाश्रावणिका (बड़ी मुण्डी), जीवन्ती, विदारीकन्द, केंवाच की बीज, शतावरी, भुई आँवला, काकड़ासिंगी, सम्भालू का बीज, वचा, गोखरू, एरण्ड की जड़, रास्ना, कालीझिण्टी, सहाचर, वीरा, सहा (मुद्गपर्णी), बृहदेला, ऋषभक, देवदारुकाष्ठ- इन द्रव्यों का कल्क १-१ कर्ष डालें। मञ्जिष्ठाकल्क ३ कर्ष, एवं मुलेठीकल्क ८ पल डालें। इस प्रकार सिद्ध किया गया यह तैल क्षीणवीर्य, मन्दाग्नि, निर्बल, सम्मूढ चित्त वाले, उन्मादग्रस्त, अरति तथा अपस्मार से युक्त व्यक्तियों को निरोग करता है। यह श्रेष्ठ 'अमृता तैल' उत्तम वातव्याधिनाशक योग है।

मधुयष्ट्या: पलशतं कषाये पादशेषिते।
तैलाढकं समक्षीरं पचेत् कल्कै: पलोन्मितै:।।
स्थिरातामलकीमूर्वा-पयस्याभीरुचन्दनै:।
लोहहंसपदीमांसीद्विमेदामधुपर्णीभि:।।
काकोली-क्षीरकाकोली-शतपुष्पर्द्धिपद्मकै:।
जीवन्तीजीवकर्षभकत्वक्पत्रनखवालकै:।।
प्रपुण्डरीकमञ्जिष्ठा-शारिवैन्द्रीवितन्नुकै:।
चतुष्प्रयोगात्तद्धन्ति तैलं मारुतशोणितम्।।
सोपद्रवं साङ्गशूलं सर्वगात्रानुगं तथा।
वातासृक्पित्तदाहार्त्तिज्वरघ्नं बलवर्णकृत्[१]।। (च. चि.-२९.९१-९५)

मधुयष्टीप. २००, पानीयप. २०४८, क्वथितशेषप. ५१२, तिलतैलप. १२८, क्षीरप. १२८, गर्भे सालपर्णी तामलकी मूर्वा क्षीरविदारी

१. अयं योगश्चन्द्रटीये योगरत्नसमुच्चये तैलाधिकारे (८२ पृष्ठे) यष्टिमधुकाद्यं तैलम् इति नाम्ना दृश्यते। तत्र- 'चरकाद् वातरक्ते यष्टीमधुकाद्यं तैलम्' इति चन्द्रट: सूचयति। गदनिग्रहेऽपि एतेनैव नाम्ना योगोऽयं तैलाधिकारे (१०० पृष्ठे) दृश्यते।

शतावरी चन्दनम् अगुरु हंसपादी मांसी मेदा महामेदा गुडूची काकोली क्षीरकाकोली शतपुष्पा ऋद्धिः पद्मकं जीवन्ती जीवकः ऋषभकः त्वक् सुगन्धपत्राणि, नखं बालकं प्रपुण्डरीकं मञ्जिष्ठा शारिवा एला परिपेलवं प्रतिप. १, **मधुयष्टिकातैलम्।**

अत्र **चक्रपाणिदत्तटीका** आयुर्वेददीपिकाख्या इत्थमस्ति- 'मधुयष्ट्या इत्यादौ मधुकतुलायां जलद्रोणं दत्त्वा तैलाढकमानः क्वाथो भवति। वरी शतावरी। हंसपदी स्वनामख्याता। पयस्या अर्कपुष्पी। वितुन्नकं धान्यकम्। चतुष्प्रयोगादिति पानाभ्यङ्ग-बस्तिनस्यप्रयोगात्'।

सौ पल मुलेठी को तीन द्रोण जल में क्वथित करें। चतुर्थांश शेष रहने पर इस क्वाथ के साथ एक आढ़क (१२८ पल) तैल सिद्ध करें। इसमें समभाग (१२८ पल) गोदुग्ध मिलाएं। इसमें सालपर्णी, तामलकी, मूर्वा पयस्या, शतावरी, रक्तचन्दन, अगर, हंसपदी, जटामांसी, मेदा, महामेदा, गुडूची, काकोली, क्षीरकाकोली, शतपुष्पा, ऋद्धि, पद्मक, जीवक, जीवन्ती, त्वक् (दालचीनी), तेजपत्र, व्याघ्रनख, सुगन्धवाला, प्रपौण्डरीक, मञ्जिष्ठा, सारिवा, ऐन्द्री (इलायची) एवं वितुन्नक (धनिया) का कल्क १-१ पल डालें। इस प्रकार सिद्ध किये गये इस तैल का पान, अभ्यङ्ग, बस्ति एवं नस्य- इन चारों के रूप में प्रयोग किया जा सकता है। यह तैल सर्वशरीरगत वातरक्त, अंगशूल तथा उपद्रव सहित वातरक्त को नष्ट कर देता है। यह वातरोग, रक्तपित्त, दाह, पीड़ा तथा ज्वर का निवारण करता है और बल व कान्ति बढ़ाता है।

बलाशतं छिन्नरुहापादं रास्नाष्टभागिकम्।
जलाढकशते पक्त्वा शतभागस्थिते रसे।।
दधिमस्त्विक्षुनिर्यास-शुक्तैस्तैलाढकं समैः।
पचेत् साजपयोऽर्द्धांशं कल्कैरेभिः पलोन्मितैः।।
शटीसरलदार्वेला-मञ्जिष्ठागुरुचन्दनैः।
पद्मकातिविषा[1]मुस्ता-सूर्प्यपर्णीहरेणुभिः।।

१. 'पद्मकातिविषा' इति हस्तलिखितपुस्तके दृश्यते, अष्टाङ्गहृदये तु 'पद्मकातिबला' इति

यष्ट्याह्वसुरसव्याघ्रनखर्षभकजीवकैः।
पलाशरसकस्तूरी-नलिकाजातिकोशकैः।।
स्पृक्काकुंकुमशैलेय-जातीकटुफलाम्बुभिः।
त्वक्कुन्दुरुक-कर्पूर-तुरुष्कश्रीनिवासकैः।।
लवङ्गनखकक्कोल-कुष्ठमांसीप्रियङ्गुभिः।
स्थौणेयतगरध्याम-वचामदनकप्लवैः।।
सनागकेसरैस्सिद्धं दद्याच्चात्रावतारिते।
पत्रकल्कं ततः पूतं विधिनात्र प्रयोजितम्।।
श्वासं कासं ज्वरं मूर्छां छर्दिं तृष्णां क्षतक्षयम्।
दौर्बल्यं शिरसस्तापं सर्वगात्रावृतानिलम्[१]**।।**
प्लीहशोषावपस्मारमलक्ष्मीं च विनाशयेत्।
बलातैलमिदं श्रेष्ठं वातव्याधिविनाशनम्[२]**।।** (अ.हृ.चि.- २१.७४-८८)

बलाप.१००, गुडूचीप.२५, रास्नाप.१२, क.२, पानीयप.१२८००, शतभागावशेषक्वाथप.१२८, छागीक्षीरप.६४, गर्भे शटी देवदारुकाष्ठम् एला मञ्जिष्ठा अगुरु चन्दनं पद्मकम् अतिविषा मुस्तं मुद्गपर्णी हरेणुः मधुयष्टी सुरसः कण्टकारी नखः[३] ऋषभकः जीवकः पलाशः बोलः[४].........त्वक् कुन्दुरुकः कर्पूरं तुरुष्कः श्रीवासः लवङ्गं नखः कक्कोलं कुष्ठं मांसी गन्धप्रियंगुः स्थौणेयः

मुद्रितम्। तत्र च 'पद्मकातिविषा' इति पाठान्तरत्वेन च दर्शितम्। (अष्टाङ्गहृदयम्, हरिशास्त्रि-संशोधितं संस्करणम्) चरकेऽपि 'पद्मकातिविषा' इति पठ्यते।

१. इयं पंक्तिरष्टाङ्गहृदये चरकेऽपि च न दृश्यते।

२. अयं योगो 'योगरत्न-समुच्चये' (तैलाधिकारे ७३ संख्यांके पृष्ठे) अपि दृश्यते। तत्र 'चरकाद् वातव्याधौ बलादितैलम्' (च.चि.- २८.१४८-१५६) इति सूचितं चन्द्रटेन।

३. **'कण्टकारी नखः'** इति विवरणं दृष्ट्वा गम्यते, यत् ग्रन्थकारस्यात्र श्लोके 'व्याघ्रीनखः' इति पाठोऽभिप्रेतः। परन्तु चरकेऽष्टाङ्गहृदये च 'व्याघ्रनख' इत्येव पाठो दृश्यते।

४. इतः परं विवरणं त्रुटितम्, अतो मातृकासु न दृश्यते।

तगरं ध्यामकं वचा मदनफलं परिपेलवं नागकेसरं प्रतिप.१, सिद्धावतारिते गन्धपत्रप.१, **बलातैलम्।**

(अत्र **सर्वाङ्गसुन्दरा टीका**- बलायाः शतं, गुडूच्याः पञ्चविंशतिपलानि, रास्नायाः सार्धानि द्वादशपलानि, एतच्च जलाढकशते पक्त्वाढकमात्रस्थिते क्वाथे दध्यादिभिस्तुल्यैस्तैलाढकमजाक्षीरस्यार्धाढकं शट्यादिभिः पलोन्मितैः पचेत्। कटुफलं लघुकङ्कोलकम्। प्लवः कुटन्नटः। अवतारिते चास्मिन् पत्रकल्कं दद्यात्। अनन्तरमेतत्तैलं विधिना प्रयोजितं कासादीन् हन्ति। एतद् बलातैलं श्रेष्ठं गर्भव्यापदुक्ताद् बलातैलात्। तथा वातरोगघ्नम्।)

बला १०० पल, गुडूची २५ पल, रास्ना साढ़े बारह पल (१२ पल २ कर्ष)- इन सब द्रव्यों को सौ आढक जल में डालकर क्वाथविधि से पकायें। शतांश (१००वां भाग) शेष रहने पर इसमें दही, मस्तु, इक्षुरस तथा शुक्त १-१ आढक डालें। तैल एक आढक, बकरी का दूध आधा आढक (दो प्रस्थ) डालें। शटी, सरल (चीड़), देवदारु, इलायची, मञ्जिष्ठा, अगरु, रक्तचन्दन, पद्मकाष्ठ, अतिविषा, मुस्ता, सूप्यपर्णी (मुद्गपर्णी), हरेणुका, यष्ट्याह्व (मुलेठी), तुलसी, कण्टकारी, नख, ऋषभक, जीवक, पलाश[1], रस (बोल), कस्तूरी, नलिका (प्रवाली), जातिकोश (जावित्री), स्पृक्का, केशर, शैलेय, जाती, कटुफल[2], सुगन्धबाला, त्वक्, कुन्दुरुक, कपूर, तुरुष्क (शिलारस), श्रीवास, लवंग, नख[3], कक्कोल (शीतलचीनी), कूठ, जटामांसी, प्रियंगु, स्थौणेयक, तगर, ध्याम (कत्तृण), वचा, मदनफल, प्लवक (परिपेलव) एवं नागकेशर का कल्क १-१ पल मिलाकर विधिवत् तैल सिद्ध करें। सिद्ध होने पर शीतल कर इसमें विधिपूर्वक पत्रकल्क मिला दें। इस प्रकार तैयार किया गया यह तैल श्वास, कास, ज्वर, मूर्छा, छर्दि (वमि), तृष्णा, क्षतक्षय, दौर्बल्य,

१. 'पलाशं पत्रकं तच्च तमालम्' इति शशिलेखा।

२. **'कटुफला लताकस्तूरी'** अन्ये सुगन्धि दक्षिणापथप्रसिद्धं पद्यल(?)माहुः। (च.चि.- २८.१५२ आयुर्वेददीपिका) **'कटुफलं कर्कोटफलम्'** इत्येऽष्टाङ्गहृदये शशिलेखा टीका। कटुफलं लघुकङ्कोलकम् इति सर्वाङ्गसुन्दरा।

३. **'नखी स्वल्पनखी'** इति आयुर्वेददीपिकाकृत्।

सिरदर्द, सर्वगात्रगत वातविकार, प्लीहावृद्धि, शोष, अपस्मार तथा अलक्ष्मी (शोभाहीनता/दरिद्रता) का नाश करता है। यह बलातैल वातव्याधियों को नष्ट करनें में सर्वश्रेष्ठ है।

इस सुगन्धित तैल में गन्धशास्त्रीय परिभाषा के अनुसार पत्रकल्क देने का उल्लेख किया है। गन्धशास्त्र में इसका विवरण इस प्रकार से मिलता है-

चूर्णस्वरसपुष्पाणां सिद्धशीतेऽवतारिते।
दीयते गन्धवृद्ध्यर्थं पत्रकल्को मनीषिभिः।। इति। (चरकटीका, चि.- २८.१५४)

अर्थात् चूर्ण, स्वरस एवं पुष्पों का पत्रकल्क सिद्ध तैल आदि की सुगन्धवृद्धि के लिए दिया जाता है। अत: यहाँ सिद्ध तैल को चूल्हे से उतारकर शीतल होने पर ही पत्रकल्क देना चाहिए।

बलामूलकषायस्य भागाष्षट् पयसस्तथा।
यवकोलकुलत्थानां दशमूलस्य चैकतः।।
निष्क्वाथभागो भागश्च तैलस्य च चतुर्दशः।
द्विमेदादारुमञ्जिष्ठा-काकोलीद्वयचन्दनैः।।
शारिवाकुष्ठतगर-जीवकर्षभसैन्धवैः।
कालानुसारीशैलेय-वचागुरुपुनर्नवैः।।
अश्वगन्धावरीक्षीर-शुक्लायष्टीवरारसैः।
शताह्वासूप्यपर्ण्येलात्वक्पत्रैः श्लक्ष्णकल्कितैः।।
पक्वं मृद्वग्निना तैलं सर्ववातविकारजित्[1]**।**
सूतिकाबालमर्मास्थिहतक्षीणेषु भेषजम्।।
ज्वरगुल्मग्रहोन्माद-मूत्राघातान्त्रवृद्धिजित्।
धन्वन्तरेरभिमतं योनिरोगक्षयापहम्।। (अ.हृ.शा.- २.४७-५२

बलामूलप.१५०, पानीयप.२४००, क्वथितशेषप.६००, अपरक्वाथे यवा: बदरचूर्णं कुलत्थ: सालपर्णीमूलं पृश्निपर्णीमूलं बृहतीमूलं कण्टकारिकामूलं गोक्षुरमूलं बिल्वमूलम् अग्निमन्थमूलं स्योनाकमूलं पाटलामूलं काश्मर्यमूलं

१. वैद्ययोगरत्नावली, तैलप्रकरण, पृष्ठ- २४४;

प्रतितो.१, धा.७, शर्कराप.३, पानीयप.४००, क्वथितशेषप.१००, तिलतैलप.१००, सर्वमेकीकृत्य गर्भे मेदा महामेदा देवदारुकाष्ठं मञ्जिष्ठा काकोली क्षीरकाकोली चन्दनं शारिवा कुष्ठं तगरं जीवकः ऋषभकः सैन्धवलवणम् उत्पलं शारिवा शैलेयं वचा गुडूची पुनर्नवा अश्वगन्धा शतावरी (क्षीरविदारी) मधुयष्टी वरा बोलः शतपुष्पाबीजं मुद्गपर्णी माषपर्णी सूक्ष्मैलां त्वक् सुगन्धपत्राणि प्रतिक.२, र.१, यव.२, गर्भेषु द्रव्येषु ऊनं यव.२०, **गर्भिणीबलातैलम्।**

बलामूल क्वाथ के ६ भाग, क्षीर के ६ भाग, यव, बदर, कुलत्थ एवं दशमूल (सालपर्णीमूल, पृश्निपर्णीमूल, बृहतीमूल, कण्टकारिकामूल, गोक्षुरमूल, बिल्वमूल, अग्निमन्थमूल, स्योनाकमूल, पाटलामूल एवं काश्मर्यमूल) द्वारा बनाये गये क्वाथ का १ भाग, इस प्रकार १३ भाग लें और १४वां भाग तैल का लें। मेदा, महामेदा, देवदारुकाष्ठ, मञ्जिष्ठा, काकोली, क्षीरकाकोली, चन्दन, शारिवा, कूठ, तगर, जीवक, ऋषभक, सैन्धव लवण, कालानुसार्य (उशीर), शैलेय (शिलाजीत), वचा, गुडूची, पुनर्नवा, अश्वगन्धा, शतावरी, क्षीरविदारी, मधुयष्टी, त्रिफला, बोल, शतपुष्पाबीज, मुद्गपर्णी, माषपर्णी, छोटी इलायची, त्वक् (दालचीनी), तेजपात- का कल्क २-२ कर्ष १-१ रत्ती मिलाकर मन्द अग्नि पर तैल सिद्ध करें।

यह तैल सभी वातविकारों को नष्ट करता है। सूतिका, शिशु, मर्महत, अस्थिहत एवं क्षीण जनों के लिए यह अत्यन्त हितकर है। यह ज्वर, गुल्म, ग्रहबाधा, उन्माद, मूत्राघात एवं आन्त्रवृद्धि को दूर करता है और योनिरोग एवं क्षयरोग का निवारण करता है। यह तैल भगवान् धन्वन्तरि को विशेष रूप से अभिमत था, उन्होंने ही सुश्रुत को इसका उपदेश किया था।

यह तैल मूलतः सुश्रुतसंहिता, चिकित्सास्थान १५.२९-३९) में वर्णित है। उसी के आधार पर किञ्चित् परिवर्त्तन के साथ अष्टाङ्गहृदयकार ने इसका उल्लेख किया है। वैद्यप्रसारक में यह अष्टाङ्गहृदय से लिया गया है। यह तैल अष्टाङ्गसंग्रह-शारीरस्थान (४.५१) में गद्य रूप में वर्णित है।

प्रसारिणीतुलाक्वाथे तैलप्रस्थं पयस्समम्।
द्विमेदामिसिमञ्जिष्ठा-कुष्ठरास्नाकुचन्दनै:।।
जीवकर्षभकाकोली-युगलामरुदारुभि:।
कल्कितैर्विपचेत् सर्वमारुतामयनाशनम्।। (अ.हृ.चि.-२१.६५-६६)

प्रसारिणीप.१००, पानीयप.५१२, क्वथितशेषप.१२८, तिलतैलप. ३२, गोक्षीरप.३२, गर्भे मेदा महामेदा शतपुष्पाबीजं मञ्जिष्ठा कुष्ठं रास्ना रक्तचन्दनं जीवक: ऋषभक: काकोली क्षीरकाकोली देवदारुकाष्ठं प्रतिक.२, तो.१, धा.५, **प्रसारिणीतैलम्।**

एक तुला (१०० पल) प्रसारणी का क्वाथ बनायें। चतुर्थांश शेष रहने पर इसमें एक प्रस्थ तैल सिद्ध करें। साथ में एक प्रस्थ गोदुग्ध डालें। इसमें मेदा, महामेदा, सौंफ, मञ्जिष्ठा, कूठ, रास्ना, लालचन्दन, जीवक, ऋषभक, काकोली, क्षीरकाकोली और देवदारु- इन द्रव्यों का कल्क डालें। इस प्रकार सिद्ध किया गया यह तैल सभी वातज रोगों को नष्ट कर देता है।

समूलजालां विपचेत् प्रसारिणीं तुलोन्मितां पादधृते घटेऽम्भस:।
पृथक् च तैलं दधि तत्समं क्षिपेत् समं च ताभ्यां विजयां तत: पचेत्।।
प्रसारिणीजीवकसिन्धुजन्मयष्ट्याह्वरास्नाग्निकयावशूकै:।
सग्रन्थिकाख्यैर्द्विपलैस्सुपिष्टैर्भल्लातकानां दशकैभिस्त्रिभिश्च।।
शुण्ठीपलत्रययुतैर्विनिहन्ति पानं नस्यादिभिस्तदखिलान्मरुतो विकारान्।
कुष्ठ-प्रमेह-हतनाम-मनोविकारश्वासास्थिभङ्गजठरक्रिमिरोगदोषान्।।

(अ.सं.चि.- २३.४२)

प्रसारिणीप.१००, पानीयप.५१२, क्वथितशेषप.१२८, तिल-तैलप.१२८, दाडिमप.१२८, काञ्जिकप.१२८, गर्भे प्रसारिणी अजाजी सैन्धवलवणं मधुयष्टी रास्ना चित्रकं यवक्षार: पिप्पलीमूलं प्रतिप.२, **प्रसारिणीतैलं द्वितीयम्।**

प्रसारिणी को मूल शाखा-प्रशाखा सहित एक सौ पल लेकर एक द्रोण जल में क्वथित करें। चतुर्थांश शेष रहने पर इसमें क्वाथ से चौथाई तैल; तैल के बराबर दही और तैल एवं दही के बराबर हरतकी (हरड़) मिलाएं। इसमें प्रसारिणी, जीवक, सैन्धव, मुलेठी, रास्ना, चित्रक, यवक्षार एवं पिप्पलीमूल को पीसकर २-२ पल की मात्रा में मिलाएं। भिलावा तीस (गिनती से), सोंठ तीन पल मिलाकर तैलपाक करें। इस तैल के पान एवं नस्य से सम्पूर्ण वातरोग नष्ट होते हैं। इससे कुष्ठ, प्रमेह, अर्श, मनोविकार, श्वास, अस्थिभंग, उदररोग, कृमिरोग एवं शुक्रदोष दूर होते हैं।

इरिमेदत्वक्पलशतमापोथ्य तथैव खण्डशश्छित्त्वा।
तोयाढकैश्चतुर्भिर्न्निष्क्वाथ्य तुरीयभागशेषेण।।
क्वाथेन भिषङ् मतिमांस्तिलतैलस्यार्द्धाढकं विपचेत्।
कल्कैरक्षसमांशैर्मञ्जिष्ठारोध्रमधुकानाम्।।
इरिमेदखदिर[१]कट्फलप्लक्षन्यग्रोधजलधरैलानाम्।
कर्पूरागुरुपद्मक-लवङ्ग-कंकोलजातीनाम्।।
फल्गु-पत्तङ्ग-गैरिक-वराङ्ग-गजकुसुम-धातकीनां च[२]।
सिद्धं भिषग् विदध्यादिदं मुखोत्थेषु सर्वरोगेषु।।
परिशीर्णदन्तविद्रधिसौषिरशीताददन्तहर्षेषु[३]।
क्रिमिदन्तदरणचलितप्रकीर्णनिष्कृष्टभग्नपृष्ठेषु।

---

१. '**इरिमेदखदिर**' इति हस्तलिखितपुस्तके चक्रदत्ते च, '**इरिमेदमरिच**' इति चन्द्रटीये '**अरिमेदमरिच**' इति च अनन्तकुमारीये योगरत्नसमुच्चये पठ्यते।

२. अयं पाठो योगरत्नसमुच्चयाद् गृहीतः। अस्य स्थाने मातृकासूपलब्धपाठ इत्थम्- '**मातङ्गगैरिकानां वराङ्गजलकुसुमधातकीनां च**'।

३. '**०विद्रधिसौषिरशीताददन्तहर्षेषु**' इति योगरत्नसमुच्चयानुसारी पाठः। अस्य स्थाने मातृकासूपलब्धपाठ इत्थम्-'**०विद्रधिशूलोर्मितदन्तरोगेषु**'।

मुखदौर्गन्ध्ये[1] च सदा प्राग्भक्तेष्वामयेषु नेत्राणाम्[2]।
(धार्यं मुखेन मुखजेष्वरुष्षु संरोपणार्थाय[3])।।

(चक्षुष्येणान्मुखरोगे इरिमेदाद्यं तैलम्- यो.स., पृ.- ८९)

इरिमेद (दुर्गन्ध खदिर) की छाल एक सौ पल लें और खण्डश: काट कर चार आढ़क जल में क्वाथ करें, चतुर्थांश शेष रहने पर इस क्वाथ के साथ, बुद्धिमान् वैद्य आधा आढ़क तैल सिद्ध करे। पकाते समय इसमें मञ्जिष्ठा, लोध्र, मुलेठी, दुर्गन्धखदिर, खदिर, कट्फल, प्लक्ष, वटांकुर, मुस्ता, छोटी इलायची, कपूर, अगर, पद्मक, लवंग, कंकोल, जाती, फल्गु, (काठडूमर), पत्तंग, गेरू, वरांग (दालचीनी), गजपीपल एवं धातकीपुष्प का कल्क- १-१ कर्ष डालें। इस प्रकार सिद्ध तैल को बुद्धिमान् वैद्य मुखरोगों में प्रयोग कराएं। यह तैल परिशीर्ण दन्तविद्रधि (सड़ा हुआ दाँत का व्रण), शौषिर (दन्तमूलगत पोलापन), शीताद (मसूड़े से खून आना), दन्तहर्ष (दांत का खट्टा होना), कृमिदन्त (दांत में कीड़ा लगना), दरण (दाँत का फटना), चलित (हिलना), ...मुख की दुर्गन्धि को दूर करता है। नेत्ररोगों में इसका प्रयोग भोजन से पहले करना चहिए। मुखव्रणरोपण के लिए इसे मुख में धारण करना चाहिए।

हिङ्गुतम्बुरुशुण्ठीभि: साध्यं तैलं तु सार्षपम्।
कर्णशूले प्रधानं तत् पूरणं हितमुच्यते[4]।। (च.चि.- २६.२२२)

---

१. **'मुखदौर्बल्ये'** इति मातृकासु पाठ:, **'मुखदौर्गन्ध्ये'** इति योगरत्नसमुच्चयाद् गृहीत: पाठ:।

२. **'प्राग्भक्तेष्वामयेषु नेत्राणाम्'** इति मातृकासूपलब्धपाठ:। अस्य स्थाने-**'प्रागुक्तेष्वामयेषु नृणाम्'** इति चन्द्रटीयेऽनन्तकुमारकृते च योगरत्नसमुच्चये पठ्यते।

३. इयं पंक्तिर्मातृकासु न दृश्यते, चन्द्रटसंग्रहाद् गृहीता। अयं योगो चक्रदत्ते (मुखरोगाधिकारे) चन्द्रटीये योगरत्नसमुच्चये तैलाधिकारे (८९ पृष्ठे) वंगसेनसंहितायां मुखरोगाधिकारे (४१७ पृष्ठे) गदनिग्रहे तैलाधिकारे (१०५ पृष्ठे) अनन्तकुमारीये योगरत्नसमुच्चये तृतीयखण्डे (१७५ पृष्ठे) च दृश्यते। मूलतोऽयं योग: चक्षुष्येणस्येति योगरत्नसमुच्चये चन्द्रट: सूचयति। अनन्तकुमारोऽपि चाक्षुषे इति निर्दिश्य तदेव समर्थयते।

४. 'हिंग्वत्यादि' ख्यातं चरकस्य- इति चक्रदत्तरत्नप्रभाकार:। (चक्रदत्तरत्नप्रभा,

हिङ्गुतुम्बुरुफलानि शुण्ठी प्रतिक.१, पानीयप.१६, सर्षपतैलप.४, **कर्णपूरतैलम्।**

सरसों के तैल में हिङ्गु, धनियाँ एवं सोंठ डाल कर पकायें। इस तैल को कान में डालने से कर्णशूल (कान का दर्द) नष्ट हो जाता है।

मधुयष्ट्याः कषायेण तैलस्य कुडवं पचेत्।
कल्कमाजीकमञ्जिष्ठे स्यातामर्धपलोन्मिते।
कनकं नाम तत्तैलं मुखवर्णकरं परम्।। (तुलनीय- वङ्ग.- ३२.७०-७१)

मधुयष्टीप.२, पानीयप.३२, क्वथितशेषप.८, तिलतैलप.८, गर्भे मरिचकं?(माचिकं) मञ्जिष्ठा प्रतिक.२, **कनकं तैलम्।**

मधुयष्टी (मुलेठी) के क्वाथ के साथ एक कुडव तैल सिद्ध करें। इसे पकाते समय माचीक (काकमाची/देवदारु) का कल्क २-२ कर्ष डालें। इस प्रकार सिद्ध किया गया 'कनक' तैल विशेष रूप से मुख का वर्ण निखार देता है।

यह योग चक्रदत्त-रत्नप्रभा में क्षुद्ररोगाधिकार के अन्तर्गत इस प्रकार मिलता है-

मधुकस्य कषायेण तैलस्य कुडवं पचेत्।
कल्कैः प्रियङ्गुमञ्जिष्ठाचन्दनोत्पलकेशरैः।।
कनकं नाम तत्तैलं मुखकान्तिकरं परम्।
अतीव नीलिकाव्यङ्गशोधनं परमार्चितम्।।

मधुकस्येत्यादि। केशरैर्नागकेशरचूर्णैरित्याहुः, किन्तु पद्मकेशरैरिति युज्यते, यदाह विदेहः- कल्कैः प्रियङ्गुमञ्जिष्ठाचन्दनोत्पलपद्मकैः। तैलं मधुकनिर्यूहसिद्धं स्यात् मुखवर्णकृत्।। इति। (कनकतैलम्)

श्लोकार्थ- मधुयष्टि के कषाय तथा प्रियङ्गु, मञ्जिष्ठा एवं नीलकमलकेसर के कल्क से एक कुडव तैल सिद्ध करें। कनक नामक यह तैल विशेष रूप से मुखकान्ति को बढाता है और नीलिका व व्यंग (झांई) आदि को दूर करता है।

कर्णरोग-चिकित्सा- १७)

चन्दनमरिचशकृद्रसदार्वी-दारुत्रिवृद्धरिद्राभि:।
जलधरनलदार्कपय:-करवीरशिलाविशालालै:।।
कटुतैलमर्धपलिकैर्विषपलसहितैश्चतुर्गुणे मूत्रे।
शृतमुत्तममभ्यङ्गादष्टादशकुष्ठसंशमनम्।।
प्रतिपन्नयौवनानां वनितानां नस्यकर्मणा नित्यम्।
स्तनकलशा न विकारं पूर्णेऽपि शरच्छते यान्ति।।
यैरपि नस्येषु नरै: प्रयुज्यते नित्यशो यथाकालम्।
श्रमरहिता दिवसेन व्रजन्ति ते योजनान्यष्टौ[१]।। (आर्या)

चन्दनं मरिचं गोशकृद्रस: दार्वीत्वक् देवदारुकाष्ठं त्रिवृत् पिण्डहरिद्रा मांसी मुस्तम् अर्कक्षीरं करवीरं मन:शिला विशाला हरितालं प्रतिक. २, विषप. १, गोमूत्रप. १ २ ८, चतुर्भागावशेषे कटुकतैलप. ३ २, **विषतैलम्।**

चन्दन, काली मिर्च, नलद, अर्कक्षीर (आक का दूध), कनेर, मन:शिला, विशाला, अल (हरताल)- इन्हें आधा-आधा पल लें। विष (वत्सनाभ) एक पल मात्रा में लें। इन सब के साथ चार गुना गो-मूत्र में कटुतैल (सरसों का तैल) सिद्ध करें। यह अष्टादश (अठारह) प्रकार के कुष्ठ का शमन करने वाला बहुत ही उत्तम योग है। जो युवती नारियाँ नित्य इस तैल का नस्य लेती हैं, उनके स्तन सौ वर्ष की अवस्था तक भी शिथिल नहीं होते हैं और सुन्दर एवं सुडौल बने रहते हैं। जो मनुष्य नित्य ही नस्य के रूप में इस तैल का प्रयोग करते हैं, वे एक दिन में बिना थके आठ योजन (६० किमी०) तक पैदल चल सकते हैं।

समूलजालजीवन्तीतुलां द्रोणेऽम्भस: पचेत्।
अष्टभागस्थिते तस्मिंस्तैलप्रस्थं पयस्समम्।।
बलात्रितयजीवन्ती-वरीमूलै: पलोन्मितै:।
यष्टीपलैश्चतुर्भिश्च लोहपात्रे विपाचयेत्।।

---

१. चक्रदत्ते कुष्ठरोगाधिकारे विषतैलमितो भिन्नप्रकारकं दृश्यते। तत्र रत्नप्रभाकारो निश्चलकर आह- वैद्यप्रसारके त्वन्यथा विषतैलं पठ्यते- 'चन्दनमरिचशकृद्रसदार्वी-दारुत्रिवृद्धरिद्राभि:- इत्यादि (चक्रदत्तरत्नप्रभा- पृ० ६६५)

लोहेपात्रे स्थितं मासं नावनादूर्ध्वजत्रुजान्।
वातपित्तामयान् हन्ति तद्विशेषाद् दृगाश्रयान्।
केशास्यकन्धरास्कन्धपुष्टिलावण्यकान्तिकृत्।।(अ.हृ.उ.- १३.५१-५४)

समूलजालजीवन्तीप.१००, पानीयप.५१२, अष्टभागावशेषप.६४, तिलतैलप.३२, गर्भे बला अतिबला नागबला जीवन्ती शतावरी प्रतिप.१, मधुयष्टीप.४, **जीवन्तीतैलम्।**

जीवन्ती के मूल-समूह को स्वच्छ कर १०० पल लें। इन्हें ५१२ पल जल में पकायें। अष्टमांश शेष रहने पर इसे छान लें। तदनन्तर उसमें १ प्रस्थ तिलतैल, १ प्रस्थ गोघृत तथा बला, अतिबला, नागवला, जीवन्ती, शतावर मूल १-१ पल और ४ पल मुलेठी लेकर तैल से चतुर्थांश इनका कल्क बनाकर सबको मिलाकर एक साथ लोहकटाह में पकायें। तैयार होने के बाद उस तैल को एक मास तक लोहा की कड़ाही में पड़ा रहने दें, उसके बाद छानकर रख दें। इसका प्रयोग नस्य के रूप में किया जाता है। इसके प्रयोग से अस्थिजत्रु के ऊपरी भाग के वातज-पितज रोग नष्ट हो जाते हैं। यह विशेष रूप से नेत्ररोगों को नष्ट करता हैं। यह केशों की जड़ों, मुख, दाँत आदि अवयवों, ग्रीवा तथा स्कन्धप्रदेश को पुष्ट करता है और सौन्दर्य तथा कान्ति बढ़ाता है।

चन्दनागुरुणी पत्रं दार्वीत्वङ् मधुकं बला[१] **।**
प्रपुण्डरीकं सूक्ष्मैला विडङ्गं बिल्वमुत्पलम्।।
ह्रीवेरमभयं वन्यं त्वङ् मुस्तं शारिवा स्थिरा।
जीवन्त्यमरदारूणि पृश्निपर्णी शतावरी।।
हरेणु बृहती व्याघ्री सुरभिः पद्मकेसरम्।
विपाचयेच्छतगुणे माहेन्द्रे विमलेऽम्भसि।।
तैलाद्दशगुणं शेषं कषायमवतारयेत्।
तेन तैलं कषायेण दशकृत्वो विपाचयेत्।।

१.चरकसंहितायां '**बलाम्**' इत्यादिरूपेण सर्वाणि पदानि द्वितीयान्तानि दृश्यन्ते। हस्तलिखितपुस्तकेषु तु प्रथमान्तानि पठ्यन्ते। युक्तस्तु द्वितीयान्तपाठ एव।

अथास्य दशमे पाके समांशं छागलं पय:।
दद्यादेषोऽणुतैलस्य नावनीयस्य संविधि:।।
अस्य मात्रां प्रयुञ्जीत तैलस्य च पलोन्मिताम्।
स्विन्नस्निग्धोत्तमाङ्गस्य पिचुना नावनैस्त्रिभि:।।
त्र्यहात् त्र्यहाच्च सप्ताहमेतत् कर्म समाचरेत्।
निवातोष्णसमाचारो हिताशी नियतेन्द्रिय:।
तैलमेतत् त्रिदोषघ्नमिन्द्रियाणां बलप्रदम्।
प्रयुञ्जानो यथाकालं यथोक्तानश्नुते गुणान्[१] ।। (च.सू.- ५.६३-७०)

चन्दनम् अगरु गन्धपत्राणि दारुहरिद्रा मधुयष्टी बला प्रपुण्डरीकं सूक्ष्मैला विडङ्गं बिल्वमज्जा नीलोत्पलं बालकम् उशीरं परिपेलवं त्वक् मुस्तं शारिवा शालपर्णी जीवन्ती देवदारु पृश्निपर्णी शतावरी हरेणु: बृहती कण्टकारिका गन्धसुरा पद्मकेसरं प्रतिप. १, तो. १, धा. ६, पानीयप. ३२००, क्वथितशेषप. ३२०, यूषनिर्यूहो दशभिर्भागै: कार्य:। तिलतैलप. ३२, एवं द्वितीय: तृतीय: यावद्दशम:, दशमे पाके छागक्षीरप. ३२, **अणुतैलम्।**

लाल चन्दन, अगर, तेजपात, दारुहल्दी, मुलेठी, बला, प्रपुण्डरीक, छोटी इलायची, विडङ्ग, बिल्वमज्जा, नीलोत्पल (नीलकमल), सुगन्धबाला, खस, परिपेलव (क्षुद्रमुस्ता), दालचीनी, मुस्ता, सारिवा शालपर्णी, जीवन्ती, देवदारु, पृश्निपर्णी, शतावरी, हरेणु, बृहती, कण्टकारिका, गन्धसुरा (शल्लकी) और कमलकेसर- इन्हें समान मात्रा (प्रत्येक १ पल, १ तोला, ६ धान्यक) लें और ३२०० पल पानी में क्वथित करें। दशमांश (३२० पल) शेष रहने पर इसके साथ ३२ पल तिलतैल सिद्ध करें। इसी रीति से १० बार पकायें। १०वीं बार तैल के बराबर बकरी का दूध मिलाकर पाक करें। यह नस्योपयोगी अणुतैल को सिद्ध करने की विधि है।

---

१. अयं योगो 'योगरत्न-समुच्चये' पञ्चकर्माधिकारे नस्यविधौ दृश्यते। तत्र 'चरकात् नस्ये चन्दनाद्यमणुतैलम्' इति चन्द्रटेन सूचितम्।

सिर में तैल लगाकर स्वेदन करें और व्यक्ति को सीधा लिटाकर रुई के फाहे से तीन बार १ पल मात्रा दोनों नासाछिद्रों में अणुतैल डालें। इस प्रकार इस तैल का नस्य सप्ताह में प्रति तीसरे दिन अर्थात् एक दिन के अन्तराल से दें। नस्य के सेवनकाल में संयम धारण करते हुए निर्वात स्थान में रहें और ऊष्ण व हितकर आहार लें। यह तैल त्रिदोष-नाशक और इन्द्रिय-बल-वर्द्धक है। इसका यथाकाल सेवन करने से शास्त्रोक्त गुण प्राप्त होते हैं।

कुंकुमं चन्दनं लाक्षा पत्तङ्गं मधुयष्टिका।
धान्यकं माचिकं[1] रोध्रं चातुर्जातं सकेसरम्।।
उशीरं वटशुङ्गाश्च मञ्जिष्ठा चाक्षसम्मिता।
तिलतैलाद् द्विकुडवं गव्यं क्षीरं च तत्समम्।।
एतद्विपक्वं मृद्वग्नौ कर्पूरेण सुगन्धितम्।
तिलकव्यङ्गपिटकानभ्यङ्गादेव नाशयेत्।
कुंकुमाद्यमिदं तैलं कान्तिसौभाग्यवर्णकृत्।।

कुंकुमं चन्दनं लाक्षा पत्तङ्गं मधुयष्टी धानकाफलानि मांसी श्वेतरोध्रः त्वक् एला सुगन्धपत्राणि नागकेसरं उशीरं न्यग्रोधांकुरं मञ्जिष्ठा प्रतिक. १, तिलतैलप. १६, सिद्धं कर्पूरसुगन्धितं कुर्यात्। **कुंकुमाद्यं तैलम्।**

कुंकुम, चन्दन, लाक्षा, पत्तङ्ग, मधुयष्टी, धनिया, जटामांसी, श्वेतरोध्र, चतुर्जात (दालचीनी, छोटी इलायची, तेजपात, नागकेसर), उशीर (खस), वटांकुर एवं मञ्जिष्ठा- इन्हें एक-एक पल लें। इनके साथ तिलतैल १६ पल लेकर विधिवत् सिद्ध करें। इसे कपूर डाल कर सुगन्धित भी कर लें। अभ्यङ्ग (मालिश) के रूप में इस तैल का प्रयोग करने से तिल, व्यङ्ग (झाइयाँ), पिटक (फुंसियाँ) दूर हो जाती हैं। यह **कुंकुमादि तैल** कान्ति एवं सौन्दर्य को बढ़ाता है और रंग निखारता है।

---

१. 'माचिकं' इति मातृकागतः पाठः, तस्य च विवरणे 'मांसी' इत्यर्थो दत्तः। चक्रदत्तरत्नप्रभायां त्वस्य स्थाने 'भाविकं' इति पठ्यते। तत्र 'भाविकं देवदारु' इति च व्याख्यायते।

कुंकुमोशीरकालीय-लाक्षायष्ट्याह्वचन्दनम्।
न्यग्रोधपादांस्तरुणान् पद्मकं पद्मकेसरम्।।
सनीलोत्पलमञ्जिष्ठं पालिकं सलिलाढके।
पक्त्वा पादावशेषेण तेन पिष्टैश्च कार्षिकैः।।
लाक्षापत्तङ्गमञ्जिष्ठा-यष्टीमधुककुंकुमैः।
अजाक्षीरद्विगुणितं तैलस्य कुडवं पचेत्।।
नीलिकापलितव्यङ्ग-वलीतिलकदूषिकाः।
हन्ति तन्नस्यमभ्यस्तं मुखोपचयवर्णकृत्[1]।। (अ.हृ.उ.- ३२.२७-३०)

कुंकुमम् उशीरं दार्वीत्वक् लाक्षा मधुयष्टी चन्दनं न्यग्रोधमूलान्यभिनवानि पद्मकः पद्मकेसरं नीलोत्पलं मञ्जिष्ठा प्रतिप.१, पानीयप.१२८, चतुर्भागावशेषप.३२, तिलतैलप.८, छागक्षीरप.१६, गर्भे लाक्षा पत्तङ्गं मञ्जिष्ठा मधुयष्टी कुंकुमं प्रतिक.२, **द्वि. कुंकुमाद्यम्।**

कुंकुम (केशर), खस, काला अगरु, लाख, मुलेठी, लालचन्दन, वटवृक्ष की कोमल जटा, कमलकेसर, नीलकमल एवं मञ्जिष्ठा- इन्हें १-१ पल (४-४ तोला) लेकर १ आढक (२५६ तोला) जल में डालकर पकायें। चतुर्थांश शेष रहने पर उसमें लाक्षा, पत्तंग, मञ्जिष्ठा, मुलेठी, केसर- इन द्रव्यों को १-१ तोला कल्क मिलाएं। अजादुग्ध २ कुडव तथा तिलतैल १ कुडव लेकर उक्त सभी द्रव्यों के साथ तैलपाक करें। इस प्रकार सिद्ध किये गये इस तैल का नस्य लेने से नीलिका, अकालपलित (असमय में बालों का सफेद होना) व्यंग (झाइयाँ), वली (चेहरे पर झुर्रियाँ), तिलकालक तथा मुखदूषिका रोग नष्ट हो जाते हैं और मुखमण्डल पुष्ट एवं उज्ज्वल वर्ण युक्त हो जाता है।

मञ्जिष्ठा शबरोद्भवस्तुवरिका लाक्षा हरिद्राद्वयम्,
नेपाली हरितालकुंकुमगदा गोरोचनं गैरिकम्।

---

१. अयं योगश्चक्रदत्तरत्नप्रभायां क्षुद्ररोगाधिकारे वैद्यप्रसारकस्येति कृत्वा (७१३ पृष्ठे) समुद्धृतः। अनन्तकुमारीये योगरत्नसमुच्चये क्षुद्ररोग-चिकित्साधिकारे (तृतीयभागे २६७ पृष्ठे) अपि योगोऽयं वाहटस्येति कृत्वा समुद्धृतः।

पत्रं पाण्डु वटस्य चन्दनयुगं कालीयकं पारदं
पत्तङ्गं कनकत्वचं कमलजं बीजं तथा केसरम्।। (शार्दूलविक्रीडितम्)
सिक्थं तुत्थं कार्षिकान् कल्पयित्वा, तैलं क्षीर वृक्षाम्बुनाग्नौ।
सिद्धं तैलं व्यङ्गनील्यादिनाशं वक्त्रच्छायामैन्दवीं चाशु धत्ते।। (शालिनी)

(अ.हृ.उ.- ३२.३१-३२)

मञ्जिष्ठा श्वेतरोध्रं तुवरिका लाक्षा हरिद्रे हरितालं मनःशिला कुंकुमं कुष्ठं गोरोचनं गैरिकम्, अर्जुनवृक्षस्य पत्राणि श्वेतचन्दनं रक्तचन्दनं कालीयकं पारदं पतङ्गनागकेसरं त्वक् पद्मकेसरं पद्मबीजं सिक्थकं तुत्थकं प्रतिप.१, न्यग्रोधः तुम्बुरुः अश्वत्थः प्लक्षः कपीतनः- इति क्षीरवृक्षाः पञ्च प्रतिप.३, तो.१, धा.७, पानीयप.२५६, क्वथितशेषक्षीरवृक्षकषायप.६४, तिलतैलप.२२, गोक्षुरकप.६४, **मञ्जिष्ठाद्यम्।**

मजीठ, शाबरलोध, फिटकिरी, लाख, हल्दी, दारुहल्दी, मैनसिल, हरिताल, केसर, कूठ, गोरोचन, गेरू, बरगद के पीले पत्ते, सफेद तथा लाल चन्दन, काला अगुरु, पारद, पतंगकाष्ठ, धत्तूर का कल्क १ भाग, वसा-घी-मज्जा इन तीनों को मिलाकर ४ भाग, गाय का दूध ४ भाग और क्षीरी वृक्षों की छाल का क्वाथरस १६ भाग- इन सबको मिलाकर स्नेहपाक करें। स्नेह मात्र शेष रहने पर छानकर रख लें। इस स्नेह का नस्य एवं अभ्यंग में प्रयोग करने से व्यंग तथा नीलिका आदि रोग नष्ट होकर मुखमण्डल पर शीघ्र चन्द्रमा के सदृश कान्ति छा जाती है।

सप्तपर्णकरञ्जार्कमालतीकरवीरजम्।
मूलं स्नुहीशिरीषाभ्यां चित्रकास्फोतयोरपि।।
करञ्जबीजद्विनिशा-व्योषैडगजसर्षपाः।
वरा वेल्लं च तैस्तैलं सगोमूत्रं विपाचितम्।।
कुष्ठदुष्टव्रणग्रन्थि-गण्डमालाभगन्दरान्।
विशेषाद् वातजान् रोगान् हन्त्यभ्यङ्गेन वज्रकम्[१] ।। (अ.सं.चि.-२१.६३)

१. इदं तैलं मूलतः सुश्रुतसंहितायां (सु.चि.- ९.५४-५७) विद्यते। ईषत्परिवर्त्तनेन सह

सप्तपर्णीमूलं करञ्जमूलम् अर्कमूलं सुमनोमूलं करवीरमूलं सुधामूलं शिरीषमूलं चित्रकमूलं श्वेतार्कमूलं करञ्जबीजानि हरिद्रे द्वे मरिचं पिप्पली शुण्ठी प्रपुनाडः सर्षपाः हरीतकी आमलकं बिभीतकं विडङ्गं प्रतितो. ३, र. २, गोमूत्रप. १२८, तिलतैलप. ३२, **वज्रकम्**[1]।

सप्तपर्णीमूल, करञ्जमूल, अर्कमूल, मालतीमूल, करवीरमूल, स्नुहीमूल, शिरीषमूल, चित्रकमूल, आस्फोतामूल (सफेद आक की जड़), करञ्जबीज, दोनायें प्रकार की हरिद्रा, त्रिकटु, प्रपुनाड, सर्षप, त्रिफला, विडङ्ग- इन सभी द्रव्यों को लेकर गोमूत्र में पीसकर कल्क बना लें। इस कल्क के साथ तैल सिद्ध करें। यह वज्रक नामक तैल अभ्यङ्ग (मालिश) के रूप में प्रयोग करने से कुष्ठ, नाड़ीव्रण एवं दुष्ट व्रणों को ठीक कर देता है।

चक्रदत्तरत्नप्रभा में अष्टाङ्गहृदयगत वज्रक तैल के विषय में टिप्पणी करते हुए कहा है-

योगोऽयं **वैद्यप्रसारके**ऽप्युद्धृतः। आस्फोता श्वेतार्कमूलं, वरा त्रिफला, वेल्लं विडङ्गम्। इति प्रमेयमेव स्वल्पवाग्भटवाक्यं **चन्द्रटेना**पि लिखितम्, ततश्चोभयमपि प्रमाणमिति। (चक्रदत्तरत्नप्रभा, कुष्ठ- चिकित्सा, पृष्ठ- ६६३)

यह योग **वृन्दमाधव** में भी आया है। वहाँ इसकी **व्याख्याकुसुमावली** नामक टीका (५१.१०७-११०) में 'आस्फोतामूल' का विवेचन करते हुए वैद्य-प्रसारक का मत इस प्रकार से उद्धृत किया है- **चित्रकास्फोतयोरिति। अस्फोता अप्युरमल्लिका**[2] **(?)। सारिवा इति डल्हणः। वैद्यप्रसारके तु श्वेतार्कमूलमिति विवृतम्।** अर्थात्

स्वल्पवाग्भटे (अ.हृ.चि.- १९.७९-८०) योगरत्नसुमुच्चये तैलाधिकारे (१०२ पृष्ठे) वैद्यप्रसारके चोद्धृतमिति चक्रदत्तरत्नप्रभाकारः कुष्ठचिकित्साप्रकरणे (६६३ पृष्ठे) सूचयति।

१. अष्टाङ्गहृदये वज्रकतैलमित्थं निरूपितम्-

मूलं सप्ताह्वात्त्वक् शिरीषाश्वमारादर्कान्मालत्याश्चित्रकास्फोतनिम्बात्।
बीजं कारञ्जं सार्षपं प्रापुनाटं श्रेष्ठा जन्तुघ्नं त्र्यूषणं द्वे हरिद्रे।।
तैलं तैलं साधितं तैः समूत्रैस्त्वग्दोषाणां दुष्टनाडीव्रणानाम्।
अभ्यङ्गेन श्लेष्मवातोद्भवानां नाशायालं वज्रकं वज्रतुल्यम्।। (अ.हृ.चि.-१९.७९-८०)

२. '**वृत्तमल्लिका**' इति स्यात्, अर्कस्य पर्यायत्वात्।

आस्फोता का अर्थ अप्पुरमल्लिका (?) है। डल्हण ने तो सारिवा अर्थ माना है, जबकि वैद्य-प्रसारक में आस्फोतामूल का अर्थ श्वेतार्कमूल बताया है।

एरण्डतार्क्ष्यघननीपकदम्बभार्गी-कम्पिल्लवेल्लफलिनीसुरवारुणीभिः।
निर्गुण्ड्यरुष्करसुराह्वसुवर्णदुग्धा-श्रीवेष्टगुग्गुलुशिलाहरितालविश्वैः।।
तुल्यस्नुगर्कदुग्धं सिद्धं तैलं स्मृतं महावज्रम्।
अतिशयितवज्रकगुणं श्वित्रार्शोग्रन्थिमालाघ्नम्[१] ।। (अ.सं.चि.-२१.६४)

एरण्डमूलं रसाञ्जनं मुस्तं नीपः कदम्बः[२] कम्पिल्यं विडङ्गं गन्धप्रियङ्गुः विशाला निगुण्डी भल्लातकः देवदारुकाष्ठं हेमावती चीडास्राव: गुग्गुलुः मनःशिला हरितालं शुण्ठी प्रतितो. १, धानकाश्चतस्रः सार्धाः, तिलतैलप. ३ २, सुधाक्षीरप. ३ २, अर्कक्षीरप. ३ २, पानीयप. ६ ४, **महावज्रकम्।**

एरण्डमूल, रसाञ्जन, मुस्त, धूलिकदम्ब, कदम्ब, भार्गी, कम्पिल्लक (कबीला), विडङ्ग, प्रियंगु, इन्द्रवारुणी, निर्गुण्डी, अरुष्कर, देवदारु, स्वर्णक्षीरी, श्रीवेष्ट (वृक्षधूप), गुग्गुलु, मनःशिला, हरिताल एवं सोंठ- इन द्रव्यों का कल्क समान मात्रा (प्रत्येक १ तोला एवं साढ़े चार धानक) में लें। अर्कक्षीर ३ २ पल, स्नुहीक्षीर ३ २ पल एवं पानी ६ ४ पल लेकर तैल सिद्ध करें। इस तैल को महावज्रक तैल कहते हैं। वज्रक तैल से इसके गुण अधिक हैं। यह चर्मरोग, नासूर, श्वित्र, अर्श तथा गण्डमाला को नष्ट करता है।

भल्लातकार्कमरिचैर्लवणोत्तमेन सिद्धं विडङ्गरजनीद्वयचित्रकैश्च।
तैलं समार्कवरसं विनिहन्ति कृच्छ्रान्ताहि कफानिलकृतान्नपचीव्रणांश्च।।

पानीयप. ६ ४, गर्भे भल्लातकफलम् अर्कक्षीरं मरिचं सैन्धवलवणं विडङ्गं दारुहरिद्रा पिण्डहरिद्रा चित्रकं प्रतिक. २, तिलतैलप. १ ६, भृङ्गराजरसप. १ ६, **भल्लातकाद्यम्।**

---

१. अयं योगो योगरत्नसमुच्चये (६० पृष्ठे) चन्द्रटेनेत्थं समुद्धृतः- 'वाग्भटात् कुष्ठे महावज्रकतैलम्' (अ.हृ.चि.- १९.८१-८२)। अयं योगो गदनिग्रहे तैलाधिकारेऽपि दृश्यते।

२. नीपो धूलिकदम्बः कदम्बश्चान्यः।

भल्लातक, अर्कक्षीर, काली मिर्च, सैन्धव लवण, विडङ्ग, दारुहरिद्रा, पिण्डहरिद्रा एवं चित्रक- इन द्रव्यों का कल्क २-२ कर्ष लें। इसे ६४ पल पानी, १६ पल तिलतैल एवं १६ पल भृङ्गराजरस में मिलाकर विधिवत् तैल सिद्ध करें। यह तैल कष्टसाध्य कफवातजन्य अपची एवं व्रणों को ठीक कर देता है।

चन्दनं पद्मकं रोध्रं निशे द्वे नीलवारिजम्।
गन्धप्रियंगु यष्टीं च पचेत् कर्षांशमात्रतः।।
प्रस्थार्द्धमाने सलिले चतुर्भागावशेषिते।
तेन तैलार्द्धकुडवं क्षीरप्रस्थसमायुतम्।।
पाचयेदिति तैलस्य चन्दनाद्यभिधानकम्।
व्रणरोपणकृद् बल्यं शोधनं परिचक्षते[1]।।

चन्दनं पद्मकं श्वेतरोध्रं दारुहरिद्रा पिण्डहरिद्रा नीलोत्पलं गन्धप्रियङ्गुः मधुयष्टी प्रतिक.१, पानीयप.१६, क्वथितशेषप.४, तिलतैलप.४, गोक्षीरप.३२, **चन्दनाद्यं तैलम्।**

चन्दन, पद्मक, श्वेत रोध्र, हरिद्रा, पिण्डहरिद्रा, नीलकमल, गन्धप्रियंगु, मधुयष्टी, (मुलेठी)- इन्हें एक कर्ष मात्रा में लेकर १६ पल जल में लेकर चतुर्थांश शेष रहने पर आधा कुडव तैल सिद्ध करें। इसे पकाते समय एक प्रस्थ दूध डालें। इसे चन्दनादि तैल कहते हैं। यह व्रणरोपण (घाव भरने वाला), बलकारक एवं व्रणशोधन (घाव को शुद्ध) करने वाला होता है।

१.अयं योगो मूलतः सुश्रुतसंहितायां सद्योव्रणचिकित्सिते विद्यते-
चन्दनं पद्मकं लोध्रमुत्पलानि प्रियङ्गवः। हरिद्रा मधुकं चैव पयः स्यादत्र चाष्टमम्।।
तैलमेभिर्विपक्वन्तु प्रधानं व्रणरोपणम्।। (सु.चि. २.३८-३९)
अत्र निबन्धसंग्रहव्याख्या- अस्य रोपणार्थं तैलमाह- चन्दनमित्यादि। पयो दुग्धं, स्यात् भवेत्, तच्चतुर्गुणमानम्। ननु संख्येयनिर्देशादेव संख्यासिद्धावष्टमग्रहणं किमर्थम्? उच्यते- नात्र पाको जलेनेष्यते, पयसैव पाकं मन्यन्ते; अन्ये त्वष्टमग्रहणेनाष्टाङ्गसञ्ज्ञकमिदं तैलमिति कथयन्ति।

प्रपुण्डरीका मधुयष्टिका च नीलोत्पलं रोध्रघनांशुमत्यः।
उशीरकुष्ठं सपुनर्नवा च वक्रं तथा दारुनिशाश्वगन्धा।।
काकोलिका-पुष्करमूल-साह्व-मञ्जिष्ठकाचन्दनयुग्मभृङ्गाः।
व्याघ्री च मेदा सुरसा बला च सशारिवायुक्तरसाटरूषौ।।
कर्षांशमुद्धृत्य पृथक् तथैषां निक्षिप्य तोयात् कुडवाष्टकं च।
तिलोत्थतैलद्विगुणेन युक्तं सर्पिष्पलानां द्विचतुष्ककेन।।
सर्वं पचेदायस एव भाण्डे भिषक्.. विद्वान्मृदुनानलेन।
प्रपुण्डरीकाद्यमिदं प्रसिद्धं प्रयोज्यमभ्यङ्गमिदं प्रशस्तम्।।
व्रणास्यकर्णाक्षिशिरोगदेषु चलत्सु केशेषु तथा द्विजेषु।
वैस्वर्यतृष्णासहनुग्रहेषु मन्याग्रहाशेषगलामयेषु।।
भ्रूशंखशूलेष्वबाहुकेषु प्राणोत्थिते वातगदार्मिताख्ये[१]।
रूढेषु शीर्षं गतवत्सु सम्यग् व्रणेषु दार्ढ्यं विदधाति सद्यः।।
शिरःकपालेषु विनेन्द्रलुप्तं दार्ढ्यं करोत्यायुषि वै हितञ्च।
सुपर्णतुल्यं विदधाति चक्षुः श्रौतश्रुतं जाड्यविनाकृतञ्च।।

प्रपुण्डरीकं मधुयष्टी नीलोत्पलं श्वेतरोध्रः मुस्तं सालपर्णी उशीरं कुष्ठं पुनर्नवा तगरं दारुहरिद्रा अश्वगन्धा काकोली पुष्करमूलम् आह्वा मञ्जिष्ठा श्वेतचन्दनं रक्तचन्दनं त्वक् कण्टकारी मेदा सुरसः बला शारिवा रास्ना दुरालभा प्रतितो.१, पानीयप.६४, तिलतैलप.१६, घृतप.८, **प्रपुण्डरीकाद्यम्।**

प्रपुण्डरीक, मधुयष्टी, नीलकमल, रोध्र, मुस्त, अंशुमती (सालपर्णी), उशीर, कूठ, पुनर्नवा, वक्र (तगर), दारुहरिद्रा, अश्वगन्धा, काकोली, पुष्करमूल, ..., मञ्जिष्ठा, श्वेत चन्दन, लाल चन्दन, दालचीनी, कण्टकारी, मेदा, सुरसा, बला, शारिवा, रास्ना, दुरालभा, अडूसा- इन्हें एक-एक कर्ष लेकर ६४ पल पानी में क्वथित करें। चतुर्थांश शेष रहने पर इसके साथ १६ पल तिलतैल विधिवत् सिद्ध करें। इसमें ८ पल घृत घी भी डालें। इसे

१. **'वातगदेऽर्दिताख्ये'** इति स्यात्।

लोहकटाह में ही मन्द अग्नि पर पकायें। इस प्रकार सिद्ध किया हुआ यह **पुण्डरीकादि तैल** अभ्यङ्ग के रूप में प्रयुक्त करना चाहिए। यह व्रण को ठीक करता है और कान, आँख व सिर के रोगों में बहुत हितकर माना गया है। बालों के गिरने और दातों के हिलने की स्थिति में इसका प्रयोग करने से ये दोनों विकार दूर हो जाते है। स्वरभेद, तृष्णा, हनुग्रह, मन्याग्रह एवं सभी कण्ठरोगों में यह तैल बहुत हितकर है। भ्रू, शंख (कनपटी) आदि के दर्द में इसका अभ्यङ्ग करने से पीडा का शमन होता है। प्राणोत्थित (ऊर्ध्ववात) एवं अर्दित रोग में ही यह हितकर होता है। इसके प्रयोग से गंजापन समाप्त होता है और शिर:कपालों में दृढता आती है। यह आयुष्य है और नेत्रज्योति को गरुड के समान तीव्र बना देता है। इससे श्रवणशक्ति भी अच्छी हो जाती है।

दशमूल..... एरण्ड-वाजिगन्धाशतावरी:।
पुनर्नवाबलारास्ना-यष्टीदारुमधुस्रवा:।।
पृथग् दशपलास्तोय.... ष्टावशेषिते।
तैलाढकं पचेत् क्षीरं दद्यात्तत्र चतुर्गुणम्।।
कल्कैश्च ... पलोन्मितै कुष्ठमांसीबलावचा:।
सिद्धं वज्राय दातव्यं पृथगर्धपलांशिकम्।।
त्वक्पत्रमृगजाचन्द्रजातीकक्कोलवल्कलम्।
एष नारायणो नाम तैलराड् भुवि विश्रुत:।।
यत्र सिद्धमिदं तिष्ठेत् सदा तत्रैव निश्चल:।
दहेदशेषरोगांश्च भुवि देशेऽपि वा स्वयम्।।
हन्ता च रोगसंघानामसुराणां यथा हरि:।
विशेषादनिलश्लेष्म-विकारान् विनिकृन्तति।।
दोषधातुमलादीनामावृत्तानां परस्परम्।
विमार्गगाणां च तथा स्वालयप्रापक: पर:।।
रोगाणां रेवतीबालग्रहोन्मादहर: परम्।
अङ्गवृद्धिकर: पुष्टिमेधास्मृतिकर: ....।।

कृशस्य लेहतो योनिमेढ्रशुक्रामयापहा।
ऋतौ प्रयुक्ते वन्ध्यानां गते कालेऽपि पुत्रदः।।
अभ्यङ्गात् सर्वजन्तूनां परः संवननः स्मृतः।
युद्धे वादेऽपि वा शश्वद्विजये विजयप्रदः।। नारायणो नाम तैलराजः।

दशमूल (बेल, गम्भारी, पाटला, अरलु, अरणी, शालपर्णी, पृश्निपर्णी, बड़ी कटेरी, छोटी कटेरी, गोखरू), ... एरण्ड, अश्वगन्धा, शतावरी, पुनर्नवा, बला, रास्ना, यष्टीमधु, देवदारु, मधुस्रवा (मूर्वा)- इन्हें १०-१० पल लेकर १६ गुना जल में क्वथित करें। अष्टमांश शेष रहने पर इस क्वाथ के साथ १ आढक तैल सिद्ध करें। इसे सिद्ध करते समय कूठ, बला, जटामांसी, वचा का कल्क १-१ पल डालें। इस तैल में आधा-आधा पल की मात्रा में दालचीनी, तेजपात, मृगजा (कस्तूरी), चन्द्र (कपूर), जाती एवं कक्कोल-वल्कल भी डालें। इस प्रकार सिद्ध किया गया यह **नारायण तैलराज** भूतल पर बहुत ही विख्यात है। यह उत्कृष्ट तैल जहाँ रहता है, वहाँ सभी रोगों का विनाश कर देता है।

यह तैल उसी प्रकार रोग गणों का नाशक है जैसे- भगवान् हरि असुरगणों के नाशक होते हैं। यह तैल विशेष रूप से वात-कफ विकारों को नष्ट करता है। जो दोष, धातु एवं मल परस्पर आवृत्त (संकीर्ण) हो गये हों उन्हें यह अपने-अपने स्थान पर पहुँचाकर व्यवस्थित कर देता है। यह तैलराज रेवती आदि बालग्रहों एवं उन्माद आदि रोगों का निवारण कर बालकों के अंगों की वृद्धि व पुष्टि करता है। यह मेधा एवं स्मृतिशक्ति को बढ़ाता है। यह तैल योनि, लिंग एवं शुक्र सम्बन्धी रोगों को दूर करता है। ऋतुकाल में सेवन करने से यह वन्ध्या स्त्री को भी पुत्र प्रदान करता है। जिन स्त्रियों का यौवन ढल चुका है और अभी तक निःसन्तान हैं, वे भी इसके प्रयोग से सन्तान प्राप्त कर सकती हैं। अभ्यङ्ग करने से यह तैल वशीकरण का काम करता है। यह कलह एवं वाद में विजय दिलाने वाला माना गया है।

अश्वगन्धां बलां विश्वं[1] पाटलां बृहतीद्वयम्।
श्वदंष्ट्रातिबलां निम्बं स्योनाकं च पुनर्नवाम्।।
प्रसारिणीमग्निमन्थं कुर्याद् दशपलं पृथक्।
चतुर्द्रोणजले पक्त्वा पादशेषं शृतं नयेत्।।
तैलाढकेन संयुज्य शतावर्या रसाढकम्।
क्षिपेत्तत्र च गोक्षीरं तैलात्तस्माच्चतुर्गुणम्।।
शनैर्विपाचयेदेभि: कल्कैश्च द्विपलांशकै:।
कुष्ठैलाचन्दनवचा-मांसीशैलेयसैन्धवै:।।
अश्वगन्धाबलारास्ना-शतपुष्पेन्द्रदारुभि:।
पर्णीचतुष्टयेनैव पुरेणैव च साधयेत्।।
तत्तैलं नावनेऽभ्यङ्गे पाने वस्तौ च योजयेत्।
पक्षाघातं हनुस्तम्भं मन्यास्तम्भं गलग्रहम्।।
खल्लत्वं बधिरत्वं च गतिभङ्गं कटिग्रहम्।
पार्श्वशूलञ्च (पाङ्गुल्यं) बुद्धिहानिं च गृध्रसीम्।।
अन्यांश्च विषमान् धातूञ्जयेत् सर्वानसंशयात्[2]।
अस्य प्रभावाद् वन्ध्यापि नारी पुत्रं प्रसूयते।।
मर्त्यो गजो वा तुरगस्तैलादस्मात् सुखी भवेत्।
यथा नारायणो देवो दुष्टदैत्यविनाशन:।
तथेदं वातरोगाणां नाशनं तैलमुत्तमम्[3]।। इति नारायणतैलम्।

अश्वगन्धा, बला, विश्व (शुण्ठी), पाटला, बृहती, कण्टकारी, गोखरू, अतिबला, निम्ब, स्योनाक, पुनर्नवा, प्रसारिणी एवं अग्निमन्थ- इन्हे १०-१०

---

१. **'विश्वं'** इति हस्तलिखिते पुस्तके पाठ: **'बिल्वं'** इति च निघण्टरत्नाकरे (द्वितीयभागे ४४० पृष्ठे) दृश्यते।

२. 'अन्यांश्च विषमान् वातान् जयेत् सर्वाङ्गसंश्रयान्' इति पाठो निघण्टरत्नाकरे द्वितीयभागे ४४० पृष्ठे।

३. अयं योगो निघण्टरत्नाकरे द्वितीयभागे वातव्याधिप्रकरणे (४४० पृष्ठे) दृश्यते।

पल लेकर चार द्रोण जल में चतुर्थांश शेष रहने तक पकायें। इस क्वाथ में एक आढक तैल, एक आढक शतावरी-रस मिलाएं और तैल से चार गुणा मात्रा में गोदुग्ध मिलाकर धीरे-धीरे पकायें। पकाते समय इसमें निम्न ओषधियों का कल्क दो-दो पल की मात्रा में मिलाएं। ये ओषधियाँ इस प्रकार हैं- कूठ, इलाइची, चन्दन, बला, मांसी, शैलेय, सैन्धव लवण, अश्वगन्धा, वचा, रास्ना, सत् पुष्पा, देवदारु, चारों पर्णियाँ (शालपर्णी, पृश्निपर्णी, मद्गपर्णी, माषपर्णी) और पुर (गुग्गुलु)।

इस प्रकार सिद्ध किये इस तैल को नस्य, अभ्यंग, पान एवं बस्ति में प्रयुक्त करना चाहिए। इसके प्रयोग से पंक्षाधात, हनुस्तम्भं, मन्यास्तम्भ, गलग्रह (गला बैठना), खल्लत्व, बधिरत्व, गतिभंङ्ग, कटिग्रह, पाश्वशूल, पङ्गुता, बुद्धिमान्द्य, गृध्रसी आदि रोग नष्ट हो जाते हैं। यह तैल शरीर के अन्य बहुत से वातविकारों को भी नष्ट कर देता है।

इसके प्रभाव से वन्ध्या नारी भी पुत्र को जन्म देने में समर्थ हो जाती है। मनुष्य एवं हाथी-घोड़े भी इस तैल के प्रयोग द्वारा वातविकारों से मुक्त होकर स्वास्थ्यलाभ करते हैं। जैसे भगवान् नारायण दुष्ट दैत्यों के विनाश करते हैं, वैसे ही यह उत्तम तैल सब वातरोगों का विनाश कर देता है। इस प्रकार नारायण जैसा प्रभावशाली होने से यह नारायण तैल के नाम से प्रसिद्ध है।

तिलान् नवप्रलूनान् वहन्तीष्वप्सु रात्रिमुषितान् दिवा शोषयेदेवं पञ्चरात्रम्, गते पञ्चरात्रे मधुयष्टि-(क्षीर)काकोली-महापञ्चमूल-देवदारु-शताह्वा-जीवक-क्वथिते पयसि पञ्चाहमेवं वासयेच्छोषयेच्च। ततस्तेनैव क्षीरेणैषामेव द्रव्याणां चूर्णमात्रया युक्तान् प्रपीडयेत्। तत्तैलं नीलोत्पलानन्ता-चन्दनागुरु-मधुक-जीवक-काकोली-सुनिषण्णक-मूलकल्कैरष्टगुणेन पयसा पचेद्। एतन्नस्ये कर्णपूरणे शिरसि चाभ्यङ्गे प्रणीतमाशु शूलनादबाधिर्याणि सर्ववातविकारांश्च पित्तानुबन्धानपोहति।

गन्धतैलम्। (अ.सं.उ.-२२.३१)

ताजे काटे हुए (नये) तिलों को वस्त्र में बांधकर बहती हुई नदी के पानी में रात को रखें और प्रात: दूध में सुखाये; इसी प्रकार से पांच दिन करें। पांच दिन के पीछे तिलों को पांच दिन तक मुलेठी, क्षीरकाकोली, महापञ्चममूल, देवदारु, सौंफ एवं जीवक के क्वाथ में पकाये दूध में रखें। इसको फिर पांच दिन तक धूप में सुखाये (रात में दूध में भिगोये और प्रात: सुखाये; इस प्रकार पांच दिन करे)। फिर इसी दूध के साथ मुलेठी आदि द्रव्यों के चूर्ण को तथा तिलों को कोल्हू में पीडे। इससे जो तैल निकले; उस तैल को; नीलकमल, दूर्वा, चन्दन, अगरु, मुलेठी, जीवक, काकोली, चौपतिया का मूल, इनके कल्क के साथ तैल से आठ गुणे दूध में पकाये। इस तैल का नस्य देवे, कान में इसे डाले, सिर पर मले। इससे शूल, नाद, बाधिर्य (बहरापन) सब वातररोग एवं पित्त के संसर्ग से होने वाले वातरोग शीघ्र नष्ट हो जाते हैं। यह तैल टूटी अस्थियों को जोड़ता है।

कृष्णांस्तिलान् विरजसो दृढवस्त्रबद्धान्सप्तक्षपा वहति वारिणि वासयेत।
संशोषयेदनुदिनं प्रतिसार्य चैतान् क्षीरे तथैव मधुकक्वथिते च तोये।।
पुनरपि पीतपयस्कान् तान् पूर्ववदेव शोधितान् बाढम्।
विगततुषानरजस्कान् सञ्चूर्ण्यं चूर्णितैर्युञ्ज्यात्।।
नलदबालकलोहितयष्टिकानखमिशिप्लवकुष्ठबलात्रयै:।
अगुरुचन्दनकुंकुमसारिवासरलसर्जरसामरदारुभि:।। (द्रुतविलम्बितम्)
समस्तगन्धभैषज्यसिद्धदुग्धेन पीडयेत्।।
शैलेयरास्नांशुमतीकशेरु-कालानुसारीनतपत्ररोध्रै:।
सक्षीरशुक्लै: सपय:सदूर्वैस्तैलं पचेत्तन्नलदादिभिश्च।।
गन्धतैलमिदमुत्तमस्थिस्थैर्यकृज्जयति चाशु विकारान्।
वातपित्तजनितानतिवीर्यान् व्यापिनोऽपि विविधैरुपयोगै:।।

द्वितीयं गन्धतैलम्। (अ.हृ.उ.-२७.३६-४१)

धूलि, कंकड़ आदि से रहित अर्थात् साफ किये हुए तिलों को सुदृढ़ वस्त्र में बांधकर बहती हुई नदी में जल में रातभर ऐसे रख दें, जिसमें वे बहने न पायें। दिन में धूप में उन्हें फैलाकर सुखा लें। ऐसा सात दिन, सात रात करें। फिर रात में दूध में भिगा दें, दिन में धूप में फैलाकर सुखा लें। फिर इसी प्रकार मुलेठी के क्वाथरस में भिगाकर दिन में सुखा लें। उसके बाद फिर दूध में भिगाकर धूप में भलीभांति सुखा दें, फिर इनके छिलके उतार कर उपद्रव्य हटाकर उन्हे कूट कर चूर्ण बना लें। उक्त तिलचूर्ण में जटामांसी, नेत्रबला, मजीठ, नखी द्रव्य, सौंफ, केवटीमोथा, कूठ, बलामूल, अतिबलामूल, नागबलामूल, अगुरु, लालचन्दन, केसर, सारिवा, चीड़ तथा देवदारु की लकड़ी का चूर्ण एवं पद्मकादि गण (अ.हृ.सू. १५/१२) के द्रव्यों को कूटकर मिला दें। फिर सुगन्धित द्रव्यों के योग से पकाये गये दूध के छीटे दे-देकर कोल्हू में उक्त द्रव्यों को पेरना चाहिए। इसमें से जो तैल निकाले, उसका निम्न विधि से पाक करें।

उस तैल में छरीला, रासना, शालपर्णी, कसेरू, कृष्णसारिवा, तगर, तेजपत्ता, लोध्र, क्षीरविदारी, सफेद दूब तथा ऊपर कहे गये जटामांसी से लेकर पद्मकादि गणोक्त द्रव्यों तक के द्रव्यों का कल्क तैल से चौथाई अंश, तैल से चौगुना गाय का दूध मिलाकर तैलपाक करें। तैयार होने पर इसे छानकर रस लें। यह उत्तम श्रेणी का 'गन्धतैल' है। इसके प्रयोग से अस्थियों में स्थिरता आती है और यह वातज तथा पित्तज सभी विकारों को जीत लेता है। इसका प्रयोग पीने मे, नस्य में, अभ्यंग में तथा सेचन में किया जाता है। यह सम्पूर्ण शरीरव्यापी विकारों को नष्ट करता है।।

[१]मधुयष्ट्याः[२] पलं पिष्ट्वा तैलप्रस्थं चतुर्गुणे।
क्षीरे पचेच्छतं वारांस्तदेवं मधुकाच्छते।।
सिद्धं देयं तृड्डून्मादकासश्वासविसर्पिषु।
(हृत्पाण्डुरोगवातासृक्पित्तादिषु च पूर्ववत्[३])।। मधुयष्टीशतपाकः[४]।

(अ.सं.चि.- २४.२३)

एक पल मधुयष्टिका (मुलेठी) का कल्क मिलाकर एक प्रस्थ तैल सिद्ध करें। सिद्ध करते समय इसमें चार प्रस्थ गोदुग्ध डालें। इस प्रकार सिद्ध तैल में पुनः १ पल मुलेठी और ४ प्रस्थ गोदुग्ध मिलाकर पाक करें। इस प्रक्रिया को एक सौ बार दोहराएं। इस प्रकार मुलेठी का शतपाक तैल सिद्ध होता है। यह प्यास, उन्माद, श्वास, कास, विसर्प, हृदयरोग, पाण्डुरोग, वातासृक् एवं पित्तासृक् में पान, नस्य, अभ्यङ्ग तथा वस्ति के रूप में प्रयुक्त करना चाहिए।

बलाकषायकल्काभ्यां तैलं क्षीरसमं पचेत्।
सहस्रं शतपाकं च वातासृग्वातरोगनुत्। (च.चि.- २९.११९)
हृत्पाण्डुरोगवीसर्प-कामलादाहनाशनम्[५]।। (च.चि.- २९.११८)

बला के कषाय एवं कल्क के साथ विधिवत् तैल सिद्ध करें। सिद्ध करते समय तैल की मात्रा के बराबर गोदुग्ध डालें। इसे भी शतपाक एवं सहस्रपाक विधि से सिद्ध करें। यह तैल वातरक्त एवं वातरोगों को नष्ट करता है। यह हृदयरोग, पाण्डुरोग, विसर्प, कामला एवं दाह का निवारण करता है।

---

१. इतः पूर्वं मातृकासु अयं वाक्यांशो दृश्यते-
'पार्श्वशूलेऽरुचौ कासे ज्वरे चानिलसम्भवे'। अयमत्रास्थानगतः प्रतीयते।

२. **'मधुयष्ट्याः'** इति मातृकासु अष्टाङ्गसंग्रहे च पाठः, अस्य स्थाने **'मधुपर्ण्याः'** इति चरके दृश्यते। (च.चि.- २९.११७)

३. अयमंशो मातृकासु नास्ति, अष्टाङ्गसंग्रहाद् गृहीतः।

४. तुलनीयम्- च.चि.- २९.११७-११८;

५. चरके तु इयं पंक्तिरुपरितनेन योगेन सम्बद्धा दृश्यते। (च.चि.- २९.११८) मातृकासु त्वत्रैव दृश्यते।

लाक्षाविश्वानिशामूर्वा-मञ्जिष्ठास्वर्जिकामयैः।
षड्गुणेन च तक्रेण सिद्धं तैलं ज्वरार्त्तिनुत्[१]।। सूक्ष्मलाक्षातैलम्[२]।
(सु.उ.-३९.२५६)

लाक्षा, विश्वा (शुण्ठी), निशा (हरिद्रा), मूर्वा, मञ्जिष्ठा, स्वर्जिकाक्षार, आमय (कूठ)- इन द्रव्यों के कल्क के साथ तिलतैल सिद्ध करें। सिद्ध करते समय इसमें तैलमात्रा से छः गुणा तक्र मिलाएं। इस तैल के प्रयोग से ज्वर शान्त हो जाता है।

---

१. अयं योगश्चन्द्रटीये योगरत्नसमुच्चये तैलाधिकारे दृश्यते। तत्र- 'सुश्रुताज्ज्वरे लाक्षादितैलम्' इति चन्द्रटः सूचयति।

२. इतः परं शारदालिपिमातृकायां पत्रस्य प्रान्तभागे नम्नाङ्कितोंऽशः सूक्ष्माक्षरैर्लिखितो दृश्यते। तदनुसारितया पेरिसजम्मूनगराभ्यां प्राप्तयोर्मातृकयोरप्ययमंशो दृश्यते। अयं मूलग्रन्थस्य भागो नास्तीति कृत्वाधः टिप्पण्यां प्रस्तूयते-

अथ कर्णबाधिर्यतैलम्

बीजपूर्णं शरटङ्कं नक्तञ्चररसोनकम्। शतपुष्पग्रन्थिसपटकृष्णे सवालुकम्।।
देवपुष्पं सैन्धवं च चिर्विषमाब्धिफेनकम्। सुगन्धमूलं तगरं वासिनी टंकणं तथा।।
आरग्वधं मूलकपर्णीनीरं वा त्रयो पिचुम्। अकारकभोजीयं टंकमातिग्राहये।
तोयाढकं पचन्त्येवं चतुर्भागावशेषितम्। अतः पूत्वा प्रयत्नेन सार्षपं तैलप्रस्थकम्।।
एकत्रैव तु पाचयेत्। एतत्तैलं पुनः पूत्वा रक्षयेत्काचपात्रतः।
बाधिर्यं कर्णनादं च कर्णस्रावं विनाशयेत्। कर्णतैलमिदं श्रेष्ठं गोविन्देन प्रकाशितम्।।
बाधिर्यं बहुवर्षोक्तं प्रयोगेण प्रणश्यति। सत्यं ज्ञेयं सदृशोऽयं गोविन्देनानुभूतकम्।।

कर्णबाधिर्यगुटिका

वत्सनाभं रुद्रबीजं गन्धकं विश्वभेषजम्। पिप्पलीं टंकणं रास्ना जातीफलकचन्द्रकम्।।
जातिपत्रराभाश्च हिङ्गु तुम्बुरु क्षौद्रकम्। कोलाञ्जनं ग्रन्थिकं च प्रत्येकं टङ्कमात्रकान्।।
दुग्धतोयं द्विद्विप्रस्थमेकीकृत्यावचूर्णयेत्। मृत्पात्र्यां प्रक्षिप्यात्र शनैर्मृद्वग्निना पचेत्।।
यावत्पिण्डत्वमायाति गुटिका बदराकृतिः। भुक्त्वा चैकां प्रभाते च तथैकां निशि भक्षयेत्।।
मण्डलान्तं प्रणश्यन्ति कर्णरोगाः सुदारुणाः। कर्णनादं पूयस्रावं कर्णशूलं तु नाशयेत्।।

तैलप्रकरणे गुटिकोल्लेखोऽप्यस्यांशस्य ग्रन्थबाह्यतां पिशुनयति। अत्र पाठभ्रंशोऽपि बहुषु स्थलेषु दृश्यते।

यह योग सुश्रुतसंहिता से लिया गया है। इस पर डल्हण की 'निबन्धसंग्रह' टीका निम्न प्रकार से है- 'इदानीमन्त:परिमार्जनमभिधाय बहि:परिमार्जनार्थं तैलमाह- लाक्षेत्यादि। विश्वं शुण्ठी, निशा हरिद्रा, मूर्वा, चोरस्नायु:, आमयं कुष्ठम्। लाक्षादिकल्कस्याष्टौ पलानि, तैलस्य द्वात्रिंशत्पलानि, तैलात् षड्-गुणेन तक्रेण तैलं साधनीयम्। ज्वरान्तकृत् शीतपूर्वदाहपूर्वयोर्विनाशकारीत्यर्थ:'।।

यवार्द्धकुडवं पिष्ट्वा मञ्जिष्ठार्द्धपलं तथा।
अम्लप्रस्थं शतोन्मिश्रं तैलप्रस्थं विपाचयेत्।
एतत् प्रह्लादनं तैलं ज्वरदाहविनाशनम्[१]।। प्रह्लादतैलम्।

(सु.उ.- ३९.२८६-२८७)

आधा कुडव जौ के साथ आधा पल मञ्जिष्ठा को पीसकर सौ प्रस्थ काञ्जी- इनमें एक प्रस्थ तैल का पाक करें। यह 'प्रह्लादन' नामक तैल ज्वर और दाह को नष्ट करता है।

यह योग सुश्रुतसंहिता से लिया गया है। इस पर डल्हण की 'निबन्धसंग्रह' टीका निम्न प्रकार से है- प्रह्लादनतैलमाह- यवार्धकुडवमित्यादि। अम्लप्रस्थशतोन्मिश्रं काञ्जिकप्रस्थशतयुक्तम्॥

ग्राम्यानूपविडङ्गनिर्यूहैर्जीवनीयकल्कैश्च।
सिद्धं पयसा तैलं विवर्धनं कर्णपालीनाम्।। कर्णविवर्धनतैलम्।

ग्राम्य व आनूप प्राणियों के मांस, विडङ्ग एवं जीवनीय द्रव्यों के कल्क के साथ दूध मिलाकर सिद्ध किया तैल कर्णपालियों को बढ़ाता है और पुष्ट करता है।

नवपत्रांकुरं जात्या[२] **द्वे हरिद्रे शतावरी।**
जीवकर्षभकौ रास्ना सरलं देवदारु च।।

१. अयं योगश्चन्द्रटीये योगरत्नसमुच्चये तैलाधिकारे (५७ पृष्ठे) अपि दृश्यते। तत्र सुश्रुतात् ज्वरे प्रह्लादनं तैलम् इति चन्द्रट: सूचयति।

२. 'मधुपत्राकुरं जात्या' इति मातृकासु पाठ:। अस्य स्थाने 'नवपत्रांकुरं जात्या' इति योगरत्नसमच्चयस्य ग.मातृकानुसारितया शोधित: पाठ:। 'नवपत्रांकुरा जाती' इति गदनिग्रहे तैलाधिकारे (१०९ पृष्ठे) पाठ:।

मुस्तं तालीसमञ्जिष्ठापाठावरणचित्रकाः।
कुष्ठं सर्पसुगन्धा च मधुकं द्वे च शारिवे।।
अनन्तामलकं मूर्वा मधूकं करवीरकम्।
देवपुष्पं शिरीषस्य मूलं स्योनाकमेव च।।
चव्यं लाक्षा पयस्या च कल्कीकृत्याक्षसम्मितान्।
एतदभ्यञ्जनं हन्यात् सन्निपातात्मकं ज्वरम्।
तैलं जात्यादिकं नाम वातपित्तकफापहम्।। जात्यादिकं तैलम्।

(क्षारपाणेर्ज्वरचिकित्सिते जात्यादितैलम्- यो.स., पृ.-५६)

चमेली का नवीन पत्रांकुर, आमाहल्दी, दारुहल्दी, शतावरी, जीवक, ऋषभक, रास्ना, सरल (चीड़), देवदारु, मोथा, तालीसपत्र, मञ्जिष्ठा, पाठा, वरुण की छाल, चित्रकमूल, कुष्ठ, सर्पगन्धा, मुलेठी, कृष्णसारिवा, श्वेतसारिवा, अनन्तमूल, आँवला, मूर्वा , महुआ का फूल, कनेर, देवपुष्प (लवंग), शिरीष की जड़, अरलु, चव्य, लाख, पयस्या (क्षीरकाकोली)- इन्हें एक-एक अक्ष परिमाण में लें। इन द्रव्यों का कल्क चतुर्थांश शेष कषाय एक प्रस्थ तैल पकायें। यह तैल अभ्यञ्जन (मर्दन) करने से सान्निपातिक ज्वर का नाश करता है। यह जात्यादि नामक तैल वात, पित्त तथा कफजन्य रोगों को नष्ट करता है।

कासीसदन्तीसिन्धूत्थकरवीरानलैः पचेत्।
तैलमर्कपयोमिश्रमभ्यङ्गात् पायुकीलजित्।। अर्शोघ्नं तैलम्।

(भद्रवर्मतः- यो.स., पृ.- ३५७)

कासीस, दन्ती, सैन्धव लवण, करवीर (कनेर) एवं अनल (चित्रक) के साथ अर्क (आक) का दूध मिलाकर तैल सिद्ध करें। इस तैल के मलने से अर्श (बवासीर) के मस्से नष्ट हो जाते हैं।

शुष्कमूलकशुंगानां[1] क्षारो हिङ्गु सनागरम्।
शुक्तं चतुर्गुणं दद्यात्तैलमेभिर्विपाचयेत्।।

---

१. **शुष्कमूलकशुण्ठीनां-** इति हस्तलिखितपुस्तके गदनिग्रहे मुद्रिते च पाठो दृश्यते। चन्द्रटीययोगरत्नसमुच्चयानुसारेण **शुष्कमूलकशुंगानां** इति शोधितपाठ उपरि विन्यस्तः।

बाधिर्यं कर्णशूलं च पूयस्रावश्च कर्णयो:।
क्रिमयश्च विनश्यन्ति तैलस्यास्य प्रभावत:[१]।। कर्णतैलम्।

(कृष्णात्रेयात् कर्णरोगे लघुक्षारतैलम्- यो.स., पृ.- ८८)

शुष्क मूलक (सूखी मूली) के शुंगों (सींगरियों) का क्षार, हिङ्गु एवं नागर (सोंठ) लें एवं इनमें चार गुना शुक्त (सिरका) मिलाकर तैल सिद्ध करें। इस तैल के प्रयोग से बधिरता, कर्णशूल, कानों से पूयस्राव (कान बहना) एवं कानों के क्रिमि नष्ट हो जाते हैं।

जीवन्तीजलदेवदारुजलदत्वक्सेव्यगोपीहिमम्,
दार्वीत्वङ्मधुकप्लवागरुवरीपुण्ड्राह्वबिल्वोत्पलम्।
धावन्यौ सुरभिं स्थिरे क्रिमिहरं पत्रं त्रुटिं रेणुकां
किञ्जल्कं कमलाद् बलां शतगुणे दिव्येऽम्भसि क्वाथयेत्।।
तैलाद्रसं दशगुणं परिशेष्य तेन तैलं पचेत सलिलेन दशैव वारान्।
पाके क्षिपेच्च दशमे सममाजदुग्धं नस्यं महागुणमुशन्त्यणुतैलमेतत्।।
घनोन्नतप्रसन्नत्वक्-स्कन्धग्रीवास्यवक्षस:।
दृढेन्द्रियास्तपलिता भवेयुर्नस्यशीलिन:।। (अ.हृ.सू.-२०.३७-३९)

जीवन्ती बालकं देवदारुकाष्ठं मुस्तं त्वक् उशीरं शारिवा चन्दनं दारुहरिद्रा मधुयष्टी परिपेलवं अगरु शतावरी प्रपुण्डरीकं बिल्वमज्जा नीलोत्पलं कण्टकारी बृहती गन्धमुरा सालपर्णी पृश्निपर्णी विडङ्गं गन्धपत्राणि सूक्ष्मैला काकोली कौन्ती पद्म-किञ्जल्क: बला प्रतिपादतो. १, धा. ६, पानीयप. १२८, क्वथितशेषप. ३२, क्वाथपलद्वात्रिंशता दश वारान् पचेत्। दशमे पाके च्छागदुग्धप. ३२, **अणुतैलं द्वितीयम्।**

जीवन्ती, नेत्रबाला, देवदारु, जलद (घन), दालचीनी, खस, सारिवा, चन्दन, दारुहल्दी, मुलेठी, नागरमोथा, अगरु, त्रिफला, पुण्डेरिया, बेलगिरी,

---

१. अयं योगश्चन्द्रटीये योगरत्नसमुच्चये तैलाधिकारे (८८ पृष्ठे) अपि दृश्यते। तत्र कृष्णात्रेयात् कर्णरोगे लघुक्षारतैलम् इति चन्द्रट: सूचयति। अयं योग: किञ्चिदन्तरेण गदनिग्रहे प्रयोगखण्डे तैलाधिकारे (१०१ पृष्ठे) अपि दृश्यते।

नीलकमल, कण्टकारी, बृहती, रास्ना, शलपर्णी, वायविडंग, तेजपत्ता, छोटी इलायाची, रेणुका, कमलकेसर तथा बला- इन सभी द्रव्यों को समान भाग में लेकर जौकुट कर लें। द्रव्य के परिमाण से सौ गुणा वर्षा के जल में क्वाथ करें। जब पकते-पकते दसवाँ हिस्सा जल में शेष रह जाए तो इसे छान लें। तदनन्तर क्वाथ से दशमांश तैल लें और बराबर का क्वाथजल उस तैल में डालकर पाक करें। इसी प्रकार और आठ बार समान भाग क्वाथ के साथ समान भाग बकरी का दूध भी उसमें डाल कर पाक करें। यह 'अणुतैल' है। इसका नस्य अत्यन्त गुणकारी होता है।

जो प्रतिदिन स्नेहन-नस्य का प्रयोग करते हैं, उनकी त्वचा, कन्धे, गर्दन, मुखमण्डल तथा वक्षःस्थल घन (ठोस), उन्नत (ऊँचे), प्रसन्न (सुन्दर) हो जाते हैं। इन्द्रियाँ अपने-अपने विषयों को ग्रहण करने में समर्थ हो जाती हैं और उनके बाल समय से पहले सफेद नहीं होते हैं।

।। इति बृहद्वैद्यप्रसारके तैलाध्यायश्चतुर्थः ।।

★★★

अथातो घृताध्यायं व्याख्यास्यामः

पिप्पलीन्द्रयवधावनितिक्ता-शारिवामलकमातलकीभिः।
बिल्वमुस्तहिमपालिनिसेव्यैर्द्राक्षयातिविषया स्थिरया च।।
घृतमाशु विनिहन्ति साधितं ज्वरमग्निं विषमं हलीमकम्।
अरुचिं भृशतापमंसयोर्वमथुं पार्श्वशिरोरुजं क्षयम्।।

(अ.हृ.चि.- १.९०-९१)

पिप्पली इन्द्रयवाः कण्टकारी कटुका शारिवा आमलकं तामलकी बिल्वमज्जा मुस्तं श्वेतचन्दनं त्रायमाणा उशीरं द्राक्षा अतिविषा सालपर्णी प्रतिक.३, धा.३, पानीयप.१२८, शेषप.३२, घृतप.३२, **पिप्पल्याद्यं घृतम्।**

पिप्पली, इन्द्रजौ, कण्टकारी, कुटकी, सारिवा, आँवला, भुई आँवला, बेलगिरी, मुस्ता, चन्दन, त्रायमाणा, खस, मुनक्का, अतीस तथा शालपर्णी का कल्क- १-१ भाग (प्रत्येक ३ कर्ष, ३ धान्यक) लें और १२८ पल जल में क्वथित करें। चतुर्थांश शेष रहने पर इसमें ३२ पल घृत मिलाकर विधिवत् सिद्ध करें। यह 'पिप्पल्याद्य घृत' ज्वर, विषमाग्नि, हलीमक, अरुचि, अंसगत (कन्धों में होने वाले) अति सन्ताप, वमन, पार्श्वशूल, शिरोरोग तथा क्षयरोग को नष्ट करता है।

समूलमस्तकं क्षुण्णं वृषमष्टगुणेऽम्भसि।
पक्त्वाष्टांशावशेषेण घृतं तेन विपाचयेत्।।
तत्पुष्पगर्भं तच्छीतं सक्षौद्रं पित्तशोणितम्।
पित्तगुल्मज्वरश्वास-कासहृद्रोगकामलाः।
तिमिरभ्रमवीसर्प-स्वरसादांश्च नाशयेत्।। (अ.सं.चि.- ३.६४-६६)

समूलमस्तकवासिकाप.३२, पानीयप.२५६, क्वथितशेषप.३२, घृतप.३२, गर्भे वासिकापुष्पप.८, शीतभूतं माक्षिकेण सह लिह्यात्। **वासाद्यं घृतम्।**

मूल एवं पत्ते समेत ३ २ पल वासा को कूटकर ८ गुना (२ ५ ६ पल) जल में पकायें। अष्टामांश (३ २ पल) शेष रहने पर इसमें ३ २ पल घृत सिद्ध करें। पाक करते समय इसमें ८ पल वासापुष्पकल्क भी डालें। शीतल होने पर इसे उचित मात्रा में लेकर मधु के साथ चाटें। यह 'वासाद्य घृत' पित्तरक्त, पित्तगुल्म, ज्वर, श्वास, कास, हृद्रोग, कामला, तिमिर, भ्रम, वीसर्प और स्वरसाद (गला बैठना) को नष्ट करता है।

पञ्चमूलाभयाव्योष-पिप्पलीमूलसैन्धवैः।
रास्नाक्षारद्वयाजाजी-विडङ्गशटिभिर्घृतम्।।
शुक्तेन मातुलुङ्गस्य स्वसेनार्द्रकस्य च।
शुष्कमूलककोलाम्ल-चुक्रिकादाडिमस्य च।।
तक्रमस्तुसुरामण्ड-सौवीरकतुषोदकैः।
काञ्जिकेन च तत्पक्वमग्निदीप्तिकरं परम्।
शूलगुल्ममोदरश्वास-कासानिलकफापहम्।।

(च.चि.- १५.८८-९१, अ.हृ.चि.-१०.२७-३०)

कण्टकारिका गोक्षुरकः सालपर्णी पृश्निपर्णी बृहती हरीतकी शुण्ठी मरिचं पिप्पली पिप्पलीमूलं सैन्धवलवणं रास्ना स्वर्जिकाक्षारः यवक्षारः अजाजी विडङ्गं शटी प्रतितो.१, धा.९, शुक्तं मातुलुङ्गरसः आर्द्रकरसः अम्लबदरः चुक्रिकारसः दाडिमरसः तद्वत् मस्तु सुरामण्डः सौवीरकं तुषोदकं काञ्जिकं प्रतिप.३ २, घृतप.३ २, **अग्निमुखं घृतम्।**

लघुपञ्चमूल अर्थात् कण्टकारिका, गोक्षुरक, सालपर्णी, पृश्निपर्णी, बृहती तथा हरड़, शुण्ठी, मरिच, पिप्पली, पिप्पलीमूल, सैन्धव लवण, रास्ना, यवक्षार, स्वर्जिकाक्षार, जीरा, विडंग व शटी- इन द्रव्यों को समभाग (प्रत्येक १ तोला, ९ धान्यक) में लेकर कल्क बनायें। इसके साथ ३ २ पल घृत सिद्ध करें। सिद्ध करते समय इसमें सिरका, बिजौरानींबू का रस, अदरक का स्वरस, सूखी मूली का स्वरस, खट्टे बेरों का रस, चुक्रिकारस, दाडिमरस, दही का पानी, सुरामण्ड, सौवीर, तुषोदक और काञ्जी- इन्हें ३ २-३ २ पल डालें। इस

प्रकार सिद्ध किया गया यह घृत विशेष रूप से अग्नि को प्रदीप्त करता है। शूल, गुल्म, उदररोग, श्वास, कास तथा वातज एवं कफज विकारों को नष्ट करता है।

हपुषोषणपृथ्वीका-पञ्चकोलकदीप्यकैः।
साजाजीसैन्धवैर्दध्ना दुग्धेन च रसेन च।।
दाडिमान्मूलकात् कोलात् पचेत् सर्पिर्निहन्ति तत्।
वातगुल्मोदरानाह-पार्श्वहृद्वस्तिवेदनाः[१]।
योन्यर्शोग्रहणीदोष-श्वासकासारुचिज्वरान्।।(अ.हृ चि.-१४.११-१३)

हपुषा मरिचं हिङ्गुपत्रिका चविका चित्रकः पिप्पली पिप्पलीमूलं शुण्ठी ब्रह्मबीजम् अजाजी सैन्धवलवणं प्रतिक.३, धा.५, दाडिमप.३२, मूलकरसप.३२, अम्लबदरप.३२, घृतप.३२, दुग्धप.३२, **हपुषाद्यं घृतम्।**

हाऊबेर, कालीमिर्च, पृथ्वीका (हिंगुपत्रिका), पिप्पली, पिप्पलीमूल, चव्य, चित्रक, सोंठ, अजवायन, जीरा तथा सैन्धव लवण- इन द्रव्यों का कल्क सम भाग (प्रत्येक ३ कर्ष, ५ धान्यक) लें। इनके साथ दही, दूध, अनार का रस, मूली का रस, बेर का रस और गोघृत मिलाकर विधिवत् घृत सिद्ध करें। यह घृत वातगुल्म, उदररोग, आनाह, पार्श्वशूल, हृदयशूल, वस्तिशूल, योनिव्यापद्, अर्शरोग, ग्रहणीरोग, कास, श्वास, अरुचि और ज्वर को नष्ट करता है।

मञ्जिष्ठाकुष्ठतगरं त्रिफलाशर्करावचाः।
द्वे निशे मधुकं मेदां दीप्यकं कटुरोहिणीम्।।
पयस्याहिङ्गुकाकोली-वाजिगन्धाशतावरीः।
पिष्ट्वाक्षांशा घृतप्रस्थं पचेत् क्षीरचतुर्गुणम्।।
योनिशुक्रप्रदोषेषु तत्सर्वेषु प्रशस्यते।
आयुष्यं पौष्टिकं मेध्यं धन्यं पुंसवनं परम्।।
फलसर्पिरिति ख्यातं पुष्पे पीतं फलायुतम्।

---

१. '**०हृद्वस्तिवेदना**' इति मातृकासु पाठः, अस्य स्थाने '**०हृत्कोष्ठवेदना**' इत्यष्टाङ्गहृदये।

म्रियमाणप्रजानां च गर्भिणीनां प्रशस्यते।
एतत्सदैव बालानां ग्रहघ्नं देहवर्द्धनम्।। (अ.हृ.उ.- ३४.६३-६७)

मञ्जिष्ठा कुष्ठं तगरं हरीतकी आमलकं बिभीतक शर्करा वचा हरिद्रे द्वे मधुयुष्टी मेदा दीप्यक: कटुका पयस्या हिङ्गु काकोली अश्वगन्धा शतावरी प्रतिक.१, घृतप.१६, गोक्षीरप.६४, **फलघृतम्।**

मञ्जिष्ठा, कूठ, तगर, हरड़, बहेड़ा, आँवला, शर्करा, वचा, हल्दी, दारुहल्दी, मुलेठी, मेदा, दीप्यक, कुटकी, क्षीरविदारी, हींग, काकोली, अश्वगन्धा और शतावरी- इन द्रव्यों का कल्क १-१ कर्ष लें। इनके साथ गोघृत १ प्रस्थ, गोदुग्ध ४ प्रस्थ लेकर घृत सिद्ध करें। इसका नाम **'फलघृत'** है। इसके सेवन से योनिदोष तथा शुक्रदोष नष्ट हो जाते हैं। यह आयुर्वर्धक, पुष्टिकारक, मेध्य (बुद्धिवर्धक), धन्य कहा गया है। पुष्पकाल (ऋतुस्राव काल) में पीने से यह सन्तान रूप फल को देने वाले योगों में श्रेष्ठ है। इसके सेवन से पुत्रप्राप्ति हो जाती है। मृतवत्सा स्त्रियों के लिए भी घृत हितकर है, अर्थात् इसके प्रभाव से उनकी सन्तान दीर्घायु होती है। इसका सेवन कराने से बालकों की ग्रहबाधा दूर होती है और उनका शरीर पुष्ट हो जाता हैं।

श्वदंष्ट्रोशीरमञ्जिष्ठा-बलाकाश्मर्यकत्तृणम्।
दर्भमूलं पृथक्पर्णी पलाशर्षभकौ स्थिराम्।।
पालिकानि पचेत्तेषां रसे क्षीरचतुर्गुणे।
कल्कैः स्वगुप्ताजीवन्ती-मेदर्षभकजीवकैः।।
शतावर्यर्द्धिमृद्वीका-शर्कराश्रावणीबिसैः।
प्रस्थः सिद्धो घृताद्वातपित्तहृद्रोगशूलनुत्।।
मूत्रकृच्छ्रप्रमेहार्शःकासशोषक्षयापहः।
धनुःस्त्रीमद्यभाराध्व-खिन्नानां बलमांसदः॥(अ.हृ.चि.- ३.१०२-१०५)

गोक्षुरक: उशीरं मञ्जिष्ठा बला काश्मर्यफलं भूतीकं दर्भमूलं पृश्निपर्णी पलाशमूलं ऋषभक: सालपर्णी प्रतिप.१, पानीयप.१७६, क्वथितशेषप.४४,

गर्भे गुप्ता मेदा जीवन्ती ऋषभक: जीवक: शतावरी ऋद्धि: द्राक्षा शर्करा श्रावणी बिसं प्रतिक.१, तो.१, धा.१०, **श्वदंष्ट्राद्यम्।**

गोखरू, खस मञ्जिष्ठा, बला, गम्भारीफल, भूतीक, दर्भमूल, पृश्निपर्णी, पलाशमूल, ऋषभक और शालपर्णी- इन द्रव्यों को १-१ पल मात्रा में लेकर १७६ पल पानी में क्वथित करें। चतुर्थांश शेष रहने पर क्वाथरस से चौगुना गोदुग्ध मिलाएं। इसमें केवांच के बीज, जीवन्ती, मेदा, ऋषभक, जीवक, शतावरी, ऋद्धि, मृद्वीका (मुनक्का), शर्करा, गोरखमुण्डी एवं कमलकन्द का कल्क (प्रत्येक १ कर्ष, १ तोला, १० धान्यक) मिलाएं। इनके साथ १ प्रस्थ घृत सिद्ध करें। यह घृत वातरोग, पित्तरोग, हृद्रोग तथा सभी प्रकार के शूल का शमन करता है। यह मूत्रकृच्छ्र, प्रमेह, अर्शरोग, कासरोग और शोष के कारण उत्पन्न धातुक्षय का निवारण करता है। यह घृत बलपूर्वक धनुष आकर्षण, स्त्रीप्रसंग, मद्यपान, अतिभार-वहन तथा अधिक मार्गचलन से कृश हुए जनों के बल एवं मांस की वृद्धि करता है।

मधुकाष्टपलद्राक्षा-प्रस्थक्वाथे पचेद् घृतम्।
पिप्पल्यष्टपले कल्के प्रस्थं सिद्धे च शीतले।।
पृथगष्टपलं क्षौद्रशर्कराभ्यां विमिश्रयेत्।
समसक्तु क्षतक्षीण-रक्तगुल्मेषु तद्धितम्।। (अ.हृ.चि.- ३.१०६-१०७)

मधुयष्टीप.८, द्राक्षाप.१६, पानीयप.१८८, क्वथितशेषप.९४, घृतप.३२, गर्भेपिप्पलीप.८, श्वेतशर्कराप.८, माक्षिकप.८, यवसक्तुप.३२, **समसक्तुघृतम्।**

मुलेठी ८ पल और द्राक्षा (मुनक्का) १ प्रस्थ लेकर क्वाथ बनाकर छान लें। इसमें गोघृत १ प्रस्थ और पिप्पलीकल्क ८ पल मिलाकर घृत सिद्ध करें। शीतल होने पर इसमें ८-८ पल मधु तथा मिश्री मिला लें। तदनन्तर इसमें सभी द्रव्यों के समान परिमाण में सक्तु मिला लें। इस प्रकार तैयार किया गया यह लेह उर:क्षत, क्षय तथा रक्तगुल्म के रोगियों के लिए अति हितकर होता है।

निम्बामृतावृषपटोलनिदिग्धिकानां भागान्पृथग्दशपलान् विपचेद् घटेऽपाम्।
अष्टांशशेषितरसेन पुनश्च तेन प्रस्थं घृतस्य विपचेत् पिचुभागकल्कैः।।
पाठाविडङ्गसुरदारुगजोपकुल्या-द्विक्षारनागरनिशामिसिचव्यकुष्ठैः।
तेजोवतीमरिचवत्सकदीप्यकाग्नि-रोहिण्यरुष्करवचाकणमूलयुक्तैः।।
मञ्जिष्ठयातिविषया विषया यवान्या संशुद्धगुग्गुलुपलैरपि पञ्चसंख्यैः।
तत्सेवितं प्रधमति प्रबलं समीरं सन्ध्यस्थिमज्जगतमप्यथ कुष्ठमीदृग्।।
नाडीव्रणार्बुदभगन्दरगण्डमाला-जत्रूर्ध्वसर्वगदगुल्मगुदोत्थमेहान्।
यक्ष्मारुचिश्वसनपीनसकासशोफ-हृत्पाण्डुरोगमदविद्रधिवातरक्तम्[१]।।

(अ.हृ.चि.- २१.५८-६१)

निम्बः गुडूची वासिका पटोलमूलं कण्टकारिका प्रतिप.१०, पानीयप. ५१२, क्वथितशेषप.६४, गर्भे विडङ्गं देवदारुकाष्ठं हस्तिपिप्पली यवक्षारः स्वर्जिकाक्षारः शुण्ठी हरिद्राद्वयम् शतपुष्पा चविका कुष्ठं तेजोवती मरिचं वत्सकत्वक् ब्रह्मबीजं चित्रकं कटुका भल्लातकं वचा पिप्पलीमूलं मञ्जिष्ठा अतिविषा प्रतिविषा यवानी प्रतिप.१, शुद्धगुग्गुलुप.५, **गुग्गुलुतिक्तकं घृतम्।**

निम्बवृक्ष की छाल, गुडूची, वासा, पटोलमूल तथा कण्टकारी- इन्हें १०-१० लेकर १ द्रोण जल में अष्टमांश शेष रहने तक पकायें। तदनन्तर इस क्वाथ के साथ १ प्रस्थ गोघृत पकायें। पकाते समय इसमें पाठा, विडङ्ग, देवदारु, गजपिप्पली, यवक्षार, सज्जीक्षार, सोंठ, हल्दी, सौंफ, चव्य, कूठ, तेजवती, काली मिर्च, कुटजछाल, अजवायन, चित्रक, कुटकी, भल्लातक, वचा, पिप्पली, पिप्पलीमूल, युक्ता (रास्ना), मञ्जिष्ठा, अतीस, लाङ्गलिका और अजमोद का कल्क १-१ कर्ष मिलाएं तथा शुद्ध गुग्गुलु ५ पल मिला दें। इस प्रकार सिद्ध इस घृत का मात्रानुसार सेवन करें। यह सन्धिगत, अस्थिगत तथा मज्जागत प्रबल वातविकार को दूर कर देता है। यह कुष्ठ, नाड़ीव्रण, अर्बुद, भगन्दर, गण्डमाला, ऊर्ध्वजत्रुगत रोग, गुल्म, अर्श, प्रमेह, राजयक्ष्मा,

१. तुलनीय- यो.स., पृ.-३४; अयं योगो गदनिग्रहे चूर्णाधिकारे- 'कुष्ठे गुग्गुलुपञ्चतिक्तं घृतम्' इत्येवं रूपेण दृश्यते।

अरुचि, श्वास, पीनस, कास, शोथ, हृद्रोग, पाण्डुरोग, मदात्यय, विद्रधि तथा वातरक्त को भी नष्ट करता है।

पटोलनिम्बकटुकादार्वीपाठादुरालभा:।
पर्पटं त्रायमाणा च पलांशान्[1] पाचयेदपाम्।।
द्व्याढकेऽष्टांशशेषेण तेन कर्षोन्मितैस्तथा।
त्रायन्तीमुस्तभूनिम्ब-कलिङ्गकणचन्दनै:।।
सर्पिषो द्वादशपलं पचेत्तु तिक्तकं जयेत्।
पित्तकुष्ठपरीसर्पपिटकादाहतृड्भ्रमान्।।
कण्डूं पाण्ड्वामयान् गण्डान् दुष्टनाडीव्रणापची:।
विस्फोटविद्रधिगुल्मशोफोन्मादमदानपि।।
हृद्रोगतिमिरव्यङ्गग्रहणीमित्रकामला:।
भगन्दरमपस्मारमुदरं प्रदरं गरम्।
अर्शोऽम्लपित्तमन्यांश्च सुकृच्छ्रान् पित्तजान् गदान्।।

(अ.हृ.चि.- १९.२-७)

पटोलमूलं निम्ब: कटुका दारुहरिद्रा पाठा दुरालभा पर्पटकं त्रायमाणा प्रतिप.१, पानीयप.२५६, क्वथितशेषप.३२, गर्भे त्रायमाणा मुस्तं किराततिक्तकम् इन्द्रयवा: पिप्पली चन्दनं प्रतिक.१, **तिक्तकम्।**

पटोलमूल, निम्ब, कुटकी, दारुहल्दी, पाठा, दुरालभा, पर्पट तथा त्रायमाणा- इन द्रव्यों को १-१ पल लेकर २ आढक जल में अष्टमांश शेष रहने तक पकायें। इसमें त्रायमाणा, मुस्ता, चिरायता, इन्द्रजौ, पिप्पली तथा लाल चन्दन का कल्क १-१ कर्ष मिलाएं और गोघृत १२ पल लेकर विधिवत् घृत सिद्ध करें। **'तिक्तक'** नामक यह घृत पित्तज कुष्ठ, परीसर्प (विसर्प), पिड़का, दाह, तृष्णा, भ्रम (चक्कर आना), खुजली, पाण्डुरोग, गलगण्ड, दूषित नाड़ीव्रण, अपची, विस्फोट, विद्रधि, गुल्म, शोथ, उन्माद, मदात्यय, हृद्रोग, तिमिर, व्यंग,

---

१. **'पलांशान्'** इति मातृकायाम्, **'पलांशं'** इत्यष्टाङ्गहृदये पाठो दृश्यते।

ग्रहणीरोग, श्वित्र, कामला, भगन्दर, अपस्मार, उदररोग, प्रदर, गरविष, अर्श, रक्तपित्त तथा अनेक कष्टसाध्य पित्तजनित रोगों को जीत लेता है।

सप्तच्छदः पर्पटकः शम्पाकः कटुका वचा।
त्रिफला पद्मकं पाठा रजन्यौ शारिवे कणे।।
निम्बचन्दनयष्ट्याह्व-विशालेन्द्रयवामृताः।
किराततिक्तकं सेव्यं वृषो मूर्वा शतावरी।।
पटोलातिविषामुस्तास्त्रायन्तीधन्वयासकम्।।
तैर्जलेऽष्टगुणे सर्पिर्द्विगुणामलकीरसे।
सिद्धं तिक्तान्महातिक्तं गुणैरभ्यधिकं मतम्। (अ.हृ.चि.- १९.८-११)

सप्तच्छदः पर्पटक आरग्वधः कटुका वचा हरीतकी आमलकं विभीतकं पद्मकं पाठा दारुहरिद्रा पिण्डहरिद्रा कृष्णसारिवा गौरसारिवा पिप्पली हस्तिपिप्पली निम्बः चन्दनं मधुयष्टी विशाला वत्सकबीजानि गुडूची किराततिक्तम् उशीरम्, वासिका मूर्वा शतावरी पटोलमूलम् अतिविषा मुस्तं त्रायमाणा दुरालभा प्रतिक.१, पानीयप.२५६, आमलकरसप.६४, घृतप.३२, **महातिक्तकं घृतम्।**

सप्तपर्ण वृक्ष की छाल, पर्पट, अमलतास, कुटकी, वचा, हरड़, बहेड़ा, आँवला, पद्मकाष्ठ, पाठा, हल्दी, दारुहल्दी, सारिवा, कृष्णसारिवा, पिप्पली, हस्तिपिप्पली, नीम की छाल, लालचन्दन, मुलेठी, इन्द्रायण, इन्द्रजौ, गिलोय, चिरायता, खस, अडूसा, मरोड़फली, शतावरी, पटोलपत्र, अतीस, नागरमोथा, त्रायमाणा और धमासा- इन द्रव्यों का कल्क १-१ कर्ष लें। गोघृत ३२ पल, घृत से आठ गुना पानी (२५६ पल) एवं घृत से दोगुना आँवलारस (६४ पल) लेकर विधिवत् घृत सिद्ध करें। यह '**महातिक्तक घृत**' पूर्वोक्त तिक्तकघृत से अधिक गुणकारी होता है। इसका प्रयोग तिक्तकघृत के समान ही करना चाहिए।

पटोलनिम्बकटुका-दार्वीसेव्यवरावृषम्।
सधन्वयासत्रायन्ती-पर्पटं पालिकं पृथक्।।

प्रस्थमामलकानां च क्वाथयेन्नल्वणेऽम्भसि।
तदाढकेऽर्धपलिकै: पिष्टै: प्रस्थं घृतं पचेत्।।
मुस्तभूनिम्बयष्ट्याह्व-कुटजोदीच्यनागरै:।
सपिप्पलीकैस्तत्सर्पिर्घ्राणकर्णास्यरोगजित्।।
विद्रधिज्वरदुष्टासृग्विसर्पापचिकुष्ठनुत्।
विशेषाच्छुक्रतिमिर-नक्तान्ध्योष्णाम्लदाहहृत्।।

(अ.सं.उ.-१६.५, अ.हृ.उ.- १३.६-१०)

पटोलमूलं निम्बं कटुका दारुहरिद्रा हरीतकी आमलकं विभीतकम् उशीरम् वासिका दुरालभा त्रायमाणा पर्पटकं प्रतिप.१, आमलकानां शुष्काणां प.१६, पानीयप.५१२, क्वथितशेषप.१२८, घृतप.३२, गर्भे मुस्तं किराततिक्तकं मधुयष्टी वत्सकबीजं बालकं चन्दनं पिप्पली प्रतिक.२, **पटोलमूलाद्यं घृतम्।**

पटोलमूल, नीम की छाल, कुटकी, दारुहल्दी, खस, हरड़, बहेड़ा, आँवला, वासा, धन्वयास, त्रायमाणा और पर्पट- इन द्रव्यों को १-१ पल लें, आँवला १ प्रस्थ लें और १ द्रोण जल में पकायें। चतुर्थांश (१ आढक) शेष रहने पर छान लें। इस क्वाथरस में मुस्ता, चिरायता, मुलेठी, कुटज की छाल, नेत्रबाला, लालचन्दन एवं पिप्पली का कल्क आधा-आधा पल मिलाएं। इन द्रव्यों तथा द्रवों के योग से १ प्रस्थ घी सिद्ध करें। यह घृत नासिकारोग, कर्णरोग, मुखरोग, विद्रधि, ज्वर, दुष्टरक्तज रोग, विसर्प, अपची तथा कुष्ठ रोग को नष्ट करता है। विशेष रूप से शुक्र, तिमिर, नक्तान्ध्य (रतौंधी), अम्लविदग्ध दृष्टि, नेत्रदाह नामक नेत्ररोग का निवारण करता है।

जीवनीयगण: शुण्ठी वरी वीरा पुनर्नवा।
बला भार्गी स्वगुप्तर्द्धि-शटीतामलकीकणा:।।
शृङ्गाटकं पयस्या च पञ्चमूलं च यल्लघु।
द्राक्षाक्षोडादि च फलं मधुरस्निग्धबृंहणै:।।
तै: पचेत् सर्पिष: प्रस्थं कर्षांशै: श्लक्ष्णकल्कितै:।
क्षीरधात्रीविदारीक्षुच्छागमांसरसान्वितम्।।

प्रस्थार्द्धं मधुनः शीते शर्करार्द्धतुलारजः।
पलार्द्धिकं च मरिचं त्वगेलापत्रकेसरम्।।
विनीय चूर्णितं तस्माल्लिह्यान्मात्रां यथानलम्।
अमृतप्राशमित्येतन्नराणाममृतोपमम्।।
सुधामृतरसं प्राश्यं क्षीरमांसरसाशिना।
नष्टशुक्रक्षतक्षीण-दुर्बलव्याधिकर्षितान्।।
स्त्रीप्रसक्तान् कृशान् वर्णस्वरहीनांश्च बृंहयेत्।
कासहिध्माज्वरश्वास-दाहरक्तास्रपित्तनुत्।
पुत्रदं छर्दिमूर्छासृग्योनिमूत्रामयापहम्।। (अ.हृ.चि.- ३.९४-१०१)

जीवकः ऋषभकः मेदा महामेदा काकोली क्षीरकाकोली, मुद्गपर्णी मधुयष्टी जीवन्ती शुण्ठी शतावरी वीरा पुनर्नवा द्वे बले भार्गी आत्मगुप्ता ऋद्धिः शटी तामलकी पिप्पली शृङ्गाटकं पयस्या शालपर्णी पृश्निपर्णी बृहती कण्टकारिका गोक्षुरकं द्राक्षा, आदिग्रहणात् अभिषुकः उरुमनं प्रियालं बदराणि प्रतिक.१, घृतप.३२, क्षीरप.३२, शीतीभूते माक्षिकप.१६, छागमांसरसप.३२, शर्कराप.५०, मरिचत्वगेलासुगन्धपत्राणि नागकेसरं प्रतिक.१, **अमृतप्राशघृतम्।**

जीवनीयगण के द्रव्य (जीवन्ती, काकोली, क्षीरकाकोली, मेदा, महामेदा, मुद्गपर्णी, माषपर्णी, ऋषभक, जीवक, मुलेठी), सोंठ, शतावरी, विदारीकन्द, पुनर्नवा, बलामूल, भार्गी, केवाँच के बीज, शटी, भुंईआँवला, पिप्पली, सिंघाड़ा, दुद्धी, लघुपञ्चमूल के पाँच द्रव्य, (शालपर्णी, पृश्निपर्णी, कण्टकारी, बृहती, गोखरू), मुनक्का, अखरोट आदि फल, मधुर, स्निग्ध (तैलयुक्त फल) तथा शरीर को पुष्ट करने वाले पिस्ता, खुमानी चिरौंजी आदि फलों का कल्क १-१ कर्ष लें। इसे १ प्रस्थ गोघृत में मिलाएं, साथ में दूध, आँवलारस, विदारीकन्द का रस, ईख का रस तथा अजमांसरस १-१ प्रस्थ डालकर मन्द अग्नि पर पाक करें। इस प्रकार सिद्ध घृत के शीतल होने पर आधा प्रस्थ मधु तथा आधा तुला (५० पल) शर्करा मिला दें। कालीमिर्च, दालचीनी, बड़ी इलायची, तेजपत्ता

एवं नागकेसर- इन सबका अलग-अलग चूर्ण आधा-आधा पल मिलाएं। इसका उचित मात्रा में सेवन करें। अमृतप्राश नामक यह घृत मनुष्यों के लिए अमृत के समान हितकर कहा गया है, चाटने में इसका स्वाद सुधारस के समान है। इस घृत के सेवनकाल में दुग्धबहुल भोजन करना चाहिए।

नीलिनीं त्रिफलां रास्नां बलां कटुकरोहिणीम्।
पचेद्विडङ्गं व्याघ्रीं च पलिकानि जलाढके।।
रसेऽष्टभागशेषे च घृतप्रस्थं विपाचयेत्।
दध्नः प्रस्थेन संयोज्य सुधाक्षीरपलेन च।।
ततो घृतपलं दद्याद्यवागूमण्डमिश्रितम्।
जीर्णे सम्यग् विरिक्तं च भोजयेद्रसभोजनम्।।
कुष्ठगुल्मोदरव्यङ्ग-शोफपाण्ड्वामयज्वरान्।
श्वित्रं प्लीहानमुन्मादं हन्ति तन्नीलिनीघृतम्॥ (अ.हृ.चि.-१४.५५-५८)

नीलिनी हरीतकी आमलकं विभीतकं रास्ना बला कटुका विडङ्गं कण्टकारी प्रतिप.१, पानीयप.१२८, क्वथितशेषप.१६, घृतप.३२, दधिप.३२, सुधाक्षीरप.१, **नीलिनीघृतम्।**

नीलिनी, हरड़, बहेड़ा, आँवला, रास्ना, बलामूल, कुटकी, विडंग और कण्टकारी- इन्हें १-१ पल लेकर १ आढक जल में अष्टमांश शेष रहने तक पकायें। इस क्वाथरस में १ प्रस्थ गोघृत, १ प्रस्थ दही, १ पल थूहर का दूध मिलाकर पुनः पाक करें। इस घृत को १ पल की मात्रा में लें और यवागूमण्ड में मिलाकर रोगी को खिलायें। इसके प्रभाव से सम्यग् विरेचन होने पर उसे मांसरस के साथ भोजन करायें। यह घृत गुल्मरोग, कुष्ठ, उदररोग, व्यंग, शोथ, पाण्डुरोग, ज्वर, श्वित्र, प्लीहाविकार तथा उन्मादरोग को नष्ट करता है।

दाडिमात् कुडवं धान्यात् कुडवार्द्धपलं पलम्।
चित्रकाच्छृङ्गवेराच्च पिप्पल्यर्द्धपलञ्च तैः।।
कल्कैर्विंशतिपलैः घृतस्य सलिलाढके।
सिद्धं हृत्पाण्डुगुल्मार्शः-प्लीहवातकफार्त्तिनुत्।।

दीपनं श्वासकासघ्नं मूढवातस्य शस्यते।

दुःखप्रसविनीनां च वन्ध्यानां चैव गर्भदम्।। (अ.हृ.चि.- १६.२-४)

दाडिमप.४, धानकाफलानि प. २, चित्रकः शुण्ठी प्रतिप. १, पिप्पलीक. २, पानीयप. १२८ घृतप. २०, **दाडिमाद्यं घृतम्।**

खट्टा अनारदाना १ कुडव (४ पल), धनिया आधा कुडव (२ पल), चित्रक, सोंठ १-१ पल और पिप्पली आधा पल लेकर कल्क बनायें। इसके साथ गोघृत २० पल एवं जल १ आढक लेकर विधिवत् घृत सिद्ध करें। यह दाडिमादि घृत हृदयरोग, पाण्डुरोग, गुल्म, अर्श (बवासीर), प्लीहा, वातज तथा कफज रोगों को दूर करता है। यह अग्नि को प्रदीप्त करता है और श्वास-कास को नष्ट करता है। मूढवात में भी इसका प्रयोग उत्तम माना जाता है। प्रसवकाल में होने वाले कष्ट का भी यह निराकरण करता है। इसके प्रयोग से बन्ध्या स्त्रियाँ भी गर्भवती हो जाती हैं।

घृतमार्द्रकनागरस्य कल्कस्वरसाभ्यां पयसा च साधयित्वा।

श्वयथु-क्षवथूदराग्निसादैरभिभूतोऽपि पिबन् भवत्यरोगः।।

(अ.हृ.चि.- १७.८)

घृतप. २२, गर्भे आर्द्रकप. १६, आर्द्रकस्थाने शुण्ठीप. ८, आर्द्रक-स्वरसप. ६४, क्षीरप. ६४. **आर्द्रकघृतम्।**

अदरक का कल्क १६ पल एवं अदरक का स्वरस ६४ पल लें। इन्हें ६४ पल गोदुग्ध के साथ मिलाएं और इनके साथ २२ पल घृत विधिवत् सिद्ध करें। इस घृत को मात्रानुसार पीने से शोथ, छींक, उदररोग तथा मन्दाग्नि से पीड़ित रोगी रोगमुक्त हो जाता है। इस योग कल्क के लिए अदरक स्थान पर शुण्ठी लेनी हो तो उसकी मात्रा ८ पल रखनी चाहिए।

मयूरं पक्षपित्तान्त्रपादविट्तुण्डवर्जितम्।

दशमूलबलारास्ना-मधुकैस्त्रिपलैः सह।।

जले पक्त्वा घृतप्रस्थं तस्मिन् क्षीरसमं पचेत्।

कल्कितैर्मधुरद्रव्यैः सर्वजत्रूर्ध्वरोगजित्।
तदभ्यासीकृतं पानवस्त्यभ्यञ्जननावनैः।।

(अ.सं.उ.- २८.६१, अ.हृ.उ.- २४.४७-४९)

पक्षपित्तान्त्रशकृत्पादवर्जितो मयूरः, शालपर्णीमूलं पृष्टपर्णीमूलं बृहतीमूलं कण्टकारिकामूलं गोक्षुरमूलं बिल्वमूलम् अग्निमन्थमूलं श्योनाकमूलं पाटलामूलं काश्मर्यमूलं बला रास्ना मधुयष्टिः प्रतिप. ३, पानीयप. ५१२, शेषप. १२८, घृतप. ३२, गोक्षीरप. ३२, गर्भे काकोली क्षीरकाकोली मेदा महामेदा जीवकः ऋषभकः मुद्गपर्णी माषपर्णी मधुयष्टी तुगाक्षीरी। अन्यानि यथालाभं मधुरद्रव्याणि, एषां प.८, **मायूरम्।**

पंख, पित्ताशय, आन्त्र, चरण, मल एवं तुण्ड (चोंच) को हटाकर मयूरशरीर लें। दशमूल (बेल, गम्भारी, पाटला, अरलु, अरणी, शालपर्णी, पृश्निपर्णी, बड़ी कटेरी, छोटी कटेरी, गोखरू), बला, रास्ना एवं मुलेठी- इन्हें ३-३ पल लेकर ५१२ पल पानी में पकायें। चतुर्थांश शेष रहने पर इसमें मधुरद्रव्यों (जीवक, ऋषभक, मेदा, महामेदा, काकोली, क्षीरकाकोली, मुद्गपर्णी, माषपर्णी, मधुयष्टी, तुगाक्षीरी) का कल्क ८ पल डाले और एक प्रस्थ गोदुग्ध मिलाकर एक प्रस्थ घृत सिद्ध करें। यह घृत पान, बस्ति, अभ्यञ्जन एवं नस्य के रूप में प्रयुक्त करना चाहिए। इससे सभी ऊर्ध्वजत्रुरोग नष्ट हो जाते हैं।

यह योग **वृन्दमाधव** में भी आया है। वहाँ इसकी **व्याख्याकुसुमावली** नामक टीका (६३.५१-५३) में वैद्य-प्रसारक का मत इस प्रकार प्रस्तुत किया है- '**मधुरैरिति।** जीवनीयदशकेन। अन्यान्यपि यथालाभं मधुरद्रव्याणीति तु **वैद्यप्रसारके**'।

एतेनैव कषायेण घृतप्रस्थं विपाचयेत्।
चतुर्गुणेन पयसा कल्कैरेभिश्च कार्षिकैः।।
जीवन्तीत्रिफलामेदा-मृद्वीकर्द्धिपरूषकैः।
समङ्गाचविकाभार्गी-काश्मीरीकर्कटाह्वयैः।।
आत्मगुप्तामहामेदा-तालखर्जूरमस्तकैः।

मृणालबिसखर्जूर-यष्टिमधुकजीवकैः।।
शतावरीविदारीक्षु-बृहतीशारिवायुगैः।
मूर्वाश्वदंष्ट्रर्षभक-शृङ्गाटककसेरुकैः।।
रास्नास्थिरातामलकी-सूक्ष्मैलाशटिपौष्करैः।
पुनर्नवातुकाक्षीरी-काकोलीधन्वयासकैः।।
मधुकाक्षोटवाताम-मुञ्जाताभिषुकैरपि।
द्रव्यैरेभिर्यथालाभं पूर्वकल्पेन साधितम्[1]।।
महामायूरमित्येतन्मायूरादधिकं गुणैः।
धात्विन्द्रियस्वरभ्रंश-श्वासकासक्षयापहम्।
योन्यसृक्शुक्रदोषेषु शस्तं वन्ध्यासुतप्रदम्।।

(अ.सं.उ.- २८.६२, अ.हृ.उ.- २४.४९-५५)

मायूरे यानि कषायद्रव्याणि तान्येवास्मिन् महामायूरे नियोज्यानि, तत्परिमाणः कषायः, घृतप.३२, क्षीरप.३२, गर्भे जीवन्ती हरीतकी आमलकं विभीतकं मेदा द्राक्षा ऋद्धिः परूषकं समङ्गा चविका भार्गी काश्मर्यफलं कर्कटशृङ्गी आत्मगुप्ता महामेदा तालवेलं[2] खर्जूरमस्तकं[3] मृणालं विसं पिण्डखर्जूरं मधुयष्टी जीवकः शतावरी क्षीरविदारी इक्षुः बृहती गौरसारिवा कृष्णसारिवा मूर्वा गोक्षुरकः ऋषभकः शृङ्गाटकं कसेरुकं रास्ना सालपर्णी तामलकी सूक्ष्मैला शटी पुष्करमूलं पुनर्नवा तुकाक्षीरी काकोली दुरालभा मधुकम् अक्षोटं वातामं मुञ्जातम् अभिषुकं प्रतिक.१, **महामायूरम्।**

पूर्वोक्त मायूरघृत में पड़ने वाला क्वाथरस ८ प्रस्थ, गोघृत १ प्रस्थ, गोदुग्ध

---

१. इयं पंक्तिरष्टाङ्गहृदयेऽष्टाङ्गसंग्रहे च न दृश्यते। चरकसंहितायां (च.चि.- २६.१७१) तु लभ्यते।

२. **'तालवेलं'** इति मातृकासु पाठो दृश्यते, **'तालस्य मस्तकम्'** इति तदभिप्रायो गम्यते।

३. **'खर्जूरमस्तकं'** इति शोधितपाठः, अस्य स्थाने **'खर्जूरं मुस्तं'** इति हस्तलिखितपुस्तकेषु पाठः। शोधनमिदमिन्दुटीकां शशिलेखामाश्रित्य कृतम्। तत्र हीदं व्याख्यानम्- **'तालस्य खर्जूरस्य च मस्तकं शाखापुच्छः'।**

४ प्रस्थ लें। जीवन्ती, हरड़, बहेड़ा, आँवला, मेदा, मुनक्का, ऋद्धि, फालसा, मञ्जिष्ठा, चव्य, भार्गी, गम्भारी की छाल, काकड़ासिंगी, केवाँच, महामेदा, ताल तथा खजूर का मस्तक भाग अर्थात् शाखापुच्छ, कमलनाल, बिस, पिण्डखजूर, मुलेठी, जीवक, शतावरी, विदारीकन्द, ईख, बृहती, सारिवा, कृष्णसारिवा, मूर्वा, गोखरू, ऋषभक, सिंघाड़ा, कसेरू, रास्ना, शालपर्णी, भुँईआँवला, छोटी इलायची, शटी, पुष्करमूल, पुनर्नवा, वंशलोचन, काकोली, धमासा, महुआ, अखरोट की गिरी, बादामगिरी, मुञ्जातक और अभिषुक (पिश्ता) का कल्क १-१ कर्ष लें। इन सबको मिलाकर पूर्वोक्त विधि से घृत सिद्ध करें। इसका नाम '**महामायूर घृत**' है। यह पूर्वोक्त 'मायूर घृत' से यह अधिक गुणों वाला है। यह घृत धातुक्षय, इन्द्रियक्षीणता, स्वरभ्रंश, श्वास, कास, क्षय, योनिरोग, रजोदोष एवं शुक्रदोष में बहुत प्रशस्त माना गया है। इसके सेवन से वन्ध्या नारी भी पुत्र प्राप्त कर लेती है।

समूलफलपत्रायाः कण्टकार्या रसाढके।
घृतप्रस्थं बलाव्योष-विडङ्गशटीदाडिमैः।।
सौवर्चलयवक्षार-मूलामलकपौष्करैः।
वृश्चीवबृहतीपथ्यायवानीचित्रकर्द्धिभिः।।
मृद्वीका चैव वर्षाभूर्दुरालम्भाम्लवेतसम्।
शृङ्गीतामलकीभार्गी-रास्नागोक्षुरकैः पचेत्।
कल्कैस्तत्सर्वकासेषु श्वासहिध्मासु चेष्यते।। (अ.हृ.चि.- ३.५९-६२)

समूलपत्रकण्टककारीस्वरसप.१२८, घृतप.३२, गर्भे बला मरिचं पिप्पली शुण्ठी विडङ्गं शटी दाडिमं सौवर्चललवणं यवक्षारः पिप्पलीमूलम् आमलकं पुष्करमूलं पुनर्नवा बृहती हरीतकी यवानी चित्रकम् ऋद्धिः द्राक्षा चविका द्वि. पुनर्नवा दुरालभा अम्लवेतसं कर्कटशृङ्गी तामलकी दार्वी रास्ना गोक्षुरकः प्रतिक.१. धानकास्तिस्रस्सार्धाः, **कण्टकारीघृतम्।**

कण्टकारी के मूल, काँटे, फल तथा पत्तों का स्वरस १ आढक लें। गोघृत १ प्रस्थ, बला, सोंठ, मरिच, पिप्पली, विडंग, शटी, दाडिम (अनार), सोंचर

नमक, यवक्षार, पिप्पलीमूल, आँवला, पुष्करमूल, पुनर्नवा, बृहती, हरीतकी, अजवायन, चित्रक, ऋद्धि, मुनक्का, चव्य, लाल पुनर्नवा, जवासा, अम्लवेत, काकड़ासिंगी, भुँईआँवला, भार्गी, रास्ना और गोखरू- इन सबका कल्क समान भाग (प्रत्येक १ कर्ष एवं साढ़े तीन धानक) लें। इन सबको मिलाकर विधिवत् घृत सिद्ध करें। यह **कण्टकारी घृत** सभी प्रकार के कास, श्वास तथा हिध्मा (हिचकी) में हितकर होता है और कफरोगों को नष्ट करता है।

पञ्चकोलयवक्षारषट्पलेन पचेद् घृतम्।
प्रस्थोन्मितं तुल्यपयः स्रोतसां तद्विशोधनम्।।
गुल्मज्वरोदरप्लीह-ग्रहणीपाण्डुपीनसान्।
श्वासकासाग्निसदनश्वयथूर्ध्वानिलाञ्जयेत्।।

(अ.सं.चि.- ७.३४-३५, अ.हृ.चि.- ५.२२-२३)

चविका चित्रकं पिप्पली पिप्पलीमूलं शुण्ठी यवक्षारः प्रतिप.१, पानीयप.५१२, चतुर्भागावशेषप.१२८, घृतप.३२, क्षीरप.३२, **षट्पलघृतम्।**

पञ्चकोल (चविका, चित्रक, पिप्पली, पिप्पलीमूल, शुण्ठी) एवं यवक्षार को १-१ पल लेकर ५१२ पल पानी में क्वथित करें। चतुर्थांश शेष रहने पर इसमें १ प्रस्थ गोदुग्ध मिलाकर १ प्रस्थ घृत सिद्ध करें। यह घृत विशेष रूप से स्त्रोतों का शोधन करता है और गुल्म, ज्वर, उदररोग, प्लीह, ग्रहणी, पाण्डुरोग, पीनस, श्वास, कास, अग्निमान्द्य, शोथ व ऊर्ध्ववात रोग को नष्ट करता है।

रोहीतकत्वचः कृत्वा पलानां पञ्चविंशतिम्।
कोलद्विप्रस्थसंयुक्तं कषायमुपकल्पयेत्।
पलिकैः पञ्चकोलैस्तु तैः सर्वैश्चापि तुल्यया।।
रोहितकत्वचा पिष्टैर्घृतप्रस्थं विपाचयेत्।
प्लीहातिवृद्धिं शमयेदेतदाशु प्रयोजितम्।।

(च.चि.- १३.८३-८५, अ.हृ.चि.- १५.९३-९५)

रोहीतकत्वक्प. २५, अम्लबदराणां प. ३२, [१]आर्द्रकाणां प. ६४, पानीयप. ९१२, चतुर्भागावशेषप. २२८, घृतप. ३२, गर्भे पिप्पली पिप्पलीमूलं चविका चित्रक: शुण्ठी प्रतिप. १, [२]रोहिणत्वक्प. ५, **रोहीतषट्पलघृतम्।**

रोहीतक की छाल पच्चीस पल और बेर दो प्रस्थ लेकर कूट लें। इस क्वाथ्य द्रव्य का १६ गुना जल में क्वाथ बनायें और चतुर्थांश शेष रहने पर इसमें पञ्चकोल (पिप्पली, पिप्पलीमूल,चव्य, चित्रक, सोंठ) प्रत्येक १-१ पल लें, ५ पल रोहीतक की छाल लें और सबको पीसकर कल्क बना लें। एक प्रस्थ घी के साथ उक्त क्वाथ तथा कल्क डालकर घृत सिद्ध करें। इस घृत का सेवन करने से प्लीहावृद्धि शीघ्र ही शान्त हो जाती है।

यह योग **वृन्दमाधव** में भी आया है। वहाँ इसकी **व्याख्याकुसुमावली** नामक टीका (३०.५९-६१) में कहा है- **वैद्यप्रसारके तु षोडशगुणं जलं विवृतम्।** अर्थात् वैद्यप्रकारक के विवरण में सोलह गुना जल बताया गया है, व्याख्याकुसुमावली में आठ गुना जल लेना बताया है। **यह बिन्दु विचारणीय है।**

द्रोणेऽम्भस: पचेद् भागान् दशमूलाच्चतुष्पलान्।
यवकोलकुलत्थानां भागै: प्रस्थोन्मितै: सह।।
पादशेषे रसे पिष्टैर्जीवनीयै: सशर्करै:।
तथा खर्जूरकाश्मर्य-द्राक्षाबदरफल्गुभि:।।
सक्षीरै: सर्पिष: प्रस्थ: सिद्ध: केवलवातनुत्।
निरत्यय: प्रयोक्तव्य: पानाभ्यञ्जन वस्तिषु।। (च.चि.- २८.११९-२१)

(चरकाद् वातव्याधौ दशमूलाद्यं घृतम्- यो.स., पृ.-२८)

शालपर्णीमूलं पृश्निपर्णीमूलं बृहतीमूलं कण्टकारिकामूलं गोक्षुरमूलं बिल्वमूलम् अग्निमन्थमूलं श्योनाकमूलं पाटलामूलं काश्मर्यमूलं प्रतिप. ४, यवा

---

१. **'आर्द्रकाणां'** इति मातृकागत: पाठ:, अस्य **'आर्द्रबदराणां'** इत्यर्थो गम्यते, वृन्दमाधव-व्याख्याकुसुमावल्यनुसारेण, तत्र हि-**'शुष्कबदराभाव आर्द्रबदरप्रस्थद्वयं द्विगुणं ग्राह्यम्'** इति व्याख्यातम्- (३०.५९-६१)

२. रोहिणशब्दो रोहितकपर्याय:।

अम्लबदरा: कुलत्था: प्रतिप. १६, पानीयप. ५१२, चतुर्भागावशेष. १२८, घृतप. ३२, क्षीरप. ३२, गर्भे काकोली क्षीरकाकोली मेदा महामेदा मुद्गपर्णी माषपर्णी ऋषभक: जीवक: मधुयष्टी शर्करा पिण्डखर्जूरं काश्मर्यफलानि द्राक्षा अम्लबदरं काकोदुम्बरिका प्रतिप. २, **दशमूलघृतम्।**

दशमूल (सालपर्णीमूल, पृश्निपर्णीमूल, बृहतीमूल, कण्टकारिकामूल, गोक्षुरमूल, बिल्वमूल, अग्निमन्थमूल, स्योनाकमूल, पाटलामूल एवं काश्मर्यमूल)- प्रत्येक ४ पल, यव, कोल (बेर) एवं कुलत्थ १-१ प्रस्थ लेकर १ द्रोण जल में पकायें। चतुर्थांश शेष क्वाथ में जीवनीयगण (जीवक, ऋषभक, मेदा, महामेदा, काकोली, क्षीरकाकोली, माषपर्णी, मुद्गपर्णी, जीवन्ती, मुलेठी), शर्करा, खजूर, गम्भारी, मुनक्का, बदर (बेर) एवं फल्गु (काकोदुम्बरिका)- इन द्रव्यों के (घृत से चौथाई) कल्क तथा घृत के सम भाग दूध के साथ एक प्रस्थ घृत सिद्ध करें। यह घृत केवल वातरोग अर्थात् अकेले वातदोष से होने वाले रोगों को नष्ट करता है। इस घृत का पान, अभ्यञ्जन (मर्दन) तथा वस्तिकर्म में प्रयोग करना चाहिए।

फलत्रिकस्य प्रस्थ: स्यात् कुलत्थकुडवद्वयम्।
कृष्णगन्धात्वगाढक्यो: पृथक् पञ्च पलानि च।।
रास्नाचित्रकयोर्द्वे द्वे दशमूलं पलोन्मितम्।
जलद्रोणे पचेत् पादशेषे प्रस्थोन्मितं पृथक्।।
सुरारनालदध्यम्ल-सौवीरकतुषोदकम्।
कोलदाडिमवृक्षाम्ल-रसांस्तैल घृतं वसाम्।।
मज्जानं च पयश्चैव जीवनीयपलानि षट्।
कल्कं कृत्वा महास्नेहमभ्यङ्गार्थे[1] विपाचयेत्।।
सिरापर्वास्थिगे वाते सर्वाङ्गैकाङ्गरोगिषु। (च.चि.- २८.१२९-१३३)
वेपमानाक्षेपशूलेषु तदभ्यङ्गं प्रयोजयेत्।। (अ.स.चि.- २३.५१)

१. **'०स्नेहमभ्यङ्गार्थे'** इति हस्तलिखितपुस्तकेषु पाठ:, अस्य स्थाने **'०स्नेहं सम्यगेनं'** इति मुद्रिते चरके।

त्रिफलाप.१६, कुलत्थप.८, सौभाञ्जनत्वक् तुवरी प्रतिप.५, रास्ना चित्रकः प्रतिप.२, दशमूलप.१०, पानीयप.५१२, चतुर्भागावशेषप.१२८, सुराप.३२, काञ्जिकप.३२, दधिप.३२, शुक्तप.३२, सतुषयव-काञ्जिकप.३२, निस्तुषयवकाञ्जिकप.३२, अम्लबदरस्वरसप.३२, दाडिमरसप.३२, तिन्तिडीकरसप.३२, तिलतैलप.३२, घृतप.३२, वसाप. ३२, मज्जप.३२, गोक्षीरप.३२, गर्भे जीवनीयदशकप.६, **महास्नेहः।**

त्रिफला १ प्रस्थ, कुलथी ८ पल, सहिजन की छाल ५ पल, अरहर की दाल ५ पल, रास्ना २ पल, दशमूल १ पल- इन सभी द्रव्यों को सूक्ष्म कूटकर १ द्रोण जल में पकायें। चतुर्थांश शेष रहने पर उतारकर छान लें। तदनन्तर उसमें सुरा, आरनाल (काञ्जी), अम्ल दधि, सौवीर, तुषोदक, जंगली बेर का रस, दाडिमरस, वृक्षाम्लरस, तिलतैल, वसा (चर्बी), गोघृत, मज्जा और गोदुग्ध- इन्हें १-१ प्रस्थ लें। जीवनीयगण (जीवन्ती, काकोली, क्षीरकाकोली, मेदा, महामेदा, मुद्गपर्णी, माषपर्णी, ऋषभक, जीवक तथा मुलेठी) का कल्क ६ पल लें और इनके साथ विधिवत् **महास्नेह** सिद्ध करें। सिरा, मज्जा तथा अस्थिगत वातदोष के प्रकुपित होने पर, सर्वाङ्ग वातरोग, एकाङ्ग वातरोग, शरीर-कम्पन, आक्षेपक रोग तथा शूलरोग में इस महास्नेह का अभ्यंग (मालिश) के रूप में प्रयोग करना चाहिए।

द्रोणेऽपां साधयेद्रास्नादशमूलशतावरीः।
पलोन्मिता द्विकुडवं कुलत्थं बदरं यवान्।।
तुलार्द्धं छागमांसस्य तेन साध्यं घृताढकम्।
समक्षीरं पलांशैश्च जीवनीयैः पलोन्मितम्।।
प्रयुक्तं वातरोगेषु पानाभ्यञ्जनवस्तिषु।
पञ्च कासान् शिरःकम्पं योनिवंक्षणवेदनाम्।
सर्वाङ्गैकाङ्गरोगांश्च सप्लीहोर्ध्वानिलाञ्जयेत्।। (अ.सं.चि.-४.१२-१४)

रास्नाप.१, दशमूलप.१०, शतावरीप.१, कुलत्थः अम्लबदराणि यवाः

प्रतिप.८, छागमांसरसप.५०, पानीयप.५१२, चतुर्भागावशेषप.१२८ घृतप.१२८, क्षीरप.१२८, जीवनीयदशकप.१०, **रास्नाद्यं घृतम्।**

रास्ना १ पल, दशमूल १० पल और शतावर १ पल, कुलथी, बेर और यव ८-८ पल, छागमांसरस ५० पल मिलाकर एक द्रोण जल में पकायें। चतुर्थांश शेष रहने पर इसमें एक आढक घृत, एक आढक गोदुग्ध तथा जीवनीयगण की १० ओषधियों का कल्क १-१ पल डालकर घृतपाक करें। इसे वातरोगों में अवस्थानुसार नस्य, पान और अनुवासनबस्ति में प्रयुक्त करें। इस घृत से पाँचों प्रकार की खाँसी, शिरःकम्प, वंक्षणशूल तथा योनिशूल, सर्वाङ्गगत व एकाङ्गगत रोग, प्लीहरोग और ऊर्ध्ववात का निर्मूलन होता है।

त्रिफलाष्टपलं क्वाथ्य पादशेषे तदाढके।
तेन तुल्यपयस्केन त्रिफलापलकल्कवान्।।
अर्धप्रस्थो घृतात् सिद्धः, सिद्धेऽथ माक्षिकेण वा।
युक्तं पिबेत्तत् तिमिरी तद्युक्तं वा वरारसम्।। (अ.हृ.उ.- १३.१०-११)

त्रिफलाप.८, पानीयप.१२८, चतुर्भागावशेषप.३२, घृतप.१६, क्षीरप.३२, गर्भे त्रिफलाप.१, सितशर्करया माक्षिकेण वा पातव्यम्, **त्रैफलं घृतम्**[1]**।**

त्रिफला ८ पल लेकर १ आढक जल में पकायें। चतुर्थांश शेष रहने पर छान लें। आधा प्रस्थ गोघृत, गोदुग्ध १ प्रस्थ, त्रिफलाकल्क १ पल लेकर सबके साथ घृतपाक करें। इसे मिश्री, मधु अथवा त्रिफलारस (स्वरस अथवा क्वाथरस) में मिलाकर तिमिररोगी को पिलाना चाहिए। इससे तिमिर रोग नष्ट हो जाता है।

---

१. भैषज्यरत्नावल्यां त्रैफलं घृतमित्थं वर्ण्यते-
त्रिफलाक्वाथकल्काभ्यां सपयस्कं शृतं घृतम्।
तिमिराण्यचिराद्धन्ति पीतमेतन्निशामुखे।। (भैषज्य. नेत्ररोगाधिकार, श्लोक-२४०)

यष्टीमधुककाकोली-व्याघ्रीकृष्णामृतोत्पलैः।
पालिकैः ससिताद्राक्षैर्घृतप्रस्थं पचेत् समैः।।
अजाक्षीरवरावासा-मार्कवस्वरसैः पृथक्।
महात्रैफलमित्येतत् परं दृष्टिविकारजित्।। (अ.हृ.उ.- १३.१२-१४)

मधुयष्टी काकोली क्षीरकाकोली कण्टकारी पिप्पली गुडूची उत्पलं सितशर्करा द्राक्षा प्रतिप.१, घृतप.३२, छागक्षीरप.३२, पृथक् त्रिफलास्वरसप.३२, वासिकास्वरसप.३२, भृङ्गराजस्वरसप.३२, **महात्रैफलघृतम्।**

मुलेठी, काकोली, क्षीरकाकोली, कण्टकारी, पिप्पली, गुडूची, नीलकमल, मिश्री तथा मुनक्का- इन द्रव्यों को १-१ पल लेकर पानी के साथ पीसकर कल्क बनायें। गोघृत १ प्रस्थ, बकरी का दूध, त्रिफलास्वरस, वासास्वरस, भृङ्गराजस्वरस १-१ प्रस्थ लें। इन सबको मिलाकर घृतपाक करें। यह **महात्रिफला घृत** सब प्रकार के दृष्टिविकारों को नष्ट करने में श्रेष्ठ है।

तुलां पचेत जीवन्त्या द्रोणेऽपां पादशेषिते।
तत्क्वाथे द्विगुणक्षीरेघृतप्रस्थं विपाचयेत्।।
प्रपौण्डकरीक-काकोली-पिप्पली-रोध्रसैन्धवैः।
शताह्वा-मधुक-द्राक्षा-सिता-दारु-फलत्रयैः।
कार्षिकैर्निशि तत्पीतं तिमिरापहरं परम्।।

(अ.सं.उ.-१६.३, अ.हृ.उ.- १३.२-४)

जीवन्तीप.१००, पानीयप.५१२, चतुर्भागावशेषप.१२८, क्षीरप.६४, घृतप.३२, गर्भे पुण्डरीकं काकोली श्वेतरोध्रः पिप्पली सैन्धवलवणं शताह्वा मधुयष्टी द्राक्षा देवदारुकाष्ठं हरीतकी आमलकं विभीतकं प्रतिक.१, **जीवन्त्याद्यं घृतम्।**

एक तुला जीवन्ती को १ द्रोण जल में चतुर्थांश शेष रहने तक पकायें।

इस क्वाथ में १ प्रस्थ गोघृत, २ प्रस्थ गोदुग्ध डालें और पुण्डरीक, काकोली, पिप्पली, रोध्र, सैन्धव लवण, सौंफ, मुलेठी, मुनक्का, मिश्री, देवदारुकाष्ठ, हरड़, बहेड़ा एवं आँवला का कल्क १-१ कर्ष मिलाकर विधिवत् घृत सिद्ध करें। मात्रानुसार रात्रि में इस घृत का पान कराएं। यह तिमिररोगनाशक उत्तम योग है।

द्राक्षाचन्दनमञ्जिष्ठा-काकोलीद्वयजीवकैः।
सिताशतावरीमेदा-पुण्ड्राह्वमधुकोत्पलैः।।
पचेज्जीर्णघृतप्रस्थं समक्षीरं पिचून्मितैः।
हन्ति तत् काचतिमिरं रक्तराजिशिरोरुजः।।

(अ.सं.उ.-१६.४, अ.हृ.उ.- १३.४-६)

द्राक्षा श्वेतचन्दनं मञ्जिष्ठा काकोली क्षीरकाकोली जीवकः सितशर्करा शतावरी मेदा प्रपुण्डरीकं मधुयष्टी नीलोत्पलं प्रतिप.१, पानीयप.१२८, पुराणघृतप.३२, **द्राक्षाद्यं घृतम्।**

मुनक्का, लालचन्दन, मञ्जिष्ठा, काकोली, क्षीरकाकोली, जीवक, मिश्री, शतावरी, मेदा, पुण्डरीक, मुलेठी और नीलकमल को १-१ पल लेकर १२८ पानी में क्वथित करें। चतुर्थांश शेष रहने पर इसमें पुराना घृत १ प्रस्थ तथा उतना ही गोदुग्ध मिलाकर विधिवत् घृत सिद्ध करें। इस घृत का मात्रानुसार प्रतिदिन रात्रि में सेवन करें। इससे काच, तिमिर, रक्तराजि (सिराजाल) तथा शिरोरोग नष्ट हो जाते हैं।

पञ्चमूलाभयाव्योष-पिप्पलीमूलसैन्धवैः।
रास्नाक्षारद्वयाजाजी-विडङ्गशटिभिर्घृतम्।।
शुक्तेन मातुलुङ्गस्य स्वसेनार्द्रकस्य च।
(शुष्कमूलककोलाम्ल-चुक्रिकादाडिमस्य च[1]।।)
तक्रमस्तुसुरामण्ड-सौवीरकतुषोदकैः।

१. कोष्ठकगतोऽशः हस्तलिखितपुस्तके न दश्यते। चरकाद् गृहीतः।

काञ्जिकेन च तत्पक्वमग्निदीप्तिकरं परम्।
शूलगुल्ममोदरश्वास-कासानिलकफापहम्[१] ।।

(च.चि.- १५.८८-९१, अ.हृ.चि.-१०.२७-३०)

बिल्वमूलं काश्मर्यमूलम् अग्निमन्थमूलं पाटलामूलं श्योनाकमूलं हरीतकी मरिचं पिप्पली शुण्ठी पिप्पलीमूलं सैन्धवलवणं रास्ना यवक्षार: स्वर्जिकाक्षार: अजाजी विडङ्गं शटी प्रतिप.१, तो.१, धा.९, र.२, घृतप. ३ २, मातुलुङ्गरसप. ३ २, (आर्द्रकरसप. ३ २, शुष्कमूलकस्वरसप. ३ २, अम्लबदरप. ३ २, चुक्रिकारसप. ३ २), दाडिमस्वरस: तत्पूर्वं तक्रप. ३ २, मस्तुप. ३ २, प्रसन्नसुरामण्डप. ३ २, निस्तुषयवकाञ्जिकप. ३ २, सतुषयवकाञ्जिकप. ३ २, धान्यकाञ्जिकप. ३ २, **पञ्चमूलाद्यं घृतम्।**

बृहत्पञ्चमूल, हरड़, शुण्ठी, मरिच, पिप्पली, पिप्पलीमूल, सैन्धव लवण, रास्ना, यवक्षार, स्वर्जिकाक्षार, जीरा, विडंग तथा शटी- इन द्रव्यों को समभाग में लेकर कल्क बनायें। इसके साथ ३ २ पल घृत सिद्ध करें। सिद्ध करते समय इसमें सिरका, बिजौरानींबू का रस, अदरख का स्वरस, सूखी मूली का स्वरस, खट्टे बेरों का रस, चुक्रिकारस, दाडिमरस, दही का पानी, सुरामण्ड, सौवीर, तुषोदक और काञ्जी- इन्हें ३ २-३ २ पल डालें। इस प्रकार सिद्ध किया गया यह **पञ्चमूल घृत** अग्नि को प्रदीप्त करने वाला श्रेष्ठ योग है। यह शूल, गुल्म, उदररोग, श्वास, कास तथा वातज एवं कफज विकारों को नष्ट करता है। यही घृत इस ग्रन्थ में पहले (पृ.- ३ १ ८ पर) **अग्निमुख घृत** नाम से दिया गया है। **वहाँ विवरण में पञ्चमूल शब्द से लघुपञ्चमूल लिया गया है और यहाँ बृहत्पञ्चमूल।** यह अन्तर ग्रन्थकार गदाधर ने प्रस्तुत किया है।

---

१. अयं योगश्चरके घृतरूपेण चूर्णरूपेणापि च दर्शित:-

सिद्धमभ्यञ्जनार्थे च तैलमेतै: प्रयोजयेत्। एतेषामौषधानां वा पिबेच्चूर्णं सुखाम्बुना।।
वाते श्लेष्मावृते सामे कफे वा वायुनोद्धते। दद्याच्चूर्णं पाचनार्थमग्निसन्दीपनं परम्।।
'इति पञ्चमूलाद्यं घृतं चूर्णं च' इति।

द्वौ प्रस्थौ स्वरसं ब्राह्म्या घृतप्रस्थं च साधितम्।
व्योषश्यामात्रिवृद्दन्तीशंखपुष्पीनृपद्रुमैः।।
ससातलाक्रिमिहरैः कल्कितैरक्षसम्मितैः।
पलवृद्ध्या प्रयुञ्जीत पलमात्रं चतुष्पलम्।।
उन्मादकुष्ठापस्मारहरं वन्ध्यासुतप्रदम्।
वाक्स्वरस्मृतिमेधाकृद् भव्यं ब्राह्मीघृतं स्मृतम्।।(अ.हृ.उ.- ६.२३-२५)

ब्राह्मीस्वरसप.६४, घृतप.३२, गर्भे मरिचं पिप्पली शुण्ठी गन्धप्रियंगु त्रिवृद् दन्ती शंखपुष्पी आरग्वधः सातला विडङ्गं प्रतिक.१, **ब्राह्मीघृतम्।**

ब्राह्मीस्वरस २ प्रस्थ, गोघृत १ प्रस्थ, सोंठ, मरिच, पिप्पली, काली निशोथ, दन्ती, शंखपुष्पी, अमलतास का गूदा, सातला और विडंग- इन सभी द्रव्यों को १-१ कर्ष लेकर कल्क तैयार करें। इसके साथ विधिवत् घृत सिद्ध करें। इस घृत की पहली मात्रा १ पल को क्रमशः बढ़ाकर ४ पल तक करें। यह ब्राह्मीघृत उन्माद, कुष्ठ तथा अपस्मार को नष्ट करता है। बन्ध्या स्त्रियों को पुत्र सन्तान देता है, यह वाक्-शक्ति, मधुर स्वर, स्मृति व मेधा को बढ़ाता है। यह 'ब्राह्मीघृत' भव्य (उत्तम गुणों वाला) है।

ब्राह्मीं समूलपत्रां तु सम्यक् प्रक्षाल्य वारिणा।
उलूखले समापोथ्य रसस्याढकमाहेरत्।।
त्रिफला कटुका पाठा सूक्ष्मैलारग्वधं बला।
त्रिवृद्दन्ती विडङ्गानि कुष्ठं समधुकं घनम्।।
हरिद्रा चैव मञ्जिष्ठा कल्कैरर्धपलोन्मितैः।
घृतप्रस्थं समालोड्य क्षीरद्विगुणितं पचेत्।।
हन्त्यष्टादश कुष्ठानि सप्त चैव महाक्षयान्।
अपस्मारं तथोन्मादं भूतग्रहमरोचकम्।।
वन्ध्यानां गर्भदं श्रेष्ठं पाप्मालक्ष्मीनिषूदनम्।
मूकानां बधिराणां च जडानां लालिनां हितम्।।
पाण्डुश्वयथुगुल्मांश्च विद्रधीन् सभगन्दरान्।

अर्शांसि पीतमात्रं च श्वासकासान्नियच्छति।।
अर्धमासोपयोगेन किन्नरै: सह गायते।
मासमात्रप्रयोगेण श्रुतमादाय गच्छति।
नष्टं च लभते भूय: श्रुतं चास्य न नश्यति।।

ब्राह्मीस्वरसप. १२८, क्षीरप. ६४, घृतप. ३२, गर्भे हरीतकी आमलकं विभीतकं कटुका पाठा सूक्ष्मैला आरग्वध बला त्रिवृत् दन्ती विडङ्गं कुष्ठं मधुयष्टी मुस्तं हरिद्रा मञ्जिष्ठा प्रतिक. २, **द्वितीयं ब्राह्मीघृतम्।**

मूल व पत्र सहित ब्राह्मी को उखाड़कर जल से धो लें और कूटकर १ आढक रस निकालें। त्रिफला, कुटकी, पाठा, छोटी इलायची, अमलतास, बला, त्रिवृता, दन्ती, विडङ्ग, कूठ, मुलेठी, मुस्ता, हल्दी एवं मञ्जिष्ठा- इनका कल्क आधा-आधा पल लें। १ प्रस्थ गोघृत तथा २ प्रस्थ गोदुग्ध लेकर ब्राह्मीरस व पूर्वोक्त कल्कसमूह के साथ विधिवत् घृत सिद्ध करें। इस प्रकार तैयार किया गया यह **ब्राह्मी घृत** १८ प्रकार के कुष्ठरोग और ७ प्रकार के क्षयरोग को नष्ट कर देता है। यह अपस्मार, उन्माद, भूतग्रह एवं अरोचक रोग को भी दूर करता है। ब्राह्मी घृत बन्ध्या नारियों को गर्भधारण योग्य बना देता है। यह पाप (मानस दोष) और अलक्ष्मी (कुरूपता) को दूर करने वाला श्रेष्ठ योग है।

ब्राह्मी घृत मूक (गूँगे), बधिर (बहरे) और लाली (लार टपकाने वालों) के लिए अति हितकर होता है। यह पाण्डुरोग, श्वयथु (सूजन), गुल्म, विद्रधि, भगन्दर. अर्शरोग एवं श्वास-कास को शीघ्र ही ठीक कर देता है। अर्धमास पर्यन्त इसका सेवन करने से व्यक्ति किन्नरों के साथ गाने का सामर्थ्य प्राप्त कर लेता है, अर्थात् उसका स्वर बहुत मधुर हो जाता है। एक मास पर्यन्त इसका सेवन करने से व्यक्ति की स्मरणशक्ति बहुत तीव्र हो जाती है और वह सुने हुए को याद कर लेता है। इसके प्रभाव से व्यक्ति भूले हुए को भी याद कर लेता है और इसका याद किया हुआ विषय नष्ट नहीं होता है, अर्थात् स्मृति चिरस्थायी बनी रहती है।

दन्त्यैलवालत्रिफला-मालतीपुष्पदाडिमैः।
मञ्जिष्ठाशारिवादारु-प्रियंगुनतकेसरैः।।
तालीसमुस्तकुष्ठैला-चन्दनोत्पलपद्मकैः।
विडङ्गबृहतीसाल-पृश्निपर्णीकशेरुकैः।।
कुंकुमेन हरिद्राभ्यां कण्टकार्या विशालया।
द्रव्यैः कर्षोन्मितैरेभिः सर्पिप्रस्थं चतुर्गुणे।।
पचेदम्भसि तत्सिद्धं कल्याणकमिदं स्मृतम्।
सर्वैकाङ्गानिलार्त्तानां जठरज्वरगुल्मिनाम्।।
कासश्वासशिरःशूल-पार्श्ववर्त्मरुजावताम्।
उन्मादकुष्ठापस्मार-वातकुण्डलरोगिणाम्।।
अर्धावभेदापस्मार-मन्यादन्तविकारिणाम्।
षण्ढानां निष्प्रजानां च घृतमेतद्यथामृतम्।
पुष्टिवर्णबलोत्साहबुद्ध्योजःस्मृतिवर्द्धनम्।।

दन्ती एलवालकं हरीतकी आमलकं विभीतकं सुमनःपुष्पाणि दाडिमं मञ्जिष्ठा शारिवा देवदारुकाष्ठं गन्धप्रियंगुः तगरं नागकेसरं तालीसपत्राणि मुस्तं कुष्ठं सूक्ष्मैला चन्दनं नीलोत्पल पद्मकेसरं विडङ्गं बृहती सालपर्णी पृश्निपर्णी कसेरुकं कंकुमं हरिद्वे द्वे कण्टकारी विशाला प्रतिक.१, पानीयप.१२८, घृतप.३२, **कल्याणकं घृतम्।**

दन्ती, एलवालुक, त्रिफला, जातिपुष्प, दाडिम, मञ्जिष्ठा, शारिवा, देवदारु, गन्धप्रियंगु, तगर, नागकेसर, तालीसपत्र, मुस्ता, कूठ, छोटी इलायची, चन्दन, नीलकमल, पद्मकेसर, विडंग, बृहती, सालपर्णी, पृश्निपर्णी, कसेरुक, कुंकुम, हरिद्रा, दारुहरिद्रा, कण्टकारी एवं विशला- इन्हें एक-एक कर्ष लेकर १२८ पल पानी में क्वथित करें। चतुर्थांश शेष रहने पर इसके साथ एक प्रस्थ घृत विधिवत् सिद्ध करें। इस प्रकार सिद्ध किया हुआ यह **कल्याणक घृत** सर्वांग तथा एकांग में होने वाले वातरोग, उदररोग, ज्वर, गुल्म, कास, श्वास, शिरःशूल, पार्श्वशूल, वर्त्मरोग, उन्माद, कुष्ठ, अपस्मार, वातकुण्डल,

अर्धावभेद, मन्याग्रह तथा दन्तरोगों को नष्ट करता है। यह षण्ढ (नपुंसक) व सन्तानहीन जनों के लिए अमृत के समान है। यह घृत पुष्टि, वर्ण, बल, उत्साह, बुद्धि, ओज एवं स्मृति को बढ़ाता है।

वराविशालापत्रैला-देवदार्वेलवालकैः।
द्विशारिवाद्विरजनी-द्विस्थिराफलिनीनतैः।।
बृहतीकुष्ठमञ्जिष्ठा-नागकेसरदाडिमैः।
वेल्लतालीसपत्रैला-मालतीमुकुलोत्पलैः।।
सदन्तीपद्मकहिमैः कार्षिकैः सर्पिषः पचेत्।
प्रस्थं, भूतग्रहोन्माद-कासापस्मारसूदनम्।।
पाण्डुकण्डूविषे शोषे मेहे मोहे गरे ज्वरे।
अरेतस्यप्रजसि वा दैवोपहतचेतसि।।
अमेधसि स्खलद्वाचि स्मृतिकामेऽल्पपावके।
बल्यं मङ्गल्यमायुष्यं कान्तिसौभाग्यपुष्टिदम्।
कल्याणकमिदं सर्पिः श्रेष्ठं पुंसवनेषु च।।

(अ.सं.उ.-९.१९, अ.हृ.उ.-६.२६-३१)

हरीतकी आमलकं विभीतकं विशाला सुगन्धपत्राणि बृहदेला देवदारुकाष्ठं एलवालुकं शारिवे द्वे हरिद्रे शालपर्णी पृश्निपर्णी गन्धप्रियंगु तगरं बृहती कुष्ठं मञ्जिष्ठा नागकेसरं दाडिमं विडङ्गं तालीसपत्राणि सूक्ष्मैला सुमनोमुकुलानि नीलोत्पलं दन्ती पद्मकं चन्दनं प्रतिक. १, पानीयप. १२८, घृतप. ३२, **द्वितीयं कल्याणघृतम्।**

हरड़, बहेड़ा, आँवला, इन्द्रायण की जड़, बड़ी इलायची, देवदारु, एलवालुक, सारिवा, कृष्णसारिवा, हल्दी, दारुहल्दी, शालपर्णी, पृश्निपर्णी, प्रियंगु, तगर, बृहती, कूठ, मञ्जिष्ठा, नागकेशर, दाडिम, विडंग, तालीसपत्र, छोटी इलायची, चमेली के फूलों की कलियाँ, नीलकमल, दन्ती, पद्मकाष्ठ और श्वेतचन्दन- इन द्रव्यों का कल्क १-१ कर्ष लें। इनके साथ १ प्रस्थ गोघृत लें और इससे चार गुना जल डालकर घृत सिद्ध करें। भूतोन्माद, बालग्रह, कास,

अपस्मार, पापकर्मजनित रोग, पाण्डुरोग, खुजली, विषप्रयोग, शोथरोग, मोह, प्रमेह, दूषीविष, ज्वर, शुक्रक्षय, रजःक्षय एवं दैवोन्माद में इस घृत का प्रयोग करना चाहिए। यह **कल्याणक घृत** नामक योग बलवर्धक, कल्याणकारक, आयुवर्धक, कान्ति-सौभाग्यजनक व पुष्टिकारक है। यह पुंसवन है अर्थात् जिसे कन्या सन्तान होती है, उसे पुत्र सन्तान देता है।

एभ्यो द्विशारिवादीनि जले पक्त्वैकविंशतिम्।
रसे तस्मिन् पचेत् सर्पिः गृष्टिक्षीरचतुर्गुणम्।।
वीराद्विमेदाकाकोली-कपिकच्छूविषाणिभिः।
सूप्यपर्णीयुतैरेतन्महाकल्याणकं घृतम्।
बृंहणं सन्निपातघ्नं सर्वस्मादधिकं गुणैः।।

(अ.सं.उ.- ९.२०, अ.हृ.उ.- ६.३२-३४)

श्वेतशारिवा कृष्णसारिवा दारुहरिद्रा पिण्डहरिद्रा शालपर्णी पृश्निपर्णी गन्धप्रियंगुः तगरं बृहती कुष्ठं मञ्जिष्ठा नागकेसरं दाडिमं विडङ्गं तालीसपत्राणि सूक्ष्मैला सुमनोमुकुलानि नीलोत्पलं दन्ती पद्मकं चन्दनम्, एषां प.३२, पानीयप.५१२, क्वथितशेषप.१२८, घृतप.३२, गर्भे वीरा ऋद्धिः मेदा काकोली आत्मगुप्ता ऋषभकः मुद्गपर्णी माषपर्णी प्रतिप.१, तो.१. **महाकल्याण घृतम्।**

पूर्व योग में कही गई विशाला आदि औषधियों में से सारिवा के पहले की सात ओषधियों को निकाल कर शेष २१ ओषधियों को ३२ पल परिमाण में लेकर ५१२ पल पानी में क्वथित करें। चतुर्थांश (१२८ पल) शेष रहने पर ३२ पल घृत, प्रथम प्रसूता गाय का दुग्ध घृत से चार गुना लें। पृश्निपर्णी, मुद्गपर्णी, माषपर्णी, काकोली, कौंच के शुद्ध बीज, ऋषभक, ऋद्धि और मेदा का कल्क समान भाग (प्रत्येक १ पल १ तोला) लेकर मिलाएं। और इनके साथ घृत सिद्ध करें। '**महाकल्याणक**' नामक यह घृत वीर्य को बढ़ाता है और सन्निपात को नष्ट करता है। यह गुणों में सबसे उत्कृष्ट माना गया है।

जटिला पूतना केशी चारटी मर्कटी वचा।
त्रायमाणा जया वीरा चोरा कटुकरोहिणी।।
कायस्था सूकरी छत्रा सातिच्छत्रा पलङ्कषा।
महापुरुषदन्ता च वयस्था नाकुलीद्वयम्।।
कटम्भरा वृश्चिकाली शालपर्णी च तैर्घृतम्।
सिद्धं चातुर्थकोन्मादग्रहापस्मारनाशनम्।।
महापैशाचकं नाम हितमेतद्यथामृतम्। (अ.सं.उ.-९.२१)
बुद्धिमेधास्मृतिकरं बालानामङ्गवर्धनम्।। (अ.हृ.उ.-६.३४-३८)

मांसी पूतना केशी पद्मचारिणी मर्कटी वचा त्रायमाणा जया वीरा चोरक: कटुका कायस्था वाराही छत्रा अतिच्छत्रा पलङ्कषा महामेदा वयस्था नाकुली गन्धनाकुली कटम्भरा वृश्चिकाली (शालपर्णी) प्रतिप.१, धा.१, पानीयप.१२८, घृतप.३२, **महापैशाचं घृतम्।**

जटामांसी, गन्धमांसी, शतावरी पद्मचारिणी, केवाँच के बीज, वचा, त्रायमाणा, जया (अग्निमन्थ), काकोली, चोरपुष्पी, कुटकी, हरीतकी, वाराहीकन्द, धनिया, सौंफ, लाख, महामेदा, आँवला, नाकुली गन्धनाकुली, कटभी, वृश्चिकाली और शालपर्णी- इन द्रव्यों का कल्क समान भाग (प्रत्येक १ कर्ष व १ धान्यक) तथा क्वाथरस के साथ सिद्ध घृत चातुर्थिक ज्वर, उन्माद, ग्रहबाधा तथा अपस्मार रोग को नष्ट करता है। इसका नाम '**महापैशाच घृत**' है। यह अमृत के समान गुणों वाला है। इसके प्रयोग से बुद्धि, मेधा, स्मृति की वृद्धि होती है और इसका निरन्तर सेवन कराने से बालकों का शरीर पुष्ट होता है।

गोशकृद्रसदध्यम्ल-क्षीरमूत्रसमैर्घृतम्।
सिद्धं पचेदपस्मार-कामलाज्वरनाशनम्।। (च.चि.- १०.१७)

गोशकद्रसप.३२, अम्लदधिप.३२, क्षीरप.३२, गोमूत्रप.३२, घृतप.३२, **पञ्चगव्यम्।**

गाय के गोबर का रस, गाय का दही, गोदुग्ध, गोमूत्र और गोघृत- इन्हें समभाग (३२-३२ पल) लेकर पकायें। जब घृत मात्र शेष रह जायें तो छान लें। इसके सेवन से चातुर्थिक ज्वर, उन्माद और अपस्मार नष्ट हो जाता है।

द्विपञ्चमूलत्रिफला रजन्यौ कुटजत्वचम्।
सप्तपर्णमपामार्गं नीलिनीं कटुरोहिणीम्।।
शम्पाकं फल्गु मूलञ्च पौष्करं सदुरालभम्।
द्विपलानि जलद्रोणे पचेत् पादावशेषिते।।
[१]**दार्वीं पाठां त्रिकटुकां त्रिवृतां निचुलानि च।**
श्रेयसीमाढकीं मूर्वां दन्तीं भूनिम्बचित्रकौ।।
द्वे शारिवे रोहिषं च भूतीकं मदयन्तिकाम्।
क्षिपेत् पिष्ट्वाक्षमात्राणि तेन प्रस्थं घृतात् पचेत्।।
गोशकृद्रसदध्यम्ल-क्षीरमूत्रैश्च तत्समैः।
पञ्चगव्यमिति ख्यातं महत्तदमृतोपमम्।।
अपस्मारे ज्वरे कासे श्वयथावर्बुदेषु च।
गुल्मार्शःपाण्डुरोगेषु कामलायां भगन्दरे।
अलक्ष्मीग्रहरक्षोघ्नं तथोन्मादविनाशनम्।। (च.चि.- १०.१८-२४)

दशमूलं हरीतकी आमलकं विभीतकं दारुहरिद्रा पिण्डहरिद्रा, वत्सकत्वक् सप्तच्छदः अपामार्गः नीलिनी कटुका आरग्वधः फल्गु पौष्करमूलं दुरालभा प्रतिप.२, पानीयप.५१२, चतुर्भागावशेषप.१२८, गोशकृद्रसः अम्लदधि क्षीरं गोमूत्रं घृतं प्रतिप.३२, दार्वीत्वक् पाठा पिप्पली शुण्ठी मरिचं त्रिवृत् वेतसं रास्ना तुवरी मूर्वा दन्ती किराततिक्तकं चित्रकः श्वेतसारिवा (कृष्णसारिवा) रोहिषं भूतीकं मदयन्तिका प्रतिक.१, **महापञ्चगव्यं घृतम्।**

दोनों पञ्चमूल (दशमूल) के दस द्रव्य, हरड़, बहेड़ा, आँवला, हल्दी, दारुहल्दी, कुटजछाल, सप्तपर्ण की छाल, अपामार्ग, नीलिनी, कुटकी,

---

१.'**दार्वी**' इति मातृकासु पाठः, विवरणं च दार्वीत्वक् इति, अस्य स्थाने '**भार्गी**' इति पाठो मुद्रिते चरके दृश्यते, स खलु चिन्त्यः।

अमलतास, फल्गु, पुष्करमूल एवं दुरालभा- इन सभी द्रव्यों को २-२ पल लेकर १ द्रोण जल में क्वाथ करें। चतुर्थांश शेष रहने पर दार्वी, पाठा, सोंठ, मरिच, पिप्पली, त्रिवृता, निचुल, श्रेयसी (रास्ना), अरहर मूर्वा, दन्ती, भूनिम्ब, चित्रक, सारिवा, कृष्णसारिवा, रोहिष, भूतीक एवं मालतीपुष्प का कल्क १-१ कर्ष लें। इनके साथ उक्त क्वाथरस तथा पञ्चगव्य घृत मे कहे गये गोबर का स्वरस आदि पाँचों द्रव्यों को ३२-३२ पल डालकर ३२ घृत सिद्ध करें। यह **'महापञ्चगव्य घृत'** कहलाता है। यह घृत अपस्मार, ज्वर, कास, श्वयथु, अर्बुद, गुल्म, अर्श (बवासीर), पाण्डुरोग, कामला, भगन्दर, ग्रहबाधा तथा उन्माद को नष्ट करता है।

पचेत् पुनर्नवातुलां तथा दशपलाः पृथक्।
दशमूलपयस्याश्वगन्धैरण्डशतावरीः।।
द्विदर्भशरकासेक्षुमूलपोटगलान्विताः।
वहेऽपामष्टभागस्थे तत्र त्रिंशत्पलं गुडात्।।
प्रस्थमेरण्डतैलस्य द्वौ घृतात्पयसस्तथा।
आवपेद् द्विपलांशं च कृष्णातन्मूलसैन्धवम्।।
यष्टीमधुकमृद्वीका यवानी नागराणि च।
तत्सिद्धं सुकुमाराख्यं सुकुमारं रसायनम्।।
वातातपाध्वगत्यादि-परिहारेष्वयन्त्रणम्।
प्रयोज्यं सुकुमाराणामीश्वराणां सुखात्मनाम्।।
नृणां स्त्रीवृन्दभर्तृणामलक्ष्मीकलिनाशनम्।
सर्वकालोपयोगेन कान्तिलावण्यपुष्टिदम्।।
वर्ध्मविद्रधिगुल्मार्शो-योनिमेढ्रानिलार्त्तिषु।
शोफोदरखुडप्लीहविड्विबन्धेषु चोत्तमम्।। (अ.हृ.चि.- १३.४१-४७)

पुनर्नवाप.१००, शालपर्णी पृश्निपर्णी बृहती कण्टकारिका गोक्षुरकं बिल्वम् अग्निमन्थं श्योनाकं पाटला काश्मर्यमूलानि पयस्या अश्वगन्धा एरण्डमूलानि शतावरी दर्भमूलद्वयं शरमूलं काशमूलम्, इक्षुमूलं नडं

प्रतिप.१००, पानीयप.२०४८, क्वथितशेषप.२५६, गुडप.३०, एरण्डप.३२, घृतप.६४, गर्भे पिप्पली पिप्पली मूल सैन्धवलवणं मधुयष्टी गोद्राक्षा यवानी शुण्ठी प्रतिप.२, **सुकुमारकम्।**

पुनर्नवा १ तुला, दशमूल के सभी द्रव्य, क्षीरविदारी, अश्वगन्धा, एरण्ड की जड़, शतावर, दर्भद्वयमूल (दर्भमूल, कुशमूल), शरमूल, काशमूल, इक्षुमूल तथा नडमूल को ४०-४० तोला लेकर सूक्ष्म कूटकर १ द्रोण (२०४८ पल) जल में मन्द आँच में पकायें। अष्टमांश शेष रहने पर उसमें गुड १२० तोला, एरण्डतैल ६४ तोला, गोघृत तथा गोदुग्ध १२८-१२८ तोला मिला दें। उसमें पिप्पली, पिप्पलीमूल, सैन्धव लवण, मुलेठी, मुनक्का, अजवायन और सोंठ ८-८ तोला मिलाकर पुनः पाक करें। जब पकते-पकते अवलेह जैसा हो जाए तब उसे उतार लें और शीतल होने तक चलाते रहें। यह सुन्दर गुणों से युक्त **सुकुमार** नामक उत्तम रसायन है। इसके सेवन काल में हवा में घूमना, धूप सेंकना, अधिक मार्ग चलना आदि किसी प्रकार का परहेज नहीं है। इस रसायन का सेवन राजा, महाराजा, धनवान्, सुखी जीवन बिताने वालों को करना चाहिए। यह अनेक स्त्रियों के भर्ता आदि की अलक्ष्मी (अशोभा) तथा कलि (मानस दोष) का विनाशक है। इसका सदा सेवन करने से कान्ति एवं लावण्य बढ़ता है और शरीर को पुष्ट होता है। यह वर्ध्म, विद्रधि, गुल्म, अर्श, योनिरोग, जननेन्द्रिय सम्बन्धी रोग, वातव्याधि, शोथ, उदररोग, वातरक्त, प्लीहविकार तथा मलविबन्ध आदि रोगों में अति हितकर होता है।

हिङ्गुसौवर्चलव्योषैर्द्विपलांशैर्घृताढकम्।
सिद्धं समूत्रमुन्माद-भूतापस्मारनुत् परम्।। (अ.हृ.उ.- ६.२२)

हिङ्गु सौवर्चललवणं शुण्ठी पिप्पली मरिचं प्रतिप.२, घृतप.१२८, गोमूत्रप.५१२, **हिंग्वाद्यम्**[1]।

---

१. योगोऽयं भैषज्यरत्नावल्यामित्थं लभ्यते-
हिङ्गुसौवर्चलव्योषैर्द्विपलांशैर्घृताढकम्। चतुर्गुणे गवां मूत्रे सिद्धमुन्मादनाशनम्।।
(भैषज्य. उन्मादाधिकारः, श्लोकः- ५८, पृ.५०६)

हींग, सौंचर नमक, सोंठ, काली मिर्च एवं पिप्पली का कल्क २-२ पल लें। इसमें गोघृत १ आढक (१२८ पल) तथा गोमूत्र ४ आढक (५१२ पल) मिलाकर विधिवत् घृत सिद्ध करें। यह घृत उन्माद, भूतावेश तथा अपस्मार रोग को विशेष रूप से दूर करता है।

वासानिम्बपटोलाम्बु-त्रायमाणादुरालभा:।
दार्वी पर्पटकं मुस्तमुशीरं कटुरोहिणी।।
पलोन्मितान्याढकेऽपां क्वाथयित्वा पचेद् घृतम्।
चन्दनत्रिफलानिम्ब-व्योषकल्केन चान्वितम्।।
रक्तपित्तकफोत्थेषु रोगेषु चोदरादिषु।
व्रणेषु व्रणशुक्रेषु[1] त्वग्दोषे विद्रधिज्वरे।।
विसर्पे गण्डमालायां नक्तान्ध्यतिमिरेषु च।
घ्राणकर्णशिरोरोगेष्वेतत् सर्पि: प्रशस्यते।।

वासा निम्बं पटोलमूलं वालकं त्रायमाणा दुरालभा दारुहरिद्रा पर्पटकं (मुस्तम्) उशीरं कटुका प्रतिप. १, पानीयप. १२८, क्वथितशेषप. ३२, घृतप. ३२, गर्भे चन्दनं हरीतकी आमलकं विभीतकं निम्बं पिप्पली शुण्ठी मरिचं प्रतिक. १, **ऊर्ध्वतिक्तम्।**

वासा, निम्ब, पटोल, सुगन्धबाला, त्रायमाणा, दुरालभा, दारुहरिद्रा, पर्पटक, मुस्त, उशीर एवं कुटकी- इन्हें १-१ पल लेकर १ आढक जल में क्वथित करें। चतुर्थांश शेष रहने पर इसके साथ ३२ पल घृत सिद्ध करें। इसे सिद्ध करते समय चन्दन, हरीतकी, आँवला बहेड़ा, निम्ब, पिप्पली, शुण्ठी एवं मरिच का कल्क १-१ कर्ष डालें। इस प्रकार सिद्ध किया गया यह घृत रक्तपित्त, कफजन्य विकार, उदररोग, व्रण, व्रणशुक्र, त्वग्दोष (कुष्ठ), विद्रधि (फोड़ा), ज्वर, विसर्प, गण्डमाला, रतौंधी, तिमिर, नासारोग, कर्णरोग एवं शिरोरोगों में अत्यन्त प्रशस्त माना गया है।

---

१ **'व्रणशुक्रेषु'**- क. **'व्रणरोगेषु'** ख.ग.।

भल्लातकानां द्विपलं पञ्चमूलं पलोन्मितम्।
साध्यं विदारिगन्धाद्यमापोथ्य सलिलाढके।।
पादावशेषे पूते च पिप्पलीं नागरं वचाम्।
विडङ्गं सैन्धवं हिङ्गु यावशूकं विडं शटीम्।।
चित्रकं मधुकं रास्नां पिष्ट्वा कर्षसमं भिषक्।
प्रस्थं च पयसो दत्त्वा घृतप्रस्थं विपाचयेत्।।
एतद् भल्लातकघृतं कफगुल्महरं परम्।
प्लीहपाण्ड्वामयश्वास-ग्रहणीरोगकासनुत्।।(च.चि.-५.१४३-१४६)

भल्लातकप.२, सालपर्णी पृश्निपर्णी बृहती कण्टकारी गोक्षुरकमूलम्, एषां मूलानि प्रतिप.१, विदारीगन्धाद्यस्य प्रतिप.१, पानीयप.१२८, चतुर्भागावशेषप.३२, घृतप.३२, पिप्पली शुण्ठी वचा विडङ्गं सैन्धवलवणं हिङ्गु यवक्षार: विडलवणं शटी चित्रक: मधुयष्टी रास्ना प्रतिक.१, **भल्लातकघृतम्।**

भल्लातक २ पल, विदारीगन्धा तथा पञ्चमूल (शालपर्णी, पृश्निपर्णी, बृहती, कण्टकारी, गोक्षुरकमूल) १-१ पल लें और सूक्ष्मतया कूटकर १ आढक जल में क्वाथ बनायें। चतुर्थांश शेष रहने पर उसे छान लें। तदनन्तर पिप्पली, सोंठ, वचा विडङ्ग, सैन्धव लवण, हींग, यवक्षार, विड लवण, शटी, चित्रक, मुलेठी तथा रास्ना का कल्क १-१ कर्ष लें। गोदुग्ध ३२ पल मिलाकर ३२ पल घृत सिद्ध करें। यह **भल्लातक घृत** कफज गुल्म का नाश करने में सर्वश्रेष्ठ है और प्लीहवृद्धि, पाण्डु, श्वास-कास, ग्रहणीरोग को नष्ट करता है।

यह योग चरकसंहिता के गुल्मचिकित्साध्याय से लिया गया है। इसी से मिलता-जुलता **भल्लातक घृत** अष्टाङ्गहृदय के गुल्मचिकित्साध्याय (अ.हृ.चि.-१४.८०-८३) में भी वर्णित है।

(नारसिंहघृत- रसायन)

गायत्रीशिखिशिंशपासनशिवावेल्लाक्षकारुष्करान्।
पिष्ट्वाष्टदशसंगुणेऽम्भसि धृतान् खण्डै: सहायोमयै:।।
पात्रे लोहकृते त्र्यहं रविकरैरालोडयन् पाचयेत्।

अग्नौ चानु मृदौ सहेमशकलं[१] पादस्थितं तत्पचेत्।। (शार्दूलविक्रीडितम्)

पूतस्यांश: क्षीरतोंऽशस्तथांशौ भार्गीनिर्यासाद् द्वौ वरायास्त्रयोंऽशा:।

अंशाश्चत्वारश्चेह हैयङ्गवीनादेकीकृत्यैतत् साधयेत् कृष्णलोहे[२]।।

विमलखण्डसितामधुभि: पृथग् युतमयुक्तमिदं यदि वा घृतम्।

सुरुचिभोजनपानविचेष्टितो भवति ना पलश: परिशीलयन्।।

श्रीमान्निर्धूतपाप्मा वनमहिषबलो वाजिवेग: स्थिराङ्ग:,

केशैर्भङ्गाङ्गनीलैर्मृदुसुरभिमुखोऽनेकयोषिन्निषेवी।

वाङ्मेधावी समृद्ध: सपटुहुतवहो मासमात्रप्रयोगात्,

धत्तेऽसौ नारसिंहं वपुरनलशिखातप्तचामीकराभम्।। (स्रग्धरावृत्तम्)

अत्तारं नारसिंहस्य व्याधयो न स्पृशन्त्यपि।

चक्रज्वलद्भुजं भीता नरसिंहमिवासुरा:।। (अ.हृ.उ.- ३९.१६९-७३)

खदिरं चित्रक: शिंशपा असनसार हरीतकीदलानि विडङ्गं विभीतकं भल्लातकं प्रतिप.१, पानीयप.१४४, अय:खण्डानि चात्र युक्त्या दत्त्वा अय:कटाहे त्र्यहमादित्यरश्मिभिर्विघट्टयन् पचेत्। क्वाथप.३६, शतावरीस्वरसप.१००, नवनीतप.१४४, एतद् घृतं सिद्धं सितशर्करया खण्डेन च माक्षिकेण वा केवलेन वा प्रयोक्तव्यम्।

खदिरसार चित्रकमूल, शीशम का सार तथा विजयसार, हरड़, विडंग, बहेड़ा तथा भिलावा के फल- इन द्रव्यों को १-१ पल लेकर लोहे के पात्र में १८ गुना (१४४ पल) जल डालकर भिगो दें, अन्य द्रव्यों के परिमाण के अनुसार उत्तम लोहचूर्ण भी उसमें डाल दें। इस पात्र को तीन दिन धूप में रखें और बीच-बीच में उक्त द्रव्यों को हिलाते रहें। तत्पश्चात् इन द्रव्यों को मन्द अग्नि पर पकायें। चतुर्थांश शेष रहने पर छानकर रख लें। उस क्वाथरस में १ भाग गोदुग्ध, २ भाग भृङ्गराजरस, ३ भाग त्रिफला-क्वाथ, ताजा मक्खन ४

---

१. **'सहेमशकलं'** इति मातृकायाम्, **'सलोहशकलं'** इत्यष्टाङ्गहृदये पाठ:। विवरेऽपि अय:खण्डानि निर्दिष्टानि, अत: **'सलोहशकलं'** इत्येव पाठ उचित:।

२. अस्मिन् पद्ये वैश्वदेवीवृत्तम्, अग्रिमे च पद्ये द्रुतविलम्बितं वृत्तम्।

भाग मिलाकर कृष्णलोह के पात्र में पकायें। इसमें स्वच्छ मिश्री या मधु उचित मात्रा में मिला लें। इसे १ पल की मात्रा में एक मास तक सेवन करें। इसमें आहार का कोई बन्धन नहीं है, फिर भी हित एवं मित आहार उपयोगी होता है। इसके प्रभाव से व्यक्ति वनमहिष के समान बलवान्, अश्व के समान वेगवान् व दृढाङ्ग हो जाता है। उसके केश काले रहते हैं और मुख उत्तम सुगन्धयुक्त बना रहता है। **नारसिंह घृत** के सेवन से मनुष्य रतिशक्तिसम्पन्न हो जाता है। वह वाग्मी, मेधावी, समृद्ध, तीव्र जठराग्नि वाला हो जाता है। उसका शरीर स्वर्ण तुल्य कान्तियुक्त एवं व्याधि रहित हो जाता है। जैसे चक्रधारी विष्णु के पास असुर नहीं आते, इसी प्रकार रोग इसके पास नहीं आते हैं।

भृङ्गप्रवालानमुनैव भृष्टान् घृतेन यः खादति यन्त्रितात्मा।
विशुद्धकोष्ठोऽसनसारसिद्धक्षीरानुपस्तत्कृतभोजनार्थः।।
मासोपयोगात् स सुखी जीवत्यब्दशतत्रयम्।
गृह्णाति सकृदप्युक्तमविलुप्तस्मृतीन्द्रियः।। (अ.हृ.उ.- ३९.१७४-७५)

नारसिंह घृत में भृंगराज के सुकोमल पत्तों को घृत में भूनकर जो शुद्ध कोष्ठ वाला संयमी पुरुष खाता है, अनुपान में विजयसारकल्क के साथ पकाया दूध पीता है और भोजन में उक्त घृत का सेवन एक मास तक करता है, वह सुखपूर्वक अति दीर्घायु प्राप्त करता है। उसकी स्मरणशक्ति अति तीव्र हो जाती है और इन्द्रियों की शक्ति भी क्षीण नहीं होती है।

अनेनैव च कल्पेन यस्तैलमुपयोजयेत्।
तानेवाप्नोति स गुणान् कृष्णकेशश्च जायते।। नारसिंहघृतम्।
(अ.हृ.उ.- ३९.१७६)

उक्त नारसिंह घृत की विधि से तैयार किये गये तैल का जो रसायनसेवी उपयोग करता है, वह उक्त घृत के समान गुणों को प्राप्त करता है और उसके केश सदा काले रहते हैं।

सौगन्धिकं सर्जरसं हरितालं मनःशिला।
नागपुष्पं सकम्पिल्यं कासीसं च समांशिकम्।।

मृद्वग्निना साधयेत नवनीतं चतुर्गुणम्।

नवनीताष्टकमिदं पामाकुष्ठनिषूदनम्।।

वज्रसुगन्धिक: सर्जरस:, हरितालं मन:शिला नागपुष्पं कम्पिल्यं कासीसं प्रतिप. १, तो. १, पानीयप. १२८, चतुर्भागावशेषप. ३२, नवनीतप. ३२, **नवनीताष्टकम्।**

सौगन्धिक (कत्तृण), सर्जरस, हरिताल, मन:शिला, नागपुष्प, कम्पिल्लक (कबीला) एवं कासीस- इन्हें समान भाग (प्रत्येक १ पल व १ तोला) लेकर पीस लें। तदनन्तर इन्हें १२८ पल पानी में चतुर्थांश (३२ पल) शेष रहने तक क्वथित करें। इसमें ३२ पल नवनीत (मक्खन) मिलाकर प्रयोग करें। इससे पामा और कुष्ठरोग नष्ट हो जाते हैं।

शुभदिग्देशोद्भूतं मूलात् पलशतकमश्वगन्धाया:।
पुण्येऽहनि संक्षुण्णं विपचेद् द्रोणेऽम्भसां विद्वान्।।
ज्ञात्वाष्टभागशेषं गृह्णीयात्तद्रसं सुपरिपूतम्।
द्वे चात्र शते दद्यान्मतिमांश्छागस्य मांसस्य।।
सर्पि:प्रस्थमथैकं गव्यं च पयश्चतुर्गुणं दद्यात्।
कल्कानक्षसमांशानूर्ध्वमतो यान् प्रवक्ष्यामि।।
काकोलीद्वयमृद्धिर्द्वे मेदे जीवकं स्वयंगुप्तात्।
ऋषभकमेलां मधुकं मृद्वीकां सूप्यपर्ण्यौ च।।
जीवन्तीमुपकुल्यां बलां विदारीं शतावरीं चात्र।
दत्त्वा सम्यग् विपचेत् सर्पिरथोद्धृत्य पूत्वा च।।
मधुशर्करयो: कुडवं दत्त्वा भाण्डे स्थितं मृदितम्।
लीढ्वा तत्पाणितलं यथेष्टमाहारमश्नीयात्।।
क्षीणक्षतशिशुवृद्धा: क्षीणेन्द्रियशुक्रवर्णबलमांसा:।
प्राश्याप्नुयु: पुमांस: पुष्टिबलारोग्यतेजांसि।।
उपयुज्य सर्पिरेतत् सप्ततिवर्षो युवेव भूत्वाशु।
बहुश: स्त्रियोऽपि गच्छति न चापि शुक्रक्षयं लभते।।

पुत्रार्थिनी च नारी लभते पुत्रान् वयस्यतीतेऽपि।
वन्ध्या लभते पुत्रं प्राश्यैतत् सर्पिरश्वगन्धाद्यम्।।
उपयुंक्ते यः पुरुषस्त्रीन् मासानर्द्धमासं वा।
नारीशतं स गच्छेन्नैव भजेद्योषितां तृप्तिम्।।
खालित्यवलीपलितैर्न चास्य देहोऽभिभूयेत।
वातव्याधिभिरार्त्तास्तथैव हृद्बस्तिशूलरोगार्त्ताः।।
न चिरादुपयुज्य नराः सर्पिररोगा भवन्तीह।
शुक्रक्षयार्त्तिदोषार्त्ता ये चार्त्ता अध्वभाराद्यैः।।
एवं जगद्धितार्थे सर्पिरिदं सिद्धमश्वगन्धाद्यम्। (वंग.- ४८.९९-१११)
श्रेष्ठं वाजीकरणं निर्दिष्टं पूर्वमश्विभ्याम्।। (वंग.- ८४.२२-३३)

अश्वगन्धामूलप.१००, पानीयप.५१२, अष्टभागावशेषितमांसरस. २००, घृतप.३२, क्षीरप.१२८, गर्भे काकोली क्षीरकाकोली मञ्जिष्ठा मेदा महामेदा जीवकः ऋभषकः आत्मगुप्ता सूक्ष्मैला मधुयष्टी गोद्राक्षा मुद्गपर्णी माषपर्णी पिप्पली बला विदारी शतावरी, सिद्धशीते शर्कराप. ४, माक्षिकप.४, **अश्वगन्धाद्यम्**[1]।

किसी शुभ दिन में पवित्र स्थान पर उत्पन्न अश्वगन्धामूल १०० पल लेकर स्वच्छ कर लें। इसे १ द्रोण जल में क्वथित कर अष्टामांश शेष रहने पर उतारकर छान लें। तदनन्तर इसमें अष्टभागावशेषित छागमांसरस २०० पल, ३२ पल गोघृत, १२८ पल गोदुग्ध डालें। इसमें काकोली, क्षीरकाकोली, ऋद्धि, मेदा, महामेदा, जीवक, स्वयंगुप्ता, ऋषभक, एला (छोटी इलायची), मधुक (मुलेठी), मृद्वीका (मुनक्का), मुद्गपर्णी, माषपर्णी, जीवन्ती, उपकुल्या, बला, विदारी एवं शतावरी का कल्क १-१ पल मात्रा में डालकर विधिवत् घृत सिद्ध करें। तत्पश्चात् इसे छान लें और इसमें १ कुडव मधु एवं शर्करा मिलाकर उत्तम पात्र में रख लें। इसे प्रतिदिन १ पाणितल (१ कर्ष/ १५ ग्राम) की मात्रा में सेवन करें।

---

१. अयं योगो वंगसेनसंहितायां कासाधिकारे वाजीकरणाधिकारे च लभ्यते।

इस घृत के सेवन कर दुर्बलन्द्रिय बालक, वृद्ध आदि में शीघ्र ही पुष्टि, बल आरोग्य एवं तेज को प्राप्त कर लेते हैं। इसके प्रयोग से सत्तरवर्षीय वृद्ध भी युवातुल्य कामशक्ति प्राप्त लेता है। गतयौवना वन्ध्या नारी भी पुत्रोत्पत्ति में समर्थ हो जाती है। इसे तीन पक्ष या तीन मास तक सेवन करने वाला व्यक्ति विशिष्ट रमणसामर्थ्य प्राप्त कर लेता है। इसके सेवन से खालित्य (गञ्जापन), वलीपलित (झुर्रियाँ होना एवं बालों का श्वेत होना), वातरोग, हृदयशूल, बस्तिशूल आदि रोगों पर पूर्ण रूप से नियन्त्रण होता है। इसका सेवन कर क्षीणशुक्र एवं अध्वभारखिन्न (अधिक मार्ग चलने और अति भार ढोने आदि से पीड़ित) मनुष्य विशेष रूप से आरोग्य प्राप्त कर लेते हैं। इस प्रकार की विशिष्टता वाला यह **अश्वगन्धाद्य घृत** नामक सिद्ध योग जगत् के हितार्थ प्राचीन काल में अश्वनीकुमारों ने बनाया था। यह श्रेष्ठ वाजीकरण योग है।

नागरं पिप्पलीमूलं चित्रकं हस्तिपिप्पली।
श्वदंष्ट्रापिप्पलीधान्यं [१]विषापाठायवानिकम्।।
चाङ्गेरीस्वरसे सर्पिरेतैः कल्कैर्विपाचयेत्।
चतुर्गुणेन दध्ना च तद् घृतं कफवातनुत्।।
अर्शांसि ग्रहणीदोषं मूत्रकृच्छ्रं प्रवाहिकाम्।
गुदभ्रंशार्त्तिमानाहं घृतमेतद् व्यपोहति।। (च.चि.- १४.११०-११२)

शुण्ठी पिप्पलीमूलं चित्रकं हस्तिपिप्पली गोक्षुरकः धान्यकफलानि अतिविषा पाठा यवानकं प्रतिक. २, धा. ५, घृतप. ३२, चाङ्गेरीस्वरसप. १२८, दधिप. १२८, **चाङ्गेरीघृतम्।**

सोंठ, पिप्पलीमूल, चित्रक, गजपिप्पली, गोखरू, पिप्पली, धनिया, अतिविषा, पाठा एवं अजवायन- इनका कल्क समान भाग (प्रत्येक २ कर्ष, ५ धान्यक) लें। इनके कल्क के साथ चाङ्गेरी-स्वरस १२८ पल एवं दधि भी १२८ पल लें। इनके साथ ३२ पल घृत सिद्ध करें। इस प्रकार सिद्ध किया गया

१. **'विषापाठा'** इति मातृकासु पाठः, विवरणमपि तदनुसारी। अस्य स्थाने मुद्रिते चरके तु **'बिल्वं पाठा'** इति पाठो दृश्यते।

यह चाङ्गेरी घृत कफवातजन्य विकारों को दूर करता है और अर्श, ग्रहणी रोग, मूत्रकृच्छ्र, प्रवाहिका, गुदभ्रंश रोग तथा आनाह (पेट फूलना) को नष्ट करता है।

पिप्पलीं नागरं पाठां श्वदंष्ट्रां च पृथक्-पृथक्।
भागांस्त्रिपलिकान् कृत्वा कषायमुपसाधयेत्।।
गण्डीरं पिप्पलीमूलं व्योषं चव्यं सचित्रकम्।
पिष्ट्वा कषाये विनयेत् पूते द्विपलिकान् भिषक्।।
पलानि सर्पिषश्चात्र चत्वारिंशत्समावपेत्।
चाङ्गेरीस्वरसे तुल्ये सर्पिषा दधिषड्गुणे।।
मृद्वग्निना साधयेत्तत् सर्पिः सिद्धं निधापयेत्।
तदाहारे विधातव्यं पाने प्रायोगिकं तथा।।
ग्रहण्यर्शोविकारघ्नं गुल्महृद्रोगनाशनम्।
शोफप्लीहोदरानाहमूत्रकृच्छ्रज्वरापहम्।।
कासहिध्मारुचिश्वाससूदनं पार्श्वशूलनुत्।
बलपुष्टिकरं वर्ण्यमग्निसन्दीपनं परम्।। (च.चि.- १४.११३-११८)

पिप्पली शुण्ठी पाठा गोक्षुरकाः प्रतिप.३, पानीयप.१९२, चतुर्भागावशेषप.४८, घृतप.४०, दधिप.२४०, चाङ्गेरीस्वरसप.४०, गर्भे गण्डीरं पिप्पलीमूलं मरिचं पिप्पली शुण्ठी चविका चित्रकं प्रतिप.२, **महाचाङ्गेरीघृतम्।**

पिप्पली, सोंठ, पाठा और गोखरू को ३-३ पल लेकर १९२ पल पानी में अष्टमांश शेष रहने तक पाक करें। इसमें चांगेरीस्वरस ४० पल, घृत ४० पल, दधि २४० पल, गण्डीरी, पिप्पलीमूल, मरिच, पिप्पली, शुण्ठी, चव्य एवं चित्रक का कल्क २-२ पल मिलाकर घृत सिद्ध करें। तदनन्तर इस घृत को भोजन और पान में व्यवहृत करें। इसके सेवन से ग्रहणी, बवासीर, गुल्म, हृद्रोग, शोथ, प्लीहा (तिल्ली), उदररोग, मूत्रकृच्छ्र, ज्वर, खाँसी, हिचकी, अरोचक, श्वास तथा पार्श्वशूल का निवारण होता है। यह बलवर्धक, पुष्टिकारक, वर्णप्रसादन और जठराग्नि-दीपन होता है।

अजाक्षीराभयाव्योषपाठोग्राशिग्रुसैन्धवै:।
सिद्धं सारस्वतं सर्पि: वाङ्मेधास्मृतिवर्णकृत्।। (अ.हृ.उ.- १.४५)

हरीतकी मरिचं पिप्पली शुण्ठी पाठा वचा सौभाञ्जनं सैन्धवलवणं प्रतिप.१, घृतप.३२, अजाक्षीरप.१२८, **सारस्वतम्।**

१२८ पल बकरी के दूध में ३२ पल गोघृत मिलाकर सिद्ध करें। सिद्ध करते समय इसमें हरड़, सोंठ, मरिच, पिप्पली, पाठा, वचा, शिग्रु (सहजन) तथा सैन्धव लवण- १-१ पल डालें। इस **'सारस्वत घृत'** का मात्रानुसार सेवन करने से वाक्शक्ति, मेधा एवं स्मृतिशक्ति बढ़ती है और वर्ण निखरता है।

पैष्यैर्मृणालविसकेसरपत्रबीजै: सिद्धं च हेमशकलै: पयसा च सर्पि:।
पञ्चारविन्दमिति तत्प्रथितं पृथिव्यां प्रभ्रष्टपौरुषबलप्रतिभैनिषेव्यम्।।
(अ.हृ.उ.- ३९.४८)

मृणालं विसं पद्मकेसरं पद्मपत्रं पद्मबीजं प्रतिप.१, धा.१, घृतप.३२, क्षीरप.१२८, साध्यमाने वैद्येन ज्ञात्वा हेमशकलानि देयानि। **पञ्चारविन्दम्।**

कमलनाल, कमलकन्द, कमलकेसर, कमलपत्र एवं कमलबीज- इन द्रव्यों के कल्क के साथ ३२ पल घृत चार गुना दूध के साथ सिद्ध करें। पाक करते समय इसमें कुछ स्वर्णखण्ड डाल दें, जिससे उनका गुण इसमें आ जाए। यह घृत **'पञ्चारविन्द'** नाम से भूमण्डल में प्रसिद्ध है। इसमें अरविन्द (कमल) का पञ्चाग पड़ने से इसका उक्त नाम पड़ा है। इस घृत के सेवन से क्षीण हुए बल, पौरुष एवं प्रतिभा की वृद्धि होती है।

यन्नालकन्ददलकेसरवद्विपक्वं नीलोत्पलस्य तदपि प्रथितं पृथिव्याम्।
सर्पिश्चतुष्कुवलयं ससुवर्णपत्रं मेध्यं गवामपि भवेत् किमु मानुषाणाम्।।
(अ.सं.उ.- ४९.४५, अ.हृ.उ.- ३९.४९)

नीलोत्पलस्य कन्दं तथा नालं तथा केसरं पत्रञ्च प्रतिप.२, पानीयप. १२८, क्वथितशेषप.३२, घृतप.३२, साध्यमाने सुवर्णपत्राणि युक्त्या प्रक्षिपेत् **चतुष्कुवलयम्।**

नीलकमल के नाल, कन्द, पत्र तथा केसर का कल्क २-२ पल लें। इन्हें १२८ पल पानी में चतुर्थांश शेष रहने तक क्वथित करें। इस क्वाथ के साथ ३२ पल गोघृत सिद्ध करें। पाक करते समय इसके अन्दर सुवर्णपत्र भी रखें, जिससे उनका गुण भी आ जाए। **'चतुष्कुवलय'** नामक इस घृत का मात्रानुसार नियमित सेवन करने से बैलों (बैल के समान जड पुरुषों) की बुद्धि भी बढ़ जाती है, अन्य जनों की बात ही क्या? कुवलय (नीलकमल) के चार अंगों से युक्त होने के कारण इसे **'चतुष्कुवलय घृत'** कहा जाता है।

जीवन्ती मञ्जिष्ठा दार्वी कम्पिल्लकं पयस्तुत्थम्।
एष घृततैलपाकः सिद्धः सिद्धे च सर्जरसः।।
देयः समधूच्छिष्टो विपादिका तेन शाम्यति ह्यक्ता।
चर्मैककुष्ठकिटिभं श्वित्रं शाम्यत्यलसकं च।।

(इति विपादिकाहरघृततैले, च.चि.- ७.१२०-१२१, अ.हृ.चि.- १९.७७-७८)

जीवन्ती मञ्जिष्ठा दारुहरिद्रा कम्पिल्यकं तुत्थकं प्रतिप.१, क.१, धा.८, घृतप.१६, तिलतैलप.१६, गोदुग्धप.१२८, सिद्धे सिक्थकप.३२, सर्जरसप.८, **मिश्रकं घृतम्।**

जीवन्ती, मञ्जिष्ठा, दारुहल्दी, कम्पिल्लक (कबीला) एवं तुत्थक (तूतिया)- इन्हें समान भाग (प्रत्येक १ पल, १ कर्ष व ८ धान्यक) लें। घृत एवं तैल १६-१६ पल लें। इन्हें १२८ पल गोदुग्ध के साथ पकायें। इस घृत-तैल का सम्यक् पाक होने पर छान लें। तदनन्तर इसमें सिक्थक (मधुमक्खी के छत्ते का मोम) ३२ पल एवं सर्जरस ८ पल मिलाएं। इस प्रकार सिद्ध किया गया यह मिश्रित घृत विपादिका (बिवाई) पर लगाने से उन्हें ठीक कर देता है। यह चर्मकुष्ठ, किटिभ (कुष्ठ का एक भेद) श्वित्र (श्वेत कुष्ठ) तथा अलसक (खुजली युक्त लाल फुंसियों वाला) कुष्ठ को नष्ट कर देता है।

आवर्त्तकीतुलां द्रोणे पचेदष्टांशशेषिते।
तन्मूलैस्तत्र निर्यूहे घृतप्रस्थं विपाचयेत्।।

पीत्वा तदेकदिवसान्तरितं सुजीर्णे
भुञ्जीत कोद्रवमसंस्कृतकाञ्जिकेन।
कुष्ठं किलासमपचीं च विजेतुमिच्छ-
न्निच्छन् प्रजां च विपुलां ग्रहणं स्मृतिं च।।

(अ.हृ.चि.- १९.२२-२३)

आवर्त्तकीप.१००, पानीयप.५१२ अष्टभागावशेषप.६४, (घृतप.३२), गर्भे वर्त्तकीप.८, **आवर्त्तकीघृतम्।**

आवर्त्तकी (आहुली नाम से कोंकण देश में प्रसिद्ध) द्रव्य को १ तुला (१०० पल) परिमाण में लेकर कूट लें और १ द्रोण जल में डालकर पकायें। अष्टमांश शेष रहने पर आवर्त्तकीमूल का कल्क ८ पल तथा गोघृत ३२ पल लें। इन सबको एक साथ मिलाकर विधिवत् घृत सिद्ध करें। इसका सेवन एक-एक दिन का अन्तर देकर अर्थात् प्रति तीसरे दिन करें। घृतमात्रा के पच जाने पर काँजी के साथ कोदों का भात खायें। जो रोगी कुष्ठ, किलास (श्वित्र) तथा अपची रोगों को जीतना चाहता है और सन्तान तथा स्मरणशक्ति प्राप्त करना चाहता है, उसे इस घृत का सेवन करना चाहिए।

त्र्यूषणं त्रिफलां द्राक्षां काश्मर्याणि परूषकम्।
द्वे पाठे देवदार्वृद्धिं स्वगुप्तां चित्रकं शटीम्।।
व्याघ्रीं तामलकीं मेदां काकनासां शतावरीम्।
त्रिकण्टकं विदारीं च पिष्ट्वा कर्षसमान् घृतात्।।
प्रस्थं चतुर्गुणक्षीरं सिद्धं कासहरं पिबेत्।
ज्वरगुल्मारुचिप्लीह-शिरोरुक्पार्श्वशूलनुत्।।
कामलार्शोऽनिलाष्ठीलाक्षतशोषक्षयापहम्।
(त्र्यूषणं नाम विख्यातमेतद् घृतमनुत्तमम्[१])।। (च.चि.- १८.३९-४२)

मरिचं पिप्पली शुण्ठी हरीतकी विभीतकम् आमलकं द्राक्षा काश्मर्यफलानि परूषकं पाठाद्वयं देवदारुकाष्ठम् ऋद्धिः आत्मगुप्ता चित्रकं शटी कण्टकारी

१. इदं वाक्यं हस्तलिखितपुस्तके न दृश्यते। चरकाद् गृहीतम्।

तामलकी मेदा काकनासा शतावरी गोक्षुरकं विदारी प्रतिक.१, घृतप.३२, क्षीरप.१२८, **त्र्यूषणघृतम्।**

सोंठ, पिप्पली, मरिच, हरड़, बहेड़ा, आँवला, मुनक्का, गम्भारी, परूषक (फालसा), लघु पाठा, राजपाठा, देवदारु, ऋद्धि, केंवाचबीज, चित्रक, शटी, कण्टकारी, भुई आँवला, मेदा, काकनासा, शतावरी, गोखरू, गुडूची- इनका कल्क १-१ कर्ष लेकर ३२ पल घृत सिद्ध करें। सिद्ध करते समय इसमें १२८ पल गोदुग्ध भी मिलाएं। इस कासनाशक घृत का रोगी को मात्रानुसार पान कराएं। यह **त्र्यूषण** नाम से विख्यात श्रेष्ठ घृत, ज्वर, गुल्म, अरुचि, प्लीहावृद्धि, शिरःशूल, हृदयशूल तथा पार्श्वशूल को दूर करता है और कामला, अर्श, वाताष्ठीला, क्षत, शोष तथा क्षयरोग को नष्ट करता है।

वासामृतानिम्बवरापटोलव्याघ्रीकरञ्जोदककल्कसिद्धम्।
सर्पिर्विसर्पज्वरकामलासृकुष्ठापरं वज्रकमामनन्ति।।

(अ.सं.चि.- २१.४४, अ.हृ.चि.- १९.१८)

वासिका गुडूची निम्बं हरीतकी आमलकं विभीतकं पटोलमूलं कण्टकारिका करञ्जः प्रतिप.१, क.२, धा.२, पानीयप.११२, चतुर्भागावशेषप.२८, घृतप.३२, एतेषामेव द्रव्याणां गर्भेप.९, **वज्रकघृतम्।**

वासा, गुडूची, नीम की छाल, हरड़, बहेड़ा, आँवला, पटोलमूल, कण्टकारी और करञ्ज- इन द्रव्यों का समान भाग (प्रत्येक १ पल, २ कर्ष, २ धान्यक) लेकर ११२ पल पानी में क्वाथ बनायें। चतुर्थांश शेष रहने पर इन्हीं द्रव्यों का कल्क १-१ पल तथा गोघृत ३२ पल मिलाकर पाक करें। यह **'वज्रक घृत'** विसर्प, ज्वर, कामला, रक्तविकार तथा कुष्ठरोग को नष्ट करता है।

त्रिफलात्रिकटुद्विकण्टकारीकटुकाकुम्भनिकुम्भराजवृक्षैः।
सवचातिविषाग्निकैः सपाठैः पिचुभागैर्नववज्रदुग्धमुष्ट्या।।
सिद्धं सम्यक्[1] सर्पिषः प्रस्थमेभिः क्रूरे कोष्ठे स्नेहनं रेचनञ्च।
कुष्ठश्वित्रप्लीहवर्ध्माश्मगुल्मान् हन्यात् कृच्छ्रांस्तन्महावज्रकाख्यम्।।

(अ.सं.चि.-२१.४५, अ.हृ.चि.- १९.१९-२०)

१' सिद्धं सम्यक्' इत्यस्य स्थाने 'पिष्टैः सिद्धं' पाठो मुद्रितेऽष्टांगसंग्रहे।

हरीतकी आमलकं विभीतकं शुण्ठी पिप्पली मरिचं कण्टकारी बृहती कटुका त्रिवृत् दन्ती आरग्वधः वचा अतिविषा चित्रकं पाठा प्रतिक. १, पानीयप. १ २ ८, घृतप. ३ २, अभिनवसुधाक्षीरप. १, **महावज्रकं घृतम्।**

हरड़, बहेड़ा, आँवला, सोंठ, मरिच, पिप्पली, कण्टकारी, बृहती, कुटकी, निशोथ, दन्ती, अमलतास, वचा, अतीस, चित्रक और पाठा का कल्क १-१ कर्ष लें, थूहर का दूध १ पल, घृत ३ २ पल लेकर विधिवत् घृत सिद्ध करें। **महावज्रक** नामक यह घृत क्रूरकोष्ठ वाले रोगियों का स्नेहन कर विरेचन करा देता है। यह कष्टसाध्य कुष्ठ, श्वित्र, प्लीहाविकार, वृद्धि (हर्निया), अश्मरी तथा गुल्मरोग को नष्ट कर देता है।

शतावरीमूलतुलाचतुष्कात् क्षुण्णपीडितात्।
रसेन क्षीरतुल्येन पाचयेत घृताढकम्।।
जीवनीयैः शतावर्या मृद्वीकाभिः परूषकैः।
पिष्टैः प्रियालैश्चाक्षांशैर्मधुकार्द्धपलान्वितैः।।
सिद्धशीते च मधुनः पिप्पल्याश्च पलाष्टकम्।
शर्कराया दशपलं क्षिपेल्लिह्यात् पिचुं ततः।।
योन्यक्शुक्रदोषघ्नं वृष्यं पुंसवनं परम्।
क्षतक्षयमसृक्पित्तं कासं श्वासं हलीमकम्।।
कामलां वातरुधिरं विसर्पं हृच्छिरोग्रहम्।
अपस्मारार्दितायाम-मदोन्मादांश्च नाशयेत्।। (अ.हृ.उ.-३४.३६-४०)

शतावरीमूलप. ४ ० ०, अतो निष्पीडितात् यावान् रसो निर्याति तत्समं क्षीरं देयम्। घृतप. १ २ ८, जीवन्ती काकोली क्षीरकाकोली मेदा, महामेदा मुद्गपर्णी माषपर्णी ऋषभकः जीवकः मधुयष्टी शतावरी द्राक्षा परूषकं प्रियालफलं प्रतिक. १, मधुकपुष्पक. २, सिद्धशीते माक्षिकप. ८, पिप्पलीप. ८, सितशर्कराप. १ ०, **शतावरीघृतम्।**

शतावरीमूल ४ ० ० पल को कूटकर रस निकालें। रस के बराबर गोदुग्ध डालें। इसके साथ १ आढक (१ २ ८ पल) घृत सिद्ध करें। सिद्ध करते समय

इसमें जीवन्ती, काकोली, क्षीरकाकोली, मेदा, महामेदा, मुद्गपर्णी, माषपर्णी, ऋषभक, जीवक, मधुयष्टी, शतावरी, द्राक्षा, परूषक एवं प्रियालफल का कल्क १-१ कर्ष डालें। इस प्रकार सिद्ध घृत के शीतल होने पर ८ पल मधु, ८ पल पिप्पली चूर्ण एवं १० पल शर्करा मिलाएं। इसे १ कर्ष मात्रा में सेवन करें। यह घृत योनिरोग, रक्तप्रदर एवं शुक्रदोष को नष्ट करता है और वृष्य तथा पुत्रप्रद है। यह क्षतक्षय, रक्तपित्त, कास, श्वास, हलीमक, कामला, वातरुधिर, विसर्प, हृद्ग्रह, शिरोग्रह, अर्दित (मुख का लकवा), आयाम (वातरोग विशेष) और उन्माद को नष्ट करता है।

महौषधी महामेदा निम्बपत्राणि सर्षपाः।
मनःशिला च सिन्दूरं पद्मचारिण्यवल्गुजम्।।
हरिद्रा हरितालं च त्रिफला पीतगन्धकम्।
एतानि समभागानि विषां वासां नियोजयेत्।।
सर्पिषश्च पलान्यष्टौ देवदारुरसं शुभम्।
द्विगुणं त्रिगुणं क्षीरं गोमूत्रञ्च चतुर्गुणम्।।
ताम्रभाण्डे तु संस्थाप्य शनैर्मृद्वग्निना पचेत्।
चतुर्भागावशेषं तु सकल्कमवतारयेत्।।
अग्नौ मुक्तं तु निःशब्दं जलमुक्तं विचक्षणैः।
अभ्यङ्गपानयोगात्तदाशु सर्वगदान् हरेत्।।
अष्टादशानां कुष्ठानां दद्रूणां श्वित्रिणां तथा।
दुष्टनाडीषु मर्त्यानां स्राविणां किट्टिनां तथा।।
असृक्पूयपरीता ये च त्यक्तभिषक्क्रियाः।
विसर्पग्रहयुक्तानां शीर्णाङ्गानां विशेषतः।।
सर्वधातुगते कुष्ठे पतितकृमिरोरुजाम्।
घर्घराव्यक्तघोषाणां तथा सर्वाङ्गपातिनाम्।।
पानाभ्यङ्गे तथा नस्ये वस्तिकर्मणि नित्यशः।
सप्तरात्रोपयोगेन सर्वकुष्ठानि नाशयेत्।।

द्विसप्ताहप्रयोगेण पूर्णचन्द्रनिभानन:।
जातकेशनखश्मश्रुर्भाति षोडशवर्षवत्।।
अनङ्गसदृश: साक्षात् सर्वामयविवर्जित:।
एतद् घृतं महाश्रेष्ठं भार्गवेनावतारितम्।।
मनुष्याणां हितार्थाय सर्वव्याधिहरं परम्।
महामार्त्तण्डकं नाम घृतं सर्वापराजितम्।।

शुण्ठी महामेदा निम्बपत्राणि सर्षपा: मन:शिला सिन्दूरं पद्मचारिणी सोमराजी दारुहरिद्रा हरितालं हरीतकी आमलकं विभीतकं पीतगन्धकं प्रतितो.१, विषाधा.६, घृतप.८, देवदारुप.१६, गोक्षीरप.२४, गोमूत्रप. ३२, **महामार्त्तण्डघृतम्।**

शुण्ठी, महामेदा, निम्बपत्र, सरसों, मैनसिल, सिन्दूर, पद्मचारिणी, सोमराजी, दारुहल्दी, हरिताल, हरड़, आँवला, बहेड़ा, पीतगन्ध- इन सभी द्रव्यों को १-१ तोला मात्रा में लें। विषा ६ धान्य, घृत ८ पल, देवदारुरस १६ पल, गोदुग्ध २४ पल और गोमूत्र ३२ पल लें। इन द्रव्यों को ताम्रपात्र में एक मिलाकर मन्द अग्नि पर पकायें। चतुर्थांश शेष रहने पर उतारकर छान लें। इसे अग्नि में डालने पर शब्द (ध्वनि) न हो तो पाक की सम्पन्नता जाननी चाहिए। इसी प्रकार जल में डालने पर भी शब्द न हो तो पाक हुआ समझना चाहिए।

इस प्रकार सिद्ध किया गया यह महामार्त्तण्ड घृत अभ्यङ्ग (मालिश) एवं पान के रूप में प्रयुक्त करने से सभी रोगों का निवारण करता है। यह १८ प्रकार के कुष्ठ, दद्रू, श्वेतकुष्ठ, दुष्टनाडी, स्रवित होने वाले व्रण, पूय एवं किट्टविकार को शान्त कर देता है। जो भयंकर रक्तपित्त से ग्रस्त रोगी वैद्यों द्वारा छोड़ दिये गये हैं, वे भी इसके प्रयोग से स्वस्थ हो जाते हैं। विसर्प, ग्रहबाधा से पीड़ित एवं कुष्ठ से गलित अंगों वाले व्यक्ति भी इससे निरोग हो जाते हैं। कुष्ठरोग के सर्वधातुगत होने पर भी यह घृत उसका निवारण कर देता है। घर्घर रूप में अव्यक्त ध्वनि करने वाले सर्वाङ्गपतन से ग्रस्त कुष्ठरोगियों को पान व अभ्यङ्ग के रूप में इस घृत का प्रयोग करवाना चाहिए। सात दिन के प्रयोग से

यह घृत सभी कुष्ठों को नष्ट कर देता है। दो सप्ताह तक प्रयोग करने से व्यक्ति पूर्णचन्द्र के समान कान्ति युक्त मुख वाला हो जाता है।

इस घृत का विधिवत् प्रयोग करने से व्यक्ति सोलह वर्ष के युवा जैसा सामर्थ्यवान्, कामदेव जैसा सुन्दर और सभी रोगों से मुक्त हो जाता है। यह **महामार्त्तण्ड** नामक सर्वरोगहर महाश्रेष्ठ घृत लोकहित के लिए भार्गव (परशुराम) ने अवतारित (उपदिष्ट) किया था। यह सभी व्याधियों में अपराजित रहने वाला घृत है।

खदिरस्य पलान्यष्टौ सोमराज्याः पलद्वयम्।
त्रिफला पिचुमन्दश्च दारु दार्व्यथ पर्पटम्।।
पृथक् पलाशांनुद्धृत्य सिंहिकायाः पलद्वयम्।
जलाढकद्वये साध्यं यावत् पादावशेषितम्।।
क्वाथेनानेन मृद्वग्नौ घृतप्रस्थं विपाचयेत्।
चतुष्पलं सोमराज्याः खदिरस्य पलं भिषक्।।
पटोलमूलं त्रिफलां त्रायमाणां दुरालभाम्।
पलद्वयं कौशिकस्य शुद्धस्यात्र प्रदापयेत्।।
सिद्धं सर्पिर्नाशयति श्वित्रं मेघानिवानिलः।
अष्टादशानां कुष्ठानां परमं भेषजं मतम्।।
आमवातापतन्त्राणां पाण्डुप्रदरशोषिणाम्।
किलासमेहकण्डूनां पीतं दीपनपाचनम्।
सोमराजीघृतं नाम निर्मितं ब्रह्मणा पुरा।। (वङ्ग.- २५.२९५-३००)

खदिरप.८, सोमराजीप.२, हरीतकी आमलकं विभीतकं निम्बं देवदारुकाष्ठं दारुहरिद्रा पर्पटकं प्रतिप.१, वासिकाप.२, पानीयप.२५६, पादावशेषप.६४, घृतप.३२, गर्भे सोमराजीप.४, खदिरप.१, पटोलमूलं हरीतकी आमलकं विभीतकं त्रायमाणा दुरालभा प्रतिप.१, शुद्धगुग्गुलुप.२, **सोमराजीघृतम्।**

खदिर ८ पल, बाकुची २ पल, हरीतकी, आमलक, विभीतक, नीम, देवदारु, दारुहरिद्रा, पर्पट- १-१ पल एवं कण्टकारी २ पल डालकर २ आढक जल को चतुर्थांश शेष रहने तक क्वथित करें। इसमें बाकुची ४ पल, खदिर की छाल १ पल, पटोलमूल, हरड़, बहेड़ा, आँवला, त्रायमाणा, जवासा एवं कुटकी का कल्क १-१ पल डालें, शुद्ध गुग्गुलु २ पल मिलाएं और इनके साथ ३२ पल घृत सिद्ध करें। यह घृत श्वित्र कुष्ठ को वैसे ही नष्ट कर देता है, जैसे मेघों को आँधी। यह १८ प्रकार के कुष्ठ का परमोत्तम औषध है। यह घृत आमवात, अपतन्त्रक, पाण्डु, प्रदर, शोष, किलास, प्रमेह एवं कण्डू को नष्ट करता है और अग्निदीपन एवं पाचन होता है। इस **सोमराजी घृत** को पुराकाल में ब्रह्मा जी ने बनाया था।

वचापलाष्टकं क्वाथ्य पादशेषे जलाढके।
तेन तुल्यपयस्केन घृतप्रस्थं विपाचयेत्।।
सिद्धेऽस्मिन् प्रक्षिपेद् व्योषं सौवर्चलसितोपलम्।
तुकाक्षीरं च कर्षांशं चतुर्जातं च पादिकम्।।
एतत् सिद्धं वचासर्पि: सर्वबालग्रहापहम्।
वाङ्मेधाकान्तिजननं नग्नजित्पूजितं परम्।।

वचाप.८, पानीयप.१२८, क्वथितशेषप.३२, क्षीरप.३२, घृतप.३२, गर्भे यात:?(पात:) क्वथित:, तत: कल्क इति (त्रिकटु सौवर्चलं) शर्करा तुकाक्षीरं प्रतिक.१, त्वक् सूक्ष्मैला सुगन्धपत्राणि नागकेसरं प्रतिधा.६, **वचाघृतम्।**

वचा ८ पल लेकर १२८ पल जल में क्वथित करें। चतुर्थांश शेष रहने पर इसमें ३२ पल गोदुग्ध एवं ३२ पल गोघृत डालकर विधिवत् घृत सिद्ध करें। सिद्ध हो जाने पर इसमें व्योष (त्रिकटु), सौवर्चल लवण, सितोपला (मिश्री) एवं तुगाक्षीरी १-१ कर्ष डालें। तदनन्तर इसमें चतुर्जात (दालचीनी, छोटी इलायची, तेजपात एवं नागकेसर) को त्रिकटु आदि पूर्वोक्त द्रव्यों से चतुर्थांश मात्रा में डालें। इस प्रकार सिद्ध किया हुआ **वचाघृत** शिशुओं की

ग्रहबाधाओं का निवारण करता है और वाक्शक्ति, मेधा एवं कान्ति पैदा करता है। यह **राजर्षि नग्नजित्** द्वारा पूजित (प्रशंसित) योग है। इस योग में गर्भगत द्रव्यों को क्वथित कर घृत सिद्ध होने के पश्चात् त्रिकटु आदि के चूर्ण को कल्क के स्थान पर मिलाया जाता है।

पलं वचाया: सलिलस्य पक्त्वा प्रस्थे तुरीये परिशिष्य भागम्।
विशीर्य सर्पि:कुडवं पचेत क्षीरस्य युक्तं कुडवद्वयेन।।
कर्षैर्वचानागरपिप्पलीनां कल्के कृतस्तैर्मृदुनानलेन।
एतद्वचासर्पिरिति प्रसिद्धं महर्षिणा नग्नजितोपनीतम्।।
बालोपयोज्यं समये प्रयुक्तं कासज्वरच्छर्दिमरोचकादीन्।
चेतोविकाराञ्छमयत्यशेषान् वाणीं विधत्ते स्फुटमृष्टवर्णाम्।।

वचाप. १, पानीयप. ३ २, क्वथितशेषप. ८, क्षीरप. १ ६, घृतप. ८, कल्के वचाक. १, पिप्पलीक. १, **द्वितीयं वचाघृतम्।**

एक प्रस्थ जल में एक पल वचा को क्वथित करें। चतुर्थांश शेष रहने पर इसमें १ ६ पल गोदुग्ध, ८ पल गोघृत मिलाएं और १-१ कर्ष वचा, शुण्ठी एवं पिप्पली का कल्क डालकर मन्द अग्नि पर विधिवत् घृत सिद्ध करें। इस प्रकार तैयार किया गया यह योग **वचाघृत** नाम से प्रसिद्ध है। इसका उपदेश **महर्षि नग्नजित्** ने किया था। शिशुओं के लिए इसका यथासमय उपयोग करना चाहिए। यह घृत शिशुओं के कास, ज्वर, छर्दि एवं अरोचक आदि विकारों का शमन करता है और सभी चित्तविकारों को दूर करता है। इसका सेवन कराने से शिशुओं का तुतलाना दूर हो जाता है और उनकी वाणी स्पष्ट एवं मधुर वर्णों वाली हो जाती है।

वचेन्दुराजीमण्डूकी-शंखपुष्पीशतावरी:।
ब्रह्मसोमामृताब्राह्मी: कल्कीकृत्य पलोन्मिता:।।
अष्टांशा विपचेत् सर्पि:प्रस्थं क्षीरचतुर्गुणम्।
(तत्पीतं धन्यमायुष्यं वाङ्मेधास्मृतिबुद्धिकृत्।।) (अ.हृ.उ.- १.४३-४४)

क्षीरप.१२८, गर्भे वचा सोमराजी मण्डूकपर्णी शंखपुष्पी शतावरी ब्रह्मसुवर्चला गुडूची ब्राह्मी प्रतिप.१, **तृतीयं वचाघृतम्।**

वचा, बाकुची, मण्डूकपर्णी, शंखपुष्पी, शतावरी, ब्रह्मसोमा (श्वेत वृद्धदारक), गुडूची और ब्राह्मी- इन आठ द्रव्यों को १-१ पल लेकर कल्क कर लें। तदनन्तर उसमें १ प्रस्थ गोघृत और ४ प्रस्थ गोदुग्ध मिलाकर पकायें। यह **वचाघृत** अपने गुणों के कारण धन्य है। आयु, वाक्शक्ति, मेधा, स्मृति तथा बुद्धि को बढ़ाता है।

अष्टाङ्गहृदय में 'अष्टांशा' के स्थान पर 'अष्टाङ्गं' पाठ है, इसके आधार पर वहाँ इसे '**अष्टाङ्गघृत**' कहा गया है, परन्तु यहाँ इसे **तृतीय वचाघृत** के रूप में प्रस्तुत किया है।

रसेन मेघनादायास्सर्पवल्लीरसेन च।
मारयेन्मारितस्यांशो मार्जारपदसम्मितम्।।
बीजपूरं कटुस्नेहो रास्ना कमलचारिणी।
निशेन्दीवरमेतानि कर्षांशानि पृथक् पृथक्।।
यष्ट्याः पलार्द्धमेतैश्च कल्कीभूतैर्घृतं पचेत्।
प्रस्थार्द्धोन्मितमष्टाभिस्तिलतैलेन संयुतम्।।
पारदाद्यमिदं ख्यातं घृतमेतद्विपाचितम्।
पिटक(श्लीपद)ग्रन्थिगण्डपामाविचर्चिकाः।
कण्डूत्वग्दोषमर्शांसि विनिहन्त्यविलम्बितम्।।

मेघनादस्वरसेन सर्पवल्लीरसेन वा मारितस्य पारदस्य गर्भे क.१, घृतप.१६, तिलतैलप.१६, पानीयप.६४, कल्कं मातुलुङ्गं गौरसर्षपाः रास्ना पद्मचारिणी हरिद्रा नीलोत्पलं प्रतिक.१, मधुयष्टीक.२, **पारदाद्यम्।**

मेघनाद (चौलाई) और सर्पवल्ली के रस द्वारा मारित पारद का एक पल लें। तदनन्तर बीजपूर (बिजौरा नींबू), कटुस्नेह (सफेद सरसों) रास्ना, पद्मचारिणी, हरिद्रा एवं नीलकमल का कल्क १-१- कर्ष और यष्टीमधु का कल्क आधा पल लें। इनके साथ आधा प्रस्थ तिलतैल मिलाकर विधिवत्

आधा प्रस्थ घृत सिद्ध करें। यह **पारदाद्य घृत** नाम से प्रसिद्ध है। यह घृत पिटक, (श्लीपद), ग्रन्थि, गण्डमाला, पामा, विचर्चिका, कण्डू, कुष्ठ एवं अर्शरोग को शीघ्र ही नष्ट कर देता है।

जातीनिम्बपटोलपत्र-कटुका-दार्वी-निशा-सारिवा-
मञ्जिष्ठाभय-सिक्थतुत्थमधुकैर्नक्ताह्वबीजान्वितैः।
सर्पिः साध्यमनेन सूक्ष्मवदना मर्माश्रिता स्राविणो
गम्भीरा सरुजो व्रणाः सगतिकाः शुष्यन्ति[१] रोहन्ति च।।

(योगशतम्-६३)

घृतप. ३२, पानीयप. १२८, कल्के सुमनःपत्राणि निम्बपत्राणि पटोलमूलं कटुका दारुहरिद्रा हरिद्रा शारिवा मञ्जिष्ठा उशीरं मधूच्छिष्टं तुत्थकं मधुयष्टी करञ्जफलानि प्रतिक. १, धा. १०, **अभयशब्दस्य** त्रिलिङ्गानां मध्ये प्रक्षेपादत्र केचित् हरीतकीमिच्छन्ति। **जात्याद्यम्**।

जातीपत्र (चमेली के पत्ते), निम्बपत्र एवं पटोलपत्र, कटुका (कुटकी), दार्वी (दारुहरिद्रा), निशा (हरिद्रा) सारिवा, मञ्जिष्ठा, अभय (उशीर), सिक्थ (मधूच्छिष्ट/मधुमक्खी के छत्ते का मोम), घी में भून कर शोधित किया तुत्थक (तूतिया), मधुक (मुलेठी), नक्ताह्वबीज (करञ्जबीज)- इन द्रव्यों का कल्क समान भाग (प्रत्येक १ कर्ष, १० धान्यक) लें, पानी १२८ पल एवं घृत ३२ पल लें। इन्हें मिलाकर विधिवत् घृत सिद्ध करें। इसका अभ्यञ्जन करने से गम्भीर (गहरे) एवं पीड़ा सहित नाडीव्रण/नासूर शुद्ध हो जाते हैं/सूख जाते हैं और भर जाते हैं।

ग्रन्थकार ने विवरण में बताया है कि कुछ व्याख्याकार 'अभय' शब्द से उशीर अर्थ नहीं लेते हैं और इसे स्त्रीलिङ्ग में 'अभया' मानकर हरीतकी अर्थ लेते हैं। इसके पीछे उनका तर्क है कि तीनों लिङ्गों वाले शब्दों के बीच में इसे रखा है, अतः 'अभया' रूप में स्त्रीलिङ्ग होकर हरीतकी का वाचक बनेगा। यह मत चक्रदत्त-रत्नप्रभा में निश्चलकर ने भी प्रस्तुत किया है, परन्तु उन्होंने इसकी समीक्षा कर इसे निरस्त कर

---

१. अस्य स्थाने '**शुध्यन्ति**' इति मुद्रिते योगशते पाठः।

दिया है और युक्ति व तर्क द्वारा 'अभय' शब्द से उशीर का ही ग्रहण उचित माना है।

(द्रष्टव्य- चक्रदत्त-रत्नप्रभा, व्रणशोथचिकित्सा- ७५, पृ.-६०८)

वासाकषायकल्काभ्यां घृतं समधुशर्करम्।

सिद्धं तत् पित्तकासघ्नं सर्वपित्तविकारनुत्।। कासघ्नं घृतम्।

(चक्षुष्येणात्- यो.स., पृ.- ३८७)

वासा के कषाय तथा कल्क के साथ सिद्ध घृत का मधु व शर्करा मिलाकर सेवन करें। यह सभी प्रकार के पित्तजन्य कास तथा पैत्तिक विकारों को दूर करता है।

द्राक्षासिद्धं घृतं वापि त्रिफलासिद्धमेव वा।

पिबेद् वृषविपक्वं वा सर्पिर्ज्वरहरं परम्।। घृतत्रयम्।

(भेडात्- यो.स., पृ.- २५०)

द्राक्षा के साथ सिद्ध अथवा त्रिफला के सिद्ध या वासा के साथ सिद्ध घृत का पान करने से विशेष रूप से ज्वर का निवारण होता है।

इसी से मिलता-जुलता योग सिद्धसार-संहिता में इस प्रकार उपलब्ध है-

द्राक्षासिद्धं पिबेत् सर्पिर्बलया मधुकेन वा।

फलत्रयेण वा सद्यो गुडूच्या वा ज्वरापहम्।। (सिद्ध सं.- ५.८२)

द्राक्षा के साथ सिद्ध किये गये घृत का पान करने से सभी ज्वरों का निवारण हो जाता है। बला, मधुक, त्रिफला या गुडूची (गिलोय) के साथ सिद्ध किया घृत भी शीघ्र ही ज्वरों का निवारण करता है।

गुडूचीकण्टकारीभ्यां पृथक् त्रिशंत्पलाद्रसे।

प्रस्थः सिद्धो घृताद्वातकासनुद्[१] वह्निदीपनः।। गुडूचीकण्टकारीघृतम्।

(अ.हृ.चि.- ३.३)

गुडूची एवं कण्टकारी को ३०-३० पल लेकर उनका रस निकालें। इसके साथ १ प्रस्थ घृत सिद्ध कर मात्रानुसार इसका सेवन करें। यह घृत वातज कास को नष्ट करता है और जठराग्नि को प्रदीप्त करता है

१. '**०पित्तनुद्**' इति मातृकासु पाठः, '**०कासनुद्**' इत्यष्टाङ्गहृदये।

निर्गुण्डीपत्रनिर्यासससाधितं कासजिद् घृतम्।
घृतं रसे विडङ्गानां व्योषगर्भे च साधितम्।। घृतयुग्मम्।

(अ.हृ.चि.- ३.५७)

निर्गुण्डी (सम्भालू) के पत्तों के स्वरस में पकाया गया घृत कासनाशक होता है। इसी प्रकार विडङ्ग के स्वरस अथवा क्वाथरस में त्रिकटु मिलाकर पकया गया घृत भी कासरोग-नाशक होता है।

साधारणामिषतुलां तोयद्रोणद्वये पेचत्।
तेनाष्टभागशेषेण जीवनीयैः पलोन्मितैः।।
साधयेत् सर्पिषः प्रस्थं वातश्लेष्मामयापहम्।
मांसीसर्पिरिति पीतं युक्तं मांसरसेन वा।
कासश्वासस्वरभ्रंशशोषहृत् पार्श्वशूलनुत्।। मांसघृतम्।

(अ.हृ.चि.- ५.२५-२७)

साधारण आमिष (मांस) एक तुला एवं पानी दो द्रोण लेकर क्वाथ करें। जब अष्टमांश शेष रह जाए तब इसमें जीवनीयगण की ओषधियों का १-१ पल कल्क डालकर एक प्रस्थ घृत सिद्ध करें। यह घृत वात-पित्तरोग-नाशक होता है। इस मांसघृत को अकेला या मांसरस के साथ युक्तिपूर्वक सेवन करने से वात-पित्तजन्य रोग नष्ट हो जाते हैं। यह कास, श्वास, स्वरभंग, शोष, हृदयशूल एवं पार्श्वशूल को भी नष्ट करता है।

बलाबिल्वशृते क्षीरे घृतमण्डं विपाचयेत्।
तस्य शुक्तिं प्रकुञ्चं वा नस्यं वाते शिरोगते।। नस्यघृतम्।

(अ.हृ.चि.- २१.६२)

बला व बिल्व के कल्क के साथ पकाये गये दूध में घृतमण्ड का पाक करें। इस घृत को १ शुक्ति (२ तोला) अथवा १ प्रकुञ्च (४ तोला) लेकर नस्य के रूप में प्रयोग करें। इससे शिरोगत वातविकार शान्त हो जाते हैं।

दूर्वामुत्पलकिञ्जल्कं मञ्जिष्ठामेलवालुकम्।
मूर्वा [१]रोध्रमुशीराणि मुस्तचन्दनपद्मकम्।।
द्राक्षामधूकयष्ट्याह्वं काश्मरी चन्दनं सितम्।
पिष्ट्वा तैः कार्षिकैर्द्रव्यैर्घृतप्रस्थं विपाचयेत्।।
अजाक्षीरं तण्डुलाम्बु पृथग् दत्त्वा चतुर्गुणम्।
तत्पानं वमतां रक्तं नावनं नासिकासृजि।।
कर्णाभ्यां यस्य दृश्येत तस्य कर्णौ प्रपूरयेत्।
चक्षुर्भ्यां च गते रक्ते पूरयेत्तेन चक्षुषी।।
मेढ्रपायुगते चापि योजयेत् सर्वकर्मसु[२]।
प्रवृत्ते रोमकूपेभ्यस्त्वभ्यङ्गे योजयेद् घृतम्।। दूर्वाद्यं घृतम्[३]।

(तन्त्रान्तराद् दूर्वाद्यं घृतम्- यो.स., पृ.- ३५)

दूर्वा, नीलकमल का पराग, मञ्जिष्ठा, एलवालु, मूर्वा, रोध्र, खस, मोथा, रक्तचन्दन, पद्मकाष्ठ, मुनक्का, महुआ, मुलेठी, गम्भारी एवं श्वेत चन्दन का कल्क एक-एक कर्ष लें। इसके साथ घृत एक प्रस्थ, चार गुना तण्डुलोदक तथा चार गुना अजाक्षीर मिलाकर घृत सिद्ध करें। इस घृत को रक्त का वमन होने पर पिलाएं, नासिका से रक्त आने पर नस्य दें, कानों से रक्त आने पर कर्णपूरण करें। नेत्रों से रक्त आने पर इसे नेत्रों में भरें। मूत्रेन्द्रिय तथा गुदा से रक्त आने पर इस घृत को वस्तिकर्म में प्रयुक्त करना चाहिए तथा प्रत्येक रोमकूप (बाल की जड़) से रक्त निकलने पर अभ्यंग (मालिश) के रूप में प्रयोग करें।

द्राक्षायाः सम्मितं प्रस्थं मधुकस्य पलाष्टकम्।
पचेत्तोयार्मणे शुद्धे पादशेषेण तेन तु।।

---

१. **'श्वेता०'**- इति मातृकासु पाठः, **'रोध्र०'**- इति चन्द्रटसंग्रहे।

२. **'योजयेत् सर्वकर्मसु'** मातृकासु पाठः, **बस्तिकर्म प्रयोजयेत्**- इति गदनिग्रहे।

३. **'रक्ताश्रितं घृतम्'** इति मातृकागतः पाठः, **'दूर्वाद्यं घृतम्'** इति चन्द्रटानुसारी पाठः। गदनिग्रहे (मूलसंस्करणे प्रथमभागे घृताधिकारे) **'रक्तपित्ते दूर्वाद्यं घृतम्'** इति पठ्यते।

पालिके मधुकद्राक्षे पिष्टे कृष्णापलद्वयम्।
प्रदाय सर्पिषः प्रस्थं पचेत् क्षीरचतुर्गुणम्।।
सिद्धशीते पलान्यष्टौ शर्करायाः प्रदापयेत्।
एतद् द्राक्षाघृतं नाम क्षतक्षीणसुखावहम्।।
वातपित्तज्वरश्वास-विस्फोटकहलीमकान्।
प्रदरान् रक्तपित्तं च हन्यान्मांसबलप्रदम्।। द्राक्षाघृतम्।

(हारीतात् शोषे द्राक्षाद्यं घृतम्- यो.स., पृ. ३६)

स्वच्छ द्राक्षा एक प्रस्थ, मुलेठी आठ पल लेकर एक द्रोण जल में पकायें। परिस्रावित चतुर्थांश शेष क्वाथ के साथ मुलेठी एक पल, मुनक्का एक पल, पिप्पली दो पल- इन द्रव्यों का कल्क मिलाकर एक प्रस्थ घृत तथा चौगुना (चार प्रस्थ) दूध मिलाकर घृत सिद्ध करें। सिद्ध घृत के शीतल होने पर शर्करा आठ पल मिला दें। यह **द्राक्षाघृत** क्षतक्षीण जनों को आरोग्य देने वाला है। यह वातपित्तजन्य रोग, ज्वर, श्वास, विस्फोटक (फफोला), हलीमक, प्रदर तथा रक्तपित्त को नष्ट करता है और मांस तथा बल को बढ़ाता है।

बिल्वाप्राप्तिदधित्थरोध्रमधुकह्रीबेरकोलोत्पलैः,
धातक्यम्बुदकेसरोदकबलारक्तालताचन्दनैः।
वृक्षाम्लत्रिकटुत्रिजातचविकान्मोदैः शुभैर्दाडिमैः,
त्वक्पुष्पसुरसैः रसेन पयसा दध्ना विपक्वं घृतम्।।
हन्त्यर्शोग्रहणीगुदच्यवरुजास्रावज्वरारोचकान्
सहृच्छूलविकर्त्तिकारुचिमतीसारं तथा वेदनाम्।
वातोत्थां त्रिकपृष्ठवंक्षणकटीपार्श्वांसनाभ्याश्रिता-
मायुष्यं बलवृद्धिवह्निकरणं सर्पिस्सितासंयुतम्।। बिल्वाद्यं घृतम्।

बिल्व,....., दधित्थ, रोध्र, मधुक (मुलेठी), ह्रीबेर, कोल, नीलकमल, धातकी, अम्बुद (मुस्ता), केसर, उदक (सुगन्धबाला), बला, रक्ता (मञ्जिष्ठा), लता (प्रियंगु), चन्दन, वृक्षाम्ल, त्रिकटु, त्रिजातक, चविका,...., दाडिम,... दुग्ध एवं दही के साथ सिद्ध किया गया घृत अर्श, ग्रहणी, गुदभ्रंश, रक्तस्राव,

ज्वर, अरोचक, हृदयशूल, विकर्त्तिका, अरुचि, अतिसार तथा वात से होने वाली कमर, पीठ, वंक्षण एवं पार्श्व, अंस (स्कन्ध) एवं नाभि की वेदना (पीड़ा) को दूर करता है। यह दीर्घायुष्यकारक, बलवर्धक एवं जठराग्निदीपन होता है। इस घृत में थोड़ी शर्करा मिलाकर सेवन किया जाता है।

जीवनीयकषायेण छागमांसरसेन च।
पयस्तुल्यं पचेत् सर्पिः कणाद्राक्षापरूषकैः।।
खर्जूरेण मधूकेन सिद्धेऽस्मिन् प्रक्षिपेद्धिमे।
तुकाक्षीरीं सितां चैव चूर्णमीषत् त्रिजातकम्।।
कर्पूरञ्च खजेनैतत् मथितं श्यानतां गतम्।
सुगन्धे मृन्मये पात्रे स्थितं गुप्तेऽन्वहं ततः।।
शुक्तिं पलं वा भुञ्जीत क्षीरमांसरसानुपः।
जीवनीयं घृतं ह्येतद्वीर्यौजोबलपुष्टिकृत्।।
क्षीणानां दुर्बलाग्नीनां व्याधिक्षीणेषु चामृतम्।
हिध्माकासानिलश्वासकासपित्तास्रतृट्क्लमान्।।
वैस्वर्यारुचिरक्तार्शोवमिदोषशिरोरुजः।
जयेदाशु परं वृष्यं स्वस्थानां स्वास्थ्यवृद्धिकृत्।। जीवनीयं घृतम्[१]।

काकोली आदि जीवनीयगण के द्रव्यों एवं छागमांसरस के साथ घृत सिद्ध करें। इसमें घृत के बराबर गोदुग्ध होना चाहिए। इसे सिद्ध करते समय पिप्पली, मुनक्का, फलसा, खर्जूर एवं मधूक का कल्क डालें। घृतपाक के अनन्तर शीतल होने पर इसमें तुकाक्षीरी एवं शर्करा मिलाएं और थोड़ी मात्रा में त्रिजातक चूर्ण तथा कर्पूर भी डालें। इसे खज (मथनी) से मथित कर गाढा होने पर मिट्टी के सुगन्धित पात्र में सुरक्षित स्थान पर रखें। इसे प्रतिदिन १ शुक्ति (३० ग्राम) या एक पल (६० ग्राम) की मात्रा में सेवन करें और ऊपर से दूध पिएं। यह **जीवनीय घृत** वीर्य, ओज, बल एवं पुष्टि को बढ़ाता है और व्याधि

---

१. अष्टाङ्गसंग्रहे (अ.सं.चि.- २४.५) **जीवनीयघृतं** गद्येन सविस्तरं वर्णितम्। तदेव समाश्रित्यायं संक्षिप्तयोगो लिखितोऽस्तीति प्रतीयते।

से क्षीण एवं अग्निमान्द्यग्रस्त व्यक्तियों के लिए अमृततुल्य माना गया है। यह हिक्का, वातविकार, श्वास, कास, पित्तास्र, तृषा, क्लम, स्वरभङ्ग, अरुचि, रक्तार्श (खूनी बवासीर), वमि (छर्दि) एवं शिर:शूल को दूर करता है। यह परम वृष्य है और स्वस्थ व्यक्तियों के स्वास्थ्य की वृद्धि करने वाला है।

स्यात् त्र्यूषणं द्वे त्रिफले सपाठे निदिग्धिका गोक्षुरकं बले द्वे।
ऋद्धिस्त्रुटी तामलकी स्वगुप्ता मेदे मधूकं मधुकं स्थिरा च।।
शतावरी जीवकपृश्निपर्ण्यौ द्रव्यैरिमैरक्षसमैः सुपिष्टैः।
प्रस्थं घृतस्येह पचेद्विधिज्ञः प्रस्थेन दध्ना त्वथ माहिषस्य।।
मात्रां पलं वार्द्धपलं पिचुं वा प्रयोजयेत् काञ्जिकसम्प्रयुक्तम्।
श्वासे सकासे त्वथ पाण्डुरोगे हलीमके हृद्ग्रहणीप्रदोषे।।

त्र्यूषणघृतम्[1]। (च.चि.- २६.८७-८९)

त्र्यूषण (त्रिकटु), दोनों त्रिफला- (१) हरड़, बहेड़ा, आँवला, (२) द्राक्षा, काश्मर्य, परूषक[2], पाठा, निदिग्धिका, गोक्षुरक, बला, अतिबला, ऋद्धि, त्रुटी (छोटी इलायची), तामलकी, आत्मगुप्ता, मेदा, महामेदा, मधूक (महुवा), मधुक (मुलेठी), स्थिरा, शतावरी, जीवक एवं पृश्निपर्णी- इन द्रव्यों को १-१ कर्ष की मात्रा में लेकर कल्क बनायें। इस कल्क के साथ एक प्रस्थ घृत (चार गुना दूध) डालकर विधिवत् सिद्ध करें। इसे १ पल, आधा पल अथवा एक पिचु (एक कर्ष) की मात्रा में काञ्जी के साथ सेवन करें। यह **त्र्यूषण घृत** श्वास, कास, पाण्डुरोग, हलीमक, हृद्रोग एवं ग्रहणीरोग को नष्ट कर देता है।

चरकसंहिता (च.चि.- १८.३९-४२) में ही इसी से मिलता-जुलता '**त्र्यूषणाद्य घृत**' भी वर्णित है। वह कासचिकित्सा के प्रसंग में विहित है।

अमृता सहमञ्जिष्ठा पर्पटकं सातला विडङ्गं च।
उग्रं किराततिक्तं दुरालभा तिक्तरोहिणी व्योषम्।।

---

१. नावनीतके घृताधिकारे (३८ संख्याके पृष्ठे) **महात्र्यूषणघृतम्** इति नाम्ना एको योगो दृश्यते। तत्रेत: किञ्चिद् भिन्नत्वमस्ति।

२. '**द्वे त्रिफले**' इत्यत्र द्राक्षाकाश्मर्यपरूषकाणि द्वितीया त्रिफला इति चक्रपाणिदत्त:।

त्रिफला प्रपुण्डरीकं शतावरी त्रायमाणा च।
अंशुमतीमतिविषां सहामृतां चन्दनद्वयं तत:।।
उद्धृत्य काञ्जिकानिम्व (?) पलद्वयं कारयेद् गर्भे।
तत एवास्य कषाय: कार्यस्तोयाढकद्वयं दत्त्वा।।
पयसश्च द्रोणार्द्धं घृताढकार्द्धं शिरश्छागम्।
दत्त्वा विपचेन्मतिमान् घृतमेतद्देहिनां सुखायुष्यम्।।
वातकफपित्तरक्तप्रबलान् दोषत्रयोत्थितान् रोगान्।
कर्णाक्षिगलग्रीवामूलस्रोत:कपोतसन्धिस्थान्।।
दृष्टिस्थानप्राप्ताञ्छ्वेतासितमण्डलप्रभवान्।
नक्तान्ध्यनीलकाचान्पर्वरजस्तिमिरपाटलादीन्।।
हन्यादेतत् सिद्धं क्रुद्धस्तार्क्ष्यो यथा नागान्।
वयस: स्थापनमग्र्यं वाजीकरणं रसायनं मेध्यम्।
रास्नाघृताद्यमतुल्यं पलितवलिनाशनं श्रेष्ठम्।। अमृताद्यं घृतम्।

अमृता (गिलोय), मञ्जिष्ठा, पर्पटक, सातला, विडङ्ग, वचा, किराततिक्त, (चिरायता), दुरालभा, तिक्तरोहिणी (कुटकी), त्रिकटु, त्रिफला, प्रपौण्डरीक, शतावरी, त्रायमाणा, अंशुमती, अतिविषा, सहा, अमृता, लाल चन्दन एवं श्वेत चन्दन कल्क २-२ पल लें। इन्हीं द्रव्यों के साथ २ आढक जल को चतुर्थांश शेष रहने तक क्वथित करें। इस क्वाथरस में आधा द्रोण गोदुग्ध एवं छागमस्तक डालकर आधा आढक घृत सिद्ध करें।

इस प्रकार सिद्ध किया गया **अमृताद्य घृत** सुखायुष्यदायक है। यह वात, कफ, पित्तरक्त आदि के प्रबल विकारों और अन्य त्रिदोषजन्य प्रबल रोगों को नष्ट करता है। यह कान, नेत्र, गला, ग्रीवामूलस्रोत, कपोतसन्धिगत, दृष्टिस्थानगत, श्वेतमण्डलगत, असितमण्डलगत रोगों, रतौंधी, नील, काच, वर्त्म, रज:, तिमिर एवं पटल आदि सभी नेत्ररोगों को ऐसे ही नष्ट कर देता है, जैसे क्रुद्ध गरुड नागों को नष्ट कर देता है। यह घृत उत्तम वय:स्थापन, वाजीकरण, रसायन एवं मेध्य होता है। यह रास्नाद्य घृत के समान श्रेष्ठ वलि-पलित नाशक योग है।

वचाद्विबृहतीपाठा-कटुकातिविषाघनैः।
मधुरैश्च घृतं सिद्धं सिद्धं[१] दशनजन्मनि[२]।। वचाद्यं घृतम्।

(अ.हृ.उ.- २.३७)

वचा, छोटी कटेरी, बड़ी कटेरी, पाठा, कुटकी, अतीस, मुस्ता और जीवनीय गण के मधुर द्रव्यों के कल्क के साथ सिद्ध किया गया घृत शिशुओं को दन्तोद्गमकालीन (दाँत निकलते समय होने वाले) सभी रोगों से मुक्ति दिलाने में सिद्ध औषध के रूप में प्रसिद्ध है।

वचाकल्कशतपाकं घृतद्रोणमुपयुज्य विशेषाद् ग्रहोन्मादापस्मार-गलगण्ड-गण्डमाला-श्लीपद-स्वरभेदविमुक्तः स सर्वोक्तिषु युक्तिमान्[३] वर्षशतायुर्भवति। (अ.सं.उ.- ४९.९९)

एक द्रोण घृत लेकर इसे कल्क परिभाषानुसार घृत से चौथाई वचाकल्क के साथ पकायें। इस प्रकार एक सौ बार पाक करें। यह घृत ग्रह, उन्माद, अपस्मार, गलगण्ड, गण्डमाला, श्लीपद एवं स्वरभेद को नष्ट करता है। इसका सेवन करने वाला व्यक्ति सभी प्रकार के सूझबूझपूर्ण भाषण में युक्तिसम्पन्न और शतायु हो जाता है।

दीपनी पाचनी लघ्वी शकृन्मूत्रविशोधिनी।
वातश्लेष्मकृमिहरा मेधासञ्जननी वचा।। वचाघृतम्।

वचा दीपनी, पाचनी एवं लघु होती है। यह मलमूत्र का शोधन करने वाली, वातकफहर व कृमिघ्न होती है और मेधा बुद्धि को बढ़ाती है।

---

१. **'सिद्धं'** इति मातृकासु पाठः, अस्य स्थाने **'शस्तं'** इति अष्टाङ्गहृदये दृश्यते।
२. अयं श्लोको वङ्गसेन-संहितायां शिशुरोगाधिकारे (१९.१८६), गदनिग्रहे च बाल-रोगाधिकारे (९५ संख्याके श्लोके) दृश्यते। तत्र 'शस्तं दशन०' इति पठ्यते। गदनिग्रहे तु 'मधुरैश्च' इत्यस्य स्थाने 'मरिचैश्च' इत्यपपाठः।
३. **'सर्वोक्तिषु युक्तिमान्'** इति मातृकागतः पाठः, अस्य स्थाने **'सर्वार्थेषु सिद्धिमान्'** इति मुद्रितेऽष्टाङ्गसंग्रहे पाठो दृश्यते।

द्राक्षाभयामृतफल-श्रीपर्णीनां रसे तथा।
जीवन्तीदशकस्यापि छागजाङ्गलमांसयोः।।
इक्षूणां च पचेत् तत्र क्वाथद्विगुणितं हविः।
पयश्चतुर्गुणं गर्भे वाराह्वयमधूलिके।।
मञ्जिष्ठाचन्दनं रोध्रं पुण्डरीकं सधातकि।
लतोत्पलाटरूषाम्बु-शतावर्यगरून् न्यसेत्।।
तत् सिद्धममृतं नाम घृतं जनकपूजितम्।
लीढं सितामाक्षिकाभ्यां रसक्षीरघृताशिनाम्।।
वर्त्मामयान् नेत्ररोगान् काचान्ध्यतिमिराण्यपि।
रक्तत्वं नेत्रयोः स्तब्धं श्रोत्रशूलशिरोरुजम्।
जयत्याशु परं वृष्यं स्वस्थानां स्वास्थ्यवृद्धिकृत्।। जनकामृतं घृतम्।

द्राक्षा, हरीतकी, अमृतफल (आँवला) एवं श्रीपर्णी के रस, जीवन्ती आदि जीवनीयगण के दस द्रव्यों (जीवन्ती, काकोली, क्षीरकाकोली, मेदा, महामेदा, मुद्गपर्णी, माषपर्णी, ऋषभक, जीवक तथा मुलेठी) के रस, छागमांसरस, जाङ्गलमांसरस एवं इक्षुरस को क्वाथ विधि से क्वथित कर क्वाथ से द्विगुण मात्रा में घृत सिद्ध करें। सिद्ध करते समय घृत से चार गुना गोदुग्ध डालें। साथ ही इसमें वाराह्वा (काकमाची), मधूलिका (मूर्वा), मञ्जिष्ठा, चन्दन, रोध्र पुण्डरीक, धातकी, लता, उत्पल, आटरूषक, सुगन्धबाला, शतावरी एवं अगरु का कल्क भी डालें। इस प्रकार सिद्ध किया गया यह अमृत घृत **राजर्षि जनक** द्वारा पूजित है। इसे शर्करा एवं मधु के साथ मिलाकर चाटना चाहिए और पथ्याहार के रूप में रस, दूध एवं घृत युक्त भोजन लेना चाहिए। इस घृत के सेवन से वर्त्मरोग, नेत्ररोग, काच, अन्धता, तिमिर, नेत्रों की लालिमा, स्तब्धता, कर्णशूल एवं शिरःशूल नष्ट हो जाते हैं। यह घृत परम वृष्य है और स्वस्थ लोगों की स्वास्थ्य- वृद्धि करता है।

।। इति बृहद्वैद्यप्रसारके घृताध्यायः पञ्चमः।।

★★★

अथातो लेहाध्यायं व्याख्यास्यामः

दशमूलं स्वयंगुप्तां शंखपुष्पीं शटीं बलाम्।
हस्तिपिप्पल्यपामार्ग-पिप्पलीमूलचित्रकम्।।
भार्गीं पुष्करमूलं च द्विपलांशं यवाढकम्।
हरीतकीशतं चैकं जलपञ्चाढके पचेत्।।
यवस्वेदे कषायं तं पूतं तच्चाभयाशतम्।
पचेद् गुडतुलां दत्त्वा कुडवं च पृथग् घृतात्।।
तैलात् सपिप्पलीचूर्णात् सिद्धशीते च माक्षिकात्।
लेहं द्वे चाभये नित्यमतः खादेद्रसायनात्।
तद्वलीपलितं हन्याद् वर्णायुर्बलवर्द्धनम्।।
पञ्च कासान् क्षयं श्वासं सहिध्माविषमज्वरम्।।
गुल्ममेहग्रहण्यर्शो-हृद्रोगारुचिपीनसान्।
अगस्त्यविहितं धन्यमिदं श्रेष्ठं रसायनम्[1] ।।

(च.चि.- १८.५७-६२, अ.सं.चि.- ५.८२-८८)

दशमूलम् आत्मगुप्ता शंखपुष्पी शटी बला हस्तिपिप्पली अपामार्ग: पिप्पलीमूलं चित्रकं भार्गी पुष्करमूलं प्रतिप.२, यवप.६४, हरीतकीदलानां १००, पानीयप.६४०, यवेषु स्विन्नेषु कषायमवतारयेत्। अनन्तरं पूते रसे गुडप.१००, घृतप.८, तिलतैलप.८, पिप्पलीचूर्णप.४, सिद्धशीते माक्षिकप.८; **अगस्त्यो लेहः।**

दशमूल (सालपर्णी, पृश्निपर्णी, बृहती, कण्टकारी, गोक्षुरक, बिल्व, काश्मर्य, अग्निमन्थ, पाटला एवं श्योनाक), केवांचबीज, शंखपुष्पी, कपूरकचरी, बला, गजपिप्पली, अपामार्ग, पिप्पलीमूल, चित्रक, भार्गी, पुष्करमूल- दो-दो पल, यव १ आढक (६४ पल), हरड़ एक सौ- इन्हें पाँच आढक (६४० पल) जल में पकायें। क्वथित यव के कषाय को छानकर

---

१. अयं योगश्चन्द्रटीये योगरत्नसमुच्चयेऽवलेहाधिकारे (२०७ पृष्ठे) अपि दृश्यते। तत्र- चरकात् कासेऽगस्तिहरीतक्यवलेह इति चन्द्रटः सूचयति।

उसमें उबाली हुई १०० हरड़ों को पुन: पकायें और साथ में गुड़ एक तुला, घृत एक कुडव, तैल एक कुडव (चार पल), पिप्पली चूर्ण एक कुडव (चार पल) भी डालें। अवलेह सिद्ध होने पर शीतल कर मधु एक कुडव, चातुर्जात (इलायची, दालचीनी, तेजपत्र, नागकेशर) का चूर्ण एक पल मिला दें। इस अवलेह में से प्रतिदिन दो हरड़ एवं उचित अवलेह की मात्रा का सेवन करें। यह रसायन वलि (मुख पर झुर्रियाँ पड़ना), पलित (असमय में बाल पकना), पाँच प्रकार का कास, क्षय, श्वास, हिचकी, विषम ज्वर, गुल्म, प्रमेह, ग्रहणीरोग, अर्शरोग, हृदयरोग, अरुचि तथा पीनस (दुर्गन्ध युक्त पुराना नासास्राव) को नष्ट करता है तथा आयु एवं बल को बढ़ाता है। अगस्त्य ऋषि का बनाया हुआ यह रसायन श्रेष्ठ एवं धन्य योग है।

विडङ्गपिप्पलीमूल-त्रिफलाधान्यचित्रकान्।
मरिचेन्द्रयवाजाजी-पिप्पलीहस्तिपिप्पली:।।
दीप्यकं पञ्चलवणं चूर्णितं कार्षिकान् पृथक्।
तिलतैलत्रिवृच्चूर्णाद् भागौ चाष्टपलोन्मितौ।।
धात्रीफलरसप्रस्थांस्त्रीन् गुडार्धतुलां तथा।
पक्त्वा मृद्वग्निना खादेद् बदरोदुम्बरोपमान्।।
गुडान् कृत्वा न चात्र स्याद्विहाराहारयन्त्रणा।
कुष्ठार्श:कामलागुल्ममेहोदरभगन्दरान्।।
ग्रहणीं पाण्डुरोगांश्च हन्यु: पुंसवनाश्च ते।
गुड: कल्याणको ह्येष सर्वेष्वृतुषु पूजित:।। (अ.हृ.क.-२.१७-२१)

विडङ्गं पिप्पलीमूलं हरीतकी आमलकं विभीतकं धानकफलानि चित्रक: मरिचम् इन्द्रयवा: अजाजी पिप्पली हस्तिपिप्पली सैन्धवलवणं विडलवणम् औद्भिदलवणं सामुद्रलवणं सौवर्चललवणम् अजमोदा प्रतिक.१, आमलकरसप.४८, तिलतैलप.८, त्रिवृताप.८, गुडप.५०, **कल्याणगुडा:।**

विडंग, पिप्पलीमूल, हरड़, बहेड़ा, आँवला, धनिया, चित्रकमूल, मरिच, इन्द्रजौ, जीरा, पिप्पली, गजपिप्पली, अजवायन, सैन्धव, विड, औद्भिद, सामुद्र

तथा सौवर्चल लवण- इन सब द्रव्यों का चूर्ण १-१ तोला, तिल का तैल तथा त्रिवृत् का चूर्ण ८-८ पल (३२-३२ तोला), आँवलों का रस ३ प्रस्थ, गुड़ आधी तुला (५० पल)- इन सब द्रव्यों को एक साथ मन्द अग्नि पर पकायें। सिद्ध होने पर इसका उतनी मात्रा में सेवन करें, जिससे विरेचन हो जाय। यह कुष्ठ, अर्श, कामला, गुल्म, प्रमेह, उदररोग, भगन्दर, ग्रहणीरोग तथा पाण्डुरोग को नष्ट करता है। इसका सेवन करने से पुत्र सन्तान पैदा होती है। 'कल्याण गुड़' नामक इस योग का सेवन सभी ऋतुओं में किया जा सकता है।

पचेद् व्याघ्रीतुलां क्षुण्णां वहेऽपामाढके स्थिते।
क्षिपेत् पूतं च सञ्चूर्ण्य व्योषरास्नामृताग्निकान्।।
शृङ्गी भार्गी घनग्रन्थि धन्वयासान् पलार्द्धकान्।
सर्पिषः षोडशपलं चत्वारिंशत्पलानि च।।
मत्स्यण्डिकायाः शुद्धायाः पुनश्च तदधिश्रयेत्।
दर्वीलेपिनि शीते च पृथग् द्विकुडव क्षिपेत्।।
पिप्पलीनां तुकाक्षीर्या माक्षिकस्य नवस्य च।
लोहोऽयं गुल्महृद्रोग-दुर्नामश्वासकासजित्।। (अ.हृ.चि.- ३.६३-६६)

कण्टकारीप.१००, पानीयप.२०४८, क्वथितशेषप.१२८, गर्भे मरिचं पिप्पली शुण्ठी रास्ना गुडूची चित्रकः कर्कटशृङ्गी भार्गी मुस्तं पिप्पलीमूलं दुरालभा प्रतिक.२, घृतप.१६, सितशर्कराप.१६, सिद्धशीते पिप्पलीप.८, तुकाक्षीरीप.८, पुराणमाक्षिकप.१६, **कण्टकारिकालेहः।**

१०० पल कण्टकारी को एक वह (२०४८ पल) जल में पकायें। चतुर्थांश (१२८ पल) शेष रहने पर उसमें त्रिकटु, रास्ना, गुडूची, चित्रकमूल, काकड़ासिंगी, भार्गी, मुस्ता, पिप्पलीमूल और धमासा- इन द्रव्यों का चूर्ण आधा-आधा पल (२-२ कर्ष) डाल दें। गोघृत १६ पल तथा शर्करा १६ पल डालकर इसे गाढ़ा होने तक पकायें। तदनन्तर इसमें पिप्पली का चूर्ण, वंशलोचन का चूर्ण, एक वर्ष पुराना मधु दो-दो कुडव परिमाण में मिला दें। यह अवलेह गुल्म, हृदयरोग, बवासीर, श्वासरोग तथा कासरोग को दूर करता है।

दशमूलबलामुस्त-जीवकर्षभकोत्पलम्।
पर्णिन्यौ पिप्पली शृङ्गी मेदा तामलकी त्रुटि:।।
जीवन्ती जोङ्गकं द्राक्षा पुष्करं चन्दनं शटी।
पुनर्नवा द्विकाकोली काकनासामृताद्वयम्।।
विदारीवृषमूलं च तदैकध्यं पलोन्मितम्।
जलद्रोणं पचेत् पञ्च धात्रीफलशतानि च।।
पादशेषं रसं तस्माद् व्यस्थीन्यामलकानि च।
गृहीत्वा भर्जयेत्तैलं घृताद् द्वादशभि: पलै:।।
मत्स्यण्डिकातुलार्द्धेन युक्तं तल्लेहवत्पचेत्[1]।
अतोऽवलेहयेन्मात्रां कुटीस्थं पथ्यभोजिनम्।।
इत्येष च्यवनप्राशो यं प्राश्य च्यवनो मुनि:।
जराजर्जरितोऽप्यासीन्नारीनयननन्दन:।।
कासं श्वासं ज्वरं शोषं हृद्रोगं वातशोणितम्।
मूत्रकृच्छ्राश्रयान् दोषान् वैस्वर्यं च व्यपोहति।।
बालवृद्धक्षतक्षीणकृशानामङ्गवर्द्धन:।
मेधां स्मृतिं कान्तिमनामयत्वमायु:प्रकर्षं पवनानुलोम्यम्।
स्त्रीषु प्रहर्षं बलमिन्द्रियाणामग्नेश्च कुर्याद्विधिनोपयुक्त:।।

(अ.हृ.उ.- ३९.३३-४१, अ.सं.उ.- ४९.२९)

सालपर्णीमूलं पृश्निपर्णीमूलं बृहतीमूलं कण्टकारीकामूलं गोक्षुरमूलं बिल्वमूलं काश्मर्यमूलम् अग्निमन्थमूलं श्योनाकमूलं पाटलामूलं बला मुस्ता जीवक: ऋषभक उत्पलं सालपर्णी पृश्निपर्णी पिप्पली कर्कटशृङ्गी मेदा तामलकी सूक्ष्मैला जीवन्ती जोङ्गकं द्राक्षा पुष्करमूलं चन्दनं शटी पुनर्नवा द्विकाकोली काकनासा हरीतकी गुडूची क्षीरविदारी वासकामूलं प्रतिप.१, पानीयप.५१२, क्वथितशेषप.१२८, आमलकफलप.५००, एतानि आमलकानि व्यस्थीनि

---

१. इत: परं अष्टाङ्गसंग्रहेऽष्टाङ्गहृदये चायं श्लोको दृश्यते-
स्नेहार्द्धं मधु सिद्धे तु तुगाक्षीर्याश्चतुष्पलम्। पिप्पल्या द्विपलं दद्याच्चतुर्जातं कणार्द्धिकम्।।

कृत्वा उद्धृत्य एतेषां भर्जनाय तिलतैलप.६, घृतप.६, सितशर्कराप.५०, **च्यवनप्राशः।**

दशमूल (सालपर्णी, पृश्निपर्णी, बृहती, कण्टकारी, गोक्षुरक, बिल्व, काश्मर्य, अग्निमन्थ, पाटला एवं श्योनाक), बलामूल, मुस्ता, जीवक, ऋषभक, कमल, माषपर्णी, मुद्गपर्णी, पिप्पली, काकड़ासिंगी, मेदा, भुंई आँवला, छोटी इलायची, जीवन्ती, अगुरु, मुनक्का, पुष्करमूल, लालचन्दन, कचूर, पुनर्नवा, काकोली, क्षीरकाकोली, काकनासा, हरड़, गुडूची, विदारीकन्द और अडूसा की जड़- इन द्रव्यों को १-१ पल लेकर कूट लें और १ द्रोण जल में रात में भिगोकर रख दें। प्रातःकाल इन्हें एक वस्त्र में ढीला बाँधकर ५०० आँवलों को भी डालकर पकायें। चतुर्थांश जल शेष रहने पर उस क्वाथजल को छान लें और आँवलों की गुठलियाँ भी निकाल दें। तदनन्तर इसमें ६-६ पल घी व तैल मिलाकर भूनें और उसमें ५० पल शर्करा डालकर इसे अवलेह जैसा होने तक पकायें। इस अवलेह का सेवन कुटीप्रावेशिक रसायन के नियमों का पालन करते हुए करें और पथ्याहार लें। इस 'च्यवनप्राश' नामक अवलेह के सेवन से च्यवन ऋषि वृद्धावस्था से जीर्ण हो जाने पर भी युवा जैसे हो गये थे। यह कास, श्वास, ज्वर, सूजन, हृदयरोग, वातरक्त, मूत्राशय, शुक्राशय के दोष तथा स्वरभेद को नष्ट करता है। यह बालक, वृद्ध, क्षतक्षीण, कृशों व्यक्ति के शरीर को पुष्ट बना देता है। च्यवनप्राश के सेवन से मेधा, स्मृति, कान्ति, आरोग्य, दीर्घायु, वात का अनुलोमन, रतिशक्ति की वृद्धि, इन्द्रियों की सबलता तथा पाचनशक्ति की वृद्धि होती है।

वीतत्वगस्थिकूष्माण्डतुलां स्विन्नां पुनः पचेत्।
घट्टयन् सर्पिषः प्रस्थं क्षौद्रवर्णेऽत्र च क्षिपेत्।।
खण्डाच्छतगुणाच्छुण्ठ्या द्विपलं जीवकादपि।
त्रिजातं धान्यमरिचं पृथगर्धपलांशिकम्।।
अवतारितशीते च दत्त्वा क्षौद्रं घृतार्द्धकम्।
खजेनामथ्य संस्थाप्य तन्निहन्त्युपयोजितम्।।

कासहिध्मारुचिश्वास-रक्तपित्तक्षतक्षयान्।
उर:सन्धानाजननं मेधास्मृतिबलप्रदम्।
अश्विभ्यां विहितं हृद्यं कूष्माण्डकरसायनम्।।

(अ.हृ.चि.- ३.११४-११८)

त्वगस्थिरहितानां क्षुण्णकूष्माण्डखण्डानां प.१००, घृतप.३२, सितशर्कराप.१००, पिप्पली शुण्ठी अजाजी प्रतिप.२, त्वक्सूक्ष्मैला-सुगन्धपत्राणि धानकफलानि मरिचं प्रतिक.१, सितशर्कराप.१६, **खण्डकूष्माण्डको लेह:।**

छिल्का व बीज निकाल कर श्वेत कूष्माण्ड के छोटे-छोटे टुकड़ों को १ तुला (१०० पल) परिमाण में लें। इन्हें पानी में हल्का उबालकर पानी निकाल दें और १ प्रस्थ घृत में पकायें। जब वर्ण मधु जैसा हो जाए तब इसमें १०० पल शर्करा मिलाकर उतार लें। तदनन्तर इसमें पिप्पली, सोंठ तथा भुने जीरा का चूर्ण २-२ पल मिलाएं और दालचीनी, छोटी इलायची, तेजपत्ता, धनिया तथा काली मिर्च का चूर्ण १-१ पल मिलाएं। शीतल होने पर इसमें आधा प्रस्थ मधु डालकर खज से मथकर स्वच्छ पात्र में रखें। इसका प्रयोग कास, हिध्मा (हिचकी), अरुचि, श्वास, रक्तपित्त, उर:क्षत तथा क्षयरोग को दूर करता है। यह मेधा (धारणशक्ति), स्मृति तथा बल को बढ़ाता है और हृदय के लिए हितकर है। 'खण्डकूष्माण्डकावलेह' नामक इस रसायन का विधान देववैद्य अश्विनीकुमारों ने किया था।

यह योग **वृन्दमाधव** में भी है, वहाँ इसकी **व्याख्याकुसुमावली** नामक टीका (९.४९-५६) में वैद्य-प्रसारक का उल्लेख इस प्रकार किया है- कणाशुण्ठ्यो: प्रत्येकं पलद्वयम्। जीरकस्य च द्वे पले। तन्त्रान्तरसम्मतं चैतत्। तद्यथा- 'द्विपलांशै: कणाशुण्ठी-जीरकैरवचूर्णितै'रिति। **वैद्यप्रसारके**ऽप्येतादृशमेव विवृतम्। व्यवहारोऽपीत्थमेव।

चित्रककषायपलशतममृताधात्रीरसं च तुल्यांशम्।
सम्मिश्र्य गुडशतेन द्विपञ्चमूलीकषायेण।।

तत्तुल्येन हरीतक्याढकमेकं विपाच्य गुडपाकम्।
अर्द्धप्रस्थं मधुनस्तस्मिन् दद्यात्ततोऽन्येद्युः।।
द्वे द्वे पले प्रदद्यादेलात्वक्पत्रत्रिकटुकानाम्[1]।
सयवक्षारादर्द्धपलं यथाग्नि पश्चात् प्रयुञ्जीत।।
ततः सकल्कं पथ्ये द्वे भक्षयेत यथेप्सितम्।
एतद्रसायनं श्रेष्ठमश्विभ्यां विहितं महत्।।
उपयुक्तवतां पुंसां काष्ठान्यपि नाम जीर्यन्ति।
अजरणता पाण्डुगदं कासं श्वासं सहृद्रोगम्।।
[2]श्वयथुप्लीहभगन्दरमर्शांसि गरोदरप्रमेहांश्च।
हन्त्यन्त्रगुल्मवृद्धिमष्ठीलं चैव कुष्ठं च।।
मासद्वयप्रयोगात् करोति शिखितुल्यकं वह्निम्।
अजितमपि भेषजशतैः पीनसरोगं निवर्त्तयति[3]।।

(तन्त्रान्तराच्चित्रकहरीतक्यवलेहः- यो.स., पृ.- २१५)

चित्रकमूलप.१००, पानीयप.४००, एतच्चतुर्भागावशेषप.१००, गुडूचीस्वरसप.१००, (धात्रीस्वरसप.१००), गुडप.१००, दशमूलप.२५, स्थलहरीतकीप.६४, अन्यस्मिन्नहनि माक्षिकप.१६, सूक्ष्मैलात्वक्सुगन्धपत्राणि पिप्पली मरिचं शुण्ठी प्रतिप.३ यवक्षारक.२, **चित्रककषायो लेहः।**

चित्रक का कषाय १०० पल, गुडूचीरस १०० पल, आमलकीरस १०० पल, द्विपञ्चमूल (सालपर्णी, पृश्निपर्णी, बृहती, कण्टकारी, गोक्षुरक, बिल्व, काश्मर्य, अग्निमन्थ, पाटला एवं श्योनाक) कषाय १०० पल, गुड़ १०० पल, हरीतकी (हरड़) एक आढक- इन सभी द्रव्यों को एकत्र कर

---

१. '**०कटुकाश्च**' इति मातृकासु पाठः। '**०कटुकानाम्**' इति चन्द्रटानुसारी पाठः।
२. '**श्वयथुप्लीहगरोदरमर्शांसि**' इति मातृकासु पाठः, '**श्वयथुप्लीहभगन्दरमर्शांसि**' इति शोधितपाठः। योगरत्नसमुच्चये गदनिग्रहे चास्य स्थाने '**अर्शःश्वासभगन्दर-कासकृमिशोफकुष्ठगुल्मांश्च**' इति पाठो दृश्यते।
३. योगरत्न-समुच्चये गदनिग्रहे चावलेहाधिकारे योगोऽयं किञ्चित् पाठभेदन दृश्यते।

गुडपाकविधि से पकायें। शीतल होने पर दूसरे दिन आधा प्रस्थ मधु मिलाकर इलायची, दालचीनी, तेजपत्र, त्रिकटु (सोंठ, पिप्पली, मरिच)- इन द्रव्यों का चूर्ण २-२ पल और यवक्षार आधा पल मिला दें। तत्पश्चात् इसमें से उचित मात्रा में लेह व दो हरड़ लेकर प्रतिदिन सेवन करें। इस उत्तम रसायन का विधान अश्विनीकुमारों ने कहा था। इस अवलेह का प्रयोग करने वाले व्यक्ति की जठराग्नि बहुत तीव्र हो जाती है। यह अवलेह श्वयथु (सूजन), प्लीह, भगन्दर, अर्शरोग, गरविष, उदररोग, प्रमेह, अन्त्रवृद्धि, गुल्म, वृद्धि (हर्निया), अष्ठील, कुष्ठरोग को नष्ट करता है। दो मास तक सेवन करने से यह अवलेह से क्षुधा को अग्नि के समान तीव्र कर देता है। सैकड़ों ओषधियों से भी अजेय पीनस (पुराना जुकाम) को यह योग तीन दिन में ही शान्त कर देता है।

दशमूलकषायस्य कंसे पथ्याशतं पचेत्।
दत्त्वा गुडतुलां तस्माल्लेहे दद्याद्विचूर्णितम्।
त्रिजातकत्रिकटुकं किञ्चिच्च यवशूकजम्।।
प्रस्थार्द्धं च हिमे क्षौद्रं तन्निहन्त्युपयोजितम्।
प्रवृद्धशोफज्वरगुल्ममेहं कार्श्यामवातावसृगम्लपित्तम्[1]**।**
वैवर्ण्यमूत्रानिलशुक्रदोषं श्वासारुचिप्लीहगरोदरं च।।

(अ.हृ.चि.- १७.१४-१६)

दशमूलप.३२, पानीयप.५१२, क्वथितशेषप.१२८, हरीतकीदलानां प.१००, गुडप.१००, मरिचं पिप्पली शुण्ठी त्वक्सूक्ष्मैलासुगन्धपत्राणि यवक्षारः प्रतितो.४, शीतीभूते माक्षिकप.१६, अन्येषाम्-

चतुष्पला त्रिकटुका त्रिसुगन्धात्पलद्वयम्।
कर्षद्वयं यवक्षारात् प्रस्थार्द्धं मधुनो हिमे[2]।। **दशमूलो लेहः।**

---

१. '**०वातावसृगम्लपित्तम्**' मातृकापाठः, '**०वाताम्लकरक्तपित्तम्**' मुद्रितेऽष्टाङ्गहृदये।

२. अन्येषामिति कृत्वायं तन्त्रान्तरस्य श्लोक उद्धृतः। सर्वाङ्गसुन्दरायामपि तन्त्रान्तरे ह्युक्तम् इति कृत्वायं श्लोक उद्धृतो दृश्यते- '**व्योषच्चतुष्पलं दद्यात्त्रिपलं त्रिसुगन्धतः। कर्षमात्रं यवक्षारात्**' इति। शीते च सति माक्षिकात् प्रस्थार्द्धं देयम्।

दशमूल (सालपर्णी, पृश्निपर्णी, बृहती, कण्टकारी, गोक्षुरक, बिल्व, काश्मर्य, अग्निमन्थ, पाटला एवं श्योनाक) ३२ पल लेकर ५१२ पल जल में क्वाथ करें। चतुर्थांश शेष रहने पर इसमें १०० हरड़ पकायें और एक तुला गुड़ मिला दें। अवलेह सिद्ध होने पर त्रिजातक (दालचीनी, इलायची, तेजपत्र) १ पल, व्योष (सोंठ, पिप्पली, मरिच) चूर्ण १ पल, यवक्षार थोड़ा (एक पल) मिला दें तथा शीतल होने पर आधा प्रस्थ (१६ पल) मधु मिला दें। इस प्रकार सिद्ध अवलेह का उचित मात्रा में सेवन करने से प्रवृद्ध शोथरोग, ज्वर, प्रमेह, गुल्मरोग, कृशता, आमवात, रक्तपित्त, अम्लपित्त, विवर्णता, मूत्रदोष, वातदोष, शुक्रदोष, श्वास, अरुचि, प्लीहावृद्धि, गर (संयोगज विष) तथा उदर रोग नष्ट होते हैं।

द्रोणेऽम्भसः पचेद् दन्त्याः पलानां पञ्चविंशतिम्।
चित्रकस्य तथा पथ्यास्तावतीस्तद्रसे स्रुते।।
द्विप्रस्थे साभये पूते क्षिपेद्दन्तीसमं गुडम्।
तैलात् पलानि चत्वारि त्रिवृतायाश्च चूर्णतः।।
कणाकर्षौ तथा शुण्ठ्याः सिद्धे लेहे तु शीतले।
मधु तैलयुतं दद्याच्चातुर्जाताच्चतुर्थिकाम्।।
अतो हरीतकीमेकां सावलेहपलामदन्।
(सुखं विरिच्यते स्निग्धो दोषप्रस्थमनामयः[1]।)
गुल्महृद्रोगदुर्नाम-शोफानाहगरोदरम्।।
कुष्ठोत्क्लेशारुचिप्लीह-ग्रहणीविषमज्वरान्।
घ्नन्ति दन्तीहरीतक्यः पाण्डुतां च सकामलाम्।।

(अ.हृ.चि.- १४.९२-९७)

दन्तीप.२५, चित्रकप.२५, हरीतकीप.२५, पानीयप.५१२, अष्टभागावशेषप.६४, गुडप.२५, तिलतैलप.४, पिप्पलीक.२, शुण्ठीक.२,

---

(अ.हृ.चि.- १७.१५-१६, सर्वाङ्गसुन्दरा) एतदेव वचनं शशिलेखायामप्युद्धृतं दृश्यते।

१. अयमंशो मातृकासु न दृश्यते, अष्टाङ्गहृदयाद् गृहीतः।

त्वक् सूक्ष्मैला सुगन्धपत्रं नागकेसरं प्रतिक.१, माक्षिकप.४, **दन्तीचित्रकाद्यो लेहः।**

एक द्रोण जल में दन्तीमूल २५ पल, चित्रकमूल २५ पल तथा हरीतकी २५ पल डालकर मन्द अग्नि पर पकायें। जब २ प्रस्थ (६४ पल) जल शेष पर हरीतकियों को रखकर शेष द्रव्यों को हटा दें। इस छाने हुए जल में २५ पल गुड़ डालें, तिलतैल ४ पल, निशोथ का चूर्ण ४ पल, पिप्पली तथा सोंठ का चूर्ण २-२ कर्ष मिलाकर पाक करें, तैयार होने पर उतार कर रख लें। शीतल हो जाने पर तैल के समान मधु मिला दें। दालचीनी, बड़ी इलायची, तेजपात और नागकेशर का चूर्ण १-१ कर्ष लेकर मिला दें। स्नेहन कर चुका रोगी इसमें से एक हरीतकी और एक पल अवलेह का सेवन करे। इससे १ प्रस्थ दोष विरेचन के साथ निकल जाता है, फलतः रोगी रोग रहित हो जाता है। यह अवलेह गुल्म, हृद्रोग, अर्श, शोफ, आनाह, गर, उदररोग, कुष्ठ, जी मिचलाना, अरुचि, प्लीहाविकार, ग्रहणी, विषमज्वर, पाण्डु तथा कामला रोगों को नष्ट करता है।

प्रस्थं विभीतकानामस्थीनि विहाय साधयेन्मूत्रे।
लेहवदयमवलेहो मधुसहितः श्वासकासहरः[1]**।।**

भिषङ्-मुष्टेः श्वासकासे बिभीतकावलेहः (यो.स. पृ.- २०६)

विभीतकप.१६, गोमूत्रप.६४, तावत् क्वाथ्यं यावत् स्विन्नानि भवन्ति। सिद्धे शीते माक्षिकप.१६, **विभीतकावलेहः।**

१ प्रस्थ गुठली रहित बिभीतक (बहेड़ा) को ४ प्रस्थ गोमूत्र में पकायें। चतुर्थांश शेष रहने पर इसे छानकर पुनः पकायें। अवलेह के समान सिद्ध होने पर शीतल कर १६ पल मधु मिला दें। यह अवलेह श्वास-कास को नष्ट कर देता है।

---

१. अस्य पद्यस्य पाठो गदनिग्रहे त्वित्थं दृश्यते-

प्रस्थं विभीतकानामनस्थ्नां हि साधयेद् गवां मूत्रे।
लेहवदयमवलेहो मधुसहितः श्वासकासहरः।। (अवलेहाधिकारः- ६१)

हरीतकीर्यवक्वाथद्व्याढके विंशतिं पचेत्।
स्विन्ना मृदित्वा तास्तस्मिन् पुराणं गुडषट्पलम्।।
दद्यान्मन:शिलाकर्षं कर्षार्द्धं च रसाञ्जनम्।
कुडवार्द्धं च पिप्पल्या: स लेह: श्वासकासजित्।।

(च.चि.- १८.१६८-१६९)

यवप.६४, पानीयप.१०२४, क्वथितशेषप.२५६, हरीतकी २०, स्विन्नमृदितासु तासु पुराणगुडप.६, मन:शिलाक.१, शुष्करसाञ्जनतो.१, पिप्पलीप.२, **यवक्वाथलेह:।**

६४ पल यव (जौ) को १०२४ पल पानी में क्वथित करें। चतुर्थांश (२५६ पल) शेष रहने पर इसमें २० हरड़ डालकर उबालें। तत्पश्चात् उन्हें मसल दें और साथ में ६ पल गुड, १ कर्ष शोधित मैनसिल, १ तोला शुष्क रसाञ्जन और २ पल पिप्पलीचूर्ण मिला दें। इस प्रकार तैयार किया गया यह 'यवक्वाथलेह' श्वास-कास को नष्ट कर देता है।

त्रिफला पिप्पली पाठा शारिवा बृहतीद्वयम्।
मरिचं पद्मकं मुस्तमुशीरं चाक्षसम्मितम्।।
पक्त्वा जलाढके पादशेषे क्षीरपलाष्टकम्।
दत्त्वा गुडस्य च पलं पचेदादर्वीलेपितम्।
लेह: कफोद्भवं कासं सर्वमेव नियच्छति।। (अ.सं.चि.- ४.८८-९९)

हरीतकी आमलकं विभीतकं पाठा सारिवा बृहती कण्टकारिका मरिचं पद्मकं मुस्तम् उशीर प्रतिक.१, पानीयप.१२८, चतुर्भागावशेषप.३२, क्षीरप.८, गुडप.१, **त्रिफलाद्यो लेह:।**

हरड़, बहेड़ा, आँवला, पिप्पली, पाठा, सारिवा, छोटी कटेरी, बड़ी कटेरी, मरिच, पद्माख, मुस्ता और खस- इन्हें १-१ कर्ष लेकर १२८ पल पानी में पकायें। चतुर्थांश शेष रहने पर दूध ८ पल और गुड १ पल मिलाकर लेह बनने तक पाक करें। यह अवलेह सभी कफजन्य कासरोगों को नष्ट करता है।

पिप्पली मधुकं पिष्टं कार्षिकं ससितोपलम्।
प्रास्थिकं गव्यमाजं च क्षीरमिक्षुरसं तथा।।
यवगोधूममृद्वीका-चूर्णमामलकाद्रसम्।
तैलं च प्रसृतांशानि तत्सर्वं मृदुनाग्निना।।
पचेल्लेहं घृतक्षौद्रयुक्त: स क्षतकासनुत्।
श्वासहृद्रोगकार्श्यघ्नो हितो वृद्धाल्परेतसाम्।।

(च.चि.- १८.१३५-१३७)

पिप्पली मधुयष्टी सितशर्करा प्रतिक. १, गोक्षीरप. ३२, छागक्षीरप. ३२, यवचूर्ण गोधूमचूर्णं मृद्वीकाचूर्णम् आमलकरसं तैलं प्रतिप. २, **पिप्पल्याद्यो लेह:।**

पिप्पली, मुलेठी एवं शर्करा- इन्हें १-१ कर्ष लें। गोघृत, गोदुग्ध और ईख का रस १-१ प्रस्थ तथा जौ, गेहूँ, मुनक्का, आँवले का रस और तैल २-२ पल लें। चूर्ण योग्य द्रव्यों का चूर्ण बनायें और सबको मिलाकर मन्द अग्नि पर पकायें। जब लेह तैयार हो जाए तो शीतल कर उसमें घृत व मधु मिला दें। इस 'पिप्पल्याद्यवलेह' के सेवन से श्वास, हृद्रोग एवं कृशता आदि विकार नष्ट हो जाते हैं। यह वृद्ध और अल्पवीर्य पुरुषों के लिए हितकारी है।

दशमूलं बलां मूर्वां हरिद्रे पिप्पलीद्वयम्।
पाठाश्वगन्धापामार्ग-स्वगुप्तातिविषामृता:।।
बालबिल्वं त्रिवृद्दन्तीमूलं पत्रं च चित्रकात्।
पयस्यां कुटजं हिंस्रां पुष्पं सारं च बीजकात्।।
बोलस्थविरभल्लात-विकङ्कतशतावरी:।
पूतिकरञ्ज शम्पाक-चन्द्रलेखासहाचरम्।।
सौभाञ्जनकनिम्बत्वग् इक्षुरञ्च पलांशिकम्।
पथ्यासहस्रं सशतं यवानां चाढकद्वयम्।।
पचेदष्टगुणे तोये यवस्वेदेऽवतारयेत्।
पूते क्षिपेत् सपथ्ये च तत्र जीर्णाद् गुडात्तुलाम्।।

तैलाज्यधात्रीरसतः प्रस्थं प्रस्थं ततः पुनः।
अधिश्रेयन्मृदावग्नौ दार्वीलेपेऽवतार्य च।।
शीते प्रस्थद्वयं क्षौद्रात् पिप्पलीकुडवं क्षिपेत्।
चूर्णीकृतं त्रिजाताच्च त्रिपलं निखनेत्ततः।।
धान्ये पुराणकुम्भस्थं मासं खादेदपूर्ववत्।
रसायनं वसिष्ठोक्तमेतत्पूर्वगुणाधिकम्।
स्वस्थानां निष्परीहारं सर्वर्तुषु च शस्यते।।

(अ.सं.चि.- ५.८८-९६, अ.हृ.चि.- ३.१३३-१४१)

सालपर्णी पृश्निपर्णी बृहती कण्टकारिका गोक्षुरकं बिल्वकाश्मर्ये अग्निमन्थः पाटला श्योनाकः- एषां मूलानि, बला मूर्वा दारुहरिद्रा पिण्डहरिद्रा पिप्पली हस्तिपिप्पली पाठा अश्वगन्धा अपामार्गः आत्मगुप्ता अतिविषा गुडूची बालबिल्वं त्रिवृद् दन्तीचित्रकमूलमुत्पलानि[१] क्षीरविदारी वत्सकबीजं हिंस्रा असनसारः उत्पलपत्राणि? (असनपुष्पाणि) भूकदम्बः भल्लातकः विकङ्कतः शतावरी पूतीकरञ्जः आरग्वधः सोमराजी सहचरः सौभाञ्जनः निम्बत्वक् इक्षुरसः प्रतिप.१, हरीतकीफलानां ११००, यवप.१२८, दशमूलादिभ्यः सर्वद्रव्येभ्योऽष्टगुणं जलम्, यवस्वेदेऽवतार्य पूत्वा च क्षिपेत् पुराणगुडप.१००, तिलतैलप.३२, घृतप.३२, आमलकरसप.३२, ततः पुनर्मृद्वग्नौ अधिश्रयेत्। अनन्तरं दर्वीलेपेऽवतार्य शीतीभूते माक्षिकप.६४, पिप्पलीमूलप.४, त्वक्सूक्ष्मैलासुगन्धपत्राणि प्रतिप.१, **वासिष्ठो लेहः।**

दशमूल (सालपर्णी, पृश्निपर्णी, बृहती, कण्टकारी, गोक्षुरक, बिल्व, काश्मर्य, अग्निमन्थ, पाटला एवं श्योनाक), बला, मूर्वा, हल्दी, दारुहल्दी, पिप्पली, गजपिप्पली, पाठा, अश्वगन्धा, अपामार्ग, केवांच के बीज, अतीस, गुडूची, कच्चे बेल की गिरी, निशोथ, दन्तीमूल, चित्रकपत्र, क्षीरविदारी, कुटजबीज, जटामांसी, असनपुष्प तथा असनसार (विजयसार), भूकदम्ब, शुद्ध भल्लातक, विकङ्कत, शतावरी, पूतिकरञ्ज, अमलतास का गूदा, बाकुची,

१. दन्त्या मूलं चित्रकस्य च उत्पलानि पत्राणीत्यर्थः।

सहचर, सहजन की छाल, नीम की छाल और इक्षुरस- इन द्रव्यों को १-१ पल लें। हरीतकी ११०० और यव (जौ) दो आढक लें। इन सबकी अपेक्षा आठ गुना जल में इन्हें पकायें। जब जौ गल जाएं तब उतारकर छान लें। हरीतकियों की गुठली निकालकर घी में भूनकर इस कषाय में डाल दें और पुराना गुड १०० पल, तैल-घृत व आँवले का रस- ३२-३२ पल मिलाकर मृदु अग्नि से फिर पकायें। सिद्ध लेह के शीतल होने पर उसमें ६४ पल मधु और पिप्पलीचूर्ण ४ पल मिलाएं। तदनन्तर इस लेह को घी से चिकने हुए पुराने मिट्टी के पात्र में रखकर धान्यराशि में एक मास तक दबाए रखें। यह **वसिष्ठोक्त रसायन** पूर्व वर्णित **अगस्त्यावलेह** (पृ. ३७८) से भी गुणों में अधिक है। स्वस्थ पुरुषों के लिए इसमें कोई परहेज नहीं है। यह रसायन सभी ऋतुओं में प्रशस्त माना जाता है।

पथ्यासहस्रं त्रिगुणधात्रीफलसमन्वितम्।
पञ्चानां पञ्चमूलानां सार्द्धं पलशतद्वयम्।।
जले दशगुणे पक्त्वा दशभागस्थिते रसे।
आपोथ्य कृत्वानस्थीनि विजयामलकान्यथ।।
विनीय तस्मिन्निर्यूहे योजयेत् कुडवांशकम्।
त्वगेलामुस्तरजनी-पिप्पल्यगुरुचन्दनम्।।
मण्डूकपर्णी कनकं शंखपुष्पी वचा प्लवम्।
यष्ट्याह्वं च विडङ्गं च चूर्णितं तुलयाधिकम्।।
सितोपलार्द्धभारं च पलानि त्रीणि सर्पिषः।
द्वे च तैलात् पचेत् सर्वं तदग्नौ लेहतां गतम्।।
अवतीर्णं [1]समायुञ्ज्याद्विंशैः क्षौद्रपलैस्त्रिभिः।
ततः क्षौद्रेण मथितं निदध्याद् घृतभाजने।।
न योपरुन्ध्यादाहारमेकमात्रास्य सा स्मृता।
षष्टिकं पयसा सार्द्धं जीर्णे भोजनमिष्यते।।

१. 'समायुञ्ज्यात्' इति मातृकागतः पाठः, 'हिमं युञ्ज्यात्' इति मुद्रितेऽष्टाङ्गहृदये।

वैखानसा बालखिल्यास्तथा चान्ये तपोधनाः।
ब्रह्मणा विहितं धन्यमिदं श्रेष्ठं रसायनम्।।
तन्द्राश्रमक्लमहरं पलितामयवर्जिताः।
मेधास्मृतिबलोपेता बभूवुरमितायुषः।।

(अ.हृ.उ.- ३९.१५-२३, अ.सं.उ.- ४९.२१)

हरीतकीफलानां १०००, आमलकफलानां ३०००, बिल्वमूलं काश्मर्यमूलम् अग्निमन्थमूलं श्योनाकमूलं पाटलामूलं ५, सालपर्णीमूलं पृश्निपर्णीमूलं बृहतीमूलं कण्टकारिकामूलं गोक्षुरमूलं ५, बलामूलं पुनर्नवामूलम् एरण्डमूलं मुद्गपर्णीमूलं माषपर्णीमूलं ५, काकोली क्षीरकाकोली जीवन्ती जीवकः ऋषभकः ५, शरनडेक्षुदर्भकाशाः ५, एषां पञ्चविंशतिमूलानां प्रतिप.१०, यावन्ति पलानि हरीतक्यामलकपञ्चपञ्चमूलानि तद्दशगुणं पानीयम्, तस्मिन् दशभागावशेषे हरीतक्यामलकान्यनस्थीनि कृत्वा तत्र निर्यूहे अमूनि द्रव्याणि क्षिप्त्वा क्षिपेत् त्वक्सूक्ष्मैला मुस्तं हरिद्रा पिप्पली अगुरु श्वेतचन्दनं मण्डूकपर्णी नागकेसरं शखपुष्पी वचा प्लवः मधुयष्टी विडङ्गं प्रतिप.४, सितशर्कराप. १००, घृतप.३८४, तैलप.२५६, शृतशीते माक्षिकप. ३२०, खजेन मथितं घृतभाजने परिस्थापयेत्। **ब्राह्मो लेहः।**

एक हजार हरीतकी, तीन हजार आँवले, पाँचों पञ्चमूल २५० पल- इन्हें १० गुना जल में पकायें। दशमांश शेष रहने पर हरड़ और आँवले की गुठलियाँ निकाल दें। तदनन्तर हरड़ और आँवले को पुनः उसी क्वाथ में डाल दें। तत्पश्चात् दालचीनी, इलायची, मुस्ता, हल्दी, पिप्पली, अगरु, चन्दन, मण्डूकपर्णी, नागकेसर, शंखपुष्पी, वचा, केवटीमोथा तथा विडङ्ग- इन सबको सूक्ष्म चूर्ण कर ४-४ पल मिला दें। साथ में शर्करा १०० पल, गोघृत ३८४ पल, तिलतैल २ आढक मिलाकर मन्द अग्नि से पाक करें। शीतल होने पर इसमें ३२० पल मधु मिला दें। तदनन्तर इसे मथनी से भलीभाँति मथकर घृत से चिकने हुए पात्र में रख दें। ब्रह्माजी द्वारा उपदिष्ट इस रसायन का सेवन करने से वैखानस, बालखिल्य तथा अनेक तपस्वी तन्द्रा, श्रम, सुस्ती, वली

(झुर्रियाँ), पलित (असमय बालों का पकना) आदि रोगों से मुक्त होकर मेधा, स्मृति व शारीरिक बल से युक्त होकर दीर्घायु को प्राप्त हो गये थे। अत: यह ब्राह्मरसायन धन्य कहा गया है।

एलाजमोदत्रिफला-सौराष्ट्रीव्योषचित्रकान्।
सारानरिष्टगायत्रीशालबीजकसम्भवान्।।
भल्लातकं विडङ्गं पृथगष्ट पलोन्मितम्।
सलिले षोडशगुणे षोडशांशस्थितं पचेत्।।
पुनस्तेन घृतप्रस्थं सिद्धे चास्मिन् पलानि षट्।
तुगाक्षीर्या पचेत् त्रिंशत्सिताया द्विगुणं मधु।।
घृतात्त्रिजातं त्रिफलं ततो लीढं खजाहतम्।
पयोऽनुपानं तत्प्राह्ने रसायनमयन्त्रणम्।।
मेध्यं चक्षुष्यमायुष्यं दीपनं हन्ति चाचिरात्।
मेहगुल्मक्षयव्याधि-पाण्डुरोगभगन्दरान्।। (अ.हृ.चि.- ५.२८-३२)

सूक्ष्मैला अजमोदा हरीतकी आमलकं विभीतकं सौराष्ट्री शुण्ठी पिप्पली मरिचं चित्रकं निम्बसार: खदिरसार: सालसार: असनसार: भल्लातकं विडङ्गं प्रतिप.८, पानीयप.२०४८, क्वथितशेषप.१२८, घृतप.३२, तुकाक्षीरप.६, सितशर्कराप.३०, माक्षिकप.६४, त्वक्सूक्ष्मैलासुगन्धपत्राणि प्रतिप.१, खजमथितक्षीरानुपानेन योज्य:। **एलाद्यो लेह:।**

छोटी इलायची, अजमोदा, हरड़, बहेड़ा, आँवला, सौराष्ट्रदेश की मिट्टी, सोंठ, मरिच, पिप्पली, चित्रकमूल, निम्बसार, खदिरसार, सालसार, विजयसार, भिलावा एवं विडङ्ग- इन द्रव्यों को ८-८ पल लें। इन्हें १६ गुना (२०४८ पल) जल में पकायें। जब १६वाँ अंश जल शेष रह जाये तब इसे उतार कर छान लें। तदनन्तर इस क्वाथरस में १ प्रस्थ (३२ पल) घृत का पाक करें। शीतल होने पर इसमें ६ पल वंशलोचन, ३० पल शर्करा तथा २ प्रस्थ मधु, ३ पल त्रिजात (दालचीनी, बड़ी इलायची, तेजपत्ता) का चूर्ण मिलाकर मथनी से मथ कर रख दें। उचित मात्रा में इस अवलेह का प्रात:काल सेवन कर ऊपर से

दूध पीयें। यह उत्तम रसायन है। इसके सेवनकाल में परहेज का बन्धन नहीं है। यह लेह मेधाशक्ति को बढ़ाने वाला, आँखों के लिए हितकर, आयुर्वृद्धिकारक और जठराग्निदीपन है। यह प्रमेह, गुल्म, क्षयरोग, पाण्डुरोग और भगन्दर को शीघ्र ही नष्ट कर देता है।

कुटजत्वक्तुलां द्रोणे पचेदष्टांशशेषिते।
कल्कीकृत्य पचेत्तत्र तार्क्ष्यशैलं कटुत्रिकम्।।
रोध्रद्वयं मोचरसं बालदाडिमजां त्वचम्।
बिल्वकर्कटिकां मुस्तं समङ्गां धातकीफलम्।।
पलोन्मितं दशपलं कुटजस्यैव च त्वचः।
विंशतिं सर्पिषः पूते पलानि त्रिंशतं गुडात्।।
तत्पक्वं लेहतां यातं धान्ये पक्षस्थितं लिहन्।
सर्वार्शोग्रहणीदोषं कासश्वासं नियच्छति।।(अ.हृ.चि.- ८.१०८-११२)

कुटजत्वक्पलानां १००, उदकप.५१२, क्वथितशेषप.६४, रसाञ्जनं शुण्ठी पिप्पली मरिचं रोध्रः श्वेतरोध्रः मोचरसः बालदाडिमत्वचं बिल्वमज्जा कर्कटशृङ्गी मुस्तं समङ्गा धातकीपुष्पाणि प्रतिप.१, कुटजत्वक्पत्रप.१०, घृतप.२०, **कुटजाद्यो लेहः।**

१ तुला कुटजछाल को १ द्रोण जल में पकायें। अष्टमांश शेष रहने पर छानकर उसमें रसाञ्जन, सोंठ, कालीमिर्च, पिप्पली, लोध, पठानीलोध, मोचरस, कच्चे दाडिम (अनार) का छिल्का, बेलगिरी, मुस्ता, मञ्जिष्ठा और धातकीपुष्पचूर्ण १-१ पल, कुटज की छाल का चूर्ण १० पल, गुड़ ३० पल, गोघृत २० पल मिलाकर पाक करें। पकते हुए अवलेह रूप होने पर उतार लें। शीतल होने पर सुरक्षित पात्र में रखकर १५ दिन धान्यराशि से दबा दें। तदनन्तर उचित मात्रा में सेवन करें। इसके सेवन से सर्वविध अर्शरोग, ग्रहणीरोग, श्वास एवं कास रोग नष्ट हो जाते हैं।

अष्टाङ्गहृदय के कतिपय संस्करणों में '**बालदाडिमजां त्वचम्**' के स्थान पर

'बलां दाडिमजां त्वचम्' पाठ प्रचलित है[1]। वस्तुतः यह अपपाठ है। शुद्ध पाठ तो पूर्वोक्त ही है। अष्टाङ्गहृदय की शशिलेखा टीका में उक्त शुद्ध पाठ ही है। वहाँ इसकी व्याख्या करते हुए स्पष्ट किया है-

'बालडाडिमत्वचं दाडिमशलाटुत्वचम्' अर्थात् कच्चे अनार का छिल्का लें। यह योग अष्टाङ्गसंग्रह में भी है और वहाँ इसे गद्य रूप में प्रस्तुत करते हुए **'बिल्वशलाटु-दाडिमशलाटुत्वक्'** (अ.सं.चि.- ३५) कहा गया है। इससे भी पूर्वोक्त पाठ का ही समर्थन होता है। कतिपय आधुनिक विद्वानों ने 'बला' पाठ मानकर हिन्दी अनुवाद किया है, वह उचित नहीं है[2]।

गुडूची दशमूलानि वरा दशपला क्षिपेत्।
बला भार्गी शटी शृङ्गी पुष्करं जीरकं तथा।।
धान्यसौवर्चलकणा-गजसज्जा पलोन्मितम्।
सिद्धे विनिक्षिपद् व्योषत्रिजातकपलांशकम्।।
जातीफललवङ्गानि मांसी जात्यंकुराणि च।
घृतभृष्टान् मूलतुलां गुडस्य तुलया पचेत्।।
चन्द्रमिश्रं परं ह्येतदमृताद्येति विश्रुतम्।
लेहोऽयं गलहृद्रोग-श्वयथुश्वासकासजित्।।
मदात्ययं ज्वरं हिक्कां प्लीहानं सभगन्दरम्।
गुल्मोदरप्रमेहांश्च दुर्नामग्रहणीगदान्।
निहन्त्यमृतवच्चैतत् कृष्णात्रेयेण पूजितम्।।

गुडूचीप.१०, दशमूलप.१०, त्रिफलाप.१०, बला भार्गी शटी कर्कटशृङ्गी पुष्करमूलं जीरकं कृष्णजीरकं धानकाफलानि कृष्णलवणं हस्तिपिप्पली प्रतिप.१, शुण्ठी पिप्पली मरिचं त्वक् एला सुगन्धपत्राणि जातीफलं जातिपत्रिका लवङ्गानि मांसी प्रतिप.१, आर्द्रकप.१००, गुडप.१००, घृतप.२०, कर्पूरम्,

१. द्रष्टव्य- अष्टाहृदयम्, हरि सदाशिवशास्त्री पराडकर द्वारा परिष्कृत, चौखम्भा संस्कृत संस्थान वाराणसी, पुनर्मुद्रण- २०१० ई.।

२. द्रष्टव्य- अष्टाङ्गहृदयम्, व्याख्याकार- ब्रह्मानन्द त्रिपाठी, चौखम्भा संस्कृत प्रतिष्ठान, दिल्ली- ७, पुनर्मुद्रण- २०११ ई.

अमृताद्यो लेहः।

गुडूची १० पल, दशमूल १० पल एवं त्रिफला १० लें साथ में बला, भार्गी, शटी, कर्कटशृङ्गी, पुष्करमूल, जीरक, कृष्णजीरक, धान्य (धनिया), सौवर्चल लवण एवं गजपिप्पली- इन द्रव्यों को १-१ पल मात्रा में लेकर लेह बना लें। तदनन्तर इसमें शुण्ठी, पिप्पली, मरिच, त्वक् (दालचीनी), एला (छोटी इलायची), सुगन्धपत्र (तेजपात), जातीफल, जातीपत्र, लवङ्ग एवं जटामांसी- इन्हें १-१ पल मिलाएं। तत्पश्चात् अदरक १०० पल, गुड १०० पल, घृत २० पल मिलाकर पुनः पकायें और उचित मात्रा में कर्पूर मिलाकर इसे सुगन्धित कर लें।

यह लेह गलरोग, हृद्रोग, श्वयथु (सूजन) एवं श्वास-कास को नष्ट करता है। यह मदात्यय, ज्वर, हिक्का, प्लीहरोग, भगन्दर, गुल्म, उदर, प्रमेह, दुर्नाम (बवासीर) एवं ग्रहणीरोग को भी नष्ट करता है। यह अमृत तुल्य योग **कृष्णात्रेय ऋषि** द्वारा पूजित (प्रशंसित) है।

कूष्माण्डकात् पलशतं सुस्विन्नं निष्कुलीकृतम्।
प्रस्थं तैलघृताद्देयं तस्मिन् सिद्धे प्रदापयेत्।।
त्वक्पत्रधान्यकव्योषं जीरकैलाद्वयं नलम्।
ग्रन्थिकं चव्यमातङ्गपिप्पल्यार्द्रककेसरम्।।
शृङ्गाटकं कशेरूणि प्रलम्बं तालमुस्तकम्।
शीतीभूते पलान्यष्टौ मधुनः सम्प्रदापयेत्।।
कफपित्तानिलहरं मन्दाग्नीनां च दीपनम्।
कृशानां बृंहणं श्रेष्ठं वाजीकरणमुत्तमम्।।
प्रमदासु प्रसक्तानां ये चान्ये क्षीणरेतसः।
क्षयेण च गृहीतानां परमुक्तं भिषग्जितम्।।
श्वासं कासं ज्वरं हिक्कां हन्ति छर्दिमरोचकम्।
गुडकूष्माण्डकं ख्यातं कृष्णात्रेयेण पूजितम्।।

(कृष्णात्रेयाद् गुडकूष्माण्डकोऽवलेहः- यो.स.पृ. २०२)

त्वगस्थिरहितं स्विन्नं कूष्माण्डप. १०० , तिलतैलप. १६, घृतप. १६, त्वक् सुगन्धपत्राणि धानकाफलानि शुण्ठी मरिचं जीरकं सूक्ष्मैला बृहदेला मांसी पिप्पलीमूलं चविका हस्तिपिप्पली आर्द्रकं नागकेसरं शृङ्गाटकं कशेरुकं प्रलम्बं तालमुस्तकं प्रतिप. १, गुडप. १००, सिद्धशीते माक्षिकप. ८, **कृष्णात्रेयाद् गुडकूष्माण्डको लेह:।**

कूष्माण्ड (सफेद कोहड़ा) एक सौ पल लेकर छिल्का निकाल लें तथा छोटे-छोटे टुकड़े बनाकर उबालें। इन्हें एक प्रस्थ घृत में अच्छी तरह भून लें। तदनन्तर एक तुला गुड़ की चासनी बनाकर उसमें कूष्माण्ड के उबाले टुकड़ों को छोड़कर अवलेहवत् पाक कर लें तथा दालचीनी, तेजपत्र, धनिया, त्रिकटु (सोंठ, पिप्पली, मरिच), कालाजीरा, इलायची, बड़ी इलायची चित्रक, पिप्पलीमूल, चव्य, गजपिप्पली, अदरक, सिंघाड़ा, कसेरू, पेलव (केवटीमोथा) तथा तालमज्जा का सूक्ष्मचूर्ण १-१ पल मिला दें और अवलेह सिद्ध करें। शीतल होने पर मधु आधा प्रस्थ (आठ पल) मिला दें। यह अवलेह कफ-पित्त तथा वातजन्य विकारों को दूर करता है, मन्दाग्नि को दीप्त करता है, दुर्बलों को बृंहण करता है तथा उत्तम वाजीकरण है। स्त्रियों में आसक्त, अन्य कारणों से क्षीणवीर्य तथा क्षय के रोगियों के लिए उत्तम औषध है। कृष्णात्रेय मुनि द्वारा पूजित (प्रशंसित) एवं प्रसिद्ध यह कूष्माण्डकावलेह कास, श्वास, ज्वर, हिचकी, छर्दि (वमन) तथा अरोचक को नष्ट करता है।

विंशतिरष्टौ पलानि सर्पिषस्तापितस्य गव्यस्य।
आर्द्रकपलानि विंशत्तुला सितायाश्च शुद्धाया:।।
त्रिकटुकतोयत्रिपलं त्रिजातयुक्तं तत: सकर्पूरम्।
विनिहन्त्यशेषदोषानथोदरप्लीहमेहांश्च।।
अग्ने: प्रदीपकोऽयं सर्वेषां दीर्घरोगयुक्तानाम्।
विहित: स्वयमश्विभ्यां नाम्ना खण्डार्द्रको लेह:।।

तप्तघृतप. २८, आर्द्रकप. २०, शुद्धशर्कराप. १००, सिद्धे मरिचं पिप्पली शुण्ठी प्रतिप. १, त्वक्सूक्ष्मैलासुगन्धपत्राणि कर्पूरं सौगन्ध्याय प्रक्षिपेत्। **खण्डार्द्रको लेहः।**

२८ पल उष्ण गोघृत, २० पल अदरक, १ तुला (१०० पल) शुद्ध खाँड, लेकर इनका अवलेह बनायें। इसमें सोंठ, पिप्पली, मरिच, चित्रक, त्रिजात (दालचीनी, इलायची, तेजपत्र) तथा कपूर को उचित मात्रा में मिलाएं। इस प्रकार **खण्डकार्द्रक** नामक यह लेह शोष, उदररोग, प्लीह व प्रमेह को नष्ट करता है। यह दीर्घरोग से मन्द हुई अग्नि को प्रदीप्त करता है। इसे स्वयं अश्विनीकुमारों ने बनाया था।

यही योग चन्द्रट ने योगरत्नसमुच्चय (अवलेहाधिकार, पृ.- २०३) में योगयुक्ति नामक प्राचीन ग्रन्थ से प्रस्तुत किया है, जो कुछ भिन्न रूप में है-

विंशतिपलं तथाष्टौ तप्तस्य घृतस्य गव्यस्य।
शोधितखण्डार्धतुला विंशतिपलं तथार्द्रकस्यापि।।
व्योषवह्नित्रिजातकयुतं (ततः) सकर्पूरम्।
विनिहन्ति शोषासृग्दरोदरं प्लीहप्रमेहं च।।
विहितः स्वयमश्विभ्यां नाम्ना खण्डार्द्रको लेह।। -योगयुक्तेः खण्डार्द्रकावलेहः।

इस योग में अर्द्ध तुला शर्करा बताई गई है, जबकि वैद्य-प्रसारक वाले पूर्वप्रस्तुत योग में एक तुला शर्करा निर्दिष्ट है।

स्विन्नं पिष्टार्द्रकं यश्चरणहविषि तद् भर्जयेदाजलान्तं
खण्डं दत्त्वा द्विमानं त्रिकटुकधनिका-ग्रन्थिमांसीत्वगादीन्।
अष्टांशश्लक्ष्णचूर्णं गुलिकमथ पचेत् सखजातीलवङ्गम्
वृष्योऽयं बल्यहृद्यो ग्रहणिवमिकफश्वासकासारुचिघ्नः।।

द्वितीयः खण्डार्द्रको लेहः।

अदरक को स्विन्न (उबला हुआ) कर पीस लें और चतुर्थांश घृत में पानी सूखने तक पकायें। इसमें दोगुना खाँड डालें और त्रिकटु, धनिया, पिप्पली,

जटामांसी एवं तेजपात को उचित मात्रा में मिला लें।..........। यह योग वृष्य, बल्य एवं हृद्य होता है और ग्रहणीरोग, छर्दि, कफजन्य रोग, श्वास, कास एवं अरुचि को नष्ट करता है।

अमृतायास्तुलां सम्यक् क्वाथयेन्मतिमान् भिषक्।
अष्टभागावशेषेऽत्र प्रस्थार्द्धं गुग्गुलोर्भिषक्।।
इयम घनतां यावद्दद्यात्कर्षद्वयोन्मितम्।
निकुम्भकुम्भेन्द्रयवाः सर्पिषा सम्भृतास्ततः।।
आभा रास्ना वरी श्रेष्ठा त्रिकटुत्रिसुगन्धिकम्।
शताह्वा हपुषा मुस्तं वाजिगन्धामृतावचा।।
वृद्धदारुकमूलानि कार्षिकान्युपकल्पयेत्।
सित्तायाश्च पलान्यष्टौ शुभकुम्भे निधापयेत्।।
ततो विडालपदकमद्यादिष्टान्नपानभुक्।
अमृतागुग्गुलुः श्रेष्ठो नारदाय प्रकल्पितः।।
अश्विभ्यां वातभग्नाय सर्वधातुप्रवर्द्धनः।
हन्ति चाशुगतान् रोगान् नखभेदाद्युपद्रवान्।।
सन्ध्यस्थिमज्जप्रसृतानापादतलमस्तकात्।
सर्वाङ्गैकाङ्गसंशोषं स्तम्भमर्बुदकानि च।।
वातरक्तमतिस्रावं कुष्ठमप्यतिदारुणम्।
शिरोभिमूर्च्छां सम्मोहं वर्ध्मविद्रधिहृद्ग्रहान्।।
भगन्दरापचीं ग्रन्थिं गण्डमालादिकानपि।
अन्त्रवृद्धिं यकृद्वृद्धिं वाताष्ठीलगुदांकुरान्।।
पादशोषं च शूलं च गुल्मं जठरमादरात्।
अन्त्राणां योगयुक्तस्य सर्वथा सर्वदा कृतः।
अमृतागुग्गुलुः साक्षादश्विभ्यां परिकीर्त्तितः।।

गुडूचीप.१००, पानीयप.१६००, अष्टभागावशेषप.२००, अतश्चूर्णयित्वा क्षिपेत् गुग्गुलुप.१६, घनीभूते दद्याद् दन्ती त्रिवृद् इन्द्रयवाः प्रतिप.२, घृतेनालोडिताः आभा रास्ना शतावरी हरीतकी आमलकं विभीतकं मरिचं पिप्पली शुण्ठी त्वक्सूक्ष्मैलासुगन्धपत्राणि शतपुष्पाणि द्विशताह्वा मुस्तमश्वगन्धा गुडूची वृद्धदारुमूलं प्रतिक.१, सितशर्करापप.८, शुभे कुम्भे स्थापयेत् कर्षमात्रां भक्षयेत्, **अमृताद्यो गुग्गुलुलेहः।**

अमृता (गिलोय) को एक तुला (१०० पल) मात्रा में लेकर बुद्धिमान् वैद्य १६ गुना जल में क्वथित करे। अष्टमांश शेष रहने पर इसमें आधा प्रस्थ गुग्गुलु डाल दें और गाढ़ा होने तक पकायें। तदनन्तर दन्ती , त्रिवृत् एवं इन्द्रयव के चूर्ण को १-१ पल की मात्रा में मिला लें। तत्पश्चात् आभा, रास्ना, शतावरी, त्रिफला, त्रिकटु, त्रिसुगन्ध, शताह्वा, हपुषा, मुस्ता, अश्वगन्धा, अमृता, वचा एवं वृद्धदारुकमूल- इन्हें १-१ कर्ष की मात्रा में लेकर घृत में आलोडितकर मिला दें और आठ पल शर्करा मिलाकर उत्तम घट में रख दें। इसमें एक विडाल पद की मात्रा लेकर सेवन करें और यथेष्ट अन्नपान लेते रहें।

यह अमृता-गुग्गुलु वातरोग से पीड़ित नारद जी के लिए अश्विनीकुमारों ने बनाया था। यह रस, रक्त आदि सभी धातुओं की पुष्टि करता है और नखभेद आदि उपद्रवों को शीघ्र ही नष्ट कर देता है। यह सन्धि, अस्थि, मज्जा तक फैले हुए पैर से सिर तक के वातरोगों को नष्ट करता है। अमृता-गुग्गुलु सर्वाङ्गशोष, एकाङ्गशोष, स्तम्भ, अर्बुद, वातरक्त, अतिस्राव, दारुण कुष्ठ, शिरःशून्यता (सिर का सुन्न हो जाना), मोह, वर्ध्म (हर्निया), विद्रधि, हृद्ग्रह (हृदय की जकड़न), भगन्दर, अपची, ग्रन्थि, गण्डमाला, अन्त्रवृद्धि, यकृद्वृद्धि, वाताष्ठीला, अर्श आदि रोगों को नष्ट करता है। साक्षात् अश्विनीकुमारों द्वारा उपदिष्ट यह योग रोगनिवारण में विशेष रूप से प्रभावशाली है।

पलानां क्वाथयेत् षष्टिं त्रिफलायास्तु, गुग्गुलोः।
पलैः षोडशभिः सार्द्धमपां द्रोणद्वयेन तु।।

चतुर्भागावशेषं तु कृत्वा भूयोऽप्यधिश्रयेत्।
घनीभूतं कषायं तं ज्ञात्वा चोद्धृत्य निक्षिपेत्।।
छिन्नाविडङ्गव्योषणां चूर्णानि पलिकान्यपि।
ततो मात्रां बलापेक्षी भक्षयेद्वातशोणिती।।
व्रती कुष्ठार्दित: श्वित्री गुल्मवान् मेहपीडित:।
बलमेधास्मृतिज्ञान-तेज:शुक्रविवृद्धये।।

(तन्त्रान्तरात्रिफलाद्यो गुग्गुलु:- यो.स., पृ.-१६८)

हरीतकी आमलकं विभीतकं प्रतिप. २०, गुग्गुलुप. १६, पानीयप. १०२४, क्वथितशेषप. २५६, घनीभूते कषाये क्षिपेत् गुडूची विडङ्गं मरिचं पिप्पली शुण्ठी प्रतिप. १ **त्रिफलाद्यो गुग्गुलुलेह:।**

हरीतकी, आमलकी, विभीतक- २०-२० पल, गुग्गुल १६ पल को २ द्रोण जल में पकायें। चतुर्थांश से शेष रहने पर पुन: पकायें। क्वाथ के गाढ़ा होने पर नीचे उतार लें तथा उसमें गुडूची, विडङ्ग, व्योष (सोंठ, पिप्पली, मरिच) का चूर्ण एक-एक पल डालें। वातरक्त कुष्ठ, श्वित्र तथा प्रमेह के रोगियों को व्रत (संयम) रखते हुए बलापेक्षी (बल एवं पाचन सामर्थ्य के अनुसार) इस गुग्गुलु की मात्रा का सेवन करना चाहिए। बल, मेधा, स्मृति, ज्ञान, तेज एवं शुक्र की वृद्धि के लिए यह त्रिफलाद्य गुग्गुलु लेह अत्युत्तम है।

वनमहिषलोचनोदरसन्निभवर्णस्य गुग्गुलो: प्रस्थम्।
प्रक्षिप्य तोयराशौ त्रिफलं प्रत्येकपलमानम्।।
संसाधयेत् प्रयत्नाद् दर्व्या संघट्टयेत तद्यावत्।
अर्धक्षपितं तोयं सुकुमारज्वलनसम्पर्कात्।
अवतार्य वस्त्रपूतं पुनरपि संसाधयेदय:पात्रे।।
सान्द्रीभूते तस्मिन्नवतार्य हिमोपलस्पर्शे।
पथ्याचूर्णं द्विपलं त्रिकटुकचूर्णं षडंशपरिमाणम्।।
क्रिमिरिपुचूर्णार्द्धपलं कर्षं कर्षं त्रिवृद्दन्त्यो:।
पलमेकं छिन्नरुहाया दत्त्वा सम्मूर्च्छ्य यत्नेन।।

संस्थापयेच्च गुप्तं स्निग्धे भाण्डे घृतेन सुरभीणाम्।
आदाय तस्य मात्रां विहितातिथिदेवताप्रणतिः।।
खादेद्यथाग्नि मनुजो व्याधिबलापेक्षया सम्यक्।
उपयुज्य चानुपानं यूषक्षीरं सुगन्धि सलिलं च।।
इच्छाहारविहारो भेषजकालोऽपि सर्व एवास्य।
तनुरोधि वातशोणितमेकद्वित्र्युल्बणं चिरोत्थमपि।।
भग्नस्रुतिपरिशुष्कं स्फुटितमपि तन्निहन्ति यत्नेन।
व्रणकासकुष्ठगुल्मश्वयथूदरपाण्डुमेदांसि।।
मन्दाग्नित्वविबन्धं प्रमेहदोषांश्च नाशयति।
सततं निषेव्यमाणः काले विनिहन्ति रोगगणम्।
अभिभूय जरादोषं करोति कैशोरकं रूपम्।।

(तन्त्रान्तरात् वातरक्ते कैशोरकगुग्गुलुः- यो.स., पृ.-१६५)

वनस्थितमहिषदृष्टिवर्णस्य गुग्गुल्वधूपप.३२, पानीयं प्रक्षिपेत् तथा हरीतकी आमलकं विभीतकम् एषां प.१, दर्व्या घट्टयेत्। अग्निसम्पर्कार्दर्धक्षपितं कृत्वा वस्त्रपूतमवतारयेत्। घनीभूते शीतस्पर्शहरीतकीप.२, मरिचं पिप्पली शुण्ठी एषां प.२, विडङ्गचूर्णक.२, त्रिवृद्दन्तीक.२, गुडूचीप.१, सम्मूर्छयित्वा घृतभाण्डे परिस्थापयेत्, **कैशोरगुग्गुल्ववलेहः।**

वन्य महिष (भैंसे) के आँख के ढेढ़र (आँख का मध्य भाग) के समान वर्ण वाला उत्तम गुग्गुलु १ प्रस्थ, त्रिफला का मोटा चूर्ण १ प्रस्थ, गुडूची ३२ पल- इन द्रव्यों को बड़े पात्र में रखकर १ द्रोण जल में मन्द अग्नि पर पकायें और कर्छी से चलाते जाएं। आधा शेष रहने पर उतार कर छान लें। पुनः आग पर चढ़ाएं और पाक करें। गाढ़ा होने पर उतार लें और शीतल होने पर हरड़ चूर्ण २ पल, त्रिकटु (सोंठ, पिप्पली, मरिच) चूर्ण ६ कर्ष, विडङ्ग चूर्ण आधा पल, निशोथचूर्ण १ कर्ष, दन्तीमूलचूर्ण १ कर्ष, गुडूची सत्त्व १ पल मिलाएं और घृत से स्निग्ध सुगन्धित बर्त्तन में डालकर सुरक्षित स्थान में रखें। व्याधि एवं बल को ध्यान रखते हुए व्यक्ति देवता तथा अतिथियों को नमस्कार कर

इस गुग्गुलु का उचित मात्रा में सेवन करे। सेवन के अनन्तर यूष, दूध या सुगन्धित जल का पान करे।

इसके सेवन-काल में अपनी इच्छा के अनुसार आहार-विहार करें। इसका सेवन प्रत्येक ऋतु में किया जा सकता है। यह गुग्गुलु शरीर को जकड़ने वाले एकदोषज, द्विदोषज, उल्बण, पुराने, भग्न, स्त्रुति (बहन वाले), सूखे हुए तथा फूटे हुए वातरक्त को अच्छी तरह नष्ट करता है। यह व्रण, कास, कुष्ठ, गुल्म, शोथ, उदररोग, मेदोरोग, मन्दाग्नि, विबन्ध तथा प्रमेह को भी नष्ट करता है। निरन्तर सेवन करने से यह योग थोड़े समय में ही रोगसमूह को नष्ट कर देता है और बुढ़ापे को दूर कर सुन्दर रूप प्रदान करता है।

।। इति बृहद्वैद्यप्रसारके लेहाध्यायः षष्ठः।।

★★★

अथातो नस्याध्यायं व्याख्यास्यामः

सशर्करं कुंकुममाज्यभृष्टं नस्यं विधेयं पवनासृगुत्थे।
भ्रूशंखकर्णाक्षिशिरोऽर्द्धशूले दिनाभिवृद्धिप्रभवे च रोगे।। (योगशतम्-४५)

घृतप.४, पानीयप.१६, शर्कराप.२, कुंकुमक.२, **कुंकुमाद्यं नस्यम्।**

वातरक्त की विकृति से भ्रू (भौंह), शङ्ख (कनपटी), कर्ण (कान) एवं नेत्रों में शूल (दर्द) उत्पन्न हो जाता है। इसी विकृति से दिन में आधे सिर में दर्द होने लगता है, जिसे अर्द्धावभेदक कहते हैं। उक्त विकृति से ही सूर्यावर्त्तक रोग होता है, जो दिन बढ़ने के साथ बढ़ता रहता है तथा रात्रि में शान्त हो जाता है। इन रोगों में घृत के साथ कुंकुम एवं शर्करा (शक्कर) को भूनकर नस्य लेना चाहिए। इससे ये रोग नष्ट हो जाते हैं।

नस्यं विदध्याद् गुडनागरं वा ससैन्धवां मागधिकामथो वा।
घ्राणास्यमन्याहनुबाहुपृष्ठशिरोऽक्षिकण्ठश्रवणामयेषु।। (योगशतम्-८४)

नस्यद्वयम्- गुडक.१, शुण्ठीक.१, उष्णपानीयेन दद्यात्। गुडनागरं नस्यम्। एरण्डतैलनस्यं तैलाध्याये तैलमध्ये कथितम्।

घ्राण (नासिका), मुख, मन्या (ग्रीवा की नाड़ी), हनु (ठोड़ी) बाहु (भुजा), पृष्ठ (पीठ), सिर, नेत्र, कण्ठ तथा कान के रोगों में गुड़ एवं नागर (शुण्ठी) को जल के साथ पीसकर नस्य के रूप में देना चाहिए। इसी प्रकार सैन्धव लवण एवं पिप्पली को जल में पीसकर नस्य देना चाहिए। इनसे पूर्वोक्त अंगों के रोग नष्ट हो जाते हैं।

शुक्लैरण्डजटासिंहीफलदारुवचानतैः।
घोषया बिल्वमूलैश्च तैलं पक्वं पयोऽन्वितम्।
नस्यं सर्वोर्ध्वजत्रूत्थवातश्लेष्मामयान् जयेत्।।

(अ.हृ.उ.- १३.५४-५५)

तिलतैप.३२, पानीयप.५६, गर्भे शुक्लैरण्डमूलं बृहतीफलं देवदारुकाष्ठं वचा तगरं शतपुष्पा बिल्वमूलं प्रतिप.१, तो.१, धा.२, **एरण्डाद्यं तैलनस्यम्।**

श्वेत एरण्डमूल, बृहतीफल, देवदारु, वचा, तगर, सौंफ एवं बिल्वमूल कल्क, तिलतैल एवं गोदुग्ध- इन सब द्रव्यों द्वारा तैल सिद्ध करें। इसका नस्य लेने से सभी प्रकार के जत्रु के ऊपरी भाग में होने वाले रोग तथा वातकफजन्य रोग नष्ट हो जाते हैं।

'नस्यं सर्पि:शृतं क्षीरं जीवनीयसितोत्पलै:'। (अ.हृ.उ.- १३.६७)

घृतप.१६, क्षीरप.३२, गर्भे जीवन्ती काकोली क्षीरकाकोली मेदा मुद्गपर्णी माषपर्णी ऋषभको जीवक: मधुयष्टी शर्करा नीलोत्पलं प्रतिक.१, धा.८, **जीवनीयघृतनस्यम्।**

जीवनीयगण (जीवन्ती, काकोली, क्षीरकाकोली, मेदा, महामेदा, मुद्गपर्णी, माषपर्णी, ऋषभक, जीवक तथा मुलेठी), शर्करा, नीलकमल का कल्क तथा गोदुग्ध- इन द्रव्यों को घृतपाक विधि के प्रमाणानुसार लेकर यथाविधि घृतपाक करें। इस घृत का नस्य लेने से तिमिररोग नष्ट हो जाता है।

ह्रीबेरदारुद्विनिशाकृष्णाकल्कपयोयुते।
द्विपञ्चमूलनिर्यूहे पक्वं तैलं च नावनम्।। (अ.हृ.उ.- १३.७०)

दशमूलप.३२, पानीयप.५१२, क्वथितशेषप.१२८, तिलतैलप. ६४, क्षीरप.१२८, गर्भे बालकं देवदारुकाष्ठं हरिद्रे द्वे पिप्पली प्रतिप.३, क.१, **ह्रीबेराद्यं तैलनस्यम्।**

नेत्रबाला, देवदारु, हल्दी, दारुहल्दी, पिप्पली- इन द्रव्यों को पीसकर कल्क बना लें, गोदुग्ध एवं दशमूल के क्वाथरस में तैलपाकविधि से तैल सिद्ध करें। इस तैल का प्रयोग कफज तिमिररोगों में नस्य के रूप में करना चाहिए।

नतनीलोत्पलानन्ता-यष्ट्याह्वसुनिषण्णकै:।
साधितं नावनं तैलं शिरोवस्तौ च शस्यते।। (अ.हृ.उ.- १३.७६)

तिलतैलप.१६, पानीयप.६४, गर्भे (तगरं) नीलोत्पलं दुरालभा मधुयष्टी सुनिषण्णक: प्रतिप.१, क.२, **नताद्यं तैलनस्यम्।।**

तगर, नीलकमल, कृष्णसारिवा, मुलेठी तथा सुनिषण्णक (चौपतिया) के क्वाथ तथा कल्क के योग से सिद्ध किये गये तिलतैल का नस्य दें और उसी तैल से शिरोबस्ति भी दें। यह नस्य एवं शिरोबस्ति के लिए बहुत उपयोगी है।

धवत्वक्-त्रिफला-श्यामा-श्रीपर्णी यष्टिबिल्वकैः।
क्षीरे दशगुणे तैलं नावनं सनिशं पचेत्।। (अ.हृ.उ.- २०.१२)

तिलतैलप.१६, क्षीरप.१६०, पानीयप.६४, गर्भे धवत्वक् हरीतकी आमलकं विभीतकं गन्धप्रियंगुः, काश्मीरी, मधुयष्टी रोध्रं पिण्डहरिद्रा प्रतिप.१, तो.१, धा.७, **वचाद्यं तैलनस्यम्।**

धववृक्ष की छाल, त्रिफला, गन्धप्रियंगु श्रीपर्णी, मुलेठी, बेलगिरी तथा हल्दी- इन द्रव्यों का कल्क १ भाग, तिलतैल ४ भाग (१६ पल), गोदुग्ध तैल से दश गुना (१६० पल) लेकर यथाविधि तैल सिद्ध करें। पित्तरक्तज प्रतिश्यायों में इसका नस्य के रूप में प्रयोग करें।

शिग्रुसिंहीनिकुम्भानां बीजैः सव्योषसैन्धवैः।
सवेल्लसुरसैस्तैलं नावनं परमं हितम्।। (अ.हृ.उ.- २०.२२)

तिलतैलप.१६, पानीयप.६४, गर्भे सौभाञ्जनकबीजं बृहतीबीजं दन्तीबीजं मरिचं पिप्पली शुण्ठी सैन्धवलवणं विडङ्गं सुरसः प्रतिक.१, तो.१, धा.७, **शिग्रुकाद्यं तैलनस्यम्।**

सहजन, कण्टकारी तथा दन्ती के बीज, सोंठ, मरिच, पिप्पली, सैन्धव लवण, विडङ्ग और तुलसी- इन द्रव्यों के कल्क एवं क्वाथरस से यथाविधि तैलपाक करें। इस तैल का नस्य कफजन्य पीनस एवं पूतिनास युक्त पीनस में अत्यन्त हितकर होता है।

शुण्ठीकुष्ठकणावेल्लद्राक्षाकल्ककषायवत्।
साधितं तैलमाज्यं वा नस्यं क्षवपुटप्रणुत्।। (अ.हृ.उ.- २०.१८)

शुण्ठी कुष्ठं पिप्पली विडङ्गं प्रतिप.१, पानीयप.१६, क्वथितशेष.४, तिलतैलप.१०, घृतप.१०, गर्भे शुण्ठी कुष्ठं पिप्पली विडङ्गं द्राक्षा प्रतिप.२,

शुण्ठ्या: तैलं घृतं वा नस्यम्।

सोंठ, कूठ, पिप्पली, विडङ्ग एवं मुनक्का के कल्क तथा क्वाथरस के योग से पकाये गये तैल अथवा घी का नस्य देने से भृशक्षव एवं पुटक नामक नासारोग नष्ट हो जाते हैं।

यष्टीरोध्रोत्पलानन्ता-शारिवागरुचन्दनैः।
सगैरिकसितापुण्ड्रैः सिद्धं तैलं च नावनम्।। (अ.हृ.उ.- २२.३६)

तिलतैलप.१६, पानीयप.६४, गर्भे मधुयष्टी रोध्रं नीलोत्पलं दुरालभा शारिवा अगरु चन्दनं गैरिकं शर्करा प्रपुण्डरीकं प्रतितो.३, धा.१, **यष्ट्याद्यं नस्यतैलम्।**

मुलेठी, पठानीरोध्र, कमल, अनन्ता (सारिवा), कृष्णसारिवा, कालागरु, लालचन्दन, गेरू, मिश्री, पुण्डेरिया के कल्क तथा क्वाथ से पकाये गये तैल का नस्य प्रतिदिन लेने से 'सौषिर' नामक रोग का निवारण होता है।

प्रपुण्डरीकमधुक-पिप्पलीचन्दनोत्पलैः।
सिद्धं धात्रीरसेस्तैलं नस्येनाभ्यञ्जनेन च।
सर्वान्मूर्धगदान् हन्ति पलितानि च शीलितम्।। (अ.हृ.उ.- २४.४४-४५)

तिलतैलप.१६, आमलकस्य रसप.६४, गर्भे प्रपुण्डरीकं मधुयष्टी पिप्पली चन्दनं नीलोत्पलं प्रतिक.१, धा.३, **प्रपुण्डरीकाद्यं तैलनस्यम्।**

प्रपौण्डरीक, मधुक, पिप्पली, लालचन्दन और कमल- इन द्रव्यों का कल्क १ भाग, तिलतैल ४ भाग, आँवलारस १६ भाग मिलाकर शास्त्रीय विधि से तैलपाक करें। इस तैल के नस्य तथा अभ्यंग का निरन्तर अभ्यास करने से सभी प्रकार के शिरोरोग एवं पलितरोग नष्ट हो जाते हैं।

वरीजीवन्तिनिर्यास-पयोभिर्यमकं पचेत्।
जीवनीयैश्च तन्नस्यं सर्वजत्रूर्ध्वरोगजित्।। (अ.हृ.उ.- २४.४६)

तिलतैलप.८, घृतप.८, शतावरीस्वरसप.१६, पानीयप.१६,

क्षीरप.१६, जीवन्तीस्वरसप.१६, गर्भे काकोली क्षीरकाकोली मेदा महामेदा मुद्गपर्णी माषपर्णी ऋषभकः जीवकः मधुयष्टि प्रतिक.१, तो.१, धा.३ **जीवन्त्याद्यं घृततैलनस्यम्।**

शतावरी तथा जीवन्ती का क्वाथरस १६ भाग, यमकस्नेह (समभाग घृत-तैल) ४ भाग तथा जीवनीयगण (जीवन्ती, काकोली, क्षीरकाकोली, मेदा, महामेदा, मुद्गपर्णी, माषपर्णी, ऋषभक, जीवक तथा मुलेठी) का कल्क १ भाग- इन सबको मिलाकर स्नेहपाक करें। इस यमकस्नेह (युगलस्नेह) का नस्य लेने से जत्रु के ऊपरी भाग के सभी रोग शान्त हो जाते हैं।

तैलं लाङ्गलिकीकन्दकल्कपादं चतुर्गुणे।
निर्गुण्डीस्वरसे पक्वं नस्याद्यैरपचीप्रणुत्।। (अ.हृ.उ.- ३०.२१)

तिलतैलप.१६, निर्गुण्डीस्वरसप.६४, **लाङ्गलिकीकन्दतैलनस्यम्।**

कलिहारी के कन्द का कल्क ४ पल, कल्क से चार गुना (१६ पल) तिलतैल तथा इससे चार गुना (६४ पल) निर्गुण्डीस्वरस लेकर यथाविधि तैलपाक करें। इस तैल का नस्य आदि के रूप में प्रयोग करने से अपचीरोग नष्ट हो जाता है।

लाङ्गलिकीकन्दकल्कपादं तैलम् का समासविग्रहपूर्वक अर्थ इस प्रकार है- 'लाङ्गलिकीकन्दकल्कः पादो यस्मिंस्तैले तदेवम्'। (सर्वाङ्गसुन्दरा टीका)

भद्रश्रीदारुमरिच-द्विहरिद्रात्रिवृद्घनैः।
(मनःशिलालनलदविशालाकरवीरकैः[1]।)
गोमूत्रपिष्टैः पलिकैर्विषस्यार्द्धपलेन च।।
[2]धात्रीरसार्कजक्षीर-गोशकृद्रससंयुतम्।
प्रस्थं सार्षपतैलस्य सिद्धमाशु व्यपोहति।

१.कोष्ठकगतोऽशः अष्टाङ्गहृदयाद् गृहीतः। अयं मातृकासु न दृश्यते, विवरणभागेऽपि एतस्य व्याख्यानं न दृश्यते।

२. '**धात्रीरसा०**' इति मातृकागतः पाठः, '**ब्राह्मीरसा०**' इति मुद्रितेऽष्टाङ्गहृदये।

पानाद्यैः शीलितं कुष्ठदुष्टनाडीव्रणापचीः।। (अ.हृ.उ.- ३०.२२-२४)

सर्षपतैलप. ३ २, अर्कक्षीरप. ३ २, गोशकृद्रसप. ३ २, पानीयप. ३ २, गर्भे चन्दनं देवदारुकाष्ठं मरिचं दारुहरिद्रा पिण्डहरिद्रा त्रिवृत् मुस्तं प्रतिप. १, विषक. २, गोमूत्रेण पिष्ट्वा कल्के क्षिपेत्.........काल्यं क्षिपेत्। **विषगर्भतैलनस्यम्।**

भद्रश्री (श्वेत चन्दन), देवदारुकाष्ठ, काली मिर्च, हल्दी, दारुहल्दी, त्रिवृत्, मुस्ता, मैनसिल, हरिताल जटामांसी, इन्द्रायण तथा कनेर की जड़- इन द्रव्यों को १-१ पल में लें। विष (वत्सनाभ) २ कर्ष लेकर गोमूत्र में पीसकर कल्क बनायें। आँवलारस, मदार का दूध, गोबर का रस ४ प्रस्थ, सरसों का तैल १ प्रस्थ इन सबको मिलाकर तैलपाक करें। इस तैल का पान, अभ्यंग तथा नस्य में प्रयोग करने से कुष्ठ, विकृत नाडीव्रण तथा अपची रोग नष्ट हो जाते हैं।

व्यङ्गवलीपलितघ्नं पीनसवैस्वर्यशूलकासहरम्[1]**।**
रजनीक्षयेऽम्बुनस्यं रसायनं दृष्टिजननं च।। शीलितसलिलनस्यम्।

रात्री व्यतीत होने पर प्रातः जल का नस्य लेने से व्यङ्ग (झाइयाँ), वली, पलित, पीनस, वैस्वर्य (स्वरभेद), शूल एवं कासरोग नष्ट हो जाते हैं। इस प्रकार लिया गया जल का नस्य रसायन का गुण करता है और नेत्रज्योति को तीव्र कर देता है।

जीवकर्षभकौ मेदा महामेदा निदिग्धिका।
बृहती गोस्तनी यष्टी मञ्जिष्ठा सितशर्करा।।
सालपर्णी विडङ्गानि बला रास्ना पुनर्नवा।
नीलोत्पलं गोक्षुरकः सैन्धवं पिप्पली त्रुटिः।।
पुण्ड्राह्वं च समैरेभिस्तैलं वा यदि वा घृतम्।

१. '**०शूलकासहरम्**' इति मातृकासु पाठः। '**०शोषकासघ्नम्**' इति वृन्दमाधवे रसायनाधिकारे, '**०कार्श्यशोथघ्नम्**' इति माधवचिकित्सिते, '**०कासशोथघ्नम्**' इति वंगसेनसंहितायां रसायनाधिकारे पठ्यते।

चतुर्गुणं पयो दत्त्वा विपचेन्मृदुनाग्निना।।
मृदुपाकमिदं नस्यमात्रेयमुनिपूजितम्।
हन्त्येतत्तिमिरं काचमजकां दन्तपर्पटम्।।
नक्तान्ध्यं पटलं शुक्लं गण्डमालां हनुग्रहम्।
नासिकामुखदौर्गन्ध्यं शिरोरोगान् गलामयान्।।
ऊर्ध्वजत्रुगदांस्तास्तान् खलितं पलितं वली:।
प्रीणनं घ्राणकेश्यं च त्वच्यमिन्द्रियदार्ढ्यकृत्।
दोषत्रयघ्नं बल्यं च भुजस्तम्भहरं परम्।। जीवकाद्यघृततैलनस्यम्।

जीवक, ऋषभक, मेदा, महामेदा, निदिग्धिका, बृहती (बड़ी कटेरी), गोस्तनी (मुनक्का), यष्टी (मुलेठी), मञ्जिष्ठा, शर्करा, सालपर्णी, विडङ्ग, बला, रास्ना, पुनर्नवा, नीलोत्पल, गोक्षुरक, सैन्धव लवण, पिप्पली, त्रुटि (छोटी इलायची) एवं पुण्ड्र (इक्षुभेद)- इन द्रव्यों को समान मात्रा में लेकर इनके साथ विधिवत् तैल या घृत सिद्ध करें। इसे सिद्ध करते समय इसमें चार गुना गोदुग्ध डालें और मन्द अग्नि पर पकायें। मृदुपाक युक्त यह घृत/ तैल नस्य **अग्निवेश** के गुरु **आत्रेय मुनि** द्वारा पूजित (प्रशंसित) है।

यह नस्य काच, अजका (नेत्ररोगविशेष), तिमिर, रतौंधी, पटल, शुक्र, गण्डमाला, हनुग्रह, नासिका एवं मुख की दुर्गन्ध, शिरोरोग, गलरोग, ऊर्ध्वजत्रुरोग, खलित (गञ्जापन), पलित (केशों का श्वेतपन) और वलि (झुर्रियों) को दूर कर देता है। यह नस्य इन्द्रियों का प्रीणन (तर्पण करने वाला), घ्राण (नासिका), केश व त्वचा के लिए हितकर होता है और इन्द्रियों को दृढ करता है। यह दोषत्रयहर व बल्य है और भुजस्तम्भ (भुजाओं की जकड़न) को दूर करता है।

यही योग **नृपवल्लभ तैल** नाम से वंगसेन-संहिता (नेत्ररोगाधिकार, श्लोक- ४३५-४४०) में भिन्न छन्द द्वारा वर्णित है। वहाँ कहा गया है कि आत्रेय मुनि द्वारा निर्मित यह तैल नृपवल्लभ नाम से प्रसिद्ध है।

मधूकसारसिन्धूत्थावुग्रगन्धा कटुत्रिकम्।

शीतवारियुतं नस्यं सर्वरोगहरं परम्।। मधूकसाराद्यं नस्यम्।

मधूकसार (मधूकरस), सैन्धव लवण, उग्रगन्धा (वचा), त्रिकटु- इन्हें समान मात्रा में लेकर पानी के साथ सूक्ष्मतया पीस लें और नस्य के रूप में प्रयोग करें। यह नस्य सभी रोगों का निवारण करता है।

इसी से मिलता-जुलता नस्य योग सिद्धसार-संहिता में इस प्रकार मिलता है-

मधूकसारसिन्धूत्थवचोषणकणाः समाः।

श्लक्ष्णं पिष्ट्वाम्भसा नस्यं कुर्यात्सञ्ज्ञाप्रबोधनम्।। (सिद्ध.सं.- ५.५९)

मधूकसार (मधूकरस), सैन्धव लवण, वचा, कालीमिर्च, पीपल- इन्हें समान मात्रा में मिलाकर पानी में पीस लें। सन्निपात ज्वर से सञ्ज्ञाहीन (चेतनाहीन) रोगी को इनका नस्य दें, यह उसकी चेतना को लौटा देता है।

प्रपुण्डरीकं मधुकं पिप्पली बृहती बला।

कल्कीकृत्य घृतं क्षीरे तैलं नावनिकं पचेत्।

वैस्वर्यश्वासकासघ्नं शिरःपार्श्वगदापहम्।। (तुलनीय- च.चि- ८.९१)

प्रपुण्डरीकाद्यं घृततैलनस्यम्।

प्रपुण्डरीक, मुलेठी, पिप्पली, बृहती (बड़ी कटेरी) एवं बला- इन द्रव्यों के कल्क के साथ घृत व तैल सिद्ध करें। इन्हें सिद्ध करते समय घृत व तैल की मात्रा से चार गुना गोदुग्ध डालें। इस प्रकार सिद्ध हुआ यह नस्योपयोगी घृत व तैल वैस्वर्य (स्वरभङ्ग), श्वास, कास, शिरोरोग एवं पार्श्वरोगों को नष्ट करता है।

कृमिजे (तु) शिरोरोगे शोणितं नस्यमिष्यते[१]।

मत्ताः शोणितगन्धेन निर्यान्ति घ्राणवक्त्रयोः।। शोणितनस्यम्।

(अ.हृ.उ.- २४.१५)

---

१. मुद्रितेऽष्टाङ्गहृदये त्वस्य स्थाने- 'कृमिजे शोणितं नस्यं तेन मूर्च्छन्ति जन्तवः'। इति पाठो दृश्यते। तुलनीयम्- सु.उ.- २६.२७;

कृमिज शिरोरोग में ताजा रक्त का नस्य दें। रक्त की गन्ध को पाकर मदमत्त होकर कृमि नाक व मुख के मार्गों से बाहर निकल जाते हैं।

असितं जीरकं नस्यं सर्पिषा सह साधितम्।
पीनसं षड्विधं हन्ति घ्राणकर्णाक्षिरोगजित्।। कृष्णजीरकनस्यम्।

असित जीरक (काला जीरा) को घृत के साथ सिद्ध कर नस्य के रूप में तैयार करें। इससे छः प्रकार का पीनस (पुराना जुकाम) नष्ट हो जाता है। इसके प्रयोग से नाक, कान और नेत्र के रोग भी नष्ट हो जाते हैं।

खदिरात् पलशतमेकं सलिलद्रोणे विपाचयेन्मतिमान्।
परिपूय पादशेषं तैलप्रस्थेन संयोज्यम्।।
सुश्लक्ष्णपेषितानि द्रव्याण्येतानि निक्षिपेत्तस्मिन्।
कट्फलमुशीररोध्रं मञ्जिष्ठा चन्दनं द्राक्षा।।
सुरदारु चोचमेला विडङ्गनखकुंकुमं भृङ्गम्।
सजलं पद्मक-तगर-स्पृक्का-ध्यामकपरिपेलवान्यगुरुपत्तङ्गम्[1]।।
भागैरक्षसमैस्तैस्तैलं कल्कीकृतैस्तु संयोज्यम्।
मृद्वग्निना विपक्वं तैलं पाने तथा नस्यात्।।
गलरोगनाशनमिदं दन्तानां धारणं प्रचलितानाम्।
मायूरगृध्रचक्षुः श‍ृणोति शब्दं महावराह इव।
पानादिभिः प्रयोगे करोति चन्द्रोपमं वदनम्।। खदिराद्यतैलनस्यम्।

सौ पल खदिर (खदिरसार) को एक द्रोण जल में पकायें। चतुर्थांश शेष रहने पर छान लें और इसमें एक प्रस्थ तैल डालकर विधिवत् सिद्ध करें। इसे सिद्ध करते समय कट्फल उशीर, रोध्र, मञ्जिष्ठा, लाल चन्दन, द्राक्षा, देवदारु, चोच (तेजपात), छोटी इलायची, विडङ्ग, नख, कुंकुम, भृङ्ग (दालचीनी), सुगन्धबाला, पद्मक, तगर, स्पृक्का, ध्यामक, परिपेलव (क्षुद्रमुस्ता), अगरु एवं पतङ्ग- इन द्रव्यों का कल्क १-१ कर्ष परिमाण डालें। इसे मन्द अग्नि पर पकायें। इस प्रकार सिद्ध किये गये तैल का पान एवं नस्य के रूप में प्रयोग

१. अत्र छन्दश्चिन्त्यम्।

करना चाहिए। यह तैल गलरोगों को नष्ट कर देता है और हिलते हुए दाँतों को दृढ करता है। इसके प्रयोग से व्यक्ति मयूर व गृध्र (गिद्ध) के समान तीव्र दृष्टि वाला हो जाता है और महावराह के समान श्रवणशक्ति से सम्पन्न हो जाता है। पान आदि के रूप में इस तैल का प्रयोग करने वाले का मुख चन्द्र के समान सुन्दर हो जाता है।

यही योग **अष्टाङ्गहृदय-उत्तरस्थान** के मुखरोगप्रतिषेधाध्याय (२२.८४-८६) में भिन्न शब्दावली द्वारा प्रस्तुत किया गया है।

'शिरीषबीजापामार्गमूलं नस्यं विडान्वितम्'[१]। (अ.हृ.उ.- २४.१०)
अर्धावभेदकहरं मुनिभिः सम्प्रकाशितम्।। शिरीषाद्यम्।

शिरीषबीज, अपामार्ग की जड़ एवं विड लवण को जल से साथ पीसकर तैयार किया गया नस्य अर्धावभेदक (आधासीसी/आधे सिर में होने वाले दर्द) को नष्ट करता है। यह योग प्राचीन मुनियों द्वारा बताया हुआ है।

(कुंकुमाद्य नस्य)

कुंकुमोशीरकालीय-लाक्षायष्ट्याह्वचन्दनम्।
न्यग्रोधपादांस्तरुणान् पद्मकं पद्मकेसरम्।।
सनीलोत्पलमञ्जिष्ठं पालिकं सलिलाढके।
पक्त्वा पादावशेषेण तेन पिष्टैश्च कार्षिकैः।।
लाक्षापत्तङ्गमञ्जिष्ठा-यष्टीमधुककुंकुमैः।
अजाक्षीरद्विगुणितं तैलस्य कुडवं पचेत्।।
नीलिकापलितव्यङ्गवलीतिलकदूषिकान्।
हन्ति तन्नस्यमभ्यस्तं मुखोपचयवर्णकृत्[२]।। (अ.हृ.उ.- ३२.२७-३०)

---

१. पूर्वार्द्धभागोऽष्टाङ्गहृदयगतो दृश्यते। अत्र हस्तलिखितपुस्तके **'गुडान्वितम्'** इति पाठो दृश्यते, अष्टाङ्गहृदये तु **'विडान्वितम्'** इति।

२. अयं योगश्चक्रदत्तरत्नप्रभायां क्षुद्ररोगाधिकारे वैद्यप्रसारकस्येति कृत्वा (७१३ पृष्ठे) समुद्धृतः। अनन्तकुमारीये योगरत्नसमुच्चये क्षुद्ररोग-चिकित्साधिकारे (तृतीयभागे २६९ पृष्ठे) अपि योगोऽयं वाहटस्येति कृत्वा समुद्धृतः।

कुंकुम (केशर), खस, काला अगरु, लाख, मुलेठी, लालचन्दन, वटवृक्ष की कोमल जटा, कमलकेसर, नीलकमल एवं मञ्जिष्ठा- इन्हें १-१ पल लेकर १ आढक (१२८ पल) जल में डालकर पकायें। चतुर्थांश शेष रहने पर उसमें लाक्षा, पत्तंग, मञ्जिष्ठा, मुलेठी, केसर- इन द्रव्यों का कल्क १-१ कर्ष मिलाएं। अजादुग्ध २ कुडव तथा तिलतैल १ कुडव लेकर उक्त सभी द्रव्यों के साथ तैलपाक करें। इस प्रकार सिद्ध किये गये इस तैल का नस्य लेने से नीलिका, अकालपलित (असमय में बालों का सफेद होना), व्यंग (झाइयाँ), वली (चेहरे की झुर्रियाँ), तिलकालक तथा मुखदूषिका आदि रोग नष्ट हो जाते हैं और मुखमण्डल पुष्ट एवं उज्ज्वलवर्णयुक्त हो जाता है।

।। इति बृहद्वैद्यप्रसारके नस्याध्यायः सप्तमः समाप्तः ।।

★★★

अथातो निरूहान् व्याख्यास्यामः

(बलादि बस्ति)

बलां गुडूचीं त्रिफलां सरास्नां द्विपञ्चमूलं च पलोन्मितानि।
अष्टौ फलान्यर्धतुलां च मांसाच्छागात् पचेदप्सु चतुर्थशेषम्।।
पूते यवानीफलबिल्वकुष्ठवचाशताह्वाघनपिप्पलीनाम्।
कल्कैर्घृतक्षौद्रयुतैः सतैलैर्युक्तः सुखोष्णो लवणान्वितश्च।।
बस्तिः परं सर्वगदप्रमाथी स्वस्थे हितो जीवनबृंहणश्च।
बस्तौ च यस्मिन् क्वथितो न कल्कः सर्वत्र दद्यादमुमेव तत्र।।

(अ.हृ.क.- ४.१-३)

बला गुडूची हरीतकी आमलकं बिभीतकं रास्ना दशमूलं पृथक् १०, एषां प.१, मदनफलानि.८, छागमांसप.५०, पानीयप.५९२, क्वथितशेषप.१२८, कल्काक्तं यवानीमदनफलानि बिल्वमज्जा कुष्ठं वचा शतपुष्पा मुस्तं पिप्पली प्रतिप.२,...............।

बलामूल, गुडूची, त्रिफला, रास्ना तथा दोनो पञ्चमूलों के १० द्रव्य इन सब द्रव्यों को १-१ पल लें, ८ मैनफल, अजमांस आधा तुला- इस सबको एक साथ चौगुने जल में पकायें। जब चौथाई जल शेष रह जाए तो इसे छानकर रख लें। इस क्वाथरस में अजवायन, मैनफल, बेलगिरी, कूठ, वचा, सोया, नागरमोथा, पिप्पली का कल्क, गुड़, मधु, तैल तथा नमक मिलाकर इसे गुनगुना करके बस्तिप्रयोग करें। यह बस्ति सभी रोगों को नष्ट करती है। यह स्वस्थ पुरुष के लिए भी हितकर है। यह जीवनीय तथा बृंहण है। जिस बस्तियोग में कल्क का विधान न किया गया हो, उन सब में सभी स्थानों पर इसी कल्क का प्रयोग कर लेना चाहिए।

(बलादि बस्ति)

बलापटोलीलघुपञ्चमूलत्रायन्तिकैरण्डयवात् सुसिद्धात्।
प्रस्थो रसाच्छागरसार्धयुक्तः साध्यः पुनः प्रस्थसमः स यावत्।।
प्रियंगुकृष्णाघनकल्कयुक्तः सतैलसर्पिर्मधुसैन्धवश्च।
स्याद्दीपनो मांसबलप्रदश्च चक्षुर्बलं चोपदधाति सद्यः।।

(अ.हृ.क.- ४.५-६)

बला पटोलमूलं सालपर्णी पृश्निपर्णी बृहती कण्टकारिका गोक्षुरकः त्रायन्ती एरण्डमूलं यवाः प्रतिक.३ सार्धाः, पानीयप.१२८, क्वथितशेषप.३२, छागमांसरसप.३२, पानीयप.६४, पुनः साध्यो यावत् प्रस्थः स्यात्, कल्कार्थं गन्धप्रियङ्गुः पिप्पली मुस्तं प्रतिप.१, क.१, तिलतैलं घृतं माक्षिकं प्रतिप.३, सैन्धवलवणतो.१,

बलामूल, पटोलमूल, लघुपञ्चमूल (सालपर्णी, पृश्निपर्णी, बृहती, कण्टाकारिका, गोक्षुरक), त्रायन्ती, एरण्डमूल, जौ का क्वाथरस १ प्रस्थ और अजमांसरस आधा प्रस्थ- इन सबको मिलाकर एक साथ पुनः पकायें। जब १ प्रस्थ रस शेष रह जाए तब इसे उतारकर छान लें। इसमें प्रियंगु, पिप्पली एवं मुस्ता का कल्क, तैल, घृत, मधु एवं सैन्धव लवण मिलाकर बस्ति दें। यह बस्ति जठराग्नि को प्रदीप्त करती है, मांस तथा बल को बढ़ाती है और शीघ्र ही नेत्रज्योति को बढ़ाती है।

(एरण्डमूलादि बस्ति)

एरण्डमूलात्त्रिपलं पलाशात्तथा पलांशं लघुपञ्चमूलम्।
रास्नाबलाच्छिन्नरुहाश्वगन्धापुनर्नवारग्वधदेवदारु।।
फलानि चाष्टौ सलिलाढकाभ्यां विपाचयेदष्टमशेषितेऽस्मिन्।
वचाशताह्वाहपुषाप्रियङ्गु-यष्टीकणावत्सकबीजमुस्तम्।।
दद्यात् सुपिष्टं सहतार्क्ष्यशैलमक्षप्रमाणं लवणांशयुक्तम्।
समाक्षिकस्तैलयुतस्समूत्रो वस्तिर्जयेल्लेखनदीपनोऽसौ।।

जङ्गोरुपादत्रिकपृष्ठकोष्ठहृद्-गुह्यशूलं गुरुतां विबन्धम्।
गुल्माश्मवर्ध्मग्रहणीगुदोत्थांस्तांस्तांश्च दोषान् कफवातजातान्।।
(अ.हृ.क.- ४.७-१०)

एरण्डमूलप. ३, पलाशप. ३, सालपर्णी पृश्निपर्णी बृहती कण्टकारिका गोक्षुरक: रास्ना (बला गुडूची) अश्वगन्धा पुनर्नवा आरग्वध: देवदारु प्रतिप. १, मदनफलानि ८, पानीयप. २५६, क्वथितशेषप. ३२, कल्कार्थं वचा शतपुष्पा हपुषा गन्धप्रियङ्गु: मधुयष्टी पिप्पली वत्सका: त्वक् मुस्तं रसाञ्जनं प्रतिक. १, सैन्धवलवणतो..... माक्षिकप. ६, तिलतैलप. ६, गोमूत्रप. १२,

एरण्डमूल तथा पलाश वृक्ष की छाल ३-३ पल, लघुपञ्चमूल के प्रत्येक द्रव्य १-१ पल, रास्ना, बला, गुडूची, अश्वगन्धा, पुनर्नवा, अमलतास और देवदारुकाष्ठ- ये द्रव्य भी १-१ पल लें, मदनफल ८ संख्या में लें। इन सबको २ आढक जल में डालकर पकायें। अष्टमांश शेष रहने पर छानकर इसमें वचा, शताह्वा, हाऊबेर, प्रियंगु, मुलठी, पिप्पली, कुटजबीज (इन्द्रजौ), कुटजछाल, नागरमोथा तथा रसाञ्जन- इन द्रव्यों का कल्क १-१ कर्ष मिला दें। तदनन्तर इसमें सैन्धव लवण, मधु, तैल एवं गोमूत्र मिलाकर बस्तिप्रयोग करें। यह निरूहणबस्ति लेखन है, मन्द जठराग्नि को प्रदीप्त कर देती है तथा जंघा, ऊरु, पसलियों, कमर, पीठ, कोष्ठ, हृदय और गुह्याङ्गों में होने वाले शूल को नष्ट करती है। यह गुरुता (भारीपन), विबन्ध, गुल्मरोग, अश्मरी, वर्ध्मरोग, ग्रहणीरोग, अर्शरोग एवं समस्त कफज-वातज रोगों को नष्ट करती है।

निश्चलकर ने चक्रदत्त-रत्नप्रभा में वैद्यप्रसारक के इस योग को तन्त्रान्तर से उद्धृत बताया है और अन्त में इस योग से सम्बद्ध वैद्यप्रसारक के मधु-तैल-परिमाण-विषयक विवरण का उल्लेख करते हुए स्पष्टरूप से खण्डन किया है-

अत एव **वैद्यप्रसारके तन्त्रान्तरम्-**

एरण्डमूलं द्विपलं.......कफवातजातान्।। इति। सावित्र्यादि:। तत्रैव विवरणं यथा- पलाशस्य त्रिपलमिति अस्य च संयोजनमर्धमात्रिकक्रमेण तत्रैरण्डमूलस्य सार्धपलम्। एवं पलाशस्य स्वल्पपलाशस्य अल्पपञ्चमूलादिदेवदार्वन्तानां प्रत्येकं

कर्षद्वयम्। मदनफलानि चत्वारि, क्वाथार्थमेकः कंस आढक इत्यर्थः। एतेन षोडश शरावाः स्युः। एषामष्टमांशशेषं शरावद्वयं स्थाप्यम्। अतः षोडशपलानि पुटकत्रयार्थं पूर्ववद् ग्राह्यानि। शताह्वादिलवणान्तस्य प्रत्येकमष्टौ माषकाः। दशभिरेभिः पञ्च कर्षाणि। अङ्गशब्दोऽत्र भागमात्रवान्, तवांशो ममांशवदिति **जेज्जटादयः**। मधुनः पलद्वयम्। यष्टयाह्वतैलस्यापि मध्यदोषतया पित्ते चत्वारि चत्वारीत्यादिना प्रावोचत्, अतः दश पलानि। गुड-तिन्तिडीकफल-जम्बीर-मातुलुङ्गरस-मांसरस-काञ्जिक-गोमूत्रदुग्धानामनुक्तानां 'स्नेहं गुडं' इत्यादिपरिभाषाबलेन ग्रहणाच्चतुर्दश माषकाः प्रत्येकं देयाः। एतेनैकपुटको द्वादशपलो भवति। एवं पुटकद्वयमपरं संयोज्यम्। एतेन पञ्चदशपलक्वाथः पुटकत्रयं प्रति पञ्चभिः पलैर्विभक्तो भवति। शताह्वादिद्रव्यं त्वपरपुटकद्वयार्थं तावन्मानमेवोर्जनीयम्। एवं गुडादिकमिपि स्वच्छम्। **वैद्यप्रसारके** तु मधुनः षट् पलानि, एवं तिलतैलस्यापि पलद्वयमिति विवृतम्, तदसारम्, चत्वारिंशत्पलरूपादपि निरूहादधिकत्वाद् गुडतिन्तिडीकादिद्रव्यासद्भावान्मधुस्नेहने-त्यादिसर्वतन्त्रस्य परिभाषाबाधनाच्चेति। (चक्रदत्त-रत्नप्रभा, निरूहाधिकार, पृष्ठ. ८६१)

(यष्ट्यादि बस्ति)

यष्ट्याह्वरोध्राभयचन्दनैश्च शृतं पयोऽग्र्यं कमलोत्पलैश्च।
सशर्कराक्षौद्रघृतं सुशीतं पित्तामयान् हन्ति सजीवनीयम्।।

(च.सि.- ३.४७, अ.हृ.क.- ४.११)

मधुयष्टी रोध्रम् उशीरं चन्दनं पद्मकम् उत्पलं प्रतिक.१, धा.८, पानीयप.६४, क्षीरप.६४, क्षीरशेषं क्वाथयेत् गर्भशर्कराप.२०, माक्षिकप.८, घृतप.८, जीवन्ती काकोली क्षीरकाकोली मेदा महामोदा मुद्गपर्णी माषपर्णी जीवकः ऋषभकः मधुयष्टी प्रतिक.३, धा.५;

मुलेठी, लोध्र, अभय (खस), चन्दन, कमल और नीलकमल के कल्क के साथ विधिपूर्वक पकाये हुए दूध में शर्करा, मधु और घृत मिला दें तथा जीवनीय गण का कल्क भी उचित मात्रा में मिला दें। इस शीतल निरूहबस्ति का प्रयोग करने से सभी पित्तजन्य रोग दूर हो जाते हैं।

(रास्नादि बस्ति)

रास्नां वृषं लोहितिकामनन्तां बलां कनीयस्तृणपञ्चमूले।
गोपाङ्गनाचन्दनपद्मकर्द्धियष्ट्याह्वरोध्राणि पलार्धकानि।।
निष्क्वाथ्य तोयेन रसेन तेन शृतं पयोऽर्धाढकमम्बुहीनम्।
जीवन्तीमेदर्द्धिवरीविदारी-वीराद्विकाकोलीकशेरुकाभिः।।
सितोपलाजीवकपद्मरेणु[1]-प्रपुण्डरीकोत्पलपुण्डरीकैः।
लोहात्मगुप्तामधुयष्टिकाभिर्नागाह्वमुञ्जातकचन्दनैश्च।।
पिष्टैघृर्तक्षौद्रयुतैर्न्निरूहं ससैन्धवं शीतलमेव दद्यात्।
प्रत्यागते धन्वरसेन शालीन् क्षीरेण वाद्यात् परिषिक्तगात्रः।।
दाहातिसारप्रदरास्रपित्तं हृत्पाण्डुरोगं विषमज्वरञ्च।
सगुल्ममूत्रग्रहकामलादीन् सर्वामयान् पित्तकृतान्निहन्ति।।

(अ.हृ.क.- ४.१२-१६)

रास्ना वासा मञ्जिष्ठा दुरालभा बला सालपर्णी पृश्निपर्णी बृहती कण्टककारिका गोक्षुरकं दर्भमूलं काशमूलम् इक्षुमूलं शरमूलं शारिमूलं शारिवा चन्दनं पद्मकम् ऋद्धिः मधुयष्टी रोध्रं प्रतिक.२, पानीयप.२५६, क्वथित शेषप.६४, कल्कार्थं जीवन्ती मेदा ऋद्धिः शतावरी विदारी वीरा काकोली क्षीरकाकोली कशेरुकं शर्करा जीवकः पद्मकिञ्जल्कः प्रपुण्डरीकम् उत्पलं पद्मम् अगरु कपिकच्छू मधुयष्टी नागकेसरं मुञ्जातकं चन्दनं प्रतिक.२, तो.१, घृतप.१७, माक्षिकप.८, सैन्धवतो.३, निर्गते वस्तौ जाङ्गलरसेन वा क्षीरेण शालीन् दद्यात्।

रास्ना, वासा, मञ्जिष्ठा, दूर्वा, बला, लघुपञ्चमूल (सालपर्णी, पृश्निपर्णी, बृहती, कण्टककारिका, गोक्षुरक), तृणपञ्चमूल (कुश, काश, शर, इक्षु, दर्भ), सारिवा, लालचन्दन, पद्मकाष्ठ, ऋद्धि, मुलेठी और लोध्र- इन द्रव्यों को २-२ कर्ष लेकर चार गुना पानी में क्वथित करें। चतुर्थांश शेष रहने

१.'**०पद्मरेणु**' इति मातृकासु पाठः, चरकसंहितायाम्- (चि.सि.- ३.५०) अप्ययमेव पाठः, अष्टाङ्गहृदये शशिलेखोपेतसंस्करणे तु '**०पद्मलोध्र**' इति पठ्यते।

पर उसमें आधा आढ़क गोदुग्ध डालकर पुनः पकायें। जब दुग्ध मात्र शेष रह जाए तब इसमें जीवन्ती, मेदा, ऋद्धि, शतावरी, विदारीकन्द, क्षीरविदारी, काकोली, क्षीरकाकोली, कसेरू, शर्करा, जीवक, कमलकेसर, प्रपौण्डरीक, नीलकमल, श्वेतकमल, अगुरु, केवांच के बीज, मुलेठी, नागकेसर, मुञ्जातक और लालचन्दन- इन द्रव्यों का उचित मात्रा में कल्क बनाकर मिला दें, साथ में घी तथा सैन्धव लवण भी मिला दें। शीतल होने पर इस द्रव से बस्ति दें। कुछ समय पश्चात् जब बस्ति में दिया द्रव लौट आए, तब रोगी स्नान आदि कर जांगलरस अथवा दूध के साथ शालितण्डुल का भात खाये। यह बस्ति दाह, अतिसार, प्रदर, रक्तपित्त, हृदयरोग, पाण्डुरोग, विषमज्वर, गुल्म, मूत्राघात, कामला आदि सभी पित्तज रोगों को नष्ट करती है।

(कोशातकादि बस्ति)

कोशातकारग्वधदेवदारु-मूर्वाश्वदंष्ट्राकुटजार्कपाठाः।
पक्त्वा कुलत्थान् बृहतीं च तोये रसस्य तस्य प्रसृता दश स्युः।।
तान्सर्षपैलामदनैः सकुष्ठैरक्षप्रमाणैः प्रसृतैश्च युक्तान्।
क्षौद्रस्य तैलस्य फलाह्वयस्य[1] क्षारस्य तैलस्य च सार्षपस्य।
दद्यान्निरूहं कफरोगिताय मन्दाग्नये चाशनविद्विषे च।।

(अ.हृ.क.- ४.१७-१९)

कोशातकम् आरग्वधः देवदारुकाष्ठं मूर्वा गोक्षुरकः वत्सकत्वक् अर्कः पाठा कुलत्थाः बृहती प्रतिक. २, पानीयप. ८०, क्वथितशेषप. २०, कल्कार्थं सर्षपाः सूक्ष्मैला मदनफलं कुष्ठं प्रतिक. १, माक्षिकप. २, तिलतैलप. २,

।। इति निरूहवस्तयः।।

कोशातकी, अमलतास, देवदारु, मूर्वा, गोखरू, कुटज की छाल, अर्कमूल, पाठा, कुलथी तथा बृहती- इन्हें २-२ कर्ष लेकर १६ गुना (८० पल) जल में क्वाथ करें। चतुर्थांश १० प्रसृत (२० पल) शेष रहने पर इसमें

१. अत्राष्टाङ्गहृदयस्य सर्वाङ्गसुन्दराख्या टीका-'फलाह्वयं तैलं- यन्मदनफलकल्केनाम्लैश्च पक्वं तैलम्' इति। शशिलेखायामप्येतदेव व्याख्यातम्।

सरसों, छोटी इलायची, मदनफल तथा कूठ का कल्क १-१ कर्ष मिला दें और इसमें २ पल मधु, २ पल मदनफल के साथ सिद्ध किया हुआ तैल, यवक्षार, सरसों का तैल भी मात्रानुसार मिला दें। इस बस्ति का प्रयोग कफरोगी और अग्निमान्द्य व अरुचि से पीड़ित व्यक्ति के लिए करना चाहिए।

अथेमान् सुकुमाराणां निरूहान् स्नेहनान् मृदून्।
कर्मणा विप्लुतानां च वक्ष्यामि प्रसृतैः पृथक्।।

(च.सि.- ८.३, अ.हृ.क.- ४.२०)

जो सुकुमार (नाजुक प्रकृति वाले) जन शरीर-शोधन के लिए पञ्चकर्म नहीं करा सकते हैं, उनके लिए यहाँ स्नेहनकारक, मृदु (अतीक्ष्ण) एवं प्रसृत प्रमाण द्वारा बनायी गयी निरूहणबस्तियों का वर्णन करेंगे।

(प्रासृत बस्ति)

क्षीराद् द्वौ प्रसृतौ कार्यौ मधुतैलघृतात् त्रयः।
खजेन मथितो वस्तिर्वातघ्नो बलवर्णकृत्।।

(च.सि.- ८.४, अ.हृ.क.- ४.२०)

क्षीरप.४, माक्षिकं तैलं घृतं प्रतिप.३, बृहत्पञ्चमूलक्वाथप.४, कुलत्थक्वाथप.४,

दूध २ प्रसृत, मधु, तैल एवं घृत १-१ प्रसृत- इन सब द्रव्यों को मिलाकर मथ लें और बस्ति के रूप में प्रयोग करें। इससे वातविकार शान्त होते हैं, शारीरिक बल की वृद्धि होती है और मुखमण्डल कान्तियुक्त हो जाता है।

पटोलनिम्बभूतीक-रास्नासप्तच्छदाम्भसः।
प्रसृतः पृथगाज्याच्च बस्तिः सर्षपकल्कवान्।
स पञ्चतिक्तोऽभिष्यन्द-क्रिमिकुष्ठप्रमेहहा।। (अ.हृ.क.- ४.२३)

पटोलक्वाथप. २, निम्बक्वाथप. २, भूतीकक्वाथप. २, रास्नाक्वाथप. २, सप्तच्छदक्वाथप. २, घृतप. २ कल्कार्थं सर्षपाः प. १,

पटोलपत्र, निम्बपत्र, करञ्जपत्र, रास्ना तथा सप्तच्छदपत्र- इन सबका

क्वाथरस १ प्रसृत, गोघृत १ प्रसृत, सरसों का कल्क १ पल[१]- इन सबको मिलाकर बस्तिप्रयोग करें। यह पटोल आदि पाँच तिक्त द्रव्यों से बनी बस्ति अभिष्यन्द, कृमि, कुष्ठ तथा प्रमेहरोग को नष्ट करती है। यद्यपि ये पाँचों द्रव्य तिक्त नहीं तथा बहुलता के आधार पर यह नाम पड़ा है; क्योंकि बाहुल्येन व्यपदेशा भवन्ति।

अष्टाङ्गहृदय की शशिलेखा टीका में समासयुक्त 'सपञ्चतिक्तः' पाठ मानकर इसका एक अन्य अभिप्राय भी बताया है, जो इस प्रकार है-

'सपञ्चतिक्तो निम्बामृतावृषपटोलनिदिग्धिकायुक्तः। सर्षपेण पञ्चतिक्तैश्च कल्कवानित्यभिप्रायः। यद्वा पञ्चतिक्त इति नाम्ना यन्निरूह उच्यते। ननु यदि पञ्चानां तिक्तत्वं भवेत् यदा पञ्चतिक्ताख्या युक्ता, न त्वेवमिति तन्नाम्नो वैयर्थ्यमिति चेत् न, भूयस्त्वात् प्रतिज्ञातम्'। (अष्टाङ्गहृदयम्, शिशिलेखासहितम्- क.- ४.१२-१३)

चत्वारस्तैलगोमूत्र-दधिमण्डाम्लकाञ्जिकात्।
प्रसृताः सर्षपैः पिष्टैर्विट्सङ्गानाहभेदनः।।

(च.सि.- ८.१२, अ.हृ.क.- ४.२४)

तिलतैलं गोमूत्रं मस्तु अम्लकाञ्जिकं प्रतिप.२, कल्कार्थं सर्षपक.३,

तिलतैल, गोमूत्र, मस्तु (दही का पानी) तथा खट्टी काञ्जी- १-१ प्रसृत (२-२ पल) लें और इसमें सरसों का कल्क ३ कर्ष[२] मिलाकर बस्ति-प्रयोग करें। यह बस्ति मलावरोध तथा आनाह को नष्ट करती है।

---

१. यहाँ अष्टाङ्गहृदय के हिन्दी व्याख्याकारों ने सर्षपकल्क का परिमाण १ प्रसृत (२ पल) लिखा है, जबकि वैद्यप्रसारकगत विवरण में **१ पल** लिखा है। चरकसंहिता सिद्धस्थान- ८.८ की आयुर्वेददीपिका से वैद्यप्रसारक के उल्लेख का समर्थन होता है- 'सर्षपकल्कित इति। अत्र यद्यपि कल्कमानं नोक्तं, तथापि द्वादशप्रसृते निरूहे द्विपलकल्कस्य विहितत्वादिह पञ्चप्रसृते तदनुसारात् षड्भागेनं पलं भवति, एवमन्यत्राप्यनुक्तमानकल्कव्यवस्था'।

२. यहाँ अष्टाङ्गहृदय के हिन्दी व्याख्याकारों ने सर्षपकल्क का परिमाण १ प्रसृत (२ पल) लिखा है, जबकि वैद्यप्रसारकगत विवरण में **३ कर्ष** लिखा है। यही उचित है; क्योंकि सामान्यतः १२ प्रसृत पर २ पल कल्क का विधान है।

पयस्येक्षुस्थिरारास्नाविदारीक्षौद्रसर्पिषाम्।
एकैक: प्रसृतो वस्ति: कृष्णाकल्को वृषत्वकृत्।। (अ.हृ.क.- ४.२५)

पयस्याक्वाथप.२, इक्षुरसप.२, सालपर्णीक्वथितप.२, रास्नाक्वाथप.२, (विदारीक्वाथप.२, माक्षिकप.२), घृतप.२, कल्के पिप्पलीप.१,

क्षीरविदारीक्वाथ, इक्षुरस, शालपर्णीक्वाथ, रास्नाक्वाथ, विदारीक्वाथ, मधु एवं घृत १-१ प्रसृत लें। इसमें पिप्पलीकल्क १ पल मिलाकर बस्ति दें। यह बस्ति वृष्य (शुक्रवर्धक) होती हैं।

(सिद्धबस्ति)

सिद्धवस्तीनतो वक्ष्ये सर्वदा यान् प्रयोजयेत्।
निर्व्यापदो बहुफलान् वय:पुष्टिकरान् सुखान्।। (अ.हृ.क.- ४.२६)

ग्रन्थकार यहाँ से सिद्धबस्तियों का वर्णन करने की प्रतिज्ञा कर रहे हैं। इनका सदैव प्रयोग करना चाहिए। ये बस्तियाँ आपत्ति रहित और फलदायक हैं। ये बलवर्धक, पुष्टिकर तथा सुखदायक होती हैं।

(माधुतैलिक बस्ति)

मधुतैले समे कर्ष: सैन्धवाद् द्विपिचुर्मिसि:।
एरण्डमूलक्वाथेन निरूहो माधुतैलिक:।
रसायनं प्रमेहार्श:क्रिमिगुल्मान्त्रवृद्धिहृत्।। (अ.हृ.क.- ४.२७-२८)

मधु तथा तिलतैल समभाग (१-१ पल), सैन्धव लवण १ कर्ष, सौंफ २ कर्ष तथा एरण्डमूलक्वाथ ४ पल- इन सबको मिलाकर निरूहणबस्ति दें। इसका नाम **माधुतैलिक बस्ति** है। यह रसायन गुणयुक्त है और प्रमेह, अर्शरोग, कृमिरोग, गुल्म एवं अन्त्रवृद्धि को नष्ट करती है।

(युक्तरथ बस्ति)

एरण्डमूलनिष्क्वाथो मधुतैलं ससैन्धवम्।
एष युक्तरथो बस्ति: सवचापिप्पलीफल:।। (अ.हृ.क.- ४.३१)

माक्षिकं तैलं प्रतिप. २, सैन्धवलवणक. १, वचा पिप्पली मदनफलं प्रतिक.[1] १,

एरण्डमूलक्वाथ, मधु एवं तिलतैल- २-२ पल लेकर १ कर्ष सैन्धव लवण मिलाएं। तदनन्तर वचा, पिप्पली और मदनफल का कल्क १-कर्ष मिलाकर मथ लें। इसका बस्ति के रूप में प्रयोग करें। इसे **युक्तरथबस्ति** कहते हैं। इस नामकरण की सार्थकता सुश्रुतसंहिता में इस प्रकार बताई है-

रथेष्वपि हि युक्तेषु हस्त्यश्वेष्वपि योजयेत्।

यस्मान्न प्रतिषिद्धोऽयमतो युक्तरथः स्मृतः॥ (सु.चि.- ३८.११५)

अर्थात् रथों में जुड़े हाथी-घोड़ों को भी यह बस्ति दी जा सकती है, अतः इसे युक्तरथ बस्ति कहा गया है।

स क्वाथो मधुषड्ग्रन्थाशताह्वाहिङ्गुसैन्धवम्।

सुरदारु च रास्ना च वस्तिर्दोषहरः शिवः॥ (अ.हृ.क.- ४.३२)

एरण्डमूलक्वाथप.१२, माक्षिकप.४, कल्के वचा शतपुष्पा हिङ्गु सैन्धवलवणं देवदारुकाष्ठं रास्ना प्रतिक.१,

पूर्वोक्त युक्तरथबस्ति में वर्णित एरण्डमूल का क्वाथ १२ लेकर उसमें ४ पल मधु मिलाएं। तदनन्तर वचा, शताह्वा, हींग, सैन्धव लवण, देवदारु तथा रास्ना का कल्क- १-१ कर्ष मिलाकर दी गई बस्ति दोषनाशक एवं कल्याणकारक होती है।

पञ्चमूलस्य निष्क्वाथस्तैलं मागधिका मधु।

ससैन्धवस्समधुकः सिद्धवस्तिरिति स्मृतः॥ (अ.हृ.क.- ४.३३)

महापञ्चमूलक्वाथप.१२, तैलं माक्षिकं प्रतिप.३, कल्कं पिप्पलीक.१, सैन्धवलवणक.१, मधुयष्टीक.२,

महापञ्चमूलक्वाथ १२ पल, तिलतैल एवं मधु- ३-३ पल लें। इनमें

१. द्रष्टव्य- तुलनीय- सु.चि.- ३८.१०१;

पिप्पली एवं सैन्धव लवण का कल्क १-१ कर्ष और मुलेठी का कल्क २ कर्ष मिलाकर बस्ति दें। इसे 'सिद्धबस्ति' कहते हैं।

(गोमूत्रबस्ति)

द्विपञ्चमूलत्रिफलाफलबिल्वानि पाचयेत्।
गोमूत्रे तेन पिष्टैश्च पाठावत्सकतोयदैः।।
सफलैः क्षौद्रतैलाभ्यां क्षारेण लवणेन च।
युक्तो वस्तिः कफव्याधिपाण्डुरोगविषूचिषु।
शुक्रानिलविबन्धेषु वस्त्याटोपे च पूजितः।। (अ.हृ.क.- ४.३४-३६)

दशमूलद्रव्याणां प्रतिप.१, त्रिफलाप.३, मदनफलं बिल्वमज्जाप्रतिक.१, गोमूत्रप.४८, क्वथितशेषप.१२, कल्के पाठा वत्सकत्वक् मुस्तं मदनफलं यवक्षारः सैन्धवलवणं प्रतिक.१, माक्षिकं तैलं प्रतिक.२,

लघुपञ्चमूल एवं बृहत्पञ्चमूल के द्रव्यों को १-१ पल लें। त्रिफला ३ पल, मदनफल तथा बेलगिरी १-१ कर्ष लेकर ४८ पल गोमूत्र में क्वथित करें। चतुर्थांश (१२ पल) शेष रहने पर इसमें पाठा, कुटजछाल, मुस्ता, मदनफल, यवक्षार एवं सैन्धव लवण का कल्क १-१ कर्ष मिलाएं। तदनन्तर मधु एवं तिलतैल २-२ कर्ष मिलाकर मथ लें। यह बस्ति कफज रोग, पाण्डुरोग, विषूचिका, शुक्रवातविबन्ध तथा बस्तिगत आध्मान में हितकर है। अतः यह योग वैद्यों द्वारा पूजित (प्रशंसित) है।

(माधुतैलिक बस्ति)

मुस्तापाठामृतैरण्डबलारास्नापुनर्नवाः।
मञ्जिष्ठारग्वधोशीरत्रायमाणाक्षरोहिणीः।।
कनीयः पञ्चमूलं च पालिकं मदनाष्टकम्।
जलाढके पचेत्तच्च पादशेषं परिस्रुतम्।।
क्षीरद्विप्रस्थसंयुक्तं क्षीरशेषं पुनः पचेत्।
सपादजाङ्गलरसः ससर्पिर्मधुसैन्धवः।।

पिष्टैर्यष्टीमिसिश्यामा-कलिङ्गकरसाञ्जनैः।
वस्तिः सुखोष्णो मांसाग्निबलशुक्रविवर्धनः।।
वातासृङ्मेहमेदार्शो-गुल्मविण्मूत्रसंग्रहान्।
विषमज्वरवीसर्पवर्ध्माध्मानप्रवाहिकाः।।
वंक्षणोरुकटीकुक्षिमन्याश्रोत्रशिरोरुजः।
हन्यादसृग्दरोन्मादशोफकासाश्मकुण्डलान्।
चक्षुष्यः पुत्रदो राजा यापनानां[१] रसायनम्।। (अ.हृ.क.- ४.३७-४३)

मुस्तं पाठा गुडूची एरण्डमूलं बला रास्ना पुनर्नवा मञ्जिष्ठा आरग्वधकम् उशीरं त्रायमाणा बिभीतकं कटुका सालपर्णी पृश्निपर्णी बृहती कण्टकारिका गोक्षुरकः प्रतिप.१, मदनफ.८, पानीयप.१२८, क्वथितशेषप.३२, क्षीरप.६४, क्षीरशेषं पुनः पाचयेत्, जाङ्गलरसमांसरसप.१६, घृतप.१६, माक्षिकप.१६, सैन्धवलवणक.२, कल्के मधुयष्टी शतपुष्पा प्रियङ्गु इन्द्रयवाः रसाञ्जनं प्रतिक.१, **माधुतैलिका वस्तयः।**

मुस्ता, पाठा, गुडूची, एरण्डमूल, बला, रास्ना, पुनर्नवा, मञ्जिष्ठा, अमलतास, खस, त्रायमाणा, कुटकी और लघुपञ्चमूल के पाँचों द्रव्य १-१ पल, मदनफल ८ लें- इन सबको सूक्ष्म कूटकर १ आढक जल में डालकर पकायें। चतुर्थांश शेष रहने पर २ प्रस्थ दूध में मिलाकर पकायें। दूध मात्र शेष रहने पर उसमें जांगलरस, घृत एवं मधु १६-१६ पल मिलाएं। सैन्धव लवण २ कर्ष मिलाएं। मुलेठी, सौंफ, प्रियंगु, इन्द्रजौ तथा रसाञ्जन का कल्क १-१ कर्ष मिला दें। इन सबको मथकर सुखोष्ण बस्ति दें। यह बस्ति मांस, जठराग्नि, शारीरिक बल तथा शुक्र को बढ़ाती है। वातरक्त, मोह (बेहोशी), प्रमेह, अर्शरोग, गुल्म, मल-मूत्र की रुकावट, मूत्राघात, विषमज्वर, विसर्प, अण्डवृद्धि, आध्मान, प्रवाहिका, वंक्षण, ऊरु, कटि, कुक्षि, मन्या, कर्ण, सिरदर्द, रक्तप्रदर, उन्माद, शोथ, कास, अश्मरी (पथरी) तथा वातकुण्डलिका को नष्ट करती है। यह नेत्रों के लिए हितकर तथा पुत्र सन्तान देने वाली है और सभी

१. इसे अष्टाङ्गहृदय में 'यापनराजबस्ति' नाम से कहा गया है।

प्रकार की यापनबस्तियों में राजा की भाँति श्रेष्ठ है। रसायन का फल देने के कारण यह रसायन माना गया है।

अथ स्नेहवस्तय:

दोषघ्ना सपरीहारा[1] वक्ष्यन्ते स्नेहवस्तय:।

अब यहाँ से उन स्नेहबस्तियों का वर्णन किया जाएगा, जो दोषनाशक हैं और जिनमें पथ्य-परहेज की आवश्यकता होती है।

(दशमूलादि-स्नेहबस्ति)

दशमूलं बलां रास्नामश्वगन्धां पुनर्नवाम्।।
गुडूच्यैरण्डभूतीकाभार्गीवृषकरोहिषम्।
शतावरीसहचरं काकनासां पलांशकम्।।
यवमाषातसीकोल-कुलत्थान् प्रसृतोन्मितान्।
वहे विपाच्य तोयस्य द्रोणशेषेण तेन च।।
पचेत्तैलाढकं पेष्यैर्जीवनीयै: पलोन्मितै:।
अनुवासनमित्येतत्सर्ववातविकारनुत्।। (अ.हृ.क.- ४.५४-५७)

दशमूलं बला अश्वगन्धा पुनर्नवा रास्ना गुडूची एरण्डमूलं भूतीकं भार्गी ऋषभक: रोहिष: शतावरी सहचरकाष्ठं काकनासा प्रतिप.१, यवा माषा: अतसी अम्लबदरा: कुलत्था: प्रतिप.२, पानीयप.१२८, गर्भे जीवन्ती काकोली क्षीरकाकोली मेदा महामेदा मुद्गपर्णी माषपर्णी ऋषभक: जीवक: मधुयष्टी प्रतिप.१,

दशमूल के १० द्रव्य, बला, रास्ना, अश्वगन्धा, पुनर्नवा, गुडूची, एरण्डमूल, भूतीक, भार्गी, वासा, रोहिषतृण, शतावरी, सहचर और काकनासा- इन द्रव्यों को १-१ पल लें। जौ, उड़द, अतसी, बेर का फल, कुलथी १-१

---

१. **'निष्परीहारा'** इति मातृकासु पाठ:, **'सपरीहारा'** इत्यष्टाङ्गहृदयेऽष्टाङ्गसंग्रहे च पठ्यते।

प्रसृत (२-२ पल) लें। इन सभी द्रव्यों को सूक्ष्म करके एक वह (४ द्रोण) परिमाण जल में पकायें। चतुर्थांश (१ द्रोण) शेष रहने उसमें १ आढ़क तिलतैल तथा जीवनीयगण (जीवन्ती, काकोली, क्षीरकाकोली, मेदा, महामेदा, मुद्गपर्णी, माषपर्णी, ऋषभक, जीवक तथा मुलेठी) के द्रव्यों का कल्क १-१ पल मिला दें और पुनः पाक करें। इसका अनुवासन स्नेह के रूप में प्रयोग करने से सभी प्रकार के वातजरोग नष्ट हो जाते हैं।

(यमक-स्नेहबस्ति)

जीवन्तीं मदनं मेदां श्रावणीं मधुकं बलाम्।
शताह्वर्षभकं कृष्णां काकनासां शतावरीम्।।
स्वगुप्तां क्षीरकाकोलीं कर्कटाख्यां शटीं वचाम्।
पिष्ट्वा तैलघृतं क्षीरे पाचयेत चतुर्गुणे।।
बृंहणं वातपित्तघ्नं बलशुक्राग्निवर्धनम्।
रजःशुक्रामयहरं पुत्रीयं चानुवासनम्।। (अ.हृ.क.- ४.५९-६१)

जीवन्ती मदनं मेदा श्रावणी मधुयष्टिका बला शतपुष्पा ऋषभकः पिप्पली काकनासा शतावरी आत्मगुप्ता क्षीरकाकोली कर्कटशृङ्गी शटी वचा प्रतिप. १, घृतप. ३२, तिलतैलप. ३२, क्षीरप. ३२, पानीयप. २५६;

जीवन्ती, मदनफल, मेदा, श्रावणी, मुलेठी, बला, शताह्वा, ऋषभक, पिप्पली, काकनासा, शतावरी, स्वगुप्ता, क्षीरकाकोली, कर्कटशृङ्गी, शटी एवं वचा- इन सभी द्रव्यों को १-१ पल लेकर जल के साथ पीसकर कल्क बनायें। इस कल्क से चौगुना तैल एवं घृत लें तथा तैल-घृत से चौगुना गोदुग्ध लेकर यथाविधि इन दोनों स्नेहों का पाक करें। इस अनुवासन 'यमकस्नेह' का विधिवत् किया गया प्रयोग शरीर का बृंहण करता है, वातपित्त का नाश करता है और शारीरिक बल, शुक्र तथा जठराग्नि को बढ़ाता है। इसके सेवन से शुक्र एवं मासिक धर्म सम्बन्धी दोषों का नाश हो जाता है और सन्तानप्राप्ति होती है।

(भूतप्रतिषेधयोग)

हिङ्गुव्योषालनेपाली-लशुनार्कजटाजटा:।
अजलोमी सगोलोमी भूतकेशी वचा लता।।
कुक्कुटी सर्पगन्धाख्या तिला: काणविकाणिके।
वज्रप्रोक्ता वय:स्था च शृङ्गी मोहनवल्ल्यपि।।
स्रोतोजाञ्जनरक्षोघ्नं रक्षोघ्नं चान्यदौषधम्।
खराश्वश्वाविदुष्ट्रर्क्षगोधानकुलशल्यकात्।।
द्वीपिमार्जारगोसिंहव्याघ्रसामुद्रसत्त्वत:।
चर्मपित्तद्विजनखा वर्गेऽस्मिन् साधयेद् घृतम्।।
पुराणमथवा तैलं नवं वा नस्यपानयो:[१]**।**
अभ्यङ्गे च प्रयोक्तव्यमेषां चूर्णं च धूपने।।
एभिश्च गुटिकां युञ्ज्यादञ्जने सावपीडने।
प्रलेपे कल्कमेतेषां क्वाथं च परिषेचने।
प्रयोगोऽयं ग्रहोन्मादान् सापस्माराञ्छमं नयेत्।। (अ.हृ.उ.- ५.२-७)

भूतप्रतिषेधे बस्ति:।

हींग, सोंठ, मरिच, पिप्पली, हरिताल, मैनसिल, लशुन, अर्कमूल, जटामांसी, अजलोमी, दूर्वा, भूतकेशी, वचा, प्रियंगु, कुक्कुटी, सर्पगन्धा, तिल, काकोली, क्षीरकाकोली, वज्रप्रोक्ता, गिलोय, कर्कटशृङ्गी, मोहनवल्ली (ब्राह्मीलता), काला सुरमा, सरसों, गुग्गुलु और भूतघ्न औषधद्रव्य, गधा, घोड़ा, सेह, ऊँट, भालू, गोह, नेवला, शल्यक, चीता, बिलाव, गोवृष, सिंह, बाघ तथा समुद्री प्राणियों के चर्म, पित्त, दन्त एवं नख- इन सभी द्रव्यों के कल्क तथा क्वाथरस के साथ पुराने घृत का पाक करें अथवा नए तैल का पाक करें। इसे नस्य एवं पान के रूप में प्रयोग करें। उक्त द्रव्यों के चूर्ण का धूपन के रूप में भी प्रयोग किया जा सकता है। इन द्रव्यों को पीसने के उपरान्त वर्त्ति बनाकर अञ्जन के रूप में भी प्रयोग किया जा सकता है। उक्त द्रव्यों के स्वरस का

१. '**नस्यपानयो:**' मातृकागत: पाठ:, '**तत्पाननस्ययो:**' इति अष्टाङ्गहृदये।

अवपीडन नस्य दें। इन्हीं के कल्क का सिर पर लेप करें, इनके क्वाथरस का परिषेचन करें। इनका सविधि प्रयोग भूतोन्माद तथा अपस्मार रोग को शान्त करता है।

(गजाह्वादि योग)

गजाह्वापिप्पलीमूल-व्योषामलकसर्षपान्।।
गोधानकुलमार्जार-झषपित्तप्रपेषितान्।
नावनाभ्यङ्गसेकेषु विदधीत ग्रहापहान्।। (अ.हृ.उ.- ५.८-९)

गजपिप्पली, पिप्पलीमूल, सोंठ, मरिच, पिप्पली, आँवला और सरसों- इन द्रव्यों को गोह, नेवला, बिलाव, मछली के पित्तद्रव के साथ पीसकर नस्य, अभ्यंग तथा सेचन में प्रयोग करें। इससे सभी प्रकार की ग्रहबाधाएँ शान्त हो जाती हैं।

(सिद्धार्थक अगद)

सिद्धार्थकवचाहिङ्गुप्रियंगुरजनीद्वयम्।
मञ्जिष्ठा श्वेतकटभी वरी[1] श्वेताद्रिकर्णिका।।
निम्बस्य पत्रं बीजं तु नक्तमालशिरीषयोः।
(सुराह्वं त्र्यूषणं सर्पिर्गोमूत्रे तैश्चतुर्गुणे।।
सिद्धं सिद्धार्थकं नाम पाने नस्ये च योजितम्।
ग्रहान् सर्वान्निहन्त्याशु विशेषादासुरान् ग्रहान्।
कृत्यालक्ष्मीविषोन्मादज्वरापस्मारपाप्म च[2] ।।) (अ.हृ.उ.- ५.१०-१३)

सरसों, वचा, हींग, प्रियंगु, हल्दी, दारुहल्दी, मञ्जिष्ठा, श्वेतकटभी, वरी[3] (शतावरी), श्वेत पुष्प वाली अपराजिता, निम्बपत्र, करञ्ज तथा शिरीष के

१. **'वरा'** इति मातृकासु पाठः, मुद्रितेऽष्टाङ्गहृदये च। अस्य स्थाने **'वरी'** इति शोधितपाठः शशिलेखानुसारितया। **वरी शतावरी** इति तत्र व्याख्यातम्।
२. कोष्ठकगतोंऽशः मातृकायां नास्ति, अष्टाङ्गहृदयाद् गृहीतः।
३. अष्टाङ्गहृदय के हिन्दीव्याख्याकारों ने यहाँ 'वरा' पाठ मानकर 'त्रिफला' अर्थ किया है, परन्तु शशिलेखा के रचयिता इन्दु के अनुसार 'वरी' (शतावरी) पाठ मान्य है।

बीज, देवदारु, सोंठ, मरिच, और पिप्पली- इन सभी द्रव्यों का कल्क १ भाग, गोघृत १ भाग और इनका चौगुना गोमूत्र लें। इनसे विधिवत् सिद्ध किया गया यह **'सिद्धार्थक घृत'** पान एवं नस्य में प्रयुक्त करने से सभी ग्रहबाधाओं को नष्ट करता है और असुरग्रहों को तो विशेष रूप से नष्ट करता है। यह कृत्या, अलक्ष्मी, विष, उन्माद, ज्वर, अपस्मार एवं पाप्मा (मानसिक विकृतियाँ) को दूर करता है।

सैन्धवाद्यं तैलाध्याये तैलमध्ये कथितम्।

इसी प्रकार सैन्धवाद्य तैल की अनुवासन बस्ति देनी चाहिए। इसका वर्णन पहले तैलाध्याय (पृ.- २७९-२८०) में किया जा चुका है।

'साधितं पञ्चमूलेन तैलं बिल्वादिनाथवा'। (अ.हृ.क.- ४.६६)

तिलतैलप.३२, पानीयप.१२८, गर्भे बिल्वमूलं काश्मर्यमूलं तर्कारीमूलं पाटलामूलं स्योनाकमूलं प्रतिप.१, क.२, धा.९,

बिल्वादि पञ्चमूल अर्थात् बृहत्पञ्चमूल- बिल्वमूल, काश्मर्यमूल, तर्कारीमूल (अग्निमन्थमूल), पाटलामूल एवं स्योनाकमूल) के योग से विधिवत् सिद्ध तैल कफविकारनाशक होता है।

(वसास्नेह प्रयोग)

'अनुपानं वसा तद्वज्जीवनीयोपसाधिता'। (अ.हृ.क.- ४.५८)

वसाप.३२, पानीयप.१२८, गर्भे जीवन्तीदशक प्रतिद्रव्यं क.३, धा.५, **अनुवासनवस्तयः।**

अनूपदेशज सूअर आदि प्राणियों की वसा का जीवनीयगण (जीवन्ती, काकोली, क्षीरकाकोली, मेदा, महामेदा, मुद्गपर्णी, माषपर्णी, ऋषभक, जीवक) के कल्क के साथ पाक कर अनुवासन दें। यह सभी प्रकार के वातज विकारों को नष्ट करता है।

।। इति बृहद्वैद्यप्रसारके निरूहाध्यायोऽष्टमः।।

★★★

अथातोऽञ्जनाध्यायं व्याख्यास्यामः

अञ्जनप्रकरणे आश्चोतनविडालकादयोऽभिकथ्यन्ते-

द्विनिशारोध्रयष्ट्याह्वरोहिणीनिम्बपल्लवैः।
कुकूणके हिता वर्त्तिः पिष्टैस्ताम्ररजोऽन्वितैः।। (अ.हृ.उ.- ९.३२)

दारुहरिद्रा पिण्डहरिद्रा रोध्रकं मधुयष्टी (कटुका) (निम्बपत्राणि) ताम्रपर्णं प्रतितो.१,

पिण्डहल्दी, दारुहल्दी, पठानीरोध्र की छाल, मुलेठी, कुटकी, निम्बपत्र तथा ताम्रपत्र को पानी के साथ पीसकर वर्त्ति बना लें। यह कुकूणक रोग में अति हितकर होती है। इसे सुरमा के न लगाकर नेत्रवर्त्म को पलटकर लगाना चाहिए।

जातीमुकुलसिन्धूत्थ-देवदारुमहौषधैः।
पिष्टैः प्रसन्नया वर्त्तिः [1]कफकण्डूघ्नमञ्जनम्।। (अ.हृ.उ.- ११.९)

जातीमुकुल (चमेली की कलियाँ), सैन्धव लवण, देवदारुकाष्ठ एवं शुण्ठी को प्रसन्ना (मदिराविशेष) के साथ पीसकर वर्त्ति बनायें और इसे घिसकर आँखों में अञ्जन करें। इससे कफजन्य नेत्रविकार एवं नेत्रगत खुजली नष्ट हो जाती है।

स्फटिकं कुंकुमं शंखो मधुकं मधुनाञ्जनम्।
मधुना चाञ्जनं शंखः फेनो वा सितया सह।। (अ.हृ.उ.- ११.१२)

(स्फटिकं कुंकुमं) शंखः मधुयष्टी प्रतितो.१, माक्षिकेणाभ्यञ्जनं दद्यात्। शंखतो.१, माक्षिकेणाभ्यञ्जनम्, शर्करातो.१, समुद्रफेनतो.१,

फिटकरी, केसर एवं शंख को घिसें एवं मुलेठी का चूर्ण भी मिलाएं और मधु के साथ अञ्जन करें अथवा शंख को घिसकर मधु के साथ मिलाकर अञ्जन करें या समुद्रफेन को शर्करा के साथ पीसकर अञ्जन करें। इनसे भी

---

१. '**कफकण्डू**' इति हस्तलिखितपुस्तके पाठः '**शोफकण्डू**' इति मुद्रितेऽष्टाङ्गहृदये पाठः।

नेत्रगत शोफ एवं कण्डू का निवारण होता है।

सितामन:शिलैलेयलवणोत्तमनागरम्।

अर्धकर्षोन्मितं तार्क्ष्यं पलार्द्धं च मधुद्रुतम्।

अञ्जनं श्लेष्मतिमिरपिल्लशुक्रार्मशेषजित्।। (अ.हृ.उ.-११.२४-२५)

शर्करा मन:शिला एलवालुकं सैन्धवलवणं शुण्ठी प्रतितो.१, रसाञ्जनक.२, माक्षिकेण सह दद्यात्।

शर्करा, मैनसिल, एलबालुक, सैन्धव लवण एवं सोंठ- इन्हें १-१ तोला लें और रसाञ्जन २ कर्ष लेकर पीस लें। इसमें मधु मिलाकर अञ्जन के रूप में प्रयोग करें। यह कफविकार, तिमिर, पिल्ल, शुक्र तथा अर्मशेष (शस्त्रछेदन से बचे हुए) को नष्ट कर देता है।

वर्त्तयो जातिमुकुल-लाक्षागैरिकचन्दनै:।

प्रसादयन्ति पित्तास्रं घ्नन्ति च क्षतशुक्रकम्।। (अ.हृ.उ.- ११.३२)

सुमनोमुकुलानि लाक्षा गैरिकचन्दनं प्रतितो.१, तोयेन पिष्ट्वा वर्त्तय: कार्या:।

जातिमुकुल (चमेली की कलियाँ), लाक्षा, गैरिक एवं चन्दन- इन्हें समान मात्रा में लेकर जल के साथ पीसकर वर्त्तियाँ बना लें। इन्हें शुद्ध जल के साथ घिसकर आँख में लगाएं। ये वर्त्तियाँ पितास्र (पित्तरक्त-विकार) से मलिन नेत्रों को स्वच्छ करती हैं और क्षतज शुक्ररोग को नष्ट कर देती हैं।

तमालपत्रं गोदन्त: शंख: फेनोऽस्थि गार्दभम्।

ताम्रं च वर्त्तिर्मूत्रेण[1] सर्वशुक्रकनाशनी।। (अ.हृ.उ.- ११.३५)

तामलपत्रं गोदन्त: शंख: समुद्रफेन: गर्दभास्थि ताम्रचूर्ण: प्रतितो.१, **गोमूत्रेण वर्त्ति: कार्या।**

१: **'ताम्रवर्त्तिश्च मूत्रेण'** इति हस्तलिखितपुस्तके पाठ:। चन्द्रट-विरचिताद् योगरत्नसमुच्चयात् **'ताम्रं च वर्त्तिर्मूत्रेण'** (नेत्ररोगचिकित्सा, पृष्ठ.५१२) इति पाठो गृहीत:। गदनिग्रहे तु (नेत्ररोगाधिकारे, ४४६ पृष्ठे, १९२ संख्याके श्लोके) **'ताम्रं च बस्तमूत्रेण वर्त्ति: शुक्रविनाशनी'** इति पाठो दृश्यते।

तमालपत्र, गोदन्त, शंखनाभि, समुद्रफेन, गधे की अस्थि एवं ताम्रचूर्ण- इन सबको समान मात्रा में लें और गोमूत्र में पीसकर वर्त्ति बनायें। यह वर्त्ति सभी प्रकार के शुक्रों को नष्ट कर देती है।

बृहतीमूलयष्ट्याह्व-ताम्रसैन्धवनागरैः।
धात्रीफलाम्बुना पिष्टैः लेपितं ताम्रभाजनम्।।
यवाज्यामलकीपत्रैर्बहुशो धूपयेत्ततः।
तत्र कुर्वीत गुलिकास्ता जलक्षौद्रपेषिताः।
महानीला इति ख्याताः शुद्धशुक्रहराः परम्।। (अ.हृ.उ.- ११.३९-४१)

बृहतीमूलं मधुयष्टी ताम्रचूर्णः सैन्धवलवणं शुण्ठी प्रतितो.१, आमलकस्वरसेन पिष्ट्वा ताम्रपात्रे लेपयेत्। (यव) घृतेन आमलकपत्रैर्बहून् वारान् धूपयेत्। गुलिकाः कृत्वा माक्षिकपानीयाभ्यां पिष्ट्वाञ्जनं कुर्यात्।

बृहतीमूल, मुलेठी, ताम्रचूर्ण, सैन्धव लवण, सोंठ- इन द्रव्यों को आँवलारस के साथ पीसकर ताम्रपात्र पर लेपन कर दें। इसे जौ, घृत तथा आमलकीपत्रों से बार-बार धूपित करें। इस धूपित कल्क को मधु तथा जल के साथ पीसकर गोलियाँ बनायें। ये **महानीला** नामक गुलिकाएँ 'शुद्धशुक्र' रोग को विशेष रूप से नष्ट करती हैं।

गोखराश्वोष्ट्रदशनाः शंखः फेनः समुद्रजः।
वर्त्तिरर्जुनतोयेन हृष्टशुक्रविनाशनी।। (अ.हृ.उ.- ११.४७)

गोदन्तः खरदन्तः अश्वदन्तः उष्ट्रदन्तः शंखः समुद्रफेनः प्रतितो.१, **अर्जुनक्वाथेन गुलिकाः कार्याः।**

बैल, गधा, घोड़ा एवं ऊँट के दाँत, शंखनाभि तथा समुद्रफेन के चूर्ण को अर्जुनछाल के क्वाथ रस में पीसकर वर्त्तियाँ बनायें। इनका अञ्जन करने से हृष्टशुक्र नामक नेत्ररोग नष्ट हो जाता है।

द्राक्षामृणालीस्वरसे क्षीरमद्यवसासु च।
स्रोतोञ्जनं दिव्यतोये[१] सप्तकृत्वो निषेचयेत्।।
तच्चूर्णितं स्थितं शंखे दृक्प्रसादनमञ्जनम्।
शस्तं सर्वाक्षिरोगघ्नं[२] विदेहपतिनिर्मितम्।। (अ.हृ.उ.- १३.२६-२७)

स्रोतोञ्जनं पृथक् पक्वमग्निवर्णं पृथक् क्षिपेत् सप्तवारान्, द्राक्षास्वरसे मृणालीस्वरसे मद्ये वसायां दिव्यतोये च क्रमेण।

स्रोतोञ्जन (काला सुरमा) को तपा-तपा कर द्राक्षास्वरस में, कमलनाल के स्वरस में, गोदुग्ध, उत्तम कोटि की मद्य में, वसा (चर्बी) में तथा दिव्यतोय (वर्षाजल) में पृथक्-पृथक् एक-एक बार बुझाएं। इसे भली भाँति पीसकर शंख में रख लें। इस अञ्जन के प्रयोग से नेत्र स्वच्छ रहते हैं और यह सभी नेत्ररोगों को दूर करने वाला उत्तम योग है। इसका सर्वप्रथम निर्माण **विदेहपति महाराज निमि** ने कराया था। निमि चक्षुर्वेद के रचयिता थे।

निर्दग्धं बदराङ्गारै: सप्तकृत्वो निषेचितम्।
तुत्थं छागपय:सर्पि:क्षौद्रे तस्मात् पलद्वयम्।।
कार्षिकैस्ताप्यमरिच-स्रोतोजकटुकानतै:।
पथ्यासिन्धूत्थनैपाली[३]-कणैलाञ्जनफेनकै:।।
युक्तं पलेन यष्ट्याश्च मूषान्तर्ध्मातचूर्णितम्।
हन्ति काचान् सनक्तान्ध्यान् रक्तराजीस्स शीलित:[४]।
चूर्णो विशेषात्तिमिरं भास्करो भास्करो यथा।।

(अ.हृ.उ.- १३.२८-३१, अ.सं.उ.-१६.१२)

---

१. **'स्रोतोञ्जनं दिव्यतोये'** इति मातृकासु पाठ:, अस्य स्थाने मुद्रितेऽष्टाङ्गहृदये **'पृथग्दिव्याप्सु स्रोतोजं'** इति पठ्यते।

२. **'०रोगघ्नं'** इति हस्तलिखितपुस्तके पाठ: अष्टाङ्गहृदये मुद्रिते तु **'०रोगेषु'** इति पाठ:।

३. **'पथ्यासिन्धूत्थनेपाली'** इति मातृकासु पाठ:, अस्य स्थाने मुद्रितेऽष्टाङ्गहृदये **'पटुरोध्रशिलापथ्या'** इति पठ्यते।

४. **'काचार्मनक्तान्ध्यरक्तराजी: सुशीलित:'** इत्यष्टाङ्गहृदये पाठो दृश्यते।

तुत्थं बदराङ्गारैर्निर्दग्धं छागक्षीरे घृते माक्षिके पृथक् सप्त वारान् क्षिपेत्। तस्मात्पलद्वयं गृह्णीयाद् वट्टमाक्षिकं मरिचं स्रोताञ्जनं कटुका तगरं हरीतकी सैन्धवलवणं मनःशिला पिप्पली सूक्ष्मैला सौवीराञ्जनं समुद्रफेनः प्रतिक.१, मधुयष्टीप.१, सर्वं मूषान्तर्ध्मातचूर्णितं कुर्यात्।

धूम रहित बदरीकाष्ठ के अंगारों पर तुत्थ (तूतिया) को तपा कर इसे क्रमशः बकरी के दूध, घृत और मधु में ७-७ बार निर्वापित करें। इस प्रकार तैयार किये गये तुत्थ के २ पल लें। स्वर्णमाक्षिक, मरिच, स्रोताञ्जन कुटकी, तगर, सैन्धव, लोध्र, मैनशिल, हरड़, पिप्पली, इलायची, सौवीरञ्जन एवं समुद्रफेन- इन्हें १-१ कर्ष लें, मुलेठी १ पल (४ तोला) लेकर मूषा (कुठारी) के अन्दर रखकर जलाएं। तदनन्तर इसका चूर्ण बना लें। यह भास्कर चूर्ण काच, अर्म, नक्तान्ध्य एवं रक्तराजि को नष्ट करता है, विशेष रूप से यह तिमिर का नाश करता है। जैसे सूर्य अन्धेरे को नष्ट करता है, उसी प्रकार से यह भास्कर चूर्ण काच आदि नेत्ररोगों को नष्ट कर देता है।

कृष्णसर्पवदने सहविष्कं दग्धमञ्जनमनिर्गतधूमम्। (स्वागतावृत्तम्)
चूर्णितं नलदपत्रविमिश्रं भिन्नतारमपि रक्षति चक्षुः॥ (अ.हृ.उ.-१३.३८)

सौवीराञ्जनप.१, घृतप.१, कृष्ण-सर्पमुखे प्रक्षिप्य अन्तर्धूमं दहेत्। चूर्णितं कृत्वा मांसीक.१, सुगन्धपत्रक.१, चूर्णितं विमिश्रयेत्।

मृत कृष्णसर्प के मुख में घृतमिश्रित सौवीराञ्जन (काला सुरमा) भरकर सम्पुट विधि से अन्तर्धूम रूप में जलाकर भस्म बना लें। इसमें सौवीराञ्जन व घृत की मात्रा एक-एक पल होनी चाहिए। भस्म में एक कर्ष जटामांसी एवं एक कर्ष तेजपत्र को बारीक पीसकर मिलाएं और इससे अञ्जन करें। यह चूर्णाञ्जन कनीनिका के क्षत हो जाने पर भी व्रणरोपण कर नेत्र की रक्षा करता है।

अक्षबीजमरिचामलकत्वक्-तुत्थयष्टिमधुकैर्जलपिष्टैः। (स्वागतावृत्तम्)
छाययैव गुलिकाः परिशुष्का नाशयन्ति तिमिराण्यचिरेण॥
(अ.हृ.उ.- १३.४३)

बिभीतकबीजमज्जा मरिचम् आमलकत्वक्[१] तुत्थं मधुयष्टी प्रतितो. १, तोयेन गुलिका: छायाशुष्का: कार्या:।

बहेड़े की गिरी, काली मिर्च, गुठली रहित आँवला, आग पर भुना हुआ तुत्थ (तूतिया) और मुलेठी- इन द्रव्यों को समभाग में लेकर पानी के साथ पीस लें और लम्बी व पतली वर्त्तियाँ बनाकर छाया में सुखा लें। इनके द्वारा अञ्जन करने से सभी प्रकार के तिमिर रोग नष्ट हो जाते हैं।

मरिचामलकजलोद्भवतुत्थाञ्जनताप्यधातुभि: क्रमवृद्धै:।
षण्माक्षिक इति योगस्तिमिरार्मक्लेदकाचकण्डूहन्ता।।

(अ.हृ.उ.- १३.४४)

मरिचधा. १, आमलकधा. २, समुद्रफेनधा. ३, तुत्थधा. ४, सौवीरा ञ्जनधा. ५, स्वर्णमाक्षिकधा. ६, **षण्माक्षिकमञ्जनम्**।

मरिच, आँवला, समुद्रफेन, भुना हुआ तुत्थ (तूतिया), काला सुरमा तथा स्वर्णमाक्षिक- इन द्रव्यों को क्रमश: एक-एक भाग बढ़ाकर लें। इस विधि से स्वर्णमाक्षिक के ६ भाग होंगे, अत एव इसका नाम षण्माक्षिक योग है। इन सभी द्रव्यों को पीसकर अञ्जन बना लें। यह अञ्जन तिमिर, अर्म, क्लेद (पिल्ल), काचरोग तथा नेत्रकण्डू (आँखों की खुजली) को नष्ट करता है।

नागकेसरकर्पूर-पत्रयष्टीमधूत्पलै:।
अञ्जनं पित्ततिमिरे ससौवीरै: सगैरिकै:[२]।।

नागकेसरं कर्पूरं सुगन्धपत्राणि मधुयष्टी सौवीराञ्जनं प्रतिधा. ६,

नागकेसर, कर्पूर, तेजपात, मुलेठी, उत्पल (नीलकमल), सौवीराञ्जन एवं गैरिक- इन्हें समान मात्रा में लेकर पीस लें और अञ्जन के रूप में प्रयोग करें। इससे पित्तजन्य तिमिर रोग शान्त हो जाता है।

---

१. **'आमलकत्वक्'** एक पद है, परन्तु अष्टाङ्गहृदय के कतिपय हिन्दीव्याख्याकारों ने दो पद मानकर- 'आँवला एवं दालचीनी' अर्थ किया है। यह चिन्त्य है। द्रष्टव्य- अष्टाङ्गहृदय, निर्मला व्याख्या, पृ.- ९७०;

२. तुलनीय- गद. भाग- ३, पृ.- १४५;

अञ्जनं तुत्थकं धात्री कर्पूरं च सुचूर्णितम्।
पञ्चांशमथ पञ्चांशं त्र्यंशमेकांशमञ्जनम्।।

सौवीराञ्जनधा.५, तुत्थकधा.५, आमलकधा.३, कर्पूरधा.१, **कर्पूरचतुष्कम्।**

सौवीराञ्जन ५ धान्यमाष, तुत्थक ५ धान्यमाष, आँवला ३ धान्यमाष, कर्पूर १ धान्यमाष- इन्हें पीसकर अञ्जन बना लें। यह अञ्जन भी पित्तजन्य तिमिर रोग को दूर करता है।

शंखप्रियङ्गुनेपालीकटुत्रिकफलत्रिकैः।
दृग्वैमल्याय विमला वर्त्तिः स्यात् कोकिला पुनः।
कृष्णलोहरजोव्योषसैन्धवत्रिफलाञ्जनैः।। (अ.हृ.उ.- १३.७०-७१)

शंखः प्रियङ्गुः मनःशिला मरिचं शुण्ठी पिप्पली हरीतकी आमलकं बिभीतकं प्रतिकधा.६, **विमलावर्त्तिः।**

शंखपिष्टि, पुष्पप्रियंगु, मैनसिल, सोंठ, मरिच, पिप्पली, हरड़, बहेड़ा और आँवला- इन द्रव्यों को समभाग में लेकर जल के साथ पीसकर लम्बी व पतली वर्त्ति बनायें। इसका नाम '**विमला वर्त्ति**' है। इसके प्रयोग से दृष्टि निर्मल हो जाती है। इसी प्रकार कृष्णलोहचूर्ण, त्रिकटु, सैन्धव लवण, त्रिफला एवं अञ्जन (काला सुरमा)- इन द्रव्यों को समभाग में लें और जल के साथ पीसकर वर्त्ति बनायें। इसे **कोकिला वर्त्ति** कहते हैं। यह भी दृष्टि को निर्मल बनाती है और कफज तिमिर रोग को दूर करती है।

अञ्जनरोध्रनलद-शंखताम्रासितोत्पलैः।
पद्मपद्मकमृद्वीका-यष्टीमधुकचन्दनैः।
असृक्-तिमिरजिद्वर्त्तिरजाक्षीरेण कल्कितैः।।

(सौवीराञ्जनं) रोध्रं मांसी शंखं ताम्रचूर्णं नीलोत्पलं पद्मकः पद्मकेसरं द्राक्षा मधुयष्टी चन्दनं प्रतिधा.६, छागक्षीरेण पिष्ट्वा वर्त्तिः कार्या।

सौवीराञ्जन, रोध्र, मांसी, शंख, ताम्रचूर्ण, नीलकमल, पद्मक, पद्मकेसर,

द्राक्षा, मुलेठी एवं चन्दन- इन्हें समान मात्रा में लेकर बकरी के दूध के साथ पीसकर वर्त्ति बनायें। यह रक्तजन्य तिमिर रोग को नष्ट करती है।

दद्यादुशीरनिर्यूहे चूर्णितं कणसैन्धवम्।
तत्पूतं सघृतं भूय: पचेत् क्षौद्रं क्षिपेद् घने।
शीते चास्मिन् हितमिदं सर्वजे तिमिरेऽञ्जनम्॥(अ.हृ.उ.- १३.७७-७८)

उशीरप.२, पानीयप.३२, शेषप.८, पिप्पली सैन्धवलवणं प्रतितो.१, चूर्णितं क्षिपेत् पूते। घृतक.१, पुन: पचेत्। घनीभूते माक्षिक.१,

दो पल उशीर (खस) को ३२ पल जल में क्वथित करें। चतुर्थांश शेष रहने पर इस क्वाथजल में पिप्पली तथा सैन्धव लवण का चूर्ण १-१ तोला मिलाकर अच्छी तरह घोलकर छान लें। इस क्वाथरस में गोघृत डालकर पकायें। गाढ़ा होने पर उतार कर शीतल कर लें। इसमें १ कर्ष मधु मिला लें। इस प्रकार तैयार किया गया यह अञ्जन सन्निपातज तिमिर रोग में विशेष रूप से हितकर होता है।

यह योग **वृन्दमाधव** में भी आया है। वहाँ इसकी **व्याख्याकुसुमावली** नामक टीका (६१.१७०-१७१) में वैद्य-प्रसारक का मत इस प्रकार प्रस्तुत किया है- **'वैद्यप्रसारके तु लिखितम् उशीरपलद्वयम्। जलशरावा: ४, शेषशराव: १, पूते प्रक्षेप: कणासैन्धवयो: प्रत्येकं प्रत्येकं माषा: ८, घृतकर्ष: १, पुन: पक्वे घने मधुकर्ष: १, रसक्रियाञ्जनमिति'**। व्याख्याकुसुमावली का यह उल्लेख वैद्य-प्रसारक-गत विवरण पर आधारित है।

गुडं फेनाञ्जनं कृष्णा मरिचं कुंकुमाद्रज:।
(रसक्रियेयं सक्षौद्रा काचयापनमञ्जनम्[1]।) (अ.हृ.उ.- १३.८२)

गुड़, समुद्रफेन, काला सुरमा, पिप्पली, मरिच और केसर के चूर्ण में मधु मिलाकर रसक्रिया करें। इसका अञ्जन करने से 'काच' नामक नेत्ररोग शान्त हो जाता है। 'क्वाथादीनां पुन: पाकाद् घनभावे रसक्रिया' अर्थात् क्वाथ आदि को गाढा होने तक पुन: पकाना **रसक्रिया** कहलाती है।

---

१. कोष्ठकगतोंऽश: मातृकासु न लभ्यते।

रसक्रिया घृतक्षौद्रगोमयस्वरसद्रुतैः।
तार्क्ष्यगैरिकतालीसैर्निशान्ध्यहितमञ्जनम्।। (अ.हृ.उ.- १३.८४)

रसाञ्जनं गैरिकं तालीसपत्राणि प्रतिधा.८, घृतं माक्षिकं गोमयरसः प्रतिक.२,

रसाञ्जन, गेरू एवं तालीसपत्र को समान मात्रा में लेकर सूक्ष्म चूर्ण बना लें। इस चूर्ण को गोघृत, मधु एवं ताजे गोमय (गोबर) के रस में मिलाकर रसक्रिया करें। इसका अञ्जन रतौंधी रोग में हितकर होता है।

'दध्ना निघृष्टं मरिचं रात्र्यन्धेऽञ्जनमुत्तमम्'। (अ.हृ.उ.- १३.८५)

मरिचतो.१, दधिप.१,

काली मिर्च को दही के साथ घिसकर अञ्जन करें। इससे रतौंधी रोग दूर हो जाता है।

सन्निवेश्य यकृन्मध्ये पिप्पलीरदहन्पचेत्।
ताः शुष्का मधुना घृष्टा निशान्ध्यहितमञ्जनम्।। (अ.हृ.उ.-१३.८८)

कालमांसमध्ये पिप्पलीनां कर्षमात्रं प्रक्षिप्य मृद्वग्नौ अदहन् पचेत्। ताः शुष्का माक्षिकेणाञ्जनं दद्यात्।

अजयकृत् को चीरकर उसके बीच कुछ पिप्पलियों को रखकर पुटपाक विधि से बिना जलाए पका लें। तदनन्तर उन्हें निकालकर सुखा लें और पीसकर मधु मिलाकर अञ्जन करें। यह योग रतौंधी रोग को नष्ट कर देता है।

जातीशिरीषधवमेषविषाणिपुष्प-वैडूर्यमौक्तिकफलं पयसा च पिष्टम्।
आजेन ताम्रममुना प्रतनु प्रदिग्धं सप्ताहतः पुनरिदं पयसैव पिष्टम्।।
पिण्डाञ्जनं हितमनातपशुष्कमक्ष्णि विद्धे प्रसादजननं बलकृच्च दृष्टेः।
स्रोतोजविद्रुमशिलाम्बुधिफेनतीक्ष्णैरस्यैव तुल्यमुदितं गुणकल्पनाभिः।।
(अ.हृ.उ.-१४.३१-३२)

सुमनःपुष्पाणि शिरीषपुष्पाणि मेषशृङ्गीपुष्पाणि वैडूर्यमणिः मुक्ताफलानि प्रतितो.१, आजेन क्षीरेण ताम्रं पिष्ट्वा पिण्डमञ्जनं कुर्यात्। अनातपशुष्कं स्रोतोञ्जनं विद्रुमं मनःशिला समुद्रफेनं मरिचं प्रतितो.१, अजाक्षीरेण पिष्ट्वा

ताम्रपत्रं लेपयेत्। सप्ताहान्तरेव पिष्टं पिण्डाञ्जनं छायाशुष्कं कुर्यात्।

जातीपुष्प (चमेली के फूल), शिरीषपुष्प, धातकीपुष्प, मेषशृङ्गीपुष्प (मेंढासिंगी के फूल), वैदूर्य तथा मोती- इन द्रव्यों को समान मात्रा में लेकर अजादुग्ध के साथ पीसकर ताम्रपात्र पर लीप दें। सात दिन के पश्चात् उस लेप को सुखाकर पुन: बकरी के दूध में पीसकर छायाशुष्क कर लें। नेत्रों में किये वेधकर्म के भली-भाँति रूढ हो जाने पर इस अञ्जन का प्रयोग नेत्रों को निर्मल रखता है और दृष्टि को बलवती बनाता है। इसका नाम **पिण्डाञ्जन** है।

मनोह्वाफेनकस्तूरी-मांसीमलयरोचनम्।
[१]**कर्पूरस्य समान्यंशान्यशीतिगुणमञ्जनम्।**
एतच्चूर्णीकृतं सर्वं षड्विधे तिमिरे हितम्[२]।। कर्पूराष्टकम्।

(अ.हृ.उ.-१३.२६-२७)

मनोह्वा (मन:शिला), समुद्रफेन, कस्तूरी, जटामांसी, मलय (चन्दन), रोचना (गोरोचना)- इन्हें समान मात्रा में लें और इनका सब के मिश्रित परिमाण का दशमांश कपूर लें। १ द्रव्य की अपेक्षा ८० भाग सौवीराञ्जन लें। इन सभी को सूक्ष्म रूप में चूर्णित कर अञ्जन के रूप में प्रयोग करें। यह छ: प्रकार के तिमिर रोग को नष्ट कर देता है। इस योग का पाठ योगरत्नसमुच्चय में शुद्ध एवं स्पष्ट रूप में मिलता है-

मनोह्वातुत्थकस्तूरीमांसीमलयरोचना:। समा दशांशकर्पूरा: सौवीराशीतिका स्मृता:।
चित्रायामथवा पुष्ये पिष्टं सर्वार्थसिद्धिदम्। नेत्ररोगेषु सर्वेषु विशेषात्तिमिरेषु च।।
नक्तान्ध्ये पटले काचे शस्तं नेत्ररुजासु च। अरोगेष्वपि नेत्रेषु शस्तं सौभाग्यवर्द्धनम्।।

(यो.स., नेत्ररोगाधिकारे तिमिर-चिकित्सायाम्, पृ.- ५०६)

---

१. **'कर्परस्य समान्यंशा०'** इति मातृकागत: पाठ:, अस्य स्थाने **'समादशांशकर्पूरा०'** इति योगरत्नसमुच्चयगत: पाठ:, **'दशकर्परसंयुक्तम्'** इति अष्टाङ्गहृदयगत: पाठ:, अयमेव युक्त:, एतमेवात्याश्रित्य हिन्दीभाषानुवादो विहित:। अयं योगोऽष्टङ्गहृदयस्य कतिपयसंस्करणेषु कोष्ठकगतत्वेन निवेशित:। शशिकलोपेते संस्करणे तु नास्ति।

२. अयं योगश्चन्द्रटीये योगरत्न-समुच्चये गदशान्त्यधिकारे तिमिर-चिकित्सायां (५०६ पृष्ठे) किञ्चिद्भेदेन दृश्यते। तत्र- तन्त्रान्तरादयं योगो गृहीत इति चन्द्रट: सूचयति।

शिरीषबीजं लशुनं पिप्पली सैन्धवं वचा।
मन:शिला समरिचं बस्तमूत्रं च तत्समम्।
अञ्जनं तदभिन्यासे सञ्ज्ञाबोधनमिष्यते।। शिरीषबीजाद्यञ्जनम्[१]।

शिरीष का बीज, लहसुन, पिप्पली, सैन्धव लवण, वचा, मन:शिला, मरिच- इन सभी द्रव्यों का सूक्ष्म चूर्ण बना लें और उसमें चूर्ण के बराबर बकरी के मूत्र की भावना देकर अञ्जन तैयार करें। यह अञ्जन अभिन्यास ज्वर में बेहोशी को दूर करता है।

चक्षुष्यं कफवातघ्नं पैल्यवर्त्मरुजापहम्।
योगवाह्यनभिष्यन्दि रीतिपुष्परजो मतम्।।

चक्षुष्य (रसाञ्जन) कफवातहर होता है और पैल्य एवं वर्त्मरोग को नष्ट करता है। रीतिपुष्प योगवाही एवं अनभिष्यन्दी होता है। अत: ये दोनों द्रव्य नेत्ररोगों में बहुत उपयोगी माने गये हैं।

कुष्ठं रसाञ्जनं पथ्या मरिचं नागरं कणा।
नीलनीरजपत्राणि[२] सर्वत्रिगुणितं मधु।।
एतदक्षिणि काचेऽथ तिमिरे रक्तराजिषु।
वातपित्ते प्रकुपिते हितं वर्त्तिप्रयोगत:।।

कूठ, रसाञ्जन, हरड़, काली मिर्च, शुण्ठी, पिप्पली एवं नीलकमलपत्र- इन द्रव्यों को समान मात्रा में लेकर पीस लें और इसके कुल परिमाण से तीन गुना मधु मिलाकर वर्त्ति बना लें। इसके प्रयोग से काच, तिमिर, रक्तराजि एवं वातपित्त के प्रकोप से होने वाले नेत्रविकार शान्त हो जाते हैं।

सैन्धवं पिप्पलीनां च तण्डुला: समन:शिला:।
नेत्राञ्जनं तैलपिष्टं शस्यते विषमज्वरे।। (च.चि. ३.३०६)

---

१. अयं योगश्चन्द्रटीये योगरत्न-समुच्चयेऽभिन्यासज्वरचिकित्सायाम् (२४४ पृष्ठे) अपि लभ्यते।

२. **'नीलनीरजपत्रणि'** इति शोधितपाठ:, मातृकासु तु **'नीलीनीरजपत्रणि'** इति लभ्यते।

सैन्धव लवण, पिप्पली के कण एवं मैनसिल को तिलतैल के साथ पीस लें और अञ्जन के रूप में प्रयोग करें। यह अञ्जन विषमज्वर में उत्तम होता है। इसी योग के समर्थन में ग्रन्थकार एक अन्य वचन उद्‌धृत करते हैं-

'तैलेन सिन्धूत्थशिला-पिप्पली चेति चाञ्जनम्'।।

सैन्धव लवण, मैनसिल एवं पिप्पली को तिलतैल के साथ पीसने से अञ्जन बनता है।

घृतनवनीततिलोद्भवतैलं वर्त्तिकृतं मधुयष्टि सरोध्रम्।
दीपकृताञ्जनभागसमानं बालमृगायतदृष्टिकरं स्यात्[1] ।।स्नेहाञ्जनम्।

मुलेठी एवं रोध्र के चूर्ण में घृत, नवनीत एवं तिलतैल मिलाकर वर्त्ति बनायें। इसे जलाकर काजल तैयार करें। इसके प्रयोग से नयन बालमृग के नयनों के समान स्वस्थ एवं सुन्दर बनते हैं।

सर्वत्र तु चन्दन-मरिच-पत्रैला-स्वर्णगैरिक-तगर-रसाञ्जन-लवण-यष्ट्याह्वैः विडालकं कुर्यात्, तथा दार्वी-तुत्थ-हरीतकीभिर्वातपित्ते। कफे तु नागर-रसाञ्जन-स्वर्णगैरिकैः। अपि च कुष्ठ-सिमि-पिप्पली-चन्दनोत्पलैः विडालको वेदनाघ्नः। मुस्तागरुचन्दनैः क्षौद्रयुतैः शूलदाहारागघ्नः। सैन्धवागुरु-त्रिजातक-त्रिकटुक-सुवर्णगैरिक-कुष्ठ-तगर-शैलेयकैः शूल- श्वयथुदाहरागनुत्। (अ.सं.उ.- १९.४)

---

१. इतोऽग्रे मातृकासु द्वाविमौ श्लोकौ पाठभ्रंशोपेतौ दृश्येते-

सूर्य इन्द्रयवारिष्टनिशाचरमुखाच्छैला विडङ्गात्य
मूर्वारानामलकस्य शुक्तिरलिनो वक्त्राणि संयोजयेत्।
बाहूदावर विरविद्विषिश्चमरिचाभार्गी क्षणा पिप्पली
एतच्चूर्णितमञ्जनारपिचुना युक्तं सपिष्टं कृतम्।।
पश्येसंति विसंशयं ते च मलितं सर्वाक्षिरोगापहम्
हन्या...दाहकण्डूमितिरं चिल्लं सकाचार्बुदम्।
मांसस्याधिकतां घनं च पटलं वत्सार्शकं तण्डुलम्
कुर्याच्चक्षुरतीव कान्तममलं सन्मण्डलं पक्ष्मलम्।।

सभी नेत्ररोगों में चन्दन, मरिच, तमालपत्र, इलायची, सोनागेरू, तगर, रसाञ्जन, सैन्धव, मुलेठी- इन द्रव्यों का लेप आँखों के बाहर करना चाहिए। वात-पित्त में दारुहल्दी, तुत्थ, हरड़ का लेप आँखों के बाहर करें, कफ में हरड़, सोंठ, रसाञ्जन, सोनागेरू का का लेप करें। कूठ, सौंफ, पिप्पली, चन्दन, कमल- इन द्रव्यों का लेप आँखों के बाहरी भाग की वेदना को नष्ट करता है।

मुस्ता, अगरु एवं चन्दन में मधु मिलाकर किया लेप नेत्रों के शूल, दाह और लालिमा को दूर करता है। सैन्धव, अगरु, त्रिजातक, त्रिकटु, सोनागेरू, कूठ, तगर एवं शिलारस- इनसे आँखों के बाहर किया गया लेप शूल, सूजन, दाह और लालिमा को नष्ट करता है।

अभ्यज्य नवनीतेन श्वेतरोध्रं प्रलेपयेत्।
एरण्डमूलकल्केन पुटपाकं पचेत्ततः।।
स्विन्नं प्रक्षालितं शुष्कं चूर्णितं पोट्टलीकृतम्।
स्त्रियाः क्षीरे छगल्या वा मृदितं नेत्रसेचनम्।।
शालितण्डुलकल्केन लिप्तं तद्वत् परिष्कृतम्।
कुर्यान्नेत्रे विलिखिते मृदिते दधिमस्तुना।
केवलेनापि वा सेकं मस्तुना जाङ्गलाशिनः।। (अ.सं.उ.-१२.१७)

नेत्र में अतिलेखन होने पर श्वेत लोध्र पर मक्खन लगाएं और इसे एरण्डमूल के कल्क से लिप्त कर पटुपाक विधि से पकायें। जब स्विन्न हो जाए, तब इसे धो लें और सुखाकर चूर्ण बनायें। इस चूर्ण को पोटली में बाँधकर नारी या बकरी के दूध में मलकर आँखों में टपकायें। एरण्डमूल के स्थान पर शालितण्डुलों का कल्क पूर्व की भाँति मक्खन मिले लोध्र पर लगाकर पुटपाक विधि से पाक कर दधिमस्तु से मृदित कर नेत्र में परिसेचन करें। जांगलमांस का सेवन करने वाले व्यक्ति के नेत्रों में केवल मस्तु से परिषेक करें।

मञ्जिष्ठारोध्रमधुक-शारिवाचन्दनैः श्रृतम्।
जलं सशर्करस्तन्यं नेत्रसेके प्रशस्यते।। (अ.सं.उ.- १९.३१)

मञ्जिष्ठा, रोध्र, मधुक, शारिवा एवं चन्दन के साथ क्वथित जल में शर्करा एवं नारीदुग्ध मिलाकर नेत्रों का सेचन करना चाहिए। यह विशेष रूप से नेत्रों के लिए हितकर होता है।

तुत्थव्योषाभयारोध्रयष्ट्याह्वैस्ताम्रसंस्थितैः।
धान्याम्लपिष्टैस्सेकोऽयं सर्वाभिष्यन्दरुक्प्रणुत्।।
तद्वत्तुत्थाभयारोध्रयष्टीमधुरसाञ्जनैः।
शताह्वार्द्धांशसंयुक्तैः सेकः सर्वाक्षिरोगनुत्।। (अ.सं.उ.- १९.६२)

शोधित तुत्थ (तूतिया), त्रिकटु, अभया, रोध्र, यष्टिमधु एवं रसाञ्जन-इन्हें समान मात्रा में लें। इनके समूह से आधे परिमाण में शताह्वा लें और काञ्जी के साथ पीस लें। इससे नेत्रों पर सेचन करने से सभी नेत्ररोग दूर हो जाते हैं।

पुष्पाञ्जनसिताक्षौद्रैस्ताम्रसंस्थैस्तिलाम्भसा।
सेचनं हन्ति रुग्रागदाहश्वयथुघर्षणम्।।
द्विनिशात्रिफलामुस्तैः प्रमदादुग्धकल्कितैः।
सेकः सशर्कराक्षौद्रैरभिघातरुजापहः।। (अ.सं.उ.- १९.६३)

पुष्पाञ्जन, शर्करा एवं मधु को तिल के शीतल क्वाथजल में मिलाकर ताम्रपात्र में कुछ समय तक रखें, तदनन्तर इस जल से नेत्रों का सेचन करें। इससे नेत्रों की पीड़ा, लालिमा, जलन, सूजन एवं घर्षण से हुआ विकार शान्त हो जाता है।

हरिद्रा, दारुहरिद्रा, त्रिफला एवं मुस्ता को नारीदुग्ध के साथ पीसकर कल्क बना लें और इसमें शर्करा एवं मधु भी मिला लें। इससे नेत्रों पर सेचन करने से अभिघात (चोट) आदि से होने वाली पीड़ा का शमन होता है।

हरिद्रानिम्बवासापटोलक्वाथः सुशीतलाश्च्योतनं तिमिरपटलकण्डूहरम्।

हरिद्रा, निम्बपत्र, वासा एवं पटोलपत्र का क्वाथ बनाकर शीतल कर लें। इससे नेत्रों पर आश्च्योतन करने से नेत्रों के तिमिर, पटल एवं कण्डूरोग नष्ट हो जाते हैं।

मन:शिला शंखनाभि: पिप्पली मधुयष्टिका।
क्षौद्रेण पिष्टा गुलिका शिशोस्सर्वाक्षिरोगनुत्।।

(तुलनीय- गद.बालरोगाधिकार- ९३)

मैनसिल, शंखनाभि, पिप्पली एवं मुलेठी- इन्हें पीस लें और मधु मिलाकर गोलियाँ बनायें। ये शिशु के सभी नेत्ररोगों को दूर कर देती हैं।

पिप्पलीतण्डुलैर्मुद्गैस्सुमन:क्षारकैर्यवै:।
नीलोत्पलस्य पत्रैश्च श्रेष्ठा वर्त्तिश्च क्षोदितै:।।

पिप्पली, मूँग, सुमना (चमेली की कलियाँ), क्षारक (शंख) यव (जौ) एवं नीलकमल के पत्तों को जल के साथ पीसकर बनायी गयी वर्त्ति नेत्ररोगों में हितकर होती है।

चक्षुष्यसौवीरसमुद्रफेन-सरीतिपुष्पाणि सिता मनोह्वा।
सुश्लक्ष्णचूर्णीकृतमञ्जनं तद्दाहान्ध्यरागस्कृतिहृत्सुधाभम्।।

चक्षुष्य (रसाञ्जन), सौवीराञ्जन, समुद्रफेन, रीतिपुष्प, सिता एवं मनोह्वा- इन्हें सूक्ष्म चूर्णित कर अञ्जन बनायें। यह अमृततुल्य अञ्जन आँखों की जलन, अन्धता, लालिमा को दूर कर देता है।

चन्दनगैरिकलाक्षाजातिकुसुमानि चाम्लपिष्टानि।
व्रणशुक्रहरी वर्त्ति: प्रसादनी चाशु रक्तस्य।।

चन्दन, गैरिक, लाक्षा एवं जातिकुसुम (चमेली के फूल)- इन्हें अम्ल (काञ्जी) के साथ पीसकर लम्बी पतली वर्त्ति बनायें और इसे घिसकर आँखों में अञ्जन करें। यह वर्त्ति व्रण एवं शुक्ररोग को नष्ट करती है और रक्तप्रसादन करती है।

कतकस्य फलं शंखं त्र्यूषणं सैन्धवं सिता।
फेनो रसाञ्जनं क्षौद्रं विडङ्गानि मन:शिला।।

कुक्कुटाण्डकपालं च वर्त्तिरेषा सुखावती।
तिमिरं पटलं काचं मलं चाशु व्योपहति[1]।।

(भद्रवर्त्मत:- यो.स., पृ.- ५०७)

कतक का फल, शंख, सेन्धा नमक, त्र्यूषण (सोंठ, पिप्पली, मरिच), शक्कर, समुद्रफेन, रसाञ्जन (रसौत), मधु, विडङ्ग तथा मैनसिल, मुर्गी के अण्डे का छिल्का- इन सभी द्रव्यों को सम भाग लेकर वर्त्ति बनायें। यह सुखावती वर्त्ति जल में घिसकर नेत्र में लगाने से तिमिर रोग, पटलगत रोग, काचरोग एवं नेत्रमल को शीघ्र ही दूर करती है।

त्रिकटुकरसाञ्जनोत्पलताम्रविडङ्गप्रपुण्डरीकानि।
सलवणफेनत्रिफलारोध्राणि नभोऽम्बुपिष्टानि।।
वर्त्तिश्चतुर्दशाङ्गी नयनामयनाशनी शिलास्तम्भे।
लिखिता हिताय जगतस्तिमिरापहरा विशेषेण[2]।। चतुर्दशाङ्गी

शुण्ठी, मरिच, पिप्पली, रसाञ्जन, नीलकमल, ताम्र, विडङ्ग, प्रपुण्डरीक, सैन्धव लवण, समुद्रफेन, हरड़, बहेड़ा, आँवला एवं रोध्र- इन चौदह द्रव्यों को

---

१. अयं योगश्चन्द्रटीये योगरत्न-समुच्चये गदशान्त्यधिकारे तिमिर-चिकित्सायां (५०७ पृष्ठे) अपि दृश्यते। तत्र- भद्रवर्त्मत: इति चन्द्रट: सूचयति। **कुक्कुटाण्डकपालं च** इति श्लोककस्य स्थाने- **सर्वमेतत्समं कृत्वा छागक्षीरेण पेषयेत्। तिमिरं पटलं काचमर्म शुक्रं व्यपोहति।। कण्डूक्लेदार्बुदं हन्ति मलं चाशु सुखावती।।** इति वृन्दमाधवे पठ्यते। व्याख्याकुसुमावलीकारोऽत्रत्यं श्लोकं च पाठान्तरत्वेन दर्शयति। वृन्दमाधवम् (व्याख्याकुसुमावली-सहितम्) नेत्ररोगाधिकार:, श्लोकसंख्या-१२६-१२७;

२. **यह वर्त्ति नागार्जुन ने पाटलीपुत्र में एक पाषाणस्तम्भ पर खुदवाई थी।** ऐसा उल्लेख आयुर्वेद के अन्य ग्रन्थों में भी मिलता है-
त्रिफलाव्योषसिन्धूत्थयष्टीतुत्थरसाञ्जनम्। प्रपौण्डरीकं जन्तुघ्नं लोध्रं ताम्रं चतुर्दश।।
द्रवयाण्येतानि सञ्चूर्ण्य वर्त्ति: कार्य्या नभोऽम्बुना। **नागार्जुनेन लिखिता स्तम्भे पाटलिपुत्रके**।। (वङ्गसेन-संहिता, नेत्ररोगोधिकार: -३३७-३३८, गदनिग्रह:, नेत्ररोगाधिकार:, श्लोकसंख्या- २६४-२६५)

वर्षाजल के साथ पीसकर वर्त्ति बनायें और घिसकर अञ्जन के रूप में प्रयोग करें। यह **चतुर्दशाङ्गी वर्त्ति** सभी नेत्ररोगों को नष्ट करती है, विशेष रूप से तिमिर रोग को नष्ट करती है। **महान् वैद्य नागार्जुन ने जगत्-हित के लिए इसे पाटलिपुत्र नगर में शिलास्तम्भ पर खुदवाया था।**

पुष्पाख्य-तार्क्ष्यज-सितोदधिफेनसर्ज-
सिन्धूत्थ-गैरिक-शिला-मरिचैः समांशैः।
पिष्टैश्च माक्षिकरसेन रसक्रियेयं
हन्त्यान्ध्यकाचतिमिरार्जुनवर्त्मरोगान्।। (योगशतम्- ५०)

रीतिपुष्पं वट्टमाक्षिकं[१] सितशर्करा समुद्रफेनः सर्जः सैन्धवलवणं सुवर्णगैरिकं मनःशिला मरिचफलानि प्रतिधा.४, माक्षिकेण पिष्टाः रसक्रिया कार्या।

पुष्पाख्य (पुष्पाञ्जन), तार्क्ष्यज (रसाञ्जन), सिता (मिश्री), उदधिफेन (समुद्र का झाग), सर्ज (राल), सिन्धूत्थ (सैन्धव लवण), गैरिक (गेरु), शिला (मैनशिल) एवं कालीमिर्च- इन्हें समान मात्रा में लेकर सूक्ष्म चूर्ण बनायें तथा मधु के साथ रसक्रिया (उबाल कर गाढ़ा) करें। यह योग अन्धता, काच (तिमिररोग का एक भेद), अर्जुन (नेत्रगत शुक्ररोग) एवं वर्त्म (पलकों) के रोगों को नष्ट कर देता है। क्वाथ या रसादि को उबालकर गाढ़ा बनाना रसक्रिया कहलाती है।

चत्वारस्तुत्थकाद् भागा द्वौ भागौ तु रसाञ्जनम्।
भागो धात्रीफलादेको वर्त्मरोगजिदञ्जनम्।।

तुत्थक (तूतिया) के चार भाग, रसाञ्जन के दो भाग और आँवला एक भाग लेकर सूक्ष्म चूर्णित कर अञ्जन के रूप में प्रयोग करें। इससे वर्त्मरोग नष्ट हो जाता है।

शाणं च मरिचं द्वे च पिप्पल्यर्णवफेनयोः।
शाणं च सैन्धवात् शाणो नवसौवीरकाञ्जनात्।।

---

१. **'वट्टमाक्षिकं'** इति मातृकासु पाठः, अस्य स्थाने **'रसाञ्जनं'** इति स्यात्।

पिष्टं सुसूक्ष्मं चिञ्चायां चूर्णाञ्जनमिदं शुभम्।
काचकण्डूकफार्तानां तिमिराणां च नाशनम्।। नवशाणावम्।

काली मिर्च एक शाण, पिप्पली और समुद्रफेन दो-दो शाण, सैन्धव लवण एक शाण और सौवीराञ्जन नौ शाण लें। इन्हें चिञ्चा (इमली के रस) के साथ सूक्ष्म रूप में चूर्णित कर अञ्जन बनायें। यह शुभ चूर्णाञ्जन काचरोग, नेत्रों की खुजली, कफविकार एवं तिमिर रोग को नष्ट करता है।

मांसीत्रिजातकाय:कुंकुमनीलोत्पलाभयातुत्थै:।
सितकाचशंखफेनकमरिचाञ्जनपिप्पलीमधुकै:।।
चन्द्रेऽश्विनीसनाथे सुचूर्णितैरञ्जयेद्युगलमक्ष्णो:।
तिमिरार्मरक्तराजीकण्डूकाचादिशममिच्छन्।। (अ.हृ.उ.- १३.२४)

जटामांसी, त्रिजात (दालचीनी, इलायची, तेजपत्र), लोहचूर्ण, केसर, नीलकमल, हरड़, आग पर भुना हुआ तुत्थ (तूतिया), सीसकभस्म, शंख, समुद्रफेन, मरिच, काला सुरमा, पिप्पली और मुलेठी- इन सभी द्रव्यों को समान भाग लेकर जिस दिन चन्द्रमा अश्विनी नक्षत्र पर हो उस दिन पीस लें और अञ्जन के रूप में प्रयोग करें। जो मनुष्य तिमिर, अर्म, रक्तराजी, नेत्रकण्डू, काच आदि रोगों से मुक्ति चाहता है, उसे इसका प्रयोग करना चाहिए।

श्रेष्ठारसं भृङ्गरसं सविषाज्यमजापय:।
यष्टीरसं च तत्सीसं सप्तकृत्व: पृथक् पृथक्[१]।।
तप्तं तप्तं पायितं तच्छलाका नेत्रे दत्ता साञ्जनानञ्जना वा।
तैमिर्यार्मस्रावपैच्छिल्यपैल्लं कण्डूं जाड्यं रक्तराजीश्च हन्ति।।

विषगर्भशलाका। (अ.हृ.उ.- १३.३४-३५)

सीसे को लोहे की कर्छी में रखकर आग में सात बार पिघलाकर त्रिफलाक्वाथ-रस, भृङ्गराजरस, वत्सनाभ के क्वाथरस से पकायें। तदनन्तर इसे घृत, अजादुग्ध, मुलेठी के क्वाथरस में क्रमश: बुझाएं। इस सीसे की

१. अयं योगो गदनिग्रहेऽपि पठ्यते। (नेत्ररोगाधिकार:, श्लोकसंख्या- ४११-४१२)

सलाई बनवा लें। केवल इस सलाई को आँखों में लगाएं अथवा अञ्जन सहित सलाई लगाएं। इससे तिमिर रोग, अर्म, नेत्रस्राव, पिच्छिलता (चिपचिपापन), पिल्लरोग, नेत्रकण्डू, जाड्य और रक्तराजी रोग नष्ट हो जाते हैं।

रसेन्द्रभुजगौ तुल्यौ तयोस्तुल्यमथाञ्जनम्।
वंशकर्पूरसंयुक्तमञ्जनं तिमिरापहम्[१]**।।** नयनामृतम्।

(अ.हृ.उ.- १३.३६)

शोधित पारद, शोधित सीसा १-१ पल तथा ४ पल शुद्ध सौवीराञ्जन लें, इनमें थोड़ा कर्पूर मिलाकर अञ्जन तैयार करें। यह तिमिर रोग को नष्ट करता है।

संकोचतगरकेसरनीलोत्पलपत्रयष्टिकर्पूरैः।
सर्वैस्तुल्यैस्तुल्यं तुत्थं तुत्थादपि चाञ्जनं द्विगुणम्।।
अतिपिष्टमञ्जनमिदं तिमिरघ्नं रक्तपित्तदोषहरम्।
व्रणदाहराग शमनं रात्र्यान्ध्यघ्नं च निर्दिष्टम्।। द्वि. कर्पूराष्टकम्।

संकोच (कुंकुम), तगर, केसर, नीलकमलपत्र, मधुयष्टि एवं कर्पूर- इन द्रव्यों को समान मात्रा में लें। इन सब के कुल परिमाण के बराबर तुत्थ (तूतिया) लें। तुत्थ से द्विगुण परिमाण में अञ्जन लें और इन सबका अति सूक्ष्म चूर्ण बना लें। अञ्जन के रूप में इसका प्रयोग करें। यह तिमिरनाशक, रक्तपित्तदोषहर, नेत्रगत व्रण, दाह एवं लालिमा का निवारक और रतौंधी-नाशक होता है।

सितमरिचभागमेकं चतुर्मनोह्वं द्विरष्टशाबरकम्।
परिशिथिलवस्त्रबद्धं[२] **प्रकुपितमात्रेऽवगुण्ठनं नेत्रे।।** मूतिका।

(अ.हृ.उ.- १६.५)

---

१. '**वंशकर्पूर०**' इति मातृकागतः पाठः, एतस्य स्थानेऽष्टाङ्गहृदये गदनिग्रहे च '**ईषत्कर्पूर०**' इति पाठो दृश्यते। '**तिमिरापहम्**' इत्यस्य स्थाने '**नयनामृतम्**' इति पाठो गदनिग्रहे। निघण्टरत्नाकरे नेत्ररोगप्रकरणे- **सूततुर्यांशकर्पूरमञ्जनं नयनामृतम्** इति पठ्यते।

२. '**परिशिथिलवस्त्रबद्धं**' इति मातृकागतः पाठः, अष्टाङ्गहृदये तु '**सञ्चूर्ण्य वस्त्रबद्धं**' इति पाठो दृश्यते।

श्वेत मरिच (सहजन के बीज) १ भाग, मैनसिल ४ भाग, पठानीरोध्र की छाल १ ६ भाग- इन सबका सूक्ष्म चूर्ण बनाकर स्वच्छ कपड़े में ढीला बाँधें। सद्य: प्रकुपित नेत्रों के ऊपर अवगुण्ठन (आच्छादन) के रूप में रखना चाहिए। इससे शीघ्र ही राहत मिलती है।

हरीतकीसैन्धवताक्ष्र्यशैलै: सगैरिकै: स्वच्छजलेन पिष्टै:।
बहि: प्रलेपं नयनस्य कुर्यात् सर्वाक्षिरोगप्रशमार्त्थमेतत्।। विडालकम्।

(योगशतम्- ४७)

हरीतकी (हरड़), सैन्धव लवण, ताक्ष्र्यशैल (रसाञ्जन) एवं गैरिक- इनको स्वच्छ जल के साथ पीसकर आँखों की पलकों पर लेप करें। इससे सभी नेत्ररोग शान्त हो जाते हैं।

विजया गैरिकं दार्वी शुण्ठी शुष्करसाञ्जनम्।
सुश्लक्ष्णचूर्णतोयेन पिष्ट्वा बाह्यं प्रलेपयेत्।
नयनेषु निहन्त्याशु चक्षूरोगान् कफादिज़ान्।। द्वि.विडालकम्।

विजया (हरीतकी), गैरिक, दार्वी, शुण्ठी एवं शुष्क रसाञ्जन- इन्हें सूक्ष्मतया पीसकर नेत्रों के बहिर्भाग पर लेप करें। यह लेप कफ आदि से उत्पन्न नेत्ररोगों को नष्ट कर देता है।

हरीतकीं समरिचां कुष्ठं च सुरसाञ्जनम्।
नागरै: सह पिप्पल्या पत्रं नीलोत्पलस्य च।।
एतद्वर्त्ममलं काचं तिमिरं रक्तराजिका:।
अश्रुपातञ्च शमयेदञ्जनं सप्तपत्रकम्[1]।। उत्पलपत्रकम्।

हरीतकी, काली मिर्च, कूठ, सुरसाञ्जन, शुण्ठी, पिप्पली एवं नीलकमलपत्र को पीसकर अञ्जन बना लें। यह वर्त्ममल, काच, तिमिर, रक्तराजिका एवं अश्रुपात का शमन करता है।

---

१. **'पत्रसप्तकम्'**- इति क.मातृकायाम्, **'सप्तपत्रकम्'** इति ख.ग.मातृकयो:।

आरण्याश्छगणरसे पटावनद्धाः, सुस्विन्ना नखवितुषीकृताः कुलत्थाः।
तच्चूर्णं सकृदवचूर्णनान्निशीथे, नेत्राणां विधमति सद्य एव कोपम्।।

(अ.हृ.उ.- १६.६) (प्रहर्षिणीवृत्तम्)

जङ्गली कुलथी को आश्यकतानुसार कपड़े में ढीला बांधकर छगण (करीष) के रस में भिगा दें, अच्छी तरह भीग जाने पर नाखूनों से इसके छिल्के उतारकर सुखा लें और चूर्ण बना लें। इस चूर्ण को रात में नेत्रों में बुरकने से नेत्रकोप (आँखों का आना) शीघ्र ही दूर हो जाता है।

सूक्ष्माणि चूर्णानि फलत्रिकस्य बद्ध्वा सितक्षौमपटैकदेशे[1]।
आजे पयस्यम्बरजे जले वा परिप्लुतं सर्वरुजापहं स्यात्।।

(नावनीतकम्- १.८३)

त्रिफला के सूक्ष्म चूर्ण को स्वच्छ, धवल क्षौम (अलसी के सूत से बने) वस्त्र में बाँधकर बकरी के दूध या वृष्टिजल में डुबोकर रखें। तदन्तर इस पोटली से नेत्रों पर आश्च्योतन करने से सभी प्रकार की नेत्रपीडा शान्त हो जाती है।

यष्ट्याह्वनीलोत्पलपद्मलाक्षा-प्रपुण्डरीकैः कमलोत्पलैश्च।
आश्च्योतनं स्त्रीपयसा विपक्वं सशर्करं सव्रणदाहहन्तृ।।

वैद्य-प्रसारक के इस श्लोक में **नीलोत्पलपद्म, कमलोत्पल-** इन शब्दों में पुनरुक्ति दोष स्पष्ट है, ऐसा प्रतीत होता है कि हस्तलिखित पुस्तिका में इसका पाठ अशुद्ध हो गया है। यह श्लोक **माधव-चिकित्सा** एवं **निघण्टरत्नाकर** में कुछ भिन्नता के साथ मिलता है, वही इसका शुद्ध रूप प्रतीत होता है, जो इस प्रकार है-

यष्ट्याह्वदार्व्युत्पलपद्मलाक्षा-प्रपौण्डरीकैर्नलदाम्बुना च[2]।
आश्चोतनं स्त्रीपयसा विपक्वं निहन्ति तत्सव्रणदाहशुक्लम्।।

(माधवचिकित्सा- ६०.४०, निघण्टरत्नाकर, भाग- २, नेत्ररोग, पृ.- ७९४)

१. **'बध्वा सिते क्षौमपटैकदेशे'** इति नावनीतके (१३ संख्याके पृष्ठे), बद्धासितक्षोमपुटैकदेशे

२. **'०नलदाम्बुना च'**- इति माधव-चिकित्सायां निघण्टरत्नाकरे च पाठः, **'०नलदं लता च'**- इति वंगसेन-संहितायाम्।

यष्टीमधु (मुलेठी), दार्वी (दारुहल्दी), नीलकमल, कमल, लाक्षा (लाख), प्रपौण्डरीक एवं जटामांसी- इन सबको समान मात्रा में लेकर क्वाथ बनायें और इसे नारीदुग्ध के साथ पकाकर आश्च्योतन के रूप में उपयोग में लाएं। यह नेत्रगत व्रण, दाह एवं शुक्ररोग को नष्ट करता है। **वंगसेन-संहिता** में भी इस योग का लगभग ऐसा ही स्वरूप मिलता है। द्रष्टव्य- वंगसेनसंहिता नेत्ररोगाधिकार, श्लोकसंख्या- १९०)

रोध्रसैन्धवमृद्वीकामधुकैश्छागलीपय:।
शृतमाश्च्योतनं हृद्यं रुजारोगविनाशनम्।। (अ.हृ.उ.- १४.२६)

रोध्र, सैन्धव लवण, मुनक्का एवं मुलेठी- इन द्रव्यों को पीसकर बकरी के दूध में पकाकर छान लें। इस रस से आँखों में आश्च्योतन करें। इससे नेत्रों की पीड़ा तथा लालिमा शान्त हो जाती है।

मञ्जिष्ठारजनीलाक्षाद्राक्षार्द्धिमधुकोत्पलै:।
क्वाथस्सशर्कराशीत: सेचनं रक्तपित्तजित्।। (अ.हृ.उ.- १६.१३)

मञ्जिष्ठा, रजनी, लाख, मुनक्का, ऋद्धि, मुलेठी एवं नीलकमल के क्वाथ में शर्करा मिलाकर शीतल कर लें। इससे नेत्रों का सेचन करें। ऐसा करने से नेत्रगत रक्तपित्तविकार शान्त हो जाते हैं।

मूलं दारुहरिद्राया यष्टीमधुकमेव वा।
अजाक्षीरे सातसे वा रक्तपित्तानिलापहम्।।

अजाक्षीर (बकरी के दूध) के साथ दारुहरिद्रा के मूल अथवा यष्टीमधु (मुलेठी) का सेवन रक्तपित्त एवं रक्तवात को दूर करता है।

अंशा: शंखस्य चत्वारस्तस्यार्द्धेन मन:शिला।
ततोऽप्यर्धेन मरिचं मरिचार्द्धेन सैन्धवम्।
सुश्लक्ष्णपिष्टं शुक्राणां लेखनं परमाञ्जनम्।।

शंख चार भाग, मैनसिल दो भाग, काली मिर्च एक भाग, सैन्धव लवण आधा भाग- इन्हें सूक्ष्मतया पीसकर अञ्जन के रूप में प्रयोग करें। यह नेत्रगत

शुक्ररोग का लेखन करने वाला उत्कृष्ट अञ्जन है।

शंखोदधिमलव्योषसैन्धवं कुक्कुटाण्डकम्।
त्रिफला च समांशानि वर्त्तिः शुक्रहरा परम्।।

शंख, समुद्रफेन, त्रिकटु, सैन्धव लवण, कुक्कुटाण्ड एवं त्रिफला- इन्हें समान मात्रा में लेकर सूक्ष्म चूर्ण बना लें और जल के साथ वर्त्ति तैयार कर लें। यह वर्त्ति नेत्रगत शुक्ररोग को नष्ट करने की उत्कृष्ट औषध है।

स्फटिकोषणयष्ट्याह्व-शङ्खगोदन्तसैन्धवैः।
सशिलाचन्दनैर्वर्त्तिः[१] शुक्रघ्नी शिग्रुवारिणा।। (सिद्ध. सं.-२६.२५)

स्फटिक (फिटकरी), ऊषण (काली मिर्च), मुलेठी, शङ्ख, गोदन्त (गाय का दाँत), सैन्धव लवण, शिला (मैनसिल) एवं चन्दन- इन सबको शिग्रुजल (सहिजनपत्र-स्वरस) के साथ पीसकर बनायी गयी वर्त्ति का प्रयोग करें- अर्थात् इसे घिसकर आँख में लगाएं। यह आँख के शुक्र को नष्ट करती है।

समुद्रफेनदक्षाण्डत्वक्सिन्धूत्थैः सशङ्खकैः।
शिग्रुबीजयुतैर्वर्त्तिः शुक्रादीन् शस्त्रवल्लिखेत्।। (सिद्ध. सं.- २६.२६)

समुद्रफेन, दक्षाण्ड (कुक्कुटी/मुर्गी के अण्डे) का खोल, सैन्धव लवण, शंख एवं शिग्रुबीज को पीसकर तैयार की गई वर्त्ति आँख के 'शुक्र' आदि विकारों को ऐसे उखाड़ देती है, जैसे शस्त्रक्रिया। शस्त्र के समान कारगर होने से इसे शस्त्रवर्त्ति भी कहते हैं।

अञ्जनमधुघृतगर्भा धात्रीचूर्णेन[२] बाह्यतो लिप्ता।
अन्तर्धूमविदग्धा हरीतकी सर्व तिमिरघ्नी[३]।। पुटपाकाञ्जनम्।

---

१. अंय श्लोकोऽग्रिमश्च मातृकायां विपर्यस्तो दृश्यते। सिद्धसारसंहितामाश्रित्यात्र शोधनं कृतम्। '**सशिलाचन्दनैर्वर्त्तिः**' इति सिद्धसारसंहितानुसारी पाठः, वंगसेनसंहितायां त्वस्य स्थाने '**पिष्टैः सचन्दनैर्वर्त्तिः**' इति पाठो दृश्यते (वंगसेनसंहिता, नेत्ररोगाधिकारः- श्लोकसंख्या-१७९)

२. '**धात्रीचूर्णेन**' इति हस्तलिखितपुस्तके पाठः, '**धात्रीकल्केन**' इति गदनिग्रहे।

३. अयं योगो गदनिग्रहे नेत्ररोगाधिकारे (४६१ पृष्ठे) अपि दृश्यते।

अञ्जन, मधु एवं घृत को अन्दर डालकर बाहर से धात्रीचूर्ण द्वारा लिप्त की गई हरीतकी को पुटपाक विधि से अन्तर्धूम रूप में जला दें। इसे पीसकर अञ्जन करने से सभी प्रकार के तिमिर रोग नष्ट हो जाते हैं।

अशीतिस्तिलपुष्पाणि षष्टि: पिप्पलीतण्डुला:।
सुमन:कोरकास्त्रिंशन्मरिचानि च षोडश।
इयं चन्द्रप्रभा नाम वर्त्तिस्तिमिरनाशनी।
क्लेदकण्डूप्रशमनी मलकाचविनाशनी[१]। चन्द्रप्रभा।

(तन्त्रान्तरात्- यो.स. पृ.- ५०३)

८० तिलपुष्प, ६० पिप्पलीतण्डुल, ३० जातीपुष्प, १६ काली मिर्च- इन द्रव्यों को स्वच्छ जल के साथ पीसकर वर्त्ति बनायें। यह 'चन्द्रप्रभा' नामक वर्त्ति क्लेद (आँखों का गीलापन), खुजली, मल एवं काच रोग को नष्ट करती है।

यहाँ इस वर्त्ति को **चन्द्रप्रभा** नाम से प्रस्तुत किया गया है, परन्तु वृन्दमाधव एवं गदनिग्रह में यह **कुसुमिका** नाम से वर्णित है। कुसुमों (फूलों) से बनी होने के कारण वहाँ इसका उक्त नाम है, परन्तु चक्रदत्त में कुसमिका के स्थान पर **कुमारिका** नाम नाम मिलता है, यह अपपाठ प्रतीत होता है। 'कुमारिका' नाम पर टिप्पणी करते हुए चक्रदत्त-तत्त्वचन्द्रिका के रचयिता **शिवदाससेन** ने कहा है- **कुसुमिका वर्त्तिरिति वृन्दे पठ्यते** (चक्रदत्त, नेत्ररोग-चिकित्सा, श्लोकसंख्या- ९२)। वैद्यप्रसारक में इसके पश्चात् द्वितीय चन्द्रप्रभा वर्त्ति का भी वर्णन है-

हरीतकी वचा कुष्ठं पिप्पल्यो मरिचानि च।
बिभीतकस्य मध्यञ्च[२] **शंखनाभिर्मन:शिला।**
एतानि समभागानि छागक्षीरेण पेषयेत्।
नाशयेत्तिमिरं कण्डूपटलान्यर्बुदं तथा।।

---

१. '**चौल्यकाचविनाशनी**' इति मातृकासु पाठ:, '**मलकाचविनाशनी**' इति चन्द्रट-संग्रहे (५०२पृष्ठे) अनन्तकुमारसंग्रहे (द्वितीयभागे, १२४ पृष्ठे) च दृश्यते।
२. '**मध्यञ्च**' इति मातृकागत: पाठ:, अस्य स्थाने '**मज्जा च**' इति वृन्दमाधवे नेत्ररोगाधिकारे १२९ संख्याके श्लोके।

अधिकत्वं च मांसानां यश्च दूरं[१] न पश्यति।
वर्षातीतं च यच्छुक्रं तच्च मासेन नाशयेत्।।
एषा चन्द्रप्रभा नाम वर्त्तिस्सर्वाक्षिरोगजित्।। द्वि.चन्द्रप्रभा।

हरीतकी, वचा, कूठ, पिप्पली, काली मिर्च, बहेड़े का मध्य भाग (गिरी), शंखनाभि एवं मैनसिल- इन्हें समान मात्रा में लें और अजादुग्ध के साथ पीसकर वर्त्ति बनायें। यह वर्त्ति तिमिर, कण्डू, पटल, अर्बुद, अधिकमांस एवं रात्र्यन्धता (रतौंधी) को नष्ट करती है। एक वर्ष पुराने नेत्रगत शुक्ररोग को यह एक मास में ही नष्ट कर देती है। यह चन्द्रप्रभा नामक वर्त्ति सभी नेत्ररोगों को दूर करती है।

काचमाचीफलरसं सम्पक्वं मधुना सह।
ताम्रभाण्डे निधातव्यमेकविंशद्दिनानि च।।
निहन्ति पटलं काचं पैल्ल्यं शुक्रं सवेदनम्।
अन्धोऽप्यनन्धतां याति नेत्रं नोत्पाटितं यदि।। काचमाचीकृता रसक्रिया।

काकमाचीफल के रस को मधु के साथ पकाकर गाढ़ा करें और इसे २१ दिन तक ताम्रपात्र में रख छोड़ें, तदनन्तर इसका अञ्जन के रूप में उपयोग करें। यह अञ्जन पटल, काच, पैल्य एवं वेदना सहित शुक्र को नष्ट कर देता है। इससे अन्धा व्यक्ति भी देखने लगता है, बशर्ते कि नेत्र न निकाले गये हों।

चक्षुष्यमद्यं सहरीतिपुष्पं कालाञ्जनं शाबरकं सरोध्रम्।
समानि चैतानि सहाञ्जनेन मासेन चान्धो भवति ह्यनन्धः।। चतुःसमम्।

चक्षुष्य (रसाञ्जन), रीतिपुष्प, कालाञ्जन, शाबर रोध्र एवं पठानी रोध्र- इन्हें समान मात्रा में लेकर सूक्ष्मतया पीस लें और अञ्जन के रूप में प्रयोग करें। एक मास तक प्रयोग करने से अन्धा व्यक्ति भी देखने लगता है।

तालीसं चन्दनं मांसी मञ्जिष्ठा मधुकत्वचम्।
पुष्पाञ्जनमुशीरं च गैरिकं शंखनाभिका।।
उत्पलं रोचना पद्मं फेनं चैव महोदधेः।

---

१. '**दूरं**' इति मातृकागतः पाठः, अस्य स्थाने '**रात्रौ**' इति वृन्दमाधवे।

यावन्त्येतानि वस्तूनि तावद्-द्विगुणमञ्जनम्।।
एतच्चूर्णीकृतं सर्वं षड्विधे तिमिरे हितम्।
रज:पटलनक्तान्ध्य-नीलकाचविदारणम्।।
यदा तैमिरके दोषे सर्वदोषान्प्रकर्षति।
व्रणशुक्रं शुद्धशुक्रं सर्वमेतेन साधयेत्।। तालीसचतुर्दशकम्।

तालीस, चन्दन, मांसी, मञ्जिष्ठा, मधुक (मुलेठी), दालचीनी, पुष्पाञ्जन, उशीर (खस), सोनागेरू, शंखनाभि, उत्पल (नीलकमल), गोरोचना, पद्म एवं समुद्रफेन- इन्हें समान मात्रा में लें और इनके कुल परिमाण के बराबर सौवीराञ्जन मिलाएं। इन्हें सूक्ष्म रूप में पीसकर अञ्जन के रूप में प्रयोग करें। यह अञ्जन छ: प्रकार के तिमिर रोग में अति हितकर होता है। यह रज:पटल (..), नक्तान्ध्य (रतौंधी), नीलकाच रोग को नष्ट करता है। सर्वदोषप्रकोपजन्य तिमिर, व्रण, शुक्र एवं शुद्धशुक्र आदि नेत्ररोग इसके प्रयोग से नष्ट हो जाते हैं। इस योग में तालीस आदि चतुर्दश (१४) औषधीय द्रव्य लिए जाते हैं, अत: इसे **तालीसचतुर्दशक** नाम से जाना जाता है।

अण्डानि ताम्रचूडस्य स्फुटिकाख्यं तु टंकणम्।
शुल्वपुष्पोदधे: फेनं बीजान्यामलकस्य च।।
दन्तिके तिलपुष्पाणि शंखनाभिस्तथाष्टमी।
सितशर्करया युक्तं मालतीरसभावितम्।।
एतत्समांशं कथितमञ्जनं निर्मलाधिकम्।
तीक्ष्णदृष्टिकरं सौम्यं केवलं नयनामृतम्।।

ताम्रचूड (मुर्गा) के अण्डों का छिल्का, स्फुटिक (फिटकरी), टंकण (सुहागा), शुल्वपुष्प, समुद्रफेन, आमलकी-बीज, दन्तिका, तिलपुष्प एवं शंखनाभि- इन आठ द्रव्यों को समान मात्रा में लें और इनके बराबर शर्करा मिलाएं। तदनन्तर इन्हें मालतीरस से भावित कर अञ्जन बनायें। यह अञ्जन विशेष रूप से नेत्रों को निर्मल कर नेत्रज्योति बढ़ाता है। यह अञ्जन बहुत सौम्य है और नेत्रों के लिए साक्षात् अमृत है, अत एव यह **नयनामृत** नाम से प्रसिद्ध है।

....

....।[१]

हन्यात् पुष्पकदाहकण्डुकवचं काचं सचैल्यार्बुदम्,
नक्तान्ध्यं तिमिरं मलं श्वयथुसद्रोणं वह्नन्वाल्पताम्।।
आघातव्रणवेदनादि शमयेन्नेत्रेषु जातं रुजम्,
एषामञ्जनराज एष कथितः सुश्लक्ष्णचूर्णीकृतः।
स्त्रीक्षीरेण समन्वितः शशिनिभः सप्ताहमासेवितो
दृष्टिं गृध्रसमां करोति नियतं किं कार्यमन्याञ्जनैः।।

.........यह अञ्जन पुष्पक (फूला), दाह, कण्डू, कवच, काच, चैल्य (पैल्य), अर्बुद, रतौंधी, तिमिर, मल, सूजन, ..., आघातजन्य व्रण एवं उसकी वेदना तथा अन्य नेत्रों को शान्त करता है। इस अञ्जन को स्त्री क्षीर एवं कपूर के साथ मिलाकर सात दिन तक निरन्तर सेवन करने पर दृष्टि गृध्र के समान तीव्र हो जाती है। इस अञ्जन के रहते अन्य अञ्जनों से कोई आवश्यकता नहीं रहती।

पिप्पल्यो मधुयष्टिका जलनिधेः फेनोऽभया कुंकुमं
त्वक्पत्रागुरुलोहचूर्णमरिचं सैला सनीलोत्पला।।
शंखं मांसिसितं च काचमणिजं सौवीरकं चाञ्जनम्,
तुल्यांशेन निशाकरेण मिलितं चूर्णाञ्जनं कारयेत्।
नाम्ना श्रीविमलं निवारितमलं सर्वामयघ्नं परम्।।

एवमञ्जनराजो द्वितीयः श्रीविमलः।

पिप्पली, मधुयष्टि (मुलेठी), समुद्रफेन, अभया (हरीतकी), कुंकुम, त्वक् (दालचीनी), पत्र (तेजपात), अगुरु (अगर), लोहचूर्ण, काली मिर्च, एला (इलायची), नीलोत्पल (नीलकमल), शंख, मांसी, सित (श्वेत चन्दन), काचमणिज, सौवीराञ्जन एवं कपूर- इन्हें समान मात्रा में लेकर सूक्ष्म पीस लें

१. अत्रादितः चरणद्वयं खण्डितं प्रतीयते।

और अञ्जन के रूप में प्रयोग करें। यह श्रीविमल नामक उत्तम अञ्जन नेत्रों के मल का निवारण करता है और उनके सभी रोगों को नष्ट कर देता है।

शिलार्जिता सर्जकुलत्थफेन-रोध्रं सयष्टीमधुतुल्यभागम्।
शुक्रं हरेत् सव्रणमव्रणं च निम्नोपविष्टामजिकां च कुर्यात्।।

शिलार्जित, सर्ज, कुलत्थ, समुद्रफेन, रोध्र एवं यष्टीमधु- इन्हें समान मात्रा में लेकर सूक्ष्म पीस लें और अञ्जन के रूप में उपयोग करें। यह व्रणरहित शुक्र को नष्ट करता है और अजिका को नीचे बैठा देता है, अर्थात् उसका शमन कर देता है।

गोदन्तचन्दनशिला अथ शंखनाभि-
र्गोरोचनास्फुटिकसैन्धवकालकाचम्।
आलेखनं निगदितं मिथिलाधिपेन
जात्यन्धमप्युदितलोचनमाशु कुर्यात्।। (वसन्ततिलकावृत्तम्)

गोदन्त, चन्दन, मैनसिल, शंखनाभि, गोरोचना, स्फुटिक (फिटकरी), सैन्धव लवण, काल लवण[१] (विड लवण) एवं काच लवण[२]- इन्हें समान मात्रा में लेकर अति सूक्ष्म पीस लें और अञ्जन के रूप में प्रयोग में लाएं। यह योग **मिथिलाधिपति निमि** ने उत्तम बनाया था। यह बहुत आलेखन है और अन्धे को भी नेत्र प्रदान कर देता है।

शिरीषो मधुकं हिङ्गु लशुनं चित्रकं[३] वचा।
कुष्ठं च बस्तमूत्रेण पेष्यं स्यादञ्जनं हितम्।। (च.चि.- ९.६४)
योज्यं भूतग्रहोन्मादापस्मारेष्वथ पाप्मसु।

शिरीष के बीज, मुलेठी, हींग, लशुन, चित्रक, वचा और कूठ- इन द्रव्यों को सम भाग लेकर बस्तमूत्र (अजमूत्र) के साथ पीसकर अञ्जन बनायें यह

---

१. काललवण- द्रष्टव्य- सोढलनिघण्टु,

२. काचलवण- द्रष्टव्य- कैयदेवनिघण्टु, धातुवर्ग- ११६;

३. **'चित्रकं'** इति मातृकासु पठ्यते, अस्य स्थाने **'तगरं'** इति पाठश्चरके दृश्यते।

नेत्रों के लिए अति हितकर होता है। भूतग्रहबाधा, उन्माद एवं अपस्मार आदि रोगों में इसका प्रयोग करना चाहिए।

यह श्लोक मूलतः चरकसंहिता का है, वहाँ **चित्रकं** के स्थान पर **तगरं** पाठ मिलता है और चतुर्थ चरण इस प्रकार मिलता है- **पिष्टं स्यान्नावनाञ्जनम्**, अर्थात् यह नावन (नस्य) तथा अञ्जन के रूप में प्रयोग करें।

धात्रीसैन्धवपिप्पल्यः स्युरल्पमरिचाः समाः।
क्षौद्रयुक्ता निहन्त्यान्ध्यं पटलं च रसक्रिया।। (च.चि.- २६.२६१)

धात्री (आँवला), सैन्धव लवण एवं पिप्पली- इन द्रव्यों को समान मात्रा में लें और अल्प मात्रा में काली मिर्च लेकर सूक्ष्म चूर्ण बनायें। इसे मधु के साथ प्रयुक्त करें। यह रसक्रिया अन्धता एवं पटलगत रोगों को नष्ट कर देती है।

शुक्लकमञ्जनं रोध्रं चक्षुष्यं सितशर्करा।
कर्पूरस्यार्धभागश्च चूर्णः शुक्रविकारजित्।
रक्तपित्तकफोत्थेषु विकारेष्वमृतोपमः।। कर्पूरषट्कम्।

शुक्लक (शाबररोध्र), सौवीराञ्जन, रोध्र, चक्षुष्य (रसाञ्जन) एवं शर्करा- इनका १-१ भाग लें और कर्पूर का एक द्रव्य की अपेक्षा आधा भाग लेकर चूर्ण बनायें। यह नेत्र के शुक्र नामक विकार को दूर करता है और रक्तपित्त एवं कफजन्य विकारों में अमृततुल्य हितकर माना गया है।

द्वित्र्यूषणं सत्रिफलं हरिद्रे द्वे सैन्धवं शंखसमुद्रफेनम्।
रसाञ्जनं क्षौद्रसितातृतीयं सोदुम्बरं [1]तत्तिलवारिपिष्टम्।।
यावत्सुनीलं घनपिच्छिलं स्यात्तदा प्रयोज्यं नयनामयेषु।
रात्र्यन्धतामिस्त्रमलाक्षिपाके तैमिर्यकण्डूपटलार्बुदेषु।।
पैल्ये सदाहे परमा हितैषा रसक्रिया शूलहरी च सद्यः।

द्वित्र्यूषण अर्थात् षडूषण (पिप्पली, पिप्पलीमूल, चव्य, चित्रक, नागर एवं काली मिर्च), त्रिफला, दारुहरिद्रा, हरिद्रा, सैन्धव लवण, शंख, समुद्रफेन,

१. **'तत्तिलवारि०'** इति शोधितपाठः। मातृकासूपलब्धपाठस्तु- **'तत्तिलकारि०'** इति।

रसाञ्जन, मधु, शर्करा एवं उदुम्बर (गूलर)- इन्हें समान मात्रा में लें और तिलवारि (तिलक्वाथ) के साथ पीस लें। जब यह अच्छी प्रकार से नीलवर्ण एवं गाढ़ा व पिच्छिल हो जाए तब नेत्ररोगों में इसका प्रयोग करें। यह रसक्रिया रतौंधी, तामिस्रमल (रात में आँखों से निकलने वाले मल), नेत्रपाक, तिमिर, कण्डू, पटलार्बुद, पैल्य एवं दाह आदि में बहुत ही हितकर है। यह शीघ्र ही नेत्रशूल का निवारण करती है।

श्वेतोपला जलनिधिप्रभवश्च फेनः
सैला च चन्दनयुता वरशंखनाभिः।
भागानिमान् समरिचान् समनःशिलांश्च
कुर्याच्चतुर्गुणरसाञ्जनसम्प्रयुक्तान्।।
नक्तान्ध्यकाचतिमिरार्बुदपैल्यकण्डू-
शुक्लाक्षिपाककफवातगदांश्च हन्ति।
भानुर्यथैव तिमिराणि तथैव रोगान् (वसन्ततिलकावृत्तम्)
क्षौद्रान्विता जयति भानुमतीति वर्त्तिः।। (तन्त्रान्तरात्- यो.स.,पृ.५०१)

श्वेतोपला (मिश्री), समुद्रफेन, छोटी इलायची, रक्तचन्दन, शङ्खनाभि, मरिच तथा मैनसिल १-१ भाग, रसाञ्जन ४ भाग- इन सभी द्रव्यों को एकत्र कर महीन पीस लें और मधु मिलाकर वर्त्ति बना लें। यह **भानुमती वर्त्ति** नक्तान्ध्य (रतौंधी), पिल्लरोग, तिमिररोग, नेत्रक्षत, काचरोग, नेत्र की खुजली, शुक्लरोग, अक्षिपाक तथा कफदोष से उत्पन्न सभी प्रकार के नेत्ररोगों को अवश्य ही नष्ट करती है। जैसे सूर्य अन्धकार को नष्ट कर देता है, उसी प्रकार यह **भानुमती वर्त्ति** इन सभी रोगों को नष्ट कर देती है।

रसाञ्जनं रीतिपुष्पं चक्षुष्यं सितया युतम्।
आलोड्य क्षौद्रसंयुक्तं ताम्रपात्रे निधापयेत्।।
रसक्रियेयं पैल्यं च शोफं पैच्छिल्यमेव च।
दाहरोगरुजाकण्डू-पाकस्वेदमलाञ्जयेत्।।

शुष्करसाञ्जनं रीतिपुष्पं चक्षुष्यं सितशर्करा प्रतितो.१, क्षौद्रेण

श्लक्ष्णपिष्टं कल्कं कृत्वा ताम्रपात्रं प्रलेपयेत्। पुनः क्षौद्रेण समालोडिता रसक्रिया प्रोक्तविनाशनी प्रयोज्या।

शुष्करसाञ्जन, रीतिपुष्प, रसाञ्जन एवं मिश्री- १-१ तोला लें। इन्हें मधु के साथ महीन पीसकर कल्क बना लें और ताम्रपात्र में रख दें। तदनन्तर पुनः मधु के साथ आलोडित करते हुए रसक्रिया करें। यह रसक्रिया नेत्रगत पैल्य, शोफ, पैच्छिल्य, दाह, लालिमा, पीडा, खुजली, पाक, स्वेद एवं मल का निवारण करती है।

रोध्रं दारुहरिद्रा च मधुकं सरसाञ्जनम्।
मनःशिला शर्करा च च्छागक्षीरसमन्वितम्।।
एतदाश्च्योतनं श्रेष्ठं शूलघ्नं सान्निपातिकम्।
सन्निपाताभिभूतानां सद्यः शूलनिबर्हणम्।।

रोध्र, दारुहरिद्रा, मधुक (मुलेठी), रसाञ्जन, मैनसिल, शर्करा- इन्हें बकरी के दूध के साथ पीसकर आश्च्योतन के रूप में प्रयोग में लाएं। यह उत्तम शूलहर आश्च्योतन है। सान्निपातिक (तीनों दोषों के कारण उत्पन्न) शूल को विशेष रूप से दूर करता है।

प्रपुण्डरीकं रोध्रं च कुंकुमं च मनःशिला।
अजाक्षीरेण संयोज्य शूलघ्नं सान्निपातिकम्।।

प्रपुण्डरीक, रोध्र, कुंकुम एवं मैनसिल को अजादुग्ध से साथ पीसकर आश्च्योतन बनायें। यह नेत्र के सान्निपातिक (दोषत्रयजन्य) शूल को नष्ट करता है।

षोडशभिः सलिलपलैः पलं तथैकं कटङ्कटेर्याः सिद्धम्। (आर्यागीतिः)
सेकोऽष्टभागशिष्टः क्षौद्रयुतः सर्वदोषकुपिते नेत्रे।। (अ.हृ.उ.- १६.८)

एक पल कटङ्कटेरी (दारुहल्दी) को कूटकर १६ पल जल में पकायें। अष्टामांश शेष रहने पर उतार कर शीतल कर लें और मधु मिलाकर नेत्रों में सेचन करें। यह सर्वदोष प्रकोप से होने नेत्ररोगों में हितकर होता है।

वातपित्तकफसन्निपातजां नेत्रयोः बहुविधामपि व्यथाम्।
शीघ्रमेव जयति प्रयोजितशिग्रुपल्लवरसः समाक्षिकः।।
(अ.हृ.उ.- १६.९)

वातज, पित्तज, कफज तथा सन्निपातज नेत्राभिष्यन्दों में होने वाली आँखों की अनेक प्रकार की पीड़ा में सहिजन के नए पत्तों का स्वरस मधु मिलाकर प्रयोग में लाएं। इससे शीघ्र ही नेत्रपीडा शान्त हो जाती है।

श्वेतरोध्रं घृतभृष्टं चूर्णितं तान्तवस्रुतम्।
उष्णाम्बुनावमृदितः सेकः शूलहरः परम्[1] ।। (अ.हृ.उ.- १६.३२)

श्वेत रोध्र को घृत में भूनकर चूर्ण बनायें और कपड़े से छान लें, इस चूर्ण को गर्म जल के साथ मर्दन कर टिकिया बनायें और नेत्र का सेक करें। यह नेत्रशूल का विशेष रूप से निवारण करता है।

पुण्ड्रयष्टीनिशामूती प्लुता स्तन्ये सशर्करे।
छागदुग्धेऽथवा रागरुग्दाहाश्रुनिबर्हणी[2] ।। (अ.हृ.उ.- १६.१५)

पुण्डेरिया, मुलेठी, हल्दी तथा शर्करा के चूर्ण की मूती (पोटली) को स्त्री के दूध अथवा बकरी के दूध में भिगा दें। इस पोटली को रुग्ण आँख पर घुमाएं, इससे दाह, पीड़ा, लालिमा तथा बार-बार अश्रुपात होना शान्त हो जाता है।

श्वेतरोध्रं समधुकं घृतभृष्टं सुचूर्णितम्।
वस्त्रस्थं स्तन्यमृदितं रक्तपित्ताभिघातजित्।। (अ.हृ.उ.- १६.१६)

श्वेत रोध्र की छाल तथा मुलेठी को कूटकर थोड़ा घृत में भून लें, तत्पश्चात् वस्त्र में कुछ ढीला बाँधकर स्त्रीदुग्ध में भिगा दें, तदनन्तर इस रस का आँखों पर आश्चोतन करें। इससे रक्तपित्त एवं अभिघातजन्य नेत्रपीडा का शमन होता है।

---

१. '**उष्णाम्बुनावमृदितः सेकः शूलहरः परम्**' मातृकासु पाठः, '**उष्णाम्बुमृदितं सेके नेत्रशूलहरं परम्**' अष्टाङ्गहृदये।

२. '**रागरुग्दाहाश्रुनिबर्हणी**' इति मातृकासु पाठः, '**दाहारुग्रागाश्रुनिबर्हणी**' इत्यष्टाङ्गहृदये।

प्रपुण्डरीकमञ्जिष्ठा-यष्टीमधुकशारिवा।
कालानुसारिरोध्रजलाक्षाया: क्वाथ्यसेचनम्।
रक्तपित्ताक्षिताम्र-रक्तराजीनिबर्हणम्।।

प्रपुण्डरीक, मञ्जिष्ठा, मुलेठी, सारिवा, कालानुसारिवा, रोध्र एवं लाक्षा के शीतल किये हुए क्वाथजल से नेत्रों का सेचन करना चाहिए। इससे रक्तपित्तजन्य, लालिमा एवं रक्तराजी आदि नेत्रविकार दूर हो जाते हैं।

ससैन्धवं रोध्रमथाज्यभृष्टं सौवीरपिष्टं सितवस्त्रबद्धम्।
आश्च्योतनं तन्नयनस्य कण्डूं दाहं च रागं च रुजं च हन्ति[१]।।

(योगशतम्-४८)

लोध्र का चूर्ण बनाकर उसे घी में भूनें। तत्पश्चात् उसमें अल्प मात्रा में सैन्धव लवण मिलाएं। यह मात्रा इतनी होनी चाहिए, जिससे नयनों को कष्ट न पहुँचे। अब इन दोनों को सौवीर (काञ्जी) के साथ पीस लें। तदुपरान्त इसे स्वच्छ, श्वेत वस्त्र में बांधकर नयनों पर आश्च्योतन करें अर्थात् रस टपकायें। इससे आँखों की खुजली, जलन, लालिमा तथा पीड़ा नष्ट हो जाती है। यह आश्च्योतन बहुत गर्म या बहुत शीतल नहीं होना चाहिए। कफ-वात दोष में कोष्ण (कोसा) तथा पित्त दोष में थोड़ा शीतल होना चाहिए। यह आश्च्योतन उतनी ही मात्रा में देना चाहिए, जितनी मात्रा में इसे व्यक्ति सरलता से सहन कर सके।

फलिनी चन्दनं रोध्रं मधुकं पद्मकेसरम्।
सक्षौद्रं नेत्रयोर्बाह्ये लेपश्चिल्लाक्षिरोगजित्।।

फलिनी (प्रियंगु), चन्दन, रोध्र, मधुक (मुलेठी) एवं पद्मकेसर (कमलकिञ्जल्क)- इन्हें मधु के साथ पीसकर लेप बनायें और नेत्रों के बाहरी भाग पर लगाएं। यह चिल्ल एवं अन्य नेत्ररोगों को नष्ट कर देता है।

---

१. **'तन्नयनस्य कुर्यात् कण्डूञ्च दाहञ्च रुजञ्च हन्यात्'** इति योगशते पाठ:, हस्तलिखितपुस्तकेषु तु- **'तन्नयनस्य कण्डूं दाहं च रागं च रुजं च हन्ति'** इति पाठ:।

कृष्णसर्पं मृतं न्यस्य चतुरश्चापि वृश्चिकान्।
क्षीरकुम्भे त्रिसप्ताहं क्लेदयित्वा प्रमन्थयेत्।।
तत्र यन्नवनीतं स्यात् पुष्णीयात्तेन कुक्कुटम्।
अन्धस्तेन पुरीषेण पश्यति ध्रुवमञ्जनात्।। (अ.हृ.उ.- १३.३९-४०)

मरे हुए कृष्णसर्प और चार बिच्छुओं को दूध भरे हुए घड़े में डालकर २१ दिन सड़ने दें। तत्पश्चात् उस दूध को मथने से जो मक्खन मिले निकले उसे मुर्गे को खिलाएं, उस मुर्गे के मल को संग्रह करें और पीसकर अञ्जन बना लें। इसके प्रयोग से अन्धा व्यक्ति भी देखने लग जाता है।

यो गृध्रस्तरुणरविप्रकाशगल्ल-स्तस्यास्यं समयमृतस्य गोशकृद्भिः।
निर्दग्धं समधृतमञ्जनं च योज्यं, योगोऽयं नयनबलं करोति गार्ध्रम्।।
(अ.हृ.उ.- १३.३७) (प्रहर्षिणीवृत्तम्)

जो गिद्ध तरुण सूर्य के समान लाल गालों वाला हो और तत्काल मरा हो अथवा मारा गया हो, उसे गले से काटकर गाय के गोबर के कण्डों की आग में भस्म कर दें। शीतल होने पर उसे पीस लें और उसके बराबर परिमाण में काला सुरमा तथा घृत मिला दें। इन्हें पीसकर अञ्जन तैयार करें। प्रतिदिन प्रयोग करने से यह अञ्जन दृष्टि को गृध्र (गिद्ध) के समान तीव्र कर देता है।

प्रपुण्डरीकं यष्ट्याह्वं दार्वी चाष्टपलं पचेत्।
जलद्रोणेन सम्पूते पुनः पक्वे घने क्षिपेत्।।
पुष्पाञ्जनाद्दशपलं कर्षं च मरिचात्ततः।
कृतश्चूर्णोऽथवा वर्त्तिस्सर्वाभिष्यन्दसम्भवान्।।
हन्ति रोगरुजाघर्षान् सद्यो दृष्टिं प्रसादयेत्।
अयं पाशुपतो योगो रहस्यं भिषजां परम्।। (अ.हृ.उ.- १६.२५-२७)

प्रपौण्डरीक, मुलेठी, दारुहल्दी, प्रत्येक आठ पल लेकर एक द्रोण जल में क्वाथ करें। तदनन्तर इसे छान कर पुनः पकायें। गाढा होने पर इसमें १० पल पुष्पाञ्जन और एक कर्ष मरिच मिलाएं। इसका चूर्ण या वर्त्ति बनाकर प्रयोग

करें। इससे सभी प्रकार के अभिष्यन्दजन्य लालिमा, पीड़ा तथा रगड़ से उत्पन्न पीडा नष्ट हो जाती है और दृष्टि निर्मल हो जाती है। यह पाशुपत योग वैद्यों का अत्यन्त गोपनीय रहस्य है।

गोमूत्रे च्छगलरसेऽम्लकाञ्जिके वा, स्त्रीस्तन्ये हविषि विषे च माक्षिके च।
यत्तुत्थं ज्वलितमनेकशो निषिक्तं, तत् कुर्याद् गरुडसमं नरस्य चक्षुः।।

(अ.हृ.उ.- १३.३३) (गद. मू.- ४५९) (प्रहर्षिणीवृत्तम्)

तूतिया को लोहे की कर्छी में रखकर आग पर तपाएं, तत्पश्चात् उसे क्रमशः गोमूत्र, अजमूत्र, खट्टी काञ्जी, स्त्रीदुग्ध, घृत, वत्सनाभ क्वाथरस तथा मधु में ७-७ बार गर्म कर बुझाएं और पीसकर अञ्जन बना लें। इस अञ्जन का नियमित प्रयोग करने से दृष्टि गरुड के समान तीव्र हो जाती है।

रत्नानि रौप्यं स्फटिकं सुवर्णं स्रोतोञ्जनं ताम्रमयः सशंखम्।
कुचन्दनं लोहितनैशिकं च चूर्णाञ्जनं नस्यदृगामयघ्नम्।।

(अ.हृ.उ.- १३.४५)

इस अञ्जन में यथासम्भव नीलम आदि रत्न डालें। शुद्ध चाँदी, स्फटिक मणि, सुवर्ण, काला सुरमा, ताम्र, लोह, शंख, लालचन्दन, केसर और गेरू- इन द्रव्यों को समान भाग लेकर महीन चूर्ण कर लें। इसका नाम 'चूर्णाञ्जन' है। यह सभी प्रकार के नेत्ररोगों को नष्ट करता है।

सूर्योपरागानलविद्युदादिविलोकनेनापहतेक्षणस्य।
सन्तर्पणं स्निग्धहिमादि योज्यं तथाञ्जनं हेमघृतेन पिष्टम्।।

(अ.हृ.उ.- १३.९७)

अधिक समय तक सूर्य अथवा सूर्यग्रहण की ओर देखते रहने से, अग्नि की लौ एवं बिजली आदि के तीव्र प्रकाश की ओर देखने से दृष्टि दुर्बल हो जाती है। ऐसी स्थिति में स्निग्ध एवं शीतल आहारों से रोगी का सन्तर्पण करना चाहिए और घृत में शुद्ध सुवर्ण को घिसकर अञ्जन करना चाहिए।

कृष्णायसस्य फलकं मधुनाञ्जनतो निहन्ति तिमिराणि।
घृष्ट्वा गङ्गास्नानं पापानीवाशु कर्माणि।। (आर्या)

कृष्णायस (काल लोह) के फलक (पत्ती) को मधु के साथ घिसकर अञ्जन करना चाहिए। यह तिमिररोगों को उसी प्रकार शीघ्र नष्ट कर देता है, जैसे गंगास्नान पापों को।

वारिजनाभिभागाश्चत्वारो द्वौ मन:शिलाभागौ।
मरिचादेको भागस्तस्यार्धं सैन्धवस्यापि।।
पूर्वं नाभिं पिष्ट्वा गोपयसा जलेन पेषयेत् कुनटीम्।
स्त्रीस्तन्येन मरिचं सैन्धवममलतोयेन।। (आर्या)

शंखनाभि चार भाग, मैनसिल दो भाग, मरिच (काली मिर्च) एक भाग और इससे आधा भाग सैन्धव लवण लें। पहले शंखनाभि को गोमूत्र के साथ पीसें, तदनन्तर मैनसिल को जल के साथ पीसें, काली मिर्च को स्त्रीस्तन्य (नारी दुग्ध) से पीसें और सैन्धव लवण को निर्मल जल से पीसें। इन सबको मिलाकर अञ्जन तैयार करें। इसके प्रयोग से नेत्ररोग नष्ट हो जाते हैं।

इसी प्रकार का योग वङ्गसेनसंहिता में है-
शंखस्य भागाश्चत्वारस्ततोऽर्धेन मन:शिला। मन:शिलार्द्धं मरिचं मरिचार्धेन सैन्धवम्॥
वारिणा तिमिरं हन्ति चार्बुदं हन्ति मस्तुना। पिच्चटं मधुना हन्ति स्त्रीक्षीरेण तथार्जुनम्।।
(वंग.- ३६.३२९-३०)

इसमें औषधीय द्रव्यों का परिमाण तो समान ही है, इतना विशेष विधान है कि यदि इन्हें जल के साथ पीसकर अञ्जन बनाया जाए तो वह तिमिरनाशक होता है। मस्तु के साथ पीसकर बनाया गया इनका अञ्जन अर्बुदनाशक होता है, मधु के साथ पीसकर बनाया गया इनका अञ्जन पिच्चट रोग नष्ट करता है और नारीदुग्ध के साथ पीसकर बनाया गया इनका अञ्जन अर्जुन रोग को नष्ट करता है।

[1]लाक्षानिर्गुण्डीभृङ्गदार्वीरसेन श्रेष्ठं कार्पासं भावितं सप्तकृत्व:।
दीप: प्रज्वाल्य: सर्पिषा तत्समुत्था श्रेष्ठा पिल्लानां रोपणार्थं मषी सा।।
(अ.हृ.उ.- १६.५७)

१. **'०भृङ्ग'** इत्यष्टाङ्गहृदयानुसारितया शोधितपाठ:, अस्य स्थाने मातृकासूपलब्धपाठस्तु- **'पत्र'** इति।

लाक्षा, निर्गुण्डीपत्र, भृङ्गराजपत्र तथा दारुहल्दी के क्वाथरस की स्वच्छ कर्पास (रुई) में सात भावना देकर सुखा लें। इस रुई की बत्ती बनाकर घृतपूर्ण दीपक में रखकर जलाएं। इससे निकले काजल का अञ्जन के रूप में प्रयोग करें। यह पिल्लरोग वाले नेत्रों में शीघ्र ही व्रणरोपण करता है।

शशगोखरसिंहोष्ट्रद्विजा लालाटमस्थि च।
श्वेतगोवालमरिच-शंखचन्दनफेनकम्
पिष्टं स्तन्याजदुग्धाभ्यां वर्त्तिस्तिमिरशुक्रजित्।।

(अ.हृ.उ.- १३.७२-७३)

खरगोश, गाय, गधा, सिंह तथा ऊँट के दाँत और इन्हीं प्राणियों के ललाट (माथा) की हड्डी तथा सफेद सांड या गाय के पूंछ के बाल, मरिच, शंख, लालचन्दन, समुद्रफेन- इन द्रव्यों को समान भाग लेकर स्त्रीदुग्ध तथा अजादुग्ध में पीसकर वर्त्ति बनायें। यह वर्त्ति तिमिररोग तथा नेत्रगत शुक्ररोग को नष्ट करती है।

।। इति बृहद्वैद्यप्रसारकेऽञ्जनाध्यायो नवमः।।

★★★

अथातः प्रकीर्णाध्यायं व्याख्यास्यामः

हरीतकीनां कुडवं[1] प्रस्थमामलकस्य च।
कपित्थानां दशपलं तदर्धादिन्द्रवारुणी[2]।।
विडङ्गं पिप्पली रोध्रं मरिचं सैलवालुकम्।
द्विपलांशं पयस्येतच्चतुर्द्रोणे विपाचयेत्।।
द्रोणशेषे रसे तस्मिन् पूतशीते समावपेत्।
गुडस्य द्विशतं तिष्ठेत् तत्सर्वं घृतभाजने।।
पक्षादूर्ध्वं भवेत् पेया ततो मण्डं यथाबलम्।
अस्याभ्यासादरिष्टस्य गुदजा यान्ति संक्षयम्।।
ग्रहणीपाण्डुहृद्रोग-प्लीहगुल्मोदरापहा।
कुष्ठशोफारुचिहरो बलवर्णाग्निवर्द्धनः।।
सिद्धोऽयमभयारिष्टः कामलाश्वित्रनाशनः।
कृमिग्रन्थ्यर्बुदव्यङ्गराजयक्ष्मज्वरातिनुत्[3]।। (च.चि.- १४.१३८-१४३)

हरीतकीप.४, आमलकप.१६, अम्लकपित्थप.१०, विषप.५, विडङ्गं पिप्पली रोध्रं मरिचम् एलवालुकं प्रतिप.२, पानीयप.२०४८, क्वथितशेषप.५१२, पूते शीते गुडप.१००, धातकीप.५, **अभयारिष्टः।**

हरीतकी आधा प्रस्थ, आँवला एक प्रस्थ, कपित्थ दश पल, इन्द्रवारुणी पाँच पल, विडंग, पिप्पली, लोध्र, मरिच एवं एलवालुक- २-२ पल, इन द्रव्यों को चार द्रोण (२०४८ पल) जल में क्वथित करें। चतुर्थांश शेष रहने पर छानकर शीतल किये इस क्वाथ में २०० पल गुड मिलाकर सभी द्रव्यों को घृत से चिकने भाण्ड में रख दें। एक पक्ष के पश्चात् अरिष्ट तैयार हो जाता है। यथाशक्ति मात्रापूर्वक इस अरिष्ट का पान करने से सभी प्रकार के अर्शरोग नष्ट हो जाते हैं। यह अरिष्ट ग्रहणी, पाण्डु, हृद्रोग, प्लीहरोग, गुल्म तथा

---

१. '**पथ्यार्धं तु हरीतक्याः**' इति गदनिग्रहे (प्रयोगखण्डे ३६२ पृष्ठे) पाठः।

२. '**ततोऽर्धा चेन्द्रवारुणी**' इति मुद्रिते चरके पाठः।

३. '**ज्वरार्त्तिनुत्**' इत्यस्य स्थाने, गदनिग्रहे तु '**०ज्वरान्तकृत्**' इति पाठो दृश्यते।

उदररोग, कुष्ठ, शोफ एवं अरुचि को दूर करता है। यह सिद्ध (रोगनिवारण में अमोघ सामर्थ्य वाला) अभयारिष्ट, कामला, श्वित्र, कृमि, ग्रन्थि, अर्बुद, व्यंग, राजयक्ष्मा तथा ज्वर को भी नष्ट करता है।

दन्तीचित्रकमूलानामुभयोः पञ्चमूलयोः।
भागान् पलांशानापोथ्य जलद्रोणे विपाचयेत्।।
त्रिपलं त्रिफलायाश्च दलानां तत्र दापयेत्।
रसे चतुर्थशेषे तु पूते शीते प्रदापयेत्।।
तुलां गुडस्य तिष्ठेच्च मासार्धं घृतभाजने।
तन्मात्रया पिबेन्नित्यमर्शोभ्यः प्रविमुच्यते।।
ग्रहणीपाण्डुरोगघ्नं वातवर्चोऽनुलोमनम्।
सर्वव्याधिहरं धन्यं[१] दन्त्यरिष्टमिमं विदुः।। (च. चि.- १४.१४४-१४७)

दन्तीचित्रकमूलं प्रतिप. ९, दशमूलप. १०, पानीयप. ५१२, क्वथित-शेषप. १२८, शीते गुडप. १००, **दन्त्यरिष्टः।**

दन्तीमूल, चित्रकमूल, दोनों पञ्चमूल (बिल्व, गम्भारी, स्योनाक, पाढल, अरणी, शालपर्णी, पृश्निपर्णी, बृहती, कण्टकारी, गोखरू), प्रत्येक १-१ पल लेकर एक द्रोण जल में पकाकर त्रिफला का दल (गुठली रहित भाग) तीन पल मिला दें। चतुर्थांश शेष रहने पर छानकर शीतल किये क्वाथ में एक तुला गुड़ डालकर घृत से स्निग्ध पात्र में डालकर पन्द्रह दिन तक रखें। तदनन्तर उचित मात्रा में इस अरिष्ट का सेवन करने से अर्शरोग नष्ट हो जाता है। यह दन्त्यरिष्ट ग्रहणी तथा पाण्डुरोग को भी नष्ट करता है। यह वात तथा मल का अनुलोमन करता है और अग्निदीपन व रुचिकर होता है।

हरीतकीफलप्रस्थं प्रस्थमामलकस्य च।
विशालाया दधित्थस्य पाठाचित्रकमूलयोः।।

---

१. '**सर्वव्याधिहरं धन्यं**' अस्य स्थाने मुद्रिते चरके '**दीपनं चारुचिघ्नं च**' इति पाठो दृश्यते।

द्वे द्वे पले समावाप्य द्विद्रोणे साधयेदपाम्।
पादावशेषे पूते च शीते तस्मिन् समावपेत्।।
गुडस्यैकां तुलां वैद्यस्तत् स्थाप्यं घृतभाजने।
पक्षस्थितं पिबेत्पक्वं ग्रहण्यर्शोविकारवान्।।
हृत्पाण्डुरोगं प्लीहानं कामलाविषमज्वरम्।
(वर्चोमूत्रानिलकृतान् विबन्धानग्निमार्दवम्[१]।)
कासगुल्ममुदावर्त्तं फलारिष्टो व्यपोहति।।
(अग्निसन्दीपनो ह्येष कृष्णात्रेयेण भाषित:[२]।) (च. चि.- १४.१४८-५२)

हरीतकीप. १६, आमलकप. १६, विशाला कपित्थ पाठा चित्रकमूलं प्रतिप. २, पानीयप. १०२४, क्वथितशेषप. २५६, पूते गुडप. १००, **फलारिष्ट:।**

हरड़ और आँवला १६-१६ पल, इन्द्रायण फल, कपित्थफल, पाठा और चित्रकमूल २-२ पल लें और इन्हें २ द्रोण जल में क्वथित करें। चतुर्थांश शेष रहने पर इसमें १०० पल गुड़ मिलाकर यथाविधि मिट्टी के घृत से चिकने हुए पात्र में भरकर उसका मुख बन्द कर रख दें। १५ दिन पश्चात् उचित मात्रा में सेवन करना आरम्भ करें। यह अरिष्ट ग्रहणी, अर्श, हृद्रोग, पाण्डु, प्लीहरोग, कामला एवं विषमज्वर को नष्ट करता है। इसके सेवन से वात तथा मलमूत्र का अवरोध दूर होता है। यह अग्निमान्द्य, खांसी, गुल्म और उदावर्त्त को नष्ट कर अग्नि को प्रदीप्त करता है, यह अरिष्ट कृष्णात्रेय मुनि द्वारा उपदिष्ट है।

दुरालभाया: प्रस्थं तु चित्रकस्य वृषस्य च।
पथ्यामलकयोश्चैव पाठाया नागरस्य च।।
दन्त्याश्च द्विपलान् भागाञ्जलद्रोणे विपाचयेत्।
पादावशेषे पूते च शीते तस्मिन् सिताशतम्।।
क्षिप्त्वा कुम्भे दृढे स्थाप्यं मासार्धं घृतभाजने।

---

१. कोष्ठकगतोंऽश: चरकसंहितायां विद्यते, हस्तलिखितपुस्तकेषु न दृश्यते।
२. कोष्ठकगतोंऽश: चरकसंहितायां विद्यते, हस्तलिखितपुस्तकेषु न दृश्यते।

प्रलिप्ते पिप्पलीचव्य[१]प्रियंगुक्षौद्रसर्पिषा।।
तस्य मात्रां पिबेत् काले शार्करस्य यथाबलम्।
अर्शांसि ग्रहणीदोषमुदावर्त्तमरोचकम्।।
शकृन्मूत्रानिलोद्गार-विबन्धानग्निमार्दवम्।
हृद्रोगं पाण्डुरोगं च सर्वमेतेन साधयेत्।। (च. चि.- १४.१५३-५७)

दुरालभा(प.१६, चित्रकः) वासिका हरीतकीदलानि आमलकं पाठा शुण्ठी दन्ती प्रतिप.२, पानीयप.५१२, चतुर्भागावशेषप.१२८, पूते शीते सितशर्कराप.१००, घृतभाजने पिप्पल्यादिभिः प्रलेपिते स्थापयेत् , **दुरालभारिष्टः**[२]।

धमासा १ प्रस्थ, चित्रक, वृष (अडूसा), हरड़, आँवला, पाठा, सोंठ, और दन्तीमूल २-२ पल लेकर १ द्रोण जल में पकायें। चतुर्थांश शेष रहने पर इसमें १०० पल खाँड मिला दें। घृत से चिकने किये हुए मटके में पिप्पली, वचा और पुष्पप्रियंगु के चूर्ण को घी और शहद में मिलाकर लेप करके उसमें भर दें और उसका मुंह बन्द करके १५ दिन तक रखा दें। इस प्रकार यह तैयार हुआ अरिष्ट अर्श, ग्रहणी दोष, उदावर्त्त, अरुचि, मलमूत्र अपान वायु और डकार का रुकना, अग्निमान्द्य, हृद्रोग और पाण्डुरोग को नष्ट करता है।

नवस्यामलकस्यैकां कुर्याज्जर्जरितां तुलाम्।
चतुष्पलां पिप्पलीं च विडङ्गं मरिचानि च।।
पाठां च पिप्पलीमूलं क्रमुकं चव्यचित्रकम्।
मञ्जिष्ठैल्वालुकं रोध्रं पालिकान्युपकल्पयेत्।।
कुष्ठं दारुहरिद्रां च शताह्वां शारिवाद्वयम्।
इन्द्राह्वं भद्रमुस्तं च कुर्यादर्धपलोन्मितम्।।
चत्वारि नागपुष्पस्य पलान्यभिनवस्य तु।

१. **'दार्वी'** इति मातृकासु पाठः। अस्य स्थाने **'चव्य'** इति पाठस्तु चरकसंहितानुरोधात् मूले स्थापितः।

२. **'इति द्वितीयफलारिष्टः'** इति चरकसंहितायां पाठः।

चतुर्द्रोणे पचेत् पूतशीतेऽष्टांशावशेषिते।।
द्राक्षारससमं क्षौद्रं प्रस्थार्धं द्विशतं सिताम्।
त्वगेलागन्धपत्राम्बु-सेव्यक्रमुककेसरम्।।
चूर्णयित्वात्र मतिमान् कार्षिकाणि प्रदापयेत्।
तत्सर्वं स्थापयेदेतत्सुगुप्तं घृतभाजने।।
प्रलिप्ते सर्पिषा किञ्चिच्छर्करागुरुधूपिते।
पक्षादूर्ध्वमरिष्टोऽयं कनको नाम विश्रुतः।।
पेयः स्वादुरसो हृद्यः प्रयोगे भक्तरोचनः।
अर्शांसि ग्रहणीदोषमानाहमुदरं ज्वरम्।।
हृत्पाण्डुरोगश्वयथु-गुल्मवर्चोविनिग्रहान्।
कासं श्लेष्मामयांश्चोग्रान् सर्वानेवापकर्षति।
वलीपलितखालित्यं दोषजं च व्यपोहति।। (च. चि.- १४.१५८-१६८)

अभिनवामलकानां चूर्णितानां प.१००, पिप्पलीप.४, विडङ्ग मरिचप. १०, पिप्पलीमूलं क्रमुकं चविका चित्रकं मञ्जिष्ठा एलवालुकं रोध्रं प्रतिप.१, कुष्ठं दारुहरिद्रा शतपुष्पाबीजं श्वेतशारिवा कृष्णशारिवा मुस्तं प्रतिक.२, नागपुष्पप.४, पानीयप.२०४८, क्वथितशेषप.२५६, सितशर्कराप.१००, माक्षिकप.१६, गर्भे त्वक्सूक्ष्मैला सुगन्धपत्राणि वालकम् उशीर पूगफलं नागकेसरं प्रतिक.१, घृताक्ते शर्करागुरुप्रधूपिते भाण्डे पक्वं स्थापयेत्, **कनकारिष्टः**।

नवीन आँवला कूटा हुआ एक तुला, पिप्पली चार पल, विडंग, मरिच, पिप्पलीमूल, सुपारी, चव्य, चित्रक, मञ्जिष्ठा, एलवालु एवं लोध्र- १-१ पल, कुष्ठ (कूठ), दारुहरिद्रा, शताह्वा (शतपुष्पाबीज) श्वेतसारिवा, कृष्णसारिवा, मुस्ता, इन्द्रयव- आधा-आधा पल, नवीन नागकेसर ४ पल- इन सभी द्रव्यों को ४ द्रोण जल में क्वथित करें। अष्टमांश (आधा द्रोण) शेष रहने पर शीतल कर इसमें आधा प्रस्थ मधु मिलाएं। द्राक्षारस (अंगूर का रस अथवा मुनक्का को भिगोकर निकाला रस) दो आढक, शर्करा दो तुला, नवीन धातकीपुष्पों

का स्वरस आधा प्रस्थ, दालचीनी, इलायची, तेजपत्र, अम्बु (सुगन्धबाला), सेव्य (खस), सुपारी एवं केसर का चूर्ण १-१ कर्ष डालें। इन सभी द्रव्यों को शर्करा एवं अगरु से धूपित घृतस्निग्ध भाण्ड में भरकर एक पक्ष तक रखें। इस प्रकार पीने योग्य, स्वादुरस एवं हृद्य कनकारिष्ट तैयार हो जाता है। इसके सेवन से भोजन में रुचि बढ़ती है। यह अर्श, ग्रहणीदोष, आनाह, उदररोग, ज्वर, हृद्रोग, पाण्डुरोग, शोथ, गुल्म, वर्चोग्रह (विड्विबन्ध), अनिलग्रह (वातविबन्ध) एवं सभी प्रकार के कास व कफजन्य रोगों को दूर करता है। यह दोषज वली-पलित तथा खालित्य को नष्ट करता है।

गुग्गुलुपलचतुष्टयमालकप्रस्थं धातकी-प्रस्थमभयाशत-अक्षशत-गुडपलशतद्वयं पालिकानि पञ्चकोलाजमोद चातुर्जातक-कट्फल-मुस्तमरिचानि च दश पलानि च खण्डद्राक्षादाडिमानि, तत् सर्वमेकध्य-मम्भसाप्लाव्यालोड्य च जतुभृते द्रोणक्षमे भाजने निषच्य[1] स्थापयेत्। गन्धवर्णरसोपपन्नं [2]मासार्धमभिसमीक्ष्य कुम्भमिक्षुरसेन पूरयेदेवं षण्मासस्थितो गुग्गुल्वासवः, समानं पूर्वेण। (अयं गुग्गुल्वासवोऽर्शोग्रहणी पाण्डुहृद्रोगकामिलायक्ष्मविषमज्वरप्लीहगुल्मोदरश्वयथुकुष्ठकृमिग्रन्थ्य-र्बुदघ्नोऽग्निरुचिवर्णकरश्च) (अ.सं.चि.- १०.२३)

गुग्गुलुप.४, आमलकप.१६, धातकीप.१६, हरीतकीप.१००, विभीतकीप.१००, गुडप.२००, पिप्पली पिप्पलीमूलं चविका चित्रकं शुण्ठी अजमोद-त्वक्-सूक्ष्मैला-सुगन्धपत्राणि नागकेसरं सोमवल्कः मुस्तं मरिचं प्रतिकप.१, खण्डं द्राक्षा दाडिमं प्रतिप.१०, **गुग्गुल्वासवः इत्यासवः।**

गुग्गुलु ४ पल, आँवला १६ पल, धातकी १६ पल, हरीतकी १००, बहेड़ा १००, गुड २०० पल, पिप्पली, पिप्पलीमूल, चविका, चित्रक, शुण्ठी, अजमोद, त्वक् (दालचीनी), छोटी इलायची, तेजपात, नागकेसर, कट्फल, मुस्ता एवं मरिच- प्रत्येक १-१ पल। खाँड, द्राक्षा एवं दाडिम- प्रत्येक

१. '**निषिच्य**' इति मातृकागतः पाठः, अस्य स्थाने '**निक्षिप्य**' इत्यष्टाङ्गसंग्रहे।
२. '**मासार्ध**' इति मातृकागतः पाठः, अस्य स्थाने '**चासव०**' इत्यष्टाङ्गसंग्रहे।

१०-१० पल- इन सबको लेकर पानी में घोलकर लाख से सम्भृत एक द्रोण परिमाण की क्षमता वाले काष्ठपात्र में डालकर आधा मास तक रखें। तदनन्तर गन्ध, वर्ण एवं रस से युक्त होने पर एक घड़ा इक्षुरस मिला दें और छः मास तक रख छोड़ें। इस प्रकार गुग्गुलु-आसव तैयार होता है। यह आसव अर्श, ग्रहणी, पाण्डु, हृद्रोग, कामला, यक्ष्मा, विषम ज्वर, प्लीहा, गुल्म, उदर, श्वयथु, कुष्ठ, कृमि, ग्रन्थि और अर्बुद को नष्ट करता है, यह जठराग्नि, रुचि और वर्ण को बढ़ाता है।

अथ क्षीराणि

शृतं शुण्ठीबलाव्याघ्री-श्वदंष्ट्राभिर्गुडान्वितम्।
ज्वरश्वयथुकासघ्नं क्षीरं विण्मूत्रसङ्गजित्।।

शुण्ठी बला कण्टकारी गोक्षुरकं प्रतिप.५, क.१, धा.८, क्षीरप.६४, पानीयप.२५६, सिद्धे गुडप.४, क्वाथयित्वा क्षीरशेषो ग्राह्यः, एवं क्षीरेषु। **शुण्ठ्याद्यं क्षीरम्।**

शुण्ठी (सोंठ), बला, व्याघ्री (कण्टकारी) और गोखरू- इन्हें पाँच-पाँच पल लें। क्षीर (दूध) ६४ पल और पानी २५६ पल लें। उबालने पर क्षीरशेष को गुड़ मिलाकर ग्रहण करें। इसके सेवन से ज्वर, शोथ एवं कास रोग नष्ट हो जाते हैं। यह शुण्ठ्यादि क्षीर मलमूत्र के विबन्ध को भी दूर करता है।

सिद्धं पिप्पलिशुण्ठीभ्यां क्षीरं वातज्वरापहम्।
वातकासमभिष्यन्दं जयेदग्निविवर्धनम्।।

पिप्पली शुण्ठी प्रतिप.१, क.१, धा.१६, क्षीरप.६४, पानीयप. २५६, **पिप्पलीनागरक्षीरम्।**

पिप्पली एवं शुण्ठी का चूर्ण एक-एक पल लें। इन्हें ६४ पल क्षीर और २५६ पल पानी मिलाकर क्षीर शेष रहने तक उबालें। इसका सेवन करने से

वातज्वर नष्ट हो जाता है। यह क्षीर वातजन्य कास एवं अभिष्यन्द को भी नष्ट करता है और जठराग्नि को प्रदीप्त करता है।

मृद्वीकाशुण्ठीखर्जूरं शृतं सघृतशर्करम्।
सक्षौद्रशिशिरं तृष्णादाहज्वरहरं पयः।।

द्राक्षा शुण्ठी खर्जूरं प्रतिप.८, क्षीरप.६४, पानीयप.२५६, सिद्धे सिताघृतप.२, **मृद्वीकाद्यं क्षीरम्।**

मृद्वीका (मुनक्का), शुण्ठी एवं खर्जूर ८-८ पल लें, १ पल शर्करा एवं १ पल घृत लें। इन्हें ६४ पल क्षीर और २५६ पल पानी में उबालें। क्षीर शेष रहने पर शीतल कर उचित मात्रा में मधु मिलाकर इसका सेवन करें। यह क्षीर तृष्णा (अति प्यास) एवं दाहज्वर को नष्ट करता है।

'छिन्नोद्भवाशृतं क्षीरं वातासृग्ज्वरशोषनुत्'।

गुडूचीप.२, क्षीरप.६, पानीयप.२४, **गुडूचीक्षीरम्।**

६ पल क्षीर एवं २४ पल पानी में २ पल गिलोय के टुकड़े डालकर क्षीर शेष रहने तक उबालें। इस प्रकार सिद्ध किया क्षीर वातासृग्, ज्वर एवं शोष रोग को दूर करता है।

बलापिप्पलीमृद्वीका-यष्टीचन्दनशारिवाः।
शृतमेभिः पयः कासतृष्णाज्वरहरं परम्।।

बला पिप्पली द्राक्षा मधुयष्टी चन्दनं शारिवा प्रतिप.४, क्षीरप.२७, पानीयप.३२८, **बलाद्यं क्षीरम्।**

बला, पिप्पली, मुनक्का, मुलेठी, चन्दन एवं सारिवा- इन्हें ४-४ पल लेकर २७ पल क्षीर एवं ३२८ पल पानी में क्षीर शेष रहने तक उबालें। यह क्षीर कास, तृष्णा एवं ज्वर को विशेष रूप से नष्ट करता है।

पृश्निपर्णीबलाव्याघ्री-द्राक्षानागरसाधितम्।
क्षीरं पित्तज्वरहरं पित्तगुल्मविनाशनम्।।

पृश्निपर्णी बला कण्टकारी द्राक्षा शुण्ठी प्रतिप. ६, क्षीरप. १००, पानीयप. ३६०, **पृश्निपर्ण्याद्यं क्षीरम्।**

पृश्निपर्णी, बला, कण्टकारी, मुनक्का एवं शुण्ठी के साथ सिद्ध किया क्षीर पित्तज्वर एवं पित्तगुल्म रोग को नष्ट करता है।

रास्नाबलामृतायष्टी-श्वदंष्ट्रागिरिभेदकै:।
शृतं पयो मूत्रकृच्छ्रं पीतमाशु व्यपोहति।।

रास्ना गुडूची बला मधुयष्टी गोक्षुरक: पाषाणभित् प्रतिप. ८, क्षीरप. १०८, पानीयप. ४२२, **रास्नाद्यं क्षीरम्।**

रास्ना, बला, अमृता (गिलोय), मुलेठी, गोखरू एवं पाषाणभेद (पत्थर चट्टा)- इन्हें ८-८ पल लेकर १०८ पल क्षीर और ४२२ पल पानी में क्षीर शेष रहने तक उबालें। दिनभर इस क्षीर का पान करते रहने से मूत्रकृच्छ्र रोग दूर हो जाता है।

पद्मकेसरमृद्वीका-मृणालीरक्तचन्दनै:।
शृतशीतं पय: पेयं सक्षौद्रमुरसि क्षते।
वातज्वरे रक्तपित्ते तर्पणे पित्तसम्भवे।।

पद्मकेसरं द्राक्षा विसांकुरं रक्तचन्दनं प्रतिप. ५, क. १, धा. ८, क्षीरप. ६४, पानीयप. २५६, सिद्धशीते माक्षिकप. ४, **पद्मकेसराद्यं क्षीरम्।**

पद्मकेसर, द्राक्षा (मुनक्का), कमलनाल एवं रक्तचन्दन- इन्हें समान मात्रा (प्रत्येक ५ पल, १ कर्ष ८ धान्यक) लेकर ६४ पल क्षीर एवं २५६ पल पानी में क्षीर शेष रहने तक उबालें। तदनन्तर शीतल होने पर इसमें ४ पल मधु मिलाकर सेवन करें। इससे उर:क्षत, वातज्वर एवं रक्तपित्त रोग शान्त हो जाता है। यह क्षीर विशेष रूप से तर्पण (तृप्तिकर व पुष्टिकर) होता है।

घृतपिप्पलीद्राक्षाभिश्छागक्षीरं समाक्षिकम्।
गोधूमचूर्णितं भोज्यं पाने तत्पित्तकासनुत्।।

घृतं पिप्पली द्राक्षा प्रतिप. ६, छागक्षीरप. ४०, पानीयप. २५६ सिद्धशीते माक्षिकप. ८, गोधूमचूर्णप. २, **घृताद्यं क्षीरम्।**

घृत, पिप्पली एवं द्राक्षा (मुनक्का) ६-६ पल लें। इन्हें ४० पल अजाक्षीर और २५६ पल पानी के साथ उबालें। इसे गेहूँ के आटे से बने भोज्य (रोटी/भुने आटे) के साथ सेवन करें। यह योग पित्तजन्य कास रोग को नष्ट कर देता है।

पिप्पलीभिः शृतं क्षीरं सिताक्षौद्रघृतान्वितम्।
तत्पञ्चसारं पेयं स्याज्ज्वरकासक्षयापहम्।।

पिप्पलीप. २, क. २, धा. ८, क्षीरप. ६, पानीयप. २५६, सिद्धशीते शर्कराप. २, माक्षिकप. २, घृतप. २, **पञ्चसारक्षीरम्।**

पिप्पलीचूर्ण के साथ ६ पल क्षीर को १५६ पल पानी में क्षीर शेष रहने तक उबालें। तदनन्तर शीतल होने पर इसमें शर्करा, मधु एवं घृत मिलाएं। यह पञ्चसार नामक क्षीर ज्वर, कास एवं क्षयरोग को नष्ट कर देता है।

पयः शृतं घृतक्षौद्र-शर्करापिप्पलीयुतम्।
तत्पञ्चसारं हृद्‌रोगज्वरकासक्षयप्रणुत्।।

क्षीरप. ९६, क्वथितशेषप. ६४, शृतशीते घृतप. २, माक्षिकप. २, शर्कराप. २, पिप्पलीप. १, पूर्वस्य पिप्पलीभिः सह पूर्वं श्रपणं पश्चात् सितादियुतत्वम्, अस्य तु केवलस्य शृत(स्य) पिप्पल्यादिसम्बन्ध इति तस्माद्भेदः। **द्वितीयं पञ्चसारक्षीरम्।**

पहले ९६ पल दूध को अच्छी तरह उबालें, ६४ पल क्षीर शेष रहने पर उसमें घृत २ पल, शर्करा २ पल एवं पिप्पलीचूर्ण १ पल मिलाएं। शीतल होने पर मधु २ पल मिलाएं। इस प्रकार सिद्ध किया क्षीर हृदयरोग, ज्वर, कास एवं क्षयरोग को दूर करता है। यह दूसरा पञ्चसार क्षीर है। प्रथम की अपेक्षा इसमें यह अन्तर है कि उसमें पिप्पली चूर्ण के साथ दूध को पकाने के पश्चात्

अन्य द्रव्य मिलाए जाते हैं। इसमें पहले दूध को उबालकर पीछे से अन्य द्रव्य मिलाए जाते हैं।

ह्रस्वेन पञ्चमूलेन शृतं क्षीरं ज्वरापहम्।
कासं पार्श्वरुजं श्वासं हिध्मां च विनियच्छति।।

सालपर्णीमूलं पृश्निपर्णीमूलं बृहतीमूलं कण्टकारिकामूलं गोक्षुरमूलं प्रतिप. २, क. १, धा. ८, क्षीरप. ६४, पानीयप. २५६, **पञ्चमूलक्षीरम्।**

लघुपञ्चमूल के साथ विधिवत् क्षीर सिद्ध करें। यह कास, पार्श्वशूल, श्वास और हिक्का रोग को नष्ट कर देता है।

दशमूलश्रृतं क्षीरं शोषदाहज्वरापहम्।
छर्दिं पाण्ड्वामयं कासं ज्वरं चैव नियच्छति।।

दशमूलद्रव्याणां प. २, तो. १४, पानीयप. २५६, क्षीरप. ६४, **दशमूलक्षीरम्।** इति क्षीराणि।

दशमूल के साथ विधिवत् क्षीर सिद्ध करें। यह क्षीर शोष, दाहज्वर, छर्दि, पाण्डुरोग, कास एवं ज्वर को नष्ट करता है।

अथ पानकानि

'पानक' (पना) प्राचीन काल से एक रुचिकर पेय रहा है। यह विविध रूपों में बनाया जाता रहा है। इसके गुणों का वर्णन करते हुए कहा गया है-

पानकं मूत्रलं हृद्यं प्रीणनं तृट्श्रमापलम्।
यथाद्रव्यगुणात्तत्तु गुरुलघ्वादि निर्दिशेत्[१]।।

अर्थात् पानक मूत्रल, हृदय को प्रिय लगने वाला, तृप्तिकारक, तृषा-निवारक एवं क्लान्तिहर (थकान दूर करने वाला) होता है। जिस द्रव्य से यह बनाया जाता है, उसके गुणानुसार ही इसमें गुरुत्व (पचने में भारीपन) या लघुत्व (पचने में हल्कापन) होता है। आयुर्वेद की पुरातन परम्परा के अनुसार ही वैद्य-प्रसारक में भी अनेक उपयोगी, रुचिकर एवं रोग-निवारक पानकों का वर्णन किया जा रहा है।

१. योगरत्नाकर: (मूलपाठ-संस्करणम्) पृ.- २२;

द्राक्षामधूकखर्जूर-काश्मर्यैस्सपरूषकैः।
तुल्यांशैः क्वथितं पूतं शीतं कर्पूरवासितम्।।
पानकं पञ्चसाराख्यं दाहतृष्णानिबर्हणम्।
तर्पणं बृंहणं वृष्यं पानकानां वरं परम्।।

द्राक्षा मधूकं खर्जूरं काश्मर्यफलं परूषकं प्रतिप.४, पानीयप.४००, क्वथितशेषप.१००, पूतशीते कर्पूरप.१, **पञ्चसारपानकम्।**

द्राक्षा, मधूक (महुवा का फूल), खर्जूर, काश्मर्य एवं परूषक (फालसा)- इन्हें ४-४ पल लेकर ४०० पल जल में उबालकर शीतल कर लें। तदनन्तर एक पल कर्पूर (पेड़ से उपलब्ध खाने में उपयोगी कपूर) मिलाएं। यह 'पञ्चसार' नामक पानक दाह और तृष्णा को शान्त करता है। यह तर्पण एवं बृंहण होता है और पानकों में श्रेष्ठ माना जाता है।

द्राक्षाखर्जूरकोलानि संक्वाथ्याष्टगुणेऽम्भसि।
संस्कृतं क्षौद्रमरिचं त्रिजातं रोचनं परम्।
तृष्णाघ्नं दीपनं हृद्यं त्रिदोषशमनं भवेत्।।

द्राक्षा खर्जूरम् अम्लबदिरं प्रतिप.१, पानीयप.२४, क्वथितशेषप.१६, शीते माक्षिकप.४, त्वगेलासुगन्धपत्राणि प्रतितो.१, **द्राक्षाद्यं पानकम्।**

द्राक्षा, खर्जूर और कोल (मीठा बेर)- इन्हें १-१ पल लेकर ८ गुना (२४ पल) जल में उबालें। १६ पल शेष रहने पर शीतल कर ४ पल मधु और त्रिजातक (दानचीन, छोटी इलायची एवं तेजपात) ३ तोला मिलाएं। इस प्रकार तैयार किया गया यह पानक परम रुचिकारक, तृषाहर दीपन हृद्य एवं त्रिदोषशामक होता है।

द्राक्षादाडिमखर्जूरैः शृतं शर्करया युतम्।
पानकं रोचनं हृद्यं तृष्णाघ्नं षाडवं स्मृतम्।।

द्राक्षा-दाडिम-खर्जूरं प्रतिप.१, पानीयप.२४, क्वथितशेषप.१६, सितशर्कराप.४, **षाडवपानम्।**

द्राक्षा, दाडिम (अनार) और खर्जूर- इन्हें १-१ पल लेकर २४ पल पानी में उबालें। १६ पल शेष रहने पर ४ पल शर्करा मिलाएं। शीतल होने पर इसका पान करें। यह 'षाडव' नामक पानक तृष्णाहर रोचन एवं हृद्य होता है।

धात्री परूषकं द्राक्षा धानका शुण्ठी वारिजम्।
खर्जूरं बदरं कोलं शारिवा मुस्तचन्दनम्।।
भव्यं चोचाक्षकाश्मर्यं दाडिमम्म्लपूरकम्।
पिप्पलीमूलतालीसं क्वाथ्यमष्टगुणेऽम्भसि।।
साधयेत् पानकं युक्तं त्वगेलापत्रकेसरैः।
मरिचाजाजिकर्पूरं मातुलुङ्गरसाप्लुतम्।
पीतं सर्वगुणो नाम पानकं सर्वदोषजित्।।

आमलकं परूषकं द्राक्षा धानकाफलानि शुण्ठी पद्मकं खर्जूरं मधुबदरं अम्लबदरं शारिवा मुस्तं चन्दनं भव्यं चोचम् अक्षकोलं काश्मर्यं दाडिमं तिन्तिडीकम् अम्लवेतसं पिप्पलीमूलं तालीसप्रतिप.(२, क.२)[1], पानीयप.४१६, क्वथितशेषप.१०४, संस्कारे त्वक् सूक्ष्मैला सुगन्धपत्राणि नागकेसरं प्रतितो.१, मरिचं जीरकं प्रतितो.१, धा.४, कर्पूरतो.१, मातुलुङ्गरसप.२, **सर्वगुणपानकम्।**

आँवला, परूषक (फालसा), द्राक्षा, धनिया, शुण्ठी, पद्मक, खर्जूर, बदर (मीठा बेर), कोल (खट्टा बेर), सारिवा, मुस्ता, चन्दन, भव्य (चालता), चोच (दालचीनी), अक्षकोल, काश्मर्य, अनार, इमली, अम्लवेतस, पिप्पलीमूल एवं तालीस- इन्हें समान मात्रा (प्रत्येक २ पल, २ कर्ष) में लेकर ४१६ पल पानी में उबालें। चतुर्थांश शेष रहने पर इसमें दालचीनी, छोटी इलायची, तेजपात एवं केसर का चूर्ण १-१ तोला डालकर सुगन्धित करें। इसमें काली मिर्च एवं जीरा (प्रत्येक १ तोला, ४ धान्यक) मिलाएं और खाने में उपयोगी प्राकृतिक कपूर १ तोला, नींबूरस २ तोला मिलाएं। इस प्रकार तैयार किया गया यह **सर्वगुण** नामक पानक सभी दोषों का शमन करता है।

---

१. कोष्ठगतोंऽश मातृकासु खण्डितोऽस्ति।

जलचन्दनसाराभ्यां साधितं पानकं युतम्।
क्षौद्रेण सितया वांश्या कर्पूरेणाधिवासितम्।
तृष्णाघ्नं दाहशमनमश्विभ्यां निर्मितं वरम्।।

बालकं चन्दनसारः प्रतिप.५, पानीयप.१६०, क्वथितशेषप.४०, माक्षिकप.२, तुकाक्षीरप.१, कर्पूरधा.४, **वालकपानकम्**। इति पानकानि

सुगन्धबाला एवं चन्दनसार को ५-५ पल लेकर १६० पल पानी में चतुर्थांश (४० पल) शेष रहने तक उबालें। शीतल होने पर इसमें २ पल मधु मिलाएं। वांशी (वंशलोचन) १ पल एवं कर्पूर ४ धान्यक भी मिला दें। यह पानक तृष्णाहर एवं दाहशामक होता है। इसे प्राचीनकाल में अश्विनीकुमारों ने बनाया था।

अथ लेपाः

तालीसतगरसर्षपमधुयष्टीलेप उन्मिषकम्।
शमयति समधुककोलकतिलमाषविलेपनं वापि।।

तालीसं तगरं सर्षपाः मधुयष्टीप.१, पिष्ट्वा पानीयेनालोड्य देयः। सर्वत्र चालोडनीयश्रुतेः पानीयमेव योज्यम्। यत्र तु यच्छ्रूयते तदन्यद्रव्याभावसूचनार्थम्। एतच्च लेपनमुन्मिषिकाशमनार्थम्। **उन्मिषका** च केशविकारोदाहरणपरे **पर्यायो लोके** 'वप्फक' इति प्रसिद्धः।

तालीस, तगर, सरसों एवं मुलेठी- इन्हें १-१ पल मात्रा में लेकर पानी के साथ पीस लें और केशों पर इसका लेपन करें। इससे उन्मिषिका नामक केश-विकार नष्ट हो जाता है। इसी प्रकार मुलेठी, कोल (बेर), तिल एवं माष (उड़द) को पानी के साथ पीसकर लेपन करने से उक्त विकार शान्त हो जाता है। उन्मिषिका केशविकार है, यह लोकभाषा में **वप्फक** नाम से प्रसिद्ध है।

काञ्जिकपिष्टं भाण्डे सुरभीजलकल्कितातिमुक्तात्वक्।
कुनटी कटुतैलयुता त्रय उन्मिषिकापहा लेपाः[1]।।

१. **'त्रयोऽपि यूकापहा योगाः'** इति चक्रदत्तरत्नप्रभायां (२२१ पृष्ठे) पाठः।

काञ्जिकपिष्टं धान्याम्लमलः लोके कषायेति प्रसिद्धः, स यस्मिन् भाण्डे आस्ते स तदाप्लुतो देयः। गोमूत्रपिष्टा माधवीति लताविशेषः, मनःशिला च कटुतैलयुता इति **लेपत्रयम्**, अस्य योगत्रयस्य पाषाणैर्यावता(?प्रमाणं यावता) लेपार्हं सम्पद्यते। अन्येषां च प्रायस्तदेवेभ्यो स्नायः[१]। (?)

जिस भाण्ड (पात्र) में काञ्जी रहती है, उसमें नीचे जमे हुए मल को 'काञ्जिकपिष्ट' कहते हैं। उसका सिर पर लेप करने से उन्मिषिका (यूका/जूँ) का निवारण होता है। इसी प्रकार गोमूत्र के साथ माधवी लता को पीसकर लगाने अथवा कटुतैल (सरसों के तैल) के साथ पिसी हुई कुनटी (मैनसिल) का लेप लगाने से भी यूका-निवारण होता है। इस प्रकार यहाँ तीन उन्मिषिकाहर (यूकानाशक) लेप बताए गये हैं। इन तीनों में द्रव्यों का परिमाण उतना जानना चाहिए, जितने से लेप तैयार हो जाए।

सिद्धार्थवचारोध्रकसैन्धवकल्कैः प्रलेपनं वक्त्रे।
दत्तं यौवनपिटिकातिलकालकमषकहन्तृ स्यात्।।

गौरसर्षपाः वचा रोध्रं सैन्धवलवणं प्रतिक. २, **पानीयेनालोड्य देयः।**

सिद्धार्थक (सफेद सरसों), वचा, रोध्र एवं सैन्धव लवण इन्हें २-२ कर्ष लें और पानी के साथ पीसकर लेप बनायें। मुख पर इसका लेपन करने से यौवनपिटिका (जवानी में होने वाली फुंसियाँ), तिलकालक एवं मष (मस्से) नष्ट हो जाते हैं।

---

१. इतोऽग्रे मातृकासु द्वौ श्लोकावस्फुटार्थौ-

जलपिष्टफलानि लेपो ग्रन्थिकामलकमञ्जरीप्रभवः।
स्वरसो पिबेत् प्रलुप्ते सक्षौद्रौ क्षौद्रवार्ताकात्।।

प्रियंगुः पानीयपिष्टः आमलकग्रन्थिः पानीयपिष्टः कण्टकारीफलस्वरसः समाक्षिक इति **त्रयो लेपाः**। समृ.....लेपश्चादय

मलयुस्स्वरसेनापि प्रोक्तः श्यामारेसन वा।
तैलार्थं हस्तिदन्तस्य मषी दाहौषधं परम्।।

एतल्लेपचतुष्टयं बोध्यम्, श्यामा त्रिवृद्भेदः, हस्तिदन्तमषी हस्तिदन्तस्य दग्धस्य इति **दाहहरो लेपः**।

उभे हरिद्रे मञ्जिष्ठा घृतं गौराश्च सर्षपाः।
सुवर्णगैरिकं चैव च्छागलक्षीरभावितम्।
तल्लेपेन भवेद्वक्त्रं कान्तिमत्तीक्ष्णरश्मिवत्।।

(तन्त्रान्तरात्- यो.स., पृ.- ४७८)

दारुहरिद्रा पिण्डहरिद्रा मञ्जिष्ठा गौरसर्षपाः स्वर्णगैरिकम् अजाक्षीरेण **भावयित्वा देयः।**

दोनों प्रकार की हरिद्रा (दारुहरिद्रा, पिण्डहरिद्रा), मञ्जिष्ठा, गोघृत एवं सफेद सरसों- इन्हें सोनागेरु के साथ मिलाकर बकरी के दूध में पकाकर लेप तैयार करें। इसके लेपन से मुख सूर्य के समान कान्तिमान् हो जाता है।

कुष्ठमुत्पलपत्राणि पिप्पल्यो रक्तचन्दनम्।
एष लेपो ललाटे स्याद् दद्रूणां विनिबर्हणः।।

कुष्ठम् उत्पलपत्राणि पिप्पली रक्तचन्दनं प्रतिक.१, **जलेनालोड्य देयः।**

कूठ, नीलकमलपत्र, पिप्पली एवं रक्तचन्दन- इन्हें १-१ कर्ष लें और पानी के साथ पीसकर लेप बनायें। ललाट (माथे) पर इसका लेपन करने से दद्रूरोग नष्ट हो जाता है।

कुष्ठमेरण्डमूलानि काञ्जिकेन विलेपनम्।
शिरोर्त्तौ हृदयार्त्तौ च परमेतत् प्रकीर्त्तितम्।।

कुष्ठम् एरण्डमूलानि **काञ्जिकेनालोड्य देयः।**

कूठ तथा एरण्डमूल को समान मात्रा में लें और काञ्जी के साथ पीसकर लेप बनायें। मस्तकशूल एवं हृदयशूल में यह लेपन अति प्रभावकारी औषध है।

चारिणी मधुयष्टी च पद्मकेसरसंयुते।
धानिकायाः फलानि स्युः शिरोर्त्तिविनिवृत्तये।।

पद्मचारिणी मधुयष्टी पद्मकेसरं धानकाफलानि प्रतिक.२, **पानीयेन पेष्यः।**

पद्मचारिणी, मधुयष्टी, पद्मकेसर एवं धनिया- इन्हें २-२ कर्ष की मात्रा लें और पानी के साथ पीसकर लेप बनायें। इसका लेपन करने से सिरदर्द शान्त हो जाता है।

क्षपा पलंकषा तिक्ता वयस्था नाकुली वचा।
धात्री च सहदेवा च लेपः शूलशिरोरुजि।। काष्ठगुग्गुलुः।

(दारुहरिद्रा) पलंकषः कटुका हरीतकी सर्पाक्षी वचा आमलकं सहदेवा प्रतिक. २, **जलेनालोड्यः, शिरोर्त्तिकर्त्तनो लेपः।**

क्षपा (दारुहल्दी), पलंकषा (गुग्गुलु), तिक्ता (कुटकी), हरीतकी, नाकुली, वचा, आँवला एवं सहदेवा- इन्हें १-१ कर्ष मात्रा में लें और जल के साथ पीसकर लेप बनायें। इसका लेपन करने से सिरदर्द नष्ट हो जाता है। यहाँ इस योग का नाम 'काष्ठगुग्गुलु' दिया गया है, क्योंकि इसमें मुख्यतः काष्ठ (दारुहरिद्रा) एवं गुग्गुलु का संयोग है।

(कुष्ठश्वित्रशातना लेप)

विडङ्गवत्सकाश्वघ्न-शिग्रुतिक्तार्कसर्षपैः।
कृतः सकुष्ठगोमूत्रैर्लेपः कुष्ठविनाशनः।।

विडङ्गं वत्सकत्वक् करवीरं सौभाञ्जनं कटुका अर्कक्षीरं सर्षपाः कुष्ठं प्रतिप. १, **गोमूत्रेण पेष्यः।**

विडङ्ग, वत्सक (कुटज छाल), अश्वघ्न (कनेर), शिग्रु (सहिजन), तिक्ता (कुटकी), अर्कक्षीर (आक का दूध) एवं सरसों- इन्हें १-१ पल लें और गोमूत्र के साथ पीसकर लेप बनायें। यह लेप कुष्ठरोग को नष्ट कर देता है।

तिक्ता प्रियंग्वतिविषा सहरेणुकलिङ्गकाः।
एष लेपः कृतः श्रेष्ठः सर्वकुष्ठविनाशनः।।

कटुका सुगन्धप्रियङ्गुः प्रतिविषा हरेणुका इन्द्रयवाः प्रतिप. १, **पानीयेनालोड्यः।**

कुटकी, गन्धप्रियंगु, अतिविषा, हरेणुका एवं इन्द्रयव- इन्हें १-१ पल लें और पानी के साथ पीसकर लेप बनायें। यह सभी प्रकार के कुष्ठरोगों को दूर करने वाला श्रेष्ठ लेप है।

श्रेष्ठाचोरकराजवृक्षकटुकाः सौराष्ट्रिका सर्षपाः
[1]भार्गी(?) सिक्थकतुत्थकुष्ठकुटिलाः कासीसनिम्बाम्बुदाः।
सिन्दूरालमनःशिला सकुटजाः कैरालकम्पिल्यकौ
धानासैन्धवचक्रमर्दमदनं रोध्रं हरिद्राद्वयम्।।
पद्मं सर्जकरञ्जदारुखदिरं कृष्णा कुठेरो मिसिः
गन्धरसाञ्जनतार्क्ष्यशैलमधुकं वाजिघ्नभल्लातकम्।
काश्मीरेण विमिश्रितं समधृतं गोमूत्रतक्रप्लुतम्,
लेपोद्वर्त्तनघर्षणैः सुविहितं तैलाक्तगात्रैरिदम्।।
चूर्णं चर्मदलैककुष्ठकिटिभान्विस्फोटदद्रूकिणान्
कण्डूपामविचर्चिकाः समशकांश्चारुस्तथा पिप्लुकान्।
सद्यो हन्ति करोति चाङ्गममलं दीपप्रभाभास्वरम्,
भास्वद्भिस्वमथाहरं[2] रतिसुखप्रीतिपदं श्रीप्रदम्।।

हरीतकी आमलकं बिभीतकं ग्रन्थिपर्णः आरग्वधः कटुका सौराष्ट्रिका मृत् सर्षपाः काष्ठगुग्गुलुः(?) सिक्थं तुत्थं कुष्ठं तगरं कासीसं निम्बः (मुस्ता) सिन्दूरं हरितालं मनःशिला वत्सकत्वक् विडङ्गं कम्पिल्यकं धानकाफलानि सैन्धवलवणं प्रपुनाडः मदनं रोध्रं दारुहरिद्रा पिण्डहरिद्रा पद्मचारिणी सर्जरसः करञ्जफलानि देवदारुकाष्ठं खदिरकाष्ठं पिप्पली कुठेरकं मिस्राबीजं(? मिश्रेयाबीजं) गन्धकं रसाञ्जनं सौवीरकं मधुयष्टी करवीरः भल्लातकः प्रतितो.१, कुंकुमप.१, एतत् पिष्ट्वा गोमूत्रतक्राभ्यामालोड्य देयः।

त्रिफला (हरीतकी, आँवला, बहेड़ा), चोरक (ग्रन्थिपर्ण), आरग्वध, कुटकी, सौराष्ट्रिका मृत् (सौराष्ट्रिका नामक मिट्टी), सरसों, काष्ठगुग्गुलु,

---

१. **'भार्गी'** इति मातृकासु पाठः, परमयं विवरणसंवादी नास्ति।
२. अयमंशोऽस्पष्टः।

सिक्थ, तुत्थ, कूठ, तगर, कासीस, नीम, मुस्ता, सिन्दूर, हरिताल, मन:शिला, वत्सकत्वक् (कुटज छाल), विडङ्ग, कम्पिल्यक, धानकाफल (धनिया), सैन्धव लवण, प्रपुनाड, मदनफल, रोध्र, दारुहरिद्रा, पिण्डहरिद्रा, पद्मचारिणी, सर्जरस, करञ्जफल, देवदारुकाष्ठ, खदिरकाष्ठ, पिप्पली, कुठेरक, सौंफ, गन्धक, रसाञ्जन, सौवीरक, मधुयष्टी, कनेर एवं भल्लातक- इन्हें १-१ तोला लेकर पीस लें। इसमें १ पल केसर भी डालें और बराबर मात्रा में लिये गये गोमूत्र एवं तक्र (छाछ) के साथ मिलाकर लेपन, उद्वर्त्तन (उबटन) एवं घर्षण के रूप में शरीर पर लगाएं। इसे लगाने से पहले शरीर पर तैलमालिश करनी आवश्यक है।

यह योग चर्मदल, कुष्ठ, किटिभ, विस्फोट, दद्रू, किण, कण्डू, पामा, विचर्चिका, मशक, अरु: (व्रण) एवं पिप्लु (...) को शीघ्र ही नष्ट कर देता है और अगों को निर्मल बना देता है, इसके प्रयोग से शरीर दीपप्रभा के समान कान्तिमान् हो जाता है। यह श्रीप्रद अर्थात् शरीरशोभाप्रद है।

भाग एडगजात्तस्मात् पादौ धात्रीफलस्य तु।
शालितण्डुलजः पादो लेपो दद्रूहरः परम्।। (क्षारपाणे:- च.र., पृ.- ६४३)

प्रपुनाडप.१, आमलकप. २, शालितण्डुलकप.१,

एडगज (प्रपुनाड/पवाड़) १ पल, आँवला २ पल एवं शालितण्डुल १ पल लेकर पानी के साथ पीस लें। यह लेप दद्रू (दाद) को नष्ट करने में अत्यन्त प्रभावशाली है। यही योग **गदनिग्रह** में इस प्रकार मिलता है-

भागैक एडगजत: पादौ धात्रीफलस्य तु।
शालितण्डुलत: पादो लेपो दद्रूहर: स्मृत:।। (कुष्ठाधिकार- १३२)

प्रपुनाडीबीजकट्फल-कुष्ठश्रीवासशैलजनिशानाम्।
सव्योषसर्षपानां दद्रूकुष्ठापहो लेपः।।

प्रपुनाडीबीजं कट्फलं कुष्ठं श्रीवास: शिलाजतु हरिद्रा मरिचं पिप्पली शुण्ठी सर्षपा: प्रतिक.२, **जलेन पेष्यः।**

प्रपुनाडबीज (पवाड़ के बीज), कट्फल, कूठ, श्रीवास, शिलाजीत, हल्दी, काली मिर्च, पिप्पली, सोंठ एवं सरसों- इन्हें २-२ कर्ष मात्रा में लें और जल के साथ पीसकर लेप बनायें। इसके प्रयोग से दद्रू व कुष्ठ नष्ट हो जाते हैं।

चित्रकविषभल्लातक-काञ्जिकपिष्टानि।
कुष्ठं श्वित्रं पाण्डुरतां नाशयति लेपमात्रेण[१]।।

चित्रकं विषं भल्लातकं प्रतिक.२, **काञ्जिकेन पेष्यः।**

चित्रक, विष (वत्सनाभ), भल्लातक, काञ्जिक के साथ पीसकर लेप तैयार करें। इसका लेपन करने मात्रा से श्वित्र (श्वेतकुष्ठ) एवं पुण्डरीक नामक कुष्ठरोग नष्ट हो जाता है।

काकोदुम्बरिकोत्पलचित्रककुष्ठानि सोमराजी च।
सैन्धवयुक्तो लेपो गजमूत्रयुतः किलासघ्नः।। (क्षारपाणेः- यो.स., पृ.- ३२७)

फल्गुफलानि नीलोत्पलं चित्रकं कुष्ठं सोमराजी सैन्धवलवणं प्रतिप.१, **गजमूत्रेण पेष्यः।**

काकोदुम्बरिका, नीलकमल, चित्रक, कूठ, सोमराजी तथा सैन्धव लवण- इन द्रव्यों को हाथी के मूत्र के साथ पीसकर लेप बनायें। इसका प्रयोग करने से किलास रोग नष्ट हो जाता है।

सौवीरकं रसाञ्जनमयोरजः सोमराजी पिप्पल्यः।
लाक्षा च सगोपित्ता लेपः श्वित्रापहः सिद्धः।। (क्षारपाणेः- यो.स., पृ.- ३२७)

सौवीरकं रसाञ्जनं शस्त्रचूर्णं सोमराजी पिप्पली लाक्षा प्रतिक.२, **गोपित्तेन पेष्यः।**

सौवीरक, रसाञ्जन, लोहचूर्ण, सोमराजी, पिप्पली एवं लाक्षा (लाख)- इन्हें २-२ कर्ष लें और गोपित्त के साथ पीसकर लेप तैयार करें। यह लेप श्वित्रकुष्ठ को दूर करता है।

---

१. अयं योगोऽस्मिन्नेव ग्रन्थे (.....संख्याके पृष्ठे) इत्थं दृश्यते-
चित्रकविषभल्लातक गुञ्जानिस्वानि बल्लपिष्टानि।
श्वित्रं सपुण्डरीकं प्रलेपमात्रेण निघ्नन्ति।। चित्रकाद्यम्।

सैन्धवसुवर्णपुष्प्यौ मन:शिला वारिणा सकासीसा।

लेपः किलासहन्यान्मषीचन्दनद्रुः किटिभकुष्ठघ्नः।।

सैन्धवलवणं शतपुष्पी[1] मन:शिला कासीसं प्रतिक. २, **पानीयेन पेष्यः।**

सैन्धव लवण, सुवर्णपुष्पी (सनाय), मैनसिल एवं कासीस- इन्हें २-२ कर्ष लें और पानी के साथ पीसकर लेप तैयार करें। यह लेप किलास को नष्ट करता है। इसी प्रकार चन्दन वृक्ष की मषी (स्याही) बनाकर लेपन करने से किटिभ एवं कुष्ठ रोग नष्ट हो जाता है।

ऐसा ही योग योगरत्न-समुच्चय में क्षारपाणि से लेकर इस प्रकार प्रस्तुत किया है-

सैन्धवसुवर्णपुष्पं मन:शिला रोचना सकासीसम्।

लेप: किलासहन्ता विडङ्गो वा स एव पुनः।। (क्षारपाणेः- यो.स., पृ.- ३२७)

सैन्धव लवण, सुवर्णपुष्प, मैनशिल, रोचना (गोपित्त), कासीस- इनका लेप किलास को नष्ट करता है अथवा केवल विडङ्ग के लेप से भी किलास नष्ट होते हैं।

शुष्कगोमयखण्डेन श्वित्रिणां घर्षयेन्मृदु।

श्वित्र (श्वेत कुष्ठ) वाले स्थान की त्वचा को सूखे गोमयखण्ड (गोबर के टुकड़े) से कोमलतापूर्वक घिसना चाहिए। योगरत्न-समुच्चय में तो यह योग लेप के साथ इस प्रकार दिया गया है-

यवगोधूमकासीसभार्गीकट्फलयोजितैः। मयूरपित्तसम्मिश्रैरजामूत्रेण पेषितैः।।

शुष्कगोमयघृष्टस्य श्वित्रस्योन्मूलनः परः। (यो.स., पृ.- ३२६)

जौ, गोधूम (गेहूँ), कासीस, भार्गी, कट्फल- इन द्रव्यों को मयूरपित्त तथा बकरी के मूत्र में मिलाकर पीस लें। श्वित्रकुष्ठ वाले स्थान को सूखे गोबर से घिसकर यह लेप लगाएं। यह योग श्वित्रकुष्ठ नाशक है।

हरितालमरुष्कं च गोमूत्रे घृष्टलेपनम्।

श्वित्राणि हि प्रणश्यन्ति दद्रूणां परमौषधम्।।

हरताल एवं अरुष्क (भिलावा) को गोमूत्र में घिसकर लेपन करने से

---

१. शतपुष्पीति स्वर्णपुष्पीपर्यायत्वेन निघण्टुषु न दृश्यते। अत इदं पर्यार्यप्रदर्शनं चिन्त्यम्।

श्वित्र (श्वेत कुष्ठ के धब्बे) नष्ट हो जाते हैं। यह योग दद्रूरोग को नष्ट करने के लिए भी परमौषध है।

सैन्धवं कुंकुमं कुष्ठं मुस्तं कटुकरोहिणी।
समभागानि सर्वाणि दद्रूणां परमौषधम्।
अन्येषां चैव कुष्ठानां श्वित्राणां च विशेषतः।।

सैन्धवलवणं कुंकुमं कुष्ठं मुस्तं कटुका प्रतिक. २, **पानीयेन पेष्यः।**

सैन्धव लवण, कुंकुम, कूठ, मुस्ता एवं कुटकी- इन्हें आधा-आधा पल लेकर पानी के साथ पीस लें। इस प्रकार तैयार किया गया यह लेप दद्रू (दाद) की परमौषध है। इस लेप से अन्य कुष्ठ भी नष्ट होते हैं, श्वेत कुष्ठ तो विशेष रूप से नष्ट होता है।

समभागा हेमवती कासीसं सौभाञ्जनं विशाला च।
लेपः कठिनान् पिटिक पाटयति त्वरितमनिलघ्नः।।

सुवर्णक्षीरं कासीसं सौभाञ्जनं विशाला, पानीयेनालोड्यः।

सुवर्णक्षीर, कासीस, सौभाञ्जन एवं विशाला- इन्हें समान मात्रा में लें और पानी के साथ पीसकर लेप तैयार करें। यह लेप दुसाध्य पिटकों को शीघ्र ही नष्ट कर देता है और विशेष रूप से वातनाशक होता है।

।। इति कुष्ठश्वित्रशातना लेपाः।।

'शैलेयकुष्ठस्थौणेयरेणुकागुरुपद्मकैः'। (अ.हृ.चि.- १७.२२)
मांसीतगरकैर्लेपः सर्वशोफनिबर्हणः।।

शैलेयं कुष्ठं स्थौणेयं हरेणुका अगुरु पद्मकं मांसी तगरम्। पानीयेनालोड्यः।

शैलेय, कूठ, स्थौणेय, हरेणुका, अगुरु, पद्मक, मांसी एवं तगर- इन्हें समान मात्रा में लेकर पानी के साथ पीसकर लेप बनायें। यह लेप सभी प्रकार के शोफ (सूजन) को दूर करता है।

एरण्डो मधुकं रास्ना वाजिगन्धा पुनर्नवा।

शुष्कमूलकसंयुक्तं वातशोफे प्रलेपनम्।। (क्षारपाणेः- यो.स. पृ.- ३४२)

एरण्डं मधुकं रास्ना वाजिगन्धा पुनर्नवा शुष्कमूलं प्रतिक.१, पूर्ववदालोड्यः।

एरण्डमूल, मुलेठी, रास्ना, अश्वगन्धा, पुनर्नवा तथा सूखी मूली- इन द्रव्यों को १-१ कर्ष लें और पानी के साथ पीसकर लेप तैयार करें। यह लेप वातजन्य शोथ को भी दूर करता है।

पटोलं मधुकं निम्बं दार्वी सप्तच्छदो वृषः।

शारिवा चेति सघृतं पित्तशोफप्रलेपनम्।। (क्षारपाणेः- यो.स. पृ.- ३४२)

पटोलमूलं मधुयष्टी मधुकं निम्बं दारुहरिद्रा सप्तपर्णः वासा शारिवा प्रतिक.१, **घृतेन देयः।**

परवल की जड़, मुलेठी, नीम की छाल, दारुहल्दी, सप्तपर्ण की छाल, अडूसा तथा सारिवा- इन द्रव्यों को १-१ कर्ष लें और घृत के साथ पीसकर लेप तैयार करें। यह लेप पैत्तिक शोथ को नष्ट करता है।

शिग्रुत्वङ्नक्तमालार्क-धात्र्यारग्वधमूलकैः।

गोमूत्रपिष्टैः श्वयथुः प्रलेप्तव्यः कफात्मकः।।

सौभाञ्जनः करञ्जः अर्कक्षीरं दारुहरिद्रा आरग्वधमूलकं प्रतिप.१, गोमूत्रेण पिष्ट्वा देयः। **इति श्वयथुनाशना लेपाः।**

शिग्रुमूल (सहिजन की जड़), करञ्ज, आक का दूध, आरग्वधमूल (अमलतास की जड़)- इन्हें १-१ पल लें और गोमूत्र के साथ पीसकर लेप तैयार करें। इसके प्रयोग से श्वयथु (सूजन) नष्ट हो जाती है।

(अर्शनाशक लेप)

भल्लातकं गजास्थीनि दन्ती निम्बकपोतविट्।

गुडोऽमृतासंग इति प्रलेपो गुदजापहः।। (तुलनीय- च.चि.- १४.५५)

भल्लातकानि दन्त्यस्थीनि दन्ती निम्बं कपोतविष्ठा गुडः सौराष्ट्रीमृत् प्रतिप. १, **पानीयेनालोड्यः।**

भल्लातक (भिलावा), गजास्थि (हाथी की हड्डी), दन्ती, नीम की छाल, कबूतर की बीट, गुड़ एवं अमृतासंग (सौराष्ट्री मिट्टी)- इन्हें १-१ पल लें और पानी के साथ पीसकर लेप तैयार करें। इसके प्रयोग से बवासीर के मस्से नष्ट हो जाते हैं।

अलं वचा वसोलूकी हरिद्रा दक्षविड् गुडः।
शुण्ठी सैन्धवमित्यर्शोलेपाः पादेरितास्त्रयः।।

हरितालं वचा उलूकीवसालोडितमित्ये**कः**। दारुहरिद्रा कुक्कुटविष्ठा गुड इति **द्वितीयः**। शुण्ठी सैन्धवमिति **तृतीयः**। एषां प्रमाणं प्रतिप. १, पश्चाद् द्वौ पानीयेन पेष्यौ, **इत्यर्शोहरा लेपाः।**

अल (हरिताल), वचा एवं उलूकीवसा से बनाया गया लेप अर्शरोग को दूर करता है। इसी प्रकार दारुहल्दी, मुर्गे का मल एवं गुड को पानी के साथ पीसकर बनाया गया लेप और सोंठ व सैन्धव को पानी के साथ पीसकर बनाया गया लेप भी अर्शरोग को दूर करता है। इन योगों में प्रत्येक द्रव्यों को १-१ पल परिमाण में लेना चाहिए। प्रथम लेप में जल का प्रयोग नहीं है।

(विसर्पहर लेप)

तण्डुलीवेतसीमूलं शाद्वलोत्पलचन्दनम्।
उशीरं शंखचूर्णं च लेपो वीसर्पनाशनः।।

तण्डुलीयं वेतसीमूलं दूर्वा नीलोत्पलं चन्दनम् उशीरं शंखचूर्णं प्रतिप. १, **पानीयेन पेष्यः।** अन्ये विडङ्गतण्डुलमिच्छन्ति।

तण्डुलीमूल (चौलाई की जड़) व वेतसीमूल (बेंत की जड़), दूर्वा, नीलकमल, चन्दन, उशीर (खस) एवं शंखचूर्ण- इन्हें १-१ पल परिमाण में लें और पानी के साथ पीसकर लेप तैयार करें। यह लेप विसर्प रोग को नष्ट कर देता है।

रोध्रं सर्जरसो दार्वी मधूकं मांसिपद्मकौ।

हरेणवश्च लेपोऽयं विसर्पघ्नो घृतान्वितः।।

रोध्रं सर्जरसः दारुहरिद्रा मधूकं मांसी पद्मकं हरेणवः प्रतिप.१, **घृतेन पेष्यः।**

रोध्र, सर्जरस, दारुहल्दी, मधूक (मुलेठी), मांसी, पद्मक एवं हरेणु- इन्हें १-१ पल लें और घृत के साथ पीसकर लेप तैयार करें। यह लेप विसर्प रोग को नष्ट कर देता है।

आरग्वधः सप्तपर्णः शिरीषः खदिरो वृषः।

स्योनाकं शारिवोशीरं कुटजा देवदारु च।

आजेन पयसा पिष्टं वीसर्पे स्यात् प्रलेपनम्।।

आरग्वधः सप्तपर्णः शिरीषः खदिरं वासिका स्योनाकमूलं शारिवा उशीरं वत्सकत्वक् देवदारुकाष्ठं छागक्षीरेण पेष्यः। **इति वीसर्पहरा लेपाः।**

आरग्वध, सप्तपर्ण, शिरीष, खदिर, वृष (वासा), स्योनाक, शारिवा, उशीर, कुटज एवं देवदारुकाष्ठ- इन्हें बकरी के दूध के साथ पीसकर लेप तैयार करें। यह लेप विसर्प रोग को नष्ट कर देता है।

(वातरक्तहर लेप)

क्षीरेण संयुतश्चूर्णो गोधूमानां सुभावितः।

वातरक्तं जयेद्दाहं विस्फोटान् पित्तजानपि।।

गोधूमचूर्णः छागलीक्षीरेण भावि(तो) देयः।

बकरी के दूध के साथ गेहूँ का आटा मिलाकर गाढ़ा लेप तैयार करें। इसके प्रयोग से वातरक्त रोग शान्त हो जाता है और दाह एवं पित्तज विस्फोट भी शान्त हो जाते हैं।

तिलसर्षपात्मगुप्तामाषोमैरण्डमूलकफलैस्तु।

आलेपोऽनिलरक्तं तिलयवचूर्णं च सर्पिर्वा (?)।।

तिलाः सर्षपाः आत्मगुप्ताफलानि माषाः उमा एरण्डमूलफलानि प्रतिक.२,

पानीयेन पेष्यः इत्येको लेपः। तिलचूर्णं यवचूर्णं प्रतिप. १, **जलेनालोड्यः।**

तिल, सरसों, आत्मगुप्ता (केवाँच) के फल, माष (उड़द), उमा (अतसी), एरण्ड का मूल एवं फल- इन्हें २-२ कर्ष लें और पानी के साथ पीसकर लेप बनायें। इसी प्रकार तिलचूर्ण एवं यवचूर्ण (जौ का आटा) को १-१ पल लें और जल के साथ पीसकर लेप तैयार करें। ये दोनों ही लेप वातरक्त रोग को नष्ट करते हैं।

प्रपुण्डरीकमञ्जिष्ठा-दार्वीमधुकचन्दनैः।
[1]सितोत्पलैरकासक्तु-मसूरोशीरपद्मकैः।।
वातशोणितवीसर्प-रागशोफनिबर्हणः।
ख्यातः प्रपुण्डरीकाद्यो दाहशीतार्त्तिनाशनः[2]।।

(च.चि.२९.१३४-१३५)

प्रपुण्डरीकं मञ्जिष्ठा दारुहरिद्रा मधुयष्टी रक्तचन्दनं सितशर्करा नीलोत्पलम् एरकासक्तु मसूरदलानि उशीरं पद्मकं प्रतिक. २, पानीयेन पेष्यः। **प्रपुण्डरीकाद्यो लेपः। इति वातशोणितहरा लेपाः।**

प्रपौण्डरीक, मञ्जिष्ठा, दारुहल्दी, मुलेठी, लालचन्दन, एरका (होग्गल) के बीज का सक्तु, मसूर की दाल, खश एवं पद्मकाठ- इन द्रव्यों को २-२ कर्ष लें और पानी के साथ पीसकर लेप तैयार करें। इस लेप का प्रयोग करने से वातरक्त, विसर्प, राग (लालिमा) तथा शोफ का निवारण हो जाता है। दाह एवं शीतजनित पीड़ा को दूर करने वाला यह योग 'प्रपुण्डरीकाद्य लेप' नाम से प्रसिद्ध है।

---

१. **'सितोत्पलै०'** इति विवरणानुसारितया वैद्यप्रसारकसम्मतः पाठोऽस्ति। अष्टाङ्गसंग्रहे (चि.- २४.११, अत्रिदेव-संस्करणे) अपि **'०मञ्जिष्ठाचन्दनोत्पलपद्मकैरका-सक्तु०'** इति पाठोऽस्ति। मुद्रिते चरके तथा चाष्टाङ्गहृदये (चि.- २२.२९) तु **'सितोपलै०'** इति पाठो दृश्यते। **अयमपपाठ एव।**

२. इयं पंक्तिश्चरकसंहितायां न दृश्यते।

लशुनविशालाबृहतीफलगृहधूमा विडङ्गमिति चूर्णः।
लेपो भवेच्च योनौ शूलक्रिमिरुग्गन सनिशः (?)।।

लशुनं विशाला कण्टकारीफलं गृहधूमः विडङ्गः प्रतिप.१, **जलेन पेष्यः।**

लशुन, विशाला, कण्टकारीफल, गृहधूम एवं विडङ्ग- इनके चूर्ण अथवा जलपिष्ट लेप को योनि में लगाने से योनिगत शूल एवं कृमिरोग नष्ट हो जाते हैं।

दारुनिम्बामृता कल्कः सनिशस्तक्रभावितः।
योनिमलहरः प्रोक्तस्तथा कण्डूविनाशनः।।

देवदारुकाष्ठं निम्बं सोमवल्ली[1] दारुहरिद्रा प्रतिप.१, तक्रेणालोडनीयः।

देवदारुकाष्ठ, नीम, गिलोय एवं हरिद्रा को १-१ पल लें और तक्र के साथ पीसकर लेप तैयार करें। इसे योनि में लगाने से मल एवं कण्डू (खुजली) का निवारण होता है।

तुत्थगैरिकरोध्रैला-मनोह्वालरसाञ्जनैः।
हरेणुपुष्पकासीस-सौराष्ट्रीलवणोत्तमैः।
लेपः क्षौद्रयुतः सूक्ष्मैर्लिङ्गरुग्-विनिबर्हणः।। (अ.हृ.उ.- ३४.४-५)

तुत्थं गैरिकं रोध्रं सूक्ष्मैला मनःशिला हरितालं रसाञ्जनं हरेणुः पुष्पकासीसं सौराष्ट्रमृत् सैन्धवलवणं प्रतिक.२, **माक्षिकेणालोड्यः।**

भुना हुआ तूतिया, गेरू, पठानीरोध्र, छोटी इलायची, मैनसिल, हरताल, रसाञ्जन, हरेणु (मटर) के बीज, पुष्पकासीस, सौराष्ट्रमृत्तिका और सैन्धव लवण- इन्हें २-२ कर्ष लेकर सूक्ष्म चूर्ण बनायें। इसमें मधु मिलाकर लेप करने से लिङ्गरोग (उपदंश/सुजाक) नष्ट हो जाता है।

'तिलकल्कघृतक्षौद्रैर्लेपो लिङ्गरुजापहः'। (अ.हृ.उ.- ३४.२)

तिलकल्कप.२, घृतमाक्षिकाभ्यां सम्मिश्रणीयः।

दो पल तिलकल्क को घृत एवं मधु के साथ मिलाकर लेप तैयार करें। इसके प्रयोग से लिङ्गरुजा (उपदंश/सुजाक की पीड़ा) शान्त हो जाती है।

१. **'सोमराजी'** इति मातृकासु पाठः, **'सोमवल्ली'** इति शोधितपाठः।

'त्रिफला मधुसम्मिश्रा लेपो लिङ्गरुजापहः'।।

हरीतकी आमलकं बिभीतकं प्रतिक. २, माक्षिकेण सह देयः। **इति लिङ्गामयनाशना: लेपा:।**

हरीतकी, आँवला एवं बहेड़ा का चूर्ण २-२ कर्ष लें और इसमें मधु मिलाकर लेप तैयार करें। इसके प्रयोग से लिङ्गरोग (उपदंश) नष्ट हो जाता है।

नाकुलीं सैन्धवं शुण्ठीं पिष्ट्वा तोयेन लेपयेत्।
तेन गण्डा विनश्यन्ति कठिना कर्कशा अपि।।

नाकुली सैन्धवलवणं शुण्ठी प्रतिक. २, **पानीयेन पेष्य:।**

नाकुली, सैन्धव लवण एवं शुण्ठी- इन्हें २-२ कर्ष मात्रा में लें और पानी के साथ पीसकर लेप बनायें। इसके प्रयोग से कठिन एवं कर्कश गण्ड भी नष्ट हो जाते हैं।

'कपोतविट्सक्तुतिलाश्च यष्टी पिष्टं जलेनाशु भिनत्ति गण्डम्'।

कपोतविट् यवसक्तवः तिलचूर्णं मधुयष्टी पानीयेनालोड्यः।

कपोतविष्ठा (कबूतर की बीट), यवसक्तु (जौ के सत्तू), तिल एवं मुलेठी- इन्हें पानी के साथ पीसकर लेप बनायें। इसके प्रयोग से गण्ड शीघ्र ही फूट जाता है।

'सुवर्चला हिङ्गु च सैन्धवं च घृतेन मिश्रं विभिनत्ति गण्डम्'।

सुवर्चलापत्रक. २, हिङ्गुधा. १, सैन्धवलवणतो. १, घृतेन सह पिष्ट्वा देयः।

सुवर्चलापत्र २ कर्ष, हींग १ धान्यक एवं सैन्धव लवण १ तोला लें और घृत के साथ पीसकर लेप बनायें। यह लेप गण्ड को नष्ट कर देता है।

'रुक्मक्षीरी ससर्पिष्का गण्डान्नाशयति क्षणात्'।

सुवर्णक्षीरीक. २, पिष्ट्वा घृतेनालोड्य देयः।

सुवर्णक्षीरी को २ कर्ष लें और घृत के साथ पीसकर लेप बनायें। यह लेप अति शीघ्र ही गण्डों को नष्ट कर देता है।

'कुलत्थं मरिचं हिङ्गु गण्डपाटनमुत्तमम्'।

कुलत्थप. १, मरिचक. १, हिङ्गुतो. १, पानीयेन देय:।

कुलत्थ (कुलथी) १ पल, काली मिर्च १ कर्ष एवं हींग १ तोला लें और पानी के साथ पीसकर लेप बनायें। यह गण्ड को नष्ट करने वाला बहुत ही उत्तम लेप है।

निम्बमूलं देवदारु त्रिवृता कुष्ठकं वचा।
श्यामाजगन्धातिविषा लेपो गण्डविदारण:।।

निम्बमूलं देवदारुकाष्ठं त्रिवृता कुष्ठं वचा सुगन्धप्रियङ्गु अजगन्धा प्रतिविषा प्रतितो. १, **पानीयेन पेष्य:।**

निम्बमूल (नीम की जड़), देवदारुकाष्ठ, त्रिवृता, कूठ, वचा, गन्धप्रियङ्गु, अजगन्धा एवं प्रतिविषा को १-१ तोला लें और पानी के साथ पीसकर लेप तैयार करें। यह लेप गण्ड का विदारण कर देता है।

अंकोलं मधुकं हिंस्रा मातुलुङ्गं च काञ्चनी।
लेपोऽयं काञ्जिकालोड्यो गण्डान् सर्वान् विदारयेत्।।

अंकोलफलं मधुयष्टी मांसी मातुलुङ्गं काञ्चनी प्रतितो. १, लेपोऽयं **काञ्जिकेनालेड्य पिष्ट्वा देय:।**

अंकोलफल, मुलेठी, जटामांसी, मातुलुंग एवं काञ्चनी- इन्हें १-१ तोला लें और पानी के साथ पीसकर लेप तैयार करें। यह लेप सभी प्रकार के गण्डों को विदीर्ण कर देता है।

वेल्लं गुडूची कटुका देवदारु सनागरम्।
गवां तोयेन सम्पिष्ट: प्रलेप: श्लीपदं जयेत्।।

विडङ्गानि गुडूची कटुका देवदारुकाष्ठं शुण्ठी प्रतिक. २, गोमूत्रेणालोडनीय:।

विडङ्ग, गिलोय, कुटकी, देवदारुकाष्ठ एवं शुण्ठी- इन्हें २-२ कर्ष लें और गोमूत्र के साथ पीसकर लेप तैयार करें। यह लेप श्लीपद (फीलपाँव) रोग को नष्ट कर देता है।

श्यामा कोशातकी दारु सर्षपा च नमस्करी।
पुनर्नवा च लेपोऽयं गण्डानां विनिवारणः।।

श्यामा गण्डोलीफलं देवदारु सर्षपा नमस्कारी पुनर्नवा प्रतिक. २, पानीयेन पेष्यः।

श्यामा (काली निशोथ), कोशातकी (तोरी), देवदारुकाष्ठ, सरसों, नमस्कारी (लज्जालु/छुईमुई) एवं पुनर्नवा- इन्हें २-२ कर्ष लें और पानी के साथ पीसकर लेप तैयार करें। यह लेप गण्डों का निवारण कर देता है।

'मेघनादं विडङ्गानि लेपोऽयं गण्डनाशनः'।

मेघनादः विडङ्गफलं प्रतिक. १, पानीयेन पेष्यः। **इति गण्डभेदनलेपः।**

मेघनाद एवं विडङ्गफल को १-१ कर्ष लें और जल के साथ पीसकर लेप बना लें। इसके प्रयोग से गण्डरोग नष्ट हो जाता है।

'मधुकं[१] घृतसंयुक्तं लेपोऽयं व्रणशोफजित्'।

हरिद्राप. १, **घृतेनालोड्य देयः।**

एक पल हरिद्राचूर्ण को घृत में आलोडित कर लेपन करें। इससे व्रणशोफ (घाव की सूजन) का शमन होता है।

खदिरं त्रिफला रोध्रं शुङ्गा न्यग्रोधजा घृतम्।
शैथिल्यं सौकुमार्यं च लेपोऽयं कुरुते व्रणे।।

खदिरं हरीतकी आमलकं बिभीतकं रोध्रं वटांकुराः प्रतिक. १, **घृतेनालोड्य देयः।**

खदिर, त्रिफला, रोध्र, वटशुङ्गा (बड़ के अंकुर)- इन्हें १-१ कर्ष लें और घृत के साथ पीसकर लेप तैयार करें। यह लेप व्रण में शिथिलता व कोमलता पैदा कर उसे ठीक कर देता है।

लाक्षा मनःशिलाले च मञ्जिष्ठा रजनीद्वयम्।
लेपो युक्तः क्षौद्रयुतो व्रणं प्रतिविशोधयेत्।।

---

१. **'मधुकं'** इत्यस्य स्थाने हरिद्रावाचकं पदं स्यात्, विवरणे तथा दर्शनात्।

लाक्षा मन:शिला हरितालं मञ्जिष्ठा दारुहरिद्रा पिण्डहरिद्रा प्रतिक.१, पिष्ट्वा माक्षिकघृताभ्यामालोड्य:।

लाक्षा, मैनसिल, अल (हरताल), मञ्जिष्ठा, दारुहरिद्रा एवं पिण्डहरिद्रा- इन्हें १-१ कर्ष लें और मधु के साथ पीसकर लेप तैयार करें। यह लेप व्रण का शोधन करता है।

सर्जं कर्परितुत्थलोचनहितं कम्पिल्यकं शाबरम्,
सिन्दूरातिविषा निशाक्षसहितं लक्ष्मीगृहं गुग्गुलुम्।
पिष्ट्वैतानि समांशकानि हविषा तैलेन सम्मिश्रयेद्,
क्वथ्यात्तद्द्विगुणे ततो मधुमले द्रव्यांशतस्त्वेकत:।।
तत्पात्रे हुतभुक्प्रतप्तफलके पिष्ट्वा पचेत् पिण्डिकाम्,
सा शीतेऽम्बुनि निर्वृता गुणवती लेपानुलेपक्रिया।
दुस्साधव्रणगण्डमेहपिटकानाडीव्रणानां हिता,
सद्य:शोधनरोपणी जनयति स्वास्थ्यं परं तत्क्षणात्।।

(शार्दूलविक्रीडितं वृत्तम्)

सर्जरस: कर्परिकातुत्थं चक्षुष्यं कम्पिल्यं रोध्रं सिन्दूरं प्रतिविषा दारुहरिद्रा बिभीतकं श्रीवास: गुग्गुलु: प्रतिप.१, एतत् पिष्ट्वा तैलघृताभ्यां पिण्डकरणयोग्याभ्यां सम्मिश्रयेत्। ततो मधूच्छिष्टप.२२, अग्नितप्ते पात्रे पुनर्मिश्रयेत्। **गुणवती वर्त्ति:।**

सर्जरस, कर्परिका तुत्थ, चक्षुष्य (रसाञ्जन), कम्पिल्लक, रोध्र, सिन्दूर, अतिविषा, दारुहरिद्रा, बहेड़ा, श्रीवास एवं गुग्गुलु- इन्हें १-१ पल लेकर पीस लें और घृत व तैल के साथ मन्द अग्नि पर पकाकर पिण्डी बना लें। तदनन्तर पूर्व द्रव्यों की कुल मात्रा ११ पल से द्विगुण मात्रा (२२ पल) मधूच्छिष्ट (मधुमक्खी के छत्ते का मोम) भी इसमें मिला लें। इन सबको अग्नितप्त पात्र में पुन: हल्का गर्म करते हुए मिश्रित कर पिण्डिका रूप बना लें। इसे शीतल जल में डूबोकर वर्त्ति बना लें। इस **गुणवती** नामक वर्त्ति से लेपानुलेप क्रिया करनी चाहिए। यह

दुस्साध्य व्रण, गण्ड, प्रमेहपिटिका एवं नाडीव्रण में अति हितकर होती है। यह शीघ्र ही व्रण का शोधन एवं रोपण करती है और अविलम्ब ही स्वास्थ्य प्रदान करती है।

इसी **गुणवती वर्त्ति** का वर्णन भैषज्य-रत्नावली के नाडीव्रणाधिकार में भी अनुष्टुप् छन्द में मिलता है।

रसाञ्जनं हरिद्रे द्वे मञ्जिष्ठा निम्बपल्लवाः।
त्रिवृत्तेजोवती दन्ती कल्को नाडीव्रणापहः।। (सु.चि.- ८.४१)

रसाञ्जनं दारुहरिद्रा पिण्डहरिद्रा मञ्जिष्ठा निम्बपत्राणि त्रिवृत् तेजोवती दन्तीत्वक् प्रतिक.१,

रसाञ्जन, दारुहरिद्रा, पिण्डहरिद्रा, मञ्जिष्ठा, निम्बपत्र, त्रिवृत्, तेजोवती एवं दन्तीत्वक्- इन्हें १-१ कर्ष लेकर कल्क बनायें। इसका लेपन नाडीव्रण को शान्त कर देता है।

पटोलतिलयष्ट्याह्वा त्रिवृद्दन्ती निशाद्वयम्।
निम्बपत्राणि चालेपः सुमहाव्रणरोपणः।
तिलाष्टक इति ख्यातो लेपोऽयमपराजितः।।

पटोलपत्राणि तिलाः मधुयष्टी त्रिवृत् दन्ती दारुहरिद्रा पिण्डहरिद्रा निम्बपत्राणि प्रतिप.१, पानीयेनालोड्यः। अन्ये- ('सुमहा' इत्यस्य स्थाने) समधुरिति पाठः, माक्षिकेण मिश्रयन्ति। **पटोलाष्टको लेपः।**

पटोलपत्र, तिल, मुलेठी, त्रिवृत्, दन्ती, दारुहरिद्रा, पिण्डहरिद्रा, निम्बपत्र- इन्हें १-१ पल लें और पानी के साथ पीसकर लेप तैयार करें। यह लेप 'तिलाष्टक' नाम से प्रसिद्ध है। इसे 'अपराजित' लेप भी कहते हैं। यह व्रणरोपण करने वाला बहुत प्रभावशाली महौषध है। ग्रन्थकार गदाधर श्लोक के विवरण में कहते हैं कि- अन्य विद्वान् 'सुमहा' के स्थान पर 'समधुः' पाठ मानते हैं और उक्त औषधियों को मधु के साथ पीसकर यह योग बनाते हैं।

हरिद्रानिम्बरुधिरैस्सतिक्तैर्व्रणरोपणः।

चूर्णितैराम्रजम्ब्वस्थित्रिफलामधुकैः परे।। रोपणचूर्णद्वयम्।

दारुहरिद्रा निम्बपत्राणि कुंकुमं कटुका प्रतितो.१, आम्रास्थि जम्ब्वस्थि हरीतकी आमलकं बिभीतकं मधुयष्टी प्रतिक.१,

दारुहरिद्रा, निम्बपत्र, कुंकुम एवं कुटकी- इन्हें १-१ तोला लेकर चूर्ण बनायें। यह व्रणरोपण (घाव भरने वाला) उत्तम योग है। अन्य वैद्य ऐसा ही दूसरा योग इस प्रकार बतलाते हैं- आम की गुठली, जामुन की गुठली, त्रिफला एवं मुलेठी- इन्हें १-१ कर्ष लेकर चूर्ण बनायें। इसके प्रयोग से भी व्रण का रोपण (भराव) हो जाता है। ये दोनों ही प्रभावशाली व्रणरोपण योग हैं।

मधूच्छिष्टं स्थितं पात्रे द्रावयेन्मृदुवह्निना।

द्रुतञ्च निक्षिपेत्तोये सुशीते तत उद्धरेत्।

ततो दत्तं च दग्धेऽङ्गे रोपणं दाहनाशनम्।।

मधूच्छिष्टप.२, घृतप.२, अग्नौ विलाप्य शीतोदकेन सह संसृज्य दग्धे पात्रे विनिक्षिपेदिति।

दो पल मधूच्छिष्ट (मधुमक्खी के छत्ते का मोम) को पात्र में डालकर मन्द अग्नि पर रखकर पिघला लें। पिघलने पर इसे अति शीतल जल में डाल दें और कुछ समय बाद निकालकर जले अंग पर लीप दें। इससे घाव भर जाता है और जलन शान्त हो जाती है।

'दधि वा केवलं शस्तं दग्धेऽङ्गे रोपणं परम्'।

दधिप.२,

अथवा जले हुए अंग पर केवल दही का लेपन करना चाहिए। इसके लिए २ पल की मात्रा ली जा सकती है। यह दग्धव्रण का रोपण करने वाला उत्तम साधन है।

केसरं पद्मपुष्पाणां मधुकं पद्मचारिणी।

लेपोऽयं शस्यते क्षौद्रसंयुक्तो दग्धरोपणः।।

पद्मकेसरं मधुयष्टी पद्मचारिणी प्रतिप. २, माक्षिकेण सह देयः।

पद्मकेसर (कमल-किञ्जल्क), मुलेठी, पद्मचारिणी- इन्हें २-२ पल लें और मधु के साथ पीसकर लेप तैयार करें। यह जलने से हुए व्रण (घाव) को शीघ्र ही भर देता है।

रक्तचन्दनमृद्वीका-शतवीराः सपुष्कराः।
लेपोऽयं सघृतक्षौद्रो दग्धेऽङ्गे भेषजं परम्।।

रक्तचन्दनं मृद्वीका शतावरी पद्मकं प्रतिप. १, घृतमाक्षिकाभ्यामालोड्य देयः।

लाल चन्दन, मुनक्का, शतवीरा (शतावरी) एवं पुष्करमूल- इन्हें १-१ पल लेकर पीस लें। पुनः घृत एवं मधु के साथ मिलाकर जलने से हुए व्रण (घाव) पर लेपन करें। यह लेप उक्त व्रण का शमन करने वाला परमौषध है।

पद्मिनीपत्र-यष्ट्याह्व-काकोलीद्वय-चन्दनैः।
लेपोऽयं नवनीताक्तो दग्धगात्रं प्रपोषयेत्।।

पद्मिनीपत्रं मधुयष्टी काकोली क्षीरकाकोली रक्तचन्दनं प्रतिप. २, नवनीतेनालोड्यः।

कमलपत्र, मुलेठी, काकोली, क्षीरकाकोली एवं चन्दन- इन्हें २-२ पल लेकर महीन पीस लें और नवनीत (मक्खन) के साथ मिलाकर जले अंग पर लेपन करें। यह लेप दाह का शमन करता है और शीघ्र ही जले अंग के व्रण (घाव) को भर देता है।

जनयेद्रोम तैलाक्तं भस्म शृङ्गिखुरत्वचम्।
हिमाग्निदग्धे रोहाय तत् स्यात् सर्जरसायुतम्।।

अस्य श्लोकस्य वाक्यद्वयं क्रियते- तथा रूढव्रणे तैलाक्तं शृङ्गिखुरत्वचां भस्म रोमाणि जनयेदित्येको वाक्यार्थः। हिमाग्निदग्धे गात्रे तदेव सर्जरसायुतं रोम्णां रोहाय भवतीति द्वितीयः। शृंग्यादिसम्बन्धाच्छृङ्गादिमतां गवादीनां शृङ्गादीनि।

मरे हुए शृंगी (गाय आदि सींग वाले प्राणियों) के सींग, खुर एवं त्वचा की भस्म को तैल में मिलाकर लगाने से उस त्वचा पर रोम उग आते हैं, जो घाव भरने पर आती है। हिम (बर्फ) अथवा अग्नि से जले हुए अंग की त्वचा पर भी रोम उग आते हैं, यदि उक्त भस्म को सर्जरस के साथ मिलाकर लगाया जाए।

छगलक्षीररसाञ्जनदग्धेभविषाणचूर्णलेपेन।
रोहन्ति करतलेष्वपि केशाः किमुतान्यदेशेषु।।

रसाञ्जनं दग्धहस्तिदन्तचूर्णं छगलक्षीरेणालोड्य देयः।

हाथीदाँत की भस्म को रसाञ्जन एवं बकरी के दूध के साथ मिलाकर लगाने से हथेली पर भी केश उग आते हैं, अन्य अंगों की तो बात ही क्या है? हथेली पर केश उगने का कथन इस योग की प्रभावशालिता को बताने के लिए अतिशयोक्ति के रूप में समझना चाहिए। वस्तुतः हथेली पर केश नहीं उग सकते हैं।

मध्वाज्यदुग्धकरिनखनिदिग्धिकाकुसुमतिलपुष्पैः।
तुल्यैः कृतः प्रलेपो जनयेद् दग्धेऽपि रोमाणि।।

हस्तिदन्तनखचूर्णः कण्टकारीपुष्पं कृष्णतिलपुष्पं प्रतिक. २, माक्षिक-घृतक्षीरैरालोडनीयः। **इति व्रणरोपणलेपाः।**

गजनख (हाथी के पैर का नाखून) का चूर्ण, कण्टकारीपुष्प एवं तिलपुष्प को समान मात्रा में लेकर पीस लें और मधु, घृत एवं दूध के साथ मिलाकर जले हुए अंग पर लेपन करें। इससे रोम पुनः उत्पन्न हो जाते हैं।

स्वच्छारनालकल्कितगुञ्जाहरितालशंखयवचूर्णैः।
लिप्ताः पतन्ति केशा वृक्षा इव मूलसञ्छिन्नाः।।

रक्तिकाफलानि हरितालं शंखं यवाः प्रतिक. २, काञ्जिकेन पेष्यः।

गुञ्जा, हरिताल, शंख एवं यव (जौ) के चूर्ण को २-२ कर्ष लें और काञ्जी के साथ पीसकर लेप तैयार करें। इसके प्रयोग से केश ऐसे गिर जाते हैं, जैसे कटी जड़ वाले पौधे।

त्रिवृदेलवालुककृष्णाफलमूलकुटिलकासीसम्।
सुरभीपयोविपक्वं कटुतैलं केशनाशाय।।

कटुतैलप. ८, क्षीरप. ३२, गर्भे त्रिवृत् एलवालुकं हरितालं पिप्पली पिप्पलीमूलं तगरं कासीसं प्रतितो. १, धा. २, र. २, **इति रोमशातनलेपाः।**

त्रिवृत्, एलवालुक, हरिताल, पिप्पली, पिप्पलीमूल, तगर एवं कासीस- इन्हें समान मात्रा में लेकर गोमूत्र के साथ सरसों का तैल सिद्ध करें। इसके प्रयोग से केश नष्ट हो जाते हैं।

वटदुग्धकुष्ठरोमकलिप्तं बद्धं वटस्य कल्केन।
अध्यस्थि सप्तरात्रान्महदपि शममेति सिद्धमिदम्[१] **।।**

(तन्त्रान्तरात्- यो.स., पृ.- ४७३)

वटदुग्ध (बड़ का दूध), कूठ एवं रोमक लवण को मिलाकर लेपन करने एवं ऊपर से वटमूल का कल्क बाँधने से अध्यस्थि (हड्डी बढ़ने का रोग) एक सप्ताह में ही ठीक हो जाता है।

शुक्तिकाभस्म सिन्धूत्थं सर्पिस्सर्जरसं पयः।
पादस्फुटनहा लेपस्तिक्तालाबुव्यवस्थितः।।

शुक्तिकाभस्म, सिन्धूत्थ (सैन्धव लवण), घृत, सर्जरस एवं दूध- इन्हें मिलाकर लेप तैयार करें और उसे तिक्तालाबु (कड़वी तुम्बी) में रखें। इसका प्रयोग पैरों में फटी बिवाइयों पर करने से वे शीघ्र ही शान्त हो जाती हैं।

दारुहरिद्रार्द्धतुलां विंशतिगुणेऽम्भसि श्रपयित्वा तं क्वाथं सगैरिकमादर्वीप्रलेपात् साधितं क्षौद्रयुक्तं घृतभाजने निदध्यात्। एतन्निष्ठीवनं सर्वमुखामयनाडीघ्नम्। (अ.सं.उ.- २६.५२)

दारुहरिद्रा ५० पल लेकर बीस गुना जल में क्वाथ करें। इस क्वाथ में गेरू मिलाकर फिर पकायें, जब यह कर्छी पर चिपकने लगे, तब शीतल

१. अयं योगः चन्द्रट-विरचिते 'योगरत्न-समुच्चये' मिश्रक-चिकित्सा-प्रकरणेऽपि (४७३ पृष्ठे) पठ्यते।

होने पर इसमें मधु मिलाकर घृतपात्र में रखें। इसे मुख में चबाकर कुछ समय पश्चात् ष्ठीवन (थूकना) करना चाहिए। इससे सभी मुखरोग और नाड़ीरोग नष्ट हो जाते हैं।

आविकक्षीरसंसिद्धैः फलैर्गौञ्ज्यैस्त्र्यहोषितैः।
तिक्ततुम्बीगतैः सम्यग् लेपः पादरुजापहः।।

आविकक्षीर (भेड़ के दूध) में सिद्ध किये गुञ्जा फलों को कड़वी लौकी के पात्र में रखें। तीन दिन के अनन्तर इसका प्रयोग करना प्रारम्भ करें। इससे पैरों में फटी बिवाइयाँ शान्त हो जाती हैं।

तिक्ततुम्बीफलैः क्षुण्णैः पादस्फुटनशान्तये[१]।
सिक्तैर्महिषमूत्रेण लेपः कार्यो विजानता[२]।।

कड़वी तुम्बी के फलों को पीस लें और महिष-मूत्र (भैंस का मूत्र) मिलाकर लेप तैयार करें। इसे लगाने से विपादिकाएँ (बिवाइयाँ) नष्ट हो जाती हैं।

लिप्ता सर्षपकल्केन स्वेदिता चाश्मभिर्भृशम्।
पादपार्ष्णिव्यथा नृणां पक्षार्धेन प्रशाम्यति।।

एड़ी पर सरसों के कल्क का लेप करें और ऊपर गर्म पत्थर लगाकर सेक करें। इससे एड़ी में होने वाली पीड़ा एक सप्ताह में ठीक हो जाती हैं। यहाँ विपादिका (बिवाई) की चिकित्सा के बीच में ही यह एड़ी के दर्द को दूर करने का एक योग दिया गया है। अष्टाङ्गसंग्रह की शशिलेखा टीका में तो यह योग पाददाह-चिकित्सा योगों के अनन्तर दिया गया है[३]।

---

१. इत आरभ्य **घृताक्तैस्सक्तुभिः** इत्यन्तं योगाः योगरत्नसमुच्चये मिश्रकचिकित्सा-प्रकरणे दृश्यन्ते। तत्र- **नागबुद्धेरिमे** योगा इति चन्द्रटः सूचयति।

२. योगोऽयं चन्द्रटीये योगरत्नसमुच्चये मिश्रकचिकित्सा-प्रकरणेऽपि (४७५ पृष्ठे) पठ्यते- तिक्ततुम्बीफलैः क्षुण्णैः पादस्फुटनशान्तये। स्निग्धैर्माहिषमूत्रेण स्वेदः कार्यो विजानता।।

१. अष्टाङ्गसंग्रहः (शशिलेखा-टीकायुतः), क्षुद्ररोगाधिकारे पञ्चविंशस्य श्लोकस्य व्याख्याने (८२३ पृष्ठे)

पूरिता पक्वसिक्थेन वह्निना तापिता भृशम्।
असाध्यापि व्रजत्यस्तं क्षिप्रमेव विपादिका।।

विपादिका (बिवाई) पर गर्म सिक्थ (मधुमक्खी के छत्ते का मोम) लगाएं और अग्नि से सेक करें। इससे भंयकर विपादिका भी शीघ्र ठीक हो जाती है।

भूर्जपत्रस्य तैलेन प्रोक्षिता तु विपादिका।
नराणामेकरात्रेण शममायात्यसंशयम्।।

भूर्जपत्र के तैल से स्नेहन करने पर विपादिका (बिवाई) एक दिन में ही ठीक हो जाती है।

मूलोत्थेन शतावर्या रसेन परिलेपितौ[१]।
परितापद्विमुच्येते चरणौ क्षिप्रमेव हि।।

अब यहाँ पैर की तली में होने वाली जलन को दूर करने के लिए कुछ प्रभावशाली योग बताये जा रहे हैं- शतावरीमूल के रस का लेप करने से चरण शीघ्र ही जलन के कष्ट से मुक्त हो जाते हैं।

मसूरविदलैः पिष्टैर्भृशशीतेन[२] वारिणा।
चरणौ लेपयेत् सम्यक् तत्प्रतप्तिप्रशान्तये।।

मसूर की दाल को अति शीतल पानी के साथ पीसकर अच्छी प्रकार से चरणों पर लेप करें। इससे उनकी जलन शान्त हो जाती है।

नवनीतेन संलिप्तौ वह्निना परितापितौ।
मुच्येते चरणौ क्षिप्रं परितापात् सुदारुणात्।।

---

१. अस्य पूर्वार्द्धभागस्य स्थाने- '**मूलोत्थेन शतावर्या रसफेनेन लेपितौ**' इति पाठो चन्द्रटीये योगरत्नसमुच्चये मिश्रचिकित्साधिकारे (४७५ पृष्ठे) लभ्यते। अष्टाङ्गसंग्रह- शशिलेखायां तु- '**शतावरीमूलरसात् फेनेन परिलेपितौ**' इति पाठो दृश्यते क्षुद्ररोगाधिकारे पञ्चविंशस्य श्लोकस्य व्याख्याने।

२. '**०भृशशीतेन**' इत्यष्टाङ्गसंग्रहे (शशिलेखा-टीकायुते), क्षुद्ररोगाधिकारे पञ्चविंशस्य श्लोकस्य व्याख्याने (८२३ पृष्ठे) पाठः, अस्य स्थाने मातृकासु '**०शृतशीतेन**' इति।

चरणों पर मक्खन लगाकर अग्नि से तापन करें। इससे चरण शीघ्र ही भयंकर जलन से मुक्त हो जाते हैं।

घृताक्तैस्सक्तुभि: श्लक्ष्णैरजाक्षीरविमिश्रितै:।
लेपयेच्चरणौ यत्नात् तत्प्रतापप्रशान्तये।।

सत्तू को घृत एवं अजादुग्ध (बकरी के दूध) के साथ मिलाकर चरणों पर लेप करने से तुरन्त ही चरणों में होने वाली जलन शान्त हो जाती है।

नवनीतं वचामूलं माषान् सक्तूंस्तथैव च।
पद्मपत्रं शताह्वा च (लेपयेत् प्रमदातनुम्)।
(स्थूला भवति गौरी च) सप्तरात्रप्रयोगत:[१]।।

नवनीत (मक्खन), वचामूल, माष (उड़द), सत्तू, पद्मपत्र (कमल का पत्ता), सौंफ- इन्हें पीसकर स्त्री अपने शरीर पर लेपन करे। इससे वह स्थूल (हृष्ट-पुष्ट/मांसल) और गौरी हो जाती है।

माहिषं क्वथितं क्षीरमेतेनाद्वर्त्तनं परम्।
मुखे वर्णकरं व्यङ्गतिलकानां च नाशनम्।।

भैंस के दूध को अच्छी तरह से उबालकर कुछ गाढ़ा कर लें। इससे मुख पर उद्वर्त्तन (उबटन) करने से मुख का रंग निखर जाता है और व्यंग (झाइयाँ) एवं काले धब्बे नष्ट हो जाते हैं।

श्लक्ष्णं कृत्वा हरिद्रां च गोमयेन प्रलेपयेत्।
तत्साधुसिद्धं मृद्वग्नौ घर्षणं वर्णकारकम्।।

हल्दी को महीन पीसकर गाय के गोबर के साथ मिला लें। इसे मन्द अग्नि पर पकाकर उद्वर्त्तन (उबटन) तैयार करें। इसे शरीर पर रगड़ने से रंग निखर जाता है।

---

१. अयं योगश्चन्द्रटीये योगरत्न-समुच्चये मिश्रक-चिकित्सायामपि (४७७ पृष्ठे) लभ्यते। कोष्ठकगतोंऽशस्तत एव गृहीत:।

कुस्तुम्बुरुवचायुक्तं रोध्रमालेपनं हितम्।
यौवने पिटका हन्ति वदन्ति विबुधा जनाः।।

कुस्तुम्बुरु (धनिया), वचा एवं रोध्र को पानी के साथ पीसकर लेप तैयार करें। मुख पर इसका प्रयोग करने से यौवनपिटका (जवानी में होने वाली फुंसियाँ) शान्त हो जाती हैं, ऐसा आयुर्वेद के विद्वान् बतलाते हैं।

गोमयस्य रसः सर्पिमातुलुङ्गं मनःशिला।
मुखवर्णकरं श्रेष्ठं तिलकानां च नाशनम्।
तिलकान् पिटकान् व्यङ्गान् कीलकांश्च विनाशयेत्।।

गोमय (गाय के गोबर) का रस, घृत, मातुलुंग का रस एवं मैनसिल- इन्हें समान मात्रा में लें और पीसकर लेप तैयार करें। इससे लगाने से मुख पर निखार आ जाता है और तिल व धब्बे नष्ट हो जाते है।

उभे हरिद्रे मञ्जिष्ठा घृतं गौराश्च सर्षपाः।
एते गैरिकसंयुक्ता अजाक्षीरेण पाचिताः।
एतेरैव भवेद् वक्त्रमुदितादित्यसन्निभम्।।

(तन्त्रान्तरात्- यो.स., पृ.- ४७८)

दोनों प्रकार की हरिद्रा (दारुहरिद्रा, पिण्डहरिद्रा), मञ्जिष्ठा, गोघृत एवं सफेद सरसों- इन्हें सोनागेरु के साथ मिलाकर बकरी के दूध में पकाकर लेप तैयार कर लें। इसे मलने से मुख उगते सूरज जैसा कान्तिमान् हो जाता है।

वचां रोध्रमुशीरं च सर्पिः सर्जरसं पयः।
पीतानि वटपत्राणि सहरिद्राणि पेषयेत्।।
मुखं भवति पद्माभं पादौ पद्मदलोपमौ।
प्रियो भवति नारीणां राज्ञो जनपदस्य च।।

(तन्त्रान्तरात्- यो.स., पृ.- ४७८)

वचा, रोध्र, उशीर, घृत, सर्जरस (राल), दूध, हरिद्रा (हल्दी) एवं वटवृक्ष के पीले पत्ते- इन्हें पीसकर लेप तैयार करें। इसे लगाने से मुख कमल तुल्य

सुन्दर एवं पैर पद्मदल (कमल की पंखुड़ियों) जैसे कोमल व सुन्दर हो जाते हैं। इसका उपयोग करने वाला मनुष्य सौन्दर्य प्राप्त कर नारियों का प्रिय हो जाता है। जनपद एवं राजा भी उसके सौन्दर्य से आकृष्ट होकर उसे प्रेम-भाव से देखते हैं।

केवलान् पयसा पिष्टांस्तीक्ष्णाच्छाल्मलिकण्टकान्।
त्र्यहमेतेन चालिप्तं भवेत् पद्मोपमं मुखम्।।

(चक्षुष्येणात्- यो.स., पृ.- ४७८)

शाल्मली (सेमल) वृक्ष के काँटों को दूध के साथ पीसकर लेप बनायें। तीन दिन तक इसका लेपन करने से मुख कमल जैसा सुन्दर हो जाता है।

मसूरैः सर्पिषा पिष्टैर्लिप्तमास्यं पयोन्वितम्[१]।
सप्तरात्रेण भवति पुण्डरीकदलप्रभम्।।

मसूर को पीसकर घृत के साथ मुख पर लेपन करने से सात दिन में ही मुख पुण्डरीकदल (श्वेत कमल की पंखुड़ियों) के समान कोमल एवं सुन्दर हो जाता है।

चन्द्रटकृत योगरत्न-समुच्चय में यह श्लोक कुछ भिन्न रूप में मिलता है-
मसूरान् मधुना सार्द्धं पिष्ट्वा तैर्म्रक्षयेन्मुखम्।
सप्तरात्रेण भवति पुण्डरीकदलप्रभम्।। (चक्षुष्येणात्- यो.स., पृ.- ४७८)
यहाँ मसूर को मधु के साथ पीसने का उल्लेख है।

पिष्ट्वा जम्बीरजं बीजं क्षौद्रेण च गुडेन च।
व्यङ्गानामौषधं श्रेष्ठं शशस्य रुधिरं तथा।।

(चक्षुष्येणात्- यो.स., पृ.- ४७८)

गुड़ एवं मधु के साथ जम्बीर (जम्भीरी निम्बू) के बीजों को पीसकर मुख पर लगाने से व्यंग (झाइयाँ) दूर हो जाती हैं। इसी प्रकार शशक (खरगोश) के रक्त का मुख पर लेपन करने से भी झाइयाँ दूर हो जाती है।

---

१. हस्तलिखितपुस्तके श्लोकस्य पूर्वार्द्धभागोऽयं न दृश्यते। चक्रदत्त-क्षुद्ररोगाधिकाराद् गृहीतः (श्लोकसंख्या-४७)।

यह एवं इससे पूर्ववर्त्ती दो श्लोक चक्षुष्येण से लिये गये हैं, ऐसा चन्द्रट ने योगरत्न-समुच्चय (मिश्रक-चिकित्सा, पृ.- ४७८) में सूचित किया है। चक्रदत्त-रत्नप्रभाकार ने इसी मिलता-जुलता श्लोक विदेह के नाम से दिया है-

गुडक्षौद्रयुतं पिष्टं बीजं हि बदरस्य च। व्यङ्गनां लेपनं शस्तं रुधिरेण शशस्य च।।

(चक्रदत्तरत्नप्रभा, क्षुद्ररोगाधिकार- ४९)

गुड़ एवं मधु के साथ बदर (बेर) के बीजों को पीसकर मुख पर लगाने से व्यंग (झाइयाँ) दूर हो जाती हैं। इसी प्रकार शशक (खरगोश) के रक्त का मुख पर लेपन करने से भी झाइयाँ दूर हो जाती है।

मज्जानं बादरं पिष्ट्वा मधुना च गुडेन च।
प्रलेपनमिदं हन्यात् व्यङ्गान् वक्त्रसमुद्भवान्।।

बदरमज्जा (बेर की गिरी) को गुड़ एवं मधु के साथ पीसकर मुख पर लगाने से व्यङ्ग (झाइयाँ) दूर हो जाती हैं।

मुखव्यङ्गानि नश्यन्ति परिलिप्तानि देहिनाम्।
सम्यग् रोचनयावश्यमवश्यायनिघृष्टया।।

(बिन्दुसारात्- यो.स., मिश्रक-चिकित्सा, पृ.- ४७९)

गोरोचना को अवश्याय (ओस के पानी) के साथ अच्छी प्रकार से घिसकर मुख पर लगाएं। इस लेपन से मुख की झाइयाँ नष्ट हो जाती है।

(लोमशातन/अवांछित बालों को दूर करने वाले योग)

एकत्रिपञ्चभागैरलगैरिकबटुपादपैर्लेप:।
रोमाणि वस्ते: शिरस: कक्ष्यादिभ्यश्च नाशयति।।

अल (हरताल), गैरिक (गेरू) एवं बटुपादप (ब्रह्मवृक्ष/ढाक का पेड़) का क्षार- इन्हें क्रमश: एक, तीन व पाँच भागों में लें और पानी के साथ पीसकर लेप तैयार करें। इसे लगाने से वस्ति (पेडू), सिर एवं कक्ष्या (काख) के रोम (बाल) नष्ट हो जाते हैं।

कर्षांशकैरवल्गुजगुञ्जा-कुष्ठैलावालुकरवीरैः।
स्नुक्क्षीरकुडवपादैः[१] क्षुरमतिशेते शृतं तैलम्।।

अवल्गुज (काकमाची), गुञ्जा, कूठ, एलवालुक एवं करवीर (कनेर) को एक-एक कर्ष मात्रा में लें। स्नुक्क्षीर (थूहर का दूध) कुडव के चतुर्थांश (१ पल) के परिमाण में लें और इनके साथ विधिवत् तैल सिद्ध करें। यह तैल बालों को नष्ट करने में क्षुर (उस्तरे) से भी बढ़कर है।

अथ स्वेदाः

मत्स्यमांसं तथा माषास्तिलाः स्विन्नास्तथा यवाः।
तैः स्वेदः शस्यते वातरोगेष्वपि च सर्पिषः।।

मत्स्यमांसप. १०, माषप. १०, यवप. ३, तिलतैलप. ३, संस्वेद्य पिण्डाः प्रयोक्तव्याः।

मत्स्यमांस, उड़द, तिल एवं यव- इन्हें पृथक्-पृथक् प्रयोग में लें। प्रयोग करने से पहले स्विन्न कर (पकाकर) इनके पिण्ड बना लें और वातरोग से पीड़ित अंग पर स्वेदन करें। इसी प्रकार घृत से स्वेदन करना भी वातरोगों में हितकर होता है।

पयोमाषतिलस्नेहकुलत्थपिशितोदनैः।
स्वेदाः कार्याः प्रशस्तास्ते वातरोगेषु शस्यते।।

क्षीरं माषाः तिलाः कुलत्थाः मांसं प्रतिप.५, घृतं तैलं वसा मज्जा प्रतिप. ३, तण्डुलप. ५;

दूध, उड़द, तिलतैल, कुलत्थ, मांस एवं ओदन- इन्हें ५-५ पल लें। घृत, तैल, वसा एवं मज्जा- इन्हें ३-३ पल लें और स्वेदन करें। वातरोगों में इन द्रव्यों द्वारा स्वेदन करना प्रशस्त माना जाता है।

---

१. '**०गुडार्धपदैः**' इति मातृकासु पाठः, '**०कुडवपादैः**' इति शोधितपाठः चन्द्रटानुसारितया (यो.स., मिश्रक-चिकित्सा, पृ.- ४८०)

अजाविड्रस-माषैश्च मांसेनोदकजेन च
स्वेदः प्रशस्यते शूले गृध्रस्यां वातशोणिते।।

अजाशकृद्रसः माषा मत्स्यमांसं प्रतिप.७,

अजाविट् (बकरी की मेंगनी) का रस, उड़द एवं मत्स्यमांस का पिण्ड बनाकर स्वेदन करने से शूल, गृध्रसी, एवं वातशोणित का शमन हो जाता है।

चूर्णो यवानां सस्नेहो गोधूमशकलानि च।
लवणं किण्वसंयुक्तमम्लं स्यादुपनाहनम्।
शूलेषु वातरोगेषु विषूच्यां रुङ्-निबर्हणम्।।

यवचूर्णप.२, घृततैलवसामज्जा प्रतिप.१, गोधूमप.५, लवणप.१, किण्वप.४, एतदेकीकृत्य संस्वेदयेत्।

घृत, तैल, वसा, मज्जा- इन चारों स्नेहों के साथ यवचूर्ण (जौ का चूरा), गोधूमखण्ड, सैन्धव लवण, किण्व (सुराबीज) सहित अम्ल द्रव्य उपनाहन (पुल्टिस) के रूप में प्रयुक्त करना चाहिए। इससे शूल, वातरोग एवं विषूचिका (हैजा) में पीड़ा का शमन होता है।

एरण्डमूलं सफलं माषाञ्छागशिरस्तिलान्।
यवकोलकुलत्थांश्च दशमूलं पुनर्नवाम्।।
दध्यारनाललवणस्नेहान्मूत्रान्पयस्सुरान्।
कुम्भ्यां संस्वेदयेत्तावद् यावद्बाष्पोद्गमो भृशम्।
तेन स्वेदः परं वाते वातश्लेष्मणि शस्यते।।

एरण्डमूलं तत्फलानि माषाः तिलाः यवाः अम्लबदराणि कुलत्थाः प्रपिप.१, दशमूलप.२, पुनर्नवाप.२, लवणप.२, छागशिरः घृतं तैलं वसा मज्जा गोमूत्रं क्षीरं दधि काञ्जिकं सुरा प्रतिप.२०;

एरण्डमूल, एरण्डफल, उड़द, छागमस्तक, तिल, यव, कोल एवं कुलत्थ- इन्हें १-१ पल लें। दशमूल, पुनर्नवा एवं सैन्धव लवण- २-२ पल लें। दधि, आरनाल, सैन्धव लवण, स्नेह, गोमूत्र, दूध एवं सुरा- इन्हें २०-२० पल लेकर

घट में डालें और पर्याप्त वाष्प उठने तक गर्म करें। तदनन्तर वाष्प द्वारा सेक करें। इससे वातजन्य एवं वातकफजन्य विकारों का शमन होता है।

सक्तवो मधुकं रास्ना सर्पगन्धा ससैन्धवा।
दध्ना सयमकस्नेह: शीतज्वरशिरोर्त्तिनुत्।।

सक्तुप.५, मधुयष्टी रास्ना सर्पाक्षी सैन्धवलवणं कल्कीकृत्य प्रतिप.१, **दधितैलघृतैरालोड्य देय:।**

सक्तु ५ पल, मुलेठी, रास्ना, सर्पगन्धा एवं सैन्धव लवण १-१ पल लेकर कल्क बनायें। तदनन्तर दही, तैल और घृत के साथ आलोडित कर इससे स्वेद कराना चाहिए। यह शीतज्वर एवं सिरदर्द को दूर करता है।

रास्ना व्याघ्रनख: कुष्ठं मुस्तं पत्रं बलागुरु।
गुग्गुल्वतिविषा चैव बृहत्यास्त्वक् फलं तथा।
तक्रेणालोडित: स्वेद उष्ण वातरुजापह:।।

रास्ना व्याघ्रनख: कुष्ठं मुस्तं गन्धपत्राणि बलागुरु गुग्गुलु: प्रतिविषा कण्टकारीत्वक् तत्फलं प्रतिक.१, **तक्रेणालोड्य स्वेद: कार्य:।**

रास्ना, व्याघ्रनख, कूठ, मुस्ता, तेजपात, बला, अगुरु, गुग्गुलु, अतिविषा, कण्टकारी की त्वक् एवं फल- इन्हें १-१ कर्ष लेकर तक्र से आलोडित कर पिण्ड बना लें। तदनन्तर इस गर्म पिण्ड से स्वेदन करें, ऐसा करने से वातजन्य पीड़ा शान्त हो जाती है।

'विषूचिकायां लेप: स्यात्तक्रसक्षारसक्तुभि:'।

सक्तुप.४, यवक्षारप.२, उष्णतक्रेणालोड्य स्वेद:।

सक्तु ४ पल एवं यवक्षार २ पल लें। इन्हें उष्ण तक्र के साथ मिलाकर लेप तैयार करें। इससे स्वेदन करने पर विषूचिका रोग नष्ट हो जाता है।

नागशुण्ठीमधूच्छिष्टं द्वौ क्षारौ सैन्धवं तथा।
भल्लातकं च तै: पिष्टैस्तैलं शुक्ते विपाचयेत्।
विषूच्या: शमनो व्यङ्गवलीनां च निबर्हण:।।

तैलप.१६, पानीयप.१६, कल्के नागः शुण्ठी सिक्थकं यवक्षारः स्वर्जिकाक्षारः सैन्धवलवणं भल्लातकानि प्रतितो.१, धा.६४;

नाग (नागकेसर), शुण्ठी, मधूच्छिष्ट (मधुमक्खी के छत्ते का मोम), यवक्षार, स्वर्जिकाक्षार, सैन्धव लवण एवं भल्लातक- इन्हें समान मात्रा में लेकर कल्क बनायें। इसके साथ १ प्रस्थ तैल सिद्ध करें। पकाते समय इसमें १ प्रस्थ शुक्तजल (सिरका) भी डालें। इस प्रकार सिद्ध किया गया यह तैल विषूची (हैजा) रोग का शमन करता है। इससे अभ्यङ्ग (मालिश) करने पर व्यङ्ग (झांइया) तथा वलि-पलित नष्ट हो जाते हैं।

।। इति स्वेदाः।।

अथ वमनानि

अजीर्णे वमनं कार्यं पिप्पलीलवणाम्भसा।
विषूच्यामलसाख्ये च षड्ग्रन्थालवणाम्भसा।।

पिप्पली विडलवणं प्रतितो.१, पानीयप.१६, क्वथितशेषप.४, **एकं वमनम्,** वचाप.१, पानीयप.१६, क्वथितशेष.४, पृष्ठे लवणतो.१, **द्वितीयं वमनम्।**

अजीर्ण में इस प्रकार वमन लेना चाहिए- पिप्पली १ तोला एवं विड लवण १ तोला- इन्हें १ प्रस्थ जल में क्वथित करें। चतुर्थांश शेष रहने पर इसका पान करें। इससे अजीर्ण का निवारण होता है। इसी प्रकार विषूची (हैजा) एवं अलसक रोग में इस प्रकार वमन लें- १ पल वचा को १६ पल पानी में क्वथित करें। चतुर्थांश शेष रहने पर इसमें १ तोला लवण मिलाकर पान करें। यह वमन विषूची एवं अलसक रोग को दूर करता है।

'गालकल्कं सलवणं वामयेदुष्णवारिणा'

मदनफलचूर्णं विडलवणं प्रतितो.१, पानीयप.१६, क्वथितशेषप.४,

मदनफल का चूर्ण १ तोला एवं विड लवण १ तोला को १ प्रस्थ पानी

मिलाकर क्वथित करें। चतुर्थांश शेष रहने पर इसका पान करें। यह उत्तम वमन योग है।

तुम्बबीजमजाक्षीरभावितं तेन पाचयेत्।
वमनं श्लीपदग्रन्थिगण्डगुल्मोदरापहम्।।

कटुकालाबुबीजक १०, छागक्षीरप.४,

कड़वी लौकी के १० बीज लेकर उन्हें ४ पल अजाक्षीर (बकरी का दूध) में भावित करें। तदनन्तर उन्हें इसी दूध के साथ पकाकर वमन-योग तैयार करें। यह श्लीपद, ग्रन्थि, गण्डमाला, गुल्म एवं उदररोगों को नष्ट करता है।

कासश्वासारुजिच्छर्दिप्लीहपाण्ड्वामयापहम्।
पाययेत्तुम्बबीजानां कल्कं मत्स्यरसेन वा।।

कटुकालाबुबीजक.१, मत्स्यमांसरसप.४,

कड़वी तुम्बी के बीज १ कर्ष मात्रा में लेकर कल्क बनायें। इसे मत्स्य-मांसरस के साथ देने से कास, श्वास, अरुचि, छर्दि, प्लीहरोग एवं पाण्डुरोग नष्ट हो जाते हैं।

त्रिफलादारुवचानां क्वथितकलिङ्गकाः कल्कः।
समधुलवणसुखोष्णः सपिप्पलीकः कफे देयः।।

त्रिफलाप.१, पानीयप.१६, क्वथितशेषप.४, पृष्ठे इन्द्रयवाः तो.१, विडलवणं पिप्पली प्रतिधा.६, माक्षिकक.१, (**प्रथमं वमनम्।** दारुप.१, पानीयप.१६, क्वथितशेषप.४, पृष्ठे इन्द्रयवाः तो.१, विडलवणं पिप्पली प्रतिधा.६, माक्षिकक.१,)[1] **द्वितीयं वमनम्।** वचाप.१, पानीयप.१६, क्वथितशेषय.४, पृष्ठे इन्द्रयवाः तो.१, विडलवणं पिप्पली प्रतिधा.६, माक्षिकक.१, **तृतीयं वमनम्।**

१ पल त्रिफला को १६ पल पानी में क्वथित करें। चतुर्थांश शेष रहने पर इसमें १ तोला इन्द्रजौ तथा विड लवण व पिप्पली ६-६ धान्यमाष मिलाएं।

---

१. कोष्ठगतोंऽशो हस्तलिखितपुस्तकेषु न दृश्यते।

तदनन्तर १ कर्ष मधु मिलाकर पान कराएं। यह पहला वमन योग है। इसी प्रकार त्रिफला के स्थान पर क्रमशः दारु (देवदारु) एवं वचा को रखकर पूर्ववत् ही दूसरा एवं तीसरा वमन योग बनायें।

वास्तुकबीजकषायं पिबेत् पटोलफलकल्कसंयुक्तम्।
वमनं पाण्डुगलामयकासज्वरकामलाशमनम्।।

वास्तुकबीजप.१, पानीयप.१६, क्वथितशेषप.४, पृष्ठे पटोलफलचूर्णक.१,

एक पल वास्तुकबीज को १६ पल पानी में क्वथित करें। चतुर्थांश शेष रहने पर इसमें पटोलफल चूर्ण १ कर्ष मिलाकर पान करें। यह वमन योग पाण्डुरोग, कण्ठरोग, कास, ज्वर एवं कामला रोग को नष्ट करता है।

मदनविडसर्षपानां चूर्णं पथ्याकषायपीतं सत्।
ज्वरकुष्ठकामलमजरक-कण्ठामयादिनाशनं स्यात्।।

हरीतकीप.२, पानीयप.१६, क्वथितशेषप.४, पृष्ठे मदनफलं विडलवणं सर्षपाः प्रतिधा.८,

दो पल हरीतकी को १६ पल पानी में क्वथित करें। चतुर्थांश शेष रहने पर इसमें मदनफल, विड लवण एवं सर्षप का महीन चूर्ण ८-८ धान्यमाष मिलाकर पान करें। यह वमन योग ज्वर, कुष्ठ, कामला, अपच एवं कण्ठरोग आदि को नष्ट करता है।

घण्टालीजात्[१] स्वरसाच्छुष्काद् गुलिका द्विकोलतुल्यांशा।
विजयाकषायपीता वमनाय कफज्वरे शस्ता।।

वचाप.१, पानीयप.१६, क्वथितशेषप.४, पृष्ठे कृतवेधशुष्कस्वरसक.१,

पकी हुई शुष्क घण्टाली (कृतवेधन) को क्वथित करें। पकाते-पकाते क्वाथ के गाढा होने पर उससे १-१ कर्ष परिमाण की गोलियाँ बना लें। इनमें से १ गोली का विजयाकषाय (वचाकषाय) के साथ सेवन करें। वचाकषाय के

१. '**घण्टालीजात्**' इति शोधितपाठः, अस्य स्थाने '**घण्टाबीजात्**' इति मातृकासु पाठः।

लिए १ पल वचा को १६ पल पानी में क्वथित करें। चतुर्थांश शेष रहने पर इसे उतारकर छान लें। इस प्रकार वचाकषाय के साथ सेवित यह वमन योग कफजन्य ज्वर में प्रशस्त माना गया है।

पित्तानुगे श्लेष्मणि निम्बपत्रक्वाथेन चूर्णं च कलिङ्गकानाम्।

निम्बप.१, पानीयप.१६, क्वथितशेषप.४, पृष्ठे इन्द्रयवचूर्णतो.१,

एक पल नीम के पत्तों को १६ पल पानी में क्वथित करें। चतुर्थांश शेष रहने पर १ तोला इन्द्रजौ का चूर्ण मिलाएं। यह वमन योग पित्तानुगत कफविकारों में बहुत हितकर होता है।

वातानुगे सलवणं क्वाथेनोष्णेन जीवनीयानाम्।
शस्तं श्लेष्मणि चूर्णं [1]शक्राह्वजसम्भवं वमनम्।।

जीवनीयदशकप.१, पानीयप.१६, क्वथितशेषप.४, पृष्ठे इन्द्रयवचूर्णक.२;

जीवनीय गण के दसों द्रव्यों को १ पल मात्रा में लेकर १६ पल पानी में क्वथित करें। चतुर्थांश शेष रहने पर २ कर्ष इन्द्रजौ का चूर्ण मिलाएं और थोड़ा सैन्धव लवण डालें। यह वमन योग वातानुगत कफविकारों में प्रशस्त माना गया है।

धामार्गवप्रवालस्वरसं तुल्यं शिरीषकुसुमस्य।
स्वरसेन ताम्रपात्रे संशोष्य ततो दृढा गुलिकाः।।
बदरसमानास्तासामेका द्वे तिस्र एवापि।
मधुककषायेण पिबेन्मधुलवणयुता विषे शान्तः।।

मधुयष्टीप.१, पानीयप.१६, क्वथितशेषप.४, पृष्ठे राजकोशातकीप्रवालस्वरसेन शिरीषप्रवालतुल्येन कृता गुलिकास्तासामेका द्वे तिस्रो वा विडलवणमाक्षिकाभ्यां यथार्हं देयाः।

१. **'शक्राह्वज'** इति शोधितपाठो विवरणानुसारितया मातृकासु तु **'शस्ताक्षत'** इति दृश्यते।

राजकोशातकी-पत्रस्वरस एवं शिरीषपुष्पस्वरस को ताम्रपात्र में रखकर मन्द अग्नि पर गाढा होने तक पकायें। शीतल होने पर इसकी बेर के समान गोलियाँ बना लें। उनमें से १, २ या ३ का मधुयष्टी-कषाय के साथ सेवन करें। मधुयष्टी-कषाय में थोड़ा मधु एवं विड लवण भी मिला लें। मधुयष्टी-कषाय के लिए एक पल मधुयष्टी को १६ पल पानी में क्वथित करें। चतुर्थांश रहने पर पूर्वोक्त विधि से इसका उपयोग करें। इस वमनयोग के प्रभाव से विष का निवारण हो जाता है।

।। इति वमनानि।।

अथ विरेचनानि

त्रिवृत्कल्ककषायेण साधितो मधुरो[1] हिमः।
मधुत्रिजातसंयुक्तो लेहो हृद्यं विरेचनम्।। (अ.हृ.क.-२.९)

त्रिवृताकल्कप.१, पानीयप.१६, क्वथितशेषप.४, एतस्मिन्पूते कषाये सिद्धशीते सितशर्करातो.६, माक्षिकक.१, त्वक्सूक्ष्मैलासुगन्धपत्राणि प्रतिधा.३;

एक पल निशोथ के कल्क को १६ पल पानी में क्वथित करें और चतुर्थांश शेष रहने पर इसे छानकर शीतल कर लें। इसमें ६ तोला मिश्री और १ तोला मधु मिलाएं साथ में ही छोटी इलायची, दालचीनी और तेजपात का चूर्ण ३-३ धान्यमाष मिलाकर लेह तैयार कर लें। यह हृद्य विरेचन योग है।

अजगन्धा तुगाक्षीरी विदारी शर्करा त्रिवृत्।
चूर्णितं मधुसर्पिर्भ्यां लीढ्वा साधु विरिच्यते।
सन्निपातज्वरस्तम्भ-दाहतृष्णार्दितो नरः।।

(अ.हृ.क.-२.१०-११, च.क.-७.२१-२२)

अजगन्धा तुकाक्षीरी त्रिवृता प्रतिधा.६, सितशर्कराक.१, घृतमाक्षिकं प्रतिप.१;

१. '**मधुरो**' इत्यस्य स्थाने '**ससितो**' इति पाठो दृश्यते मुद्रितेऽष्टाङ्गहृदये।

अजगन्धा, तुगाक्षीरी (वंशलोचन), विदारीकन्द, शर्करा तथा निशोथ सम भाग- इन द्रव्यों का चूर्ण मधु तथा घृत के साथ चाटने पर अच्छी तरह विरेचन करता है। यह विरेचन योग सन्निपात ज्वर, स्तम्भ (उरुस्तम्भ आदि) रोग, दाह तथा प्यास से पीड़ित व्यक्ति के लिए बहुत उपयोगी है।

लिम्पेदन्तस्त्रिवृतया द्विधा कृत्वेक्षुगण्डकम्।
एकीकृत्य च तत् स्विन्नं पुटपाकेन भक्षयेत्।
हृद्रोगसन्निपातार्तो ज्वरितोऽथ पिपासितः।। (अ.हृ.क.-२.१२)

त्रिवृतया तोयपिष्टया इक्षुगण्डकं विदार्यालिप्य पक्त्वा विरेकार्थं भक्षयेत्।

ईख की गण्डेरी का बीच का एक भाग लेकर उसे चीर दें। उसे भीतर की ओर से त्रिवृत् के कल्क से लीपकर पुनः बाँध दें, फिर इसे पुटपाक विधि से पकायें। पक जाने पर इसे चूसें। इस विधि से भी विरेचन हो जाता है।

त्वगेलाभ्यां समा नीली तैस्त्रिवृत्तैश्च शर्करा।
चूर्णं फलरसक्षौद्रसक्तुभिस्तर्पणं पिबेत्।।
वातपित्तकफोत्थेषु रोगेष्वल्पानलेषु च।
नरेषु सुकुमारेषु निरपायं विरेचनम्।। (अ.हृ.क.-२.१३-१४)

त्वक् सूक्ष्मैला प्रतिधा. २, नलिनीफलधा. ६, त्रिवृतातो. १, शर्कराक. १, सक्तुक. २, [1]दाडिमस्वरसप. ४, माक्षिकक. १,।

त्वक् (दालचीनी) और एला (इलायची) समान मात्रा में लें। इन दोनों के समान नीली और इन तीनों की मात्रा के समान त्रिवृता लें। इन सबके कुल परिमाण के बराबर शर्करा मिलाएं। इसे १ कर्ष मधु एवं २ कर्ष सत्तु के साथ ४ पल दाडिमरस में मिलाकर पान करना चाहिए। यह तर्पण करने वाला विरेचन चूर्ण है। यह वात-पित्त एवं कफ के रोगों में उपयोगी है। यह मन्द जठराग्नि वाले सुकुमार (नाजुक प्रकृति वाले) व्यक्तियों के लिए हितकर व निरापद विरेचन योग है।

---

१. '**दाडिमस्वरसः**' इति शोधितपाठः, अस्य स्थाने '**मदनस्वरसः**' इति मातृकानुसारी पाठः।

विडङ्गतण्डुलवरा-यावशूकणास्त्रिवृत्।
सर्वतोऽर्धेन तल्लीढं मध्वाज्येन गुडेन वा।
गुल्मप्लीहोदरं कासं हलीमकमरोचकम्।।
कफवातकृतांश्चान्यान् परिमार्ष्टि गदान् बहून्।। (अ.हृ.क.-२.१५-१६)

विडङ्गफलानि हरीतकी आमलकं बिभीतकं यवक्षार: पिप्पली प्रतिधा. ३, (घृत)माक्षिकतो. १, अथवा गुडक. ३;

विडंग, हरड़, बहेड़ा, आँवला, यवक्षार, पिप्पली तथा निशोथ- इन सभी द्रव्यों को समान भाग में लेकर चूर्ण बनायें। मात्रानुसार चूर्ण लेकर उसमें आधा भाग मधु-घृत अथवा गुड़ मिलाकर चाटें। यह गुल्म, प्लीहोदर, कास, हलीमक, अरोचक, कफवातज अन्य बहुत-से रोगों को नष्ट करता है।

श्यामा त्रिवृद् दुरालम्भा हस्तिपिप्पली वत्सकम्।
नीलिनी कटुका मुस्तं श्रेष्ठायुक्तं सुचूर्णितम्।
रसाज्योष्णाम्बुविन्यस्तं[1] रूक्षाणां च विरेचनम्।।

(अ.हृ.क.- २.२९-३०, अ.सं.क.- २.१९)

श्यामा त्रिवृता दुरालभा हस्तिपिप्पली वत्सकत्वक्। नीलिनीफलानि कटुका मुस्तं हरीतकी आमलकं बिभीतकं प्रतिधा. २, र. २, सिद्धमांसरसप.४, अथवा घृतक. २, पानीयप. १६, क्वथितशेषप.४;

काली निशोथ, दुरालभा (यवासा), गजपिप्पली, कुटजछाल, नीलिनीफल, कुटकी, मुस्ता, हरड़, बहेड़ा एवं आँवला- इन्हें समान मात्रा में लेकर चूर्ण बनायें और इस चूर्ण को मांसरस, अन्न (विलेपी, मण्ड आदि) तथा गर्म जल के साथ सेवन करना चाहिए। यह रूक्ष प्रकृति वाले व्यक्तियों के लिए भी सर्वदा प्रशस्त माना गया है। यह योग ज्वर, हृद्रोग, वातरक्त, उदावर्त्त आदि रोगों में प्रत्येक अवस्था में प्रशस्त है। हरीतकी को भी त्रिवृत् के अनुसार कल्प बनाकर प्रयोग करें।

---

१. **'रसान्नोष्णाम्बुभि: शस्तं'** इति गदनिग्रहे, **'रसाज्योष्णाम्बुभि: शस्तं'** इत्यष्टाङ्गहृदये।

त्रिवृत्त्रायन्ति-हपुषा: सातलां कटुरोहिणीम्।
स्वर्णक्षीरीं च सञ्चूर्ण्य गोमूत्रैर्भावयेत् त्र्यहम्।
एष सर्वर्त्तुको योग: स्निग्धानां मलदोषहृत्।।

(च.क.- ७.५९-६०, अ.हृ.क.- २.२७-२८, अ.सं.क.- २.१८)

त्रिवृत् त्रायमाणा हपुषफलानि सातला कटुका सुवर्णक्षीरी त्रिवृता दन्ती-फलानि ? प्रतिक.१, धा.८, हरीतकीप.१, पानीयप.१६, क्वथितशेषप.४;

त्रिवृत् (निशोथ), त्रायमाणा, हाउबेर, सातला (सेहुण्ड), कटुरोहिणी (कटुकी), स्वर्णक्षीरी- इन्हें सम मात्रा में लेकर चूर्ण बनायें तथा गोमूत्र की तीन दिन तक भावना दें। यह योग सभी ऋतुओं में विरेचन के लिए उत्तम है। यह स्निग्ध व्यक्तियों के मल को दूर करता है।

'पथ्यात्रिवृत्पटूष्णाम्बु सर्वश्रेष्ठं विरेचनम्' (अ.सं.क.- २.५७)

हरीतकीदलानि त्रिवृता सैन्धवलवणं प्रतिधा.८, क्वथितोष्णपानीयप.२,

हरड़ एवं निशोथ के चूर्ण में सैन्धव लवण मिलाकर उष्ण जल के साथ सेवन करें। यह सर्वश्रेष्ठ विरेचन है।

हिङ्गुसौवर्चलव्योषत्रिफला अर्धकार्षिका:।
अम्लवेतसकर्षौ द्वौ त्रिवृताया: पलं भवेत्।।
तच्चूर्णं शर्करातुल्यं यथायोगं विरेचनम्।
गुल्मपार्श्वरुजश्वास-विबन्धज्वरकासजित्।।

हिङ्गु कृष्णलवणं मरिचं पिप्पली शुण्ठी हरीतकी आमलकं बिभीतक प्रतिको.१, अम्लवेतसक.२, त्रिवृताप.१, शर्कराप.२, क.२,

हिङ्गु, सौवर्चल लवण, व्योष (त्रिकटु) एवं त्रिफला- इन्हें आधा-आधा कर्ष लें, अम्लवेतस २ कर्ष और त्रिवृता १ पल लें। इन सबका चूर्ण बनाकर इसके बराबर परिमाण में शर्करा मिला लें। इसमें से उचित मात्रा लेकर सेवन करें। यह उत्तम विरेचन योग है। इससे गुल्म, पार्श्वशूल, श्वासरोग, विबन्ध, ज्वर एवं कासरोग नष्ट हो जाते हैं।

कटुकानीलिनीव्योषत्रिफलामुस्तवत्सकम्।
चव्यं दुरालभां श्यामां त्रिवृतां चैव चूर्णयेत्।
उष्णाम्बुना भावितं च ज्वरपाण्ड्वामयापहम्।।

कटुका नीलिनीफलानि मरिचं पिप्पली शुण्ठी हरीतकी आमलकं बिभीतकं मुस्तं वत्सकत्वक् चविका दुरालभा श्यामा त्रिवृता प्रतिधा. २, पानीयप. १ ६, क्वथितशेषप. ४,

कटुका, नीलिनीफल, त्रिकटु, त्रिफला, मुस्ता, वत्सकत्वक् (कुटजछाल), चविका, दुरालभा, श्यामा (काली निशोथ) और त्रिवृता (श्वेत निशोथ)- इन सभी द्रव्यों को समान मात्रा में लेकर चूर्ण बना लें और इसे उष्ण जल से भावित कर सेवन करें। यह विरेचन-योग ज्वर एवं पाण्डुरोग को नष्ट कर देता है।

'यष्टीमधु त्रिवृत्पेया क्वथितेन सुखाम्बुना'

यष्टी त्रिवृता प्रतितो. १, क्वथितोष्णपानीयप. ४,

यष्टीमधु (मुलेठी) त्रिवृत्- इन्हें १-१ तोला लेकर ४ पल पानी में क्वथित कर उष्णावस्था में सेवन करें। इसके द्वारा विरेचन होकर शरीर शुद्ध हो जाता है।

त्वगेलापत्रकं क्षारं कषार्धं यवशूकजम्।
शुण्ठीकर्षः कणाकर्ष मज्जा चारग्वधात् पलम्।।
चतुष्पलं सातलाया गुडं पञ्चपलं भवेत्।
अक्षप्रमाणां गुलिकां तस्माज्जग्ध्वा पिबेदनु।।
दाडिमाम्बु सुखोष्णाम्बु मद्यं मांसरसान् पृथक्।
रोगेषु गलहृद्रोग-कुष्ठशोफोदरादिषु।।

त्वक्सूक्ष्मैलासुगन्धपत्राणि प्रतिधा. ४, यवक्षारतो. १, शुण्ठीक. १, पिप्पलीक. १, आरग्वधमज्जाप. १, सातलाप. ४, गुडप. ५;

त्वक् (दालचीनी), एला (छोटी इलायची), पत्रक (तेजपात) एवं यवक्षार- इन्हें आधा-आधा कर्ष लें। शुण्ठी एवं पिप्पली १-१ कर्ष, आरग्वध

(अमलतास) का गूदा १ पल, सातला ४ पल और गुड ५ पल लें- इन सभी को पीसकर १-१ अक्ष परिमाण वाली गोलियाँ बना लें। १ गुलिका का सेवन कर ऊपर से दाडिमरस, सुखोष्ण जल या जलमिश्रित मद्य अनुपान के रूप में लें। यह कण्ठरोग, हृदयरोग, कुष्ठ, शोफ एवं उदररोग को दूर करने वाला विरेचन-योग है।

दन्तीद्रवन्त्यौ भागांशे श्लक्ष्णगोधूमसंयुते।
सिताचूर्णस्य भागौ द्वौ स्नेहेनोत्कारिकां पचेत्।
मोदकान् वा विरेकाय ते हिता भेषजद्विषे।।

दन्ती द्रवन्ती प्रतिप.१, पानीयप.६४, क्वथितशेषप.८, गोधूमचूर्णप.१, सितशर्कराप.२,

दन्ती एवं द्रवन्ती को १-१ पल लेकर ६४ पल पानी में क्वथित करें। ८ पल शेष रहने पर इसमें १ पल गोधूमचूर्ण (गेहूँ का आटा) और २ पल शर्करा मिलाकर घृत के साथ उत्कारिका (रोटी) पका लें। इसका विरेचन योग के रूप में सेवन करें। इन्ही द्रव्यों से मोदक (लड्डू) भी बनाया जा सकता है। मोदक बनाने के लिए गोधूमचूर्ण को घृत में भूनना अपेक्षित है । जो व्यक्ति विरेचन-योग लेने से कतराते हैं, उन्हें भी उत्कारिका या मोदक के रूप यह योग रुचिकर लगता है। यह एक हितकर विरेचन-योग है।

घृतेन दधिमण्डेन युतं मांसरसेन वा।
दन्तीकल्कं सपवनं पिबेदुष्णं ससैन्धवम्।।

दन्तीतो.१, धा.४, सैन्धवलवण धा.८, घृतप.२, अथवा मस्तुना मांसरसेन वा सह पेयम्।

दन्ती के कल्क में सैन्धव लवण मिलाकर इसे घृत, दधिमण्ड (मस्तु) या मांसरस के साथ उष्ण अवस्था में पीना चाहिए। पीने से पहले इसे छान लेना चाहिए।

मूत्राम्बुना घृतं रोध्रकल्केन लवणैरपि।
सिद्धं पीतं विरेकार्थं कठिनव्याधिनाशनम्।।

घृतप. ३ २, क्षीरप. ३ २, [1]पानीयप. १ २ ८, रोध्रं सैन्धवलवणं सौवर्चललवणं विडलवणं सामुद्रलवणम् औद्भिदलवणं प्रतिप. २, तो. १, धा. ६, **घृतविरेचनम्**[2]।

३ २ पल गोघृत को १ २ ८ पल गोमूत्र में सिद्ध करें। सिद्ध करते समय इसमें ३ २ पल गोदुग्ध डालें और रोध्र, सैन्धव लवण, सौवर्चल लवण, विड लवण, सामुद्र लवण एवं औद्भिद लवण का कल्क मिला दें। प्रत्येक कल्कद्रव्य की मात्रा २ पल डेढ तोला होनी चाहिए। इस प्रकार सिद्ध घृतविरेचन का पान करने से दुस्साध्य रोग भी नष्ट हो जाते हैं।

ऐसा ही घृतविरेचन योग चरकसंहिता में इस प्रकार मिलता है-

'लोध्रकल्केन मूत्राम्ललवणैश्च पचेद् घृतम्'। (च.क.- ९.१६)

दन्तीद्रवन्त्योः कल्के च दशमूलरसे घृतम्।
सिद्धं विरेचनं कक्ष्याविसर्पालजिदाहजित्।।

सालपर्णीप्रभृतिदशमूलप. २५, पानीयप. १ २ ८, क्वथितशेषप. ३ २, घृतप. ८, गर्भे दन्ती द्रवन्ती प्रतिप. १, **घृतविरेचनम्।**

२५ पल दशमूल को १ २ ८ पल पानी में क्वथित करें। चतुर्थांश (३ २ पल) शेष रहने पर छान लें और इसके साथ ८ पल घृत सिद्ध करें। सिद्ध करते समय इसमें दन्ती एवं द्रवन्ती का कल्क १-१ पल डालें। यह घृत कक्ष्या, विसर्प, अलजी एवं दाह को नष्ट करने वाला उत्तम विरेचन-योग है।

तैलमेव गुरुश्लेष्मगुल्मोदावर्त्तमेहजित्।
प्राग्वत् पक्वम्, **तैलविरेचनम्।**

इसी प्रकार उक्त द्रव्यों के साथ सिद्ध किया गया तैल भी उत्तम विरेचन

---

१. '**पानीयप.**' इति मातृकासु पठ्यते, अस्य स्थाने श्लोकानुसारितया '**गोमूत्रप.**' इति स्यात्।

२. इतोऽग्रे **नारायणचूर्णविरेचनं** क.मातृकायां प्रान्तभागे लिखितं दृश्यते। ततः ख.ग. मातृकयोरप्यस्य निवेशो दृश्यते। इदं तु चूर्णप्रकरणे प्रस्तुतग्रन्थे पूर्वमेव विद्यते।

होता है। इसे सिद्ध करने की रीति पूर्व योग के समान ही है, अन्तर इतना ही है कि इसमें घृत के स्थान पर तैल डालना है। इस प्रकार सिद्ध किया गया यह तैल-विरेचन प्रबल कफ से उत्पन्न गुल्म, उदावर्त्त व प्रमेह को नष्ट करता है।

दन्तीचित्रकयोर्द्रोणं पक्त्वा द्रोणेन तद्रसम् (?)।
पादं गुडतुलारोध्रचूर्णाञ्जलिविमिश्रितम्।
पक्षजातं पिबेच्छीतं सद्य: शीतविरेचनम्।

दन्ती चित्रकं प्रतिप.२, पानीयप.५१२, क्वथितशेषप.१२८, गुडप.१००, रोध्रचूर्णप.४, **शीतविरेचनम्।**

दन्ती और चित्रक को २-२ पल लेकर ५१२ पल पानी में पकायें। चतुर्थांश (१२८ पल) शेष रहने पर १०० पल गुड एवं ४ पल रोध्रचूर्ण मिलाकर १५ दिन तक रख छोड़े। तदनन्तर इसका सेवन करें। यह शीतविरेचन सद्य: प्रभावकारी होता है।

त्रिवृद्धात्रीसिताद्राक्षास्तुल्यांशा मोदका: कृता:।
विरेके सुकुमाराणां पित्तरक्तानिलापहा:।।

त्रिवृत् आमलकं सितशर्करा द्राक्षा प्रतिक.१, **मोदकविरेचनम्।**

त्रिवृता, धात्री, सिता एवं द्राक्षा- इन्हें समान मात्रा में लेकर मोदक बनायें। ये सुकुमार जनों (नाजुक प्रकृति वाले व्यक्तियों) के लिए उत्तम विरेचन होते हैं। ये पित्त एवं रक्तवात को नष्ट करते हैं।

क्षौद्रपादां सितां पक्त्वा त्रिवृच्चूर्णेन मिश्रयेत्।
सैलात्वङ्मरिचात्तस्मान्मोदका: पूर्ववद्धिता:।।

सितशर्कराप.१, माक्षिकक.१, त्रिवृताक.१, सूक्ष्मैला त्वक् मरिचं प्रतिधा.४,

एक पल शर्करा में चतुर्थांश मधु मिलाकर पकायें। इसमें १ कर्ष त्रिवृत् चूर्ण मिलाएं और थोड़ी मात्रा में छोटी इलायची, दालचीनी एवं काली मिर्च का चूर्ण मिलाकर मोदक बनायें। ये उत्तम विरेचन होते हैं और पूर्व निर्दिष्ट मोदक के समान ही हितकर होते हैं।

त्वक्पत्रैलाघनव्योष-विडङ्गामलकाभयाः।
तुल्यास्त्रिवृद् दशगुणा षड्-गुणा च सितोपला।।
कृत्वा क्षौद्रेण गुलिकां पलांशां भक्षयेत्परम्।
विरिक्तश्च ततः स्नातो भवेन्निर्यन्त्रिताशनः।।
ज्वरपाण्ड्वामयच्छर्दि-मूत्रकृच्छ्रक्षयभ्रमान्।
श्वयथुं वातरक्तं च हन्युः कासं तमश्च ताः।

त्वक्सूक्ष्मैलासुगन्धपत्राणि (घनः) मरिचं पिप्पली शुण्ठी विडङ्गम् आमलकं हरीतकी प्रतितो.१, त्रिवृताप.१, क.१, सितशर्कराप.७, क.१ माक्षिकेण मिश्रयित्वा गुलिकाः कार्याः।

त्वक् (दालचीनी), पत्र (तेजपात), एला (छोटी इलायची), घन (मुस्ता), त्रिकटु (सोंठ, काली मिर्च, पिप्पली), विडङ्ग, आँवला एवं हरीतकी- इन दस द्रव्यों का १-१ भाग लें। त्रिवृता के १० भाग लें और सितोपला (मिश्री) के ६ भाग लें। इन सबका चूर्ण बना लें और मधु मिलाकर १-१ की पल गोलियाँ बनायें। इनमें से १ गुलिका का सेवन करें। इससे विरेचन हो जाता है, विरेचन के उपरान्त स्नान कर पथ्याहार लेना चाहिए। इस विरेचन के प्रभाव से ज्वर, पाण्डुरोग, छर्दि, मूत्रकृच्छ्र, क्षयरोग, श्वयथु (सूजन), वातरक्त, कास एवं तम (आँखों के सामने अन्धेरा छाना) रोग नष्ट हो जाते हैं।

कम्पिल्यकं नीलिनी च कृष्णाश्चैव तिलास्तथा।
कल्कितं दधिमण्डेन पाण्डुरोगविरेचनम्।।

कम्पिल्यक, नीलिनी, कृष्णा (पिप्पली) एवं तिल- इन्हें दधिमण्ड के साथ कल्कित कर सेवन करें। यह पाण्डुरोग में उत्तम विरेचन माना गया है।

विडङ्गनीलिन्यभया च धात्री हेमाह्वया चित्रकरोहिणीभिः।
दन्त्याः फलं त्वक् कटुकत्रयं च त्रायन्तिकारग्वधसैन्धवं च।।
विडं वचा रोचनकं त्रिभण्डीमत्युग्रसौवर्चलविस्रगन्धाः।
कलिद्रुमं क्षारयुगं विशालाप्यरुष्करं सातलदन्तिमूलम्।।

समांशमेतत् परिकल्पयेत सितापलार्धेन विमिश्रितं तत्।
मूत्रेण पेयं त्रिफलारसेन कवोष्णतोयैरथ मस्तुना वा।।
मांसाद्रसैर्दाडिमतो रसाद्वा मध्वाज्यलीढं विनिहन्ति कुष्ठम्।
प्लीहज्वरारोचकमेहगुल्मान् पाण्डुप्रतिश्यायगरोदरांश्च।
श्वित्रं सकासं विषमाग्निकीलान्सकामलां श्वासविबन्धजन्तून्।।

बृहद्विडङ्गाद्यम्।

विडङ्ग, नीलिनी, अभया (हरीतकी), आँवला, स्वर्णक्षीरी, चित्रक, रोहिणी, दन्तीफल, त्वक् (दालचीनी), त्रिकटु, त्रायन्ती, आरग्वध, सैन्धव लवण, विड लवण, वचा, रोचनक (कम्पिल्ल), त्रिभण्डी (त्रिवृता), अत्युग्र (हिंगु), सौवर्चल लवण, विस्रगन्धा (हपुषा), कलिद्रुम (बहेड़ा), यवक्षार, सज्जीक्षार, विशाला (इन्द्रायण), अरुष्कर (भिलावा), सातलामूल एवं दन्तीमूल- इन्हें समान मात्रा में लेकर चूर्ण बना लें। और सम्पूर्ण चूर्ण से आधी मात्रा में मिश्री मिला लें। इस चूर्ण का गोमूत्र, त्रिफलारस, सुखोष्ण जल, मस्तु अथवा दाडिमरस के साथ पान करना चाहिए। इस चूर्ण का मधु एवं घृत मिलाकर भी चाट सकते हैं। यह कुष्ठ, प्लीहा, ज्वर, अरोचक, प्रमेह, गुल्म, पाण्डुरोग, प्रतिश्याय, गरविष, उदररोग, श्वेत कुष्ठ, कास, विषमाग्निता, कील (कील मुंहासे), कामला, श्वासरोग, विबन्ध (कब्ज), कृमिरोग को नष्ट करता है।

विडङ्गं त्रिफला शुण्ठी मरिचं पिप्पली त्रिवृत्।
कम्पिल्यकं नीलिनी च यवचूर्णं समांशकम्।।
आखुकर्णीरसेनेति क्षौद्रेण गुलिकाः कृताः।
पिबेत्तुषोदकेनैतत् सद्यः क्रिमिनिसूदनम्।।
कामलापाण्डुकुष्ठार्शः-शोफानाहकफामयान्।
उरोविबन्ध वैवर्ण्यं गुल्मोदरमरोचकम्।
प्रसेकप्लीहहृद्रोगश्वासकासनिबर्हणम्।। द्वि. विडङ्गाद्यम्।

विडङ्ग, त्रिफला, शुण्ठी, काली मिर्च, पिप्पली, त्रिवृत्, कम्पिल्लक, नीलिनी एवं यवचूर्ण- इन्हें समान मात्रा में लेकर आखुकर्णीरस के साथ पीस

लें और मधु मिलाकर गोलियाँ बना लें। इनमें से १-१ गोली का सेवन कर अनुपान के रूप में तुषोदक (धान्याम्ल/काञ्जी) लें। यह योग विशेष रूप से कृमियों को नष्ट करता है और कामला, पाण्डु, कुष्ठ, अर्शरोग, शोफ, आनाह, कफरोग, उरोविबन्ध, वैवर्ण्य (शरीर का पीलापन), गुल्म, उदररोग, अरोचक, प्रसेक (लालास्राव), प्लीहरोग, हृद्रोगरोग एवं श्वास-कास को नष्ट करता है।

पञ्चकोलं समरिचं द्वौ क्षारौ त्रिफला वचा।
यवानी कुञ्चिका हिङ्गु तिन्तिडीकाम्लवेतसौ।।
धान्याजगन्धात्रायन्तीशिग्रुबीजं सदाडिमम्।
कटुका कनकक्षीरी[1] सैन्धवं च समाः पृथक्।।
निचुलः[2] (?) सप्तला दन्ती पथ्या कम्पिल्यकं त्रिवृत्।
द्विगुणं नीलिका चैतत् चूर्णं सूक्ष्मविचूर्णितम्।।
अजगव्येन मूत्रेण सप्ताहं परिभावयेत्।
द्विगुणं शर्करां दत्त्वा पाययेदञ्जलिं ततः।।
गोमूत्रत्रिफलाद्राक्षारसैर्मद्यैः सुखाम्बुना।
कनको नाम योगोऽयं सर्वरोगार्त्तिभेषजम्।।
उदरप्लीहगुल्मार्त्तिवर्ध्महृद्रोगनाशनम्।
वाताष्ठीलमथानाहं श्वयथुं सर्वगात्रजम्।।
कामलापाण्डुरोगार्शो-रक्तपित्तसमुद्भवम्। (भेल.चि.- १३.३१-३६)
कासं कुष्ठमुदावर्त्तं छर्दिं मूर्च्छां भगन्दरम्।।
शिरःपार्श्वरुजाध्मानमपस्मारज्वरं क्रिमिम्।
तच्चूर्णं शमयेत् पीतं विरेकेण विशोधनम्।
सामान्यमेतद्भिषजो भेषजं समुदाहृतम्।। कनकम्[3]।

(भेडाद् उदरे सुवर्णसमकं चूर्णम्- यो.स., पृ.- १२३)

---

१. **'कनकक्षीरी'**- हस्त. **'कौटजं बीजं'**- भेल. पृ.- ३८४;
२. **'निचुलः'**- हस्त. **'त्रिवृता'**- भेल. पृ.- ३८४;
३. इदं भेलसंहितायामुदरचिकित्साप्रकरणे, सुवर्णसमकं चूर्णमिति निर्दिष्टम्।

पञ्चकोल (पिप्पली, पिप्पलीमूल, चव्य, चित्रक, सोंठ), मरिच, सज्जीक्षार, यवक्षार, त्रिफला (हरड़, बहेड़ा, आँवला), वचा, अजवायन, मंगरैल, हिङ्गु, तिन्तिडीक, अम्लवेत, धनिया, अजगन्धा, त्रायमाणा, शिग्रुबीज, अनारदाना, कुटकी, स्वर्णक्षीरी, सैन्धव लवण- इन्हें समान मात्रा में लें। निचुल, ? सातला, दन्तीमूल, हरड़, कबीला, त्रिवृत् एवं नीलिका- इन्हें द्विगुण मात्रा में लें और सभी को मिलाकर चूर्ण बनायें। अजमूत्र या गोमूत्र में एक सप्ताह तक भावित कर सुखा लें। इसके बाद पुन: चूर्ण कर चूर्ण से दोगुनी शर्करा मिला दें। इस चूर्ण को १ अञ्जलि (४ पल) की मात्रा में गोमूत्र, त्रिफलाक्वाथ, क्षारजल, मद्य या कोष्ण जल से तीन दिन तक पान करें। यह **कनक चूर्ण** सभी रोगों के उपद्रवों की औषधि है और उदररोग, प्लीहा, गुल्म, वर्ध्मरोग (हर्निया) एवं हृदयरोग को नष्ट करता है। यह वाताष्ठीला, आनाह, सभी अंगों के शोथ, हलीमक, कामला, पाण्डुरोग, अर्श, रक्तपित्त, कास, कुष्ठ, उदावर्त्त, छर्दि, मूर्छा, भगन्दर, शिर:शूल, पार्श्वशूल, आध्मान (अफारा), अपस्मार, ज्वर एवं कृमिरोग को नष्ट करता है। जल में घोलकर पीने यह चूर्ण विरेचन द्वारा मलों का शोधन करता है। वैद्य लोग इसे बहुत से रोगों का सामान्य औषध बतलाते हैं।

त्रिवृत्सैन्धवशुण्ठीनां चूर्णमम्लै: पिबेन्नर:।
वातार्दितो विरेकाय जाङ्गलानां रसेन वा।। (सिद्ध.सं.- ३०.१२)

वातरोग से पीड़ित व्यक्ति को त्रिवृत्, सैन्धव लवण एवं शुण्ठी का चूर्ण, धान्याम्ल (काञ्जी) आदि के साथ पीना चाहिए। इस विरेचन योग को जांगल रस के साथ भी लिया जा सकता है। इस योग से उत्तम रीति से विरेचन हो जाता है और वातरोगों का शमन होता है।

त्रिवृता शर्करा तुल्या ग्रीष्मकाले विरेचनम्। (अ.हृ.क.- २.२७)

त्रिवृताचूर्ण और शर्करा को समान मात्रा में लेकर जल के साथ सेवन करें। यह ग्रीष्म ऋतु के लिए उपयोगी विरेचन योग है।

पिप्पलीतामलक्यम्बु-स्वरसैलागुरुत्वचः।।
समांशाः शर्करातुल्यं दत्त्वा कम्पिल्यकं तथा।
पाययेच्छोधनं कासश्वासहिध्मानिबर्हणम्।।
उष्णाम्बुक्षीरधात्रीक्षु-मृद्वीकात्रिफलारसैः।
त्रिवृतायाः पृथक् चूर्णं विरेकार्थी ज्वरे पिबेत्।।

पिप्पली, तामलकी (भुई आँवला) एवं अम्बु (सुगन्धबाला) का स्वरस, एला (छोटी इलायची), अगुरु (अगर) तथा त्वक् (दालचीनी)- इन्हें समान मात्रा में लें और इनके बराबर मात्रा में शर्करा एवं कम्पिल्लक अलग-अलग मिलाएं। इस शोधन योग को उष्ण जल, उष्ण दूध, आँवलारस, इक्षुरस, मृद्वीकारस अथवा त्रिफलारस के साथ पिलाना चाहिए। यह योग कास, श्वास एवं हिध्मा (हिचकी) रोग को नष्ट करता है। ज्वर में जिसे विरेचन लेना हो, उसे त्रिवृता का चूर्ण जल के साथ पीना चाहिए।

सुधाक्षीरद्रवं चूर्णं त्रिवृतायाः सुभावितम्।
कार्षिकं मधुसर्पिर्भ्यां लीढ्वा साधु विरिच्यते।। (अ.हृ.चि.- १४.९८)

सुधा (थूहर) के दूध से निशोथ के चूर्ण को भावित कर छाया में सुखा लें। इसमें १ कर्ष चूर्ण को मधु-घृत के साथ मिलाकर चाटने से भलीभाँति विरेचन हो जाता है।

'पयसा त्रैवृतं चूर्णं ससितं वातरक्तनुत्'।

त्रिवृताचूर्ण में शर्करा मिलाकर जल के साथ सेवन करें। यह वातरक्त को दूर करने वाला उत्तम शोधन योग है।

अभयार्धपलं गृह्य कर्षं कम्पिल्यकस्य च।
कर्षार्द्धं चैव पिप्पल्यास्तदर्द्धं सैन्धवस्य च।।
चूर्णमेतत् प्रयोक्तव्यं समस्तद्द्विगुणे गुडे।
राजवल्लभविख्यातो विरेकः सर्वरोगजित्।।

हरीतकी आधा पल, कम्पिल्लक १ कर्ष, पिप्पली आधा कर्ष और सैन्धव

लवण इससे आधी मात्रा में लेकर चूर्ण बनायें। इस चूर्ण को दोगुने गुड में मिलाकर सेवन करें। यह **राजवल्लभ** नाम से विख्यात विरेचन योग सभी रोगों को नष्ट कर देता है।

कृष्णाशुण्ठीत्रिवृत्क्षार-चूर्णं क्षौद्रेण लेहयेत्।
एतद्विरेचनं मुख्यं सर्वश्लेष्मविकारनुत्।। (सिद्ध.सं.- ३०.१४)

कृष्णा (पिप्पली), शुण्ठी, त्रिवृता एवं यवक्षार- इन सब के चूर्ण को मधु के साथ दें। यह मुख्य विरेचन योग है और सभी कफविकारों को नष्ट करता है।

तालीसैलात्वचं पत्रमेभिस्तुल्यमथोषणम्।
सर्वैस्तुल्या शर्करा च तस्याश्च द्विगुणा त्रिवृत्।।
चूर्णीकृत्य वसेतुल्यां स्मार्ताया सितया भिषक् (?)।
निरपायो विरेकोऽयं सकुमारे च शस्यते।।

तालीसपत्र, छोटी इलायची, दालचीनी एवं तेजपात- इन्हें समान मात्रा में लें और इन सब के बराबर काली मिर्च लें। इन सब के बराबर मात्रा में शर्करा मिलाएं। शर्करा से दोगुनी त्रिवृता मिलाएं और सबका चूर्ण बनाकर विरेचन हेतु सेवन कराएं। यह निरापद विरेचन योग है और सकुमार जनों (नाजुक प्रकृति वालों) के लिए प्रशस्त माना जाता है।

पिप्पली नागरं दन्ती चित्रकश्च ततोऽभया।
द्विगुणा च विडार्द्धांशं तच्चूर्णं प्लीहनाशनम्[1] ।।

पिप्पली, नागर (शुण्ठी), दन्ती, एवं चित्रक- इन्हें १-१ भाग लें और अभया (हरीतकी) के एक द्रव्य की अपेक्षा दो भाग लें। इसी प्रकार विड लवण का भी एक द्रव्य की अपेक्षा आधा भाग लेकर चूर्ण बनायें। इसके सेवन करने से प्लीहरोग नष्ट हो जाता है। यह योग मूलत: चरकसंहिता का है, वहाँ इसका स्वरूप इस प्रकार है-

१. अयं चरकानुसारितया (च. चि.-१३.७९) शोधितपाठः। एतस्य स्थाने वैद्यप्रसारकस्य हस्तलिखितपुस्तकेषूपलब्धपाठस्तु इत्थमस्ति-
पिप्पली नागरं दन्ती चित्रकश्च ततोऽभया। त्रिगुणा च विडं द्व्यंशं तच्चूर्णं प्लीहनाशनम्।।

पिप्पली नागरं दन्ती चित्रकं द्विगुणाभयम्। विडार्द्धांशयुतं चूर्णमेतदुष्णाम्बुना पिबेत्।।

(च. चि.-१३.७९)

चरकसंहिता के उपलब्ध संस्करणों में 'विडार्द्धांयुतं' के स्थान पर विडङ्गांशयुतं' पाठ मुद्रित है, यह अपपाठ है। अष्टाङ्गहृदय[1] (चि.- १५.८८) में भी 'विडार्द्धांयुतं' पाठ स्वीकार किया गया है। ऐसा ही निश्चलकर एवं शिवदाससेन की चक्रदत्त पर उपलब्ध व्याख्याओं के आलोक में भी स्पष्ट है। चक्रदत्त में इस योग का स्वरूप इस प्रकार है-

पिप्पली नागरं दन्ती समांशं द्विगुणाभयाम्। चूर्णं पीतं विडार्द्धांशं प्लीहघ्नमुष्णवारिणा।।

(चक्रदत्त, प्लीहयकृच्चिकित्सा-१८)

निश्चलकर इस श्लोक को चरकसंहिता का बतलाते हुए इसकी व्याख्या इस प्रकार करते हैं- पिप्पल्यादीनां दन्त्यन्तानां समो भागः, हरीतक्या एकभागापेक्षया द्वैगुण्यं, एवं विडलवणस्यार्धमिति तात्पर्यार्थः। (चक्रदत्तरत्नप्रभा, प्लीहयकृच्चिकित्सा-१८)

शिवदाससेन भी ऐसी ही व्याख्या करते हैं- पिप्पलीत्यादौ- द्विगुणाभया इत्येकभागापेक्षया द्वैगुण्यम्। एवं विडलवणस्याप्येकभागापेक्षयार्द्धभागत्वं ज्ञेयम्।

(चक्रदत्ततत्त्वचन्द्रिका, प्लीहयकृच्चिकित्सा-१८)

हरीतकी-पिप्पली-शर्कराणां चूर्णं चतुर्थं हविषा सुभृष्टम्।
लोकेषु हृन्नेत्रगदोत्थितेषु शोफे च गुल्मोदरवर्ध्मयुक्ते।
जीर्णज्वरारोचक-कासशूल-कृच्छ्रासवातार्दितपीनसेषु।।

हृदयरोग, नेत्ररोग, शोफ, गुल्म, उदररोग, वर्ध्म (हर्निया), जीर्णज्वर, अरोचक, कास, शूल, मूत्रकृच्छ्र, वातार्दित एवं पीनस रोग में हरीतकी, पिप्पली एवं शर्करा चूर्ण को घृत के साथ भूनकर देना चाहिए।

पञ्चमूलबलैरण्डरास्नाक्वाथेन कल्कितम्।
त्रायन्तीपिप्पलीजीवा-त्रिवृद्यष्टीफलत्रिकैः।।
सद्यः स्रुतस्य पयसः सौधस्यापञ्चसप्तमम्।

१. अष्टाङ्गहृदयम्- (सर्वाङ्गसुन्दरा- आयुर्वेदरसायनटीकोपेतं संस्करणम्, हरिसदाशिव-शास्त्रिपराडकरसम्पादितम्, पुनर्मुद्रणम्- २०१० ई.)

घृतं दत्त्वा तत: प्रस्थं दध्नि द्विगुणिते पचेत्।।
तस्मात्पलं परं पीत्वा पेयामण्डेन निर्जयेत्।
श्वित्रकुष्ठोदरानाह-गुल्मशोषानुगामिन:।।

सालपर्णी बृहती कण्टकारिका गोक्षुरकाणां मूलानि, बला एरण्डमूलं रास्ना प्रतिप.४, पानीयप.५१२, क्वथितशेषप.१२८, घृतप.३२, सुधाक्षीरप.४, क.२, धा.६, दधिप.६४, कल्के त्रायमाणा पिप्पली जीवन्ती त्रिवृता मधुयष्टी हरीतकी आमलकं बिभीतकं प्रतिप.१, **सुधाक्षीरसिद्धं घृतविरेचनम्।**

पञ्चमूल, बला, एरण्डमूल एवं रास्ना- इन्हें ४-४ पल लेकर ५१२ पल पानी में क्वाथ बनायें। चतुर्थांश शेष रहने पर इसमें त्रायन्ती, पिप्पली, जीवन्ती, त्रिवृता, मुलेठी एवं त्रिफला का कल्क मिलाएं और ४ पल ताजा सुधाक्षीर (थूहर के दूध) के साथ एक प्रस्थ घृत सिद्ध करें। घृत सिद्ध करते समय इसमें दो प्रस्थ दही डालें। इस प्रकार तैयार किये गये घृत में से १ पल की मात्रा लेकर पान करें और ऊपर से पेया एवं मण्ड का सेवन करें। इससे श्वित्र (श्वेत कुष्ठ), उदररोग, आनाह, गुल्म एवं शोष एवं उसके अनुगामी कास आदि रोग नष्ट हो जाते हैं।

पद्मकोशीरनागाह्व-चन्दनानि प्रयोजयेत्।
अतियोगे विरेकस्य पानलेपनसेचनै:।।

विरेचन का अतियोग होने पर उसके उपद्रवों का शमन करने के लिए पद्मक (पद्मकाष्ठ), उशीर (खस), नागाह्व (नागकेसर चूर्ण) एवं चन्दन का प्रयोग करना चाहिए। यह प्रयोग पान, लेपन एवं सेचन के रूप किया जाना चाहिए।

।। इति विरेचनानि।।

अथ वर्त्तय:

गृहधूमं गुडं सर्पि: लवणं काञ्जिकं तथा।
सम्मिश्र्य रचिता वर्त्ति: स्विन्नानां मलहारिणी।।

गृहधूमं गुड: सैन्धवलवणं प्रतितो.१, घृतकाञ्जिकाभ्यां वर्त्ति: कार्या:

गृहधूम, गुड एवं सैन्धव लवण- इन्हें एक-एक पल लें और घृत एवं काञ्जी के साथ पीसकर वर्त्ति बनायें। यह वर्त्ति स्विन्न (स्वेदन ले चुके) व्यक्ति के मल का निर्हरण करती है।

पिप्पल्यागारधूमश्च मदनं सर्षपास्त्रिवृत्।
हेमक्षीरी वचा किण्व: कुष्ठं दन्ती यवाग्रज:।।
समूत्रलवणात् पक्वा फलवर्त्तिरियं हिता।
संस्वेद्यादौ तत: शूले विबन्धानाहमोचनी ।।

पिप्पली गृहधूम: मदनफलं गौरसर्षपास्त्रिवृता स्वर्णक्षीरी वचा किण्वं कुष्ठं दन्ती यवक्षार: लवणं प्रतिधा.६, गोमूत्रेण पिष्ट्वा वर्त्ति: कार्या।

पिप्पली, गृहधूम, मदनफल, श्वेत सरसों, स्वर्णक्षीरी, वचा, किण्व, कूठ, दन्ती, यवक्षार एवं सैन्धव लवण- इन्हें समान मात्रा में लेकर गोमूत्र के साथ पीसकर वर्त्ति बना लें। यह फलवर्त्ति शूल, विबन्ध एवं आनाह को दूर करती है।

श्यामात्रिवृत्पिप्पली-कुष्ठमाषा: फलत्रिकं नीलिनीसातले च।
त्वङ्नागदन्त्या गुडसैन्धवे च वचाफले मूत्रसमांशपिष्टा।।
वर्त्ति: कृताग्र्यांगुलिपर्वदीर्घा स्वांगुष्ठमाना यवसन्निभा च।
स्नेहान्विताभ्यक्तगुदे प्रणीता दोषानधो निर्हरति प्रसह्य।।

श्यामा त्रिवृता पिप्पली कुष्ठं माषा हरीतकी आमलकं बिभीतकं नीलिनी सातला नागदन्तीत्वक् गुड: सैन्धवलवणं वचा मदनफलं प्रतिधा.१, **गोमूत्रेण पेष्य:।**

श्यामा, त्रिवृता, पिप्पली, कूठ, माष (उड़द), त्रिफला, नीलिनी, सातला, नागदन्ती त्वक्, सैन्धव लवण,वचा एवं मदनफल-इन्हें समान मात्रा में लेकर

गोमूत्र के साथ पीसकर वर्त्ति बना लें। इसका परिणाम तर्जनी अंगुली के पहले पर्व के समान होना चाहिए। इसका आकार यव (जौ) जैसा होना चाहिए। इस वर्त्ति को स्नेहान्वित (स्नेह से लिप्त) गुद (मलद्वार) में रखें। यह वर्त्ति दोषों को हठात् अधोमार्ग से निकाल देती है।

किण्वं वचा शंखिनिबस्तगन्धे कम्पिल्यकं सैन्धवसर्षपे च।
फलं गुडस्नेहवती समूत्रा प्राक्कल्कयोगात् फलवर्त्तिरिष्टा।।
सश्लेष्मपित्तानिलमूत्रसङ्गे गुल्मामये मारुतशीलिनां च।
हृद्रोगपार्श्वमयिनां रुजाश्च हरत्युदावर्त्तकृतास्तथैषा।।

किण्वं वचा शंखिनी फलं गुडः प्रतिधा.४, गोमूत्रेण पिष्ट्वा घृताद्यर्था वर्त्तिः।

किण्व, वचा, शंखिनी, अजगन्धा, कम्पिल्यक, सैन्धव लवण, सरसों, मदनफल- इन्हें चार-चार पल लें और गोमूत्र के साथ पीसकर वर्त्ति बनायें। इसे फलवर्त्ति कहते हैं।

स्वर्णक्षीरी सत्रिवृता गुडेन गुडसर्पिषा।
वर्त्तिः कृता गुदेऽभ्यक्ता मलान् सम्यग् विनिर्हरेत्।। इति फलवर्त्तयः।

स्वर्णक्षीरी, त्रिवृता एवं गुड़ मिलाकर वर्त्ति बनायें। इसे बनाते समय थोड़ा घी भी मिलाएं। इस वर्त्ति को स्नेहयुक्त कर मलद्वार पर रखने से यह मलों को अच्छी प्रकार से बाहर निकाल देती है। इस प्रकार से यहाँ अनेक फलवर्त्तियों का वर्णन किया हुआ है।

अथ धूमाः

पद्मकं चन्दनं मुस्तं शताह्वा गुग्गुलुं नखम्।
श्रीवेष्टकं सर्जरसं ध्यामकं परिपेलवम्।।
स्थौणेयगुरुतोयानि सरलं देवदारु च।
पिष्ट्वा कृता धूमवर्त्तिः पेया प्रायोगिकी सुखा।।

पद्मकं चन्दनं मुस्तं शतपुष्पा गुग्गुलुः नखः श्रीवासः राला ध्यामकं परिपेलवं स्थौणेय अगरु वालकं चीडाकाष्ठं देवदारुकाष्ठं प्रतितो. १;

अब विविध प्रकार के धूमों का वर्णन किया जा रहा है- पद्मक, चन्दन, मुस्ता, शताह्व, गुग्गुल, नख, श्रीवेष्टक, सर्जरस, ध्यामक, परिपेलव (क्षुद्रमुस्ता) स्थौणेय, अगुरु, तोय (सुगन्धबाला), सरल एवं देवदारुकाष्ठ- इन्हें पीसकर धूमवर्त्ति बनायें। इस प्रायोगिक धूमवर्त्ति का पान करना चाहिए ,यह बहुत सुखद होती है।

शिर:कण्ठाक्षिशूलेषु गौरवेऽर्द्धावभेदके।
दन्तशूलप्रतिश्यायेहिध्माश्वासगलग्रहे।।
कासे दशनदौर्गन्ध्ये हनुमन्याग्रहेऽरुचौ।
घ्राणस्य गन्धे घ्राणास्यकर्णस्रावे क्रिमिष्वपि।।
वैस्वर्यश्वयथौ तन्द्रावृद्धिमोहातिनिद्रयो:।
प्रसेके दन्तविद्रध्यां गलशुण्ड्युपजिह्वयो:।।

सिर, कण्ठ, नेत्रों के शूल में गौरव (भारीपन) आधाशीशी, प्रतिश्याय, हिचकी, श्वास, गला बैठना, कास, दाँतों की दुर्गन्ध, हनु एवं मन्या की जकड़न, अरुचि, नासिका की दुर्गन्ध, नासिकास्त्राव, आस्यस्त्राव (मुख से लार टपकना), कर्णस्राव, क्रिमि, स्वरविकार, सूजन, तन्द्रावृद्धि, मोह, अतिनिद्रा, प्रसेक, दन्तविद्रधि, गलशुण्डी, उपजिह्वा आदि विकारों को उक्त धूमपान दूर करता है।

मधूकं मधुकं द्राक्षा मधूच्छिष्टं वसा घृतम्।
मज्जा धूम: श्रेष्ठोऽयं स्नैहिको रोगनाशन:।।

मधूकं मधुयष्टी द्राक्षा वसा सिक्थकं घृतं मज्जा प्रतिक. २,

मधूक (महुए का पुष्प), मुलेठी, द्राक्षा (मुनक्का), वसा, सिक्थक (मधुमक्खी के छत्ते का मोम), घृत एवं मज्जा- इन्हें २-२ कर्ष लें और इनसे धूम करें। यह स्नैहिक धूम नाना रोगों को नष्ट करता है।

मन:शिलाले क्षारश्च पिप्पल्योऽथ फणिज्जकम्।
केसरं सर्षपाश्चैव धूम: शीर्षविरेचन:।।

मन:शिला हरितालं क्षारः पिप्पली मधुकं नागकेसरं सर्षपाः प्रतितो१, **इति धूमः।**

मन:शिला, अल (हरताल), क्षार, पिप्पली, मुलेठी, नागकेसर और सरसों- इन्हें एक-एक पल लें और जला कर धूम करें। यह धूम शीर्षविरेचन होता है। इससे शिरोगत कफ का शोधन होने से शिरोविकारों का शमन होता है।

अथ धूपाः

जतुसर्जरसोशीरसर्षपापत्रवालकैः।
सवेल्लारुष्करपुरैः कुसुमैरर्जुनस्य च।।
धूपो वासगृहे हन्ति विषं स्थावरजङ्गमम्।
न तत्र कीटास्सविषा नोन्दुरा न सरीसृपाः।
न कृत्याः कार्मणाद्याश्च धूपोऽयं यत्र दह्यते।।

लाक्षा राला उशीरं सर्षपाः सुगन्धपत्राणि वालकं विडङ्गानि भल्लातकं गुग्गुलुः अर्जुनपुष्पाणि प्रतिप. १, चूर्णयित्वा धूपः कार्यः।

अब यहाँ विविध रोग-निवारक धूपों का विर्णन किया जा रहा है- लाक्षा, राल, खस, सरसों, सुगन्धपत्र (तेजपात), वालक (सुगन्धबाला), विडङ्ग, भिलावा, गुग्गुल एवं अर्जुनपुष्प- इन्हें १-१ पल लेकर पीस लें। इस प्रकार धूप का प्रयोग जिस घर में किया जाता है, वहाँ स्थावर एवं जङ्गम विष शान्त हो जाते हैं। जहाँ यह धूप जलाई जाती है, वहाँ विषैले कीट चूहे और सर्प नहीं ठहरते हैं। इस धूप के प्रभाव से कृत्या (अभिचार क्रिया) और कार्मण (जादू-टोना) बेअसर हो जाते हैं।

शिखिपिच्छबलाकास्थिसर्षपाश्चन्दनं घृतम्।
धूपा विषघ्ना शयनवसनासनदेहगः।।

मयूरपक्षाः बलाकास्थीनि सर्षपाः (चन्दनं) घृतं प्रतिप. १,

मोरपंख, बलाकास्थि (बगुली की हड्डियाँ), सरसों, चन्दन एवं घृत- इन्हें १-१ पल लेकर धूप करें। यह धूप शय्या, आसन और शरीर के विष को शान्त कर देता है।

सर्पकञ्चुकरोचना-हिङ्गुगुग्गुलुसर्षपाः।
मनःशिला च धूपोऽयं सर्वग्रहनिवारणः।।

सर्पत्वक् गोरोचना हिङ्गु गुग्गुलुः सर्षपाः मनःशिला प्रतिप.१,

सर्पकञ्चुक (सर्प की केंचुली), गोरोचना, हींग, गुग्गुलु, सरसों एवं मैनसिल- इन्हें एक-एक पल लेकर धूप करें। यह धूप सभी ग्रह बाधाओं को दूर कर देती है।

पलङ्कषा निम्बपत्रं वचा कुष्ठं हरीतकी।
सर्षपास्सयवाः सर्पिस्तथा विड् वा विडालजा।।
[१]पुरश्यामावचासर्जनिम्बार्कागुरुदारुभिः।
धूपो ग्रहेषु सर्वेषु प्रयोक्तव्योऽपराजितः।।
सहदेवावचाभद्रानाकुलीभिः प्रयोजयेत्।
धूपनोद्वर्त्तनालेपान् सर्वज्वरनिबर्हणान्।। (अ.सं.चि.- २.१३४-१३६)

पलङ्कषा निम्बपत्राणि वचा कुष्ठं हरीतकी सर्षपाः यवाः घृतं प्रतिप.१, **एको धूपः**। विडालविट् **द्वितीयः**। गुग्गुलुः धूपः श्यामा वचा राला निम्बम् अगुरु अर्ककाष्ठं देवदारुकाष्ठं प्रतिप.१, **तृतीयः**। सहदेवा वचा भद्रा नाकुली प्रतिप.१, **चतुर्थो धूपः**।

पलङ्कषा (गुग्गुलु), निम्बपत्र, वचा, कूठ, हरितकी (हरड़), सरसों एवं यव (जौ)- इन्हें एक-एक पल लेकर धूप करें। यह धूप सभी ज्वरों को नष्ट कर देता है। इसी प्रकार विडालविट् (बिलाव के मल) का धूप भी सर्वज्वर-निवारक होता है। ये दो प्रकार के धूप हुए। इसी क्रम में तीसरा धूप इस प्रकार है- गुग्गुलु,

---

१. '**पुरश्यामा०**' इति हस्तलिखितपुस्तके पाठः '**पुरध्याम०**' इति च मुद्रितेऽष्टाङ्गसंग्रहे।

श्यामा (पाठान्तर- ध्याम/कत्तृण[१]), वचा, राल, निम्बकाष्ठ, अगरु, अर्ककाष्ठ (आक की लकड़ी) एवं देवदारुकाष्ठ से धूप करें। यह अपराजित नामक धूप भी सर्वज्वर-निवारक होता है। सहदेवा, वचा, भद्रा (कृष्णसारिवा[२]) एवं नाकुली- इन्हें एक-एक पल लेकर धूप करें। यह धूप भी सभी ज्वरों को नष्ट कर देता है। यहाँ निर्दिष्ट द्रव्यों को धूपन के अतिरिक्त आलेपन एवं उद्वर्त्तन के रूप में भी प्रयोग में लाया जा सकता है।

द्वीपिव्याघ्राहिसिंहर्क्षचर्मभिर्घृतमिश्रितैः।
तथा सिद्धार्थकवचा-सभल्लातकदीप्यकैः।
सकुष्ठैः सघृतैर्धूपः सर्वग्रहविमोक्षणः।।

द्वीपी (चीता), व्याघ्र (बाघ), सर्प, सिंह, रीछ- इन प्राणियों के स्वतः मरने पर जो चर्म (चमड़ा) मिलता है, उसे लेकर घृत के साथ धूप करें। इसी प्रकार सरसों, वचा, भिलावा, दीप्यक एवं कूठ को घृत के साथ मिलाकर धूप करें। ये दोनों ही धूप सभी प्रकार की ग्रहबाधाओं को नष्ट कर देते हैं।

कार्पासास्थिमयूरपत्रबृहतीनिर्माल्यपिण्डीतकैः,
त्वङ्मांसीवृषदंशविट्तुषवचाकेशाहिनिर्मोचनैः।
नागेन्द्रद्विजशृङ्गहिङ्गुमरिचैस्तुल्यं कृतं धूपनं,
स्कन्दोन्मादपिशाचराक्षससुरावेशज्वरघ्नं परम्।। (योगशतम्- ७०)

कर्पासास्थि मयूरपक्षाः बृहती शिवनिर्माल्यं [३]तगरं(?) त्वक् मांसी विडालविष्ठा तुषं वचा नृकेशाः सर्पकञ्चुकं हस्तिदन्तः गोशृङ्गं हिङ्गु मरिचं प्रतिप.१,

---

१. अपराजितं धूपमाह- पुरध्यामेति। पुरो गुग्गुलुः। ध्यामकः- तृणम्- इति आयुर्वेद-रसायनटीका (अ.हृ.चि.- १.१६३)

२. भद्रा कृष्णसारिवा नाकुली सर्पसुगन्धा इत्यष्टाङ्गसंग्रहे शशिलेखाटीका।

३. पिण्डीतको मदनफलम् इति चक्रदत्तरत्नप्रभायां योगशतवैद्यवल्लभायां च व्याख्यातम्। इह तु पिण्डीतकपदस्य तगरमित्यर्थः चिन्त्यः।

कार्पासास्थि (कपास के बीज), मयूरपत्र (मोर के पंख), बृहती (कण्टकारी), निर्माल्य (शिवनिर्माल्य/शिवमूर्त्ति पर चढाए हुए पुष्प), पिण्डीतक (मदनफल), त्वक्, मांसी, वृकदंशविट् (बिलाव का मल/विष्ठा), वचा, केश (मनुष्य के बाल), तुष (जौ के तुष), अहिनिर्मोचन (साँप की केंचुली), नागेन्द्रद्विज (हाथीदांत), शृंग (गाय का सींग), हिङ्गु (हींग), मरिच (काली मिर्च)- इन द्रव्यों को सम भाग में लेकर धूप करें। यह धूप ग्रहबाधा एवं उन्माद को नष्ट करती है तथा पिशाच, राक्षस, एवं असुरों के आवेश (शरीरगत प्रभाव) को दूर करती है। यह ज्वर को दूर करने में अति प्रभावशाली है।

यहाँ 'केश' शब्द से मनुष्य के बालों का ग्रहण होता है। अष्टाङ्ग-संग्रह आदि में भी धूपन-द्रव्यों में मनुष्य-केशों का उल्लेख मिलता है। योगशत की रूपनयन-टीका में भी यही अर्थ किया है, परन्तु निश्चलकर ने यहाँ 'केश' शब्द से 'भूतकेशी' का ग्रहण किया है।

निश्चलकर ने 'त्वङ्मांसी' के स्थान पर 'त्वग्वांशी' पाठ मानकर 'बाँस की छाल' अर्थ किया है। परन्तु योगशत-वैद्यवल्लभाकार रूपनयन ने इसका खण्डन करते हुए वैद्यप्रसारकगत पाठ एवं विवरण को ही स्वीकार किया है- 'त्वक् प्रसिद्धा, मांसी गन्धमांसी। केचित् त्वग्वांशीति एकं पदं पठन्ति। त्वग्वांशी वंशनिर्मोक इति तत्पर्यायमाहुः। तत्तु न सम्यक्, एवं हि समासान्तःपातित्वेन वंशत्वगिति भवितव्यं न त्वग्वांशीति'। अर्थात् कुछ व्याख्याकार 'त्वङ्मांसी' के स्थान पर 'त्वग्वांशी' को एक पद के रूप में पढ़ते हैं तथा 'बाँस की छाल' अर्थ लेते हैं। उनका व्याख्यान उचित नहीं है; क्योंकि श्लोक का पूर्वार्द्ध भाग द्वन्द्व समास के रूप में है। अतः समासान्तर्गत होने से 'वंशत्वग्' रूप होना चाहिए, 'त्वग्वांशी' नहीं।

(द्रष्टव्य- योगशत-वैद्यवल्लभा, श्लोक- ६९, पृ.-२६५-६७)

'चक्रदत्त-रत्नप्रभा' में निश्चलकर का कथन निम्न प्रकार से है-

कार्पासास्थीत्यादि ख्यात**ममितप्रभस्य**। निर्माल्यं शिवस्य। पिण्डीतकं मदनफलम्, त्वग्वांशी वंशभवा त्वक् वंशलोनीति यावत्। विडालमलम्। केशो भूतकेशीति। (चक्रदत्त-रत्नप्रभा, उन्मादचिकित्सा- ५०, पृ. ३३३-३३४)

काकोऽविशस्त: शस्तश्च धूपने त्रिघृतान्वित:[१]।
वचाज्यकुष्ठश्रीवेष्ट-सर्षपैर्धूपयेत् सदा।। (अ.सं.उ.-१.३४)

काकमांसमहिंसितम्, घृततैलवसादिभिस्सह धूपो देय:, वचा कुष्ठं घृतं श्रीवास: गौरसर्षपा: प्रतिप.१, घृततैलवसादिभि: सह बालानां धूपो देय:।

स्वयं मृत काक (कौआ) के मांस के साथ घृत, तैल एवं वसा (चर्बी) मिलाकर धूप करनी चाहिए। इसके अतिरिक्त वचा, घृत, कूठ, श्रीवास एवं श्वेत सरसों की धूप तो बालकों के निवास-स्थान में सदा ही देनी चाहिए। इससे वे ग्रहबाधा से बचे रहते हैं।

सर्षपा हिङ्गु जटिला वचाकुष्ठपलङ्कषम्।
सर्पिर्विमिश्रितं कार्यं धूपनं ग्रहरक्षसाम्।।

गौरसर्षपा: हिङ्गु मांसी वचा कुष्ठं लाक्षा घृतं प्रतिप.१,

एक-एक पल सरसों, हींग, जटामांसी, वचा, कूठ एवं पलंकषा (लाक्षा)- इन्हें एक पल घृत के साथ मिलाकर धूपन करना चाहिए। इससे ग्रह एवं राक्षसों की बाधाएँ दूर होती हैं।

निम्बपत्राणि वचा कुष्ठसर्षपपलङ्कषा:।
यवाभयं ससर्पिष्कं धूपनं विषमज्वरे।।

निम्बपत्राणि वचा कुष्ठं सर्षपा: लाक्षा यवा उशीरं हरीतकी घृतं प्रतिप.१ इति धूप:।

एक-एक पल निम्बपत्र, वचा, कूठ, सरसों एवं पलंकषा (लाक्षा) को एक घृत के साथ मिलाकर धूपन करना चाहिए। इससे विषम ज्वर शान्त हो जाता है।

---

१. '**त्रिवृतान्वित:**' इति मातृकासु पाठ: '**त्रिघृतान्वित:**' इति विवरणानुसारितया शोधितपाठ:। विवरणे हि- 'घृततैलवसा: त्रिघृतपदेन निर्दिष्टा: दृश्यन्ते। मुद्रितेऽष्टाङ्गसंग्रहे तु '**त्रिवृतान्वित:**' इत्येव पाठो दृश्यते। तत्र च शशिलेखा टीका- 'अविशस्तोऽहिंसित: स्वयं मृत: काकस्त्रिवृतान्वित: सत्रिवृत:, स धूपने शस्यते। सदा च वचादिभिर्धूपयेत्'। (अ.सं.उ.- १.२९, शशिलेखाटीकोपेतसंस्करणम्)

अथ गण्डूषाः

दन्तहर्षे दन्तमले मुखरोगे च वातिके।
सुखोष्णमथवा शीतं तिलकल्कोदकं हितम्।।

(अ.सं.सू.- ३१.५, अ.हृ.सू.- २२.५)

पानीयप. ३ २, क्वथितशेषप. १ ६,

अब यहाँ से गण्डूष का वर्णन करते हैं। दन्तहर्ष (खटाई के कराण दाँतों का आम जाना) दन्तमल और वातिक मुखरोग में तिलकल्क-जल (कुटे हुए तिलों के साथ उबले पानी) का गण्डूष करना हितकर होता है। इसे तैयार करने के लिए ३ २ पल पानी में कुटे हुए तिल डालें और आधा शेष रहने पर सुखोष्ण अथवा शीतल कर उपयोग में लें।

'गण्डूषधारणे नित्यं तैलं मांसरसोऽथवा'। (अ.सं.सू.-३१.६, अ.हृ.सू.-२२.६)
'वैशद्यं जनयत्यास्ये सन्दधाति मुखव्रणान्'।। (अ.सं.सू.-३१.७, अ.हृ.सू.-२२.७)

मांसप.४, पानीयप. ३ २, क्वथितशेषप. १ ६,

गण्डूष-धारण में तिलतैल अथवा मांसरस का नित्य उपयोग होता है। ये दाँतों के आम जाने पर (खट्टे हो जाने पर) मुख में विशदता लाते हैं और मुख के व्रणों का रोपण (भराव) कर देते हैं।

धान्याम्लमास्यवैरस्य-मलदौर्गन्ध्यनाशनम्।
तदेवालवणं शीतं मुखरोगहरं परम्।। (अ.सं.सू.- ३१.८, अ.हृ.सू.- २२.८)

तदेव काञ्जिकम् अलवणम्[1] ईषल्लवणसंयुक्तम्।

धान्याम्ल (काञ्जिक) का गण्डूष मुख की विरसता (बेस्वादपन) और मलजनित दुर्गन्ध को नष्ट करता है। काञ्जिक को थोड़ा लवण मिला कर शीतल रूप में गण्डूष के लिए प्रयुक्त किया जाए तो वह विशेष रूप से मुखरोगों को नष्ट करता है।

---

१. **'अलवणम्'** इत्यत्रेषदर्थे नञ्।

'आशु क्षाराम्बुगण्डूषो भिनत्ति श्लेष्मणश्चयम्'।।

(अ.सं.सू.- ३१.९, अ.हृ.सू.- २२.९)

यवक्षारक.१, पानीयप.३२, क्वथितशेषप.८,

इसी प्रकार यवक्षार मिश्रित क्वथित जल का गण्डूष मुख में बढ़े हुए कफ को शीघ्र ही नष्ट कर देता है। इसे तैयार करने की विधि इस प्रकार है- ३२ पल पानी में एक कर्ष यवक्षार मिलाकर उबालें। चतुर्थांश शेष रहने पर गण्डूष करें।

हरीतकी प्रियङ्गुश्च पिप्पली रोध्रमेव च।
दार्वी हरिद्रा तेजोह्वा सक्षौद्रं मुखधावनम्।।
एतेन कासः स्रावश्च मुखरोगश्च शाम्यति।
वक्त्रं विशदतामेति कण्ठशुद्धिश्च जायते।। (भेडात्- यो.सं., पृ.- २५४)

हरीतकी सुगन्धप्रियंगुः पिप्पली रोध्रं दारुहरिद्रा तेजोवती एषां क.१, पानीयप.३२, क्वथितशेषप.१६, माक्षिकप.१ उपरि दातव्याः।

हरीतकी प्रियङ्गु पिप्पली, रोध्र, दारुहरिद्रा एवं तेजोवती- इन्हें १-१ कर्ष लेकर ३२ पल पानी में क्वथित करें। आधा शेष रहने पर शीतल करें और एक पल मधु मिलाकर गण्डूष करें। इससे कास (खाँसी), स्राव (मुख से कफ का गिरना) एवं अन्य मुखरोग शान्त हो जाते हैं। इससे मुख और कण्ठ की शुद्धि होती है।

गुडखण्डसितालाजा-सर्पिर्भिर्योजितो भवेत्।
किञ्चित्काले हि कवलः क्षद्रपक्षपणक्षमः (?)।।

गुड़, खाँड, शर्करा, लाजा एवं घृत सहित कवल को कुछ काल तक मुख में धारण करने से मुखरोगों का शमन होता है।

अमृतासङ्गतेजोह्वापिप्पल्यः तगरस्तथा।
अरोचकानां सर्वेषां प्रधानं मुखधावनम्।।

सौराष्ट्रिमृत्तिका तेजोवती पिप्पली तगरं एषां क.१, पानीयप.३२, क्वथितशेषप.८,

अमृतासङ्ग (सौराष्ट्रमृत्तिका), तेजोवती, पिप्पली एवं तगर- इन्हें १-१ कर्ष लेकर ३२ पल पानी में क्वथित करें। ८ पल शेष रहने पर इससे गण्डूष करें। यह सभी प्रकार के अरोचक रोगों में प्रधान 'मुखधावन' कहा गया है।

पिप्पली पिप्पलीमूलं मरिचानि हरीतकी।
शृङ्गवेरं यवक्षारः रोध्रं तेजोवती तथा।।
एतानि समभागानि चूर्णानि मधुना सह।
अरोचके श्लेष्मभवे प्रधानं मुखधावनम्।।

(भेल.चि.- २१.३८-३९, यो.सं., पृ.- ४०७)

पिप्पली पिप्पलीमूलं मरिचं हरीतकीदलानि शुण्ठी यवक्षारः रोध्रं तेजोवती एषां क.१, पानीयप.३२, क्वथितशेषप.८, उशीरमाक्षिकप.८,

पिप्पली, पिप्पलीमूल, काली मिर्च, हरीतकीदल, शृङ्गवेर (अदरक/सोंठ) यवक्षार, रोध्र, तेजोवती- इन्हें एक-एक कर्ष मात्रा में लेकर ३२ पल पानी में क्वथित करें। चतुर्थांश शेष रहने पर शीतल कर मधु मिलाएं। यह सभी कफजन्य अरोचक रोगों में प्रधान मुखधावन (मुखशुद्धि-कारक गण्डूष) है।

जम्ब्वाम्रपल्लवं रोध्रं त्रिफला चव्यचित्रकम्।
पटोलं नक्तमालं च शिरीषखदिरासनाः।।
दार्वी हरिद्रा मुस्तं च तेजोह्वा मधुकं वचा।
एतानि समभागानि कषायमुपसाधयेत्।।
कवलग्रह इत्येष कर्त्तव्यो मधुना युतः।
सर्वेषां मुखरोगाणां जाड्यादीनां च नाशनम्।।

(भेल.चि.- २१.४३-४५, यो.सं., पृ.-४०७)

जम्बूपत्राणि आम्रपत्राणि रोध्रं हरीतकी आमलकं बिभीतकं चव्यका चित्रकं पटोलमूलं हयसारः शिरीषकाष्ठं खदिरकाष्ठं असनकाष्ठं देवदारु मुस्तं तेजोवती मधुयष्टी वचा एषां प.१, पानीयप.३२, क्वथितशेषप.८, उपरि माक्षिकक.१,

जामुन व आम के पत्ते, रोध्र, त्रिफला, चविका, चित्रक, पटोल, नक्तमाल, शिरीष, खदिर, असन, दारुहरिद्रा, मुस्ता, तेजोवती, मधुक (मुलेठी) एवं वचा- इन्हें १-१ पल लेकर ३२ पल पानी में क्वथित करें। चतुर्थांश शेष रहने पर शीतल कर मधु मिलाएं और कवल के रूप में इसका प्रयोग करें। यह कवलग्रह रसनाजाड्य, मुखवैरस्य अरोचक आदि सभी मुखरोगों को नष्ट कर देता है।

षाडवश्च कपित्थानां सव्योषमधुशर्करः।
अरोचकेषु सर्वेषु प्रशस्तो धारितो मुखे।।

(भेल.चि.- २१.४६, यो.सं., पृ.- ४०७)

कपित्थमज्जां मरिचं पिप्पली शुण्ठी एषां क.१, शर्करा २, माक्षिकक.१, एतच्चूर्णीकृत्वा मुखे धार्यम्।

कपित्थ मज्जा (कैंथ का गूदा), काली मिर्च पिप्पली, शुण्ठी- इन्हें एक-एक कर्ष मात्रा में लेकर पीस लें। इसमें शर्करा २ कर्ष एवं मधु १ कर्ष मिलाएं और कवल के रूप में उपयोग करें। यह सभी प्रकार के अरोचक रोग में प्रशस्त माना गया है।

अजाजी[१] मरिचं द्राक्षा तिन्तिडीकं सदाडिमम्।
सौवर्चलं कारवी च गुडमाक्षिकसंयुतम्।।
द्राक्षाषाडव इत्येष ख्यातो मुखविशोधनः।
अरोचकानां सर्वेषां प्रशस्तः षाडवोत्तमः।।

(भेल.चि.- २१.४७-४८, यो.सं., पृ.- ४०७)

जीरकं मरिचं द्राक्षा तिन्तिडीकं दाडिमं कृष्णलवणं छत्राबीजं एषां क.१, गुडप.२, माक्षिकक.१,

जीरा, काली मिर्च, द्राक्षा, इमली, अनार, काला नमक एवं छत्राबीज

---

१. **'अजाजी'** इति मातृकागतः पाठः, **'अजाज्यौ'** इति भेलसंहितायां चन्द्रटसंग्रहे गदनिग्रहे च अरोचक-चिकित्सायां दृश्यते।

(सौंफ)- इन्हें एक-एक पल लेकर पीस लें। इसमें दो पल गुड़ एवं एक पल मधु मिलाएं और कवल में रूप में धारण करें। यह **द्राक्षाषाडव** नामक अति उत्तम षाडव है और सभी अरोचक रोगों में प्रशस्त माना जाता है।

आरनालं च शुक्तं च मार्द्वीकं मदिरासवः।
अनुपानान्तरे[1] धार्यास्तथैव कवलग्रहाः।। (भेडात्- यो.सं., पृ.- ४०७)

आरनालकवलग्रह एकः, शुक्तकवलग्रहो द्वितीयः, मधुकवलग्रहस्तृतीयः, आसवकवलग्रहश्चतुर्थः।

काञ्जी, शुक्त (सिरका), मार्द्वीक (मुनक्का से बना मद्य) एवं मदिरासव- इनका कवलग्रह अनुपान के रूप में मुख में धारण करें। इनसे भी अरोचक रोग नष्ट होता है।

विडङ्गचूर्णसंयुक्तो मधुमात्रासमन्वितः। (?)
(विट्चूर्णमधुसंयुक्तो रसो दाडिमसम्भवः।)
असाध्यामपि संहन्यादरुचिं वक्त्रधारितः।। (बिन्दुसारात्- यो.सं., पृ.-४०७)

माक्षिकक.१, [2]विडङ्गचूर्णतो.१,

हस्तलिखित पुस्तक में इस श्लोक का पूर्वार्द्ध भाग अशुद्ध है। वस्तुतः पूर्वार्द्ध का पाठ इस प्रकार होना चाहिए- **विट्चूर्णमधुसंयुक्तो रसो दाडिमसम्भवः।** यही पाठ माधव-चिकित्सा (१४.७) में है और ऐसा ही पाठ चक्रदत्त में भी है। चक्रदत्त के टीकाकार निश्चकर ने इसे मूलतः बिन्दुसार ग्रन्थ से उद्धृत बताया है। इस शुद्ध पाठ के अनुसार श्लोकार्थ इस प्रकार होगा-

विड लवण एवं मधु से युक्त दाडिम (अनार) का रस मुख में लेकर रखने से यह असाध्य अरुचि (अरोचक रोग) को भी नष्ट कर देता है।

---

१. अयं योगो भेडादुद्धृत इति चन्द्रटो योगरत्न-समुच्चये सूचयति। भेलसंहिताया असमग्रोपलब्धत्वादयं श्लोको मुद्रितायां तस्यां न लभ्यते। **'दन्तानामुत्तरे'** इति मातृकागतः पाठः, **'अनुपानान्तरे'** इति योगरत्नसमुच्चये गदनिग्रहे च अरोचक-चिकित्सायां पाठो दृश्यते।

२. **'विडचूर्ण०'** इति पाठः स्यात्।

यह श्लोक चन्द्रटकृत योगरत्न-समुच्चय की मातृका में इस प्रकार उपलब्ध है-

विडचूर्णसमायुक्तो मधुमात्रासमन्वित:। असाध्यामपि संहन्यादरुचिं वक्त्रधारित:[१]।।

यहाँ सभी पुल्लिंग वाले विशेषण तो हैं, परन्तु वह विशेष्य गायब है, जो पुल्लिंग में होना चाहिए। इससे स्पष्ट है कि इस श्लोक में पाठभ्रंश हुआ है। यहाँ पुल्लिंग वाला विशेष्य '**दाडिम रस**' था। अत: चक्रदत्तगत उपरि निर्दिष्ट पाठ ही मूलपाठ समझना चाहिए। निश्चलकर की सूचना के अनुसार इस श्लोक का मूलस्रोत बिन्दुसार नामक ग्रन्थ है, यह भी सर्वथा सन्देह रहित है। इससे आगे वाला श्लोक भी बिन्दुसार का ही है। यह सूचना भी योगरत्न-समुच्चय[२] एवं चक्रदत्त-रत्नप्रभा[३] में स्पष्टतया उपलब्ध है।

दाडिमोत्थस्तु निर्यासो ह्यजाजीशर्करान्वित:।
मधुतैलयुतो हन्यात् कवलोऽयमरोचकम्।।(बिन्दुसारात्- यो.सं., पृ.-४०७)

दाडिमप.८, अजाजी शर्करा माक्षिकं तैलं प्रतिधा.४,

भुना जीरा एवं शर्करा को अनार के रस में मिलाएं और इसमें मधु एवं तिल का तैल भी मिलाएं। इस कवलग्रह से अरोचक रोग नष्ट हो जाता है।

कारवीमरिचाजाजीद्राक्षावृक्षाम्लदाडिमम्।
सौवर्चलगुडक्षौद्रं सर्वारोचकनाशनम्।। (च.चि.- २६.२१९)

---

१. मुद्रित गदनिग्रह (अरोचकाधिकार, श्लोकसंख्या- ३३) में तो पुल्लिंग विशेषणों को नपुंसकलिंग में दिखाया है-
विडचूर्णसमायुक्तं मधु मात्रासमन्वितम्। असाध्यामपि संहन्यादरुचिं वक्त्रधारितम्।।
इसे देखकर श्लोक में हुए गम्भीर पाठदोष का अनुमान लगाना कठिन हो जाता है। अज्ञातकर्त्तृक ग्रन्थ **योगरत्नकर** में तो इस पाठदोष पर आधारित भ्रान्ति को आगे बढ़ाते हुए पूर्वार्द्ध का स्वरूप ही बदलकर इस प्रकार बना दिया है-
विडङ्गचूर्णं कर्षैकं क्षौद्रं कर्षचतुर्मितम्। असाध्यामपि संहन्यादरुचिं वक्त्रधारणात्।।
(योगरत्नाकर, अरोचक-चिकित्सा-मूलपाठ संस्करण, पृ.- २०८)

२. योगरत्नसमुच्चय- अरोचक-चिकित्सा, पृ.-४०७;

३. '**विट्चूर्णेत्यादि ख्यातं बिन्दुसारस्य**'- च.र.- अरोचक-चिकित्सा, पृ.- २९९;

छत्राबीजं मरिचं जीरकं द्राक्षा तिन्तिडीकं दाडिमं कृष्णलवणं गुडः माक्षिकं प्रतितो. १,

कारवी (मंगरैल), काली मिर्च, जीरा, मुनक्का, इमली, अनार, सोंचर नमक, गुड़, मधु- इन्हें मिलाकर कवलग्रह करें। यह सभी प्रकार के अरोचक को नष्ट कर देता है।

त्वङ्मुस्तमेला धान्यानि मुस्तमामलकं तथा[1]।
त्वक् च दार्व्या यवानी च कृष्णा तेजोवती तथा।।
यवानी तिन्तिडीकं च पञ्चैते मुखधावनाः।
श्लोकपादेषु विहिता रोचना मुखशोधनाः।। (च.चि.- ८.१३७-१३८)

त्वक् मुस्तं सूक्ष्मैला धानकाफलानि. १, मुस्तं आमलकं. २, दारुहरिद्रा यवानी. ३, पिप्पली तेजोवती. ४, यवानी तिन्तिडीकम् ५, प्रतितो. १ श्लोकपादविहिताः पञ्च मुखधावनाः।

यहाँ पाँच मुखधावन योग बताए जा रहे हैं- दालचीनी एवं मुस्ता- यह प्रथम, मुस्ता एवं आँवला- यह द्वितीय, दारुहल्दी एवं अजवायन- यह तृतीय, पिप्पली एवं तेजोवती- यह चतुर्थ तथा अजवायन और इमली- यह पञ्चम मुखधावन (कवलग्रह) है। यहाँ एक-एक श्लोकचरण में एक-एक अरुचि नाशक कवलग्रह बताया गया है। इन योगों में प्रत्येक द्रव्य को १-१ तोला लें।

सत्र्यूषणानि रजनीत्रिफलायुतानि चूर्णीकृतानि यवशूकविमिश्रितानि।
क्षौद्रान्वितानि वितरेन्मुखधावनार्थमन्यानि तिक्तकटुकानि च भेषजानि।।
(सु.उ.- ५७.१३)

मरिचं पिप्पली शुण्ठी दारुहरिद्रा हरीतकी आमलकं बिभीतकम्, यवक्षार-विमिश्रितानि क्षौद्रसहितानि मुखधावनानि तिक्तकटुकानि स्कन्धपठितानि कर्त्तव्यानि।

त्रिकटु, हल्दी एवं त्रिफला को यवक्षार के साथ मिलाकर मधु के साथ

---

१. '**०मलकं तथा**'- हस्त., '**०मलकत्वचः**'- मुद्रिते चरके चक्रदत्त-रत्नप्रभायां च।

कवलग्रह दें। इसी प्रकार अन्य कटु (चरपरे) एवं तिक्त (कड़वे) पदार्थों के मुखधावन (कवलग्रह) दें। इन से अरुचि रोग दूर हो जाता है।

ऊषादाहान्वितपाके क्षते चागन्तुसम्भवे।
विषे क्षाराग्निदग्धे च सर्पिर्धार्यं पयोऽथवा।।

(अ.सं.सू.-३१.७, अ.हृ.सू.-२२.६)

मुख के ऊषा (क्षार से होने वाली जलन जैसी पीड़ा) वाले एवं दाह (अग्नि से होने वाली जलन जैसी पीड़ा) वाले पके व्रण में और आगन्तुज व्रण में रोगी को घृत अथवा दूध का गण्डूष कराना चाहिए। इसी प्रकार विषजन्य व्रण अथवा क्षार या अग्नि से दग्ध होने पर भी घृत अथवा दूध का गण्डूष कराना चाहिए।

दार्वीगुडूचीसुमन:प्रवाल-द्राक्षायवासत्रिफलाकषाय:।
क्षौद्रेण युक्त: कवलग्रहोऽयं मुखस्य पाकं शमयत्युदीर्णम्।।

(योगशतम्- ५५)

दारुहरिद्रात्वक् गुडूची सुमन:पत्राणि द्राक्षा दुरालभा हरीतकी आमलकं बिभीतकम्, एषां क.२, पानीयप.३२, क्वथितशेषप.८, उपरि माक्षिकक.१,

दार्वी (दारुहल्दी), गुडूची (गिलोय), सुमन:प्रवाल (जाती/जूही के पत्ते), द्राक्षा (दाख/मुनक्का), यवास (दुरालभा) एवं त्रिफला का क्वाथ बनायें। शीतल होने पर इसमें मधु मिलाकर अनेक बार कवलग्रह (कुल्ला) करें। यह योग प्रबल मुखपाक (मुँह पकने के रोग) को शान्त कर देता है।

विडङ्गपूगमञ्जिष्ठादार्व्यामलकनागरै:।
सजातिपल्लवै: क्वाथो विस्फोटे कवलग्रह:।।

(भद्रवर्मत:- यो.सं., पृ.- ४४४)

विडङ्गफलानि पूगफलानि मञ्जिष्ठा दारुहरिद्रा आमलकं सुमन:पत्राणि, एषां क.१, पानीयप.१६, क्वथितशेषप.४,

विडङ्गफल, पूगफल (सुपारी), मञ्जिष्ठा, दारुहरिद्रा, आँवला एवं जातिपत्र- इन्हें एक-एक कर्ष मात्रा में लेकर १६ कर्ष जल में पकायें। चतुर्थांश

शेष रहने पर शीतल कर कवलग्रह के रूप में उपयोग करें। इस कवलग्रह (कुल्ला) से मुखगत विस्फोट (छाले) शान्त हो जाते हैं।

'**विडङ्गपूग**' के स्थान पर चक्रदत्त (विसर्पविस्फोटस्नायुक-चिकित्सा, श्लोक- ३०) में '**शिरीषमूल**' पाठ है। चक्रदत्त-रत्नप्रभा में निश्चलकर कहते हैं कि '**शिरीषमूल**' अपपाठ है, इसके स्थान पर '**शिरीषपूग**' पाठ होना चाहिए, क्योंकि वृन्दादि संग्रह में ऐसा ही पाठ है। इसके आगे निश्चलकर ने बताया है कि इस श्लोक के आरम्भ में '**विडङ्गपूग**' पाठ वाला योग भद्रवर्मा का है। इससे स्पष्ट होता है कि वैद्य-प्रसारक में भद्रवर्मा वाला योग ही लिया गया है।

शिरीषमूल के स्थान पर **शिरीषपूग** होना चाहिए, इसका समर्थन तो वंगसेन-संहिता (२९.३३) के पाठ से भी होता है। अतः निश्चलकर का कथन उचित ही है।

ताम्बूलमदनशाय तत्क्षणं शीतवारिणा।
सम्पिबेत् पुरुषस्त्रीणि चुलुकानि प्रयत्नतः।।
ताम्बूलचूर्णदग्धस्तु काञ्जिकस्य विधारयेत्।
सम्यग् लवणमिश्रस्य गण्डूषं दाहशान्तये।।
ताम्बूलचूर्णदग्धस्तु धारयेत प्रयत्नतः।
गण्डूषं तिलतैलस्य पुरुषः सुखवाञ्छया।। (तन्त्रान्तरात्- यो.सं., पृ.-४७९)

ताम्बूलजन्य मद को दूर करने के लिए व्यक्ति को चाहिए कि तुरन्त तीन चुलुक (घूंट) शीतल जल का पान करे। ऐसा करने से मद शान्त हो जाता है। ताम्बूल में चूने की मात्रा अधिक होने से यदि मुख में जलन हो जाए तो उसके शमन के लिए लवण-मिश्रित काञ्जिक के गण्डूष लेने चाहिए। इसी प्रकार ताम्बूलगत चूने से यदि मुख में जलन हो जाए तो उसके शमनार्थ व्यक्ति को प्रयत्नपूर्व तिलतैल के गण्डूष लेने चाहिए।

त्रिकटुत्रिफलादारु-यवक्षारमधुप्लुतम्।
प्रातराहारकाले च पूजितं मुखधावनम्।।

शुण्ठी पिप्पली मरिचं हरीतकी आमलकं बिभीतकं दारुहरिद्रा यवक्षारः

माक्षिकम्।

त्रिकटु, त्रिफला, दारुहरिद्रा एवं यवक्षार को मधु के साथ मिलाकर प्रात: आहार काल में मुखधावन (गण्डूष) करें। यह अरुचि को दूर करता है।

विडं सौवर्चलं कुष्ठमजाजी मरिचं सिता।
धात्र्यैलापद्मकोशीर-पिप्पलीचन्दनोत्पलम्।।
रोध्रं तेजोवती पथ्या यवक्षारं कटुत्रिकम्।
आर्द्रदाडिमनिर्यास: साजाजी सितशर्करा।
सतैलो माक्षिकयुतो हन्याद्रोगान् समस्तजान्।।(च.चि.- २६.२१६-२१८)

विडलवणं सौवर्चललवणं कुष्ठं जीरकं मरिचं सितशर्करा आमलकं सूक्ष्मैला पद्मकम् उशीरं पिप्पली चन्दनं नीलोत्पलं श्वेतरोध्रं तेजोवती हरीतकी यवक्षार: मरिचं पिप्पली शुण्ठी.३, दाडिमप.८, उपरि जीरकं सितशर्करा प्रतितो.१, धा. ४, सर्वेषामुपरि माक्षिकं तैलं (च) स्तोकमात्रया दातव्यम्।

त्रिफलाक्वाथो माक्षिकसंयुक्त:। दारुहरिद्रा मधुयष्टी तिला: एतौ द्वौ उपरि माक्षिकसंयुक्तौ वृद्धवैद्यपारम्पर्येण प्रसिद्धौ गण्डूषौ। इति गण्डूषा:।

विड लवण, सौवर्चल लवण, कूठ, जीरा, काली मिर्च, शर्करा, आँवला, छोटी इलायची, पद्मक, खस, पिप्पली, चन्दन, नीलकमल, श्वेत रोध्र, तेजोवती, हरीतकी, यवक्षार एवं त्रिकटु- इन्हें उचित मात्रा में लेकर ८ पल अनार के रस के साथ पीस लें। ऊपर से जीरा एवं शर्करा मिलाएं। इसके अनन्तर थोड़ी-थोड़ी मात्रा में मधु एवं तिल तैल मिलाएं। इस प्रकार तैयार किया गया गण्डूष सभी त्रिदोषज अरोचक आदि रोगों को नष्ट कर देता है।

यहाँ **वृद्धवैद्य-परम्परा** से दो अन्य गण्डूषों का स्वरूप वैद्यप्रसारक-विवरण में इस प्रकार बताया गया है- त्रिफलाक्वाथ को शीतल कर मधु मिलाकर गण्डूष करें। इसी प्रकार दारुहरिद्रा, मुलेठी एवं तिल को पीसकर क्वाथ करें और शीतल होने पर मधु मिलाकर गण्डूष करें। इन दोनों गण्डूषों से भी अरोचक आदि रोग नष्ट हो जाते है। इस प्रकार यहाँ गण्डूषों का वर्णन पूरा हुआ। अब इसके आगे विविध तक्रारिष्टों का वर्णन किया जा रहा है।

अथ तक्रारिष्टा:

पिप्पलीपिप्पलीमूल-पथ्याजन्तुघ्नचित्रकैः।
कल्कितैर्लेपिते रूढे निक्षिपेद् घृतभाजने।
तक्रं मासस्थितं तद्धि दीपनं श्वासकासजित्।। (अ.सं.चि.- ६.३२)

पिप्पली पिप्पलीमूलं विडङ्गं हरीतकी चित्रकं एतद् घृतभाजनमङ्गलोन्नतं लेपयेत् तक्रप.१००, अत्रैव निक्षिपेत्, **पिप्पल्याद्यं तक्रारिष्टम्।**

पिप्पली, पिप्पलीमूल, हरड़, जन्तुघ्न (विडङ्ग) एवं चित्रक- इन्हें सम मात्रा में पीसकर लेप बना लें और घृत से चिकने घड़े के अन्दर एक अंगुल की मोटाई का लेपन कर दें। तदनन्तर इस घड़े में १०० पल तक्र (छाछ) डाल कर एक मास तक रख छोड़ें। इस प्रकार तक्र से यह अरिष्ट तैयार होता है। इसे **पिप्पल्याद्य तक्रारिष्ट** कहते हैं। यह मन्द जठराग्नि को प्रदीप्त कर देता है और श्वास-कास आदि रोगों को नष्ट कर देता है।

यवानीपथ्यामलकमरिचानि त्रिपलिकानि लवणपञ्चकं च पलांशमेकतच्चूर्णयित्वा कंसे सद्योमथितस्यासुनुयात्। ततो व्यक्ताम्ल-कटुकं जातं पिबेत्। एष तक्रारिष्टः परं दीपनोऽर्शोगुल्मजठरश्वयथु-क्रिमिमेहहरोऽपि च। (अ.सं.चि.- १२.५)

यवानी हरीतकी आमलकं विभीतकं मरिचं प्रतिप.३, सैन्धवलवणं सौवर्चललवणं सामुद्रलवणं विडलवणं औद्भिदलवणं प्रतिप.१, तक्रप.१६, **यवान्याद्यस्तक्रारिष्टः।**

अजवायन, हरड़, आँवला, काली मिर्च- इन्हें ३-३ पल लें। पाँचों लवण (सैन्धव, सौवर्चल, सामुद्र, विड एवं औद्भिद लवण) १-१ पल लें और तक्र १६ पल लें। पूर्वोक्त औषधीय द्रव्यों को तक्र में डालकर एक मास तक रखें। यह यवान्याद्य तक्रारिष्ट है। यह अत्यन्त अग्निदीपन होता है और अर्श, गुल्म, जठर (उदरोग), सूजन, क्रिमि व प्रमेह को नष्ट करता है।

कलशे चान्तश्चित्रकमूलत्वक्कल्कलिप्तशुष्के जातं दधि कालशेयं वा पानभोजनेषु। एवं भार्ग्यास्फोत-गुडूची-चविका-चित्रक-पिप्पली-पिप्पलीमूल- शुण्ठीः कल्पयेत्[1]। चित्रकाद्यस्तक्रारिष्टः।

(अ.सं.चि.- १०.१५)

मिट्टी या धातु के कलश के अन्दर चित्रकमूल की छाल को पीसकर लेप कर दें, सूख जाने पर इसके अन्दर दही जमाकर या तक्र बनाकर खान-पान में प्रयोग करें। इसी प्रकार भार्गी, आस्फोता (उत्पलसारिवा) गिलोय, चविका, चित्रक, पिप्पली, पिप्पलीमूल तथा शुण्ठी से अलग-अलग लेप करके तक्र बनाकर पीएं।

नात्यच्छसान्द्रमधुरं पाने तक्रं प्रशस्यते।
सकणालवणं वाते पित्ते सोषणशर्करम्।।
यवानीसैन्धवाजाजीमधुव्योषैः कफोदरे।
त्र्यूषणक्षारलवणैः संयुक्तं निचयोदरे।।
मधुतैलवचाशुण्ठी-शताह्वाकुष्ठसैन्धवैः।
प्लीह्नि बद्धे तु हपुषायवानीपट्वजाजिभिः।।
सकृष्णामाक्षिकं छिद्रे व्योषवत्सलिलोदरे।
गौरवरोचकानाहमन्द-वह्नयतिसारिणाम्।
तक्रं वातकफार्त्तानाममृतत्वाय कल्पते।।

(अ.सं.चि.- १७.४६-४७, अ.हृ.चि.- १५.१२६-१३०)

पिप्पली सैन्धवलवणम्- **१**, मरिचं शर्करा- **२**, यवानी सैन्धवम् अजाजी माक्षिकं मरिचं पिप्पली शुण्ठी- **३**, मरिचं पिप्पली शुण्ठी यवक्षारः लवणम्- **४**, माक्षिकं तैलं वचा शुण्ठी शतपुष्पाणि कुष्ठं सैन्धवलवणम्- **५**, हपुषा यवानी लवणं जीरकम्- **६**, पिप्पली माक्षिकम्- **७**, मरिचं पिप्पली शुण्ठी- **८**, **अष्टौ तक्रारिष्टाः।**

जो तक्र बहुत पतला और बहुत गाढ़ा न हो, वह पीने में उत्तम माना जाता

१. 'एवं भाङ्ग्र्यास्फोतगुडूचीपञ्चकोलेषु तक्रकल्पः' इत्यष्टाङ्गसंग्रहे मुद्रिते पाठो दृश्यते।

है। वातोदर में पिप्पली एवं सैन्धव लवण युक्त तक्र का पान करना चाहिए। पित्तजन्य उदररोग में काली मिर्च एवं शर्करा के साथ तथा कफजन्य उदररोग में अजवायन, सैन्धव लवण, जीरा, मधु एवं त्रिकटु मिलाकर तक्र का पान करना चाहिए। निचयोदर (सन्निपातोदर) में त्रिकटु, यवक्षार और के साथ, प्लीहोदर में मधु, तैल, वचा, शुण्ठी, सौंफ, कूठ और सैन्धव लवण के साथ, बद्धोदर में हपुषा, यवानी, लवण एवं जीरा के साथ, छिद्रोदर में पिप्पली एवं मधु के साथ तथा जलोदर में त्रिकटु के साथ तक्र का सेवन करना चाहिए।

मथितेन भवेच्चूर्णं काकोदुम्बर्यवल्गुजम्।
तैलाक्तो घर्मसेवी च तक्राशी श्वित्रमुद्धरेत्।।

काकोदुम्बरिका सोमराजी प्रतिप. १, तक्रप. १ ६, **श्वित्रापहस्तक्रारिष्टः।**

मथित (तक्र) के साथ काकोदुम्बरिका एवं अवल्गुज (सोमराजी) के चूर्ण का सेवन करना चाहिए। सेवनकाल में शरीर पर तैल लगाकर धूप में बैठना चाहिए। ऐसा करने से श्वित्र (श्वेत कुष्ठ) का निवारण हो जाता है।

मन्देऽग्नौ सकफे शोफे भिन्नवर्चोऽन्विते ददौ।
तक्रं प्रयोजयेत्तत्र निरन्नं सान्नमेव वा।।

जठराग्नि के मन्द होने पर, कफ के साथ शोफ होने पर तथा मलभेदन सहित उदर रोग होने पर नित्य ही केवल तक्र या अन्न सहित तक्र का सेवन करना चाहिए।

धान्योपकुञ्चिकाजाजी-हपुषापिप्पलीद्वयैः।
कारवीग्रन्थिकशटी-यवान्यग्नियवानिकैः।।
चूर्णितैर्घृतपात्रस्थं नात्यम्लं तक्रमासुतम्।
तक्रारिष्टं पिबेज्जातं व्यक्ताम्लकटु कामतः।।
दीपनं रोचनं बल्यं कफवातानुलोमनम्।
(गुदश्वयथुकण्ड्वर्त्तिनाशनं बलवर्द्धनम्[1]।।) (अ.हृ.चि.- ८.४५-४७)

१. कोष्ठकगतोंऽशः हस्तलिखितपुस्तके नास्ति, अष्टाङ्गहृदयाद् गृहीतः।

धानकाफलानि कालवञ्जी श्वेतजीरकं हपुषाफलानि पिप्पली हस्तिपिप्पली पद्माबीजं पिप्पलीमूलं शटी यवानी चित्रकं वरकं एषां प. १ २, तक्रप. १ ६ ०, घृतभाण्डे जातम् **अम्लधान्याद्यः तक्रारिष्टः।**

धनिया, उपकुञ्चिका, जीरा, हपुषा, पिप्पली, गजपिप्पली, कारवी (मंगरैल), पिप्पलीमूल, शटी, यवानी, चित्रक, वरक (प्रियंगु)- इन्हें समान मात्रा में लें और १ ६ ० पल तक्र में डालकर घृत से स्निग्ध घड़े में एक मास तक रख छोड़ें। पर्याप्त मात्रा में खट्टा होने पर इसका सेवन करें। यह धान्याद्य तक्रारिष्ट जठराग्निदीपन, रुचिकर, बलवर्द्धक होता है और कफ व वात का अनुलोमन करता है। यह गुदस्थल की सूजन, खुजली तथा पीड़ा को शान्त करता है और बल बढ़ाता है। यह योग अष्टाङ्गहृदय के अर्श-चिकित्सा प्रकरण में वर्णित है।

यवानी जीरकं छत्रा चव्यपिप्पलिनागरम्।
धान्यतुम्बुरुपृथ्वीका ग्रन्थिकं सैन्धवं विडम्।।
सौवर्चलाजगन्धे च पलभागानि चूर्णयेत्।
द्वे चित्रकं त्वगेलाम्बुकेसराणामथो पलम्।।
तक्रकुम्भसमायुक्तो जातः पक्षार्द्धसंस्थितः।
तक्रारिष्टो ग्रहण्यर्शोविरेकारुचिहा परम्।।

यवानी जीरकं छत्राबीजं चविका पिप्पली शुण्ठी धानकफलानि हिङ्गुपत्रिका[1] पिप्पलीमूलं सैन्धवलवणं सौवर्चललवणं विडलवणम् अजमोदा प्रतिप. १, चित्रकप. २, त्वक् एला वालकं नागकेसरं प्रतिप. १, तक्रप. ५ १ २, सप्तदिनजातो **यवान्यादिस्तक्रारिष्टः।**

यवानी (अजवायन), जीरक, छत्राबीज, चविका पिप्पली, शुण्ठी, धनिया, तुम्बुरु (तेजोवतीफल), हिंगुपत्रिका, पिप्पलीमूल, सैन्धव लवण, सौवर्चल लवण, विड लवण, अजमोदा- इन्हें १-१ पल लें और ५ १ २ पल तक्र में

१. हिंगुपत्रिकाशब्दः पृथ्वीकापर्यायत्वेन कैयदेवादिनिघण्टुषु दृश्यते।

डालकर सात दिन तक रखें। यह तक्रारिष्ट ग्रहणी, अर्श, अतिसार एवं अरुचि को नष्ट कर देता है।

पुंसां प्रमेहभूतिं शम(येत् खलु[1]) राजिका सगजा।
पीता सुपिष्टरूपा सद्यो मथितेन (गव्येन[2])।।

आसुरिका हस्तिपिप्पली प्रतिप. १, तक्रप. ३५;

राजिका (राई) एवं गजपिप्पली को १-१ पल लेकर पीस लें और ३५ पल तक्र के साथ मिलाकर सेवन करें। यह योग मनुष्यों के बहुत बढ़े हुए प्रमेह रोग को भी नष्ट कर देता है।

केवलं सौषधं वापि निरन्नं सान्नमेव वा।
तक्रं दोषबलापेक्षि प्रयोज्यं ग्रहणीगदे।।

ग्रहणीरोग में केवल अथवा औषध सहित तक्र का पान करना चाहिए। इसी प्रकार इस रोग में अन्नरहित या अन्नसहित तक्र का पान करना चाहिए। तक्र की मात्रा दोष एवं अग्निबल के अनुसार होनी चाहिए।

धानाफलं कालवञ्जीमजाजी हपुषां शटीम्।
कटुबीजं कणामूलं यवानीं गजपिप्पलीम्।।
चित्रकं साजमोदं च प्रत्येकं पलमानतः।
तक्रस्य द्वे पलशते विधिना परिधापयेत्।।
घृताभ्यक्ते घटे तत्स्यात् तक्रारिष्टं च भेषजम्।
उपयुक्तं समं जातं तेषु तेष्वामयेषु च।।

धानकाफलानि कालवञ्जिका, जीरकं हपुषाफलानि शटी छत्राबीजं पिप्पलीमूलं यवानी हस्तिपिप्पली चित्रकं ब्रह्मोषाबीजं प्रतिप. १, तक्रप. २००, घृतकुम्भे स्थाप्याः।

---

१. कोष्ठगतोऽशः सम्पादकेन निवेशितः।
२. कोष्ठगतोऽशः सम्पादकेन निवेशितः।

धनिया, कालवञ्जी (कलौंजी), जीरा, हपुषा, शटी, छत्राबीज, पिप्पलीमूल, यवानी (अजवायन), गजपिप्पली, चित्रक, अजमोदा- इन्हें एक-एक पल लें और पीसकर २०० पल तक्र में डालें। तदनन्तर घृत से चिकने घड़े में डालकर रख दें। इस प्रकार तैयार किया गया तक्रारिष्ट ग्रहणी आदि नाना रोगों का उत्तम भेषज है।

तक्रं निरन्नं प्रपिबेत सामं यस्तस्य देहादपपयाति शोफः।
तोयेन सिद्धान्यथ मूलकानि तक्रानुपानानि हरन्ति शोफम्।।

जो व्यक्ति अन्न रहित केवल तक्र का पान करता है, उसके शरीर से शोफ (सूजन) चली जाती है। इसी प्रकार जल के साथ पकाई मूली का सेवन कर तक्र पीना चाहिए। इससे भी शोफ दूर हो जाता है।

कुम्भे चित्रकलिप्ते वा जाततक्रं प्रयोजयेत्।
भिन्नेऽग्नौ मन्दशकृतौ निरन्नं सान्नमेव वा।।
तथैव युक्तामर्शांसि समूलानि व्यपोहति।
भक्षयेत् त्रपुसं वापि तक्रं वानुपिबेज्ज्वरी।।
तत्पीत्वा चातपे तिष्ठेद्यावत् स्वेदागमो भवेत्।
कफमारुतजादेवं ज्वरात् क्षिप्रं प्रमुच्यते।। इति तक्रारिष्टाः।

चित्रककल्क से लिप्त कुम्भ में दही जमा कर उससे तक्र बनायें। मन्दाग्नि एवं विबन्ध (कब्ज) में इस तक्र का सेवन अति हितकर होता है। इस तक्र से सेवन से अर्श (बवासीर) समूल नष्ट हो जाता है।

इसी प्रकार कफवातजन्य ज्वर में त्रपुस (खीरा) खाकर तक्र पीना चाहिए। तदनन्तर ज्वरग्रस्त व्यक्ति को तब तक धूप में लेटना चाहिए, जब तक स्वेद (पसीना) न आ जाए। ऐसा करने से कफवातजन्य ज्वर शीघ्र ही नष्ट हो जाता है। इस प्रकार यहाँ तक्रारिष्ट का प्रकरण पूर्ण हुआ है। इसके आगे अब सर्पिगुड का प्रकरण आरम्भ होता है।

अथ सर्पिर्गुडा:

सितोपलाचतुर्भागे क्षौद्राष्टांशे प्रकल्पिता:।
गोधूमपिप्पलीचूर्णत्वक्क्षीरीकल्कयोजिता:।।
कृता: सर्पिगुडा: पत्रत्वगेलाकेसरान्विता:।
क्षतक्षीणहिता वृष्या कासासृक्-पित्तनाशना:।
स्वर्या बल्या: परं वर्ण्या मेध्या जीवितबृंहणा:।।

क्षीणक्षता ये घृताभ्यक्तास्तेषां घृतप. २ सितशर्कराप. १, माक्षिकतो. २, गोधूमचूर्णं पिप्पलीमूलं तुगाक्षीरं सुगन्धपत्रं त्वक् सूक्ष्मैला नागकेसरम्। एतैर्युक्तियोजितै: सर्पिर्गुडा: कार्या:।

घृत में भुना गोधूमचूर्ण (गेहूँ का आटा), पिप्पलीचूर्ण, तुगाक्षीरी, तेजपात, दालचीनी, छोटी इलायची एवं नागकेशर- इन्हें युक्तिपूर्वक उचित मात्रा में लें। इनके कुल परिमाण का चतुर्थांश शर्करा एवं अष्टमांश मधु मिलाएं। इस प्रकार सर्पिर्गुड बनाकर सेवन करें। ये क्षतक्षीण व्यक्ति के लिए विशेष रूप से हितकर होते हैं। ये सर्पिर्गुड कास एवं असृक्पित्त (रक्तपित्त) को नष्ट करते हैं और वृष्य, स्वर्य, बल्य, वर्ण्य, मेध्य व बृंहण होते हैं।

बला विदारी ह्रस्वं च पञ्चमूलं पुनर्नवा।
पञ्चानां क्षीरिवृक्षाणां शुङ्गा मुष्ट्यशकास्तथा।।
एषां कषाये द्विक्षीरे विदार्याजरसांशिके[1]।
जीवनीयै: पचेत् पिष्टैरक्षमात्रैर्घृताढके।।

---

१. '**विदार्या: स्वरसाशंके**' इति हस्तलिखितपुस्तकेषु पाठ:। अस्य स्थाने '**विदार्याजरसांशिके**' शोधितपाठ:। हस्तलेखे विवरणमपि एतत्पाठानुसारितयैव कृतम्। मुद्रिते चरकेऽपि '**विदार्याजरसांशिके**' इत्येव दृश्यते। अष्टाङ्गसंग्रहेऽप्ययमेव पाठ:। अयमेव च चक्रपाणिदत्तेन व्याख्यात:। निश्चलकरोऽपि चक्रदत्तरत्नप्रभायां चरकगतमिममेव पाठं व्याख्यातवान्। इममेव च वैद्यप्रसारकगतं निर्दिष्टवान्। मन्ये तद्धस्तगते वैद्यप्रसारकपुस्तके स पाठ: स्यात्। अस्माकं हस्तगतेषु हस्तलिखित-वैद्यप्रसारकपुस्तकेषु तु '**विदार्या: स्वरसांशके**' इत्येव पाठो दृश्यते।

सितोपलापलान्यत्र पूते द्वात्रिंशदावपेत्।
गोधूमपिप्पली वांशी चूर्णं शृङ्गाटकस्य च।
समाक्षिके कौडविके तत्सर्वं खजमूर्छितम्।।
स्त्यानं सर्पिर्गुडान् कृत्वा भूर्जपत्रेण वेष्टयेत्।
तान् भुक्त्वा पालिकान् क्षीरं मद्यं वानुपिबेत् कफे।।
शोषे कासे क्षते क्षीणे श्रमस्त्रीभारकर्शिते।
रक्तनिष्ठीवने तापे पीनसे वक्षसि क्षते।।
शस्ता: पार्श्वशिर:शूले भेदे च स्वरवर्णयो:।

(च.चि.-११.५६-६१, अ.सं.चि.- ५.४८-५३)

बला विदारी सालपर्णी बृहती कण्टकारिका गोक्षुरका पुनर्नवा वट: उदुम्बर: कपीतन: अश्वत्थ: प्लक्ष:- एषां शुङ्गानि अभिनवानि पत्राण्युद्भिन्नानि, एषां प्रतिप.१, पानीयप.१०४, क्वथितशेषप.२६, क्षीरप.२६, छागक्षीरप.२६, विदारीस्वसप.२६, जीवन्ती जीवक: काकोली क्षीरकाकोली मेदा महामेदा मुद्गपर्णी माषपर्णी जीवक: मधुयष्टी प्रतिक.१, घृतप.१२८, शर्कराप.३२, गोधूमचूर्णं पिप्पली तुकाक्षीरी शृङ्गाटकं चूर्णं प्रतिप.४, माक्षिकप. ८, खजेन मर्दयेत्, सर्पिर्गुडान् कृत्वा भूर्जपत्रेण वेष्टयेत्।

बला, विदारी ह्रस्व पञ्चमूल (शालपर्णी, पृश्निपर्णी, बहती, कण्टकारिका, गोक्षुर), पुनर्नवा तथा वट, गूलर, कपीतन, अश्वत्थ, प्लक्ष- इन पाँचों क्षीरी वृक्षों के शुङ्ग (कच्ची कोपल)- इन सबको १-१ पल लेकर १०४ पल पानी में चतुर्थांश शेष रहने तक क्वथित करें। इसमें गोदुग्ध २६ पल, अजादुग्ध (बकरी का दूध) २६ पल एवं विदारीस्वरस २६ पल डालें। इसके अनन्तर जीवन्ती, जीवक, काकोली, क्षीरकाकोली, मेदा, महामेदा, मुद्गपर्णी, माषपर्णी, जीवक, मधुयष्टि- इन्हें १-१ कर्ष मात्रा में लेकर कल्क बनायें। इन सबको एक आढक (१२८ पल) घृत में पकायें और शीतल होने पर ३२ पल शर्करा मिलाएं। इसमें भुना हुआ गोधूमचूर्ण (गेहूँ का आटा), पिप्पली, तुकाक्षीरी, शृंगाटकचूर्ण (सिंघाड़े का आटा), ४-४ पल मिलाएं और मधु ८ पल मिलाएं।

इन सबके मिश्रण को खज (मन्थन के उपकरण) से मथित कर गाढ़ा कर लें और सर्पिर्गुड बनायें। इन्हें भूर्जपत्र में लपेटकर रख लें, ऐसा करने से इनकी गुणवत्ता बढ़ती है। इन सर्पिर्गुडों का मात्रा में सेवन करना चाहिए। कफविकार में इन्हें एक-एक पल की मात्रा में खाकर ऊपर से क्षीर (दूध) या मद्य अनुपान के रूप में लें। ये सर्पिर्गुड शोष, कास, क्षतक्षीण रोग को नष्ट करते हैं और श्रम, स्त्री एवं भार से कृश व्यक्ति को पुष्ट व सबल बना देते हैं। रक्तनिष्ठीवान, ताप, पीनस एवं उरःक्षत में ये बहुत उपयोगी होते हैं। ये शिरःशूल, पार्श्वशूल, स्वरभेद एवं वर्णभेद में भी बहुत हितकर होते हैं।

वर्त्तमान में उपलब्ध हस्तलिखित वैद्यप्रसारक के विवरण से स्पष्ट होता है कि ग्रन्थ का मूलपाठ **'द्विक्षीरे विदार्याः स्वरसांशके'** है और विवरण में 'द्विक्षीरे' का अभिप्राय गोक्षीर एवं अजाक्षीर बताया है। जबकि निश्चलकर ने 'द्विक्षीरे' का अर्थ कषाय से दोगुणा गोक्षीर माना है। वहाँ 'विदार्याजरसांशके' पाठ द्वारा उन्होंने विदारी-स्वरस एवं अजाक्षीर का ग्रहण बताया है।

इस विषय में चक्रदत्तगत इस योग पर निश्चलकर की रत्नप्रभा टीका द्रष्टव्य है- बलेत्यादि ख्यातं चरकस्य। क्षीरिवृक्षाः पञ्च प्लक्षकपीतनोदुम्बराश्वत्थवटाः इति जेज्जटश्चक्रश्च। बलादीनां त्रयोदशानां प्रत्येकं पलम्। क्वाथपरिभाषया अष्टगुणजलेन त्रयोदश शरावाः, पादावशेषात् सपादशरावत्रयम्। इतो द्विगुणदुग्धस्य सार्धषट्शरावाः। मिलित्वा विदार्याजरसयोरेतावदेवेति। अत्र चतुःसमः पाक इतीशानः, चक्रबकुलौ च। जेज्जटेन तु व्याख्यातमेव। द्रव्यमापोथितं क्वाथ्यं दत्त्वा षोडशिकं जलम्। पादशेषञ्च कर्त्तव्यमेष क्वाथविधिः स्मृतः।। इति कृष्णात्रेयपरिभाषया षोडशगुणेन पादशेषात् सार्धषट्शरावाः द्वैगुण्यात् त्रयोदश शरावाः। एवं मिलित्वा विदार्याजरसयोरिति द्विगुणः पाको व्यवहारीति **वैद्यप्रसारे माधवकरो मुनिश्च।** एवं वाग्भटेऽपीन्दुमती, यदुक्तम्- 'बलादिद्रव्यं लाभात्। ह्रस्वपञ्चमूलादिकं शुङ्गानित्यन्तं पलिकम्। पानीयं साष्टपलम्। क्वथितशेषं द्वापञ्चाशत्पलानीत्यादि', स्नेहपाकस्य चातुर्गुण्यात्। तावन्मान एव द्रव्ये जलस्य चतुःषष्टिः शरावाः, पादशेषात् षोडश शरावाः, अतो द्वैगुण्याद् द्वात्रिंशद्दुग्धशरावाः। विदार्याजरसयोर्मिलित्वा क्वाथसमत्वमिति चतुर्गुणः पाक इति जिनदासः, सन्ध्याकरश्च।

(चक्रदत्तरत्नप्रभा, राजयक्ष्मचिकित्सा- ४०-४६, पृ.- २६०-६१)

सशर्कराढके क्षीरे घृततैलाढकत्रये।
चूर्णीकृत्वा क्षिपेत् पक्वमार्द्रे दश पलान् पृथक्।।
द्राक्षात्मगुप्तावर्षाभूसमङ्गाभीरुपिप्पलीम्।
दुग्धविदार्यामलकीप्रस्थार्धं विश्वभेषजम्।।
यष्ट्याह्वसौवर्चलयोर्द्विपलं मरिचस्य च।
क्षाम: क्षीण: कृश: शुष्कस्तत् खादेत् पलिकैर्गुडै:।
तथा सद्यो रसादीनां तृप्त्या पुष्टिं समश्नुते।।

सितशर्कराप.१२८, तिलतैलप.१२८, द्राक्षा कपिकच्छु: पुनर्नवा मञ्जिष्ठा शतावरी पिप्पली क्षीरविदारी आमलकं प्रतिप.१, शुण्ठीप.८, मधुयष्टी कृष्णलवणं प्रतिप.१, मरिचप.२, पूर्ववत्सर्पिर्गुडा: कार्या:। **इति सर्पिर्गुडा:।** कासे श्वासे क्षते राजयक्ष्मणि रोगक्षीणे चैषां विनियोग:।

१२८ पल शर्करा से युक्त क्षीर लें और घृत एवं तैल को मिलाकर ३ आढक लें। इनमें द्राक्षा, आत्मगुप्ता, वर्षाभू (पुनर्नवा), समङ्गा, अभीरु (शतावरी), पिप्पली, विदारी, क्षीरविदारी एवं आँवला १-१ पल मिलाएं। शुण्ठी ८ पल लें और मुलेठी, काला नमक व काली मिर्च १-१ पल मिलाकर पूर्ववत् घृतगुड सिद्ध करें। ये कास, श्वास, क्षत, क्षय रोग में उपयोगी होते हैं। यहाँ सर्पिर्गुड का प्रकरण पूरा होता है। इससे आगे विविध प्रकार के लवणों का वर्णन किया जा रहा है।

अथ लवणानि

सौवर्चलमजाजी च वृक्षाम्लं साम्लवेतसम्।
त्वगेलामरिचार्धांशं शर्कराभागयोजितम्।।
एतल्लवणमष्टाङ्गमग्निसन्दीपनं परम्[१]। (च.चि.-२४.१७७-७८)

कृष्णलवणं जीरकं तिन्तिणीकम् अम्लवेतसं प्रतिप.१, त्वग् एला मरिचं प्रतिप.४, सितशर्करातो.१, **अष्टाङ्ग-लवणम्।**

१.इत: परम्- 'मदात्यये कफप्राये दद्यात् स्रोतोविशोधनम्' इति वाक्यशेषश्चरके।

सौवर्चल लवण (सोंचर नमक), जीरा, इमली व अम्लवेतस- इन्हें १-१ पल लें। दालचीनी, छोटी इलायची व काली मिर्च आधा-आधा पल लेकर पीस लें। इनमें एक तोला शर्करा मिला लें। इस प्रकार तैयार किया गया यह अष्टाङ्ग लवण परम अग्निदीपन होता है।

त्रिकटुकमजमोदा सैन्धवं जीरके द्वे,
समधरणधृतानामष्टमो हिङ्गुभागः।
प्रथमकवलभोज्यः सर्पिषा चूर्णकोऽयं,
जनयति जठराग्निं वातगुल्मं च हन्ति।। (अ.हृ.चि.- १४.३५)

मरिचं पिप्पली शुण्ठी ब्रह्मोषा सैन्धवलवणं जीरकं कालवञ्जी प्रतितो.१, हिङ्गुधा.१, प्रथमकवले सर्पिषा सहास्य भक्षणम्, **समधरणलवणम्।**

त्रिकटु (सोंठ, मरिच एवं पिप्पली), अजमोदा, सैन्धव लवण, जीरा तथा काला जीरा- इन सभी द्रव्यों को समान भाग में लें और इनके आठवें भाग के बराबर भुनी हुई हींग लें और महीन चूर्ण बना लें। इसमें घृत मिलाकर भोजनकाल में पहले कवल (ग्रास) के साथ खाएं। यह जठराग्नि को प्रदीप्त करता है और वातज गुल्म को नष्ट करता है।

पिप्पली पिप्पलीमूलं धान्यकं कृष्णजीरकम्।
सैन्धवं च विडं चैव तालीसं नागकेसरम्।।
एषां द्विपलिका भागाः पञ्च सौवर्चलस्य च।
मरिचाजाजिशुण्ठीनामेकैकस्य पलं पलम्।।
त्वगेला चार्धभागेन सामुद्रात् कुडवद्वयम्।
दाडिमात् कुडवं चैव द्वे पले चाम्लवेतसात्।।
एतच्चूर्णीकृतं श्लक्ष्णं गन्धाढ्यममृतोपमम्।
लवणं भास्करं नाम भास्करेण विनिर्मितम्।।
प्राणिनामीप्सितार्थाय वातश्लेष्मामयापहम्।
तक्रमस्तुसुराशुक्त-शीधुकाञ्जिकयोजितम्।।

जाङ्गलानूपमांसेषु भक्ष्येषु विविधेषु च।
खादतां मन्दवह्नीनां शक्तो भवति पावकः।।
अर्शांसि ग्रहणीदोषं कुष्ठं शोफं भगन्दरम्।
हृद्रोगमामदोषांश्च विविधानुदरे स्थितान्।।
प्लीहानं वातगुल्मं च श्वासकासोदरं क्षयम्।
शूलं च नाशयत्येष दुष्टान् नृप इवापरान्[१]**।।**

पिप्पली पिप्पलीमूलं धानकाफलानि जीरकं सैन्धवलवणं विडलवणं तालीसपत्राणि नागकेसरं प्रतिप.१, कृष्णलवणप.८, दाडिमप.४, अम्लवेतसप.२, एतत्सर्वं सञ्चूर्ण्य कार्यम्। **भास्करलवणम्।**

पिप्पली, पिप्पलीमूल, धनिया, काला जीरा, सैन्धव लवण, विडनमक, तेजपत्र, तालीसपत्र, नागकेशर दो-दो पल, सौवर्चल नमक पाँच पल, मरिच, जीरा, सोंठ- एक-एक पल, दालचीनी, इलायची आधा-आधा पल, सामुद्र नमक दो कुडव (आठ पल), अनारदाना एक कुडव (चार पल), अम्लवेतस दो पल- इन सभी द्रव्यों को एकत्र कर सूक्ष्म चूर्ण बनायें। गन्ध से युक्त, अमृत के समान भास्कर नामक इस चूर्ण को मनुष्यों के हितार्थ भास्कर ने बनाया है। इसका तक्र, मस्तु (दही का तोड़), सुरा, शुक्त, सीधु तथा काञ्जिक के साथ प्रयोग करना चाहिए। यह वात-श्लेष्म-रोगों को नष्ट करता है। इस चूर्ण को जाङ्गलमांसरस तथा आनूपमांसरस एवं अनेक प्रकार के भोज्य पदार्थों के साथ खाने से मन्दाग्नि के रोगियों की जठराग्नि प्रबल हो जाती है। यह चूर्ण- अर्शरोग, ग्रहणीदोष, सूजन, कुष्ठ, भगन्दर, हृदयरोग, आम दोष, अनेक प्रकार के उदररोगों एवं प्लीहावृद्धि, वातगुल्म, श्वास, कास, उरःक्षत तथा शूल को इसी प्रकार नष्ट करता है, जैसे राजा दुष्ट शत्रुओं को नष्ट कर देता है।

---

१. '**दुष्टान् नृप इवापरान्**' इति हस्तलिखितपुस्तके पाठः, अस्य स्थाने चन्द्रटीये योगरत्न-समुच्चये चूर्णाधिकारे (१४० पृष्ठे) गदनिग्रहे चूर्णाधिकारे (१८४ पृष्ठे) च '**तुष्टो नृप इवापदः**' इति पाठो दृश्यते।

भल्लातकानि त्रिफला दन्ती चित्रकमेव च।
समभागानि सर्वाणि सैन्धवं द्विगुणं भवेत्।।
कपाले घनपक्वं तन्मृदुना गोमयाग्निना।
कल्याणं नाम लवणं श्रेष्ठमर्शोनिबर्हणम्[१] ।। (भेडात्- यो.स., पृ.- ३४९)

भल्लातकानि हरीतकी आमलकं विभीतकं दन्ती, चित्रकं प्रतिप.१, सैन्धवलवणप.६, कपाले गोमयाग्निना गाढं पचेत्, **कल्याणकं नाम लवणम्।**

भिलावा, त्रिफला, दन्ती एवं चित्रक- इन्हें १-१ पल लें और सैन्धव लवण ६ पल लेकर कपाल (खिपड़े) में रखकर गाय के कण्डों की मन्द अग्नि पर पकायें। इस प्रकार तैयार किया गया यह योग कल्याणक लवण कहलाता है। यह अर्श (बवासीर) रोग को दूर करने वाला उत्तम औषध है।

त्र्यूषणं पिप्पलीमूलं शटी शृङ्गी दुरालभा।
द्वौ क्षारौ पञ्चलवणं समभागानि चूर्णयेत्।।
सन्धाय चूर्णं लवणैः शनैर्मृद्वग्निना पचेत्।
तदग्निवर्णं निर्धूमं चूर्णं कृत्वा सुशीतलम्।।
अंगुलग्रहमालोड्य सुरामण्डेन पाययेत्।
मुस्त्वारनालमूत्रैश्च पीतं स्याद्वातगुल्मनुत्।।
शूलवातोदरप्लीहपाण्ड्वामयकिलासजित्।
धन्यमारोग्यलवणं प्रशस्तं कफवातजित्[२] ।।

मरिचं पिप्पली शुण्ठी पिप्पलीमूलं शटी कर्कटशृङ्गी दुरालभा यवक्षारः स्वर्जिकाक्षारः सैन्धवलवणं कृष्णलवणम् औद्भिदं लवणं विडलवणं सामुद्रलवणं प्रतिप.५, एतत्सर्वं चूर्णयित्वा तक्रलवणैः सह सुकुमारेणाग्निना पचेत, **आरोग्यलवणम्।**

---

१. अयं योगश्चन्द्रटीये योगरत्न-समुच्चये गदशान्त्यधिकारे अर्शश्चिकित्सायां (३४९ पृष्ठे) अपि दृश्यते। तत्र भेलादयं योगो गृहीत इति चन्द्रटः सूचयति।

२. अयं योगश्चन्द्रटीये योगरत्न-समुच्चये गदशान्त्यधिकारे गुल्मचिकित्सायां (२९३ पृष्ठे) अपि दृश्यते। तत्र हारीतादयं योगो गृहीत इति चन्द्रटः सूचयति।

त्रिकटु, पिप्पलीमूल, शटी, कर्कटश्रृङ्गी, दुरालभा, यवक्षार, स्वर्जिकाक्षार, सैन्धव लवण, कृष्ण लवण, औद्भिद लवण, विडलवण और सामुद्र लवण- इन्हें पाँच-पाँच पल लें। इन सभी का सूक्ष्म चूर्ण बनाकर तक्र में डालें और मन्द अग्नि पर पकायें तथा अंगुलि से ग्रहण योग्य गाढा होने पर शीतल कर सुरामण्ड के साथ पिलाएं। यह लवण मस्तु, काञ्जी व गोमूत्र के साथ पिलाया जाए तो वातगुल्म को नष्ट कर देता है। 'आरोग्य-लवण' नामक यह धन्य योग शूल, वातोदर, प्लीहा, पाण्डुरोग एवं किलास को दूर करता है। इस प्रकार यहाँ लवण प्रकरण पूरा हुआ। आगे एरण्डतैल-प्रयोग का विवरण दिया जा रहा है।

।। इति लवणानि।।

अथैरण्डतैल-प्रयोग:

क्षारेण सौधेन सुभावितं तच्चूर्णं च पथ्यात्रिवृताद्वयस्य।
एरण्डतैलं मदिरारसाभ्यां शंसन्त्युदावर्त्तनिवर्त्तनाय।।

सौध (सुधानिर्मित/थूहर से बनाये गये क्षार) द्वारा पथ्या (हरड़) एवं दोनों त्रिवृताओं के चूर्ण को अच्छी तरह से भावित करें और इसे एरण्डतैल में मिलाकर मदिरा एवं मांसरस के साथ सेवन करें। इससे उदावर्त्त रोग नष्ट हो जाता है।

त्रिफलारसगोमूत्ररसैर्दोषानुबद्धविट्।
हृच्छूली बद्धविट् तैलमैरण्डं मात्रया पिबेत्[1] ।।

त्रिफलाक्वाथप.४, गोमूत्रप.३२, अमांसरसयूषप.४, एरण्डतैलक.१;

त्रिफलाक्वाथ ४ पल, गोमूत्र ३२ पल एवं यूषरस के साथ १ कर्ष एरण्डतैल मिलाकर पीने से हृदयशूल एवं मलबद्धता का रोग दूर हो जाता है।

---

१. **हृच्छूली बद्धविट् तैलमैरण्डं मात्रया पिबेत् । पयसा वा पयश्चापि तन्मूलै: सम्प्रसाधितम्।।** इति वचनं खरनादस्येति सूच्यते योगरत्नसमुच्चयेऽनन्तरकुमार-कृते। (भाग-२, पृ. १२९)

त्रिफलाक्वाथ ४ पल, गोमूत्र ३२ पल एवं यूषरस के साथ १ कर्ष एरण्डतैल मिलाकर पीने से हृदयशूल एवं मलबद्धता का रोग दूर हो जाता है।

[1]दध्यारनालमदिरामातुलुङ्गरसैः समैः।
सकुक्कुटरसैस्तुल्यं तैलं वा घृतमेव वा।।

दधि काञ्जिकं सुरा मातुलुङ्गरसः कुक्कुटमांसरसः तिलतैलं घृतं वा प्रतिप. ३२,

दधि, काञ्जिक, मदिरा एवं मातुलुङ्गरस- इन्हें समान मात्रा में लें और एक भाग कुक्कुटमांसरस मिलाएं। इन पाँचों द्रव्यों की कुल मात्रा के बराबर तिलतैल या गोघृत (३२ पल) मात्रा में लें। यह योग भी गुल्म, आनाह (अफारा) और उदररोगों को नष्ट करता है।

प्रसन्नया यवक्षारं सगोमूत्राम्लकाञ्जिकम्।
ऐरण्डतैलं च पिबेद् गुल्मानाहोदरापहम्।।

सुरा गोमूत्रमम्लकाञ्जिकम् एषां प.४, उपरि यवक्षारतो.१, एरण्डतैलक. १,

प्रसन्ना नामक सुरा के साथ यवक्षार उचित मात्रा में मिलाएं और अम्ल काञ्जिक मिलाकर एरण्डतैल के साथ सेवन करें। यह योग गुल्म, आनाह एवं उदर रोग को नष्ट करता है।

शुण्ठी पुनर्नवा दारु शोफार्त्तः पयसा पिबेत्।
तदेवैरण्डसहितं श्वयथौ मारुताधिके।।

शुण्ठी पुनर्नवा देवदारुकाष्ठम्, एषां चूर्णक.३, दुग्धप.१६, तदेवैरण्ड-काष्ठेन सह- २, द्वयमप्येतदैरण्डतैलेन सह- ३;

शुण्ठी, पुनर्नवा व देवदारुकाष्ठ- इनके चूर्ण का दूध के साथ पान करने से शोफार्त्त (सूजन से पीड़ित) रोगी का कष्ट दूर हो जाता है। यह प्रथम योग है। वातप्रधान श्वयथु (सूजन) में शुण्ठी, पुनर्नवा, देवदारुकाष्ठ एवं एरण्डकाष्ठ

१. इतः पूर्वं मातृकासु योगोऽयं दृश्यते- **'तदेवैरण्डतैलांशसिद्धं स्यादन्नवर्त्मनि।** त्रिफलाक्वाथप.३, गोमूत्रप.३२, मांसरसप.३२, एरण्डतैलप.३२, तैलविषं विपाचयेत्'। अत्रार्थसंगतिः स्फुटा नास्ति।

के चूर्ण का दूध के साथ पान करना चाहिए। यह द्वितीय योग है। इन दोनों योगों में से किसी एक का एरण्डतैल के साथ सेवन करने से श्वयथु रोग (सूजन) शान्त हो जाता है।

'क्षीरपत्ररसैस्तैलमैरण्डं बद्धविट् पिबेत्'।।

बद्धविट् (मलबद्धता वाले) व्यक्ति को क्षीरी वृक्षों के पत्तों के क्वाथ में एरण्डतैल मिलाकर पान करना चाहिए।

धात्रीपल्लवनिर्यासं तिलतैलसमन्वितम्।
य: पिबेत् प्रातरुत्थाय सोऽश्मर्या त्यज्यते ध्रुवम्।।

जो व्यक्ति प्रात: उठकर आँवले के पत्तों के रस में तिलतैल मिलाकर पीता है, वह निश्चित रूप से पथरी से मुक्त हो जाता है।

तैलमेरण्डजं पीत्वा बलासिद्धं पयोऽन्वितम्।
आध्मानशूलोपचितामन्त्रवृद्धिं जयेन्नर:।।

(तन्त्रान्तरात्- यो. स., पृ.- ४७०)

बलाप.४, पानीयप.६४, क्वथितशेषप.१६, एरण्डतैलप.४, एलाशेषं पचेत्, ततस्तैलात् क.१, दुग्धेन सह प्रत्यहं पिबेत्।

जो व्यक्ति बला के साथ सिद्ध किये एरण्डतैल का पान करता है, वह निश्चित रूप से आध्मान व शूल से युक्त अन्त्रवृद्धि को जीत लेता है।

'एरण्डतैलमुदरं श्वयथुं च पीतं गोमूत्रयुक्तमथ दुग्धयुतं निहन्यात्'।

(योगयुक्ते:- यो. स., पृ.- ४७१)

गोमूत्रप.४, एरण्डतैलक.१, **इत्येरण्डतैलप्रयोग:।**

जो व्यक्ति ४ पल गोमूत्र में १ कर्ष एरण्डतैल मिलाकर पीता है, उसका उदररोग एवं श्वयथु (शोथ) रोग नष्ट हो जाता है। इसी प्रकार जो व्यक्ति दूध के साथ एरण्डतैल का पान करता है, उसके भी शोथ नष्ट हो जाता है। इस प्रकार यहाँ एरण्डतैल के प्रयोग का प्रकरण पूरा हुआ। इसके आगे मस्त्वरिष्ट का वर्णन किया जा रहा है।

अथ मस्त्वरिष्टः

अथवा चव्यकुष्ठप्रलिप्ते भाजने मस्तुद्रोणं गुडतुलां पिप्पलीप्रस्थं त्रिफलाप्रस्थत्रयं कुडवांशांश्च[१] विडङ्गमरिचपरूषकद्राक्षाकाश्मर्यफलेन्द्र-यवान् द्विपलिकानि दन्तीचित्रकभल्लातकानि चूर्णितानि प्रक्षिपेत्। तद्यवपल्लस्थं पक्षमपेक्ष्य यथाबलं पिबेत्। एष मस्त्वरिष्टः पाण्डुरोगमेहमेदोर्शोग्रहणीप्लीहशोफोदरभगन्दरहरः परमं चाग्निदीपनः।

(अ.सं.चि.- १८.१५)

मस्तुप.५१२, गुडप.१००, पिप्पलीप.१६, त्रिफलायाः प्रत्येकं प.१६, विडङ्गं मरिचं परूषकं द्राक्षा काश्मर्याः फलानि इन्द्रयवाः प्रतिप.४, दन्ती चित्रकं भल्लातकं प्रतिप.२, एतच्चूर्णीकृत्य चवीकुष्ठचूर्णलेपिते भाण्डे क्षिपेत्। तं च यवराशिमध्ये स्थापयेत्। इति **मस्त्वरिष्टः।**

चव्य एवं कूठ के लेप से लिप्त पात्र में मस्तु ५१२ पल (१ द्रोण), गुड़ १०० पल, पिप्पली १६ पल, त्रिफला ३ प्रस्थ डालें। विडङ्ग, काली मिर्च, परूषक (फालसा), मुनक्का, काश्मरीफल एवं इन्द्रयव- प्रत्येक ४-४ पल लें। दन्ती, चित्रक एवं भल्लातक को २-२ पल लें और चूर्ण बनाकर उक्त पात्र में डालें। उस पात्र को यवराशि (जौ की ढेरी) में दबाकर रखें। एक पक्ष (१५ दिन) के उपरान्त निकालकर उचित मात्रा में सेवन करें। यह मस्त्वरिष्ट, पाण्डुरोग, प्रमेह, मेदोरोग (मोटापा), अर्श (बवासीर), ग्रहणी, प्लीहारोग, शोफ, उदररोग एवं भगन्दर रोग को नष्ट करता है और विशेष रूप से जठराग्नि को प्रदीप्त करता है। यह मस्त्वरिष्ट का वर्णन पूरा हुआ। अब आगे मूत्रप्रयोग का वर्णन किया जा रहा है।

अथ मूत्रप्रयोगाः

मूत्राण्यष्टावुदरिणां सेके पाने च योजयेत्।
अविमूत्रमजामूत्रं गोमूत्रं माहिषं तथा।।

---

१. **'कुडवं च'** हस्त., **'कुडवांशांश्च'** इत्यष्टङ्गसंग्रहे मुद्रिते।

हस्तिमूत्रं तथोष्ट्रस्य हयस्य च खरस्य च।
सक्षीरं माहिषं मूत्रं निराहार: पिबेन्नर:।
शाम्यत्यनेन जठरं सप्ताहादिति निश्चय:।।

गव्य-माहिष-औष्ट्र-आविक-च्छागाश्व-हास्तिकमूत्राणि शक्त्या पिबेत्। केवलं माहिषं मूत्रमनन्नभुक् क्षीराशी पिबेत्।

आयुर्वेद में चिकित्सापयोगी रूप में वर्णित आठ मूत्रों का उदररोगियों के लिए सेक एवं पान के रूप में प्रयोग करना बताया है। ये आठ मूत्र इस प्रकार हैं- भेड़, बकरी, गाय, भैंस, हाथी, ऊँट, घोड़ा एवं खर (गधा) के मूत्र। इन मूत्रों का यथाशक्ति उदररोग में पान करना चाहिए।

जो उदररोगी भैंस के मूत्र में दूध मिलाकर निरन्तर एक सप्ताह तक पीता है और अन्य कोई आहार नहीं लेता है, उसके जलोदर आदि निश्चित रूप से शान्त हो जाते हैं।

पुनर्नवार्कापामार्ग-गुडूची-चित्रकं समम्।
पचेद् गोमूत्रसहितमष्टभागावशेषितम्।
पिबेत् सप्ताष्टदिवसं तच्छ्रेष्ठं श्वयथोर्हितम्।।

पुनर्नवा अर्ककाष्ठम् अपामार्ग: गुडूची चित्रकम्- एषां प.५, गोमूत्रप.१६, क्वथितशेषप.२,

पुनर्नवा, अर्ककाष्ठ (आक की लकड़ी), अपामार्ग, गिलोय एवं चित्रक- इन्हें ५-५ पल लेकर १६ पल गोमूत्र में क्वथित करें। अष्टमांश शेष रहने पर इसका सेवन करें। ऐसा ७-८ दिन तक करें। यह योग श्वयथु (शोथ) को दूर करने वाला अत्यन्त हितकर एवं प्रभावशाली है।

क्षीरं वापि सगोमूत्रं माहिषं मूत्रमेव वा।
उष्ट्रक्षीरं पिबेद्वापि तद्धि श्वयथुनाशनम्।।

गोमूत्र सहित दूध का पान करने से श्वयथु (शोथ) नष्ट हो जाता है। इस

प्रकार भैंस के मूत्र का पान करने से अथवा उष्ट्रीक्षीर (ऊँटनी के दूध) का पान करने से श्वयथु (शोथ) नष्ट हो जाता है।

गोमूत्रेण पिबेत् कुम्भकामलायां शिलाजतु।
मासं माक्षिकधातुं वा किट्टं वाथ हिरण्यजम्।।

कुम्भकामला रोग को दूर करने के लिए एक मास तक गोमूत्र के साथ शिलाजीत का पान करना चाहिए। इसी प्रकार गोमूत्र के साथ एक मास तक माक्षिक धातु (सोनामाखी) अथवा हिरण्यकिट्ट (...) का पान करने से भी उक्त रोग दूर हो जाता है।

शाखोटकवृक्षत्वक् चतुर्गुणाम्बुश्शृत: क्वथितशेष:।
गोमूत्रतुल्यपीत: पामाद्यं मूलतो हन्ति।।

शाखोट वृक्ष की छाल को चार गुणा जल में उबालें। चतुर्थांश शेष रहने पर इसके समान मात्रा में गोमूत्र मिलाकर पान करें। इससे पामा (खुजली) आदि रोग समूल नष्ट हो जाते हैं।

खदिरासनसाराणां सारकल्कं पिबेन्नर:।
प्रातर्गवां तु मूत्रेण सक्षौद्रं श्लीपदं जयेत्।।

खदिरकाष्ठम् असनकाष्ठं सारकाष्ठं प्रतिक. १, गोमूत्रप. १, एतत्प्रयोगद्वयं पादरोगिणाम्। इति **मूत्रप्रयोगा:।**

खदिर, असन एवं सारकाष्ठ (...) के कल्क का गोमूत्र एवं मधु के साथ पान करना चाहिए। इससे श्लीपद (फीलपाँव) रोग नष्ट हो जाता है। यह मूत्रप्रयोग का वर्णन पूरा हुआ। अब सक्तुप्रयोग का वर्णन किया जा रहा है।

अथ सक्तुप्रयोगाः

रुचिकृद्दीपनो वृष्यः स्वरकृत् पित्तनाशनः।
उदावर्त्तहरश्चैव सक्तुः समघृतः स्मृतः।।

सक्तून् समघृतांल्लिहेत्, लोका अन्यथा भक्षयन्ति। सक्तुघृतम्, शर्करा माक्षिकम् आर्द्रकलवणं पानीयं लोकोक्तं च सर्वं कुर्यात्। तथा चोक्तम्-

यवागूरसयूषेषु रसालापानकादिषु।
द्रव्यमात्रां प्रयुञ्जीत लोकसिद्धां यथार्हतः।।

समान मात्रा में घृत मिलाकर जौ के सत्तू का प्रयोग रुचिकर, दीपन, वृष्य, स्वरवर्द्धक, पित्तहर एवं उदावर्त्तनाशक होता है। सक्तु-सेवन के विषय में कहा गया है कि सत्तू के समान मात्रा में घृत मिलाकर सेवन करना चाहिए। जबकि जनसाधारण अन्यथा भी सक्तु का सेवन करते हैं। सत्तुओं के साथ शर्करा, मधु, आर्द्रक, लवण एवं पानी- इन सब लोकोक्त (लोकप्रचलित) द्रव्यों के साथ भी सत्तू का सेवन करना चाहिए। इस विषय में कहा भी है-

'यवागू, रस, यूष, रसाला एवं पानक आदि में लोकसिद्ध द्रव्यमात्रा का प्रयोग करना चाहिए'। इस कथन से भी सिद्ध होता है कि सत्तू के सेवन से भी लोकप्रसिद्ध विधियाँ ग्राह्य हैं। इस प्रकार सक्तुप्रयोग का वर्णन पूरा हुआ। अब मन्थ के प्रयोग का वर्णन किया जा रहा है।

अथ मन्थाः

किलासकुष्ठग्रहणीप्रमेहस्थूलत्वदुर्नामभगन्दरेषु।
पाण्डुत्वशूलित्वकफामयेषु मन्थाद्धि योगान् विदधीत धीमान्।।

किलास, कुष्ठ, ग्रहणी, प्रमेह, स्थूलता (मोटापा) दुर्नाम (बवासीर), भगन्दर, पाण्डुरोग, शूल और कफरोगों में बुद्धिमान् को मन्थ का प्रयोग करना चाहिए।

सक्तवस्सर्पिषाभ्यक्ताः शीतोदकपरिप्लुताः।
नातिद्रवा नातिसान्द्रा मन्थ इत्यभिधीयते।।

यव (जौ) के जो सक्तु कुछ घृत से मिश्रित शीतल जल घोल दिये जाते हैं और जल की मात्रा इतनी रखी जाती है। जिससे वे न तो बहुत पतले और न ही बहुत गाढे होते हैं, वे मन्थ कहलाते हैं।

मन्थस्सद्यो बलकरो वातपित्तामयापहः।
दाहतृष्णाज्वरच्छर्दिशोषभ्रमविकारजित्।।

मन्थ शीघ्र ही बलकारक और वातपित्तहर होता है। यह दाह, तृष्णा, ज्वर, छर्दि, शोष एवं भ्रम आदि विकारों को दूर करते है।

लाजसक्तून् पिबेदद्भिर्मृद्वीकाया रसेन वा।
शर्कराक्षौद्रसंयुक्तान् कफपित्तोद्भवे ज्वरे।
तृट्छर्दिदारुवहले मद्यपानसमुद्भवे।।

द्राक्षाप.१, पानीयप.१६, शेषप.४, शर्करामाक्षिकं मधुरत्वापादनाय।

कफपित्तजन्य ज्वर में शर्करा एवं मधु मिलाकर लाजा (खील) से बने सत्तुओं का पान जल अथवा मुनक्कारस के साथ करना चाहिए। इसी प्रकार तृष्णा, छर्दि एवं दाह की अधिकता वाले मद्यपानजन्य ज्वर में भी उक्त रीति से लाजासक्तुओं का प्रयोग करना चाहिए।

अञ्जनं चन्दनोशीरमजासृक्शर्करोदकम्।
लाजचूर्णं पिबेद्रक्तस्रुतिरोगहरं परम्।।

रसाञ्जनं चन्दनम् उशीरं छागरक्तं प्रतिक.१, सितशर्करापानीयप.४, **मन्थसम्पादनार्थं सक्तवः।**

रसाञ्जन, चन्दन, उशीर, एवं छागरक्त- १-१ कर्ष लें। शर्करोदक (शर्करा मिश्रित जल) ४ पल लें और इसे लाजाचूर्ण मिला कर सेवन करें। यह रक्तातिसार को दूर करने वाला उत्कृष्ट योग है।

ह्रीवेरं क्वथितं शीतं सुपूतममलं जलम्।
लाजासक्तुसिताक्षौद्रसंयुक्तं तर्पणं परम्।।

बालकप.१, पानीयप.३२, शेषप.८, लाजसक्तव: सितशर्करा माक्षिकम्।

ह्रीबेर १ पल लेकर ३२ पल पानी में क्वथित करें। चतुर्थांश शेष रहने पर शीतल कर इसमें लाजासक्तु, मधु एवं शर्करा उचित मात्रा में मिलाकर सेवन करें। यह शरीर का तर्पण करने वाला विशिष्ट योग है।

तिन्तिडीकसिताक्षौद्र-मृद्वीकाबदरैः समैः।
लाजसक्तुयुतैश्चैतैः सुशीतैस्तर्पणं हितम्।।

तिन्तिडीकं सितशर्करा माक्षिकं द्राक्षा बदरम्, एषां प.१, पानीयप.१८, शेषप.४, **सक्तवः।**

तिन्तिडीक (इमली), सितशर्करा, मधु, द्राक्षा एवं बदर को १-१ पल लेकर १८ पल पानी में क्वथित करें। ४ पल शेष रहने पर इसे शीतल करें और लाजासक्तु मिलाकर पान करें। यह शरीर का तर्पण करने वाला अत्यन्त हितकर योग है।

युक्तं सौवर्चलाजाजीसैन्धवैस्तर्पणं भवेत्।
यवलाजैस्तु सक्तुभ्यां (?) पानात्ययहरं पिबेत्।।

सौवर्चल लवण, जीरा एवं सैन्धव लवण मिलाकर सत्तू एवं लाजा को पानी घोलकर पीना चाहिए। यह पानात्यय रोग का निवारण करता है।

कोलदाडिमवृक्षाम्लमातुलुङ्गरसान्वितम्।
पौष्टिकं हपुषाजाजी-यवानीशुण्ठीसंयुतम्।
वातपानात्ययस्तेन बलवानपि शाम्यति।।

बदरचूर्णं तिन्तिडीकं बालकं एषां प.४, हपुषा जीरकं यवानी, एषां चूर्णं स्तोकं दातव्यम्।

कोल (बेर), अनार, इमली एवं नींबू के रस में हपुषा, जीरा, अजवायन एवं शुण्ठी का चूर्ण मिलाकर सेवन करें। इस पौष्टिक योग से वातजन्य प्रबल मदात्यय रोग शान्त हो जाता है।

सितादाडिमखर्जूर-द्राक्षाभव्यपरूषकै:।

समृद्वीकोदकै: सक्तु: पेय: पित्तमदात्यये।।

सितशर्करा दाडिमं खर्जूरं द्राक्षा भव्यं परूषकम्, एषां चूर्णक.१, मार्द्वीकपानीययोग: प.६;

शर्करा, दाडिम, खर्जूर, द्राक्षा, भव्य एवं परूषक- इनका चूर्ण १-१ कर्ष और ६ पल मृर्द्वीकाजल में सक्तु मिलाकर पान करें। इससे पित्तजन्य मदात्यय नष्ट हो जाता है।

लाजसक्तुसिताद्राक्षाशिशिरं क्षीरतर्पणम्।

क्षतोरस्क: पिबेद्वापि तृष्णादाहज्वरान्वित:।।

उर:क्षत से ग्रस्त एवं तृष्णा व दाहज्वर से पीड़ित व्यक्ति को चाहिए कि वह लाजसक्तु, शर्करा, मुनक्का एवं चन्दन मिश्रित दूध का पान करे। यह तर्पण होता है और उक्त व्याधियों को दूर करता है।

श्यामात्रिवृत्पञ्चकोलं मरिचं तुम्बरूणि च।

मूलानि सर्षपाशिग्रुपीलून्यम्भसा पचेत्।।

सप्तकृत्वो यवान् क्षुण्णांस्तेन क्वाथेन भावयेत्।

तत्सक्तूनां त्रयो भागा: श्यामादीनां चतुर्थक:।।

सक्तून् पिबेत्तत: प्रात: कुष्ठी शीतोदकाप्लुतान्।

क्षौद्रेण प्रतिसम्मृज्य प्रसज्यं कुष्ठशान्तये।।

श्यामा त्रिवृत् चविका चित्रकं पिप्पली पिप्पलीमूलं शुण्ठी मरिचं तुम्बुरुफलानि पुष्करमूलं गौरसर्षपा: सौभाञ्जनं पीलुपत्राणि प्रतिप.१, पानीयप.१९२, चतुर्भागावशेषप.४८, अनेन क्वाथेन सप्तवारान् यवान् भावयेत् तत: शोधयेत्। सक्तूनां प.३, पूर्वोक्तश्यामादिद्रव्यचूर्णप.१, शीतोदके क्षौद्रमधुरीकृते सक्तुं प्रात: पिबेत्।

श्यामा (काली निशोथ), त्रिवृत् (सफेद निशोथ), चविका, चित्रक, पिप्पली, पिप्पलीमूल, शुण्ठी, काली मिर्च, तुम्बुरुफल, पुष्करमूल, श्वेत सर्षप,

सौभाञ्जन एवं पीलुपत्र- इन्हें एक-एक पल लें और १९२ पल जल में क्वथित करें। चतुर्थांश (४८ पल) शेष रहने पर इस क्वाथ में सात बार यवों (जौ) को भावित कर शुद्ध कर लें और इनसे सत्तू बना लें। ३ पल सत्तू में पूर्वोक्त श्यामादि द्रव्यों का चूर्ण एक पल मिलाएं। इन्हें मधु मिश्रित शीतल जल में घोलकर प्रात: पिएं। इससे कुष्ठरोग शान्त हो जाता है।

बृहत्यौ रजनी मुस्तं देवदारु प्रियङ्गव:।
त्रायन्तीसुषवीरास्नाविडङ्गधातकीगुडा:।।
धवात्मगुप्ताधात्र्यक्षौ भार्गीदन्तीगुडूच्यपि।
एषां चूर्णपलं सक्तुकुडवद्वयमम्बु च।।
एष काङ्कायनो मन्थ: प्रमेहघ्न: ससैन्धव:।
वय:संस्थापनोऽभ्यस्त: शोफकुष्ठार्शसां हित:।।

(क्षारपाणे:- यो.स., पृ.- ३०३)

कण्टकारी बृहती हरिद्रा मुस्तं देवदारुकाष्ठं गन्धप्रियंगु त्रायमाणा सुषवी रास्ना विडङ्गं धातकीपुष्पाणि गुड: कपिकच्छु: वचा: आमलकं बिभीतकं भार्गी दन्ती गुडूची एषां पाट: सक्तुप.८, **पानीयेन सक्तु:।**

बृहतीद्वय (छोटी कटेरी, बड़ी कटेरी), रजनी (हल्दी), मोथा, देवदारु, प्रियुङ्गु, त्रायन्ती, सुषवी, रास्ना, विडङ्ग, धातकी, गुड़, धव, आत्मगुप्ता, धात्री, बहेड़ा, भार्गी, दन्ती, गुडूची- इन द्रव्यों का चूर्ण एक पल, सक्तु दो कुडव तथा अम्बु (जल) दो कुडव मिलाकर तैयार करना चाहिए। इस कांकायन नाम का मन्थ का सैन्धव लवण मिलाकर सेवन करना चाहिए। निरन्तर सेवन करने से यह प्रमेहनाशक एवं वय:संस्थापक (वृद्धावस्था को रोकने वाला) होता है और शोफ, कुष्ठ तथा अर्शरोग को नष्ट करता है।

फाणितं सक्तव: सर्पिर्दधिमण्डोऽम्लकाञ्जिकम्।
तर्पणं मूत्रकृच्छ्रघ्नमुदावर्त्तहरं परम्[१]।। (च.सू.-२३.३७)

---

१. **परम्-** इति मातृकागत: पाठ:, अस्य स्थाने **पिबेत्-** इति मुद्रिते चरके दृश्यते।

फाणितं घृतं दधि अम्लकाञ्जिकम्, एषां प.४;

फाणित, सक्तु, घृत, दही का पानी और खट्टी काञ्जी- इन सबको मिलाकर मूत्रकृच्छ्र तथा उदावर्त्तरोगी को पिलाएं। यह तर्पण योग मूत्रकृच्छ्र एवं उदावर्त्त रोग को नष्ट करता है।

मन्थः खर्जूरमृद्वीका-वृक्षाम्लाम्लीकदाडिमैः।
परूषकैः सामलकैर्मद्यतृष्णादिरोगजित्।। (च.सू.-२३.३८)

पिण्डखर्जूरं द्राक्षा तिन्तिडीकं चुक्रिका दाडिमं परूषकम् आमलकम्, एषां प.१, पानीयप.१६, क्वथितशेषप.४, **सक्तवः।**

खजूर, मुनक्का, वृक्षाम्ल, अम्लिका (इमली), दाडिम, परूषक, एवं आमलकी फल- इन सबका मन्थ मदिराजन्य मद एवं तृष्णा आदि रोगों का निवारण करता है।

'सिताक्षौद्रयुतान् सक्तूनद्याद्वा पयसा सह'।

अथवा शर्करा एवं मधु मिलाकर दूध के साथ सक्तुओं का सेवन करना चाहिए। इससे शरीर का तर्पण होता है।

व्योषं विडङ्गं शिग्रूणि त्रिफलां कटुरोहिणीम्।
बृहत्यौ द्वे हरिद्रे च पाठामतिविषां स्थिराम्।।
हिङ्गु केबुकमूलानि यवानीधान्यजीरकम्।
सौवर्चलं चित्रकं च हपुषां चेति चूर्णयेत्।।
चूर्णतैलघृतक्षौद्रभागाः स्युर्मानतः समाः।
सक्तूनां षोडशगुणान् भागान् सन्तर्पणान् पिबेत्[१] **।।**
प्रयोगात् तस्य शाम्यन्ति रोगाः सन्तर्पणोत्थिताः।
प्रमेहा मूढवाताश्च कुष्ठान्यर्शांसि कीलकाः।।
प्लीहा पाण्ड्वामयः शोफो मूत्रकृच्छ्रमरोचकम्।
हृद्रोगो राजयक्ष्मा च कासश्वासगलग्रहाः।।

१. **'सक्तूनां षोडशगुणो भागः सन्तर्पणं पिबेत्'** इति मुद्रिते चरके पाठः।

क्रिमयो ग्रहणीदोषाः श्वैत्यं स्थौल्यमतीव च।

नराणां दीप्यते वह्निः स्मृतिर्बुद्धिश्च जायते।। (च.सू.-२३.१९-२४)

मरिचं पिप्पली शुण्ठी विडङ्गं सौभाञ्जनकाष्ठं हरीतकी आमलकं बिभीतकं कटुकं बृहती कण्टकारिका हरिद्रा दारुहरिद्रा पाठा अतिविषा सालपर्णी हिङ्गु केबुकमूलं यवानी धानकाफलानि जीरकं कृष्णलवणं चित्रकं हपुषा, एषां प.१, तिलतैलप.१, घृतप.१, माक्षिकप.१, सक्तुप.१६;

व्योष, विडङ्ग, शिग्रु, त्रिफला, कटरोहिणी, दोनों बृहती, हल्दी, दारुहल्दी, पाठा, अतीस, शालपर्णी, हींग, केबुकमूल, अजवायन, धनिया, जीरा, सौवर्चल लवण, चित्रक एवं हाऊबेर- इन्हें १-१ पल लेकर चूर्ण बनायें। जितना चूर्ण हो उसी परिमाण में तैल, घी और मधु लें। चूर्ण से १६ गुना अधिक सक्तु लेकर सबको एक साथ मिला दें। इसके सेवन से सन्तर्पण के कारण उत्पन्न सभी प्रकार के प्रमेह, मूढवात, कुष्ठ, अर्श, कामला, प्लीहावृद्धि, पाण्डुरोग, शोथ, मूत्रकृच्छ्र, अरोचक, हृद्रोग, राजयक्ष्मा, कास, श्वास, गलग्रह, कृमिरोग, ग्रहणीरोग, श्वेतकुष्ठ एवं अतिस्थूलता रोग दूर हो जाते हैं। इससे मनुष्य की जठराग्नि प्रदीप्त होती है और स्मृति और बुद्धि बढ़ती है।

सक्तून्मात्रान्सर्पिषस्तुल्यमात्रां लेहं भुक्त्वा पूर्वमाहारकाले।

अग्नेस्तैक्ष्ण्यं रेतसश्चापि वृद्धिः स्याद् गम्भीरा भारती सानुता च[1]।

कासं श्वासं पाण्डुतां मान्द्यमग्नेरर्शोयक्ष्माणं हन्ति चैषां प्रयोगाः।।

सक्तुप.४, घृतप.४, माक्षिकप.१, दाडिमस्वरसप.८;

आहारकाल में भोजन से पहले समान मात्रा में घृतमिश्रित सक्तुओं का लेहन करना चाहिए। इससे जठराग्नि तीव्र होती है, शुक्र की वृद्धि होती है और वाणी गम्भीर हो जाती है। विधिपूर्वक सक्तुओं के प्रयोग से कास, श्वास, पाण्डुरोग, अग्निमान्द्य, अर्श एवं क्षयरोग नष्ट हो जाते हैं।

अनुप्रयोगो लाजानां सक्तुभिर्मधुना सह।

क्षीरानुपानो लेहोऽयं हितः सप्ताहसेवितः।।

१. अयं पाठोऽस्फुटार्थकः।

अर्शःसु सातिसारेषु बिम्बस्यां परिवर्त्तिनि।।
क्षीणक्षते प्रकारेषु ज्वरेषु विषमेषु च।

लाजसक्तुप.१, माक्षिकक.२, अनुक्षीरं पिबेत्।

सक्तु एवं मधु के साथ लाजा (खील) का अनुप्रयोग हितकर होता है। इस योग को लेह के रूप में बनाकर चाटना चाहिए और ऊपर से दूध पीना चाहिए। सप्ताह पर्यन्त इसका सेवन करने से अर्श, अतीसार, बिम्बसी, परिकर्त्त, क्षतक्षीण एवं विषम ज्वर का निवारण होता है।

गुडार्द्रकं भक्षयित्वा मदिरातर्पणं पिबेत्।
सस्नेहैः सक्तुभिर्युक्तं बद्धविड् गुदजातुरः।।

(क्षारपाणे- यो.स., पृ.- ३५३)

गुड आर्द्रकं प्रतिक.१, मदिरया सक्तून् स्नेहयुक्ताननु पिबेत्।

ऐसा अर्श का रोगी जिसको बराबर मलबद्धता (कब्ज) रहता हो, वह घृतमिश्रित सत्तू के साथ गुड़ तथा अदरक का सेवन करे और तर्पण करने के लिए औषधीय अनुपान के रूप में अल्प मात्रा में मद्य का सेवन करे। ऐसा करने से उक्त रोग शान्त हो जाते हैं।

मधुखर्जूरमृद्वीकापरूषकसिताम्भसा।
सक्तूत्था पञ्चसारेण सघृतैः लाजसक्तुभिः।।

मधुयष्टी पिण्डखर्जूरं द्राक्षा परूषकाणि सितशर्करा, एषां प.१, पानीयप.१६, शेषप.४, लाजसक्तुप.१, **रक्तपित्तहरो मन्थः।**

मधुयष्टी (मुलेठी), पिण्डखर्जूर, द्राक्षा (मुनक्का), परूषक (फालसा) एवं शर्करा- इन्हें १-१ पल लेकर १६ पल जल में क्वथित करें। चतुर्थांश शेष रहने पर इसमें १ पल लाजा सक्तु मिलाकर सेवन करें। यह मन्थ रक्तपित्त रोग का शमन करता है।

।। इति मन्थाः।।

अथार्द्रक-प्रयोगा:

रोचनं कफवातघ्नं बल्यं रुच्यं विबन्धनुत्।
चक्षुष्यं दीपनं हृद्यं वृष्यमार्द्रकशर्करम्।।

आर्द्रकक. १, शर्कराक. १,

अदरक एवं शर्करा को एक-एक कर्ष मात्रा में लेकर पीस लें तथा इसका सेवन करें। यह रोचन, कफवातनाशक, बल्य, रुचिकर, विवन्धनाशक, चक्षुष्य, दीपन, हृद्य एवं तृष्य होता है।

गुडार्द्रकं वातहरं चक्षुष्यं बलवर्धनम्।
वह्निसन्दीपनं वृष्यं वर्चोभेदि मलापहम्।। (तन्त्रान्तरात्- यो.स., पृ.- ४८२)

आर्द्रकक. १, गुडक. ३,

एक कर्ष अदरक को ३ कर्ष गुड़ के साथ पीस लें। यह योग वातहर, चक्षुष्य, बलवर्धन, अग्निसन्दीपन, वृष्य, मलभेदन एवं मलनिस्सारक होता है।

आर्द्रकं कृष्णलवणं रामठेन समन्वितम्।
वातश्लेष्मोत्थशूलघ्नं लेखनं दीपनं परम्।।

आर्द्रकक. १, कृष्णलवणं धा. ४, हिङ्गुधा. १।

अदरक एक कर्ष, काला नमक ४ धान्यक, हिङ्गु १ धान्यक लेकर पीस लें। यह योग वात एवं कफ से होने वाले शूल को नष्ट करता है। यह परम लेखन (चर्बी कम करने वाला) एवं दीपन होता है।

विकासि विशदं रुच्यं रोचनं दीपनं परम्।
स्तम्भभेदानिलहरं कफघ्नं लवणार्द्रकम्[1]**।।**

आर्द्रकक. १, धा. ४, लवणधा. ४,

सैन्धव लवण एवं अदरक का मिश्रण विकासी, विशद, रुचिकर एवं

---

१. विकासी विशद: स्रंसी रोचनो दीपनो मत:। स्तम्भाटोपानिलघ्नश्च कर्षणो लवणार्द्रक:।।
(तुलनीय- तन्त्रान्तरात्- यो.स., पृ.- ४८२)

अत्यन्त रोचन व दीपन होता है। यह स्तम्भ, स्वेद, वातविकार एवं कफविकार को नष्ट करता है।

क्षौद्रमार्द्रकरसेन समांशं यः पिबेदुपहतानलदीप्तिः।
अन्धसां प्रचुरमंशघृतानां पाचको भवति तस्य हुताशः।।

आर्द्रकस्वरसप.१, माक्षिकक.१,

अग्निमान्द्य से ग्रस्त जो व्यक्ति अदरक रस के साथ समान मात्रा में मधु मिलाकर पीता है, उसकी जठराग्नि प्रदीप्त हो जाती है और वह प्रचुर घृत से युक्त पर्याप्त अन्न को भी पचाने लगता है।

स्वरसमार्द्रकमस्ववमाहरेत् सगुडमात्रद्वयो (?) हितभोजनः।
जहति तस्य मला अतिपक्वतामरुचिरेऽतिसमं न भवन्ति च (?)।।

(द्रुतविलम्बितवृत्तम्)

जो हिताहारी व्यक्ति गुड के साथ अदरक का रस मिलाकर सेवन करता है। उसके मलों का पाक हो जाता है और अरुचि का निवारण होता है।

श्वासपीनसविबन्धपाण्डुता-कासकृच्छ्रगलरोगपायुजाः।
विद्रधिग्रहणिदोषशोषकाः पाटवं जहति जाठरानले।। (रथोद्धतावृत्तम्)
एतदेव च युगं प्रयोगयोर्नागरोषणकणासमन्वितम्।
हन्ति तानपि परान् गदान् बहूञ्छ्लेष्मवातजनितानुपद्रवान्।।

(रथोद्धतावृत्तम्)

पूर्वोक्तप्रयोगद्वयोपरि मरिचं पिप्पली शुण्ठी प्रतिधा.२,

जठराग्नि के मन्द होने पर श्वास, पीनस, विबन्ध, पाण्डुता, कास, मूत्रकृच्छ्र, गलरोग, अर्श विद्रधि, ग्रहणीदोष, शोष आदि रोग पैदा होने लगते हैं, इससे जठराग्नि तीव्र हो जाती है। ये दोनों पूर्वोक्त प्रयोग नागर (शुण्ठी), ऊषण (काली मिर्च) एवं कणा (पिप्पली) से युक्त होने पर बहुत से कफवातजन्य रोगों एवं उपद्रवों को नष्ट करते हैं।

रोचनो दीपनो बल्यः पाचनो बलवर्धनः।

वातश्लेष्मविबन्धघ्नो रसस्तस्योपदिश्यते।।

आर्द्रकरसप. १,

अदरक का रस रोचन, दीपन, बल्य, पाचन एवं बलवर्धन होता है। यह वात एवं कफ के विकारों को नष्ट करता है तथा विबन्ध का निवारण करता है।

प्रातरुत्थाय यत्नेन तैलमार्द्रारसान्वितम्।

पिबेद् वृषणवातघ्नमार्द्रकस्य रसं बुधः।।

आर्द्रकस्वरसप. १, उपरितिलतैलक. १,

प्रातः उठकर यत्नपूर्वक आर्द्रा (कृष्ण अतिविषा) का रस, तैल एवं अदरक का रस मिलाकर पान करें। यह योग वृषणवात को नष्ट करता है।

स्पर्शाद्दाहज्वरहरं पानाद्वातकफापहम्।

अजाजीलवणयुक्तं काञ्जिकं त्रिमलापहम्।

मरिचाजाजिकुस्तुम्बुरुत्वग् गणकणपिप्पली।।

रोमशातुटि चूर्णं काञ्जिकवासः मरिचम् अजाजी कुस्तुम्बुरु प्रतितो. १, हरिद्रामिश्राबीजं हिङ्गुलवणं युक्त्या देयम्।

जीरा एवं सैन्धव लवण से युक्त काञ्जीक तीनों दोषों का निवारक होता है। यह स्पर्श से दाहज्वर को नष्ट करता है तथा पान से वात, कफ विकारों को दूर करता है।

आर्द्रक-कृष्णलवण-हिङ्गु-जीरक-कालवञ्चिका-त्वक्-सुगन्धपत्र-सूक्ष्मैलादिभिः सौरभभाण्डे काञ्जिकवासः।

अदरक, कृष्ण लवण (काला नमक), हींग, जीरा, कलौंजी, दालचीनी, तेजपात एवं छोटी इलायची आदि से काञ्जी को सुगन्धित किया जाता है।

सुतक्षितानामिक्षुगण्डिकानां द्रोणमुदकद्रोणेन घृतभाविते भाजने आसुनुयात्। आवपेच्चात्र जर्जरीकृता यवानी-यवानक-कुस्तुम्बुरी-

पृथ्वीकाः पृथक्कुडवांशांस्तथा द्विपलोन्मितास्तेजोवती-पञ्चकोलका-जाजीद्वय-कारवीः क्षौद्रकुडवं च प्रक्षिप्य दशरात्रेण सञ्जातात्तस्मान्मात्रां सौवर्चलार्द्रकार्जक-भूस्तृणैः सुरभीकृतां भुञ्जानः पिबेत्, पुनश्चात्र पानीयं प्रक्षिपेदिक्षुगण्डिकादिकं च सम्भारम्। एतद् गाण्डीरं काञ्जिकम्। रुचिकरमग्निदीपनमर्शोग्रहणी-विकारोदरक्रिमिपाण्डुरोगगुल्मघ्नम्।

(अ.सं.चि.- १०.२८)

त्वग्विरहितानाम् इक्षुगण्डिकानां प.५१२, पानीयप.५१२, घृतप्रलिप्ते भाण्डे प्रक्षिपेत् यवानी हिङ्गुपत्रिका धानकाफलानि प्रतिप.४, तेजोवती[1] चित्रकं पिप्पली पिप्पलीमूलं (चविका शुण्ठी) जीरकं कालवञ्जी छत्राबीजं प्रतिप.२, माक्षिकप.८, दशरात्रमात्रेण सञ्जातं गृहीत्वा कृष्णलवणं कुठेरकम् आर्द्रकं तोयनकं तैस्सुरभीकृतां मात्रां तां गण्डिका भुञ्जानः पिबेत् पुनः पुनश्चात्र प्राच्यं गण्डिकादिसम्भारं प्रक्षिपेत्। **गण्डीरं काञ्जिकम्।**

अच्छी प्रकार से कुचली ईख की गण्डेरियों का एक द्रोण लेकर एक द्रोण जल के साथ घृत से चिकने पात्र में डालकर रख देवें। इसमें अजवायन, यावनक, धनिया एवं जीरा- एक-एक कुडव कूटकर मिला दें। तेजवती, पञ्चकोल, अजवायन, काला और श्वेत जीरा एवं कारवी- २-२ पल और मधु एक कुडव मिलाएं। दस दिन के पश्चात् जब यह बन जाए, तब इसमें से थोड़ा-सा पेय लेकर इसमें काला नमक, आर्द्रक और भूस्तृण मिलाकर सुगन्धित बनाकर पिएं और एक गण्डीका भी खाएं। इसमें बार-बार पानी तथा ईख की नई गण्डरी एवं दूसरी औषधियाँ डालते रहे। यह **गण्डीर काञ्जी** अति रुचिकारक, अग्निदीपन, अर्श, ग्रहणीरोग, उदररोग, गर, कृमि, गुल्म एवं पाण्डुरोग को नष्ट करती है।

कोलदाडिमनिर्यास-पिष्टयास्थिविहीनया।
द्राक्षया स्वच्छधान्याम्ल-प्लुतो लोडितवल्कया।।
कार्यस्सौवर्चलव्योष-पत्रैलादीप्यकान्वितः।

---

१. 'तेजोवती' इति शाधितपाठः, मातृकासु त्वस्य स्थाने 'दन्ती' इति दृश्यते।

समाक्षिकस्सकर्पूरः सलवङ्गस्सकेसरः।
चन्द्रकान्तो यथार्थाख्यः शोषहाग्निरुचिप्रदः।। चन्द्रकान्तकाञ्जिकम्।

द्राक्षा (मुनक्का) को बीजरहित कर कोल (बेर) एवं दाडिम (अनार) के रस में पीस लें और स्वच्छ धान्याम्ल (काञ्जी) में डालकर आलोडित करें। इसमें सौवर्चल लवण (सोंचर नमक), त्रिकटु, तेजपत्र, छोटी इलायची एवं दीप्यक भी पीसकर मिला दें। इसके साथ ही मधु, कपूर, लौंग एवं केसर का मिश्रण भी कर दें। इस प्रकार यह चन्द्रकान्त नामक काञ्जी तैयार होती है। यह नाम के अनुसार ही गुणों वाली अर्थात् चन्द्र के समान आह्लादक एवं रुचिकर होती है। यह शोष रोग को दूर कर जठराग्नि को प्रदीप्त करती है।

व्योषाजमोदाचविका चित्रकधनिकार्द्रकैर्लवणयुक्तैः।
संसिद्धाम्लं काञ्जिकं श्लेष्मानिलशूलबन्धघ्नम्।।

त्रिकटु, अजमोदा, चविका, चित्रक, धनिया, अदरक, सैन्धव लवण- इनके साथ तैयार की गई अम्लकाञ्जी कफज एवं वातज शूल व विबन्ध को नष्ट करती है।

तक्रेण साधितं मांसं हिङ्गुदाडिमसैन्धवम्।
मरिचार्द्रकशुण्ठीभिर्भृष्टं ग्राहि ज्वरापहम्।
रोचनं दीपनं हृद्यं ग्रहण्यर्शोविकारजित्।। द्रुहणम् (?)

काली मिर्च, अदरक एवं सोंठ के साथ भूनकर हींग, दाडिम (अनार दाना) एवं सैन्धव लवण डालकर तक्र (छाछ) के साथ सिद्ध किया गया मांस ग्राही एवं ज्वरहर होता है। यह रोचन, दीपन एवं हृद्य होता है और ग्रहणीरोग व अर्शरोग को नष्ट करता है।

जलप्रस्थं गृहीत्वा तु मुद्गशुक्तिद्वयं तथा।
रामठं धान्यकाश्मर्यमजाजी धान्यकाद्वयम्।।
सैन्धवं कर्षमात्रं तु नागरं च ततोऽधिकम्।
पादशेषं ततः कुर्यान्मर्दयेद्दाडिमात् पलम्।।

वस्त्रपीतं (?) ततः कुर्याद्वस्त्रपूतं ततः पुनः।
मधूकभाण्डे संस्थाप्य पटयूषः प्रकीर्त्तितः।।
ज्वरघ्नो दीपनो हृद्यश्चक्षुष्यो दीपपाचनः।
ऊर्ध्वजत्रुगदघ्राणगुल्मपाण्ड्वामयापहः।।
नाडीभगन्दरग्रन्थिमेहार्शःप्लीहकुष्ठनुत्।
सर्वव्याधिहरो वृष्यः श्रेष्ठमेतद् रसायनम्।।

पानीयप. ३२, मुद्गप. १, हिङ्गुधा. १, जीरधा. २, लवणक. १, शुण्ठीतो. १, शेषप. ८, दाडिमेन मर्दयेत्। अनन्तरं वस्त्रपूतं कुर्यात्।

दो शुक्ति (१ पल) मुद्ग लें और हींग, जीरा, सैन्धव लवण एवं शुण्ठी १-१ कर्ष लें। इन्हें १ प्रस्थ जल में क्वथित करें। चतुर्थांश शेष रहने पर इसमें १ पल दाडिमबीज मिला लें और मसल कर स्वच्छ वस्त्र या चालनी से छान लें। इसे मधूकभाण्ड में रखकर मात्रानुसार सेवन करें। यह '**पटयूष**' नामक योग ज्वरहर, दीपन-पाचन, हृद्य, चक्षुष्य (नेत्रहितकर), ऊर्ध्वजत्रुविकार-नाशक, नासिकारोगहर एवं गुल्म-पाण्डुरोग-नाशक कहा गया है। यह नाडीव्रण (नासूर), भगन्दर, ग्रन्थि, प्रमेह, अर्श, प्लीहरोग एवं कुष्ठ को नष्ट करता है। यह यूष सर्वव्याधिहर, वृष्य एवं उत्तम रसायन है।

[१] ....**मुद्गयूषः।**

(.......[२]) पलं तोये श्रृतमर्द्धाढकोन्मिते।
पादस्थं मृदितं पूतं दाडिमस्य पलेन तु।।
युक्तं सैन्धवविश्वाह्व-धान्यकैरपि कार्षिकैः।
कणाजीरकयोश्चूर्णं तोलकेनानुचूर्णयेत्।
संस्कृतो मुद्गयूषोऽयं पित्तश्लेष्मोत्थरोगनुत्।।

---

१. इतोऽग्रे मातृकासु तिसृष्वप्यममंशो दृश्यते- 'इत्य सन्निभं यदा पतति तदा आर्द्रकक. १, शुण्ठीतो. १, त्वक्सूक्ष्मैलासुगन्धपत्राणि प्रतिधा. २, **मुद्गयूषः**'। अपूर्णत्वादस्य सङ्गतिर्न दृश्यते।

२. '**मुद्गानां च**' इति पाठस्त्रुटित इति भाति। विवरणमप्येतदेव संकेतयति।

मुद्गप.१, पानीयप.६४, दाडिमपलेन मृदितपूतं सैन्धवं लवणं शुण्ठी धानकफलानि प्रतिक.१, पिप्पली जीरकं प्रतिधा.३, **द्वितीयो मुद्गयूषः।**

एक पल मुद्ग को ६४ पल जल में क्वथित करें। चतुर्थांश शेष रहने पर इसमें एक पल दाडिमबीज मिलाकर मसल दें। इसे छानकर सैन्धव लवण, शुण्ठी एवं धनिया का चूर्ण १-१ कर्ष मिलाएं और पिप्पली एवं जीरक- १-१ तोला लें। इस प्रकार तैयार किया गया मुद्गयूष कफपित्तजन्य रोगों को नष्ट कर देता है।

कल्को बिल्वशलाटूनां तिलकल्कश्च तत्समः।
दध्नः सरोऽम्लः सस्नेहः खलो हन्ति प्रवाहिकाम्।।(अ.हृ.चि.- ९.२५)

बिल्वशलाटु (कच्चे बिल्वफल की मज्जा/गूदा) तथा तिलकल्क को समान मात्रा में लेकर खट्टे दधिसर एवं स्नेह (घृत अथवा तैल) के योग से बनाया हुआ खल प्रवाहिका रोग को नष्ट करता है।

मरिचं धानकाजाजीतिन्तिडीकं शटी विडम्।
दाडिमं धातकी पाठा फलानि पञ्चकोलकम्।।
यावशूकं कपित्थाम्रजम्बुमध्यं सदीप्यकम्।
पिष्टैः षड्गुणबिल्वैस्तैर्दध्नि मुद्गरसे गुडे।।
स्नेहे च यमके सिद्धः खलोऽयमपराजितः।
दीपनः पाचनो ग्राही रुच्यो बिम्बिसिनाशनः।। (अ.हृ.चि.- ९.२६-२८)

काली मिर्च, धनिया, जीरा, इमली, कपूरकचरी, विड लवण, अनारदाना, धाय के फूल, पाठा, त्रिफला, पञ्चकोल, यवक्षार, कैथ, आम एवं जामुन की गुठली और अजवायन- इन्हें उचित मात्रा में लेकर जल डालकर पीस लें। इन सब से छः गुना बेलगिरी का कल्क लें तथा इसे दही, मूँग की दाल, गुड, घी तथा तैल में मिलाकर अपराजित खल तैयार करें। यह अग्निवर्धक, पाचन, ग्राही, रुचिकारक है और बिम्बिसिरोग को नष्ट करता है। ऐसा ही योग अष्टाङ्गसंग्रह चिकित्सास्थान के ११वें अध्याय के ८वें अनुच्छेद के अन्तर्गत गद्य रूप में वर्णित है।

कोलानां बालबिल्वानां कल्कैः शालियवस्य च।
मुद्गमाषतिलानां च धान्ययूषं प्रकल्पयेत्।।
ऐकध्यं यमके भृष्टं दधिदाडिमसारकम्।
वर्चःक्षयं शुष्कमुखं शाल्यन्नं तेन भोजयेत्।। (अ.हृ.चि.- ९.२९-३०)

मलक्षय हो जाने पर बेर, बेलगिरी, शालिधान्य, जौ, मूँग, उड़द तथा तिलों को मिलाकर धान्ययूष तैयार करें। इसे एक साथ घृत एवं तैल से भूनें और दही व दाडिमबीज (अनारदाना) मिलाकर तैयार करें। मलक्षय के कारण जिसका मुखमण्डल सूख गया है, ऐसे रोगी को उक्त व्यञ्जन के साथ शालि चावलों का भात खिलाएं।

मुद्गामलकयूषस्तु[१] भेदी पित्तज्वरापहः।
तृष्णाज्वरहरः शीतश्चक्षुष्यो दोषपाचनः।
यवकोलकुलत्थानां यूषः कण्ठ्योऽनिलापहः।।

मुद्ग (मूँग) एवं आमलक (आँवला) का यूष भेदी (मल का भेदन करने वाला), पित्तज्वरहर, तृष्णाज्वरहर, शीतल, चक्षुष्य (नेत्रहितकारी) एवं दोषपाचन होता है। यव, कोल एवं कुलत्थ का यूष कण्ठ के लिए हितकर एवं वातहर होता है।

चाङ्गेरीदाडिमरसः सर्पिर्दधिसरस्तथा।
ईषल्लवणसंयुक्तः खलो वातहरः परम्।।

चाङ्गेरी, दाडिम (अनार) का रस, घृत एवं दधिसर में थोड़ा-सा सैन्धव लवण मिलाकर तैयार किया गया खल विशेष रूप से वातहर होता है।

---

१. **'मुद्गमाषकयूषस्तु'** इति मातृकागतः पाठः, अपपाठ एवायम्, औचित्यविरोधात्। माषयूषस्य पित्तश्लेष्मकारित्वात्। अत उपलब्धपाठस्य स्थाने **'मुद्गामलकयूषस्तु'** इति शोधितपाठो विन्यस्तः। कैयदेवनिघण्टौ, कृतान्नवर्गे ८६संख्याके श्लोकेऽपि अयमेव पाठो दृश्यते।

श्वासकासप्रतिश्याय-प्रसेकारोचकज्वरान्।
हन्ति [१]मूलकयूषस्तु [२]काकमेदगलग्रहान्।।

मूलक (मूली) का यूष श्वास-कास, प्रतिश्याय (जुकाम), प्रसेक (लार टपकना), अरोचक (भोजन में अरुचि), ज्वर एवं गलग्रह को नष्ट करता है।

पञ्चकोलकयूषस्तु परं सांग्राहिक: स्मृत:।
स एव दीपनोपेतो लवणैश्चातिदीपन:।।

पञ्चकोल का यूष अति संग्राही होता है। इसमें यदि चित्रक आदि दीपन द्रव्यों एवं सैन्धव आदि लवणों का मिश्रण कर दिया जाए तो यह अति दीपन हो जाता है।

कुलत्थानां तु निर्यूहै: कौलत्थो यूष उच्यते।
सन्निपातानिल(कफ)व्याधीन् हन्ति विरूक्षण:।।

कुलत्थ के क्वाथ से कौलत्थ यूष बनता है। यह त्रिदोषज एवं वातकफजन्य रोगों को नष्ट करता है और विरूक्षण (रूखापन) पैदा करने वाला होता है।

दधित्थपिप्पलीबिल्व-शुण्ठीचित्रकदाडिमै:।
सतक्रैर्यमके भृष्ट: सिद्धो यूषोऽर्शसां हित:।।

दधित्थ, पिप्पली, बिल्व, शुण्ठी, चित्रक एवं अनारदाना से युक्त कुलत्थ यूष को घृत व तैल में संस्कारित कर प्रयोग करना चाहिए। यह अर्शरोग का निवारण करता है।

कण्टकारीरसे सिद्धो मुद्गयूष: सुसंस्कृत:।
सगौरामलक: साम्ल: सर्वकासभिषग्जितम्।।

(च.चि.१८.१८४, अ.हृ.चि.- ३.१७६)

कण्टकारी के क्वाथरस में सिद्ध कर हींग, जीरा, सैन्धव लवण आदि से संस्कारित किया हुआ मुद्गयूष गौरामलक (आर्द्रामलक/पेड़ पर लगा ताजा

---

१. **'मूलयूषस्तु'** इति शोधितपाठ:, अस्य स्थाने **'मूलकषायस्तु'** इति मातृकागत: पाठ:।
२. **'काकमेद'** इति मातृकागत: पाठ:, अस्यार्थसङ्गतिर्न ज्ञायते।

आँवला) के कल्क व दाडिमरस आदि अम्ल द्रव्य के साथ लेना चाहिए। यह सभी प्रकार के कासरोगों में उत्तम औषध का काम करता है। **गौरामलक: आर्द्राकमलक: साम्ल: इति दाडिमादियोगादम्ल**:- इति चक्रदत्तपाणिदत्त:।

वातघ्नौषधनिष्क्वाथं क्षीरं यूषं रसानपि।
वैष्किरान् प्रातुदान् बैलान् दापयेत् क्षयकासिने।।

(च.चि.१८.१८५, अ.हृ.चि.- ३.१७७)

वातघ्नौषधानि रास्ना, एषां क्वाथेन कुक्कुटादीनां मांसेन तथा चटकादीनां तथा गोधानकुलादीनां यूषक्षीरमांसादय: कार्या:।

वातनाशक दशमूल आदि औषधद्रव्यों के क्वाथरस में पकाये गये दूध, यूष अथवा विष्किर, प्रतुद तथा बिलेशय प्राणियों के मांसरस बनाकर पीने से क्षय एवं कासरोग नष्ट हो जाता है।

कुलत्थदशमूलानां क्वाथे स्युर्जाङ्गला रसा:।
यूषाश्च शिग्रुवार्त्ताक-कासघ्नवृषमूलकै:।।
पल्लवैर्निम्बकुलक-बृहतीमातुलुङ्गजै:।
व्याघ्रीदुरालभाशृङ्गी-बिल्वमध्यत्रिकण्टकै:।।
सामृताग्निकुलत्थैश्च यूष: स्यात्क्वथितैर्जले। (अ.सं.चि.- ६.२२-२४)
तद्वद्रास्नाबृहत्यादि-बलामुद्गै: सचित्रकै:।। (अ.हृ.चि.- ४.२०-२२)
'एभिर्यूषा मुनिप्रोक्ता: श्वासहिध्माविनाशना:'[१]।

कुलत्था दशमूलद्रव्याणि जाङ्गलमांसं १, सौभाञ्जनशाकं वार्त्ताकं कासमर्दक: वासिका मूलकानि निम्बपत्राणि पटोलपत्राणि बृहतीपत्राणि मातुलुङ्गपत्राणि कण्टकारी दुरालभा कर्कटशृङ्गी बिल्वमज्जा गोक्षुरकं गुडूची चित्रकं कुलत्था: रास्ना बृहती बला चित्रकम्। एभिरेवौषधैर्द्रव्यानुसारेण यूषा: कार्या:।

कुलत्थ तथा दशमूल के क्वाथरस में जांगल प्राणियों के मांसरस और

---

१. इदं वाक्यमष्टाङ्गहृदये नास्ति, वैद्यप्रसारककृता योजितमिति प्रतीयते।

मूँग आदि के यूष बनाने चाहिए। सहजन, वार्त्ताक (बैगन), कसौंदी, अडूसा, मूली, नीम, परवल, बड़ी कटेरी तथा बिजौरा नींबू- इन सबके पत्तों से दशमूल क्वाथ में यूष बनाना चाहिए। कण्टकारी, जवासा, काकड़ासिंगी, कच्चे बेल की मज्जा, गोखरू, गुडूची, चित्रक एवं कुलथी- इनका जल में यूष बनायें। इसी प्रकार रास्ना, बृहती आदि पञ्चमूल के पाँच द्रव्य, बला, चित्रक, तथा मूँग को पानी में पकाकर यूष तैयार करें। ये यूष श्वास एवं हिक्कारोग को नष्ट करते हैं, ऐसा प्राचीन मुनियों ने कहा है।

यूषान् कुलत्थचणककलायादिकृतांल्लघून्।
रूक्षांस्तिक्तरसोपेतान् हृद्यान् रुचिकारान् पटून्।।

(अ.सं.चि.- १.१०२, अ.हृ.चि.- १.७१)

कफ के कारण से जिनके शरीर पहले ही क्लिन्न हैं, उनमें सम्यक् लङ्घन के लक्षण दिखने पर कुलथी, चना, मटर आदि से बनाये लघु, रूक्ष (स्नेह रहित) तथा तिक्त रस से मिश्रित, रुचिकारक, हृदय के लिए प्रिय नमकीन यूष देने चाहिए।

मुद्गाद्यैर्लघुभिर्यूषाः कुलत्थैश्च ज्वरापहाः।
कारवेल्लककर्कोटबालमूलकशिग्रुजैः।।
वार्ताकनिम्बकुसुमैः पटोलफलपल्लवैः।
अत्यन्तलघुभिर्मांसैः जाङ्गलैश्च हिता रसाः।।
व्याघ्रीपरूषतर्कारी-द्राक्षामलकदाडिमैः।
संस्कृताः पिप्पलीशुण्ठी-धान्यजीरकसैन्धवैः।।
सितामधुभ्यां प्रायेण संयुक्ता वा कृताकृताः।
अनम्लतक्रसिद्धानि रुच्यानि व्यञ्जनानि च।।
अच्छान्यनलसम्पन्नान्यन्नपाने नियोजयेत्[1]।
तानि क्वथितं शीतं च वारि मद्यं च सात्म्यतः।।

(अ.सं.चि. १.१०५-१०९, अ.हृ.चि.- १.७४-७९)

---

१. '०नुपानेऽपि' योजयेत् इति अष्टाङ्गसंग्रहे पाठः।

मूँग, कुलथी आदि लघु गुण वाली दालों के यूष ज्वरनाशक होते हैं। करेला, क़रौंदा, कच्ची मूली, पित्तपापड़ा, वार्ताक (बैंगन), नीम के फूल, पटोल के फल एवं पत्ते- इनका यूष दें। जांगल पशु-पक्षियों के अतिलघु मांस को, कटेरी, फालसा, तर्कारी, द्राक्षा, आँवला, दाडिमी- इनके साथ सिद्ध कर पिप्पली, सोंठ, धनिया, जीरा और लवण के साथ मिलाकर या इनको बिना मिलाए, सिता और मधु से मीठा करके दें। इसी प्रकार यूषों को भी पिप्पली आदि से संस्कृत या असंस्कृत रूप में दें। संस्कार के द्रव्य कटेरी से लेकर मधु तक जो भी उचित हों, उनका प्रयोग करना चाहिए। अनम्ल एवं तक्र से बनाये, खाने में रुचिकर, आग पर पकाये गये पतले (गाढे नहीं), शाक खाने को देने चाहिए। सात्म्य के अनुसार पकाया हुआ पानी या शीतल पानी अथवा मद्य अनुपान में देना चाहिए।

जीर्णज्वरहरं प्रोक्तं मुनिभिश्च विशेषतः।

इस प्रकार पूर्वोक्त यूष आदि को मुनियों ने विशेष रूप से जीर्ण ज्वर निवारक माना है।

मयूरतित्तिरक्रौञ्चदक्षवर्त्तकजा रसाः।
स्नेहाढ्यास्संस्कृतास्तत्र पानभ्यजनयोर्हिताः।।

दक्षः कुक्कुटः, तत्र पाण्डुरोगेषु।

मोर, तीतर, क्रौञ्च, कुक्कुट एवं बत्तख के स्नेह सहित मांसरस पाण्डुरोगी के लिए हितकर माने गये हैं।

सिद्धा वार्ताकमायूरतैत्तिराः कौक्कुटा रसाः।
वातवर्ध्मनि शस्यन्ते स्नेहाद्याः पानभोजने।।

वातवर्ध्म मुष्करोगः।

बत्तख, मयूर, तीतर एवं कुक्कुट के मांसरस का सेवन वातजन्य वर्ध्मरोग (हर्निया) में हितकर होता है। इस रोग में पान एवं भोजन में स्नेह आदि का सेवन भी हितकर होता है।

आन्त्रवृद्धिहिता: पाने वार्ताका: कौक्कुटास्तथा।
मायूरास्तैत्तिराश्चैव रसा स्यु: पानभोजने।।

आन्त्रवृद्धिर्मुष्करोग:।

आन्त्रवृद्धिरोग में भोजनपान में वार्त्ताक, कौक्कुट, मायूर एवं तैतिर मांसरस हितकर कहे गये हैं।

शाखाश्रयां कामलां तु विष्किरैर्निर्जयेद्रसै:।
आर्द्रशुण्ठीकणाहिङ्गु-मातुलुङ्गरसान्वितै:।।

अदरक, सोंठ, पिप्पली, हींग एवं निबूरस से युक्त विष्किर प्राणियों के मांसरस के सेवन से शाखाश्रित कामला रोग को दूर किया जा सकता है।

मातुलुङ्गार्द्रकरसं पिबेत् सौवर्चलान्वितम्।
कुलत्थमुद्गकोलाम्बुशुष्कमूलकजाङ्गलै:।
यूषैर्वा विष्किरै: स्निग्धैर्दधिदाडिमसाधितै:।।

मातुलुङ्ग (नींबू) के रस को सौवर्चल लवण मिलाकर पीना चाहिए। कुलत्थ, मुद्ग एवं कोल (बेर) का यूष एवं शुष्क मूलक (सूखी मूली) एवं जाङ्गल प्राणियों के मांसरस, विष्किर प्राणियों के मांसरस को स्नेह एवं दाडिम-रस के साथ सिद्ध करें।

धान्यसौवर्चलाजाजिविडहिंग्वम्लवेतसै:।
मातुलुङ्गरसक्षौद्र-द्राक्षाव्योषादिसंस्कृतै:।
यवगोधूमशाल्यन्नं भोजयेच्छ्वासकासिनम्।।

धान्य (धनिया), सौवर्चल लवण (सोंचर नमक), जीरा, विड लवण, हींग एवं अम्लवेतस, मातुलुङ्गरस (नींबू रस), द्राक्षा, त्रिकटु आदि से संस्कारित यव (जौ), गोधूम (गेहूं) एवं शालि अन्न का भोजन कास, श्वासग्रस्त रोगियों को देना चाहिए।

प्रासहैर्विष्किरैर्वाथ ग्राम्यानूपोदकै रसै:।
पिप्पलीनागराजाजि-पलाण्डुगुडसंस्कृतै:।।

दधिदाडिमसाराम्ल-लवणस्नेहसंस्कृतैः।
अद्याद् गोधूमशाल्यन्नं वातकासार्दितो नरः।।

प्रसहं भक्षयन्तीति प्रसहा मांसभक्षकाः। प्रविकीर्य धान्यादिकं भक्षयन्तीति विष्किराः। ग्राम्या माहिषादयः अनूपदेशे भवाः आनूपाः औदका मत्स्याः।

वातजन्य कास रोग से पीड़ित व्यक्ति के लिए प्रसह (झपटकर शिकार करने वाले) प्राणियों का मांसरस तथा विष्किर (पंजों से मिट्टी को बिखेर कर भोजन ढूँढने वाले मुर्गा आदि) प्राणियों का मांसरस हितकर होता है। इसी प्रकार ग्राम्य एवं आनूप (जलज मत्स्य आदि) प्राणियों का मांसरस भी हितकर बताया गया है। इसी प्रकार वातज कास वाले व्यक्ति को पिप्पली, शुण्ठी, जीरा, पलाण्डु एवं गुड से संस्कारित भोज्य देने चाहिए। उसे दधि, दाडिमसार (अनार रस), अम्ल (काञ्जिक), सैन्धव लवण एवं स्नेह (घृत-तैल) से संस्कारित गेहूँ एवं चावल से बने भोज्यान्न देने चाहिए।

बिल्वशाल्मलिह्रीवेरलाजाधान्यकनागरैः।
दद्यात् सांग्राहिकैरेभिः सिद्धं मांसरसैः समैः।।
निदिग्धिकामाषयूषः पिप्पलीघृतसंयुतः।
सस्नेहितः पलाण्डुः स्यात् सगुडव्योषदाडिमैः।।

बिल्व, शाल्मली, ह्रीवेर (हाऊबेर), लाजा (खील), धान्य (धनिया) एवं नागर (शुण्ठी)- इन सांग्राहिक द्रव्यों के साथ सिद्ध मांसरस वातज कास से पीड़ित व्यक्ति को देना चाहिए। निदिग्धिका के साथ सिद्ध माष (उड़द) का यूष पिप्पली चूर्ण एवं घृत मिलाकर देना चाहिए। इसी प्रकार स्नेह से संस्कारित पलाण्डु (प्याज) भी गुड, त्रिकटु एवं दाडिम (अनार) के साथ देना चाहिए।

गौडलावणिका भक्ष्या घृतक्षीरोपसाधिताः।
ईषत्साजाजीमरिचा वातकासहराः परम्।।

गौडा गुडाधिका मोदका उच्यन्ते। लावणिकाः स्निग्धकुलिकाः।

थोड़ी काली मिर्च व जीरक सहित गुड एवं लवण से संस्कारित और घृत व दूध से साधित भक्ष्य पदार्थ विशेषरूप से वातजन्य कास को नष्ट करने वाले होते हैं।

सर्पिषा भर्जितं मांसं शीतं समधुशर्करम्।
पारावतस्योपयुक्तं रक्तपित्तं नियच्छति।।

पारावत (परेवा) पक्षी का घृत के साथ भुना और शीतल होने पर मधु व शर्करा के साथ मिश्रित किया हुआ मांस रक्तपित्त को शान्त कर देता है।

फलाम्लगोरसादानं सविश्वाजाज्यधान्यकम्।
स्निग्धमांसं हितं बल्यं पुटपाकेन साधितम्।।

लोके दार्मिकमिति प्रसिद्धम्।

फलाम्ल (अनार आदि फलों का अम्लरस) एवं गोरस (दूध, दही छाछ आदि) का सोंठ, जीरा एवं धनिया के साथ सेवन रक्तपित्त में हितकर होता है। इसी प्रकार पुटपाक विधि से सिद्ध स्निग्ध मांस भी उक्त रोग में हितकर बताया गया है।

अर्धाढकं सुचिरपर्युषितस्य दध्नः खण्डस्य षोडश पलानि शशिप्रभस्य।
सर्पिष्पलं मधुपलं मरिचद्विकर्षं शुण्ठ्याः पलार्धमपि चार्धपलं चतुर्णाम्।।
श्लक्ष्णे पटे ललनया मृदुपाणिघृष्टा कर्पूरधूलिसुरभिर्नवभाण्डसंस्था।
एषा वृकोदरकृता सरसा रसाला सा चर्विता भगवता मधुसूदनेन।।

(सूदशास्त्रम्- अभिधानचिन्तामणि-व्युत्पत्तिरत्नाकर टीका, श्लोक- ४०३, पृ.- १७९)

एतस्य दध्नः प.६४, घृतप.१, माक्षिकप.१, मरिचक.२, शुण्ठीक.२, त्वक् सूक्ष्मैला सुगन्धपत्राणि नागकेसरं प्रतिक.१, **शिखरिणी।**

बहुत देर तक रखे बासी दधि का आधा आढक व चाँद-सी चमकती खाँड के सोलह पल लें। घृत व मधु एक-एक पल लें, काली मिर्च दो कर्ष लें, सोंठ आधा पल और चतुर्जातक (दालचीनी, इलायची, तेजपात एवं नागकेसर का मिश्रण) आधा पल लें। तदनन्तर ललना (नारी) के कोमल हाथों से चिकने वस्त्र

में से घिसते हुए इन सबको छाना जाय। तदुपरान्त इसमें यथोचित मात्रा में कपूर का चूर्ण डालकर सुगन्धित कर उत्तम पात्र में रखा जाय। भीमसेन द्वारा बनायी गयी इस प्रकार की रसाला (शिखरन) का कभी भगवान् मधुसूदन ने आस्वादन किया था। अत: यह **भीमसेन-शिखरिणी** नाम से प्रसिद्ध है।

ये श्लोक मूलत: **'सूदशास्त्र'** के हैं, ऐसी सूचना हेमचन्द्राचार्य-प्रणीत अभिधानचिन्तामणि कोश की व्युत्पत्तिरत्नाकर नामक टीका में दी है। ये दोनों श्लोक **भोजनकुतूहल** के शिखरिणी-प्रकरण में भी उद्धृत हैं। हमारी जानकारी में सूदशास्त्र का सम्पादन व प्रकाशन अभी तक नहीं हुआ है।

पलानि मधुनो दश त्रिगुणमत्र देयं जलम्,
सिता च मधुनस्समा क्रमुकनागवल्लीदलै:।
समं खदिरचूर्णकं कुरु विनाग्निना पानकम्, (पृथ्वीवृत्तम्)
रसायनमिवापरं पिब सखे चतुर्भिर्युतम्।। अपाचकपानकम्।

दस पल मधु में तीन गुना (३० पल) जल मिलाएं और मधु के बराबर शर्करा मिलाएं। इसमें सुपारी एवं नागवल्ली (पान की बेल) के पत्तों के साथ खदिरचूर्णक (कत्था) मिलाएं और पानक तैयार करें। यह अग्निपाक बिना ही तैयार होता है। यह पानक भोजन का पाचन करता है और रसायन के समान गुणकारी होता है।

क्रव्यात्पिशितनिर्यूहं घृतभृष्टं पिबेच्च स।
पिप्पलीक्षौद्रसंयुक्तं मांसशोणितवर्धनम्।। (अ.हृ.चि.- ३.८८)

जो क्षीण, क्षत एवं कृश रोगी है, वह यदि घृत में भुने हुए क्रव्यात्पिशित-निर्यूह (कच्चा मांस खाने वाले प्राणियों के मांसरस) में पिप्पली एवं मधु मिलाकर खाता है तो उसका मांस एवं रक्त बढ़ जाता है।

छगलीपय: प्रयुक्तं निहन्ति रक्तं सवास्तुकरसञ्च।
धन्वविहङ्गमृगाणां रसो निरम्ल: कदम्लो वा।। (च.चि.-१४.१९४)

बकरी के दूध के साथ ही शालि चावलों का भात खाना चाहिए। बथुआ की पत्तियों के रस में बकरी का दूध मिलाकर पीना चाहिए, इसके सेवन से

रक्तार्श (खूनी बवासीर) का शमन हो जाता है। धन्व (जाङ्गल) प्रदेश में उत्पन्न मृग तथा पक्षियों के मांसरस का बिना अम्लरस रहित अथवा कुछ अम्लरस सहित सेवन हितकर माना गया है।

काश्मर्यामलकानां सकच्छुराणां खलान् फलाम्लांश्च।
गृञ्जनक-शाल्मलीनां दुग्धिकाचुक्रिकाणां च।।
न्यग्रोधशुङ्गकानां खलांस्तथा कोविदारपुष्पाणाम्।
दध्न: सरेण सिद्धान् दद्याद्रक्ते प्रवृत्तेऽति।।

(अ.सं.चि.- १०.४३, च.चि.- १४.२०२-३)

रक्तार्श में काश्मर्य फल (गम्भारी), आँवला फल, सफेद कचनार एवं फलाम्ल से तैयार किये गये खलयूष दधिसर के साथ देने चाहिए। इसी प्रकार गृञ्जन (एक पोथिया लशुन/महारसोन), सेमल की छाल या फूल, दुग्धिका, चुक्रिका, वटशुङ्ग (बरगद के प्ररोह) अथवा लाल कचनार के फूलों के स्वरस से तैयार किये हुए खलयूष को दधिसर के साथ रक्तार्श के रोगी को सेवन कराना चाहिए। अधिक रक्तस्राव होने की स्थिति में ये योग बहुत हितकर होते हैं।

सिद्धं पलाण्डुशाकं तक्रेणोपोदिकां सबदराम्लाम्।
रुधिरस्रुतौ प्रदद्यान्मसूरसूपं सतक्राम्लम्।।

(अ.सं.चि.- १०.४४, च.चि.- १४.२०४)

यदि अर्शरोग में अधिक रक्तस्राव हो रहा हो तो पलाण्डु (प्याज) का शाक पकाकर तक्र (छाछ) के साथ दें अथवा उपोदिका (पोई) के शाक में खट्टे बेर मिलाकर तक्र के साथ दें। इसी प्रकार मसूर की दाल में छाछ मिलाकर दें। इनसे रक्तस्राव का निवारण हो जाता है।

पयसा शृतैश्च यूषैस्सतीनमुद्गाढकीमसूराणाम्।
भोजनमद्यादम्लै: शालिश्यामाककोद्रवजम्।। (च.चि.- १४.२०५)

शालिधान्य, श्यामाकधन्या (साँवा के चावल) तथा कोदों के चावल का

भात बनाकर गर्म दूध से, मसूर, मूँग, अरहर एवं मोठ- इन दालों के यूष के साथ कोई अम्ल द्रव मिलाकर अर्शरोगी को दें।

शशहरिणलावमांसैः कपिञ्जलैणेयकैः सुसिद्धैश्च।
शालीनदद्यान्मधुरैरम्लैरीषत्समरिचैर्वा।।
दक्षशिखिलावतित्तिरिरसैर्द्विककुल्लोपाकजैश्च मधुराम्लैः।
अद्यादस्रैरतिवहेष्वर्शःस्वनिलोल्बणशरीरः।।

(अ.सं.चि.- १०.४५, च.चि.- १४.२०६-२०७)

शश (खरगोश), हरिण, लवा, गौरैया, एण (मृगविशेष)- इनका अम्ल, मरिच व मधुर द्रव्य मिश्रित सिद्ध मांस एवं साठी आदि चावलों का भात वातबहुल अर्शरोगी के लिए हितकर बताया गया है। कुक्कुट, मयूर, तीतर, उष्ट्र एवं लोपाक (लोमड़ी)- इनके मधुराम्ल मांसरस से अति रक्तस्राव वाला वातबहुल अर्शरोग शान्त हो जाता है।

रसखलयूषयवागूघृतयुक्तः केवलोऽथ वा जयति।
रक्तमतिवर्त्तमानं सहसैव पलाण्डुरुपयुक्तः।। (च.चि.-१४.२०८)

रक्तार्श (खूनी बवासीर) तथा वातदोष पूर्वोक्त सर, खलयूष, यवागू का सेवन करने से शान्त हो जाता है अथवा केवल पलाण्डु (प्याज) के सेवन से भी वातदोष और रक्तस्राव शान्त हो जाता है।

छागान्तराधि तरुणं सरुधिरमुपसाधितं बहुपलाण्डु।
व्यत्यासान्मधुराम्लं योज्यं रक्तक्षये विशेषण[1]।।

(अ.सं.चि.- १०.४६, च.चि.-१४.२०९)

रक्तज अर्श से पीड़ित जिस रोगी के मल तथा रक्त का अधिक क्षय हो गया हो तो उसे पलाण्डु सहित अजमांस हितकर बताया है। इसमें कभी मधुररस और कभी अम्लरस मिलाकर उक्त रोगी को देना अपेक्षित होता है।

---

१. **'योज्यं रक्तक्षये विशेषेण'** मातृकासु पाठः, **'विट्शोणितसङ्क्षये देयम्'** इति मुद्रिते चरके।

सपिप्पलीकं सयवं सकुलत्थं सनागरम्।
सदाडिमं सामलकं स्निग्धमाजरसं पिबेत्।
तेन षड् विनिवर्त्तन्ते विकाराः पीनसादयः।।

(अ.सं.चि.- ७.१३-१४, च.चि.-८.६७-६८)

पिप्पली, यव (जौ), कुलत्थ, शुण्ठी, अनारदाना, आँवला- इनके साथ सिद्ध किये गये स्निग्ध अजमांस के सेवन से पीनस आदि छ: विकार निवृत्त हो जाते हैं।

जीवनीयोपसिद्धं वा जाङ्गलं घृतभर्जितम्।
रसं प्रयोजयेत् क्षीणे बृंहणार्थे सशर्करम्।। (अ.सं.चि.- ५.७९)

यक्ष्मरोग में क्षीण हुए रोगी के बृंहण हेतु जीवनीय द्रव्यों के साथ सिद्ध एवं घृत में भुना हुआ जाङ्गल मांसरस शर्करा के साथ देना हितकर बताया है।

रसं कर्कटानां च घृतभृष्टं सनागरम्।
वातकासप्रशमनं शृङ्गीमत्स्यस्य वा पुनः।।

कर्कट (केकड़ों) के मांसरस को घृतभर्जित कर शुण्ठी के साथ देने से वातजन्य कासरोग का शमन होता है। इसी प्रकार शृङ्गीमत्स्य के मांसरस को भी घृतभर्जित कर सोंठ के साथ देने से उक्त रोग का शमन होता है।

छागलेन च मांसेन पञ्चकोलाम्बुसाधितः।
कुलत्थरससंयुक्तो रसो वातज्वरं जयेत्।।

पञ्चकोल के क्वाथ के साथ सिद्ध किया अजमांस कुलत्थक्वाथ के साथ देने से वातजन्य ज्वर का शमन हो जाता है।

जाङ्गलेन च मांसेन सव्योषः सघृतो रसः।
वातिकीं शमयेच्छर्दिं कुलत्थरससंयुतः।।

कुलत्थक्वाथ के साथ मिश्रित जाङ्गल मांसरस में त्रिकटु एवं घृत मिलाकर देने से वातजन्य छर्दिरोग शान्त हो जाता है।

बला ह्रस्वपञ्चमूलं मरिचं पञ्चकोलकम्।
बिल्वहिङ्गुशटीधान्यं कोलं सौवर्चलं विडम्।।
यवानीकारवीजाजी-वृक्षाम्लहपुषावचाः।
दीपनोऽप्याशुपाकी च पक्वसंग्रहणो गणः।।

बला, ह्रस्व पञ्चमूल, काली मिर्च, पञ्चकोल, बिल्व, हिङ्गु, शटी, धान्यक, कोल, सौवर्चल लवण, विड लवण, अजवायन, कारवी, अजाजी, वृक्षाम्ल, हपुषा एवं वचा यह दीपन, आशुपाकी एवं पक्वसंग्रहण औषधीय द्रव्यों का गण है।

जलमण्डयवागूषु रसयूषखलेषु च।
एकद्विसर्वसंयोज्यो वातश्लेष्मातिसारिणाम्।।
दध्ना विलुलितापूपं स्नेहाढ्यः साधितः खलः।
पिच्छाप्रवाहिकाकृच्छ्र-गुदस्तम्भरुजापहः।।

जल, मण्ड, यवागू, रस, यूष एवं खल- इनमें से एक, दो या सभी का उपयोग वातकफजन्य अतिसार रोग वाले व्यक्तियों के लिए करना चाहिए। दही के साथ मथा गया अपूप और स्नेह युक्त खल- ये पिच्छा, प्रवाहिका, मूत्रकृच्छ्र एवं गुदस्तम्भ का निवारण करते हैं।

बिल्वशुण्ठ्यम्बुचाङ्गेरीकोलैः मृदुरसा गुडाः।
अजमोदरसस्नेह-दधिदाडिमसाधिताः।।
नाभिवंक्षणकट्यूरुगुदशूलप्रवाहिकाः।
वन्ध(?)क्षयं गुदभ्रंशं पिच्छास्रावं जयेत् खलः।।

बिल्व, शुण्ठी, मुस्ता, चांगेरी एवं कोल (बेर) द्वारा साधित कोमल व रसदार गुड (वटक) और अजमोद, रस, स्नेह, दधि एवं दाडिम द्वारा साधित नाभि, वंक्षण, कटि (कमर) एवं गुद के शूल व प्रवाहिका का निवारण करता है। यह खल विट्क्षय गुदभ्रंश एवं पिच्छास्राव को भी दूर करता है।

मसूरांश्चणकान् मुद्गान् यवान् शालींस्तथापि च।
साधयेद्दशमूलं च बिल्वं चैकत्र साधयेत्।।

मधुरो दाडिमाम्लो वा तद्रस: स्नेहसाधित:।
शाल्यन्नं भोजयेत्तेन दीप्ताग्निं विट्क्षये तथा।।
श्रृतं तैश्च जलं पाने तैश्च तोयं परिस्रुतम्।
रसयूषेषु कर्त्तव्यं पिबेत् पित्तातिसारिण:।।

मसूर, चना, मूँग, जौ एवं शालितण्डुल के साथ दशमूल एवं बिल्व का गूदा मिलाकर पकायें। इसी प्रकार पूर्वोक्त द्रव्यों का मधुर या दाडिमाम्ल के साथ सिद्ध किया गया और स्नेह द्वारा संस्कारित रस देना चाहिए। मलक्षय होने पर यह उपयोगी उपचार है। भूख लगने पर शाल्यन्न का भोजन देना चाहिए। पूर्वोक्त द्रव्यों के साथ उबाला हुआ जल ही पीने के लिए देना चाहिए। इसी प्रकार उक्त द्रव्यों को पानी में डालकर परिस्रुत किया गया रस देना चाहिए।..........।

तिन्तिडीकशटीक्षार-यवानी-विड[१]-दाडिमम्।
चित्रकत्रिफलाव्योष-पिप्पलीमूलधान्यकम्।।
चव्याजाजी च तुल्यांशा: खल: स्याद् बिल्वषड्गुण:।
[२]कोलमुद्गरसस्नेह-दधिसिद्धोऽतिसारनुत्।।
चिरोत्थितमतीसारमान्त्रकूजाग्निमार्दवम्।
सरुजं च जयत्येष त्र्यहात् सान्न: खलोत्तम:।।

तिन्तिडीक, शटी (कपूरकचरी), यवक्षार, अजवायन, विड लवण, दाडिम (अनारदाना), चित्रक, त्रिफला, त्रिकटु, पिप्पलीमूल, धनिया, चव्य, जीरा- इनका एक-एक भाग लें। बिल्वफल के छ: भाग लें। तदनन्तर इसमें कोल (बेर) मुद्गरस (मूँग का यूष), स्नेह (घृत) एवं दधि मिलाएं। इस प्रकार तैयार किया गया यह खल अतिसार रोग को दूर करने के लिए सिद्ध योग है।

१. **'भीरु'** इति हस्तलिखितपुस्तके पाठ:, अस्य स्थाने **'विड'** इति पाठ: अष्टाङ्गसंग्रहम् (चि.- ११.८) अनुसृत्य विन्यस्त:।
२. **'कोल'** इति हस्तलिखितपुस्तके पाठ:, अस्य स्थाने **'गुड'** इति पाठ: अष्टाङ्गसंग्रहे (चि.- ११.८) गद्यभागे दृश्यते।

पथ्यान्न के साथ सेवन करने से यह उत्तम खल पुराने अतिसार, आन्त्रकूजन, अग्निमान्द्य एवं उदरशूल को तीन दिन में ही शान्त कर देता है।

यह योग अष्टाङ्गसंग्रह के चिकित्सा-स्थान के अन्तर्गत अतिसार-चिकित्सा विषयक ११वें अध्याय के अष्टम अनुच्छेद पर आधारित है। यह योग वहाँ वर्णित **द्वितीय अपराजित खल** का संक्षिप्त रूप है। इसमें वहाँ वर्णित औषधीय द्रव्यों में से कुछ को छोड़ दिया गया है।

साध्यो मूलफलैरम्लैस्तिलकल्कसमन्वितः।
काम्बलिस्तु, खलः प्रोक्तः फलैरम्लैर्मनीषिभिः।
धान्याम्बुक्वथितैर्यूषः केषाञ्चित्तु फलैरपि।।

मूल, अम्लरस वाले फल व तिलकल्क को मिलाकर 'काम्बलिक' बनता है और अम्लरस वाले फलों से 'खल' (फलयूष) बनता है, ऐसा आयुर्वेद-मनीषियों ने कहा है। धान्य (मूँग आदि) को जल के साथ क्वथित करने से 'यूष' बनता है। कुछ आचार्य तो फलों से भी यूष बनाने का विधान करते हैं।

चरकसंहिता की आयुर्वेद-दीपिका टीका (चिकित्सास्थान- ८.१३१) में चक्रपाणिदत्त ने भी इस विषय में अष्टाङ्गसंग्रह (सूत्र.७.५०) का श्लोक उद्धृत किया है-

अन्येऽपि वदन्ति- पिशितेन रसस्तत्र, यूषो धान्यैः, खलः फलैः।
मूलैश्च तिलकल्काम्लप्रायः काम्बलिकः स्मृतः।। इति

अर्थात् पिशित (मांस) से **रस** (शोरबा), धान्य से **यूष** और फलों से **खल** बनता है। इसी प्रकार मूलों (गाजर, मूली आदि) के साथ अम्ल (दाडिम आदि खट्टे फल) व तिलकल्क मिलाकर **काम्बलिक** बनता है।

यूषादि कृतमुद्दिष्टं सस्नेहलवणोषणम्।
अकृतं तु तदेवोक्तं निस्नेहलवणोषणम्।।

स्नेह (घृत/तैल), लवण एवं ऊषण (काली मिर्च) आदि से युक्त यूष आदि को 'कृत' (संस्कारित) कहते हैं। स्नेह, लवण एवं काली मिर्च रहित यूष को 'अकृत' कहते हैं।

खलरसदाधिका यमकदाडिमसारकृता।
दधि सगुडं पयोऽसिततिलाश्च सुजर्ज्जरिता:।।
सलवणमारुतघ्नगणसाधिततैलमलम्।
घृतमपि वा प्रवाहणकृतां विजयेत रुजम्।। (अ.सं.चि.- ११.३३)

एते अतीसारेऽर्शस्सु च।

खल, मांसरस, दही से संस्कारित तैल, घृत एवं अनारदाना, गुड मिश्रित दही, दूध, कूटे हुए काले तिल और लवण ये अतिसारजन्य कष्ट का निवारण करते हैं। इसी प्रकार वातघ्न औषधियों से सिद्ध किया तैल या घृत भी प्रवाहणजन्य (अतिसार से होने वाली) पीड़ा को जीत लेता है। उक्त घृत एवं तैल अतिसार एवं अर्शरोग में भी हितकर होते हैं।

कुलत्थदाडिमोपेतो यूषो बिल्वकपित्थयो:।
कुलत्थयूष: शुष्काणां मूलकानामथापि वा।।
अवशुष्काथवा यूष: शिग्रुमूलस्य वा पुन:।
धनञ्जयत्वग्यूषो वा स्निग्धाम्लो गुदजापह:।।

स्नेह एवं अम्लरस के साथ साधित बिल्व एवं कपित्थ का कुलत्थ व अनार सहित यूष, कुलत्थ यूष अथवा शुष्कमूलक (सूखी मूली) का यूष, ..., अर्शरोग-नाशक होता है। इसी प्रकार शिग्रुमूल का यूष अथवा चित्रकछाल का यूष भी अर्शरोग का नाशक होता है।

माषयूषोऽथवार्शोघ्न: पञ्चकोलकसाधित:।
जाङ्गलानां रसावम्ला: शल्यकादिरसस्तथा।।

पञ्चकोल के साथ साधित माषयूष अर्शनाशक होता है। इसी प्रकार दाडिम रस आदि के साथ जाङ्गल प्राणियों का मांसरस अथवा शल्यकादि रस भी अर्शरोग नाशक होता है।

दधित्थपिप्पलीबिल्व-शुण्ठीग्रन्थिकदाडिमै:।
सतक्रैर्यमके भृष्ट: सिद्धो यूषोऽर्शसां हित:।।

दधित्थ, पिप्पली, बिल्व, शुण्ठी, चित्रक एवं अनारदाना से युक्त कुलत्थ यूष को घृत व तैल में संस्कारित कर प्रयोग करना चाहिए। यह अर्शरोग का निवारण करता है।

त्रिफला शाकपर्णीनि बिल्वानि तरुणानि च।
पिष्ट्वा बिल्वसमं पिण्डमालोड्य दधिदाडिमे।।
पञ्चकोलकसंयुक्तं सर्पिषा समभावितम्।
पलं सैन्धवसंयुक्तं भोजने च प्रदापयेत्।।

त्रिफला, शाक, कच्चे बिल्व के टुकड़ों को पीसकर दधि एवं अनाररस के साथ मिलाएं इसमें पञ्चकोल का चूर्ण भी उचित मात्रा में डालें और घृत से संस्कारित करें। पथ्याहार के रूप में सैन्धव लवण युक्त भोजन लें। इससे मलभेदन के विकार एवं अर्शरोग का निवारण होता है।

एवं चित्रकपत्राणामवाक्पुष्प्याश्च साधयेत्।
दुरालभायाश्चाङ्गेर्याः खलं गृञ्जनकस्य च।।
दुग्धिकाया विदार्याश्च कोविदारस्य वा पुनः।
खलं प्रयोजयेदेवं भिन्नविड् गुदजातुरः।।

चित्रकपत्र, अवाक्पुष्पी, दुरालभा, चाङ्गेरी एवं गृञ्जनक (महारसोन/एकपोथिया लशुन) से खल बनाकर सेवन करना चाहिए। इसी प्रकार दुग्धिका, विदारी अथवा कोविदार से बने खल का सेवन करना चाहिए। इससे मलभेदन के विकार एवं अर्शरोग का निवारण होता है।

माषयूषकधान्वाजा-बर्हितित्तिरकुक्कुटाः।
यूषा रसश्च स्वाद्वम्लास्सकोलदधिदाडिमाः।।
सस्नेहं दधि वा शस्तं पयो वा श्रृतशीतलम्।
यथादोषं सशाल्यन्नं भोजयेन्मूत्रकृच्छ्रिणम्।।

(खरनादात्- यो.स.- अनन्तप्रणीतः, मूत्राघातचिकित्सा)

माषयूष, धन्व देश (मरुभूमि) के प्राणियों का मांसरस, अज, मोर, तीतर

एवं कुक्कुट का मांसरस, कोल (बेर), दही व अनार आदि के स्वादु तथा अम्लरस वाले यूष व रस, स्नेह (चिकनाई सहित दही) अथवा गर्म कर शीतल किया हुआ दूध व शाल्योदन (शालि चावल का भात)- इत्यादि भोज्य पदार्थ दोषानुसार मूत्रकृच्छ्र वाले रोगी को खिलाएं।

कटुस्कन्धयुतां श्वेतां मृद्वीकां निष्कुलीकृताम्।
रसेन मातुलुङ्गस्य कल्कयेद्दाडिमस्य वा।
तया क्षौद्रयुतो रागः कृतो दीपनपाचनः।। (अ.सं.चि.- ९.३०)

कटु (काली मिर्च आदि कटु द्रव्य) एवं स्निग्ध द्रव्य से युक्त शुभ्र मृद्वीका (मुनक्का) को बीजरहित कर नींबू या अनार के रस के साथ पीस लें। इसमें थोड़ा मधु मिलाकर सेवन करें। यह राग दीपन एवं पाचन होता है।

सौवर्चलैलामरिच-दीप्यकाजाजिचोचवत्।।
कारव्याः कल्पयेदेवं शुक्तं मत्स्यण्डिकान्वितम्।
आम्रामलकपेशीभिः कुर्याद्रागान् पृथक् पृथक्।
धान्यसौवर्चलाजाजी-कारवीमरिचान्वितान्।
सगुडान्मधुशुक्तेन[१] व्यक्ताम्लान्मरिचोत्कटान्।। (अ.सं.चि.- ९.३१)

सौवर्चल (सोंचर नमक), इलायची, मरिच, अजवायन, जीरा, दालचीनी एवं कारवी द्वारा खाँड मिलाकर शुक्त बनायें। आम और आँवले की फांकों में धनिया, काला नमक, जीरा, कारवी (काला जीरा), मरिच एवं गुड मिलाकर मधुशुक्त के साथ नाना प्रकार के खट्टे, चरपरे, राग बनायें। कारवी का अर्थ सामान्यतः काला जीरा है, परन्तु जेज्जट ने द्राक्षाविशेष का नाम दिया है। सम्भवतः उन्हें कारवी शब्द से यहाँ काले रंग की छोटी द्राक्षा अभिप्रेत है।

(शुक्ताम्लधात्रीस्वरसैर्द्राक्षायाः कल्कितं पलम्।)
गुडषट्पलसंयुक्तं श्लक्ष्णैर्युक्तं तु कार्षिकैः।।
वृक्षाम्लधान्यद्राविडीराजिकादाडिमोषणैः।

---

१. '**०शुक्तेन**' इति मातृकायाम्, अस्य स्थाने '**०युक्तेन**' इति मुद्रितेऽष्टाङ्गसंग्रहे पाठो दृश्यते, स खलु चिन्त्यः।

पलेन नागपुष्पस्य किञ्चित्सौर्वचलेन च।।
ससेव्यपत्रत्वक्तोयः सुरसारसमूर्च्छितः।
भूरिभूस्तृणको रागः कण्ठ्यो रुच्यः समाक्षिकः।।

(अ.सं.चि.- ७.१७-१९)

शुक्त, अम्ल, आँवला-स्वरस एवं द्राक्षा को पीसकर इनका कल्क एक पल, गुड छः पल मिलाएं। इसमें १-१ कर्ष मात्रा में वृक्षाम्ल, धनिया, छोटी इलायची, राई, अनारदाना एवं काली मिर्च का सूक्ष्म चूर्ण मिलाएं। तदनन्तर नागकेसर १ पल मिलाएं और कुछ सौवर्चल लवण मिलाएं। उचित मात्रा में सेव्य (उशीर), तेजपात, दालचीनी, तोय (सुगन्धबाला) और तुलसी का रस इसमें मिलाकर एकरस बनायें। इसमें भूस्तृण की प्रभूत गन्ध मिलाएं। इस राग को मधु के साथ प्रयोग में लाना चाहिए। यह कण्ठ के लिए हितकारी और रुचिकारक होता है।

(पाठानिम्बयवानीनां चूर्णं तक्रेण वा पिबेत्।
सुरयावाप्लुतां पाठां सनागरदुरालभाम्।।
जम्ब्वाम्रविल्वमध्यं वा सकपित्थं सनागरम्[1]।) (अ.सं.चि.- ७.१००)
पेयामण्डेन योगैश्च पाठाद्यैः कारयेत् त्रिभिः।।
ससूप्यधान्यान् सस्नेहान् साम्लान् सलवणान् खलान्।
वेतसार्जुनजम्बूनां मृणालीकृष्णगन्धयोः।।
श्रीपर्ण्या मातुलुङ्गस्य धातक्या दाडिमस्य च।
चाङ्गेर्या मदयन्त्याश्च यूथिकायाश्च पल्लवैः।।
कालविद् दुग्धिकायाश्च चुक्रिकायाश्च योजयेत्।
खलान् दधिसरोपेतान् ससर्पिष्कान् सदाडिमान्।
रोचनान् दीपनान् हृद्यानतीसारहरान् परम्[2]।। (अ.सं.चि.- ७.१०१)

---

१. कोष्ठकगतोऽशः मातृकायां नास्ति, किन्तु अर्थसङ्गतये आवश्यक इति अष्टाङ्गसंग्रहाद् उद्धृतः।

२. इमे योगा मूलतश्चरकसंहिताया यक्ष्मचिकित्साध्याये १२६ संख्याकात् पद्यात् १३१

यक्ष्मरोगी के अतिसार में पाठा, नीम और अजवायन का चूर्ण तक्र से पिलाएं या पाठा, सोंठ और धमासा का चूर्ण मद्य में घोलकर दें अथवा जामुन और आम की गुठली, बेल का गूदा, कैथ का गूदा और सोंठ से बनी पेया के मण्ड से दें।

पाठा, नीम, अजवायन आदि के पूर्वोक्त योगों के क्वाथ के साथ सूप्यधान्य (दाल), स्नेह (घृत), दाडिम आदि अम्ल और लवण के साथ खल (फलयूष) बनाकर रोगी को दें। इसी प्रकार अम्लवेतस, अर्जुन, जामुन, कमलनाल, सहजन, गम्भारी, बिजौरा, धातकी, अनार, चौपतिया, मदयन्ती (मल्लिका/बेला), यूथिका (जूही), दुग्धिका और चुक्रिका- इनके पत्तों के साथ खल (फलयूष) बनाकर स्नेह, अम्ल एवं लवण युक्तकर दधिसर के साथ कालवित् (समय को समझने वाला) वैद्य रोगी को देवे। ये खल रोचन, दीपन एवं हृद्य होते हैं। ये अतिसार-नाशक उत्तम योग हैं।

अथ मिश्रक-चिकित्सा

केसरं मातुलुङ्गस्य सौवर्चलयुतं हितम्।
कामलापाण्डुहृद्रोगकासश्वासहताग्निषु।।

मातुलुङ्गकेसरतो. १, धा. ४, कृष्णलवणाध. ४,

नींबू के केसर (रसदार रेशों) में सौवर्चल लवण मिलाकर सेवन करना कामला, पाण्डुरोग, हृद्रोग, कास, श्वास एवं मन्दाग्नि में हितकर होता है।

तृट्छर्दिदाहातीसार-रक्तपित्तज्वरच्छिद:।
कासपित्तोपशमना लाजास्समधुशर्करा:।।

समसितोपला इति पाठ:। लाजप. १, सितशर्कराक. १;

मधु एवं शर्करा सहित लाजा (खील) का सेवन करने से तृष्णा (अति प्यास), छर्दि (उल्टी), दाह (जलन), अतिसार, रक्तपित्त, ज्वर का निवारण

संख्याकं पद्यं यावत् सन्ति। चरकानुसारितया किञ्चित्- परिवर्त्तनपूर्वकमष्टाङ्गसंग्रहे निबद्धा:। अष्टाङ्गसंग्रहादेते वैद्यप्रसारके गृहीता:।

होता है और कास व पित्तप्रकोप का भी शमन होता है। यहाँ विवरण में बताया गया है कि श्लोकगत '**समधुशर्करा:**' के स्थान पर '**समसितोपला:**' पाठ भी मिलता है। इसके आधार पर अर्थ होगा कि- मिश्री एवं लाजा (खील) को बराबर मात्रा में लेकर सेवन करने से उक्त रोगों का निवारण होता है।

खादेत् सव्योषलवणं बीजपूरककेसरम्।
[१]लघ्वन्नं कटुतीक्ष्णोष्णैरद्यात् स्रोतोविशुद्धये।। (अ.हृ.चि.- ७.१२)

मरिचं पिप्पली शुण्ठी लवणं मातुलुङ्गकेसरम्, एषां क.१, पश्चाल्लघु शाल्यन्नं कटुतीक्ष्णोष्णैर्व्यञ्जनैर्भक्षयेत्।

स्रोतों की शुद्धि के लिए त्रिकटु एवं सैन्धव लवण सहित बीजपूरक (बिजौरा निम्बू) के केसरों (रसदार रेशों) का सेवन करना चाहिए। इसी प्रकार कटु तीक्ष्ण एवं उष्ण द्रव्यों के साथ लघ्वन्न (हल्के भोजन, भात आदि) का सेवन करना चाहिए।

केसरं मातुलुङ्गस्य मधुसैन्धवयोजितम्।
शर्करादाडिमाभ्यां च द्राक्षाखर्जूरयोस्तथा।
वैरस्ये धारयेत् कल्कं गण्डूषं च यथाहितम्।। (सु.उ.-३९.१८४-८५)

मातुलुङ्गकेसरं सैन्धवं लवणं माक्षिकम्, एषां कल्क: (इत्येको योग:), (शर्करा) दाडिमं द्राक्षा पिण्डखर्जूरम्, एषां क.१, (इति द्वितीयो योग:), मुखवैरस्ये धारयेत्, गण्डूषं च यथाहितं मधुद्रव्यक्वाथै:।

अरुचि या मुख के वैरस्य (बेस्वादपन) में नींबू के रसदार रेशों में मधु एवं सैन्धव लवण मिलाकर सेवन करना चाहिए। इसी प्रकार शर्करा एवं अनार के साथ द्राक्षा (मुनक्का) व खर्जूर का कल्क बनाकर मुख में रखना चाहिए। इसी प्रकार अन्य हितकर मधुद्रव्यों के क्वाथ से बने गण्डूषों को भी धारण करना चाहिए। इससे उक्त विकार दूर हो जाता है।

मेदोऽनिलकफश्वास-कासहिध्माग्निसादनुत्।
वृष्यं च पीनसच्छर्दिमेहजिन्मधुनार्द्रकम्।।

१, '**लघ्वन्नं कटु०**' हस्तलिखितपुस्तके, '**लघ्वन्नप्रति०**' मुद्रितेऽष्टाङ्गहृदये।

माक्षिकतो.६, आर्द्रकक.१,

मधु के साथ अदरक का सेवन करने से मेद (चर्बी), वातविकार, कफविकार, श्वास-कास, हिक्का एवं अग्निमान्द्य दूर होता है। इस प्रकार आर्द्रक सेवन वृष्य होता है और पीनस (पुराना जुकाम) छर्दि एवं प्रमेह को दूर करता है।

अथ परिमार्जनक्षारः

त्रिफला-त्रिकटु-त्रिलवण-दन्ती-चित्रक-भल्लातकानि जर्ज्जरितानि सस्नेहमूत्राणि शरावद्वयकोष्ठे मृत्प्रलिप्ते गोमयाग्निना विपचेत्। स कल्याणकः क्षारः। क्षीरमांसरसाशिनां घृते पीतेऽनुपाने वा प्रणीतोऽर्शो-गुल्मपाण्डु-हृद्रोगोदावर्त्त-ग्रहणी-मूत्रविबन्धाश्मरीक्रिमि-श्वयथु-हिध्मा-श्वासकासशूलानाहप्लीहमेहापहः। (अ.सं.चि.- १०.५१)

हरीतकी आमलकं बिभीतकं शुण्ठी पिप्पली मरिचं सैन्धवलवणं कृष्णलवणम् औद्भिदलवणं दन्ती चित्रकं भल्लातकम्, एषां चूर्णं घृतं तैलं वसा अष्टौ मूत्राणि एतैरालोडितं शरावद्वयसम्पुटे मृल्लिप्ते गोमयाग्निना पचेत्। घृतेन पीतः अथवा तत्पानं मध्ये व्याख्यानुसारेण क्षीरमांसभक्ष्यैर्भक्षयेत्। **कल्याणकक्षारः।**

त्रिफला, त्रिकटु, त्रिलवण, दन्ती, चित्रक और भिलावा- इनको कूटकर घी और गोमूत्र में मिला लें। तत्पश्चात् मिट्टी के दो शरावों (सकरों) में रखें और ऊपर से मिट्टी का लेप कर उपलों की अग्नि में पकायें। यह **कल्याणक क्षार** है। दुग्धाहार लेते हुए इस क्षार को घी के साथ या खान-पान में लें। इससे अर्श, गुल्म, पाण्डु, हृदयरोग, उदावर्त्त, ग्रहणी, मूत्रविबन्ध, अश्मरी, कृमि, श्वयथु, हिक्का, श्वास, कास, शूल, आनाह, प्लीहा और प्रमेह रोग नष्ट होते हैं।

वैरेचनिकमूलफलानि सहिंस्रार्कमूलदशमूलगुडाद्वीपिपुनर्नवानि[1]

---

१. '**०पुनर्नवानि**' इति मातृकागतः, मुद्रितेऽष्टाङ्गसंग्रहे तु '**०द्विपुनर्नवानि**' इति पाठो दृश्यते। तदनुसारेण पुनर्नवाद्वयं ग्राह्यम्। वैद्यप्रसारकद्वारा तु मूले विवरणे चैकस्या

सर्वैश्च तुल्यानि पञ्चलवणानि क्षारः पूर्ववत्कृतोऽधिगुणः पूर्वस्मात्।

(अ.सं.चि.- १०.५२)

त्रिवृतादीनां विरेचनद्रव्याणां मूलानि फलानि हरीतक्यादीनि मांसी अर्कमूलं पृथक् दश मूलानि सुधाक्षीरं चित्रकं पुनर्नवा एको भागः, कल्याणकवत् साधयेत्। **कांकायनः क्षारः।**

विरेचक औषधीय द्रव्यों के मूल और फल, जटामांसी, अर्कमूल, दशमूल गुडा (स्नुही), चित्रक एवं पुनर्नवा- इनको समान भाग में लें और इन सबके बराबर पाँचों लवण लेकर पूर्व की भांति क्षार बनायें। यह क्षार पहले क्षार से अधिक गुण वाला है। इसे **कांकायन** नामक बाह्लीक देश के निवासी प्राचीन वैद्य ने बताया था।

हिङ्गुपाठात्र्यूषण-त्रिफला-कटभि-बिल्वमज्जा-योरजःकटुका-पञ्चकोलक-मुस्त-कुष्ठ-क्षाराद्वय-मुष्ककमधुकोग्रगन्धा-विडङ्ग-मूर्वाजमोदेन्द्रयव-गुडूची-देवदारुणि कार्षिकाणि। पृथक् पलांशानि पञ्चलवणान्यैकध्यमापोथ्य घृततैलकुडवेन दधि कुडवेन च संयोज्य कल्याणकविधिना दग्धो महाक्षारस्तत्तुल्यः। सर्वविषगरनिबर्हणश्च।

(अ.सं.चि.- १०.५३)

हिङ्गु मरिचं पिप्पली शुण्ठी हरीतकी आमलकं बिभीतकं शटी बिल्वमज्जा शस्त्रचूर्णं कटुका चविका चित्रकः पिप्पलीमूलं कुष्ठं यवक्षारः स्वर्जिकाक्षारः पुष्करमूलं मधुयष्टी वचा मूर्वा ब्रह्मोषाबीजम् इन्द्रयवाः गुडूची देवदारु काष्ठं प्रतिक.१, लवणपञ्चकात् प्रतिप.१, घृतं तैलं प्रतिप.८, पूर्ववत् पचेत्। **महाक्षारः।**

हींग, पाठा, त्रिकटु, त्रिफला, कटभी, बिल्व का गूदा, लोहचूर्ण, कुटकी, पञ्चकोल, विडङ्ग, मूर्वा, अजवायन, इन्द्रजौ, गिलोय और देवदारु- इन सबको १-१ कर्ष लें। पाँचों लवण अलग-अलग १-१ पल लें। इन सबका चूर्ण बना लें। इसे १ कुडव घृत और १ कुडव तैल १ कुडव दही के साथ मिलाकर

एव पुनर्नवाया ग्रहणं सूच्यते।

कल्याणक क्षार की भाँति जलाएं। यह **महाक्षार** कल्याणक क्षार की समान ही उक्त सभी रोगों को नष्ट करता है।

चित्रक: पिप्पली चैव सैन्धवं लवणं वचा।
घृतं चेति समांशानि कटाहेऽयस्कृते दहेत्।।
पिबेत् क्षीरेण तत्क्षारं मद्येनोष्णोदकेन वा।
प्लीहानमथ शूलानि गुल्मांश्चैव प्रणाशयेत्।।

चित्रकं पिप्पली सैन्धवलवणं वचा घृतम्, एतत् समभागं दत्त्वा दुग्धमद्योष्णोदकानामन्यतमेन पिबेत्।

चित्रक, पिप्पली, सैन्धव लवण, वचा और घृत- इन्हें समान मात्रा में लेकर लोहकटाह (लोहे की कड़ाही) में डालकर जला लें। इस प्रकार तैयार क्षार को दूध, मद्य या उष्ण जल के साथ मिलाकर पीना चाहिए। यह क्षार प्लीहरोग, शूल एवं सभी प्रकार के गुल्मरोग को नष्ट कर देता है।

विडङ्गं चित्रकं सक्तु सघृतं सैन्धवं वचा।
दग्ध्वा कपाले पयसा गुल्मप्लीहापहं पिबेत्।।

विडङ्गं चित्रकं सक्तु घृतं सैन्धवलवणं वचा।

विडङ्ग, चित्रक, घृत मिश्रित सक्तु, सैन्धव लवण एवं वचा- इन्हें जलाकर क्षार बना लें और इसे दूध के साथ मिलाकर पान करें। यह गुल्म एवं प्लीहरोग को नष्ट कर देता है।

सुवर्चिका विडं दन्ती भल्लातकमथो वचा।
चित्रकोऽर्कस्त्रिकटुकं सुधाक्षीरेण पेषयेत्।
एतदालेपनं श्रेष्ठमर्शसां क्षारसम्मितम्।
दह्यन्ते सप्तरात्रेण पुंस्त्वं च न विनश्यति[१]।। (भेडात्- यो.स., पृ.- ३५४)

विडलवणं स्वर्जिकाक्षार: दन्ती भल्लातकं चित्रकम् अर्ककाष्ठं शुण्ठी

१ 'पुंस्त्वं च न विनश्यति' गद. (मूल) पृ.- ११३; '**दह्यन्ते सप्तरात्रेण पायुजानि विनिश्चय:**' इति योगरत्नसमुच्चये पठ्यते।

पिप्पली मरिचं प्रतिप.१, क्षीरेण पेषयेत्।

सुवर्चिकाक्षार, विड लवण, दन्ती, भल्लातक, वचा, चित्रक, अर्ककाष्ठ (आक की लकड़ी)- इन्हें सुधाक्षीर (थुहर के दूध) के साथ सूक्ष्मतया पीसकर लेप बना लें। इसका प्रयोग करने से अर्श (बवासीर) के मस्से सात दिन में ही नष्ट हो जाते हैं और पुंस्त्व भी नष्ट नहीं होता है। यह लेप क्षार के समान तीव्र प्रभाव करने वाला है।

आर्कं पयस्सुधाकाण्डं कटुकालाबुपल्लवाः।
करञ्जो बस्तमूत्रेण लेपनं हितमर्शसाम्।। (च.चि.- १४.५७)

अर्कक्षीरं सुधाकाण्डम् अलाबुपत्राणि करञ्जः, एषां प.१, छागमूत्रेण अर्शसां लेपः।

अर्क (आक) का दूध, थूहर की कच्ची लकड़ी, कड़वी तुम्बू के पत्ते, करञ्ज बीज की गूदा, बकरे का मूत्र- इन सभी को पीसकर लेप तैयार कर लें। यह लेप मस्सों पर लगाने से मस्से सूखकर गिर जाते हैं, यह उत्तम लेप है।

सक्तुवस्तिलतैलं च चुक्रं तक्रं च पाकतः।
स्वेदनान्नाशयेयुर्हि खेदमर्शःसमुत्थितम्।। समसक्तुचतुष्कम्।

सक्तु, तिलतैल, चुक्र (शुक्त) एवं तक्र- इन्हें समान मात्रा में लेकर पका लें और इनसे अर्श स्थल का स्वेदन करें। ऐसा करने से अर्शजन्य पीड़ा शान्त हो जाती है।

गृध्रस्य विड्वसाह्वय[1] नाभिमूलं प्रलेपयेत्।
तेनार्शांसि पतन्त्येव समूलानि विपश्चिताम्।।

गिद्ध के मल....से नाभिमूल पर लेपन करना चाहिए। इससे अर्शकील (बावसीर के मस्से) मूल सहित गिर जाते हैं।

यहाँ अधोरेखांकित पाठ अस्पष्ट है। ऐसा ही एक योग गदनिग्रह में इस प्रकार मिलता है-

---

१. अस्यार्थोऽस्फुटः। क.ग.मातृकयोरयमेव पाठः, ख.मातृकायामयं श्लोको न दृश्यते।

उलूकास्थिगृध्रलिण्डं मानुषास्थि तथैव च।
एतेन नाभिलेपेन सर्वतश्चतुरंगुलात्।
गुदजानि विनश्यन्ति न तु भूयो भवन्ति हि।। (गद. अर्शोधिकारः- १०६)

उलूक (उल्लू) की हड्डी, गिद्ध का मल और मनुष्य की हड्डी- इन सबको घिसकर नाभि के चारों ओर चार अंगुल तक लेप करें। इससे अर्श के मस्से नष्ट हो जाते हैं और फिर कभी पैदा नहीं होते हैं।

स्वर्णक्षीरी गुडूची च तथा कर्कोटकीफलम्।
आहृत्य नाभिलेपेन कुर्यात् पातनमर्शसाम्।। स्वर्णक्षीरीत्रिकम्।

स्वर्णक्षीरी, गुडूची (गिलोय) एवं कर्कोटकी फल- इन्हें समान मात्रा में लें और पीसकर लेप तैयार करें। नाभि पर इसका लेपन करने से अर्शकील (बावसीर के मस्से) गिर जाते हैं।

भल्लातकं गजास्थीनि दन्ती बिल्वं कपोतविट्।
अमृतासङ्गशुण्ठ्यैव प्रलेपो गुदजापहः[१]।।

भल्लातक (भिलावा), गजास्थि (हाथी की हड्डी), दन्ती, बिल्व की छाल, कबूतर की बीट, अमृतासंग (सौराष्ट्री मिट्टी) एवं शुण्ठी- इन्हें एक-एक पल लें और पानी के साथ पीसकर लेप तैयार करें। इसके प्रयोग से बवासीर के मस्से नष्ट हो जाते हैं।

अपामार्गात्पलाशाच्च कदलीकन्दकात्तथा।
युगपद् द्रोणमादाय सुविशुद्धस्य भस्मनः।।
अग्नावत्यन्ततप्तेषु षड्द्रोणेष्वम्भसः पचेत्।
क्वाथास्त्रपिच्छिलोरक्तः स्वच्छोयावद्विभाव्यते।।
उष्णमेव समादाय तं वारैरेकविंशतिम्।
गालयित्वा प्रयत्नेन कटाहे कृष्णलोहजे।।
कुडवद्वयमावाप्य स्वर्जिकायाः पुनः पचेत्।

१. अयं योगोऽस्मिन्नेव ग्रन्थे (४९१ पृष्ठे) विद्यते। तत्र '**बिल्वं**' इत्यस्य स्थाने '**निम्बं**'इति पाठोऽस्ति, '**अमृतासङ्गशुण्ठ्यैव**' इत्यस्य स्थाने च '**गुडामृतासंग इति**' पाठो दृश्यते।

निक्षिप्य वह्नौ दग्धायाः शंखनाभेः पलाष्टकम्।।
श्लक्ष्णपिष्टं च विपचेद्यावत् बुद्बुदागमः।
नातिसान्द्रं च नात्यच्छमवतार्य च तं पुनः।।
उष्णमेव निदध्याच्च लौह एवाथ भाजने।
भगन्दरेषु चार्शःसु दुष्टनाडीव्रणेषु च।।
यथाविधिप्रयोक्तव्यो भिषजा सिद्धिमिच्छता। (यो.स. पृ.- ३६५)

अपामार्गः पलाशः कदलीकन्दः एषां प.१२, एतस्मात् संविद्धं भस्म गृहीत्वा पानीयप.२७२, पचेत्। पिच्छलो रक्तस्स्वच्छो यावत् क्वाथस्सम्पद्यते तमुष्णं गृहीत्वा एकविंशतिवारान् क्षालयेत्। तत्सर्वं गृहीत्वा आयसे भाण्डे प्रक्षिपेत्। स्वर्जिकाक्षारप.८, शंखभीरुप.८, क्षारपाकविधिना साधयेत्।

अपामार्ग, पलाश, केले के कन्द की शुद्ध भस्म (क्षार)- एक द्रोण मात्रा में लेकर इन्हें अत्यन्त गर्म छह द्रोण जल में पकायें। तब तक पकायें जब तक क्वाथ पिच्छिल, रक्त वर्ण का, स्वच्छ न हो जाए। तत्पश्चात् इसको गर्मागर्म लेकर काले लोहे की कड़ाई में २१ बार कपड़े से छाने और स्वर्जिकाक्षार दो कुडव (आधा सेर) मिलाकर पुनः पकायें। इसी में शंखनाभि की भस्म आठ पल मिला दें और बुद्बुद आने तक पकायें। जब तक वह न अत्यन्त गाढ़ा व न पतला हो तो उतार कर गर्म-गर्म लोहे के बर्त्तन में रख दें। इस क्षार को पूर्वोक्त विधि के अनुसार सिद्धि को चाहने वाला वैद्य भगन्दर, अर्श, नाड़ीव्रण व दुष्ट व्रण में प्रयोग करें।

शिरीषस्य तु मूलानि लाङ्गलक्यास्तथैवच
एतेन नाभिलेपेन सर्वतश्चतुरंगुले।
अत्यन्तरेण निर्दग्धा समूला निपतन्ति च।।

शिरीषमूलं लांगूली प्रतिप.१, पानीयेनासौ समन्ताच्चतुरंगुलपर्यन्तं लेपो देयः।

शिरीष तथा लाङ्गली- इन दोनों द्रव्यों के मूल को पीसकर नाभि के चारों ओर चार-चार अङ्गुल तक लेप करें। यह अर्शरोगों के लिए सिद्ध योग है। सात दिन तक प्रयोग करने पर यह अर्शों को गिरा देता है, इसमें कोई संशय नहीं है।

गवास्थि शबरं रोध्रं तथैव च रसाञ्जनम्।
लांगूलिन्यास्तु मूलानि समभागानि कारयेत्।।
एतैर्नाभिप्रलेपेन सर्वतश्चतुरंगुलम्।।
सिद्धोऽर्शसां प्रयोगोऽयं न च भूयो भवन्ति ते।।

(महेन्द्रकल्पात्[१]- यो.स., पृ.- ३५४)

गवास्थि श्वेतरोध्रं रसाञ्जनं लांगूली प्रतिप. १,

गाय की हड्डी, शाबर, रोध्र, रसाञ्जन, लाङ्गलकीमूल- इन सभी द्रव्यों को सम भाग लेकर पीस लें और लेप तैयार करें। इसे नाभि के चारों ओर चार-चार अंगुल तक लगाएं। यह अर्शरोगों के लिए सिद्ध योग है, इससे अर्श दोबारा नहीं होते।

प्रतिसारणेन सैन्धवनिशाद्वयागारधूमकासीसम्।
श्रवणगलनाभिनासा-मेहनगुदजानि नाशयति।।

(भिषङ्-मुष्टेः- यो.स., पृ.- ३५५)

सैन्धवलवणं हरिद्रा दारुहरिद्रा आगारधूमः कासीसं प्रतिप. १,

सैन्धव लवण, हल्दी, दारुहल्दी, आगारधूम (रसोई घर का धुँआ) तथा कासीस- इन द्रव्यों से प्रतिसारण करें। यह प्रतिसारण कान, गला, नाभि, नासिका, लिंग तथा गुदा के अर्शों को गिरा देता है।

अथाग्निप्रयोगः

दग्धस्याग्निप्रतपनं कार्यमुष्णं च भेषजम्।
स्त्याने रक्ते हिमैर्नोष्मा निष्क्रामति यतो बहिः।।
वेदना वर्धते तेन रुधिरं च विदह्यते।
उष्णं निष्क्रामयेत् कुर्यादुष्माणं मन्दतां रुजः।। (अ.सं.सू.- ४०.८-९)

यह विषय सुश्रुतसंहिता (सूत्रस्थान, अध्याय- १२) का अनुसरण करने वाले अष्टाङ्गसंग्रह से उद्धृत है। सुश्रुत में अग्नि से जले हुए के चार प्रकार

१. अत्राह निश्चलकरः- एते योगा नागार्जुनीये महेन्द्रकल्पे लिखिताः- च.र., पृ.- १६१;

बताए हैं- प्लुष्ट, दुर्दग्ध, सम्यग्दग्ध एवं अतिदग्ध। प्लुष्ट को दग्ध भी कहते हैं। यहाँ क्रमशः इनकी चिकित्सा बताई जा रही है- दग्ध व्रण का अग्नि द्वारा प्रतपन (सेक) करना चाहिए। यदि ऐसा न कर शीतल उपचार किया जाए तो शीतलता के प्रभाव से रक्त के जमने पर ऊष्मा बाहर नहीं निकल पाती है, इस कारण व्रण में वेदना (पीड़ा) बढ़ जाती है। अतः पहले उष्ण उपचार करना चाहिए; क्योंकि यह ऊष्मा को निकाल देता है। इससे पीड़ा मन्द हो जाती है और व्रण में राहत मिलती है।

शीतामुष्णां च दुर्दग्धे क्रियां कृत्वा ततः पुनः।
घृतालेपनसेकांस्तु शीतानेवावचारयेत्।। (अ.सं.सू.- ४०.१०)

'दुर्दग्ध' में पहले शीतल एवं बाद में उष्ण क्रिया करनी चाहिए। तदनन्तर घृतालेपन, सेक आदि उपाय शीतल रूप में ही करने चाहिए।

यह वचन सुश्रुतसंहिता (सूत्रस्थान, अध्याय- १२.२२) पर आधारित है। वहाँ इस पर उपलब्ध डल्हणटीका इस प्रकार है- दुर्दग्धक्रियां निर्दिशन्नाह- शीतामित्यादि। दुर्दग्धेऽवगाढमूलदग्धभागस्य स्विन्नरक्तस्य निर्वापणार्थं शीतां क्रियां कुर्यात्, अनवगाढमूल-दग्धभागस्यास्विन्नरक्तस्य विलयनार्थमुष्णां क्रियां कुर्यात्; अन्ये तु शीतां दाहातिशये, नातिदाहे उष्णामिति। पुनः किं कुर्यादित्याह, घृतालेपनादीनपि शीतानेव कारयेदिति। एवं सुखी भवति व्रणरोहणञ्च।

सम्यग्दग्धे तुकाक्षीरीप्लवचन्दनगैरिकैः।
सामृतैस्सघृतैर्लेपाः कल्कैर्वानूपमांसजैः।
शान्तोष्मणि परं कुर्यात् पित्तविद्रधिसाधनम्।। (अ.सं.सू.- ४०.११)

'सम्यग्दग्ध' पर तुगाक्षीरी (वंशलोचन), पिलखन की छाल, लाल चन्दन, गेरू एवं गिलोय के चूर्ण का घृत में मिश्रण कर लेपन करें अथवा ग्राम, अनूपदेश तथा जल के जीवों के पिष्टमांस का लेपन करें। उष्णता के शान्त होने पर पित्तविद्रधि के समान चिकित्सा करें।

ये वचन भी सुश्रुतसंहिता (सूत्रस्थान, अध्याय- १२.२३-२४) पर आधारित हैं। वहाँ उपलब्ध डल्हणटीका इस प्रकार है- सम्यग्दग्धे चिकित्सामाह- सम्यग्दग्ध

इत्यादि। तुगाक्षीरी वंशरोचना, अन्ये तु वंशरोचनानुकारि पार्थिवं द्रव्यं, प्लक्षःपर्कटी, चन्दनं रक्तचन्दनं, सामृतैरिति गुडूचीसहितैः, एतैस्तुगाक्षीर्यादिद्रव्यैर्घृतस्निग्धीकृतैः पित्तप्रत्यनीकमविशोषिणं लेपं सम्यग्दग्धे कारयेदित्यर्थः। वातशान्त्यर्थं प्रलेपमाह, ग्राम्येत्यादि। ग्राम्या अश्वादयः, आनूपा वराहमहिषादयः, औदकाः कूर्मादयः। पित्तविद्रधिवदित्यादि।

अतिदग्धे विशीर्णानि मांसान्युद्धृत्य शीतलाम्।
क्रियां कुर्यात्ततः पश्चाच्छालितण्डुलकण्डनैः।।
तिन्दुकीत्वक्कषायैर्वा पिष्टैस्साज्यैः प्रलेपयेत्।
गुडूच्याश्छादयेत् पत्रैरथवा सोदकैर्व्रणम्।।
भेषजं चास्य कुर्वीत सर्वपित्तविसर्पजित्।
स्नेहदग्धे भृशतरं तत्र तु रूक्षं योजयेत्[1]**।।** (अ.सं.सू.- ४०.१२.१४)

'अतिदग्ध' में जलकर फटे मांस को काटकर अलग कर दें, तदनन्तर शीतल क्रिया करें। तत्पश्चात् शालितण्डुल को कूटकर बनाये महीन चूर्ण से व्रण को अवचूर्णित करें अथवा घृत सहित तिन्दुकी छाल को पीसकर बनाये गये कषाय (चूर्ण) से लेप करें। गिलोय या उपोदिका (चौलाई) के पत्तों से व्रण को आच्छादित करें। इसमें पित्त विसर्प के समान चिकित्सा करें। अत्यन्त उष्ण घृत आदि स्नेह द्वारा जल जाने पर अति रूक्ष, प्रलेप आदि का उपयोग करना चाहिए।

अथ पुटपाकाः

अवेदनं सुसम्पक्वं दीप्ताग्नेः सुचिरोत्थितम्।
नानावर्णमतीसारं पुटपाकैरुपाचरेत्।। (सु.उ.- ४०.८०-८१)

दीप्ताग्नि वाले रोगी के वेदनारहित और अच्छी तरह पके हुए जीर्ण

१. इतः परं मातृकासु-
शुक्तदग्धमल्पदग्धं दधिदुर्दुग्धं विपरीतदग्धं सम्यग्दग्धम्।
तन्त्रीविलवणीतण्डुलकिण्वशालिचूर्णं तपोदकाखण्डपालक्याः।।
अयं श्लोको दृश्यते। अस्यार्थसङ्गतिर्विचारणीयास्ति।

अतिसार में जब नाना वर्ण का पतला मल आ रहा हो तो पुटपाकों का प्रयोग करना चाहिए।

त्वक्पिण्डं दीर्घवृन्तस्य पद्मकेशरसंयुतम्।
काश्मरीपद्मपत्रैश्चावेष्ट्य सूत्रेण तद् दृढम्।।
मृदावलिप्तं सुकृतमङ्गारेष्ववकूलयेत्।
स्विन्नमुद्धृत्य निष्पीड्य रसमादाय यत्नतः।।
शीतं कृत्वा मधुयुतं पाययेदुदरामये।
जीवन्तीमेषशृंग्यादिष्वेवं द्रव्येषु साधयेत्।। (सु.उ.- ४०.८१-८३)

दीर्घवृन्तत्वक् पद्मकेसरं अनयोश्चूर्णेन पिण्डीकृतं काश्मर्यफलपत्रकैः पद्मपत्रैरावेष्टयित्वा दृढं सूत्रेण बध्नीयात् मृदालिप्तमङ्गारमध्ये स्वेदयेत्। ततो रसं निष्पीड्य माक्षिकेण सह पिबेत्।

दीर्घवृन्त (अरलू, श्योनाक) की छांल को कूट कर बराबर मात्रा में पद्मकेशर मिला लें तथा जल में पीसकर गोला बना लें। इस गोले को गम्भारी तथा कमल के पत्रों में लपेट कर सूत्र से दृढ़तापूर्वक बाँध दें। फिर उसके चारों ओर मिट्टी का लेप कर अंगारों पर रख दें। जब पकते समय यह लाल वर्ण का हो जाए तो इसे निकालें और निचोड़ कर रस निकाल लें। शीतल होने पर इस रस में मधु मिला लें और उदररोगों में पिलाएं। इसी प्रकार जीवन्ती, मेषशृङ्गी आदि का भी पुटपाक विधि से रस निकाल कर प्रयोग में लाना चाहिए।

तित्तिरिं लुञ्चितं सम्यग् निष्कृष्टान्त्रं तु पूरयेत्।
न्यग्रोधादित्वचां कल्कैः पूर्ववच्चावकूलयेत्।।
रसमादाय तस्याथ सुस्विन्नस्य समाक्षिकम्।
शर्करोपहितं शीतं पाययेदुदरामये।। (सु.उ.- ४०.८४-८५)

तित्तरि के पंखों, पंजों, गर्दन से ऊपर के भाग, शिर आदि तथा आँतों को साफ कर उदर में न्यग्रोधादि गण की औषधियों की छाल के कल्क को भर कर, गम्भारी-कमलपत्रों से लपेट कर तथा बाहर से मिट्टी का लेप करने के

उपरान्त अंगारों पर रखें। गोले के लाल हो जाने पर निचोड़ कर रस निकाल लें। इस रस में मधु तथा शर्करा मिलाकर शीतल ही उदरामयी को पिलाएं।

रोध्रचन्दनयष्ट्याह्वदार्वीपाठासितोत्पलम्।
तण्डुलोदकसम्पिष्टं दीर्घवृन्तत्वगाश्रितम्।।
पूर्ववच्छ्रपितादस्माद्रसमादाय शीतलम्।
मध्वक्तं पाययेच्चैतत्कफपित्तोदरामये।। (सु.उ.- ४०.८६-८७)

रोध्र, चन्दन, मुलेठी, दारुहल्दी, पाठा, शक्कर, कमल और अरलू की छाल- इनको चावल के जल में पीसकर पूर्ववत् गोला बनाकर, पत्तों में लपेट कर, बाहर से मिट्टी का लेप कर अंगारों पर लाल होने तक पकायें और रस निकाल कर ठण्डा होने पर उसमें मधु मिला लें और कफपित्तोदरी को पिलाएं।

मृल्लिप्तं सूरणं कन्दं पक्त्वाग्नौ पुटपाकवत्।
अद्यात् सतैललवणं दुर्नामविनिवृत्तये।। (अ.हृ.चि.- ८.१५६)

सूरणकन्द के ऊपर चिकनी मिट्टी का लेप करके सुखा लें, फिर इसका पुटपाक विधि से पाक करें। पक जाने पर मिट्टी तथा छिल्का उतार कर टुकड़े करके तैल में तलकर हल्का नमक मिलाकर अर्शरोग में सेवन करें।

बिल्वमात्रं वेशवारीकृतं मांसपिण्डं तन्मात्रैणेवौषधपिण्डेन (संसृष्टैरण्डपटोलपत्रैः स्नेहनादिषु क्रमाद्[1]) वेष्टयित्वा कुशमुञ्ज-सूत्राणामन्यतमेन बध्नीयात्। मृत्प्रलेपं चात्र द्व्यंगुलोत्सेधं दत्त्वा धव-धन्वन-मधूक-न्यग्रोध-काश्मर्य-राजादनार्जुन-नक्तमाल-पटलीनामन्यतमैः काष्ठैर्गोमहिषशकृता वा पचेत्। अग्निवर्णं त्वेनमपनीय विगतमृत्पत्रसूत्रं कृत्वा वस्त्रेण पीडयेत्। तेन रसेन सायं तर्पणवत् पूरयेन्नेत्रे। धारःयेच्च स्निग्धे शतद्वयं मात्राणां लेखने शतं प्रसादने त्रीणि शतानि।

(अ.सं.सू.- ३३.८)

मांस का वेशवार (सूक्ष्म पेषण) बनायें, इसका एक पल लेकर इसी के

---

१. कोष्ठगतोऽंशः हस्तलिखितपुस्तकेषु न दृश्यते। अष्टाङ्गसंग्रहादत्र विन्यस्तः।

बराबर औषध लेकर उसके साथ मिलाकर स्नेहनादि पुटपाकों में एरण्डपत्र, वटपत्र या कमलपत्र से इसे लपेट कर कुश या मूँज के सूत्र से बाँध दें। इस गोले के ऊपर दो अंगुल मिट्टी का लेप करके धव, धन्वन, मधूक (महुवा), वट, गम्भारी, राजादन, अर्जुन, करञ्ज एवं पाटली- इनमें किसी एक की लकड़ियों से अथवा गाय या भैंस के छानों में इस गोले को पकायें। जब यह गोला लाल अंगारे के समान हो जाए, तब इसे निकालकर धागा, मिट्टी और पत्ते हटाकर इसे वस्त्र में रखकर निचोड़ें। इस रस से सायं काल में तर्पण की विधि से आंख को भरें। स्नेहन पुटपाक में दो सौ मात्रा तक, लेखन में एक सौ और तर्पण पुटपाक तीन सौ मात्रा तक धारण करें।

तर्पणवदेव धूमपानं प्रसादनवर्जम्। सुखोष्णौ च पूर्वौ। शीतः प्रसादनः पुटपाकस्त्वेकाहं द्व्यहं त्र्यहं योज्यः द्विगुणश्च तर्पणपुटपाकयोः परिहारः। मालतीमल्लिकाकुसुमैर्बद्धनेत्रो रात्रिं निवसेत्। तथा पक्वातिसारेऽपि पुटपाकस्यायमेव विधिरिति। (अ.सं.सू.- ३३.९)

प्रसादन पुटपाक को छोड़कर शेष दोनों में तर्पण के समान ही धूमपान करवाना चाहिए। स्नेहन और लेखन पुटपाक सुखपूर्वक सहन योग्य गर्म होने चाहिए, अधिक गर्म नहीं। प्रसादन पुटपाक शीतल होना चाहिए। पुटपाक को एक दिन, दो दिन या तीन दिन करना चाहिए। तर्पण और पुटपाक के सेवन में जितना समय लगा हो, उससे दोगुना समय तक परहेज का पालन करें, पथ्याहारी रहें। पुटपाक करके आंख पर मालती (चमेली) या मल्लिका (जूही) के फूल रातभर बांधकर रखें। पुटपाक के सम्यग्योग आदि के लक्षण तर्पण के समान ही जानने चाहिए। पक्वातिसार में जो पुटपाक कहा है, उसकी भी यही विधि है।

सेकेऽञ्जने तर्पणे च पुटपाके च ये गदाः।
जायन्ते विधिविभ्रंशाद् यथास्वं तान् प्रसाधयेत्।। (अ.सं.सू.- ३३.१०)

सेक (आश्च्योतन), अञ्जन, तर्पण और पुटपाक विधि के मिथ्यायोग से

जो रोग उत्पन्न होते हैं, उनमें अपनी-अपनी जो चिकित्सा विहित है, वह करनी चाहिए।

वासा मूलसमेता पिण्डनिशा गोरसे दिनत्रयं विहिता।
उद्वर्त्तनप्रमर्द: कण्डूं निर्नाशयेदङ्गे।।

मूल सहित वासा को पिण्डनिशा (पिण्डहरिद्रा) के साथ तीन दिन तक गोमूत्र में डालकर रख दें। तदनन्तर इन्हें पीसकर उद्वर्त्तन (उबटन) एवं प्रमर्दन (शरीर पर मलना) करें। इससे तीन दिन में ही कण्डू (खुजली) नष्ट हो जाती है। ऐसा ही एक योग चक्रदत्त में भी मिलता है-

कोमलसिंहास्यदलं सनिशं सुरभीजलेन सम्पिष्टम्।
दिवसत्रयेण नियतं क्षपयति कण्डूं विलेपनत:।।

कोमलेत्यादि। कोमलसिंहास्यदलं कोमलवासापत्रम्, सुरभीजलेन गोमूत्रेण।

(चक्रदत्त रत्नप्रभा, कुष्ठ-चिकित्सा, श्लोकसंख्या- ४३, पृ.-६४६)

सम्यग् विपचेत् क्षीरं मृद्वग्नौ माहिषै: शनैस्तेन।
उद्वर्त्तितं शरीरं कालैस्तिलकैर्विमुक्तं स्यात्।।

भैस के दूध को मन्द अग्नि पर अच्छी तरह पकायें और गाढा होने पर शरीर पर मलें। इससे शरीर के तिलकालक (काले धब्बे) नष्ट हो जाते हैं।

सहदेवा वचा भद्रा नाकुली चेति धूपनम्।
प्रदेहोद्वर्त्तनं चापि ज्वरघ्नमपराजितम्[१]।।

बला, वचा, भद्रा (मोथा), नाकुली (अन्धाहुली)- इन द्रव्यों का धूप, प्रदेह (लेप) तथा उद्वर्त्तन (उबटन) ज्वर को नाश करने वाला है। यह योग अपराजित है, अर्थात् कभी भी असफल होने वाला नहीं है।

जीवन्तीं शतवीर्यां च विकसां सपुनर्नवाम्।
अश्वगन्धामपामार्गं तर्कारीं मधुकं बलाम्।।

---

१. अयं योगश्चन्द्रटीये योगरत्न-समुच्चये गदशान्त्यधिकारे चातुर्थिकज्वरचिकित्सायां (२४९ संख्याके पृष्ठे) दृश्यते। तत्र हारीतादिति कृत्वा प्रस्तुतोऽयम्। तुलनीयम्- सिद्धसारसंहिता- ५.११४;

विदारीं सर्षपान् कुष्ठं तण्डुलान्यतसीफलम्।
माषांस्तिलांश्च किण्वं च सर्वमेकत्र चूर्णयेत्।।
यवचूर्णं त्रिगुणितं दध्ना युक्तं समाक्षिकम्।
एतदुद्वर्त्तनं कार्यं पुष्टिवर्णबलप्रदम्।।

(अ.सं.चि.- ७.१०७, अ.हृ.चि.- ५.७८-८१)

जीवन्ती, शतवीर्या (शतावरी), विकसा (मञ्जिष्ठा), पुनर्नवा, अश्वगन्धा, अपामार्ग, तर्कारी, मधुक, बला, विदारी, सर्षप, कूठ, तण्डुल, अतसीफल, माष (उड़द), तिल एवं किण्व (सुराबीज)- इन द्रव्यों को समान मात्रा में लेकर सूक्ष्म चूर्ण बना लें। इस चूर्ण में तीन गुना यव चूर्ण मिलाएं। पुनः उसमें दही और मधु मिलाकर उद्वर्त्तन (उबटन) तैयार करें। इसके प्रयोग से शरीर की पुष्टि होती है, रंग निखरता है एवं बल बढ़ता है।

निम्बं हरिद्रे सुरसं पटोलं कुष्ठाश्वगन्धे सुरदारु शिग्रुः।
ससर्षपं तुम्बुरुधान्यवन्य चण्डांशुमूलानि[१] समानि कुर्यात्।।
तैस्तक्रयुक्तैः[२] प्रथमं शरीरे तैलाक्तमुद्वर्त्तयितुं यतेत।
तथा सकण्डूपिटकाः सकोठाः कुष्ठानि मेहाश्च शमं व्रजन्ति।।

(अ.सं.चि.- २१.५८, अ.हृ.चि.-१९.६५-६६)

निम्बपत्र, हरिद्रा, दारुहरिद्रा, सुरस (कुठेर), पटोलपत्र, कूठ, अश्वगन्धा, देवदारु, शिग्रु (सहजन), सर्षप, तुम्बरुधान्य, वन्य एवं चण्डा (चोरक)- इन्हें समान मात्रा में लेकर चूर्ण बनायें और इसे तक्र के साथ पीसकर शरीर पर उद्वर्त्तन करें। उद्वर्त्तन से पहले शरीर पर तैलमालिश करनी चाहिए। इस योग के प्रभाव से कण्डू, पिडका, कोठ, कुष्ठ और प्रमेह नष्ट हो जाते हैं।

चक्रदत्त में इस योग का स्वरूप इस प्रकार है-

---

१. **'चण्डांशुमूलानि'** इति हस्तलिखितपुस्तके पाठः, **'चण्डा च चूर्णानि'** इति अष्टाङ्गसंग्रहे, अष्टाङ्गहृदये चक्रदत्ते च पाठः।

२. **'तक्रयुक्तैः'** हस्तलिखितपुस्तके पाठः। **'तक्रपिष्टैः'** इति अष्टाङ्गहृदयेऽष्टाङ्गसंगहे च।

कुष्ठं हरिद्रे सुरसं पटोलं निम्बाश्वगन्धे सुरदारु शिग्रु।
ससर्षपं तुम्बुरुधान्यवन्यं चण्डाञ्च चूर्णानि समानि कुर्यात्।।
तैस्तक्रपिष्टैः प्रथमं शरीरं तैलाक्तमुद्वर्त्तयितुं यतेत।
तथास्य कण्डूः पिडकाः सकोठाः सर्वाणि कुष्ठानि शमं व्रजन्ति।।

कुष्ठमित्यादि ख्यातम्। सर्षपं श्वेतम्, तुम्बुरु स्वनामख्यातं वणिग्द्रव्यम्, वन्यं कैवर्त्तमुस्तं, चण्डा चोरपुष्पी। (चक्रदत्तरत्नप्रभा, कुष्ठरोग, श्लोकसंख्या- १५-१६)

हरिद्रे निम्बपत्राणि मधुकं पद्मचारिणी।
सुरकाष्ठसमांशानि तैः समैः पुष्करं समम्।।
क्षीरं गोमूत्रसहितं सर्वकुष्ठनिवारणम्।
एतदुद्वर्त्तनं हिध्मादद्रूपिटिकनाशनम्।।

दारुहरिद्रा, पिण्डहरिद्रा, निम्बपत्र, मधुक (मुलेठी), पद्मचारिणी एवं सुरकाष्ठ (देवदारु)- इन्हें समान भाग में लें और इन सबके बराबर पुष्करमूल लें। इन्हें गोमूत्र व गोदुग्ध में पीसकर उद्वर्त्तन बनायें यह सभी प्रकार के कुष्ठ को नष्ट करता है। यह उद्वर्त्तन, हिध्मा, दद्रू एवं पिटिका (फुंसियों) का निवारण करता है।

नवनीतं वचाकुष्ठ-बलानागबलाहितम्।
उद्वर्त्तनं कुचौ कुर्याद् वृत्तकन्दुकसन्निभौ।।

वचा, कूठ, बला एवं नागबला- इन्हें समान मात्रा में लेकर सूक्ष्मचूर्ण बना लें। इसे नवनीत (मक्खन) में मिलाकर नारियाँ स्तनों पर उद्वर्त्तन (उबटन) करें। इससे उनके स्तन कन्दुक (गेंद) के समान गोल, उभरे हुए एवं सुडोल हो जाते हैं।

निशादारुनिशात्वग्भ्यां यष्टीनिम्बगदैस्सह।
हितः स्यात् सर्पिषा व्यङ्गं कण्डूं च विनिवर्त्तयेत्।।

हरिद्रा, दारुहरिद्रा की छाल, मधुयष्टी, निम्बपत्र एवं कूठ- इनका सूक्ष्म चूर्ण बना कर घृत के साथ मिलाएं और उद्वर्त्तन करें इससे कण्डू (खुजली) और व्यङ्ग (मुख की झाइयाँ) नष्ट हो जाती हैं।

गवां शुष्कपुरीषेण दद्रूस्थानं घृषेत् पुनः।
ततो वेतसपत्रैश्च लाक्षया सह लेपयेत्।। गोशकृत्प्रलेपः।

गायों के सूखे गोबर से दाद वाली स्थल को बार-बार घिसना चाहिए, तदनन्तर उस पर वेतसपत्र के कल्क को लाक्षा के साथ मिलाकर लगाना चाहिए, इससे दाद नष्ट हो जाते हैं।

बीजं च मूलकानां निस्त्वक्कं सर्षपांश्च तक्रेण।
पिष्ट्वा सिध्मस्थानं सम्यक् चोद्वर्त्तयेत्तदनु।।
सद्यः पक्त्वा शीतं सर्पिदेयं तद्वत्पुंसाम्।
भवति निवृत्तो रोगः पुनः पुनर्योगयोजनादेव[१] **।।**

मूली के बीज एवं सरसों के दानों को तक्र के साथ पीसकर सिध्म (सीप) वाले अंग पर उद्वर्त्तन (उबटन) करना चाहिए। तदनन्तर शीघ्र ही गोघृत को पकाकर रोगी को पिलाना चाहिए। इस प्रकार कुछ दिन तक निरन्तर करने से सिध्मरोग शान्त हो जाता है।

चूर्णमक्षतगोधूममाषशालिभवं घृतम्।
क्षौद्रं दधि पयो गोविड् गोमूत्रं समनःशिला।।
पामाविचर्चिकादद्रूश्वित्रादिषु निघर्षणम्। अक्षवाट्यम्।

अक्षत, गोधूम, माष (उड़द) एवं शालि का चूर्ण, घृत, मधु, दही, गोदुग्ध, गोबर, गोमूत्र एवं मैनसिल- इन्हें समान मात्रा में लें और एक साथ पीस लेप बना लें। इससे पामा, विचर्चिका एवं दद्रू वाले अंगों को बार-बार रगड़े ऐसा करने से उक्त रोग शान्त हो जाते हैं।

'श्वित्रजित् काञ्चनीचूर्णं कटुतैलोपलेपितम्'।

काञ्चनी (हरिद्रा) के चूर्ण को कटुतैल (सरसों के तैल) में मिलाकर लेपन करने से श्वित्र (श्वेत कुष्ठ) रोग दूर हो जाता है।

---

१. इतः परमयं श्लोको मातृकासु दृश्यते-
क्षिपेत् प्रतिविषाचूर्णं घृताभ्यक्तं वचोपरि। भूयस्तेन च नश्यन्ति कक्ष्यामार्जारजारजाः।।
अस्यार्थः स्फुटतया न ज्ञायते

निशापलङ्कषं कुष्ठं कासीसमभयं तथा।
आहृत्य कटुतैलेन पामादद्रून् विनाशयेत्।। निशापलङ्कषाद्यम्।

हरिद्रा, पलंकषा, कूठ, कासीस एवं अभय (उशीर) इन्हें पीसकर कटुतैल (सरसों के तैल) के साथ लगाने से पामा (खुजली) एवं दद्रु (दाद) नष्ट हो जाते हैं।

शिरीषयष्टीमधुचन्दनैला-मांसीहरिद्राद्वयकुष्ठतोयैः।
लेपो दशाङ्गस्सघृतः प्रदेयो विसर्पकुष्ठज्वरदाहारी।। दशाङ्गम्।

(योगशतम्- अधिकपाठः, पृ.- ९५)

शिरीष, यष्टीमधु (मुलेठी), चन्दन, एला (छोटी इलायची), मांसी, हरिद्रा, दारुहरिद्रा, कूठ, तोय (सुगन्धबाला)- इन दस औषधीय द्रव्यों को पीस लें और घृत मिलाकर लेप करें। यह लेप विसर्प, कुष्ठ, ज्वर एवं दाह का निवारण करता है। दस औषधियों से बना होने के कारण इसे दशाङ्ग लेप कहते हैं।

कुष्ठामृतासङ्गकटङ्कटेरी-कासीसकम्पिल्लकहेमरोध्राः।
सौगन्धिकं सर्जरसं विडङ्गं मनःशिलाले करवीरकत्वक्।।
तैलाक्तगात्रस्य कृतानि चूर्णान्येतानि दद्यादवचूर्णनार्थम्।
दद्रूस्सकण्डूः पिटकानि पामा विचर्चिका चेति तथा न सन्ति।।

(च.सू.- ३.१०-११, अ.सं.चि.- २१.५६, अ.हृ.चि.-१९.६७-६८)

कूठ, गिलोय, अमृतासङ्ग (तुत्थक/नीलाथोथा/तूतिया), कटंकटेरी (दारुहल्दी), कासीस, कम्पिल्लक (कबीला), नागरमोथा, लोध, गन्धक, राल, वायविडङ्ग, मैनसिल, हरताल तथा कनेर के जड़ की छाल- इन सभी को समभाग लेकर चूर्ण बनायें। तदनन्तर रोगी के शरीर पर सरसों के तैल की मालिश कर इस चूर्ण को घावों पर अवचूर्णन करना (बुरकना) चाहिए। इसके प्रयोग से दद्रु (दाद), कण्डू (खुजली), किटिभ (कुष्ठभेद), पामा तथा विचर्चिका रोग भी शान्त हो जाते हैं।

कुष्ठादिचूर्ण में निर्दिष्ट तूतिया आदि द्रव्यों का अशुद्ध रूप में ही प्रयोग होता है, क्योंकि यहाँ इनका बाह्य प्रयोग है, आभ्यन्तर नहीं। इस योग में प्रथम द्रव्य 'कुष्ठ' के स्थान पर अष्टाङ्गसंग्रह एवं अष्टाङ्गहृदय में 'मुस्त' पाठ है। वैद्यप्रसारक में चरकानुसारी पाठ लिया गया है।

आर्द्रवेतसकाष्ठं (च) दग्ध्वा भस्मावचूर्णयेत्।

दग्धाङ्गं तेन तच्छीघ्रं रोपणात् स्वस्थतां व्रजेत्।।

आर्द्र (गीली) वेतस की लकड़ी को जलाकर उसकी भस्म को जले अंग पर छिड़काएं, इससे शीघ्र ही व्रणरोपण होकर मनुष्य स्वस्थ हो जाता है।

उत्पलं चन्दनं[१] कुष्ठमुशीरं रक्तचन्दनम्।

मदनं मधुकं मांसी सूक्ष्मैला पद्मकेसरम्।।

पेषयेत् समभागानि विधिना तण्डुलम्बुना।

तेन प्रलेपयेद् गात्रं लूतामयनिबहर्णम्।। उत्पलदारुकम्।

उत्पल (नीलकमल), श्वेतचन्दन, कूठ, उशीर (खस), लाल चन्दन, मदनफल, मधुक (मुलेठी), जटामांसी, छोटी इलायची, पद्मकेसर- इन्हें समान मात्रा में लेकर तण्डुलजल (चावल के धोवन) के साथ विधिवत् पीसकर लेप बना लें। इसे लगाने से लूतारोग नष्ट हो जाता है।

प्रपुण्डरीकं त्रिफला शेवलं रजनीद्वयम्।

शिरीषस्य च पुष्पाणि मधूकं मधुयष्टिका।।

विभीतकत्वक् ककुभवे (?) ह्रीवेरसंयुतम्।

पिष्टं तैलघृतोपेतं लेपो वीसर्पनाशनः।। प्रपुण्डरीकाद्यम्।

प्रपौण्डरीक, त्रिफला, शेवल, हरिद्रा, दारुहरिद्रा, शिरीषपुष्प, मधूक (महुवा), मधुयष्टी (मुलेठी), विभीतक की छाल,....... एवं ह्रीवेर- इन सभी द्रव्यों को पीस लें और तैल एवं घृत मिलाकर लेप तैयार करें। यह लेप वीसर्परोग को नष्ट करता है।

---

१. **'चन्दनं'** इति शोधितपाठः अस्य स्थाने क.मातृकायां **'चध्मनं'** इति दृश्यते।

उत्पलं पद्मकिञ्जल्कं मृणाली रक्तचन्दनम्।
शतावरी तुम्बुरु त्वक् सुपिष्टं घृतसंयुतम्।
आलेपनं प्रदातव्यं दाहवीसर्पशान्तये।। उत्पलाद्यम्।

नीलकमल, पद्मकिञ्जल्क, मृणाली (कमलनाल), लाल चन्दन, शतावरी, तुम्बुरु एवं त्वक् (दालचीनी)- इन्हें घृत के साथ पीसकर लेपन तैयार करें। इससे दाह (जलन) एवं विसर्प रोग शान्त हो जाता है।

(शिशुपुष्टिकर एवं ग्रहबाधा-निवारक उबटन)

मूर्वावचाश्वगन्धासप्तच्छदमूलचोरकैस्सजलैः।
उद्वर्त्तनं प्रपिष्टैः शिशुगात्रविवर्द्धनं ग्रहनुत्।।

(बिन्दुसारात्- यो.सं., पृ.- ५६९)

मूर्वा, वचा, अश्वगन्धा, सप्तपर्णमूल एवं चोरक- इन्हें पानी के साथ पीसकर उद्वर्त्तन बनायें और शिशु के अंगों को इससे मलें। यह उद्वर्त्तन शिशु के अंगों की वृद्धि एवं पुष्टि करता है और ग्रहबाधा को नष्ट करता है।

श्लेष्मातकमुशीराणि पद्मकिञ्जल्कमुत्पलम्[१]**।**
नागपुष्पं शिरीषं च नलदं मधुकं सिता।
पद्मकं चैवमालेपो दशाङ्गोऽयं विसर्पहा।। द्वि. दशाङ्गम्।

श्लेष्मातक (लिसोड़ा), उशीर, पद्मकिञ्जल्क (कमल-केसर), नीलकमल, नागपुष्प, शिरीष, नलद, मधुक (मुलेठी), शर्करा एवं पद्मक- इन्हें पानी के साथ पीसकर लेप करने से विसर्परोग नष्ट हो जाता है। इस लेप में दस औषधीय द्रव्यों का प्रयोग होता है, इसे **दशाङ्ग लेप** कहा गया है।

---

१. '**पद्मकं नीलमुत्पलम्**' इति मातृकापाठः, '**पद्मकिञ्जकमुत्पलम्**' इति शोधितपाठः। मातृकागतपाठे पुनरुक्तिदोषः उत्तरार्धेऽपि '**पद्मक**' पददर्शनात्। पद्मकिञ्जल्कं च विसर्पचिकित्सायां चरकेऽपि निर्दिश्यते-

नागरं पद्मकिञ्जल्कमुत्पलं सबिभीतकम्। मधुकं नागपुष्पं च दद्याद् वीसर्पशान्तये।।
प्रपौण्डरीकं मधुकं पद्मकिञ्जल्कमुत्पलम्। नागपुष्पं च लोध्रं च तेनैव विधिना पिबेत्।।
(चरकसंहिता, विसर्प-चिकित्साध्यायः, २१.५६-५७)

सुरतरुरामठकुष्ठं शतपुष्पं सैन्धवं वचार्कपयः।

अस्थिगतानपि वातान् शमयन्त्येकेन लेपेन।। सुरतर्वाद्यम्।

देवदारु, हींग, कूठ, शतपुष्पा, सैन्धव लवण, वचा एवं अर्कक्षीर (आक का दूध)- इन द्रव्यों से तैयार किया गया लेप अस्थि (हड्डी) तक पहुँचे हुए वातविकारों को भी एक बार के प्रयोग से ही शान्त कर देता है।

शम्पाकनिम्बेन्द्रयवा दारुसञ्ज्ञः फलत्रिकम्।

सप्तच्छदो नक्तमालो मदनञ्च समांशकम्।।

एतदुद्वर्त्तनं स्नानमालेपननिघर्षणे।

विरेकवमनं श्रेष्ठं कुष्ठदद्रूपशान्तये।।

कर्त्तव्यं विदुषा प्रोक्तं सर्वप्राणिहितैषिणा।। आरग्वधदशकम्।

शम्पाक (आरग्वध/अमलतास), निम्ब, इन्द्रयव, देवदारु, त्रिफला, सप्तपर्ण, नक्तमाल एवं मदनफल- इन्हें समान मात्रा में लेकर जल के साथ पीसकर लेप तैयार करें। इसे उद्वर्त्तन (उबटन), स्नान, आलेपन एवं निघर्षण के रूप में प्रयुक्त करना चाहिए। इसी प्रकार सर्वप्राणियों के हितैषी विद्वान् वैद्य द्वारा उक्त द्रव्यों का विरेचन एवं वमन के लिए भी प्रयोग करवाना चाहिए। इससे कुष्ठ एवं दद्रू (दाद) शान्त हो जाते हैं।

तुम्बुरुः[१] सर्षपाः कुष्ठमश्वगन्धा च चित्रकम्।

पटोलतेजने[२] निम्बं देवदारु कुठेरकम्।।

सुरसं सैन्धवं रास्ना चोरकः शारिवा वचा।

हरितालं शिला चैव हरिद्रे द्वे निदिग्धिका।।

एतानि तक्रपिष्टानि कुष्ठेषूत्सादनं हितम्[३]।

---

१. 'तुम्बुरुः' हस्त, 'तुबरः' यो.स., (कुष्ठ-चिकित्सा, पृ.- ३१२)

२. '**पटोलतेजने निम्बं**' हस्त., '**पटोलपिचुमन्दौ च**' यो.स., (कुष्ठ-चिकित्सा)

३. '**कुष्ठेषूत्सादनं हितम्**' हस्त., '**कुष्ठेषूद्वर्त्तनं परम्**' यो.स., (कुष्ठ-चिकित्सा)

किटिभा: पामसिध्मानि[1] स्थूलारूंषि[2] विचर्चिका।।
कपालं कुष्ठं दद्रूंश्च कुष्ठं स्याद्विषजं च यत्।
योगेनानेन शाम्यन्ति कुष्ठानि विविधानि च।।
हस्तपादप्रसूतं च श्वित्रं शाम्यति लोहितम्।। तुम्बुर्वेकविंश:[3]।

तुम्बुरु (योगरत्नसमुच्चयानुसार- तुबर/चालमोगरा), सर्षप (सरसों), कूठ, अश्वगन्धा, चित्रक, पटोल, तेजन, नीम, देवदारु, कुठेरक, सुरसा, सैन्धव लवण, रास्ना, चोरक, सारिवा, वचा, हरिताल, मैनसिल, दोनों हल्दी (हल्दी, दारुहल्दी), निदिग्धिका- इन सभी २१ द्रव्यों को तक्र के साथ पीसकर बनाया गया उद्वर्तन कुष्ठ को दूर करने वाला अति उत्तम है। यह पामा, किटिभ, सिध्म, स्थूलारुष्क (रूसी), विचर्चिका, कपाल नामक कुष्ठ, दद्रू, विषजन्य कुष्ठ और विविध प्रकार के कुष्ठों को शान्त करता है। हाथ-पैरों पर होने वाले सफेद धब्बों के रूप में उभरे श्वित्र (श्वेत कुष्ठ) को भी यह योग नष्ट कर देता है। तुम्बुरु आदि एकविंशति (२१) औषधीय द्रव्यों से बना होने के कारण इस योग को **तुम्बुर्वेकविंश**: कहा गया है।

लाक्षा श्रीवेष्टकं कुष्ठं हरिद्रे गौरसर्षपा:।
व्योषमूलकबीजानि प्रपुनाडफलानि च।
एतानि सद्य: पिष्टानि कुष्ठेषून्मर्दनं हितम्।
सिध्मानां किटिभानां च दद्रूणां च विनाशनम्।। लाक्षैकदशा:।

लाक्षा (लाख), श्रीवेष्टक, कूठ, हरिद्रा, पिण्डहरिद्रा, गौरसर्षप (श्वेत सरसों), त्रिकटु, मूली के बीज और प्रपुनाटफल- इन्हें पानी के साथ पीसकर लेप बनायें और कुष्ठ वाले अंगों पर लेपन व मर्दन करें। ऐसा करने से कुष्ठ, सिध्म, किटिभ एवं दद्रूरोग नष्ट हो जाते हैं। इस योग में लाक्षा आदि एकादश (११) द्रव्य हैं। इसी आधार पर इसका नामकरण किया गया है।

---

१. '**किटिभा: पामसिध्मानि**' हस्त., पामाकिटिभसिध्मानि- यो.स., (कुष्ठ-चिकित्सा)
२. '**स्थूलारूंषि**' हस्त., '**स्थूलारुष्कं**' यो.स., (कुष्ठ-चिकित्सा)
३. अयं योगो भेलसंहिताया इति चन्द्रट: सूचयति योगरत्नसमुच्चये। मुद्रितायां भेलसंहितायां तु न लभ्यते तस्या: स्थले-स्थले खण्डितत्वात्।

लाक्षा व्योषं प्रापुनाडं च बीजं सश्रीवेष्टाः कुष्ठसिद्धार्थकाश्च।
तक्रोन्मिश्रः स्याद्धरिद्रे च लेपो दद्रूघ्नूक्तो मूलकोत्थं च बीजम्।।

द्वि.लाक्षैकादशाः। (अ.हृ.चि.- १९.८५)

लाक्षा (लाख), सोंठ पिप्पली, काली मिर्च, प्रपुनाट (पवाड़) के बीज, श्रीवेष्टक, कूठ, सिद्धार्थक (सफेद सरसों), हरिद्रा, पिण्डहरिद्रा एवं मूली के बीज- इन्हें तक्र के साथ पीसकर लेपन करने से दद्रूरोग (दाद) नष्ट हो जाता है। यह योग पूर्व योग के समान ही है किन्तु अन्तर इतना ही है कि इसमें औषधीय द्रव्यों के पेषण हेतु पानी के स्थान पर तक्र लेना है। इस योग में भी लाक्षा आदि एकादश (११) द्रव्य हैं। इसी आधार पर इसका नामकरण किया गया है। **यहाँ एकादश द्रव्य हैं, जबकि अष्टाङ्गहृदय की व्याख्याओं में हरिद्रा को एकवचन में पढ़ा गया है।** वैद्यप्रसारक के आलोक में वह चिन्त्य है।

पथ्याकरञ्जसिद्धार्थनिशावल्गुजसैन्धवैः।
विडङ्गसहितैः पिष्टैर्लेपो मूत्रेण कुष्ठजित्।। अभयाष्टकम्।

पथ्या (हरीतकी), करञ्ज, सिद्धार्थ (श्वेत सरसों), निशा (हरिद्रा), अवल्गुज (सोमराजी), सैन्धव लवण एवं विडङ्ग- इन्हें समान मात्रा में लें और गोमूत्र के साथ पीसकर लेप तैयार करें। कुष्ठ वाले अंगों पर लेपन करने से यह कुष्ठरोग को नष्ट कर देता है।

अर्कक्षीरमधूच्छिष्टं सैन्धवं सदृशं घृतम्।
मधुपाकं पचेत्तेन लिप्तापैति विपादिका।। अर्कचतुष्कम्।

अर्कक्षीर (आक का दूध), मधूच्छिष्ट (मधुमक्खी के छत्ते का मोम), सैन्धव लवण एवं घृत- इन्हें समान मात्रा में लेकर पका लें। इस मल्हम को लगाने से विपादिका (बिवाई) ठीक हो जाती है।

बलातिबलयोर्मूलं द्वे हरिद्रे सचिक्कसे।
अश्वगन्धश्च ते हिङ्गुश्चव्यं सर्पिस्तथैव च।
एतदुद्वर्त्तनं श्रेष्ठं बलानां ग्रहनाशनम्।। बलाष्टकम्।

बला एवं अतिबला का मूल, हरिद्रा, दारुहरिद्रा, चिक्कस (जौ को थोड़ा-सा भूनकर बनाया गया आटा), अश्वगन्धा, हिङ्गु एवं चव्य- इन आठों औषधीय द्रव्यों को पीस लें और घृत मिलाकर उद्वर्त्तन (उबटन) करें। यह श्रेष्ठ उद्वर्त्तन बालकों की ग्रहबाधाओं को नष्ट करता है।

चित्रकविषभल्लातक गुञ्जानिस्वानि बल्लपिष्टानि।
श्वित्रं सपुण्डरीकं प्रलेपमात्रेण निघ्नन्ति।। चित्रकाद्यम्।

चित्रक, विष (वत्सनाभ), भल्लातक, गुञ्जानिस्व (....)- इन्हें बल्ल के साथ पीसकर लेप तैयार करें। इसका लेपन करने मात्रा से श्वित्र (श्वेतकुष्ठ) एवं पुण्डरीक नामक कुष्ठरोग नष्ट हो जाता है।

माहिषं क्वथितं क्षीरमेतेनोद्वर्त्तनं परम्।
मुखवर्णकरं स्त्रीणां तिलकानां च नाशनम्।

भैंस के दूध को अच्छी प्रकार से उबालकर गाढा कर लें और मुख पर मलें। यह योग स्त्रियों के मुख का रंग निखार देता है और तिलकों का निवारण करता है।

चूर्णं वाकुचिकायास्तु शृङ्गवेरसमन्वितम्।
उद्वर्त्तनमिदं हन्यात् कुष्ठरोगं कृतास्पदम्।।

बाकुची के चूर्ण को अदरक के साथ पीसकर उद्वर्त्तन (उबटन) बनायें। इसका प्रयोग पुराने कुष्ठ रोग को भी नष्ट कर देता है।

धात्रीफलं सर्जरसं च पाक्यं सौवेरपिष्टश्च तदासुतश्च।
भवन्ति सिध्मानि यथा न भूयस्तथैवमुद्वर्त्तनतः करोति।। (योगशतम्- ३५)

पाक्यं विडलवणं सौवीरं गोधूमकाञ्जिकम्।

धात्रीफल (आँवला) एवं सर्जरस (राल) के साथ पाक्य (यवक्षार) मिला लें, पुनः इसे सौवीर (काञ्जी) के साथ पीस लें; तदनन्तर इसे पुनः काञ्जी में डालकर आसुत करें- अर्थात् सन्धानविधि के अनुसार तीन दिन डाले रखें। इस प्रकार तैयार किये गये इस योग से उद्वर्त्तन (उबटन) करें। इससे ऐसा प्रभाव

होता है कि शरीर पर पुनः कभी सिध्म (सीप/कुष्ठ का एक भेद) नहीं उभरता है।

हरितालं यवक्षारं गन्धापामार्गमेव च।
गोमूत्रं सूर्यपाकेन सिध्मानां परमौषधम्।। हरितालचतुष्कम्।

हरिताल, यवक्षार, गन्ध (गन्धक) एवं अपामार्ग- इन चारों द्रव्यों को गोमूत्र के साथ पीसकर सूर्यताप में रख दें। तदनन्तर इससे शरीर पर लेपन एवं मर्दन करें। यह सिध्म (सीप) के लिए परमौषध है। सिध्म-निवारण हेतु ऐसा ही योग सिद्धसारसंहिता (१२.२६) में भी मिलता है-

लेपः सिध्महरो दृष्टो गन्धकः सयावग्रजः। कदल्याः खरपुष्प्या वा तैलं क्षारेण संगतम्।।

यवाग्रज (यवक्षार) एवं गन्धक के चूर्ण का लेप सिध्म-नाशक होता है। कदली अथवा खरपुष्पी (अपामार्ग) के क्षार से युक्त तैल भी सिध्म नामक कुष्ठ को नष्ट कर देता है।

मधुकैरण्डबीजानि वर्षाभूर्मधुसंयुतः।
धान्याम्लपिष्टो लेपोऽयं निहन्याद्वातशोणितम्।। यष्टीपञ्चकम्।

मधुक (मुलेठी), एरण्डबीज, वर्षाभू (पुनर्नवा)- इन द्रव्यों को धान्याम्ल (काञ्जी) के साथ पीसकर लेप तैयार करें। इसमें मधु मिलाकर शरीर पर लेपन करने से वातशोणित रोग नष्ट हो जाता है।

मूलं [१]कुरण्टजीवन्त्योर्लेपः सौवीरसंयुतः।
वातास्रदाहवमथून्मादशूलं निहन्ति तम्।। सहचरत्रिकम्।

कुरण्ट (सहचर) एवं जीवन्ती के मूल को काञ्जी के साथ पीसकर लेप तैयार करें। शरीर पर इसका लेपन करने से वातरक्त, दाह, वमि (छर्दि), उन्माद एवं शूल नष्ट हो जाते हैं।

प्रपुण्डरीकं मधुकमुशीरं पद्मकेसरम्।
कपोतांगा रक्तयष्टी रास्ना पाषाणपद्मकम्।।

१. **'कर्कटजीव०'** इति मातृकागतः पाठः, **'कुरण्टजीव०'** इति शोधितपाठः। कुरण्टस्य सहचरपर्यायात्वात्। सहचरत्रिकम् इति नाम्ना योगोऽयं निर्दिश्यते।

मेदा नीलोत्पलं दार्वी मसूरं चारटी विषा।
बला मोजा गोपवल्ली सूक्ष्मचूर्णानि कारयेत्।।
प्रदेयः शीततोयेन विषजालकगर्दभम्।
गण्डमालां विदाहं च मूर्धघ्राणरुजापहम्।।
गण्डेषु हृदये योनिपार्श्वशूलगलग्रहे।
प्रलेपे नवनीतेन सर्पिषोरसि जानुनि।।
ऊरुजंघांसपादेषु योनिलिङ्गगुदेषु च।
लेपमात्राद्धहेल्लूतालिङ्गरोगनिवारणम्।। बृहत्प्रपुण्डरीकाद्यम्।

प्रपुण्डरीक, मुलेठी, उशीर (खस), पद्मकेसर (कमलकिञ्जल्क), कपोतांगा? (कपोतांघ्रि- सुगन्धद्रव्य विशेष), रक्तयष्टी (मञ्जिष्ठा), रास्ना, पाषाणभेदक, पद्मक, मेदा, नीलकमल, दार्वी (दारुहल्दी), मसूर, चारटी, अतिविषा, बला, अजमोदा, गोपवल्ली- इन द्रव्यों का सूक्ष्म चूर्ण बना लें और शीतल जल के साथ सेवन कराएं। इससे विष, जालकगर्दभरोग, गण्डमाला, विदाह, शिरोरोग एवं नासारोग नष्ट हो जाते हैं। गण्डमाला, हृदयरोग, योनिशूल, पार्श्वशूल एवं गलग्रह में इस चूर्ण का छाती, जानु (घुटना), उरू, पिण्डली, कन्धा, पैर, योनि, लिंग, गुदा पर नवनीत के साथ लेपन करना चाहिए। यह लेप लूतालिंगरोग का भी निवारण करता है।

'वाते सरक्ते सघृतः प्रदेयो गोमूत्रचूर्णं छगलीपयश्च'।।

वातरक्त में घृतसहित गोमूत्र, चूर्ण (चूना) एवं बकरी का दूध देना चाहिए।

शारिवा पद्मकं चैव पाषाणं घृतसंयुतम्।
लेपो वीसर्पशमनो दाहपित्तनिवारणः।। शारिवाचतुष्कम्।

शारिवा, पद्मक एवं पाषाण (गन्धक) को घृत के साथ पीसकर लेप बनायें। यह विसर्प, दाह एवं पित्तविकारों को शान्त करता है।

मधुका पित्तरक्तघ्नी वातरक्तरुजापहा।
स्तम्भनी मार्दवकरी व्रणक्लेदावकर्षणी।।

मधुका (मुलेठी) पित्तरक्त का निवारण करने वाली और वातरक्तरोग का शमन करने वाली होती है। यह स्तम्भनी, मार्दवकरी एवं व्रणक्लेद को सुखाने वाली होती है। अत: व्रण चिकित्सा में इसका विशेष उपयोग करना चाहिए।

'शतधौतेन सहिता दन्ती वीसर्पनाशनी'।

शतधौत (सौ बार पानी से धोए गये) घृत के साथ मिश्रित दन्ती के चूर्ण का लेप करने से वीसर्प रोग नष्ट हो जाता है।

रसाञ्जनं हरिद्रे द्वे मञ्जिष्ठा निम्बपल्लवा:।
त्रिवृत्तेजोवती दन्ती कल्को नाडीव्रणापह:।। हरिद्रासप्तकम्।

(सु.चि.- ८.४१)

रसाञ्जन, दोनों हल्दी, मञ्जिष्ठा, नीम के पत्र, निशोथ, तेजोवती (तेजबल) और दन्ती- इनका कल्क नाड़ीव्रण को ठीक करता है। यद्यपि यहाँ आठ द्रव्य हैं, परन्तु हरिद्रा एवं दारुहरिद्रा को एक मानकर 'हरिद्रासप्तकम्' नाम संगत होता है।

उत्पलं च हरिद्रे द्वे सकुष्ठं रक्तचन्दनम्।
मञ्जिष्ठामभयं पाठां चन्दनं पद्मकेसरम्।।
मधुकं कट्फलं निम्बं धातकी रोध्रगैरिकम्।
चूर्णमेतत् प्रयोक्तव्यमसाध्यव्रणरोपणम्।।
दद्रूकिटिभकुष्ठानि मण्डलानि विचर्चिका।
हन्त्येकेन प्रलेपेन तथा नाडीव्रणानपि।। उत्पलषोडशकम्।

नीलकमल, हरिद्रा, दारुहरिद्रा, कूठ, लालचन्दन, मञ्जिष्ठा, अभय (उशीर), पाठा, श्वेतचन्दन, पद्मकेशर, मधुक (मुलेठी), कट्फल, निम्ब, धातकी, रोध्र एवं गैरिक (गेरू)- इन १६ औषधीय द्रव्यों का लेप असाध्य व्रणों का भी रोपण (भराव) कर देता है। यह दाद, किटिभ, कुष्ठ, मण्डल एवं विचर्चिका को भी शान्त कर देता है। नाडीव्रण को यह एक बार प्रयोग करने से ही ठीक कर देता है।

(पञ्चवल्कलचूर्णैर्वा शुक्तिचूर्णसमायुतै:[१]।)

धातकीरोध्रचूर्णैर्वा तथा रोहन्ति ते व्रणा:।। द्विसम:। (च.चि.- २५.६७)

सीप की भस्म मिलाकर पञ्चवल्कल (न्यग्रोध, उदुम्बर, अश्वत्थ, प्लक्ष, वेतस की छाल) के चूर्ण का अवचूर्णन करना चाहिए अथवा सीप की भस्म मिलाकर धाय तथा रोध्र के चूर्ण का अवचूर्णन करना चाहिए। इन प्रयोगों से व्रण भर जाते हैं।

यवचूर्णं समधुकं सतैलं[२] सर्पिषान्वितम्।

दद्यादालेपनं कोष्णं दाहशूलोपशान्तये।। (च.चि.- २५.७८)

जौ का आटा एवं मुलेठी के चूर्ण में तिलतैल व घृत मिलाएं और गर्म कर लेप तैयार करें। यह लेप व्रण में होने वाले दाह व शूल को शान्त करता है।

तिलकल्क: सलवणो द्वे हरिद्रे त्रिवृद् घृतम्[३]।

मधुकं निम्बपत्राणि प्रलेपो व्रणशोधन:[४]।। तिलाष्टकम्।

(च.चि.- २५.८५)

तिलकल्क, सैन्धवलवण, हरिद्रा, दारुहरिद्रा, त्रिवृता, मधुक (मुलेठी) एवं निम्बपत्र- इनका घृत सहित लेप व्रणशोधन होता है।

चन्दनं पद्मकिञ्जल्कं दार्वीत्वङ्[५]नीलमुत्पलम्।

मेदा मूर्वा समङ्गा च यष्ट्याह्वं व्रणरोपणम्।। चन्दनाष्टकम्।

(च.चि.- २५.८८)

चन्दन, कमलकिञ्जल्क, दारुहल्दी, नीलकमल, मेदा, मूर्वा, समङ्गा एवं मधुयष्टी (मुलेठी)- इन आठ औषधियों को समान मात्रा में लेकर पीसकर लेप बनायें। यह व्रणरोपण (घाव को भरने वाला) लेप है।

---

१. कोष्ठकगतोंऽश: हस्तलिखितपुस्तके नास्ति।

२. **'सतैलं'** इति हस्तलिखितपुस्तके पाठ:, **'सतिलं'** इति मुद्रिते चरके।

३. **'घनम्'** इति मातृकायाम्, अस्य स्थाने **'घृतम्'** इति चरके पठ्यते।

४. **'व्रणरोपण:'** इति मातृकायाम्, अस्य स्थाने **'व्रणशोधन:'** इति चरके पठ्यते।

५. **'जीवन्ती'** इति हस्तलिखितपुस्तके पाठ:, **'दार्वीत्वङ्'** इति मुद्रिते चरके।

लाङ्गलं शतपुष्पी च वचा यष्टी बला तथा।
लेपोऽयं स्वतमुद्वै (?) स्यादुदरे शीतलाम्भसा।।

लाङ्गल, शतपुष्पी, वचा, यष्टी (मुलेठी) और बला- इनसे बना लेप... उदररोग में हितकर होता है।

शैरीषपत्ररसं घृतसहितं पाययेदृतुस्नाताम्।
बन्ध्यामपत्यकामां क्षीराशनभोजनीं षडहम्।।

सन्तान की इच्छुक वन्ध्या नारी को ऋतुस्नान के अनन्तर छः दिन तक शिरीषपत्र-स्वरस में घृत मिलाकर पिलाएं। इसके साथ पथ्याहार के रूप में क्षीरभोजन दें। इसके प्रभाव से उसका मनोरथ पूर्ण होता है।

गुञ्जादलं हरिद्रा च कुक्कुटस्य शकृत्कणः।
गोमूत्रयोगालेपेन नाशयत्यर्शसां वपुः।। इति लेपोद्वर्त्तनानि।

गुञ्जादल, हरिद्रा, कुक्कुट का मल- इन्हें गोमूत्र के साथ पीसकर लेप बनायें। इसके प्रयोग से अर्श (बवासीर) के मस्से नष्ट हो जाते हैं।

अथ स्नानानि

हरीतकीं च सम्पेष्य गात्रमुद्वर्त्तयेन्नरः।
पश्चात् स्नानं प्रकुर्वीत देहस्वेदप्रशान्तये।।

हरीतकी (हरड़) को पानी के साथ पीसकर शरीर पर मलना चाहिए। इसके कुछ समय पश्चात् स्नान करना चाहिए। इससे अधिक एवं दुर्गन्धियुक्त स्वेद (पसीना) का निवारण हो जाता है।

बकुलस्य फलैः[1] सम्यग्वारिणा परिपेषितैः।
गात्रमुद्वर्त्तयित्वा तु हरीतक्या सुपिष्टया।।
भूयस्तूद्वर्त्तनं कृत्वा पश्चात् स्नानं प्रकल्पयेत्।
प्रस्वेदान्मुच्यते क्षिप्रं ततस्त्वेवं समाचरेत्।।

१. **'ताम्बूलस्य फलैः'** इति मातृकागतः पाठः, **'बकुलस्य फलैः'** इति शोधितपाठः, माधवचिकित्सितानुसारितया (माधवचिकित्सा- ८२.५, पृ.- ३११)।

बकुल (मौलसिरी) के फलों को जल के साथ अच्छी तरह पीसकर शरीर पर मलें। तदनन्तर पानी के साथ पिसी हुई हरीतकी से शरीर पर उद्वर्त्तन (उबटन) करें। इस प्रकार करने से शीघ्र ही प्रस्वेद (अधिक पसीना) से मुक्ति मिलती है। अत: प्रस्वेदमुक्ति के लिए यह उपाय अपनाना चाहिए।

प्लक्षाश्वत्थोदुम्बरमधूकवटगर्दभाण्डवरुणानाम्।
आदाय मुष्टिमात्रां विपाच्य सलिलार्द्धशेषेण[१] **।।**
तेन जलेन शिशूनां स्नानं कुर्वीत पूतशीतेन।
त्वग्रक्तकोठमण्डलविस्फोटकशमनमायुष्यम्।।
सर्वग्रहापनोदनमुपचयकरमङ्गसन्धीनाम्।
एषामेव च कल्कैः सरक्तकोठापहो लेपः[२] **।।**

(बिन्दुसारात्- यो.स., पृ.- ५६९)

प्लक्ष (पिलखन), अश्वत्थ (पीपल), उदुम्बर (गूलर), मधूक (महुआ), वट (बड़), गर्दभाण्ड (कपीतन/पारिस) एवं वरुण- इन वृक्षों के पत्तों को एक-एक मुष्टि परिमाण में लेकर, एक आढ़क जल में पकायें। अर्द्धांश शेष रहने पर छानकर शीतल करें और इस जल से शिशु को स्नान कराएं। इसके प्रभाव से रक्तपित्त, कोठ, कण्डू, मण्डल एवं विस्फोटक (फोड़े-फुंसियों) का शमन होता है और शिशु दीर्घायु बनता है। इस जल के स्नान से सभी ग्रहबाधाओं का निवारण होता है और अङ्ग-सन्धियों की पुष्टि होती है। उपरोक्त वृक्षों के पत्तों के कल्क का लेपन करने से भी रक्तपित्त एवं कोठ आदि विकारों का शमन होता है।

मुस्तं मदनत्रिफलाकरञ्ज आरग्वधस्सकल्कयवाः।
दार्वी समुस्तपर्णी स्नानं सिद्धार्थकं नाम (?)।।

---

१. **'सलिलाढकपादशेषेण'** इति मातृकागतः पाठः, अस्य स्थाने **'सलिलार्द्धशेषेण'** चन्द्रटसंग्रहे पाठः, अयमेव शुद्धत्वाद् गृहीतः।

२. अयं योगो गदनिग्रहे कौमारतन्त्रान्तर्गते बालग्रहाधिकारेऽपि विद्यते। श्लोकसंख्या- ५४-५६;

एष कषायो वमनं विरेचनं वर्णकस्तनूद्घर्षः।
त्वग्दोषकुष्ठशोफप्रवासनं पाण्डुरोगघ्नः।।

मुस्ता, मदनफल, त्रिफला, करञ्ज, आरग्वध एवं कल्कित यव (जौ), दार्वी, मुस्तपर्णी- इनका कषाय (क्वाथ) उत्तम, वमन एवं विरेचन का काम करता है। इससे त्वग्दोष (त्वचा-विकार), कुष्ठ रोग, शोफ (सूजन) आदि का निवारण होता है और पाण्डुरोग भी नष्ट हो जाता है। उपर्युक्त औषधियों का वर्णक (विलेपन) और तनूद्घर्ष (उबटन) भी बनाया जाता है। इनके प्रयोग से भी त्वग्दोष (त्वचा-विकार), कुष्ठ रोग, शोफ (सूजन) आदि का निवारण होता है पूर्वोक्त परिणाम मिलता है।

अथ वाजीकरणानि

(यहाँ वर्णित विषय मूलतः चरकसंहिता-चिकित्सास्थान के वाजीकरणाध्याय पर आधारित है, परन्तु यहाँ प्रस्तुत किये गये श्लोक अष्टाङ्गसंग्रह से उद्धृत हैं। यहाँ हमने स्पष्टता के लिए इन श्लोकों की **इन्दुरचित टीका** भी अष्टाङ्गसंग्रह से उद्धृत की है)

यहाँ बहुत-से योग हिंसासाध्य हैं, हमारा अभिमत है कि उन्हें कभी नहीं अपनाना चाहिए। द्रव्यगुण की दृष्टि से इस प्रकार के योग आयुर्वेद के कुछ ग्रन्थों में मिलते हैं। इनके पीछे ग्रन्थकार का यह अभिप्राय नहीं है, कि लोग उन्हें अपनायें, अपितु केवल- **'सर्वदा सर्वभावानां सामान्यं वृद्धिकारणम्'** (चरकसंहिता, सूत्रस्थान- १.४४) इस सिद्धान्त की दृष्टि से इस प्रकार के योगों का उल्लेख होता है। हिंसात्मक व आसुरी प्रवृत्ति से युक्त होने के कारण इस प्रकार के योग सर्वथा त्याज्य हैं। अन्य बहुत-से उत्तम व निर्दोष वाजीकर योग हैं, उन्हें ही अपनाना चाहिए। ध्यान रहे वाजीकर योगों का उद्देश्य शुक्रपुष्टि द्वारा उत्तम सन्तान-प्राप्ति ही है; विलासिता को बढ़ावा देना नहीं, क्योंकि विलासिता व कामुकता का परिणाम सदा ही घातक, दुःखदायक व पतनकारक होता है। आयुर्वेद के महान् आचार्य वाग्भट ने भी इस विषय में सावधान करते हुए कहा है-

उपदिष्टे विचित्रेऽस्मिन् वक्तव्यार्थानुरोधतः।
कर्त्तव्यमेव कर्त्तव्यं प्राणाबाधेऽपि नेतरत्।।

(अष्टांगसंग्रह, वाजीकरणविधि-४९.८८, अत्रिदेव-संस्करण, खण्ड- २, पृ.- ४३०)

अर्थात् वक्तव्य के अनुरोध से सिद्धान्त भर दिखाने के लिए कुछ विचित्र (अजीब) योगों का उल्लेख भी आयुर्वेद में होता है, परन्तु उन्हें कदापि नहीं अपनाना चाहिए। प्रत्युत कर्त्तव्य एवं धर्म के अनुसार ही योगों को ग्रहण करना चाहिए। मृत्यु भले ही हो जाए, परन्तु हिंसात्मक, निर्दयतापूर्ण एवं बीभत्स योगों को स्वीकार नहीं करना चाहिए।

हंसबर्हिणदक्षाण्डान् भृष्टांस्तप्तेन सर्पिषा।
सुरानुपानानश्नीयात् स दृप्त: तर्पयेत् स्त्रिय:।। (अ.सं.उ.- ५०.४१)

इन्दुटीका- हंसादीनां प्रत्येकस्याण्डान् तप्तेन सर्पिषा भृष्टान् सुरानुपानान् खादेत्।

हंसी, मोरनी या मुर्गी के अण्डों को गर्म घी में भूनकर खाने और अनुपान रूप में सुरा लेने से दृप्त हुआ मनुष्य रतिसुख प्रदान कर स्त्री को भी तृप्त करता है।

आर्द्राणि मत्स्यमांसानि शफरीर्वा सुभर्जिता:।
तप्ते सर्पिषि य: खादेत्स गच्छेत्स्त्रीषु न क्षयम्।। (अ.सं.उ.- ५०.४२)

इन्दुटीका- आर्द्राणां मत्स्यमांसानां शफरीमांसानां च घृतभृष्टानां प्रयोग: सुबोध:। शफरी रोहित:। (मत्स्यशब्दस्य सामान्यवाचित्वेऽपि रोहितस्य ग्रहणं प्रधानकल्पनाश्रयणाद् रोहितो मत्स्यानामिति इति जेज्जट:)।

मछली का ताजा मांस तथा शफरी (रोहित नामक मछलियाँ) को गर्म घी में भूनकर जो खाता है, वह स्त्रीप्रसंग में कमजोर नहीं होता है।

घृतभृष्टान् रसे छागे रोहितान् फलसारके।
अनुपीतरसान् सिद्धानपत्यार्थी प्रयोजयेत्।। (अ.सं.उ.- ५०.४३)

इन्दुटीका- रोहितान् दाडिमादिफलप्रधाने छागे रसे सिद्धान् घृतभृष्टान् रसानुपान- युक्तानपत्यार्थी प्रयोजयेत्।

दाडिमरस आदि से युक्त छागमांसरस में सिद्ध और घृत में भर्जित रोहित मछलियों के सेवन और ऊपर से अवशिष्ट रस के पान से सन्तानप्राप्ति का सामर्थ्य बढ़ता है।

घृतं माषान् सबस्ताण्डान् फलाम्ले माहिषे रसे।
स्वादौ वा साधयेत् पूतं तद्रसं भर्जयेद् घृते।।
ईषल्लवणितैर्युक्तं धान्यजीरकनागरैः।
पीतस्स वृष्यो बल्यश्च बृंहणश्च परो रसः।। (अ.सं.उ.- ५०.४४)

इन्दुटीका- घृतं माषान् बस्तानामण्डांश्च माहिषे दाडिमादिफलाम्ले वा रसे स्वादावेव वा न त्वम्ले साधयेत्। तं तथाविधं रसं पूतमीषल्लवणं धान्याम्लादिभिर्युक्तं घृते भर्जयेत्। पीतः स रसः परं वृष्यादिगुणः।

उड़द, बकरे के वृषण- इनको घृत, अनारदाने के अम्ल रस अथवा भैंस के मांसरस में अथवा अनारदाने के बिना या उसके स्थान में पकायें, फिर इस मांसरस को घी में भूनें, इसमें थोड़ा नमक, धनिया, जीरा और सोंठ मिलाकर पियें, यह रस वृष्य और अतिशय बृंहण है।

चटकांस्तैत्तिरे तद्वत्तित्तिरीन् कौक्कुटे रसे।
कल्पयेच्छिखिनो हांसे हंसान्वा शिखिजे रसे।।
तृप्तिं चटकमांसानां गत्वा योऽनुपिबेत् पयः।
प्रभूतकालसंरुद्धाः स तर्पयति योषितः।। (अ.सं.उ.- ५०.४५)

इन्दुटीका- तैत्तिरे रसे चटकांस्तद्वदिति माहिषरससविधानेन कल्पयेत्। तद्वदेवेति तित्तिरीणां प्रयोगः कौक्कुटे रसे। व्याख्यासमम्। प्रभूतकालसंरुद्धाः बहुकालं पुरुषसंसर्गेण विनाभूताः।

तीतर के मांसरस में चिड़ियों के अण्डों को सिद्ध करें। इसी प्रकार से मुर्गे के मांसरस में तीतरों के अण्डों को पकायें। इसी प्रकार से हंसों के मांस रस में मोर के, मोर के मांस रस में हंस के अण्डों को पकायें। जो व्यक्ति चिड़ियों के मांस से तृप्त होकर पीछे से दूध पीता है, वह बहुत समय तक संसर्ग से वञ्चित स्त्रियों को तृप्त करता है।

घृताढ्यं कुक्कुटं शूल्यं शीतं खादेत् समाक्षिकम्।
पिबेच्चानन्तरं क्षीरं य इच्छेत्प्रमदाशतम्।। (अ.सं.उ.- ५०.४६)

इन्दुटीका- शूले कुक्कुटं बहुना घृतेन संस्कृत्य शीतीकृत्य क्षौद्रेण युक्तं खादेत्। अनन्तरञ्च क्षीरं पिबेत्। स एवं कुर्याद्यः शुक्रमक्षयमिच्छेत्।

लोह शलाकाओं (सीखचों) पर मुर्गे के मांस को पकाकर प्रचुर घृत में डाल कर ठण्डा होने पर मधु के साथ खाएं। इसके पीछे दूध पिएं। इससे अक्षय शुक्र होता है।

बस्ताण्डसिद्धे गोदुग्धे भावितानसकृत्तिलान्।
यः खादेत् ससितान् गच्छेत् स स्त्रीशतमपूर्ववत्।। (अ.सं.उ.- ५०.४७)

इन्दुटीका- पिप्पल्यादिना छगलाण्डविधानं सुबोधम्। तथैव छगलाण्डसिद्ध-गोक्षीरभावितानां तिलानां प्रयोगः।

बकरे के वृषणों से सिद्ध गाय के दूध से तिलों को अनेक बार भावना देकर जो मिश्री के साथ खाता है, वह अनेकस्त्रीरमण-सामर्थ्य प्राप्त कर लेता है।

भुक्त्वा यो माषयूषेण[1] घृताढ्यं षष्टिकौदनम्।
पयः पिबति जागर्त्ति कृत्स्नां रात्रिं स वेगवान्।। (अ.सं.उ.- ५०.४८)

इन्दुटीका- भुक्त्वेत्यादि। यो घृताढ्यं घृतभूयिष्ठं षष्टिकान्नं माषसूपेन सह भुक्त्वा पयः पिबति, स वेगवान् सकलां रात्रिं जागर्त्ति।

जो व्यक्ति माषयूष के साथ प्रचुर घृत वाले साठी के चावल खाकर दूध पीता है; वह उत्तेजित होकर सम्पूर्ण रात्रि जागता है।

गृष्टिर्बष्कयणी नीरुगूर्ध्वशृङ्गी चतुःस्तनी।
सान्द्रस्वादुबहुक्षीरा रूपशीलसमन्विता।।
इक्षुभिर्माषपर्णेन या सुपुष्टार्जुनेन वा।
तत्क्षीरं ससिताक्षौद्रघृतं पुत्र्यं रतिप्रदम्।। (अ.सं.उ.- ५०.५२)

---

१. **'माषयूषेण'** इति हस्तलिखितपुस्तके पाठो दृश्यते। अष्टाङ्गसंग्रहे मुद्रिते तु **'माषसूपेन'** इति पाठः, एतमेव चाश्रित्य इन्दुटीका दृश्यते। मुद्रिते चरके तु वैद्यप्रसारकगत एव पाठो दृश्यते- च.चि.- २/१.४७;

इन्दुटीका- गृष्टित्वादिगुणयुक्ताया इक्ष्वादिना सुपुष्टायाः गोः क्षीरं सितादिसहितं पीतं पुत्रीयं रतिप्रदं च। गृष्टिः प्रथमप्रसवा। बष्कयण्यनवप्रसूता।

गृष्टि (प्रथम बार ब्याई गाय), बष्कयणी (बाखड़ी/पलेटी- बहुत दिनों की ब्याई), निरोगी, खड़े सींग वाली चारों स्तनों वाली, सान्द्र (गाढ), मधुर एवं प्रचुर दूध वाली, रूप-शील से युक्त, गन्ने के उपर का भाग (गौला) या उड़द के पत्तों से अथवा अर्जुन के पत्ते को खिलाने से पुष्ट हुई, गाय के दूध में शर्करा, मधु और घी मिलाकर पिएं। यह दूध पुत्र देने वाला और रतिशक्ति बढ़ाने वाला होता है।

शुक्रलैर्जीवनीयाख्यैर्बृंहणैर्बलवर्धनैः।
वयःसंस्थापनैश्चैतत् पयः सिद्धं पृथक्-पृथक्।।
युक्तं गोधूमचूर्णेन सघृतक्षौद्रशर्करम्।
पर्यायेणोपयोक्तव्यमिच्छता शुक्रमक्षयम्।। (अ.सं.उ.- ५०.५३)

इन्दुटीका- गोर्गृष्ट्यादिगुणयुक्तायाश्चैतत् पयः शुक्रलैः शुक्रवर्द्धनैर्महाकषायसंग्रहाध्यायपठितैर्मेदाकाकोलीद्वयादिभिः जीवनीयाख्यैर्जीवन्तीकाकोल्यादिभिः। बृंहणैर्वाट्याबलादिभिः वयसः स्थापनैरमृतापथ्यादिभिश्च पृथक्पृथक् सिद्धमनन्तरञ्च गोधूमचूर्णेन घृतादिभिश्च युक्तं पर्यायेणेति क्रमेणोपयोक्तव्यमक्षयं शुक्रमिच्छता पुंसा।

प्रथम बार ब्याई तथा पूर्वोक्त गुणों वाली गाय के दूध को शुक्रवर्धक, जीवनीयगण की, बृंहणीय, बलवर्धक एवं वयःस्थापक गणों[1] की ओषधियों से पृथक्-पृथक् सिद्ध करें। इस दूध में गेहूँ का भुना आटा, घृत, मधु और शर्करा मिलाकर क्रमशः मात्रा बढ़ाते हुए प्रयोग करना चाहिए। इससे शुक्र अक्षय हो जाता है।

मण्डलैर्जातरूपस्य सुतप्तैस्तत्पयः शृतम्।
सिद्धं पुंसवनं वृष्यं ससिताघृतमाक्षिकम्।
रूप्यायस्ताम्रनागानामयमेव पृथग्विधिः।। (अ.सं.उ.- ५०.५५)

१. ये गण अष्टाङ्गसंग्रह-सूत्रस्थान के महाकषायसंग्रह नामक १५वें अध्याय में हैं।

इन्दुटीका- तत्पयस्तस्या गृष्ट्यादिगुणयुक्ताया गो: पय: सुतप्तै: सुवर्णस्य पत्रै: श्रृतम्। सिद्धमित्यादि सुबोधम्। सुवर्णवद्रूप्यादीनामपि चतुर्णामन्यतमस्य विधि:। (जातरूपस्य सुवर्णस्य शुद्धस्येत्यर्थ:। मण्डलै: पत्रै: श्रृतस्य पयसो विशिष्टशक्त्युत्पाद:। तत्पयस्तस्या एवेक्ष्वादिपुष्टाया:- इति जेज्जट:)।

स्वर्ण के बारीक पतरे बनाकर इनको अग्नि में तेज गर्म कर उपर्युक्त गुणों वाली गाय के दूध में बुझाएं। इस दूध को शर्करा, घृत और मधु के साथ पिएं। यह पुंसवन और वृष्य है। स्वर्ण की भाँति चांदी, लोह, ताम्र, सीसक के पतरों से भी यह कल्पना करनी चाहिए।

चूर्णिता: पिप्पलीस्त्रिंशत् प्रकुञ्चे तैलसर्पिषो:।
भृष्टा: सशर्कराक्षौद्रा: क्षीरेणालोडिता: पिबेत्।
अश्नंश्च षष्टिकं क्षीरसर्पिर्भ्यां वाजिवद्भवेत्।। (अ.सं.उ.- ५०.५६)

इन्दुटीका- तैलघृतयो: प्रकुञ्चे भृष्टस्य त्रिंशत्पिप्पलीचूर्णस्य शर्कराक्षौद्रसहितस्य क्षीरेण पानं षष्टिकान्नस्य च क्षीरसर्पिर्भ्यामशनं वाजीकरणम्।

तीस पिप्पली लेकर चूर्णकर लें। इसको तैल में और घृत के दो प्रकुञ्च (२ पल बराबर ८ तोला) में भूनकर शर्करा, मधु और दूध में मिलाकर पिएं। साठी चावल को दूध और घी के साथ खाएं। इससे पुरुष अश्व के समान शक्तिसम्पन्न एवं वेगवान् होता है।

चन्द्रांशुशुभ्रं पयसा घृताढ्यं षष्टिकौदनम्।
शर्करामधुसंयुक्तं भुञ्जानो ना वृषायते।। (अ.सं.उ.- ५०.५७)

इन्दुटीका- चन्द्रांशुवच्छुभ्रं षष्टिकस्यौदनं घृतभूयिष्ठं शर्करामधुयुक्तं क्षीरेण भुञ्जानो वृषायते। ना पुरुष:।

चन्द्रमा की किरणों के समान श्वेत सांठी चावलों को प्रभूत घी और दूध के साथ, शर्करा, मधु मिलाकर खाएं, इससे मनुष्य वृष की भान्ति शुक्रसम्पन्न व रतिशक्ति युक्त हो जाता है।

दध्न: सरेण सघृतो भक्षित: षष्टिकौदन:।
सैलात्वगूषणक्षौद्र: शर्कराढ्येन शुक्रकृत्।। (अ.सं.उ.- ५०.५७)

इन्दुटीका- शर्कराभूयिष्ठेन दध्नः सरेणैलादियुक्तः षष्टिकौदनो भक्षितः शुक्रकृद्भवति। ऊषणं मरिचम्।

प्रचुर शर्करा मिश्रित दधिसर (दही के ऊपर की मलाई व पानी) के साथ इलायची, दालचीनी एवं काली मिर्च डालकर घृत सहित साठी चावल का भात खाएं। यह शुक्रवर्धक होता है।

घृतक्षीराशनो नित्यं निर्व्याधिर्नित्यगो युवा। (अ.सं.उ.- ५०.६०)
संकल्पप्रवणो नित्यं नरः स्त्रीषु वृषायते।।

इन्दुटीका- घृतक्षीराशन इति। नित्यं घृतक्षीराशनत्वादियुक्तो नरः स्त्रीषु नित्यं वृषायते। नित्यगो यः सदैव स्त्रियं याति।

जो युवा, नीरोग एवं क्षीरघृताभ्यासी (नित्य दूध, घी खाने वाला) होता है, वह संकल्पप्रवण (स्त्रीसंसर्ग-विषयक संकल्प रखने वाला) व्यक्ति नित्य रतिशक्ति-सम्पन्न रहता है।

यत् किञ्चिन्मधुरं स्निग्धं बृंहणं बलवर्धनम्। (अ.सं.उ.- ५०.६४)
मनसो हर्षणं यच्च तत् सर्वं वृष्यमुच्यते।। (च.सं.चि.- २/४.३६)
'घर्मकालेऽप्यतो नैव व्यवायात् परिहीयते'।

इन्दुटीका- इदानीमुक्तानुक्तवाजीकरणसंग्रहायाह- यदित्यादि। यच्च किञ्चिन्माधुर्यादिगुणं वस्तु यच्च मनसो हर्षणं तत्सर्वं वृष्यमुच्यते।

जो कोई पदार्थ मधुर, स्निग्ध, पुष्टिकारक, बलवर्धक और चित्त को प्रसन्न करने वाला होता है, वह सभी वृष्य अथवा वाजीकरण कहा जाता है। उपर्युक्त प्रकार से वाजीकरण योगों का सेवन करने वाला व्यक्ति घर्मकाल (ग्रीष्म ऋतु) में भी व्यवाय (मैथुन) के सामर्थ्य से युक्त रहता है।

★★★

अथ रसायनानि

(रसायन प्रकरण में बहुत-से श्लोक अष्टाङ्गसंग्रह एवं अष्टाङ्गहृदय से उद्धृत हैं। यहाँ हमने श्लोकों के नीचे उनकी **इन्दु-रचित टीका** भी उद्धृत कर दी है)

हरणात् सर्वरोगाणामसावुक्ता हरीतकी।
पथ्यत्वात् सर्वभूतानां पथ्या शिवतया शिवा।।
यस्माद्विजयते व्याधीन् समस्तान् विजया ततः।
अभयं सर्वरोगेभ्यो भवत्यायुश्च शाश्वतम्।
यतः शीलयतामेनां तेनेयमभया स्मृता[१]।। (अ.सं.उ.- ४९.१४)

हरीतकी (हरड़)- सब रोगों का हरण करने के कारण यह **'हरीतकी'** कहलाती है। सब प्राणियों के लिए पथ्य (हितकर) होने से यह **'पथ्या'** कही गई है। सभी के लिए शिवता (मंगलमयता) के कारण इसे **'शिवा'** कहते हैं। यह समस्त व्याधियों पर विजय प्राप्त करती है, अतः इसका नाम **'विजया'** है। क्योंकि इसका शीलन (नित्य सेवन) करने पर सब रोगों से निर्भयता एवं दीर्घ आयु होती है, इसीलिए यह **'अभया'** नाम से जानी जाती है।

नावा वृत्ता घना स्निग्धा गुर्वी मज्जति चाम्बुनि।
बालस्य सा प्रयोक्तव्या नवनीतसमन्विता।।
वाते ससर्पिर्लवणा पित्ते सोषणशर्करा।
कफे सपिप्पलीक्षौद्रा सर्वदा सा प्रशस्यते।। (अ.सं.उ.- ४९.१५)

इन्दुटीका- या नवेत्यादिगुण सा श्रेष्ठेत्यध्याहार्यम्। सा च बालस्य यदा प्रयोक्तव्या तदा नवनीतयुक्ता। वातादिषु सा च सर्वदा पातुं शस्यते।

जो हरीतकी नई, गोल, घन, स्निग्ध एवं गुर्वी (भारी) होती है और पानी में डालने पर डूब जाती है, उसे बालक के लिए नवनीत (मक्खन) के साथ प्रयोग में लाना चाहिए। वातविकार में घृत एवं लवण के साथ हरीतकी का सेवन करना चाहिए। पित्तविकार में काली मिर्च एवं शर्करा के साथ और कफविकार

१.एते श्लोकाः नावनीतकस्य परिशिष्टभागे (१५० पृष्ठे) अपि दृश्यन्ते।

में पिप्पली एवं मधु के साथ हरीतकी का सेवन करना चाहिए। इस प्रकार हरीतकी का सेवन सदा ही प्रशस्त माना जाता है।

मधुकेन तुगाक्षीर्या पिप्पल्या सिन्धुजन्मना।
पृथग्लोहैस्सुवर्णेन वचया मधुसर्पिषा।।
सितया वा समायुक्ता समायुक्ता रसायनम्। (अ.सं.उ.- ४९.२६)
त्रिफला सर्वरोगघ्नी मेधायुःस्मृतिबुद्धिदा।। (अ.हृ.उ.-३९.४३-४४)

इन्दुटीका- त्रिफला मधुकादिना पृथग्लोहै रजतताम्रसीसत्रप्वयोभिः सुवर्णेन च समायुक्ता सहिता। मधुसहितेन सर्पिषा समायुक्ता। समां संवत्सरं युक्ता प्रयुक्ता रसायनं सर्वरोगघ्नी मेधादिदा च भवति। मधुसर्पिभ्यामिकीभूताभ्यां त्रिफला युज्यते।

यहाँ त्रिफला चूर्ण के १२ रसायन-योग बताए गये है जो इस प्रकार हैं- त्रिफलाचूर्ण का मुलेठी के साथ, वंशलोचन के साथ, पिप्पली के साथ, सैन्धवलवण के साथ, चाँदीभस्म के साथ, ताम्रभस्म के साथ, सीसकभस्म के साथ, बंगभस्म के साथ, लोहभस्म के साथ, स्वर्णभस्म के साथ, वचाचूर्ण के साथ अथवा मिश्री के साथ मधु-घृत में मिलाकर एक वर्ष तक प्रतिदिन सेवन करना चाहिए। इससे रोगों का नाश होता है और मेधा, आयु, स्मृति एवं बुद्धि की वृद्धि होती है। यह उत्तम रसायन है।

त्रैफलेनायसीं पात्रीं कल्कैरालेपयेन्नवाम्।
तमहोरात्रिकं लेपं पिबेत् क्षौद्रोदकाप्लुतम्।।
प्रभूतस्नेहमशनं जीर्णे तत्र तु शस्यते।
जीवत्यरुग्जरस्तस्य समाभ्यासात् समाः शतम्।। (अ.सं.उ.- ४९.२६)

इन्दुटीका- त्रैफलेन त्रिफलाकल्केन प्रातर्नवां लोहपात्रीं लिप्त्वा द्वितीयेऽहनि तं लेपं प्रातर्माक्षिकोदकेन पिबेत्। तस्मिंश्च जीर्णे प्रभूतस्नेहशमनं प्रशस्यते। एवं संवत्सराभ्यासात् संवत्सरशतं रुजया जरसा च रहितः पुरुषो जीवति।

त्रिफला कल्क से नए लोहपात्र को लिप्तकर २४ घण्टे तक रखा रहने दें। तदनन्तर इस कल्क में मधुमिश्रित जल मिलाकर पी लें। इसके पच जाने पर पर्याप्त घृत से युक्त भोजन करें। निरन्तर एक वर्ष तक ऐसा करने वाला

व्यक्ति १०० वर्ष तक स्वस्थ रूप में जीवित रहता है और उस पर वृद्धावस्था का कष्टदायक प्रभाव नहीं होता है।

वर्षं खादेत् प्राणदां प्रातरेकामश्नन् भक्तात्पूर्वमक्षद्वयं च।
साज्यक्षौद्रं भोजनान्ते चतुष्कं धात्रीकानां तद्वय:स्थापनेऽलम्।।

(अ.सं.उ.- ४९.२६)

इन्दुटीका- वर्षमित्यादिना कालविभागेन फलस्य प्रयोग: सुबोध:।

एक वर्ष तक भोजन से पूर्व प्रात: एक हरीतकी का सेवन करें, मध्याह्न भोजन से पूर्व दो अक्ष (बहेड़ा) का सेवन करें और भोजन के उपरान्त घृत एवं मधु मिश्रित चार आँवलों का सेवन करें, यह क्रम वर्ष भर तक निरन्तर चालू रखें। इससे व्यक्ति दीर्घजीवी होता है और वृद्धावस्था के दुष्प्रभाव से मुक्त रहता है।

स्विन्नान्यामलकान्येव साज्येन मधुना सह।
तृप्त्या खादेच्छृतं क्षीरं पिबेच्चापि तत: परम्।।
नाश्नीयादपरं किञ्चिच्छीताम्भो न स्पृशेदपि।
एवं मासान्तरेऽवश्यं दन्तकेशनखैर्नवै:।।
भवेच्छनैर्दिव्यवपु: स्वायुतावर्जिता:।
इत्येवं योगो विहितो योगसाराख्यदर्शने।।

आँवलों को स्विन्न (सीझा हुआ) करके घृत एवं मधु के साथ जीभर कर खाएं, तदनन्तर उबाला हुआ दूध कोष्ण (थोड़ा गर्म) अवस्था में पिएं। इसके अतिरिक्त कुछ भी न खाएं और शीतल जल का स्पर्श न करें। इस प्रकार निरन्तर एक मास तक करें। इस अवधि के उपरान्त मनुष्य के शरीर में नए दाँत, केश एवं नख प्रकट हो जाते हैं और व्यक्ति शनै: शनै: दिव्य शरीर वाला हो जाता है। कायाकल्प का यह योग (नुस्खा) योगसार नामक ग्रन्थ में वर्णित है। **'योगसार'** नामक आयुर्वेदीय ग्रन्थ की सूचना हस्तलिखित ग्रन्थालयों के सूचीपत्र में उपलब्ध है, परन्तु यह ग्रन्थ अभी तक प्रकाशित नहीं हुआ है।

ये मासमेकं स्वरसं पिबन्ति दिने दिने भृङ्गरजःसमुत्थम्।
क्षीराशिनस्ते बलवीर्ययुक्ताः समाः शतं जीवितमाप्नुवन्ति।।

(अ.हृ.उ.- ३९.१६२)

जो व्यक्ति एक मास तक प्रतिदिन ताजा भृंगराज का रस पीते हैं और आहार के रूप में केवल दूध का सेवन करते हैं, वे बल एवं वीर्य से युक्त होकर १०० वर्ष तक स्वस्थ जीवन जीते हैं।

फलोन्मुखो गोक्षुरकस्समूलो चूर्णीकृतः स्वेन रसेन युक्तः।
क्षीरेण युक्तो विपुलायुषे स्याद्विधिप्रयुक्तो हितशालिभोक्तुः।।

(अ.हृ.उ.- ३९.५६)

जब गोखरू के पौधे पर फल आने लगें, तब उसे जड़ सहित उखाड़कर पीस लें और दूध के साथ मिलाकर पान करें। आहार के रूप में उत्तम शालि (चावल) का सेवन करें। ऐसा करने वाला व्यक्ति दीर्घायु, स्वस्थ एवं बलयुक्त रहता है।

यथोत्तरं विजानीयाद् गुणवच्चित्रकौषधम्।
रसायनोपयोगाय पुष्पैः पीतैस्सितासितैः।।
छायाशुष्कं ततो मूलं लिहेच्चूर्णीकृतं रसम्।
सर्पिर्मधुभ्यां पयसा वारिणा वा चिरायुषम्।।

(तुलनीय- अ.हृ.उ.- ३९.६२-६३)

चित्रक तीन प्रकार का होता है- पीत पुष्पों वाला, श्वेत पुष्पों वाला एवं असित (नील) पुष्पों वाला। रसायन हेतु इनमें उत्तरोत्तर अधिक गुण वाला माना जाता है, अर्थात् पीतपुष्प से श्वेतपुष्प और श्वेतपुष्प से नीलपुष्प चित्रक श्रेष्ठ होता है। चित्रक मूल को छायाशुष्क कर चूर्ण बना लें और घृत एवं मधु के साथ सेवन करें। इसी प्रकार चित्रक के रस का घृत-मधु अथवा दूध या जल के साथ सेवन करना चाहिए। इससे व्यक्ति दीर्घायु होता है।

नीलचित्रकमाहृत्य तद्रसेन शतावरीम्।
आप्लाव्य मधुसर्पिर्भ्यामश्नीयात् परमायुषे।।

नीले पुष्प वाले चित्रक के रस के साथ शतावरी को पीस लें और मधु एवं घृत मिलाकर सेवन करें। इससे भी मनुष्य दीर्घायु होता है।

कर्णिकारस्य पुष्पाणि क्षीरस्विन्नानि भक्षयेत्।
क्षीरशाल्यशनस्तेन दीर्घायुरिति केचन।।

कर्णिकार (कनेर) के पुष्पों को दूध में पकाकर सेवन करें। पथ्य के रूप में दूध एवं भात लें। ऐसा करने से व्यक्ति दीर्घायु हो जाता है।

धात्रीचूर्णं मधुना कनकसमेतं लिहन् स मासेन।
जातारिष्टोऽपि नरो विमुच्यते प्राणसन्देहात्।।

जो व्यक्ति स्वर्ण के साथ आँवला चूर्ण का सेवन मधु मिलाकर मास भर तक करता है, वह अरिष्ट (मृत्युसूचक चिह्न) के प्रकट होने पर भी प्राणसंकट से मुक्त हो जाता है।

चूर्णं पुनर्नवस्यापि सर्पिगुडसमायुतम्।
अभ्यासेनोपयुक्तः स्याद् विवलीपलितायुषे।।

घृत एवं गुड के साथ पुनर्नवा के चूर्ण का निरन्तर सेवन करने से लम्बी उम्र होती है और व्यक्ति वलि (झुरियों) व पलित (बालों के पकने) से बचा रहता है।

घृतमाक्षिकसंयुक्तं मधुकं यो लिहेत् सदा।
क्षीरानुपानं स्त्रीवर्जं सोऽपि दीर्घायुरिष्यते।।

जो व्यक्ति घृत एवं मधु के साथ मुलेठी के चूर्ण का सेवन करता है और ऊपर से दूध पीता है, वह लम्बी उम्र प्राप्त करता है। इस योग का सेवन करने वाले को विशेष रूप से ब्रह्मचर्य का पालन करना चाहिए।

काश्मर्याणां तुलां मासं स्थितां सर्पिर्मधूक्षिताम्।
उपयुज्य पयोऽन्नाशी स्याज्जरापलितोज्झितः[१] ।।(अ.सं.उ.-४९.२१९)

इन्दुटीका- काश्मर्याः फलानां तुला पलशतं या मधुघृताभ्यां सिक्ता सती मासं स्थिता, तां पयोऽन्नाशी सन्नुपयुज्य चिरं जीवति कान्तिमांश्च भवति।

काश्मर्यफल का चूर्ण एक तुला (सौ पल) लेकर घृत एवं मधु में मिला लें। इसे एक मास तक घड़े में बन्द कर रख दें। तदनन्तर इसका सेवन करें। सेवनकाल में दूध एवं भात ही आहार के रूप में लें। इस प्रकार करने वाला व्यक्ति वृद्धावस्था के प्रभाव से मुक्त रहता है। उसके बाल भी काले ही बने रहते हैं।

अश्वगन्धां पिबेत् पक्वां पुष्टिकामो हिताशनः।
क्षीरेण दुग्धमाषेण रसेन च हितायुषे।।

पुष्टि चाहने वाले व्यक्ति को दूध के साथ पकाई गई अश्वगन्धा का सेवन करना चाहिए। ....।

क्षौद्रगुडसैन्धवयुतां नागरकृष्णायुतां वसन्तादौ।
अभयां खादेन्नियतां नीरोगो दीर्घजीवी स्यात्।।

जो व्यक्ति मधु, गुड, सैन्धव लवण, शुण्ठी एवं पिप्पली के साथ क्रमशः वसन्त, ग्रीष्म, वर्षा, शरद्, हेमन्त एवं शिशिर ऋतु में हरीतकी (हरड़) का सेवन करता है, वह निरोग एवं दीर्घजीवी होता है।

प्रत्यूषेऽप्यशनार्धे निद्राकाले च यः सदाश्नीयात्।
धात्रीमभयां पक्वां क्रमात् स जीवेच्चिरं समयम्।।

प्रातःकाल, भोजन के बीच में एवं निद्राकाल आने पर (रात को शयन से पूर्व) जो व्यक्ति पके हुए आँवले एवं हरड़ का सेवन करता है, वह दीर्घ आयु प्राप्त करता है।

१.'०पलितोज्झितः' इति हस्तलिखितपुस्तकानुसारी पाठः। अष्टाङ्गसंग्रहे मुद्रिते तु चतुर्थचरणे 'चिरं जीवति कान्तिमान्' इति पाठो दृश्यते। इन्दुटीकापि एतमेव पाठमुपजीव्यास्ते।

(वृद्धावस्था के पाँच कारण)

शीतमध्वा कदन्नं च वयोऽतीताश्च योषितः।
मनसः प्रतिकूलं च जरायाः पञ्च हेतवः।।

शीत (ठंडक) लगना, अध्वा (अधिक मार्ग चलना), वृद्धस्त्रीसंसर्ग, मन के प्रतिकूल स्थिति में जीना- ये पाँच कारण शीघ्र ही वृद्धावस्था लाने वाले हैं।

धात्रीरससिताक्षौद्रघृतपानो[1] जयेज्जराम्।
अभ्यासेन हिताहारो लभते चायुरुत्तमम्।।

धात्रीरस (आँवले का रस), शर्करा, क्षौद्र (मधु) एवं घृत को समान मात्रा में मिलाकर पीने वाला व्यक्ति वृद्धावस्था को जीत लेता है, अर्थात् उसे वार्द्धक्य-जनित कष्ट नहीं होते हैं। इससे व्यक्ति बुढ़ापे में भी स्वस्थ एवं बलवान् बना रहता है। इस योग के अभ्यास (निरन्तर से सेवन) एवं हिताहार से व्यक्ति दीर्घ आयु प्राप्त करता है। घृत एवं मधु का समान मात्रा में प्रयोग तभी निषिद्ध है, जब ये दोनों ही लिए जाते हैं। अन्य औषधीय द्रव्यों के योग में यह निषेध लागू नहीं होता है।

धात्रीचूर्णं लीढमद्भिः प्रदोषे सद्भिर्योगात् क्षौद्रसर्पिःप्लुतं च।
चक्षुःकर्णघ्राणमेव च रदानां वीर्यं कुर्यान्मूर्धजानां च कार्ष्ण्यम्।।

जो व्यक्ति आँवला चूर्ण को प्रदोषकाल (सायं समय) में जल अथवा घृत व मधु के साथ चाटता है, उसके नेत्र, कर्ण, घ्राण (नासिका) ... एवं दाँतों का बल बढ़ता है और उसके केश बड़ी उम्र तक भी काले बने रहते हैं।

वयस्यां तिलसंयुक्तां सर्पिमधुपरिप्लुताम्।
वृद्धोऽपि सततं भुक्त्वा भवेत् प्रत्यग्ररूपधृत्।।

वयस्या (हरड़) एवं तिल के चूर्ण को घृत एवं मधु मिलाकर निरन्तर सेवन करने से वृद्ध व्यक्ति भी युवा के समान रूपवान् बन जाता है।

---

१. 'कृतमानो' इत्युपलब्धपाठः। 'घृतपानो' इति शोधितपाठः।

यष्टीमध्वायसं चूर्णं त्रिफला मधुसर्पिषी।
भुक्त्वा भक्तोपरि प्राणी जरारोगात् प्रमुच्यते।।

यष्टीमधु (मुलेठी का चूर्ण), लोहचूर्ण एवं त्रिफला को भोजनोपरान्त मधु एवं घृत के साथ चाटने वाला व्यक्ति वृद्धावस्था के कष्ट एवं रोगों से मुक्त हो जाता है।

धात्रीफलानि पयसा पिष्ट्वा कुर्यादपूपिकाम्।
ताः सिद्धाः सर्पिषा खादेत् क्षीरवृत्तिर्जरां जयेत्।।

आँवले के ताजा फलों को पानी के साथ पीस कर आटे में मिलाकर (अपूपिका) पूये बनायें तथा उन्हें घृत के साथ खाएं। अन्य आहार के रूप में केवल दूध ही लें। इस प्रकार करने वाला व्यक्ति वृद्धावस्था को जीत लेता है।

गुडूच्याः श्लक्ष्णं चूर्णं च प्रातर्भुक्त्वा दिने दिने।
सर्पिर्मधुभ्यां सहितं जरया नैव युज्यते।।

गिलोय के महीन चूर्ण को प्रतिदिन प्रातः घृत एवं मधु के साथ खाना चाहिए। इसके प्रभाव से व्यक्ति वृद्धावस्था से बचा रहता है।

पिबेद् भल्लातकक्वाथं तैलं वारुष्करोद्भवम्।
क्रमवृद्ध्या यथायुक्ति जरापलितनाशनम्।।

भल्लातक (भिलावा) के क्वाथ अथवा इसके तैल को क्रमशः बढ़ाते हुये युक्तिपूर्वक सेवन करना चाहिए। यह वृद्धावस्था तथा बालों के श्वेतपन को नष्ट कर देता है।

चेतावनी- भिलावा विषयुक्त होता है। अतः इसका सेवन युक्तिपर्वूक वैद्य की देख-रेख में करना चाहिए, अन्यथा प्राणसंकट हो सकता है।

अथागदाः

शचानिसन्ना (?) सवचा सकुष्ठा हरीतकीरतिविषा हरिद्रा।
एष प्रलेपो गुडसम्प्रणीतो हरेद्विषं नीलगलस्य कण्ठात्।।

.... वचा, कूठ, हरीतकी, अतिविषा, हरिद्रा- इन द्रव्यों का गुड़ के साथ पीसकर लेप बनायें। इसे विषयुक्त स्थल पर लगाने से विष दूर हो जाता है, भले ही वह शंकर गले का विष हो।

दधि (?) मधु नवनीतं पिप्पली शृङ्गवेरं
मरिचमथ च कुष्ठं सैन्धवेनाष्टकं स्यात्।
यदि भवति च दष्टस्तक्षकेणापि रोषाद्
यमसदनगतो वा तत्क्षणान्निर्विषः स्यात्[१]।।

दधि, मधु, नवनीत (मक्खन), पिप्पली, शृङ्गवेर (अदरक), काली मिर्च, कूठ एवं सैन्धव लवण- इन आठ द्रव्यों को मिलाकर पीस लें। इस योग का सेवन करने से व्यक्ति तत्क्षण निर्विष हो जाता है, भले ही वह कुपित तक्षक द्वारा डसने से यमराज के घर जा चुका हो।

आगारधूमं महिषाक्षयुक्तं सवाजिगन्धं सहतण्डुलीयम्।
गोमूत्रयुक्तं[२] ह्यगदं वदन्ति विषं यदि स्थावर-जङ्गमं स्यात्।।

गृहधूम, महिषाक्ष (गुग्गुलु), अश्वगन्धा, तण्डुलीयमूल (चौलाई की जड़) को गोमूत्र के साथ पीसकर विषग्रस्त व्यक्ति को सेवन कराएं। इससे स्थावर एवं जङ्गम विष दूर जाता है।

घृतेन युक्तं सह सैन्धवेन समूलपत्रं सहमेघनादम्।
.... संस्थापयेद्वासुकिनापि दष्टम्।।

सैन्धव लवण एवं मूल व पत्र से युक्त तण्डुलीय (चौलाई) को घृत के

---

१. अयं श्लोको योगरत्नाकरे विषचिकित्सायां (४७६ पृष्ठे) किञ्चिद्भेदेन पठ्यते-
घृतमधुनवनीतं पिप्पलीशृङ्गवेरं मरिचमपि च दद्यात् सप्तमं सैन्धवेन।
यदि भवति सरोषं तक्षकेणापि दष्टोऽगदमिह खलु पीत्वा निर्विषस्तत्क्षणेन।
एतादृश एव पाठ आयुर्वेदाब्धिसारे (द्वितीयभागे ८३९ पृष्ठे) वैद्यरहस्ये (३७० पृष्ठे) बृहन्निघण्टुरत्नाकरे (षष्ठभागे ५२५ पृष्ठे) च दृश्यते।

२. **'गोधूमयुक्तं'** इत्युपलब्धपाठः, **'गोमूत्रयुक्तं'** इति शोधितपाठः, योगशते ६७ संख्याके श्लोके तथा पाठदर्शनात्।

साथ पीसकर विषग्रस्त व्यक्ति को सेवन कराएं। इससे वासुकि नाग द्वारा डसा हुआ व्यक्ति भी स्वस्थ हो जाता है।

नास्ति सर्वविषार्त्तानां सर्वस्थानगते विषे।
गव्येन पयसा सार्धं हरिद्रासममौषधम्।।

जो सर्वप्रकार के विष से पीड़ित हैं और जिनका विष शरीर में सभी स्थानों पर पहुँच चुका है, उनके लिए हल्दी मिले गोदुग्ध से बढ़कर कोई औषध नहीं है।

महाकोशातकीक्वाथं मधुना सर्पिषा सह।
पीत्वा जन्तुर्वमेच्छीघ्रं विषवेगाद्विमुच्यते।।

महाकोशातकी के क्वाथ को मधु एवं घृत के साथ पिलाना चाहिए। इसे पी कर विषग्रस्त व्यक्ति को शीघ्र ही वमन होता है और वह विषवेग से मुक्त हो जाता है।

पलषष्ट (?) सुपिष्टं च गृहधूमसमन्वितम्।
किञ्चिदुष्णाम्बुना युक्तं वमनं विषनाशनम्।।

......गृहधूम सहित .... किञ्चित् उष्ण जल से युक्त वमन विषनाशक होता है।

अलाबुमूलं पर्णं वा पिष्ट्वा शीताम्बुना सह।
पीत्वा तु वमयेच्छीघ्रं विषवेगाद्विमुच्यते।।

अलाबु (लौकी) के मूल अथवा पत्तों को पीसकर शीतल जल के साथ पीने से वमन होता है एवं व्यक्ति शीघ्र विषवेग से मुक्त हो जाता है।

कुमुदोत्पलनालेन प्रलिप्तेन च सर्पिषा।
एरण्डलिप्तनालेन सर्पिलिप्तकरेण च।।
चालयेद्वमनार्थं तु कण्ठस्थाने पुनः पुनः।
तदासौ वमते जन्तुर्नात्र कार्या विचारणा।।

घृत से लिप्त कुमुद या उत्पल (नील कमल) के नाल से अथवा घृत से लिप्त एरण्डपत्र के नाल से अथवा घृतलिप्त हाथ से कण्ठस्थान पर पुनः पुनः चालन करना चाहिए। इससे शीघ्र ही वमन हो जाता है और विष का वेग शान्त हो जाता है।

अथवा मोक्षयेद् रक्तं शृङ्गकेन विचक्षणः।
अथवा हिङ्गुना लेपं शीताम्बुपरिषेचनम्।।

अथवा शृङ्गक (सींगी) द्वारा रक्तमोक्षण करवाना चाहिए अथवा हिङ्गु द्वारा लेप करना चाहिए या शीतल जल से परिषेचन करना चाहिए। इन उपायों से भी विष शान्त हो जाता है।

विषस्थानं विजानीयाच्छस्त्रेणापि[१] विकृत्य वा।
अथवापि प्रतिविषां व्रणे चास्य प्रपूरयेत्।।

शस्त्र से काटकर भी व्रण स्थान को जानना चाहिए (?) अथवा व्रण पर प्रतिविषा का लेप करना चाहिए।

बर्हिणोऽर्कस्य मूलं वा गृहधूमसमन्वितम्।
वृश्चिकानां तु सर्वेषां शूद्राणां च विषापहम्।।

मयूरशिखा एवं अर्क (आक) का मूल को समान मात्रा में लेकर गृहधूम मिलाएं और पीसकर सेवन करें। इससे वृश्चिक एवं शूद्र जातीय सर्पों का विष दूर हो जाता है।

शुण्ठीलेपः प्रदातव्यो व्रणमध्ये विचक्षणैः।
शृङ्गेण रक्तमोक्षश्च कर्त्तव्यो निर्विषो भवेत्।।
वारिणा शीतलेनास्य परिषेकं च दापयेत्।
कृत्रिमस्य क्रिया ह्येषा कृता सप्रत्यया भवेत्।।

दंशस्थल पर व्रण में शुण्ठी का लेप लगाना चाहिए और शृङ्ग से रक्तमोक्ष करना चाहिए। ऐसा करने से रोगी निर्विष हो जाता है। विष पीड़ित व्यक्ति

१. '**०याच्छत्रूणापि**' इत्युपलब्धपाठः, '**०याच्छस्त्रेणापि**' इति शोधितपाठः।

के शरीर पर शीतल जल से सेचन करना चाहिए। कृत्रिमविष (गरविष) के निवारण हेतु यह क्रिया सफल देखी गई है।

कटुकालाबुमूलानि छायाशुष्काणि सर्वशः।
गोमूत्रेण प्रपिष्टानि ब्रह्मणोऽप्यगदः स्मृतः।।
स्थावरं जङ्गमं चैव कृत्रिमं योगजं तथा।
भुक्तमात्रस्तु पीतो वा नाशयेन्नात्र संशयः।।

कटुकालाबु (कड़वी लौकी) के बीजों को छायाशुष्क कर गोमूत्र के साथ पीस लें। यह ब्रह्माजी द्वारा उपदिष्ट अगद है। इसे खाने या पीने से स्थावर, जङ्गम, कृत्रिम एवं योगज विष नष्ट हो जाते हैं, इसमें कोई सन्देह नहीं है।

अगदः सोमराज्येका गोशकृद्रसभाविता।
चराचरविषघ्नोऽयं सत्यं सत्यं न चान्यथा।।

गोशकृद् (गाय के गोबर) के रस में भावित (भावना दी गई) सोमराजी (बाकुची) एक उत्तम अगद है। यह चर (जङ्गम) एवं स्थावर (अचर) के विष को नष्ट कर देता है। यह सर्वथा सत्य है, इसमें कुछ भी अन्यथा नहीं है।

(दर्वीकविष-चिकित्सा)

पिप्पली मरिचं कुष्ठं हरितालं मनःशिला।
गौरसर्षपकाश्चैव गृहधूमश्च सप्तमः।।
एतानि समभागानि गवां पित्तेन पेषयेत्।
अगदेनात्र कुर्वीत गुलिकां कोलसन्निभाम्।।
नस्यकर्माञ्जनं पानं व्रणलेपनमेव च।
दर्वीकेन तु दष्टस्य कुर्यादेतच्चिकित्सितम्।।

पिप्पली, मरिच, कुष्ठ (कूठ), हरिताल, मनःशिला (मैनसिल), गौर सर्षप (सफेद सरसों) एवं गृहधूम- इन सात द्रव्यों को समान मात्रा में लें और गोपित्त (गोरोचना) के साथ पीसकर बेर जितनी बड़ी गोलियाँ बना लें। इस अगद से नस्यकर्म, पान एवं व्रणलेपन करना चाहिए। दर्वीक नामक सर्प द्वारा डसे गये व्यक्ति की यह उत्तम चिकित्सा है।

(द्व्यन्तरविष-चिकित्सा)

कदम्बबिल्वमूलानि शिरीषं च तथा द्विजा।
वचा प्रतिविषा चैव तथा कटुकरोहिणी।।
गवेधुकं चाग्रमूलं पुष्पाणि च समाहरेत्।
पाटला लाङ्गली चैव पिप्पल्यो मरिचानि च।।
एतानि समभागानि आरनालेन पेषयेत्।
एतद् द्व्यन्तरजातीनामगदं विषनाशनम्।।

कदम्बमूल, बिल्वमूल, शिरीष, द्विज, वचा, प्रतिविषा, कटुकरोहिणी, अग्र, मूल एवं पुष्प लें। इन्हीं के साथ पाटला, लाङ्गली, पिप्पली एवं मरिच को भी समान मात्रा में लेकर आरनाल (काञ्जी) के साथ पीस लें। इस प्रकार तैयार किया गया यह अगद द्व्यन्तर जाति वाले सर्पों के विष को नष्ट कर देता है।

(गोनास-विषहर योग)

पुराणं घृतपानं च प्रसह्यं मन्त्रवित्तमः (?)।
तेन वातं च पित्तं च शमं गच्छेन्न संशयः।।
घृतं तैलसमं भागं तस्य पाने प्रयोजयेत्।
गोनासचित्रकानां च श्रेष्ठमेतच्चिकित्सितम्।। इति अगदाः।

विषपीडित व्यक्ति को पुराने गोघृत का पान कराना चाहिए। इससे वात और पित्त का शमन हो जाता है, इसमें कोई सन्देह नहीं है। गोनास एवं चित्रक नामक सर्पों द्वारा डसे गये व्यक्तियों को गोघृत एवं तिलतैल को समान मात्रा में मिलाकर पिलाना चाहिए। यह इनकी श्रेष्ठ चिकित्सा है।

अथ गरप्रयोगः

शर्कराक्षौद्रसंयुक्तश्चूर्णस्ताप्यसुवर्णयोः।
लेहः प्रशमयत्युग्रं सर्वयोगकृतं विषम्।। (अ.सं.उ.- ४०.६५)

इन्दुटीका- शर्करादिलेहः सुबोधः। ताप्यं माक्षिकधातुः। ताप्यसुवर्णयोश्चूर्णः शर्करया क्षौद्रेण च संयोजितो लेह उग्रमुत्कृष्टवीर्यं योगकृतं सर्वं विषं प्रशमयति

नाशयति। अत्र सर्वशब्देन गरस्य नानात्वं द्योत्यते।

ताप्य (सोनामाखी धातु) एवं सुवर्ण (सोना) के चूर्ण (भस्म) का शर्करा एवं मधु के साथ लेहन करने से सभी प्रकार के उग्र संयोगज विष शान्त हो जाते हैं।

पारावतामिषशटीपुष्कराह्वं शृतं हिमम्।
गरतृष्णारुजाकासश्वासहिध्मारुजापहम्[१]।। (अ.सं.उ.- ४०.६७)

इन्दुटीका- पारावतमांसादिकं रसविधानेन शृतं पक्वं पश्चाच्च हिमं गराद्यपहरम्। (पारावतामिषादिभिः शृतम्- अत्र श्रपणोक्त्या द्रवद्रव्यत्वात्तोयमित्यर्थः)।

पारावत (परेवा पक्षी) का मांस, शटी (कपूरकचरी) एवं पुष्करमूल को विधिपूर्वक पानी में उबालकर शीतल कर लें। इस पेय का सेवन करने से गरजन्य विकार, तृष्णा,पीडा, श्वास, हिक्का एवं ज्वर नष्ट हो जाते हैं।

पथ्यं परं समुद्दिष्ट शीलनं क्षीरसर्पिषोः।
वृषनिम्बपटोलीनां क्वाथेन विपचेद् घृतम्।
अभयागर्भितं श्रेष्ठं तद् गरस्य निवर्त्तनम्।। (अ.सं.उ.- ४०.७२)

इन्दुटीका- पथ्यमित्यादि गरे विज्ञेयम्। वृषादिक्वाथे हरीतकीगर्भं घृतं पचेत्तद् घृतं श्रेष्ठं गरनिबर्हणम्।

विष एवं गरविष से पीडित व्यक्ति के लिए दुग्ध एवं घृत का सेवन परम पथ्य माना गया है। वृष (वासा), निम्ब एवं पटोली के क्वाथ के साथ घृत सिद्ध करें। इसमें सिद्ध करते समय अभया (हरीतकी) का कल्क भी डालें। यह घृत गरविष का निवारण करने वाला श्रेष्ठ योग है।

तण्डुलीयकमूलेन गृहधूमेन चैकतः।
क्षीरेण च घृतं सिद्धं समस्तविषरोगजित्।। (अ.सं.उ.- ४०.७२)

इन्दुटीका- तण्डुलीयकमूलादावेकत इति मिश्रीकृत्य।

तण्डुलीयकमूल (चौलाई की जड़), गृहधूम एवं गाय के दूध के साथ सिद्ध

१. अयं श्लोको योगरत्नाकरेऽपि विषचिकित्सायां पठ्यते।

घृत समस्त विषरोगों को दूर कर देता है।

नागदन्तीत्रिवृद्दन्तीद्रवन्तीस्नुक्पय:पलै:।
साधितं माहिषं सर्पिस्सगोमूत्राढकं हितम्।
सर्वकीटविषार्त्तानां रोगार्त्तानां च शान्तये।। (अ.सं.उ.- ४०.७२)

इन्दुटीका- नागदन्त्याद्यं सर्पिर्व्याख्यासमम्। शान्तये रोगोपशमाय।

नागदन्ती, त्रिवृत् (निशोथ), दन्ती, द्रवन्ती, स्नुही का दूध- इन्हें एक-एक पल लें। भैंस का घी एक आढक लें। गोमूत्र एक आढक लेकर सिद्ध करें। यह घृत सर्पविष, कीटविष एवं गर (संयोगज विष) से पीड़ित व्यक्तियों के कष्ट को शान्त कर देता है।

(अथ विषोपयोगीयम्[१])

इस प्रकरण में चिकित्सा हेतु विषयुक्त योगों का वर्णन किया है। इनका मूल स्रोत अष्टाङ्गसंग्रह-उत्तरतन्त्र का 'विषोपयोगीय' नामक ४८ वाँ अध्याय है। वहाँ टीकाकार इन्दु ने कहा है[२] कि अन्य उपायों से असाध्य बने जङ्गम विष के निवारण हेतु स्थावर विष एवं स्थावर विष के निवारण हेतु जङ्गम विष के उपयोग का वर्णन करने के लिए मुख्यत: इस अध्याय का प्रारम्भ किया है। यहाँ प्रसंगत: अन्यान्य रोगों के भी चिकित्सकीय योगों (नुस्खों) में विष का उपयोग बताया गया है, परन्तु सावधान किया गया है कि साक्तुक, मुस्तक, शृंगी, वालक सर्षप एवं वत्सनाभ नामक विषों का ही औषधीय प्रयोग करना चाहिए, कालकूट जैसे भयंकर विष का कभी नहीं। ध्यान रहे इस प्रकरण के विषयुक्त योगों का प्रयोग वैद्य के परामर्श एवं देख-रेख में ही करना चाहिए, **अन्यथा प्राण-संकट हो सकता है।**

---

१. हस्तलिखितपुस्तके यद्यपि सर्वत्र प्रकरणशीर्षकाणि दत्तानि, परन्त्वत्र न दत्तम्, अतोऽस्माभि: कोष्ठके शीर्षकं स्थापितम्।

२. सर्वक्रियाभिरसिध्यतो जङ्गमविषस्य प्रसङ्गेनान्येषामपि रोगविशेषाणामसिध्यतां स्थावरविषैकसाध्यत्वात् स्थावरविषस्य जङ्गमविषैकसाध्यत्वाच्च तदुपयोगमधिकृत्या-ध्याय आरभ्यते। (अ.सं.उ.-४८.१ इन्दुटीका)

न दातव्यं न भोक्तव्यं विषं वादे कदाचन।
आत्मना चैव[1] भोक्तव्यं शिष्यप्रत्ययकारकम्।।
रोगांतेन[2] तु भोक्तव्यमौषधार्थे तपोधन।
मन्त्रज्ञं पार्श्वतः कृत्वा भक्षयेच्चैव रोगवान्।।

वाद (न्यायव्यवहार) के प्रसंग न तो किसी को विष देना चाहिए और न ही खाना चाहिए। ......। हे तपोधन! रोग-पीडित व्यक्ति को विष का सेवन औषध के रूप में करना चाहिए, परन्तु सेवन करते समय विषनिवारक मन्त्रों के ज्ञाता मन्त्रसिद्ध व्यक्ति को साथ में रखना चाहिए, जिससे विपरीत प्रभाव होने पर शीघ्र विष का निवारण किया जा सके।

प्राचीन काल में अपराधी की जानकारी के लिए विषभक्षण, अग्निदाह आदि दिव्यप्रयोग करने का धर्मशास्त्रों में उल्लेख मिलता है। ऐसा माना जाता था कि निरपराध व्यक्ति पर विष या अग्नि का प्रभाव नहीं होगा। सीता की अग्निपरीक्षा ऐसा ही एक दिव्य प्रयोग था, परन्तु यहाँ आयुर्वेद के आचार्यों ने ऐसे सांशयिक (रिस्की) दिव्यों का निषेध किया है कि- वाद (न्यायव्यवहार) में न तो विष देना चाहिए और न ही खाना चाहिए।

तान्येव च गदान्यष्टौ मात्रा चैव तु मोच्यते।
मध्यमा च तथा प्रोक्ताल्पा (तु) चतुरो धवाः।
मात्रात्रयं समाख्यातं विषवादे द्विजोत्तम।।

इसकी अर्थसंगति विचारणीय है।

(यहाँ से आगे इस प्रकरण के सभी श्लोक अष्टाङ्गसंग्रह से उद्धृत हैं। इन श्लोकों का पता कोष्ठक में दिया जा रहा है। इनके अर्थ की स्पष्टता के लिए हमने श्लोकों के नीचे **इन्दुटीका** को भी उद्धृत किया है।)

सक्तुजं मुस्तश्रृङ्गी च वालकं सर्षपाह्वयम्।
वत्सनाभं च कर्मण्यं विषं स्निग्धं परं गुरु।

---

१. **'आचरेण तु'** इति हस्तलिखितपुस्तके पाठः। **'आत्मना चैव'** इति टोडरानन्दे।
२. **'रोगार्तेन'** इति स्यात्।

न जात्वन्यत्प्रयोक्तव्यं कालकूटं विशेषतः।। (अ.सं.उ.- ४८.१०)

इन्दुटीका- सात्तुकादिकं विषं कर्मण्यं कर्मणि साधु स्निग्धादिगुणञ्च एभ्योऽन्यन्न जातु प्रयोक्तव्यम्। कालकूटं विशेषतो न प्रयोक्तव्यम्।

साक्तुक, मुस्ता, शृंगी, वालक, सर्षप और वत्सनाभ- ये विष स्निग्ध, घन और गुरु होते हैं। अतः इनको ही काम में लाना चाहिए। इनके अतिरिक्त दूसरे विषों को काम में नहीं लेना चाहिए। विशेषतः कालकूट विष को तो सर्वथा काम में न लें।

विषेऽवचारिते तीक्ष्णे घृतं पेयमनन्तरम्।
सभार्गीदधिधूमोत्थ-शारिवातण्डुलीयकम्।।
आगारधूममञ्जिष्ठा-यष्ट्याह्वैर्वा समन्वितम्।
लिह्याद्वा मधुसर्पिर्भ्यां चूर्णितामर्जुनत्वचम्।। (अ.सं.उ.- ४८.११)

इन्दुटीका- तीक्ष्णे विषेऽवचारिते अनन्तरमव्यधानेन घृतं पेयम्। किम्भूतं घृतमित्याह- सभाङ्गर्यादिकमथवागारधूमादिभिः समन्वितम्, अथवार्जुनत्वचं मधुसर्पिर्भ्यां लिह्यात्।

विष तीक्ष्ण गुण वाला होता है, अतः इसका औषधीय प्रयोग करने पर तुरन्त घृत पिलाना चाहिए। इसके लिए भार्गी, दही, गृहधूम (घर का धुंवासा), शारिवा और चौलाई से सिद्ध घृत पिलाएं अथवा गृहधूम, मञ्जिष्ठा एवं मुलेठी के साथ सिद्ध घृत पिलाएं या अर्जुन की छाल का चूर्ण कर मधु और घी से चटाएं।

क्षीरक्षौद्रघृतैर्युक्तं पीतं हन्ति विषं विषम्।
(ससिन्दुवारतगरं मृतसञ्जीवनं विषम्[१])।।
शिरीषकुसुमं वक्रं विषमाखुविषापहम्।
देवदारु नतं मांसी द्रामिली वाकुची विषम्।
कुष्ठं च पानलेपाभ्यां समस्तविषनाशनम्।। (अ.सं.उ.- ४८.१२)

इन्दुटीका- क्षीरेत्यादिना विषप्रयोगः। विषस्य मात्रा तूक्ता। विषं

१.कोष्ठकगतोंऽशो हस्तलिखितपुस्तके नास्ति। अष्टाङ्गसंग्रहादत्र विन्यस्तः।

क्षीरादिभिर्युक्तं पीतं विषं हन्ति। सिन्दुवारतगराभ्यां युक्तं पीतं विषं मृतसञ्जीवनम्। शिरीषपुष्पतगराभ्यां युक्तं पीतं विषमाखुविषापहं भवति। देवदार्व्यादिभिर्युक्तं पीतं विषं समस्तविषाणां नाशनम्।

मधु और घृत से मिश्रित दूध के साथ पिया गया विष, विष को नष्ट करता है। सिन्दुवार (सम्भालु), तगर के साथ दिया विष मृतप्राय: को भी जीवन देने वाला है, मृतसञ्जीवन है। शिरीष के पुष्प और तगर के साथ पिया विष चूहे के विष को दूर करता है। देवदारु, तगर, बालछड़, द्राविड़ी (इलायची), बावची, विष और कूठ- इनका पान और लेप समस्त विषों को नष्ट करता है।

'दाहे विषोद्भवे लेप: सक्तुक्षीरघृतैर्हित:'। (अ.सं.उ.- ४८.१३)

इन्दुटीका- विषोद्भवे दाहे सर्वाङ्गसन्तापे सक्त्वादिभिर्लेपो हित:। सक्तवो यवानाम्।

विषजन्य सर्वाङ्ग-सन्ताप में जौ के सत्तू, दूध और घी का लेप करें।

यस्तु संरोषितो भोगी धूमं वक्त्राद्विमुञ्चति।
दण्डाग्रे पिशितं दत्त्वा बहुशस्तेन दंशयेत्।।
अशक्यमगदैरन्यैर्विषपीतं चिकित्सक:।
पाययेन्मांसचूर्णं तं ज्ञात्वा विषबलाबलम्।। (अ.सं.उ.- ४८.१३)

इन्दुटीका- क्रोधयित्वा सर्पमुत्पन्नवक्त्रधूमं च कृत्वा तेन दण्डबद्धं मांसं दंशयेत्। तस्य मांसस्य चूर्णं पाययेद्यो विषपीतस्तमन्यैरगदैरशक्यम्।

पहले सर्प को छेड़कर क्रोधित करें, जब वह मुख से धूमोद्गार फूत्कार (धुँआ सहित फुंकार) करने लगे, तब लकड़ी पर मांस बांधें और सर्प द्वारा इसे बहुत बार कटवायें। विष पिया हुआ जो मनुष्य अन्य अगदों से अच्छा न हो, उसे वैद्य इस मांस का चूर्ण, विष का बल-अबल जानकर खिलाए।

अलं गोमूत्रसंयुक्तमातपे शोषयेत् त्र्यहम्।
विषे बृंहणमेतद्धि विषस्यादौ प्रशस्यते।।
तत्पिबेन्मस्तुना वातज्वरे क्षीरेण पैत्तिके।
युक्तं मूत्रेण कफजे सर्वजे त्रिफलाम्भसा।। (अ.सं.उ.- ४८.१९)

इन्दुटीका- हरितालस्य भावनाप्रयोगश्च सुबोध:। तदिति भावितं हरितालम्। सर्वजे सन्निपातजे।

हरताल को गोमूत्र में मिलाकर धूप में सुखाएं। इस प्रकार तीन दिन करें। यह विष बृंहण होता है, इसलिए विष के प्रारम्भ में इसका प्रयोग होता है। इसे वातज्वर में मस्तु के साथ देना चाहिए, पित्तज्वर में दूध, कफजन्य ज्वर में गोमूत्र एवं सन्निपात में त्रिफलाजल के साथ देना चाहिए।

रोध्रचन्दनषड्ग्रन्था-शर्कराघृतमाक्षिकै:।
क्षीरेण च विषं युक्तं जीर्णज्वरहरं विषम्।।
निकुम्भकुम्भत्रिफला-सविषस्सगुडै: कृतै:।
निहन्ति मोदको जीर्णज्वरमेहत्वगामयान्।। (अ.सं.उ.- ४८.२०)

इन्दुटीका- लोध्रादिभिर्युक्तं विषं परं जीर्णज्वरहरम्। निकुम्भादिभि: कृतो मोदको जीर्णज्वरादिकं हन्ति।

रोध्र, चन्दन, वचा, शर्करा, घृत, मधु और दूध से मिश्रित विष जीर्ण ज्वर को नष्ट करने में उत्तम है। निकुम्भ (त्रिवृत् या बड़ी दन्ती), दन्ती, त्रिफला, घृत, मधु और विष से मोदक (लड्डू) बनायें। इनके सेवन से जीर्णज्वर, प्रमेह, एवं त्वचा के रोग नष्ट होते हैं।

सिताविषक्षीरतरुप्रवाला मधुना प्लुता:।
श्वासहिध्मापहा लीढादश्छर्दिघ्न्यस्तु विषान्विता:।
क्षौद्रोशीरमधुक्षार-रजनीकुटजत्वच:।। (अ.सं.उ.- ४८.२३)

इन्दुटीका- सितादिकं मधुना लीढं श्वासहिध्माहरम्। विषान्वितं क्षौद्रादिकं लीढं छर्दिघ्नम्। मधु यष्टीमधु।

मिश्री, विष, बरगद आदि क्षीरी वृक्षों के पत्ते- इन्हें मधु मिलाकर चटाने से श्वास (दमा) और हिक्का (हिचकी) नष्ट होती है। विष, मधु, खस, मधुक (मुलेठी), यवक्षार, हल्दी एवं कुटजत्वक् (कूड़े की छाल)- इन्हें चाटने से छर्दि (उल्टी) शान्त हो जाती है।

त्रिफलास्वर्जिकाक्षारो विषं गुल्मप्रभेदनम्।

विषवेल्लमिसिक्षीरं गुल्मप्लीहनिबहर्णम्।। (अ.सं.उ.- ४८.२९)

इन्दुटीका- त्रिफलादिकं गुल्मस्य प्रभेदनं विदारणं भवति। विषादिकं गुल्मप्लीह्लोर्निबर्हणं नाशनम्। प्लीहा प्लीहोदरम्।

त्रिफला, स्वर्जिकाक्षार एवं विष का मिश्रण कर सेवन करने से गुल्म रोग नष्ट होता है। विष, मरिच, सौंफ और दूध को मिलाकर सेवन करने से गुल्म एवं प्लीहोदर नष्ट होता है।

'प्लीहोदरघ्नं पयसा शताह्वा क्रिमिजिद्विषम्'। (अ.सं.उ.- ४८.३०)

इन्दुटीका- पयसा क्षीरेण युक्तं शताह्वादिकं प्लीहोदरघ्नं भवति। क्रिमिजिद् विडङ्गम्।

सौंफ, विडङ्ग और विष का मिश्रण कर दूध के साथ सेवन करें। यह योग प्लीहोदर को नष्ट करता है।

'वायसीमूलनिष्क्वाथपीतं कुष्ठहरं विषम्'। (अ.सं.उ.- ४८.३१)

इन्दुटीका- वायस्याः काकोदुम्बरिकायाः मूलानां क्वाथेन पीतं विषं कुष्ठहरम्।

कठगूलर के मूल के क्वाथ के साथ पिया विष कुष्ठ को नष्ट करता है।

अवल्गुजेडगजयोर्बीजं क्षारद्वयं विषम्।

लेपः सैन्धवपिष्टो वा वारिणा कुष्ठनाशनम्।। (अ.सं.उ.- ४८.३२)

इन्दुटीका- अवल्गुजबीजादीनि वारिणा पिष्टानि तैः सैन्धवयुक्तो लेपः कुष्ठनाशनः स्यात्। अवल्गुजः सोमराजी। एडगजः प्रपुन्नाटः।

बावचीबीज, पँवाड़ के बीज, यवक्षार। सर्जक्षार, विष, सैन्धव- इनको पानी से पीसकर लेप करें। यह कुष्ठनाशक योग है।

(भल्लातकाग्निशम्याकविषैर्गोमूत्रपेषितैः।

लेपो विचर्चिकादद्रुशतारुःकिटिभापहः[१])।

शम्पाकपत्रं त्वङ्मूलं विषं तक्रं च तद्-गुणम्।। (अ.सं.उ.- ४८.३३)

१. कोष्ठकगतोंऽशो हस्तलिखितपुस्तके नास्ति। अष्टाङ्गसंग्रहादत्र विन्यस्तः।

इन्दुटीका- भल्लातकादिभिर्गोमूत्रपेषितैर्लेपो विचर्चिकाद्यापहः। भल्लातकोऽरुष्करः। अग्निश्चित्रकः। शम्याकस्यारग्वधस्य पत्रादिकं तक्रपेषितं तद्गुणं भल्लातकादिगुणं विचर्चिकादिघ्नमित्यर्थः।

भिलावा, चित्रक, अमलतास एवं विष- इनको गोमूत्र के साथ पीसकर लेप करें। यह लेप विचर्च्चिका, दद्रु, शतारु और किटिभ को नष्ट करता है। अमलतास के पत्ते, छाल, मूल एवं विष- इन्हें तक्र के साथ पीसकर लेप करें। यह भी पूर्वोक्त गुण करता है।

विष-भल्लातक-द्वीपि-गुञ्जानिम्बफलैर्जयेत्।
लेपोऽम्लपिष्टः श्वित्राणि पुण्डरीकं च दारुणम्।। (अ.सं.उ.- ४८.३४)

इन्दुटीका- विषादिभिरम्लैः काञ्जिकादिभिः पिष्टैर्लेपः श्वित्राणि जयेत्। दारुणं पुण्डरीकाख्यं कुष्ठञ्च। द्वीपी चित्रकः। गुञ्जानिम्बयोः फलम्।

विष, भिलावा, चित्रक, रत्ती, निर्मली- इनको काञ्जी के साथ पीसकर लेप करें। इससे श्वित्र, दारुण और पुण्डरीक कुष्ठ नष्ट होते हैं।

वीरालाङ्गलकीदन्तीविषपाषाणभेदकैः।
प्रयोज्यो मूढगर्भाणां प्रलेपो गर्भमोचनः।। (अ.सं.उ.- ४८.३६)

इन्दुटीका- वीरादिभिः प्रलेपो मूढगर्भाणां गर्भपातनः प्रयोज्यः।

वीरा (काकोली), कलिहारी, दन्ती, विष एवं पाषाणभेद- इनका लेप मूढगर्भ का मोचन कर देता है।

स्वरसं बीजपूरस्य वचा ब्राह्मीरसं घृतम्।
वन्ध्या पिबन्ती सविषं सा पुत्रैः[१] परिवार्यते।। (अ.सं.उ.- ४८.३७)

इन्दुटीका- बीजपूरस्वरसादिकं सविषं विषसहितं पिबन्ती वन्ध्या स्त्री सुपुत्रैः परिवार्यते।

बिजौरे का स्वरस, वचा, ब्राह्मीरस, घृत और विष के पीने से वन्ध्या भी पुत्रवती होती है।

---

१. **'सा पुत्रैः'** इति हस्तलिखितपुस्तके पाठः, अष्टाङ्गसंग्रहे मुद्रिते तु **'सुपुत्रैः'** इति पाठः।

नष्टशुक्रः पयोद्राक्षा-कपिकच्छु वचा विषम्। (अ.सं.उ.- ४८.३८)

यस्तु नष्टशुक्रः स द्राक्षादियुक्तं पय उपयुञ्जीतेत्यर्थः।

शुक्रक्षीणता वाला व्यक्ति दूध, द्राक्षा, कौंच, वचा और विष को पिए।

विषं सर्पिर्वचा[१] क्षौद्रं तिमिरापहञ्जनम्।

(विषं चैकमजाक्षीरकल्कितं घृतधूपितम्[२])।। (अ.सं.उ.- ४८.३९)

इन्दुटीका- विषादिकं तिमिरामहमञ्जनम्। एकं केवलं विषमजाक्षीरकल्कितं घृतधूपितं च शब्दादञ्जनम्।

विष, घृत, मधु, शर्करा- इनका अञ्जन तिमिर को दूर करता है। विष को बकरी के दूध में पीसकर घृत से धूप देकर अञ्जन करें, यह तिमिर रोग को नष्ट करता है।

अभीक्ष्णं शीततोयेन सिञ्चेन्नेत्रे विषाञ्जिते। (अ.सं.उ.- ४८.३९)

विषप्रयोगादञ्जिते शीतोयेनाभीक्ष्णं सिञ्चेत्।।

विषयुक्त अञ्जन करने के अनन्तर आँखों पर बार-बार शीतल जल का परिषेक (सेचन) करें।

प्रपुण्डरीकमञ्जिष्ठा-विषसिन्धुसमुद्भवैः।

निहन्ति साधितं तैलं गण्डूषेण मुखामयम्।। (अ.सं.उ.- ४८.४४)

इन्दुटीका- प्रपौण्डरीकादिभिः साधितं तैलं गण्डूषेण मुखामयान् निहन्ति। सिन्धुसमुद्भवं सैन्धवम्।

प्रपौण्डरीक, मञ्जिष्ठा, विष एवं सैन्धव से सिद्ध किये तैल के गण्डूष करने से मुख के रोग नष्ट होता है। इस प्रकार यहाँ विषमिश्रित योगों का प्रकरण पूर्ण हुआ।

।। (इति विषोपयोगीयम्) ।।

---

१. **'सर्पिर्वचा'** इति हस्तलिखितपुस्तके पाठः **'सर्पिःसिता'** च मुद्रितेऽष्टाङ्गसंग्रहे दृश्यते।

२. कोष्ठकगतोंऽशो हस्तलिखितपुस्तके नास्ति। अष्टाङ्गसंग्रहादत्र विन्यस्तः।

मेदोऽनिलकफश्वास-कासहिध्माग्निसादनुत्।
वृष्यं च पीनसच्छर्दिमेहजिन्मधुनार्द्रकम्।।

मधु के साथ अदरक का सेवन करने से मेद (चर्बी), वातविकार, कफविकार, श्वास-कास, हिक्का एवं अग्निमान्द्य दूर होता है। इस प्रकार आर्द्रक सेवन वृष्य होता है और पीनस (पुराना जुकाम) छर्दि एवं प्रमेह को दूर करता है।

वृष्यं चक्षुष्यमायुष्यं मेध्यं स्वेदमलापहम्।
अलक्ष्मीवातरक्तघ्नं पादप्रक्षालनं मतम्।।

पादप्रक्षालन (चरणों का धोना) वृष्य, चक्षुष्य (नेत्रहितकर), मेध्य (पवित्रताकारक व बुद्धिवर्धक), आयुष्य (दीर्घायुकारक) और स्वेद व मल का निवारक होता है। चरणप्रक्षालन अलक्ष्मी (शोभाहीनता) एवं वातरक्त को दूर करता है।

धन्यं मङ्गल्यमायुष्यं दुस्स्वप्नकलिनाशनम्।
आयु: श्रीजयतेजव्यं शंखबिलनिवेशनम्।।

शंखध्वनि धन्य, मङ्गल्य, आयुष्य होती है। यह दुस्स्वप्न एवं कलि (कलह/अशुभ) का नाश करती है और श्री विजय एवं तेजस्विता को बढ़ाती है।

आस्या मेद:श्लेष्मवर्णसौकुमार्यकृदन्यथा।
अतोऽध्वाग्निबलायूंषि कुर्याच्चंक्रमणं सुखम्।।
मारुतस्यानुलोम्यं च खुडस्तम्भश्रमापहम्।
(अन्वर्थसञ्ज्ञं पादत्रं बलदृक्शुक्ररक्षणम्[1]।।) (अ.सं.सू.-१२.१२-१३)

आस्या (आराम से बैठे रहने की आदत) मेद (चर्बी), कफ, वर्ण (रंग निखार) सौकुमार्य (शरीर की कोमलता) को बढ़ाती है। इसके विपरीत पैदल मार्ग चलने से चर्बी एवं कफ क्षीण होता है। वर्ण (रंग) पक्का हो जाता है और

१. कोष्ठकगतोंऽशो मातृकायां नास्ति। प्रसङ्गानुरोधादावश्यक इति अष्टाङ्गसंग्रहाद् गृहीत:।

शरीर में कठोरता आती है। सुखपूर्वक चंक्रमण (भ्रमण) जठराग्नि, बल एवं आयु को बढ़ाता है, वात का अनुलोमन करता है और खुड, स्तम्भ एवं थकान को दूर करता है। जूता के लिए 'पादत्र' सार्थक सञ्ज्ञा है; क्योंकि यह पैरों की रक्षा करता है। इसके धारण करने से बल, शुक्र एवं नेत्रज्योति की भी रक्षा होती है।

प्रवातो रौक्ष्यवैवर्ण्यस्तम्भकृद्दाहपित्तनुत्।
श्रमाग्निमूर्च्छाश्च जयेदप्रवातस्त्वतोऽन्यथा[१]।। (अ.सं.सू.-१२.९४)

प्रवात (तेज वायु वाले स्थान) के सेवन से रूक्षता, वैवर्ण्य (रंग का फीका होना) एवं स्तम्भ (अंगों में जकड़न) होती है। यह दाह (जलन) एवं पित्त का निवारण करता है और श्रम, अग्निजन्य कष्ट तथा मूर्छा को भी दूर करता है। अप्रवात (निर्वात स्थान) का सेवन इससे विपरीत गुणों वाला होता है।

(आतपो भ्रमतृट्स्वेददाहमूर्च्छाविवर्णताः।
कुर्यात् पित्तास्रवह्नींश्च छाया त्वेतानपोहति[२]।।)

आतप (धूप) भ्रम (चक्कर आना), प्यास, स्वेद, दाह, मूर्छा, विवर्णता (रंग का फीकापन) करती है। यह पित्तरक्त और अग्नि (उष्णता) को बढ़ाती है। इसके विपरीत छाया भ्रम आदि को दूर करती है।

---

१. इतः परं मातृकायां पाठभ्रंशो जातः, अतः प्रस्तुतश्लोकात् परं गुग्गुलुकल्पस्य **(रसेन पयसा) 'मूत्रैर्वातपित्तकफापहः'** इति वाक्यं हस्तलिखितपुस्तके दृश्यते। मध्यवर्त्ती भागश्च मुषितः। अस्माभिरष्टाङ्गसंग्रहादत्र गृहीतः।

२. अयमपि श्लोकः पाठभ्रंशान्मुषितः, प्रासङ्गिक इत्यष्टाङ्गसंग्रहादत्र विन्यस्तः।

(गुग्गुलुकल्प:)

(अष्टाङ्गसंग्रह:, उत्तरस्थानम्-४९.१४०-१५७)

दानवेन्द्रविजितान् पुरा सुरान् भ्रष्टकान्तिधृतिधैर्यतेजस:।
वीक्ष्य विष्णुरमृतं किलासृजत् गुग्गुलुं बलवपुर्जयप्रदम्।।

पहले कभी दानवेन्द्र से पराजित होने पर कान्ति, धैर्य, धृति, तेज से हीन देवताओं को देखकर विष्णु ने बल, शरीर-स्वास्थ्य एवं जय देने वाले अमृत गुग्गुलु को उत्पन्न किया था।

अद्याप्यत: सुरगणा: किल धूपमुख्यान् हित्वा वरागरुतुरुष्कहिमेन्दुदर्पान्।
निर्दह्यमानवपुषोऽपि शिखां पिबन्तो गन्धेन यस्य मुदिता दधति प्रसादम्।।

इसी से आज भी देवता त्रिफला, अगरु, तुरुष्क, कर्पूर, चन्दन, कस्तूरी जैसी मुख्य गन्धों को छोड़कर इस गुग्गुलु की धूमशिखा का पान करते हुए अत्यन्त प्रसन्नता धारण करते हैं।

स योगवाही सशिव: ससार्व: सर्वर्तुसेव्य: सुखशीलनीय:।
हन्ता जरापाप्ममलामयानां कर्त्ताग्निमेधास्मृतिपाटवानाम्।।

यह गुग्गुलु योगवाही है अर्थात् जिसके साथ इसका योग होता है, उसी के गुणों को बढ़ा देता है और अपने गुणों को नहीं छोड़ता है। यह बहुत कल्याणकारी है, सबके लिए हितकारी है। सब ऋतुओं में सुखपूर्वक सेवनीय है। यह बुढापा, पाप (दोष), मल एवं रोगों का नाश करने वाला है और अग्नि, मेधा, स्मृति एवं पटुता (स्फूर्त्ति एवं कार्यकुशलता) बढ़ाता है।

गन्धोत्कट: सदाहे स्निग्धद्रवपिच्छिलो विगतशल्य:।
महिषाक्ष: पुष्परागस्फटिकासितनीरदच्छाय:।।
य: पद्मरागरागो य: कनकच्छेदपाटलो यो वा।
जयतीन्द्रनीलममलं भग्नोऽप्यतिकान्तिमत्त्वेन।।
श्रेष्ठ: प्रयोगोऽस्य तुला पलान्नैवाधिकं पिबेत्।

जिस गुग्गुलु के जलाने पर चिकना पिच्छल-सिलसिला द्रव निकले,

किसी प्रकार के तिनके आदि (कंकड़-पत्थर) न हो, पुष्पराग (पुखराज) मणि के समान कान्ति वाला हो, जिसकी छाया काले बादल जैसी हो, वह उत्तम होता है। जो गुग्गुलु पद्मराग-माणिक के समान लाल अथवा कटे हुए सोने के समान पाटल रंग का हो, उत्तम इन्द्रनील मणि (नीलम) भी जिसके आगे फीकी लगे, टूटने पर भी जिसकी कान्ति बनी रहे, वह गुग्गुलु श्रेष्ठ है। कल्प के दौरान इसकी उत्तम मात्रा एक तुला है। इससे अधिक मात्रा में नहीं लेना चाहिए। एक समय में एक मात्रा एक पल होती है, इससे अधिक नहीं।

आत्रेयमुनिगीतश्च मन्त्रोऽयं कर्मसिद्धिकृत्।
भगवान् पुण्डरीकाक्षो देवाश्च सपुरन्दराः।।
आज्ञापयन्ति सम्यक्त्वां प्रभावं चादिशन्ति ते।
जरामरणदुःखेभ्यो यथा तेऽभ्युत्थिताः सुराः।
उपयोक्तुस्तथैवास्य भव त्वं हि महाबल।।

आत्रेय मुनि द्वारा कहा हुआ यह मन्त्र सब कर्मो में सफलता देने वाला है- भगवान् पुण्डरीकाक्ष (विष्णु) तथा इन्द्र के साथ देवता तुझको आज्ञा देते हैं और तेरे प्रभाव की प्रशंसा करते हैं, जिस प्रकार से तुमने देवताओं को जरा, मृत्यु और दुःख से निकाला था, हे महाबल गुग्गुलु! उसी प्रकार तुम सेवन करने वाले मनुष्य के लिए भी हितकर बनो।

पञ्चमूलस्य महतः क्वाथेन हितभोजिना।
गुग्गुलुः शीलितो हन्ति सर्वान् वातकफामयान्।।
लघीयसोऽपि तद्वच्च सुखोष्णेन जलेन वा।
मस्तुधान्याम्लमद्यैर्वा वचादेः सलिलेन वा।।

हितकारी भोजन करते हुए, बृहत्पञ्चमूल-क्वाथ के साथ गुग्गुलु का सेवन करने पर सब वातकफजन्य रोग नष्ट होते हैं। इसी प्रकार लघुपञ्चमूल-क्वाथ, सुखोष्ण जल (थोड़ा गर्म पानी), मस्तु, काञ्जी, मद्य, वचादिगण-क्वाथ के साथ लेने पर भी गुग्गुलु पूर्वोक्त प्रभाव करता है।

वरणादेस्तु बाधिर्यदन्तकर्णशिरोरुज:।
स्वरभेदोदरश्वासवर्ध्मान्तर्गुल्मविद्रधीन्।।

वरणादिगण के क्वाथ से लेने पर गुग्गुलु बाधिर्य, दन्त-कर्ण-शिरोरोगों को नष्ट करता है और स्वरभेद, उदर, श्वास, आन्त्रवृद्धि, अन्त:विद्रधि:, अन्त:गुल्म आदि विकारों को नष्ट करता है।

वातपित्तास्ररोगेषु बृंहणार्थिनि चेष्यते।
क्वाथेन वाजिगन्धाया जीवनीयगणस्य वा।।

वातरक्त एवं पित्तरक्त के निवारण हेतु और शरीर को हृष्ट-पुष्ट करने हेतु अश्वगन्धा या जीवनीयगण के क्वाथ के साथ गुग्गुलु का सेवन करना चाहिए।

क्वाथेनोत्पलमृद्वीका-रक्तचन्दनजन्मना।
वातपित्तं निहन्त्येष पद्मकादिगणस्य वा।।

कमल, द्राक्षा एवं लालचन्दन के क्वाथ से अथवा पद्मकादिगण के क्वाथ के साथ सेवन किया गुग्गुलु वातपित्त को नष्ट करता है।

चव्यकुष्ठविडङ्गानां यवान्या नागरस्य वा।
प्रसारिण्याश्च तोयेन गुग्गुलु: कफवातजित्।।

चव्य, कुष्ठ, विडङ्ग अथवा अजवायन, नागर (सोंठ) और प्रसारिणी के क्वाथ से सेवित गुग्गुलु कफवात को शान्त करता है।

त्र्यूषणाग्निघनवेल्लवराभिर्भक्षयन् समधृतं महिषाक्षम्।
आशु हन्ति कफमारुतमेदोदोषजान् बलवतोऽपि विकारान्।।

मरिच, पिप्पली, शुण्ठी, चित्रक, मुस्तक, वेल्ल (विडङ्ग), हरड़, बहेड़ा, आँवला- इन द्रव्यों को एक-एक पल मात्रा में लें और इनमें महिषाक्ष (गुग्गुलु) भी एक पल मात्रा में मिलाकर चूर्ण बनायें। इसके सेवन से प्रबल कफवातजन्य विकार, मेदोविकार (मोटापा आदि) एवं त्रिदोषज विकार नष्ट हो जाते हैं। इस योग में दसवाँ द्रव्य गुग्गुलु है, अत: यह 'दशाङ्ग गुग्गुलु' नाम से जाना जाता है।

पटोलनिम्बत्रिफलागुडूची-गायत्रिरात्रिद्वयबीजकानाम्।
क्वाथैः पृथक्पथ्यपरस्य हन्ति मासेन घोरान् कफपित्तरोगान्।।
विशेषाच्छोफवीसर्पदुष्टव्रणभगन्दरान्।
शुक्रार्त्तवमनोदोषप्रमेहश्वित्रपाण्डुताः।।

पटोल (परवल), निम्ब (नीम), त्रिफला, गुडूची (गिलोय), खैर, हल्दी, दारुहल्दी, विजयसार- इन आठ द्रव्यों में से किसी एक के क्वाथ के साथ गुग्गुलु का उचित मात्रा में सेवन करना चाहिए। सेवनकाल में विशेष रूप से पथ्याहार लेना चाहिए। ऐसा करने वाले मनुष्य के भयंकर कफपित्तजन्य रोग एक मास में नष्ट हो जाते हैं। इस प्रकार सेवित गुग्गुलु विशेषतः शोफ, वीसर्प, दुष्टव्रण, भगन्दर, शुक्रदोष, आर्त्तवदोष एवं मनोरोगों को नष्ट करता है और प्रमेह, श्वित्र व पाण्डुरोग को भी नष्ट करता है।

पटोलारिष्टनिर्यूहपिष्टस्तुल्यरसाञ्जनः।
गलरोगापचीव्यङ्गग्रन्थिस्थौल्यकृमिप्रणुत्।।

पटोल (परवल) और अरिष्ट (नीम) के क्वाथ में रसाञ्जन को समान मात्रा में मिला लें और इनके साथ गुग्गुलु को पीस लें। इसके सेवन से गलरोग, अपची, व्यंग, ग्रन्थि, स्थूलता एवं कृमि नष्ट हो जाते हैं।

शिलाजतुसमः पीतः पयसा वातशोणितम्।
निवर्त्तयत्यतिबलं क्षीरमांसघृताशिनः।।

शिलाजीत के समान परिमाण में गुग्गुलु लें और दूध के साथ पान करें। इससे अति प्रबल वातरक्त भी शान्त हो जाता है। इसके सेवनकाल में दूध और घृत सहित भोजन करना चाहिए।

(रसेन पयसा[१]) मूत्रैर्वातपित्तकफापहः।
ब्राह्मीमण्डूकिशंखानां पृथङ् मेधादिकृद्रसैः।।

---

१. इतः प्राग्वर्ती भागो गुग्गुलुकल्पस्य हस्तलिखितपुस्तके नास्ति। अयम् अष्टाङ्गसंग्रहाद् गृहीतः।

रस के साथ सेवित गुग्गुलु वातविकार का नाश करता है, दूध के साथ पित्तविकार और गोमूत्र के साथ कफविकार का नाश करता है। ब्राह्मी, मण्डूकपर्णी व शंखपुष्पी के रस के साथ अलग-अलग लेने पर यह मेधा (धारणावती बुद्धि) और स्मृति (स्मरणशक्ति) को बढ़ाता है।

(मागधिकाग्निकलिङ्गविडङ्गैर्बिल्वघृतैः सवरापलषट्कैः।
गुग्गुलुना सदृशेन समेतैः क्षौद्रयुतैः सकलामयनाशः[१]।।)

पिप्पली, चित्रक, इन्द्रजौ, विडङ्ग- प्रत्येक द्रव्य एक-एक पल लें। त्रिफला ६ पल लें, इन सबके बराबर मात्रा में गुग्गुलु मिलाएं। इस योग का मधु के साथ सेवन करने से सभी रोग नष्ट हो जाते हैं।

पिबेत् पलशतं योऽस्य विधिना नियतो यतिः।
नाकालमृत्युर्न व्याधिर्न तस्य जरसो भयम्।। गुग्गुलुकल्पः।

जो मनुष्य संयमी रहते हुए १०० पल गुग्गुलु का सेवन कर लेता है, उसको अकाल मृत्यु एवं रोग नहीं आते हैं और बुढ़ापे का भय नहीं रहता है।

(अम्लवेतस-कल्पः[२])

हिमवत्परमावासे दिव्यौषधिसमायुते।
गन्धर्वयक्षाध्युषिते नानाधातुविचित्रिते।।
विश्वसृड् भगवान् ब्रह्मा मार्त्तण्डं भास्करं किल।
भ्रममारोपयामास रूपहेतोः कदाचन।।
कृतवान् कनकप्रख्यं रूपं जनमनोहरम्।
विरूपशकला ये तु पतिता गिरिमूर्धनि।।
तेभ्यस्तेजस्विनो जाता वेतसा नाम पादपाः।
न हि तेषु विलीयन्ते पतङ्गा न सरीसृपाः।।

---

१. अयमपि श्लोको हस्तलिखितपुस्तके नास्ति, अष्टाङ्गसंग्रहाद् गृहीतः।

२. अयं कल्पश्चन्द्रटीये योगरत्नसमुच्चये कल्पाधिकारे (६५७ पृष्ठे) लभ्यते। तत्र 'तन्त्रान्तरादम्लवेतसकल्पः' इति चन्द्रटः सूचयति।

तेषां फलेभ्यो निर्यासः सोऽम्लत्वादम्लवेतसः।
कषायकटुरूक्षश्च मधुजम्बीरसप्रभः।।
वह्नौ न्यस्तः परीक्षार्थं स्फुटं चटचटायते।
पाषाणमथ काष्ठं वा लौहं पार्थिवमेव च।।
भिनत्त्येष महातेजा न तु भिन्द्यादलाबुकम्।
तस्मादलाबु प्रवरं तस्य भाजनमिष्यते।।
वीर्याभिरक्षणं तस्य कटुतैलेन कारयेत्।
त्वचं बिभीतचूतानां[१] कृष्णलोहं च निक्षिपेत्।।
बद्धमूलानपि व्याधीन् भिन्द्याद्वज्रं गिरीनिव।
सशूलानाहविष्टम्भान् क्रिमीन् सूक्ष्मान् सुदारुणान्।।
गुल्मी पिबेदरिष्टेन मन्दाग्निर्मधुना युतम्।
कोलाम्भसाऽर्शोविकारी घृतेन तु जलोदरी।।
अश्मर्यां दधिमण्डेन प्रमेही शीतवारिणा।
गवां मूत्रेण तु प्लीही वाते मांसरसेन तु।।
सुखोष्णेनाम्भसा शूले पयसा क्षीणरेतसि।

किसी समय संसार के रचयिता भगवान् ब्रह्मा ने प्रकाशमान ओषधियों से युक्त, गन्धर्व एवं यक्षों के उत्तम निवास-स्थान, अनेक धातुओं से चित्र-विचित्र कैलाश पर्वत के ऊपर सूर्य को शाण पर घुमाने के समान घर्षित किया; क्योंकि वे सूर्य को और अधिक रूपवान् (सुन्दर) बनाना चाहते थे। इससे सूर्य का रूप सोने के सदृश जनमनोहर हो गया। इस क्रिया में सूर्य को घर्षित करने से जो टुकड़े पहाड़ के शिखर पर गिरे, उनसे तेजस्वी वेतस नामक वृक्ष उत्पन्न हुए। उन वृक्षों में कीट-पतंग तथा सांप आदि नहीं पहुँच पाते हैं। उनके फलों से निकला हुआ गोंद अम्ल होने से अम्लवेतस कहलाता है। वह रस में कषाय, कटु और रूक्ष होता है। उसकी प्रभा मधुजम्बीर के सदृश होती है। उसका

---

१. **'मांसं मृगवराहानां'** इति मातृकागतः पाठः, अस्य स्थाने- **'त्वचं बिभीतचूतानां'** इति चन्द्रटकृते योगरत्न-समुच्चये कल्पाधिकारे (६५७ पृष्ठे) पाठः, स एवात्र गृहीतः।

स्पष्ट लक्षण यह है कि अग्नि में डालने पर उसमें चट-चट की ध्वनि होती है। यह महान् तेजस्वी अम्लवेतस पत्थर, लकड़ी, लोहे या मिट्टी के पात्र को भेदन (छेदन) कर देता है। केवल लौकी के पात्र (तुम्बीपात्र) का भेदन नहीं कर पाता। अतः उसको रखने के लिए तुम्बीपात्र ही उपयुक्त होता है। उस पात्र को टिकाऊ बनाने के लिए सरसों के तैल का लेप कर दें और उसमें अम्लवेतस रखें। इसके बाद उसमें बहेड़ा तथा आम की छाल का चूर्ण तथा कृष्णलोहचूर्ण छोड़ दें।

यह वेतसकल्प ऐसे ही पुराने रोगों का भेदन कर देता है, जैसे वज्र पहाड़ का भेदन कर देता है। यह शूल, आनाह (अफारा), विबन्ध तथा सभी प्रकार के वातकफजन्य रोगों को जीत लेता है। गुल्म रोग से पीड़ित व्यक्ति इस कल्प को अरिष्ट (आसव) के साथ, मन्दाग्नि का रोगी मधु के साथ, अर्श (बवासीर) का रोगी कोलजल (बेर के क्वाथ) के साथ, जलोदर से पीड़ित व्यक्ति घृत के साथ, अश्मरी (पथरी) रोग में दधिमण्ड के साथ, प्रमेह का रोगी शीतल जल के साथ, प्लीहावृद्धि से पीड़ित व्यक्ति गोमूत्र के साथ, वातव्याधि से पीड़ित रोगी यूषरस के साथ, शूल रोग में गर्म जल से इसका पान करें तथा वीर्य के क्षीण होने पर दूध के साथ सेवन करें।

पुण्येऽहनि सुनक्षत्रे काले नात्युष्णशीतले।
प्रविशुद्धशरीरस्तु पिबेत् कर्षार्धमादितः॥
ततोऽष्टरात्रात्तु पलमर्धकर्षविवर्धितम्।
पलं क्षीरयुतं मासं क्षीरवृत्तिरनन्नभुक्॥
एष प्रयोगः पुष्ट्यायुःबलवर्णकरः परः।
रूपयौवनसौभाग्यशोभाकान्तिसुखप्रदः॥
नातः परतरं किञ्चिच्छ्रेष्ठमस्तिरसायनम्।
दुष्टगुल्मार्शसामाशु भेदनं परमौषधम्॥ अम्लवेतस-कल्पः।

(तन्त्रान्तरादम्लवेतसकल्पः, यो.स., पृ.६५७)

पुण्य दिन (सोम आदि सौम्य दिन), शुभ नक्षत्र (अश्विनी, मृगशिरा, अनुराधा, पुष्य आदि शुभ नक्षत्र), समशीतोष्ण काल (शरद्, वसन्त ऋतु) में स्नेहन, स्वेदन, वमन, विरेचन आदि द्वारा शुद्ध शरीर वाला मनुष्य प्रथम मात्रा आधा कर्ष (आधा तोला) का पान करे अर्थात् आधा कर्ष की मात्रा से प्रारम्भ करे। तदनन्तर आठ दिन के बाद आधा कर्ष (आधा तोला) की मात्रा और बढ़ा दें अर्थात् एक तोला की मात्रा में पान करें। इसी प्रकार प्रत्येक आठवें दिन आधा तोला की मात्रा बढ़ा दें और एक मास तक एक पल की मात्रा में दूध के साथ पान करें तथा केवल दूध पर ही रहें, अन्न न खाएं। यह प्रयोग उत्तम पुष्टि, आयु, बल तथा आरोग्य प्रदान करता है। यह रूप, यौवन, सुन्दरता, शोभा, लावण्य तथा सुख को देने वाला है। इससे उत्तम अन्य कोई रसायन नहीं है। यह गुल्म तथा अर्श को भेदन करने वाला परमौषध है।

ओं नमस्तेऽमृतसम्भूते बलवीर्यविवर्धनि!
बलमायुश्च मे देहि पाप्मानं च व्यपोहय।।
सिद्धे सुसिद्धे सिद्धार्थे सिद्धिं मे अतुलां दद स्वाहा।

।। इति सर्वासामोषधीनां ग्रहणमन्त्रः।।

हे अमृतसम्भूते! (अमृत से उत्पन्न) एवं बलवीर्य को बढ़ाने वाली ओषधे! तुम मुझे बल एवं दीर्घायुष्य प्रदान करो और मेरे पाप (मल/दोष) को दूर करो। सिद्ध, सुसिद्ध एवं अर्थ (आरोग्यलाभ रूप प्रयोजन) को सिद्ध करने वाली हे ओषधे! तुम मुझे अतुल सिद्धि (सफलता) प्रदान करो। यह सभी ओषधियों को ग्रहण करते समय बोलने का मन्त्र है। इसके बोलने का प्रयोजन यह है कि इससे ओषधि के प्रति हमारी कृतज्ञता की भावना बढ़ती है और उसके गुणों के प्रति आस्था होने से आरोग्य-प्राप्ति में मन पर सकारात्मक प्रभाव पड़ता है।

।। इति बृहद्वैद्यप्रसारके प्रकीर्णाध्यायो दशमः।।

।। समाप्तमिदं बृहद्वैद्यप्रसारकं सम्पूर्णम्, शुभमस्तु सर्वजगताम्।।

★ ★ ★

परिशिष्ट- १.

मान (माप-तोल) का विवरण

जिसके द्वारा तोला या मापा जाए उसे मान कहते हैं- **'मीयतेऽनेनेति मानम्'**। औषध-योगों के निर्माण तथा रोगियों के लिए औषध-कल्पना एवं आहार-कल्पना आदि में मात्रा-निर्धारण के लिए 'मान' का ज्ञान परम आवश्यक है। कहा भी है- **'न मानेन विना युक्तिर्द्रव्याणां जायते क्वचित्'**

-(शार्ङ्गधरसंहिता, प्रथम खण्ड- १.१४)

यहाँ 'वैद्य-प्रसारक' में प्रयुक्त मान-वाचक शब्दों का विवरण आधुनिक माप-तोल के साथ प्रस्तुत किया जा रहा है।

ग्रन्थोक्त मान	पुराना मान	आधुनिक मान
१ कोल -	६० रत्ती	७.५ ग्राम
१ कर्ष -	१२० रत्ती	१५ ग्राम
१ पलार्ध -	२४० रत्ती	३० ग्राम
१ पल -	४८० रत्ती	६० ग्राम
१ अष्टमान-	(८ पल)	४८० ग्राम
१ कुडव -	२० तोला या ४ छटांक	२४० ग्राम
१ प्रस्थ -	८० तोला या १६ छटांक	९६० ग्राम
१ आढक -	४ सेर	३ किलो ८४० ग्राम
१ तुला -	६१/४	५ किलो ८३३ ग्राम
१ द्रोण -	१६ सेर	१५ किलो ३६० ग्राम

....

दो कोल	=	एक कर्ष	१५ ग्राम
दो कर्ष	=	पलार्ध	३० ग्राम
दो पलार्ध	=	एक पल	६० ग्राम
चार पल	=	एक कुडव	२४० ग्राम
चार कुडव	=	एक प्रस्थ	९६० ग्राम
चार प्रस्थ	=	एक आढक	३ किलो ८४० ग्राम
चार आढक	=	एक द्रोण	१५ किलो ३६० ग्राम
अष्टमान/मानी	=	आठ पल	४८० ग्राम

....

मानवाचक शब्दों के पर्याय पद

कोल- अर्धकर्ष (७.५ ग्राम)।

कर्ष- अक्ष, पिचु, पाणितल, सुवर्ण,
बिडालपद, कवलग्रह (१५ ग्राम)।

पलार्ध- शुक्ति, अष्टमिका (३० ग्राम)।

पल- प्रकुञ्च, बिल्व (६० ग्राम)।

अष्टमान- अष्टपल, अष्टमिका, मानी (४८० ग्राम)।

आढक- कंस, पात्र (३ किलो ८४० ग्राम)।

तुला- शत (५ किलो ८३३ ग्राम)।

परिशिष्ट- २.

हस्तलिखित ग्रन्थ परिचय

क.मातृका

(टुबिजन यूनिवर्सिटी जर्मनी से प्राप्त हस्तलिखित प्रतिलिपि)

वैद्यप्रसारक की यह हस्तलिखित प्रतिलिपि कश्मीर में प्रचलित **शारदा लिपि** में लिखी गई है। यह प्रतिलिपि मूलतः कश्मीर की है। कालान्तर में वहाँ से जर्मनी ले जाई गई थी। इसके आवरक पृष्ठ पर जर्मनी में सूचीकरण का दिनांक- १६ दिसम्बर १८९४ ई. लिखा है। यह टुबिजन यूनिवर्सिटी (जर्मनी) के हस्तलिखित ग्रन्थालय में सुरक्षित है। वहाँ के ग्रन्थालय-सूचिपत्र के अनुसार चिकित्साग्रन्थ-विभाग में इसका ग्रन्थांक- 166- M.A.I. 411, (Brhadvaidyaprasaraka- Stein's Jammu Catalogue P. 349, Nr. 3474) है। टुबिजन यूनिवर्सिटी (जर्मनी) के सौजन्य से ही हमें इसकी प्रतिकृति प्राप्त हुई है। शारदालिपिबद्ध यह हस्तलिखित ग्रन्थ उपलब्ध प्रतिलिपियों में सर्वाधिक प्राचीन है। इसमें १६७ पत्र हैं। अक्षरों की बनावट स्पष्ट एवं सुन्दर है।

यह आरम्भ से अन्त तक पूर्ण है, परन्तु बीच में कहीं-कहीं कुछ अंश अस्पष्ट एवं खण्डित हैं। खण्डित अंश को ..... इस प्रकार के चिह्न से सूचित किया है। इसका प्रारम्भ इस प्रकार है- **'ओं स्वस्ति। ओं नमो गणेशाय। श्रीसरस्वत्यै नमः। प्रणतमुकुटघटितगिरि०'**। इसका अन्तिम भाग इस प्रकार है- **इति बृहद्वैद्यप्रसारके प्रकीर्णाध्यायो दशमः। समाप्तमिदं बृहद्वैद्यप्रसारकम्। शुभमस्तु सर्वजगताम्**। इस पुष्पिका में प्रतिलिपिकर्त्ता और प्रतिलिपिकाल का उल्लेख नहीं है। जर्मनी से उपलब्ध इसकी सॉफ्ट कॉपी में दिखने वाली पत्र की दशा से अनुमान होता है कि यह प्रतिलिपि लगभग ३०० वर्ष पुरानी है। प्रस्तुत सम्पादन में इसे **क.मातृका** के रूप में संकेतित किया है।

इसके प्रान्तभाग (हाशिये) पर कहीं-कहीं उर्दू में कुछ लेखन किया हुआ है। प्रतिलिपि के अन्त में भी ६ पृष्ठ उर्दू में लिखे गये हैं। पाठशोधन में इस प्रतिलिपि से विशेष सहायता मिली है, इसके आरम्भिक व अन्तिम पृष्ठ की प्रतिकृति आगे प्रस्तुत की जा रही है।

ख.मातृका

(नेशनल बिब्लोटेक पेरिस, फ्रांस से प्राप्त हस्तलिखित प्रतिलिपि)

वैद्यप्रसारक की यह हस्तलिखित प्रतिलिपि **देवनागरी लिपि** में लिखी गई है। यह नेशनल बिब्लोटेक पेरिस (फ्रांस) में सुरक्षित है। वहाँ के सूचिपत्रानुसार चिकित्साग्रन्थ-विभाग में इसका ग्रन्थांक- 161 (1233), Vrhadvaidyaprasaraka है। नेशनल बिब्लोटेक पेरिस के सौजन्य से ही हमें इसकी प्रतिकृति प्राप्त हुई है। इसमें १५८ पत्र हैं। इसकी लिखावट स्पष्ट है। यह शारदालिपिबद्ध **क.मातृका** के आधार पर लिखी गई प्रतीत होती है, क्योंकि इसका पाठ एवं खण्डित अंश समान ही हैं। प्रतिलिपि करते समय कहीं-कहीं श्लोक लिखने से छूट गये हैं। यह भी आरम्भ से अन्त तक पूर्ण है,

अस्पष्ट स्थलों के शोधन में इस प्रतिलिपि से भी विशेष सहायता मिली है, क्योंकि इसका लेखन भी सुवाच्य है। प्रस्तुत सम्पादन में इसे **ख.मातृका** के रूप में संकेतित किया है। इसके आरम्भिक व अन्तिम पृष्ठ की प्रतिकृति आगे प्रस्तुत की जा रही है।

ग.मातृका

(रघुनाथ मन्दिर जम्मू से प्राप्त हस्तलिखित प्रतिलिपि)

प्रस्तुत सम्पादन का प्रारम्भिक आधारभूत एक मात्र हस्तलिखित ग्रन्थ कश्मीर के स्वर्गीय **महाराजा रणवीरसिंह जी** द्वारा स्थापित **'रघुनाथ मन्दिर ग्रन्थालय जम्मू'** से प्राप्त हुआ। ग्रन्थालय से सूचीपत्र के अनुसार चिकित्साग्रन्थ-विभाग में इसका ग्रन्थांक- ३९८८ (बृहद्वैद्यप्रसारकम्) है। वैद्य-प्रसारक की

यह हस्तलिखित प्रतिलिपि **देवनागरी लिपि** में लिखी गई है। इसमें १२६ पत्र हैं। प्रत्येक पत्र के दोनों पार्श्वों में १४-१४ पंक्तियाँ हैं और प्रत्येक पंक्ति में प्राय: ४० अक्षर हैं। हस्तलिखित ग्रन्थ में लिपिकर्त्ता एवं प्रतिलिपिकाल का उल्लेख नहीं है। लिपि एवं कागज की अवस्था को देखकर अनुमान है कि यह प्रतिलिपि लगभग २०० वर्ष पहले की गई थी।

लेखन में अक्षर-रचना प्राय: स्पष्ट है, परन्तु कहीं-कहीं उपरिलेखन से बहुत अस्पष्टता दिखाई देती है। बहुत-से स्थलों पर अनेक अंश मुषित (मिस) भी हैं। मूल स्रोत रूप आकरग्रन्थों के आधार हमने बहुत-से मुषित अंशों की पूर्त्ति की है और इसकी सूचना यथास्थान पादटिप्पणी में दी है। प्रतिलिपिकर्त्ता द्वारा कहीं-कहीं लेखनक्रम आगे-पीछे हो गया है, उसे लेखनकर्त्ता ने कुछ चिह्नों द्वारा संकेतित किया गया है। हमने ऐसे स्थलों को निर्दिष्ट चिह्नों के आधार पर क्रमबद्ध रूप में व्यवस्थित कर दिया है। इस प्रतिलिपि को प्रस्तुत सम्पादन में **ग.मातृका** के रूप में संकेतित किया है।

हस्तलिखित ग्रन्थ में लेखनगत अशुद्धियाँ भी बहुत अधिक हैं। आकारग्रन्थों के आधार पर इनका भी यथासम्भव परिमार्जन किया गया है। प्रारम्भ में एकमात्र प्रतिलिपि के रूप में प्राप्त होने से सम्पादन कार्य में बड़ी कठिनाई रही और पाठ-शोधन में भी बहुत अधिक समय लगा। इसके अनन्तर जर्मनी एवं फ्रांस से उपलब्ध दोनों अन्य प्रतिलिपियों के आधार पर पुन: विशेष संशोधन किया गया। वैद्यप्रसारक मूलत: बंगप्रदेश की रचना है, अत: विशेष अन्वेषण करने पर भविष्य में बंगाल एवं बांग्लादेश में इसकी अन्य हस्तलिखित प्रतिलिपियाँ मिल सकती हैं। अन्य प्रतिलिपियों के प्राप्त होने पर इस ग्रन्थ का और अधिक परिष्कृत सम्पादन सम्भव है। जम्मू से प्राप्त हस्तलिखित प्रतिलिपि के आरम्भिक व अन्तिम भाग की प्रतिकृति यहाँ प्रस्तुत की जा रही है।

★★★

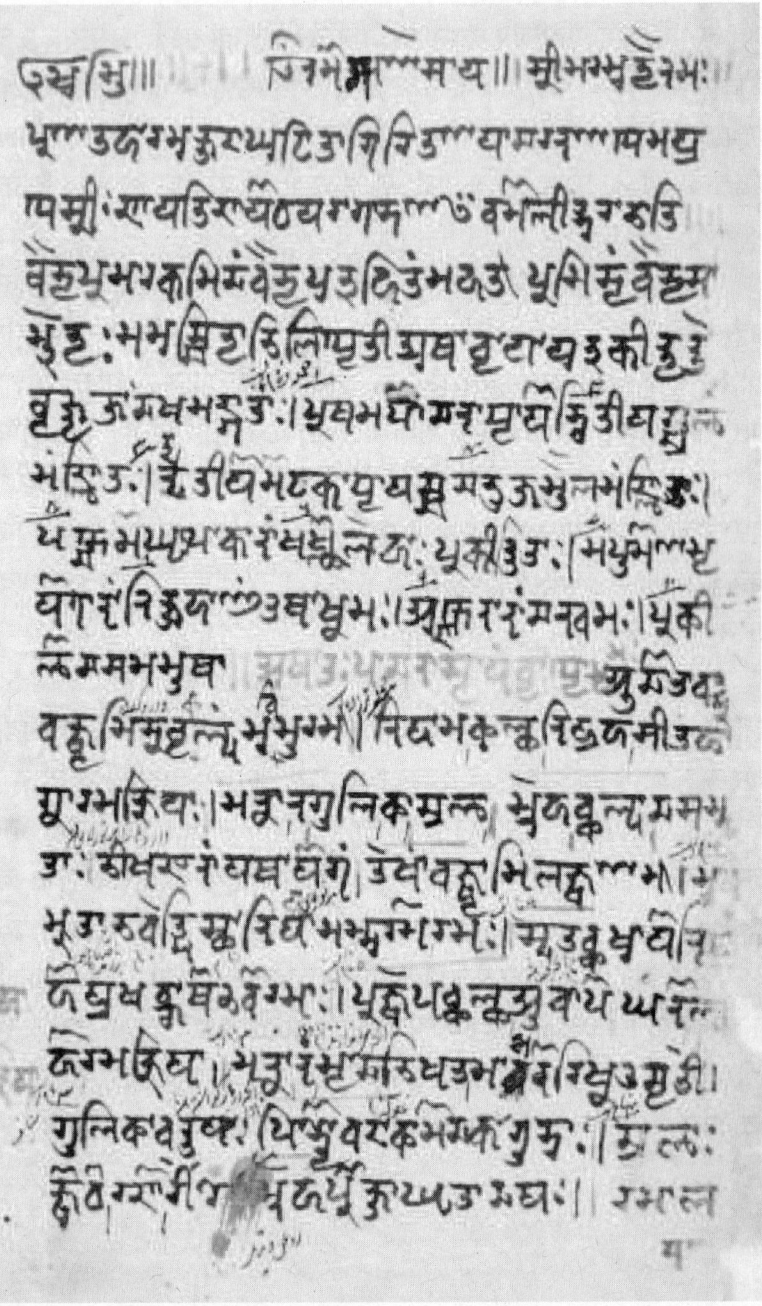

क. मातृका- 'वैद्य-प्रसारकम्' की हस्तलिखित प्रतिलिपि (टुबिंजन यूनिवर्सिटी जर्मनी से प्राप्त) का प्रारम्भिक भाग

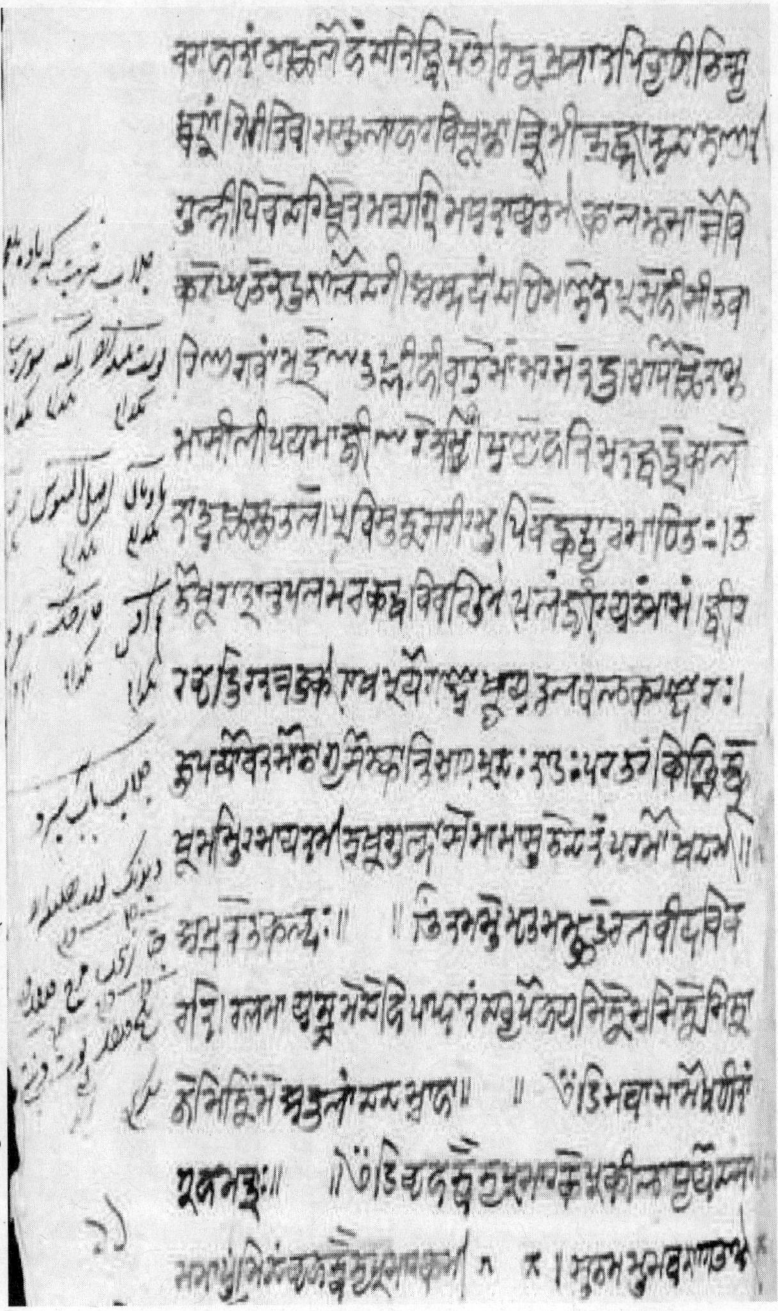

क.मातृका- 'वैद्य-प्रसारकम्' की हस्तलिखित प्रतिलिपि (टुबिजन यूनिवर्सिटी जर्मनी से प्राप्त) का अन्तिम भाग

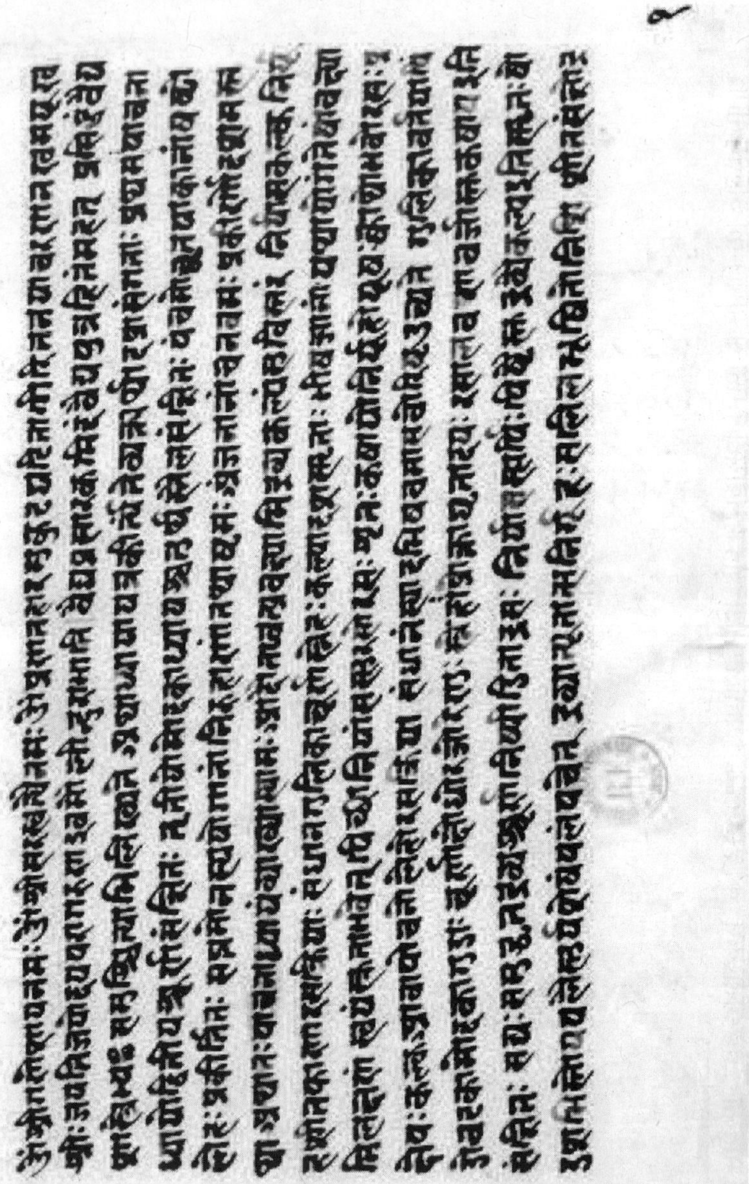

ख.मातृका- 'वैद्य-प्रसारकम्' की हस्तलिखित प्रतिलिपि (नेशनल बिब्लोटेक पेरिस, फ्रांस से प्राप्त) का प्रारम्भिक भाग

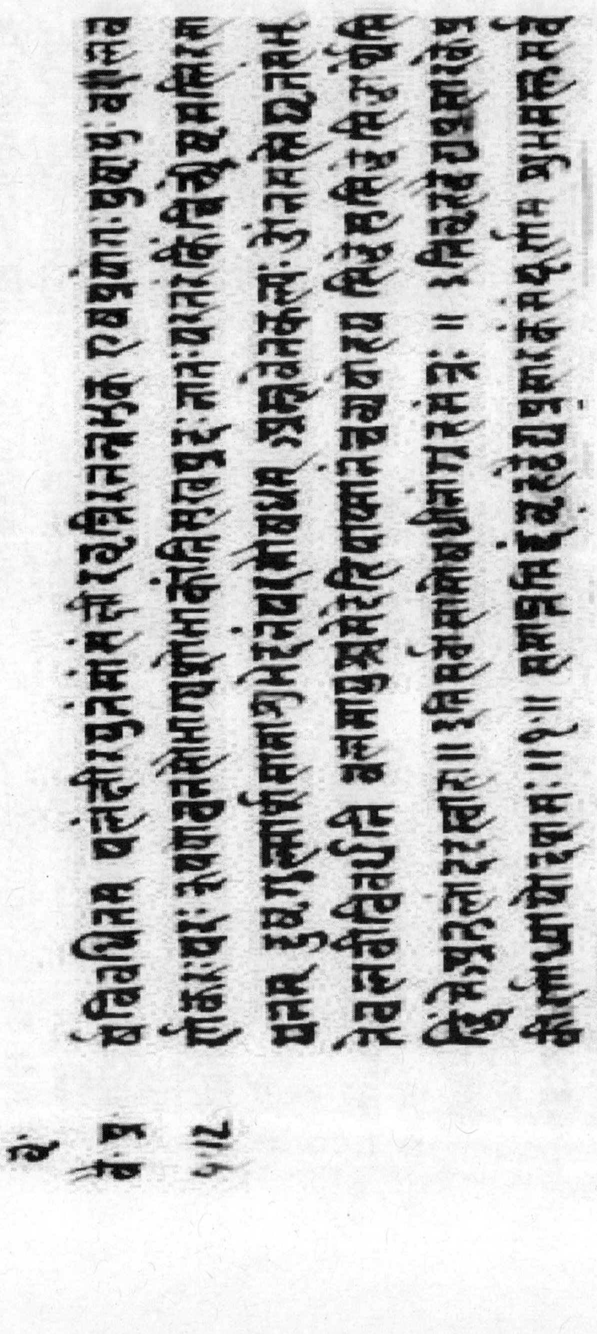

ख.मातृका- 'वैद्य-प्रसारकम्' की हस्तलिखित प्रतिलिपि (नेशनल बिब्लोटेक पेरिस से प्राप्त) का अन्तिम भाग

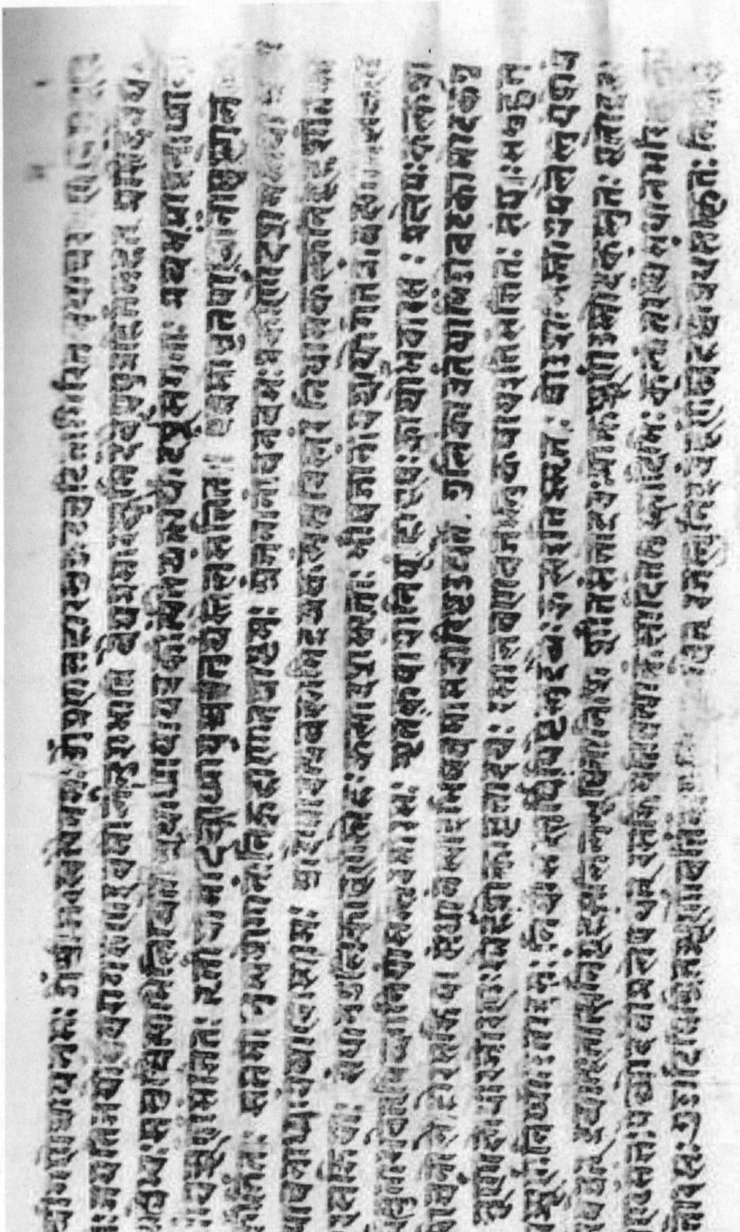

ग.मातृका- 'वैद्य-प्रसारकम्' की हस्तलिखित प्रतिलिपि (रघुनाथ मन्दिर ग्रन्थालय, जम्मू से प्राप्त) का प्रारम्भिक भाग

ग.मातृका- 'वेद्य-प्रसारकम्' की हस्तलिखित प्रतिलिपि (रघुनाथ मन्दिर ग्रन्थालय, जम्मू से प्राप्त) का अन्तिम भाग

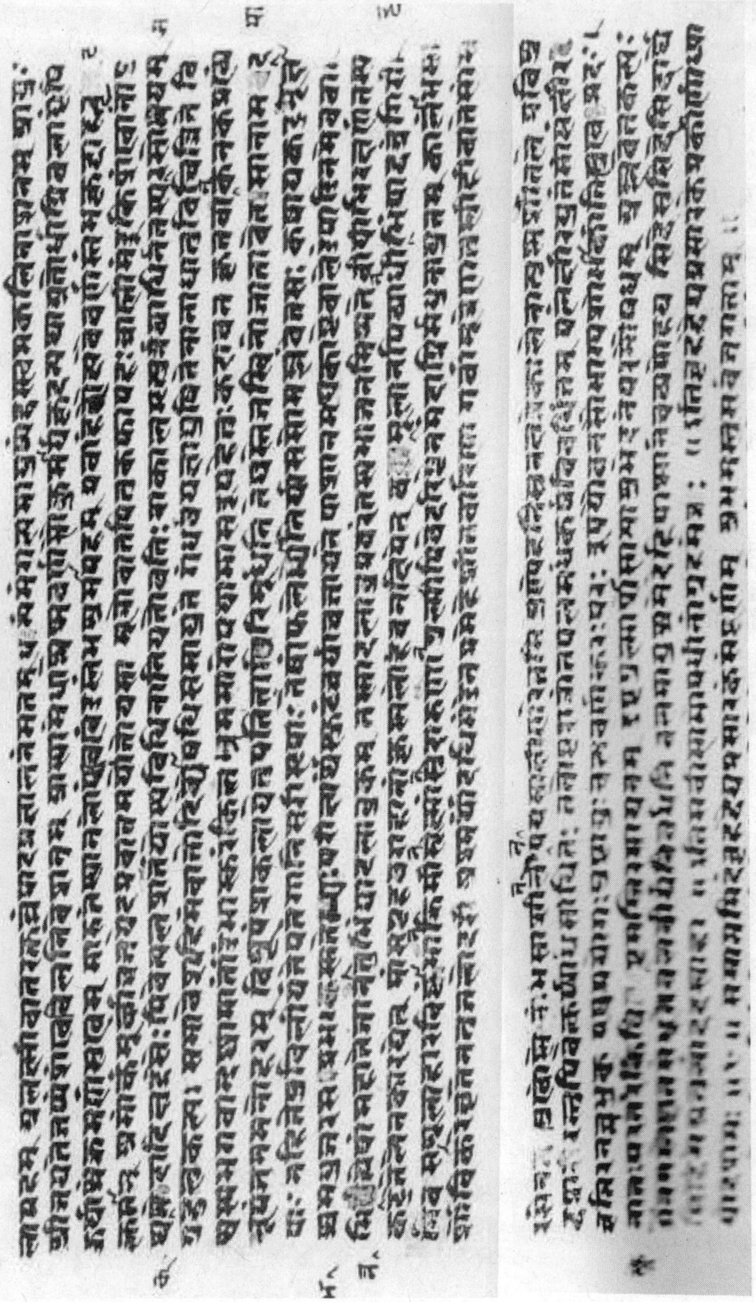

परिशिष्ट- ३.

वैद्य-प्रसारक के उपजीव्य ग्रन्थ

(वे ग्रन्थ/ग्रन्थकार, जिनसे वैद्य-प्रसारक में वर्ण्य विषय लिये गये हैं)

ग्रन्थ एवं ग्रन्थकारों के सामने लिखी पृष्ठसंख्या पर इनके उद्धरण द्रष्टव्य हैं।

अमृतमाला-	३५, २०३;
अश्विनीकुमारसंहिता-	२४९;
अष्टाङ्गसंग्रहः-	इसके उद्धरण विपुल संख्या में हैं।
अष्टाङ्गहृदयम्-	इसके उद्धरण सर्वाधिक हैं।
कालपादः-	१४३, १४७;
कृष्णात्रेयः	१६६, ३१५, ३९७;
क्षारपाणिः-	४१, ९१, २३५, ३१४, ४८७, ४८८, ४९१, ५७५, ५७८;
खरनादः-	१८६, ६०२;
चक्षुष्येणः-	१६८, १९८, २९३, ३६९, ५०९;
चरकसंहिता-	१०० से अधिक उद्धरण हैं।
नावनीतकम्-	२७९, २७९;
निमिः-	४३५, ४५९;
बिन्दुसारः-	३२, १६५, ५१०, ५४६, ५४७, ६३५;
भद्रवर्मा-	३२ ३६, ४४, १२२, १६२, ३१४, ४४७, ५४९;
भिषङ्-मुष्टिः	३८७, ६१३;
भेडः (भेलः)-	२४, २५, २७, ४०, ४१, ११३, ११६, १२५,

★★★

परिशिष्ट- ४.

परवर्त्ती ग्रन्थों में वैद्य-प्रसारक के उद्धरण

वृन्दमाधव-व्याख्याकुसुमावली में वैद्यप्रसारक के उद्धरण

(ये उद्धरण वृन्दमाधव-व्याख्याकुसुमावली से जिन श्लोकों की व्याख्या में से लिये गये हैं, यहाँ पहले उन श्लोकों को प्रस्तुत किया है और उनकी वृन्दमाधवगत अध्याय-श्लोकसंख्या दी गई है[१]। उद्धरण के अनन्तर वैद्यप्रसारक में यह अंश जहाँ विद्यमान है, उसकी पृष्ठसंख्या दी गई है।)

(१) **सशर्करामक्षमात्रां कटुकामुष्णवारिणा।**
पीत्वा ज्वरं जयेज्जन्तुः कफपित्तसमुद्भवम्।। (वृन्द.- १.१२८)

उद्धरण- सशर्करामक्षमात्रां कटुकामित्यादि। शर्कराकटुरोहिण्योस्तुल्यमानेन मिलित्वा कर्षः। **वैद्यप्रसारके** सम एव भाग उक्तः। चक्रस्तु कटुरोहिण्या द्वादश माषकाः सिताया माषचतुष्टयमित्येवं कर्षमित्याह। विरेचनार्थं चैष योगः।

यह श्लोक वैद्यप्रसारक की उपलब्ध हस्तलिखित प्रतिलिपि में नहीं है, ऐसा प्रतीत होता है कि यह प्रतिलिपिकर्त्ता से छूट गया था अथवा उससे पहले ही आधारभूत प्रतिलिपि से लुप्त हो चुका था, परन्तु कभी यह श्लोक विवरण सहित वैद्यप्रसारक में अवश्य था। अत एव निश्चलकर ने भी चक्रदत्त-रत्नप्रभा, ज्वर-चिकित्सा में इस श्लोक (संख्या-१३३) की व्याख्या करते हुए वैद्यप्रसारकगत विवरण को उद्धृत किया है। मूलतः यह श्लोक सुश्रुतसंहिता, उत्तरतन्त्र (३९.१९८) में है।

(२) **भूनिम्बकटुकाव्योषमुस्तकेन्द्रयवान्समान्।**
द्वौ चित्रकाद्वत्सकत्वग्भागान्षोडश चूर्णयेत्।।
गुडशीताम्बुना पीतं ग्रहणीदोषगुल्मनुत्।

---

१. वृन्दमाधव (सिद्धयोग), व्याख्याकुसुमावलि टीका सहित संस्करण, आनन्द आश्रम मुद्रणालय पूना, १८९४ ई.

कामलाज्वरपाण्डुत्वमेहारुच्यतिसारजित्।। (वृन्द.- ४.१७-१८)

उद्धरण- वैद्यप्रसारके तु सर्वसमो गुडो व्याख्यातः। भूनिम्बाद्यं चूर्णम्।

(वैद्यप्र., पृ.- १७७)

(३) खण्डकूष्माण्डमाह–

कुष्माण्डकात्पलशतं सुस्विन्नं निष्कुलीकृतम्। (वृन्द.- ९.४९-५६)

उद्धरण- पिप्पलाश्रृङ्गवेराभ्यां द्वे पले इति। कणाशुण्ठ्योः प्रत्येकं पलद्वयम्। जीरकस्य च द्वे पले। **तन्त्रान्तरसम्मतं** चैतत्। तद्यथा–द्विपलांशैः कणाशुण्ठीजीरकैरवचूर्णितैरिति। **वैद्यप्रसार**केऽप्येतादृशमेव विवृतम्। व्यवहारोऽपीत्थमेव। **(वैद्यप्र., पृ.- ३८३)**

(३) कर्षः कर्षांशपलं पलद्वयं स्यात्ततोऽर्धकर्षश्च।

मरिचस्य पिप्पलीनां दाडिमगुडयावशूकानाम्।।

सर्वौषधैरसाध्या ये कासाः सर्ववैद्यविनिर्मुक्ताः।

अपि पूयं छर्दयतां तेषामिदमौषधं परमम्।। (वृन्द.-११.२८-२९)

उद्धरण- कर्ष इत्यादिना निर्देशो यथाक्रमेण। कर्षरूपोंऽशः कर्षांशः। कर्षार्धमिति क्वचित्पाठः। **वैद्यप्रसारके** पिप्पल्याः कर्षार्धं दर्शितम्। **इदमौषधं पथ्यमिति।** प्रकरणाद् धूममिदमौषधमित्याहुः। **चक्रेण** तु स्वसंग्रहे भक्ष्यचूर्णप्रस्तावे लिखितोऽयं योगः। **वैद्यप्रसारकेऽपि** भक्षणमस्योक्तम्। इति मरीचादिवटिका। **(वैद्यप्र., पृ.- १०२)**

(४) हिङ्गुपुष्करमूलानि तुम्बुरूणि हरीतकी।

श्यामा बिडं सैन्धवं च यवक्षारं महौषधम्।।

यवक्वाथोदकेनैतद्घृतभृष्टं तु पाययेत्।

तेनास्य भिद्यते गुल्मः सशूलः सपरिग्रहः।। (वृन्द.३०.२७-२८)

उद्धरण- तुम्बुरु स्वनामविख्यातम्। श्यामा त्रिवृत्। हिङ्गुप्रभृतीनां च चूर्णं प्रभूतं कृत्वा पातव्यम्। यवक्वाथोदकेनेति। यवक्वाथेनोष्णोदकेन वा पिबेत्। इहैव योगे **वैद्यप्रसारक** उष्णोदकमेरण्डतैलं चाधिकं पठितम्। तद्यथा-

'उष्णोदकेन पातव्यमेतत्सरुबुतैलकम्।
एतेन गुल्मनिचयः सशूलः सपरिग्रहः।
शाम्यते योगराजेन पवनेन घनो यथा'।। (वैद्यप्र., पृ.- ११०-११)

(५) रोहितकघृतमाह–

रोहितकत्वचः श्रेष्ठाः पलानां पञ्चविंशतिः।
कोलद्विप्रस्थसंयुक्तं कषायमुपकल्पयेत्।।
पलिकैः पञ्चकोलैश्च तैः सर्वैश्चापि तुल्यया।
रोहितकत्वचा पिष्टैर्घृतप्रस्थं विपाचयेत्।।
प्लीहातिवृद्धिं शमयेदेतदाशु प्रयोजितम्।
तथा गुल्मज्वरश्वासकृमिपाण्डुत्वकामलाः।। (वृन्द.- ३०.५९-६१)

उद्धरण- रोहितकस्य पञ्चविंशत्या पलैः कोलप्रस्थद्वयेन मिलित्वा सप्तपञ्चाशत्पलानि क्वाथ्यानि स्युः। शुष्कबदराभाव आर्द्रबदरप्रस्थद्वयं द्विगुणं ग्राह्यं तेष्वष्टगुणं जलं पादशेषः कषायो द्विपलाधिकचतुर्दशशरावैः। अन्ये तु जलद्रोण एव शेषमाढकं कषायमाहुः। **वैद्यप्रसारके** तु षोडशगुणं जलं विवृतम्। तैः सर्वैश्चापि तुल्ययेति। पञ्चपलया। पिष्टैरिति। पञ्चकोलै रोहितकत्वचा पिष्टयेति ज्ञेयम्। रोहितकं घृतम्। **(वैद्यप्र., पृ.- ३३३)**

(६) धात्र्यक्षपथ्याक्रिमिशत्रुवह्निभल्लातकावल्गुजलोहभृङ्गैः।
भागाभिवृद्धैस्तिलतैलमिश्रैः सर्वाणि कुष्ठानि निहन्ति लेहः।।

(वृन्द.- ५१.२२)

उद्धरण- लोहं लोहचूर्णम्। भृङ्गं गुडत्वक्। लेह इत्यस्य स्थाने लेप इति पाठो न युक्तो **वैद्यप्रसारके** भक्षचूर्णप्रस्तावेऽस्य पाठात्। **(वैद्यप्र., पृ.-२०३)**

(७) वज्रकतैलमाह–

सप्तपर्णकरञ्जार्कमालतीकरवीरजम्।
मूलं स्नुहाशिरीषाभ्यां चित्रकास्फोतयोरपि।
विषलाङ्गलवज्राख्यकासीसालं मनः शिलाम्।।

करञ्जबीजं त्रिकटु त्रिफलां रजनीद्वयम्।
सिद्धार्थकं विडङ्गं च प्रपुन्नाटं च संहरेत्।।
मूत्रपिष्टैः पचेत्तैलमेभिः कुष्ठविनाशनम्।
अभ्यङ्गाद्वज्रकं नाम नाडीदुष्टव्रणापहम्।। (वृन्द.- ५१.१०७-११०)

उद्धरण- मालती जाती। स्नुहा सेहुण्डः। चित्रकास्फोतयोरिति। अस्फोता अप्युरमल्लिका। सारिवा इति डल्लणः। **वैद्यप्रसारके** तु श्वेतार्कमूलमिति विवृतम्। **(वैद्यप्र., पृ.- ३०१)**

(८) कालकचूर्णमाह–

गृहधूमो यवक्षारः पाठा व्योषं रसाञ्जनम्।
तेजोह्वा त्रिफला लोहं चित्रकश्चेति चूर्णितम्।।
सक्षौद्रं धारयेदेतद्गलरोगविनाशनम्।
कालकं नाम चूर्णं तु दन्तास्यगलरोगनुत्।। (वृन्द.- ५८.६५-६६)

उद्धरण- तेजोह्वा वचा। लोहं कृष्णलोहचूर्णम्। जातूकर्णे शस्त्रपाठात्।
यथा– पाठारसाञ्जनव्योषतेजोह्वात्रिफलाग्निकम्।
गृहधूमयवक्षारशस्त्रं शस्तं च कालकम्।। इति।

वाग्भटेऽप्ययःशब्दः पठितः। तथा हि–

गृहधूमतार्क्ष्यपाठाव्योषक्षाराग्न्ययोवरातेजोह्वैः।
उपदन्तगलविकारे सक्षौद्रैः कालको धार्यः।। इति।

चक्रव्याख्या– एतेनैव लोध्रपाठो व्युदस्तः। **वैद्यप्रसारके**ऽपि लोहमगुरु विवृतम्। युक्तं चैतच्छस्त्रशब्दस्याप्यगुरुविवृतिदर्शनात्। तथा च धूमवर्त्तिप्रयोगे गन्धशास्त्रम्–

राज्ञा शस्त्रेण दर्पेण दलितार्जुनकेतुना।
चतुर्भुजगदालेन शरैर्भित्त्वा निवर्त्यते।। इति।

अत्र राजा कर्पूरम्। शस्त्रमगुरु। दर्पः कस्तूरी। अर्जुनकेतुः सिह्लकमिति। अयः शब्देनाप्यगुरु वक्तुं शक्येत लोहपर्यायस्याप्यगुरुपर्यायत्वात्। प्रचारोऽपि

प्रायेणागुरुणा। चूर्णमिदं सर्वत्र मुखरोगे क्रियते। वैद्यानां हस्तदण्डकोऽयम्।
सूचना- लोह का अर्थ अगरु बताने वाला अंश वैद्यप्रसारक की हस्तलिखित प्रतिलिपि में खण्डित हो गया है। **(वैद्यप्र., पृ. - १२५)**

(९) दद्यादुशीरनिर्यूहे चूर्णितं कणसैन्धवम्।
तत्स्रुतं सघृतं भूयो यावत्क्षौद्रं क्षिपेद्घने।
शीते चास्मिन्हितमिदं सर्वजे तिमिराञ्जनम्।। (वृन्द.- ६१.१७०-१७१)

उद्धरण- उशीरपलस्य क्वाथः स च कणासैन्धवघृतानि मिलित्वा पादिकान्यष्टमांशे वा दत्त्वा पुनः पाकाद्घनः कार्यः। शीते तत्र पादिकमधुप्रक्षेपः। **वैद्यप्रसारके** तु लिखितम् उशीरपलद्वयम्। जलशरावाः ४ शेषशरावः १ पूते प्रक्षेपः कणासैन्धवयोः प्रत्येकं प्रत्येकं माषाः ८ घृतकर्षः १ पुनः पक्वे घने मधुकर्षः १ रसक्रियाञ्जनमिति। **(वैद्यप्र., पृ.- ४३९)**

(१०) मयूराद्यं घृतमाह-

दशमूलबलारास्नामधुकैस्त्रिफलैः सह।
मयूरं पक्षपित्तान्त्रशकृत्पादास्यवर्जितम्।।
जले पक्त्वा घृतप्रस्थं तस्मिन्क्षीरसमं पचेत्।
मधुरैः कार्षिकैः कल्कैः शिरोरोगार्दितापहम्।।
कर्णनासाक्षिजिह्वास्यगलरोगविनाशनम्।
मयूराद्यमिदं ख्यातमूर्ध्वजत्रुगदापहम्।। (वृन्द.- ६३.५१-५३)

उद्धरण- मधुरैरिति। जीवनीयदशकेन। अन्यान्यपि यथालाभं मधुरद्रव्याणीति तु **वैद्यप्रसारके। (वैद्यप्र., पृ.- ३२९)**

★★★

चक्रदत्त-रत्नप्रभा में वैद्यप्रसारक के उद्धरण

(उद्धरण के नीचे कोष्ठक में चक्रदत्त-रत्नप्रभा के सम्बद्ध चिकित्सा प्रकरण की श्लोकसंख्या व पृष्ठसंख्या दी गई है[१]। तदनन्तर वैद्यप्रसारक में यह अंश जहाँ विद्यमान है, उसकी पृष्ठसंख्या दी गई है।)

१. सशर्करामित्यादि ख्यातं **सुश्रुतस्य**। अत्र कटुरोहिणीशर्करयोर्मिलित्वा समभागेन कर्षं इति तात्पर्यार्थः। एवं **वैद्यप्रसार**केऽपि समभाग एवोक्तः।

(ज्वर-चिकित्सा- १३३, पृ.- ६०)

यह श्लोक वैद्यप्रसारक की उपलब्ध हस्तलिखित प्रतिलिपि में नहीं है, ऐसा प्रतीत होता है कि यह प्रतिलिपिकर्त्ता से छूट गया था अथवा उससे पहले ही आधारभूत प्रतिलिपि से लुप्त हो चुका था, परन्तु कभी यह श्लोक विवरण सहित वैद्यप्रसारक में अवश्य था। अत एव वृन्दमाधव-व्याख्याकुसुमावली (१.१२८) में इस श्लोक की व्याख्या करते हुए वैद्यप्रसारकगत विवरण को उद्धृत किया है। मूलतः यह श्लोक सुश्रुतसंहिता, उत्तरतन्त्र (३९.१९८) में है।

२. पिप्पल्यादीनां कल्को जलं चतुर्गुणमिति चन्द्रिका, एवं **वैद्यप्रसारके**ऽपि।

(ज्वर-चिकित्सा- २४७-२५२, पृ.- ९७) **वैद्यप्र., पृ.-३१५;**

३. (क्षीरषट्पलघृतम्)

पञ्चकोलैरित्यादि ख्यातम्। पयसा क्षीरेण समं तुल्यम्, जलञ्च चतुर्गुणमित्येके। **वैद्यप्रसारके**ऽप्येवम्। (ज्वर-चिकित्सा- २५४, पृ.- ९९)

वैद्यप्र., पृ.- ३३२;

४. **वैद्यप्रसारके गदाधरादयस्तु** चतुःप्रभृतीनि पञ्चेति।

(ज्वर-चिकित्सा- २५६-२५७, पृ.- १००)

यह उद्धरण वैद्यप्रसारक में अनुपलब्ध है। ऐसा प्रतीत होता है कि यह अंश बहुत पहले प्रतिलिपि से लुप्त हो चुका है। यह विषय वैद्यप्रसारक

१. चक्रदत्त-रत्नप्रभा का उपजीव्य संस्करण आचार्य प्रियव्रत शर्मा द्वारा सम्पादित है। यह स्वामी जयरामदास, रामप्रकाश ट्रस्ट, अनाज मण्डी जौहरी बाजार, जयपुर-३०२००३. द्वारा १९९३ ई. में प्रकाशित किया गया था।

के प्रारम्भिक भाग में रहा होगा। इस भाग में बहुत से स्थल अस्पष्ट एवं अंशत: खण्डित हैं।

५. सवत्सक इत्यादि **योगशतस्य**। वत्सक: कुटजस्तस्य त्वगिति **चन्द्रकलाटीका वैद्यप्रसारकश्च**। (अतिसार-चिकित्सा- १६४, पृ.- १३४)

'सवत्सक: सातिविष:' यह योगशत का श्लोक वैद्यप्रसारक के पाचनाध्याय, पृ.- ५२ पर उद्धत है, परन्तु वहाँ विवरण में उक्त व्याख्या नहीं है। योगशत की चन्द्रकला टीका में तो यह व्याख्या '**सवत्सक इति सकुटजवल्कल इत्यर्थ**:' इस रूप में उपलब्ध है। (द्रष्टव्य- योगशत-वैद्यवल्लभा, चन्द्रकला टीका सहित, प्रथम संस्करण, पृ.- ४४२)

६. **वैद्यप्रसारके** तु- सर्वचूर्णसमो गुड:। (ग्रहणी-चिकित्सा- २०-२१, पृ.१४७)

वैद्यप्र., पृ.- १७७;

७. **वैद्यप्रसारके** तु न जलमस्ति। चतुर्गुणं जलमत्र बोध्यमित्यर्थ:। यदुक्तं हि सुश्रुते- शटीपुष्कर.........सुपिष्टं द्विगुणं क्षीरं तैलं तोयं चतुर्गुणम्।

(अर्शश्चिकित्सा- १११-११४, पृ.१७९) **वैद्यप्र., पृ.- २७९;**

८. **वैद्यप्रसारके** (अपि) अन्ये शुभां तुगाक्षीरीमिच्छन्तीत्युक्तम्।

(राजयक्ष्म-चिकित्सा- ९-१२, पृ.२५२) **वैद्यप्र., पृ.- १०१;**

९. द्रव्यमापोथितं क्वाथ्यं दत्त्वा षोडशिकं जलम्।

पादशेषञ्च कर्त्तव्यमेष क्वाथविधि: स्मृत:।। इति

कृष्णात्रेयपरिभाषया षोडशगुणेन पादशेषात् सार्धषट् शरावा: द्वैगुण्यात् त्रयोदश शरावा:। एवं मिलित्वा विदार्याजरसयोरिति द्विगुण: पाको व्यवहारीति **वैद्यप्रसारे माधवकरो** मुनिश्च।

(राजयक्ष्मचिकित्सा- ४०-४६, पृ.२६०) **वैद्यप्र., पृ.-५५८-५९;**

१०. **वैद्यप्रसारके** तु- अत्र योगे मिलितत्रिफलाया एव भागवृद्धिरिति।

(आमवात-चिकित्सा- ३५-३७, पृ.४३१) **वैद्यप्र., पृ.- १३१-१३२;**

११. **वैद्यप्रसारके** तु सर्वेषां समो भागः, शुण्ठीक्वाथश्चतुर्भागावशिष्ट इति युक्तोऽयं पक्षः। (शूलचिकित्सा- ५०-५१, पृ.४४५) **वैद्यप्र., पृ.- १०६-१०७;**

१२. पृथ्वीका हिङ्गुपत्रिकेति जेज्जटो **वैद्यप्रसारकश्च**, एलेत्यन्ये, **रविगुप्तमते**ऽपीति **न्यायशारदी**, कृष्णजीरकमिति केचित्, अयं युक्तः।

(गुल्मचिकित्सा-५७-५९, पृ.४७९) 'हपुषोषणपृथ्वीका०' **वैद्यप्र., पृ.-३१९;**

१३. प्रत्येकं स्नेहसमत्वमेषां **वैद्यप्रसारके**ऽपि।

(गुल्मचिकित्सा-५७-५९, पृ.४७९) 'हपुषोषणपृथ्वीका०' **वैद्यप्र., पृ.-३१९;**

१४. पलाशा शटी, **वैद्यप्रसारके** पलाशमूलं विवृतम्, अतः किंशुकवृक्षस्य मूलमिति लक्ष्यते, शट्याः कन्दरूपत्वात्।

(अश्मरी-चिकित्सा-२६-२९, पृ.४९०) 'श्वदंष्ट्रोशीर०' **वैद्यप्र., पृ.- ३२०;**

१५. **वैद्यप्रसारके** तु षोडशगुणं जलं दत्वा पादिकः क्वाथः, अतः सार्धपञ्च-शरावाः क्वाथस्य द्वाविंशतिश्च क्षीरस्येति।

(अश्मरी-चिकित्सा-२६-२९, पृ.४९०) 'श्वदंष्ट्रोशीर०' **वैद्यप्र., पृ.- ३२०;**

१६. **वैद्यप्रसारके** दन्तीत्रिवृतयोरेव विवरणम्, आभ्यामेव व्यवहाराच्च।

(प्रमेह-चिकित्सा- ४४, पृ.५२१) 'क्रिमिरिपु०' **वैद्यप्र., पृ.-२६९-२७०;**

१७. श्यामा त्रिवृतेति **वैद्यप्रसारकः**, वृद्धदारकमित्यन्ये।

(वृद्धिब्रध्न-चिकित्सा- २७-३०, पृ.- ५७७) 'सैन्धवं मदनं कुष्ठं'

वैद्यप्र., पृ.-२७९-२८०;

१८. किञ्च **वैद्यप्रसारके** धात्र्यक्षाद्येव पठ्यते, चतुर्थं पदं 'निहन्ति कुष्ठानि सह क्षयेण' इति। लोहं शस्त्रचूर्णं, भृङ्गं गुडत्वक्। दशाङ्गमिदमिति नाम्ना तत्रैव[१] व्याहृतम्।

(कुष्ठरोग-चिकित्सा- १७, पृ.६४०) 'धात्र्यक्षपथ्या' **वैद्यप्र., पृ.- २०३;**

१९.

निम्बस्य पत्रमूलानि त्वक्पुष्पफलानि च। चूर्णितानि घृतक्षौद्रसंयुक्तानि दिने दिने।।

---

१. तत्रैव- वैद्यप्रसारके एवेत्यर्थः।

लिहेत् पिबेद् वा मूत्रेण संयुक्तान्युदकेन वा। खदिरमूलतोयेन पयसा वा यथाबलम्।।
पटोलनिम्बधात्रीणां यूषैर्मांसरसैरपि। कुष्ठघ्नैर्वा घृतैरद्यात् पुराणान्नरसेन वा।।
पयसा मुद्गयूषेण शर्करासंयुतेन वा। सर्वकुष्ठविसर्पार्शोनाडीदुष्टव्रणान् क्रिमीन्।।
कामलापाण्डुशोथार्त्तिहलीम(क)गरज्वरान्। सर्वपित्तकफरक्तरोगाननिलजानपि।।
संवत्सरप्रयोगेण विवर्ज्य परिवर्जकः। जयत्येतत् पञ्चनिम्बं रसायनमनुत्तमम्।।
इति **चन्द्रटे वैद्यप्रसारके** च लिखितम्। (कुष्ठरोग-चिकित्सा- ७४-८२, पृ.६५४)

यह योग न तो चन्द्रटसंग्रह में है और न ही वैद्यप्रसारक में है, जबकि चक्रदत्त-रत्नप्रभा में इससे अगला पञ्चनिम्ब योग भद्रशौनक के नाम से दिया है, वह परिवर्त्तन के साथ वैद्यप्रसारक में उपलब्ध है और यथावत् रूप में चन्द्रटसंग्रह में उपलब्ध है।

'पुष्पकाले तु निम्बस्य' **वैद्यप्र., पृ.- १९५-१९६;**

२०. सप्तच्छदमिति ख्यातं **चरकस्य**। प्रतिविषा अतिविषा। उपकुल्येति पाठः, यदुक्तं **वैद्यप्रसारकोक्ततन्त्रान्तरे**-

सप्तच्छदः पर्पटकः शम्पाकः कटुका वचा।
त्रिफला पद्मकां पाठा रजन्यौ सारिवे कणे।।
निम्बचन्दनयष्ट्याह्वविशालेन्द्रयवामृताः।
किराततिक्तकं सेव्यं वृषो मूर्वा शतावरी।।
पटोलातिविषामुस्तास्त्रायन्ती धन्वयासकम्।
तैर्जलेऽष्टगुणे सर्पिर्द्विगुणामलकीरसम्।।
सिद्धं तिक्तं महातिक्तं गुणैरभ्यधिकं महत्। इति।

हस्तिपिप्पली च तत्र[1] व्याहृतेति, **आयुर्वेदसारे**ऽप्युक्तं- सकणाद्वयैरिति। **वाग्भटे**ऽपि 'पिप्पलीद्वयद्विरजनीति'।

(कुष्ठरोग-चिकित्सा- १०१-११०, पृ.६५८) **वैद्यप्र., पृ.- ३२४;**

२१-२४ निम्बेत्यादि। वातव्याधौ पठ्यतेऽयं **वाग्भटेन**। पिचुः कर्षः, अतः स एव भागः न तु तस्य भागः, अतुल्यत्वप्रसङ्गात्। अत एव **वैद्यप्रसारके** प्रत्येकं कर्षमिति व्याहृतम्। क्षारद्वयं यवक्षार-स्वर्जिकाक्षारौ। मिशिः शतपुष्पे**तीन्दुमती**

---

१. तत्र- वैद्यप्रसारके इत्यर्थः।

वैद्यप्रसारश्च, अतो न (मधुरिका)। तेजोवती ज्योतिष्मती, वत्सक इन्द्रयव:, दीप्यकोऽजमोदेतीन्दुमती-**वैद्यप्रसारौ**, जीव(र)कमिति **गुरु**:। अग्निश्चित्रक:, रोहिण्या.....वरया त्रिफलया, यवान्या यवानिकयेति **वैद्यप्रसारक**:। अत्यतोष्ण उत्क्वाथ एव पूते विहितगुग्गुलुं प्रक्षिप्य विमृद्याल्पपाचिततोयघृतादिना सार्धमेकीकृत्य पक्तव्यमिति **वृद्धा**:।

(कुष्ठरोग-चिकित्सा- १०१-११०, पृ.६६०-६६१)

'निम्बामृता०' **वैद्यप्र., पृ.-३२२;**

२५. यदाह **वाग्भटो**ऽपि-

'सप्तपर्णकरञ्जार्कमालतीकरवीरजम्।
मूलं स्नुहीशिरीषाभ्यां चित्रकास्फोतयोरपि।।
करञ्जबीजद्विनिशाव्योषेडगजसर्षपा:।
वरा वेल्लञ्च तैस्तैलं गोमूत्रेण विपाचितम्।।
कुष्ठदुष्टव्रणग्रन्थिगण्डमालाभगन्दरान्।
विशेषाद् वातकफजान् हन्त्यभ्यङ्गेन वज्रकम्'।। इति।

योगोऽयं **वैद्यप्रसारके**ऽप्युद्धृत:। आस्फोता श्वेतार्कमूलम्

(कुष्ठरोग-चिकित्सा- १३१-१३३, पृ.६६३) **वैद्यप्र., पृ.-३००-३०१;**

२६. **वैद्यप्रसारके** त्वन्यथा विषतैलं पठ्यते-

चन्दनमरिचशकृद्रसदार्वीदारुत्रिवृद्धरिद्राभि:।
जलधरनलदार्कपय:करवीरशिलाविशालाभि:।।
कटुतैलमर्धपलिकैर्विषपलसहितैश्चतुर्गुणे मूत्रे।
श्रृतमभ्यङ्गादष्टादशकुष्ठसंशमनम्।।
प्रतिपन्नयौवनानां वनितानां नस्यकर्मणा नित्यम्।
नियतं स्तनकलशानां विकारपूर्णेऽपि शरद्धतेपीति।।
यैरपि नस्येन नरै: प्रपूर्यते नित्यशो यथाकालम्।
श्रमरहिता दिवसेन व्रजन्ति योजनान्यष्टौ।। इति।

(कुष्ठरोग-चिकित्सा- १४४-१४७, पृ.६६५) **वैद्यप्र., पृ.- २९५;**

२७. मञ्जिष्ठेत्यादि। मञ्जिष्ठादीनां प्रत्येकं कर्षः। अत्रादौ महामञ्जिष्ठाद्यमिदं **वैद्यप्रसारको**क्तं बोध्यम्-

मञ्जिष्ठा शबराह्वयः सचविका लाक्षा हरिद्राद्वयं,
नैपालोहरितालकुङ्कुमगदा नागस्य वै केशरम्।
पत्रं पाण्डु वटस्य चन्दनशुभं(युगं) कालीयकं पारदं,
पत्तंगं कनकत्वचं कमलबीजं स्यात्तथा केशरम्।।
सिक्थं तुल्यं कार्षिकान् कल्पयित्वा तैलं क्षीरं क्षीरिवृक्षाम्बु चाग्नौ।
सिद्धं तैलं व्यङ्गनीली(ल्यादिनाशं वक्त्रच)छायामैन्दवीञ्चाशु धत्ते।। इति।

अत्र शबराह्वयः श्वेतलोध्रः, गदः कुष्ठं, केशरमपि कमलजमेव। एषां प्रत्येकं कर्षः। क्षीरिवृक्षाम्बु न्यग्रोधोदुम्बराश्वत्थप्लक्षकपीतनक्वाथः, क्षीरक्वाथाभ्यां चातुर्गुण्यं तैलस्य प्रस्थ इति।

(क्षुद्ररोग-चिकित्सा- ६०-६२, पृ. ७११-७१२) **वैद्यप्र., पृ.- २९९-३००;**

२८. द्विपञ्चमूलन्तु **तन्त्रान्तरीय**कुङ्कुमाभ्यन्तरेऽपि नास्ति, तथाहि तदेव लिखितं **वैद्यप्रसारके-**

कङ्कुमो(शीर)कालीयलाक्षायष्ट्याह्वचन्दनम्।
न्यग्रोधपादास्तरुणाः पद्मकं पद्मकेशरम्।।
(स)नीलोत्पलमञ्जिष्ठा (पालिकं) सलिलाढके।
पक्त्वा च पादशेषेण तेन पिष्टैश्च कार्षिकैः।।
लाक्षापत्तंगमञ्जिष्ठायष्टीमधुककुङ्कुमैः।
अजाक्षीरद्विगुणितं तैलस्य कुडवं पचेत्।।
नीलिकापलितव्यङ्गवलीनास्यप्रदूषकान्।
निहन्ति (तन्नस्यम)भ्यस्तं मुखोपचपवर्णकृत्।। इति। (कुङ्कुमाद्यं तैलम्)

(क्षुद्ररोगचिकित्सा- ६६-७१, पृ.- ७१३) **वैद्यप्र., पृ.- २९९;**

२९. अत्रान्तरे **वैद्यप्रसारकोक्त**मिदं बोध्यम्-

कुंकुमं चन्दनं लाक्षा पत्तङ्गं मधुयष्टिका।

धान्यकं भाविकं लोध्रं चातुर्जातं सकेशरम्।।
उशीरं वटशुङ्गा च (मञ्जिष्ठा चाक्षसम्मिता।
तिलतैलाद् द्विकुडवं गव्यं क्षीरं च तत्समम्।।
एतद्विपक्वं मृद्वग्नौ कर्पूरेण सुगन्धितम्।
(तिलकव्यङ्गपिटकान्[१]) अभ्यङ्गादेव नाशयेत्।
कुंकुमाद्यमिदं तैलं कान्तिसौभाग्यवर्णदम्।। इति।

अत्र भाविकं देवदारु, लोध्रः श्वेतः, चातुर्जातं त्वक्(एला) गन्धपत्रनागकेशरकं, केशरं पद्मकेशरम्। अक्षसंयुताः .... प्रमाणाः।

(क्षुद्ररोग-चिकित्सा- ७२-७५, पृ.- ७१३-७१४) **वैद्यप्र., पृ.- २९८;**

३०. कुष्ठमित्यादि। अत्र दार्वीस्थाने मांसीति **वैद्यप्रसारकः**।

(मुखरोग-चिकित्सा- ११, पृ.७२८) 'कुष्ठं मांसी' **वैद्यप्र., पृ.- २०२;**

३१. गृहधूम इत्यादि ख्यातं **चरकस्य**। (तेजोह्वा) चवीति **जेज्जटः**। लोध्रमित्यत्र लोहमिति पाठः, लोहपक्षेऽपि किं पाण्ड्यादिलोहम्? (लोहम्) अगुरुरित्युच्यते। लोध्रमित्यपि पाठः। लोहमगुरुः, **वैद्यप्रसारके**ऽपि तथा विवरणान्नेदं नियतं, तत्रैव पुस्तकान्तरे शस्त्रचूर्णमिति पाठान्तरात्। .... लोके भेषजञ्चेदं व्याधिप्रत्यनीकं गलरोगविनाशनमिति दन्तास्यगलरोगनुदित्युक्तेः, ततः प्रधानकल्पनया वज्रपाण्ड्यादिलोहचूर्णमेव शोधितं ग्राह्यम्। तेनैव व्यवहरामः, विपुलञ्च फलं पश्यामः। **रक्षितस्य गुरोर्मतं** तावच्च**क्रस्यापि**। किञ्च गृहधूमरसाञ्जनलोहचूर्णयोगात् कालकसञ्ज्ञापि सुदृढेति।

(मुखरोग-चिकित्सा- ७३-७४, पृ.७४४-७४५) **वैद्यप्र., पृ.-..**

३२. **वैद्यप्रसारके**ऽणुतैले सुरभिर्मुरेति। (मुखरोग-चिकित्सा- ११३-११७, पृ.७५२-७५३) 'गृहधूमो यवक्षारः' **वैद्यप्र., पृ.- १२५;**

३३. मधुप्रधानमित्यादि मधुशुक्तपरिभाषामाह। जम्बीरस्येत्यादि। जम्बीरफलरसस्य द्वात्रिंशत्पलानि, पिप्पलीमूलस्य च पलाष्टकम्, मधुनः षोडश

१. कोष्ठकगतोंऽशः वैद्यप्रसारकाद् गृहीतः। रत्नप्रभायां त्वमशः खण्डितः।

पलानीत्याहुः। **वैद्यप्रसारके**ऽपि- माध्वीकशुक्तपलानां शतमष्टाविंशतिं कृत्वा।

(कर्णरोग-चिकित्सा- २३-२४, पृ.७५९)

यह अंश वैद्यप्रसारक में उपलब्ध नहीं है, ऐसा प्रतीत होता है कि यह बहुत पहले खण्डित हो चुका है।

३४. वैद्यप्रसारकेऽपि द्वादशगुण एव पाको विहितः।

(कर्णरोग-चिकित्सा- २३-२४, पृ.७६०)

यह अंश भी वैद्यप्रसारक में उपलब्ध नहीं है, ऐसा प्रतीत होता है कि यह बहुत पहले खण्डित हो चुका है।

३५. व्योषेत्यादि ख्यातं **विदेहचक्षुष्येणयोः**। तिन्तिडीकं महार्द्रकम्। व्योषादीनां तुल्यो भागः। एलादीनामप्येकभागापेक्षया प्रत्येकं चतुर्थांशः, अतः पादिकत्वम्। गुडस्तु सर्वचूर्णसमः। एवमेव विवरणं **वैद्यप्रसारके**ऽपीति। (हस्त.पृ.७०)

(नासारोग-चिकित्सा- २-३, पृ.- ७६९)'व्योषचित्रक' **वैद्यप्र., पृ.- १९८;**

३६. (नारसिंहचूर्णम्) त्र्यूषणस्य मिलित्वा पलान्यष्टौ, एवमेव **वैद्यप्रसारके** विवरणात्।(वृष्यरोग-चिकित्सा- १५-२५ पृ. ७९४-७९५)

वैद्यप्र., वैद्यप्र., पृ.- १२९-१३०;

३७. किञ्चात्र 'एरण्डमूलं त्रिपलं पलाशा' इति **चन्द्रटः** पठति। एतेन पलाशा पिप्पलपत्रम्, पलाशपाठे सद्ये वा लिङ्गमशिष्यमित्युक्तेः। अत एव **वैद्यप्रसारके तन्त्रान्तरम्-**

एरण्डमूलं द्विपलं पलाशात्तथा पलाशं लघु पञ्चमूलम्।
रास्नाबलाछिन्नरुहाऽश्वगन्धापुनर्नवारग्वधदेवदारु।।
फलानि चाष्टौ सलिलाढकाभ्यां विपाचयेदष्टमशेषितेऽस्मिन्।
वचाशताह्वाहपुषाप्रियङ्गुयष्टीकणावत्सकबीजयुक्तम्।।
दद्यात् सुपिष्टं सह तार्क्ष्यशैलमक्षप्रमाणं लवणांशयुक्तम्।
समाक्षिकस्तैलयुतः समूत्रो बस्तिर्जयेल्लेखनदीपनीयः।। इति।

(निरूहाधिकारः- २६-२७, पृ.- ८६१) **वैद्यप्र., पृ.-४१६-४१७;**

३८. **वैद्यप्रसारके** तु मधुनः षट् पलानि, एवं तिलतैलस्यापि पलद्वयमिति विवृतम्, तदसारम्, चत्वारिंशत्पलरूपादपि निरूहादधिकत्वाद् गुडतित्तिडीकादिद्रव्यासद्भावान्मधुस्नेहनेत्यादिसर्वतन्त्रस्य परिभाषाबाधनाच्चेति।
(निरूहाधिकारः- २६-२७, पृ.-८६२) 'एरण्डमूलात्' **वैद्यप्र., पृ.-४१६-४१८;**

चक्रदत्त-तत्त्वचन्द्रिका में वैद्यप्रसारक के उद्धरण

१. सशर्करामित्यादि–सुश्रुतस्य। कल्पकल्पनेयम्। शर्कराकटुरोहिण्योः मिलित्वा समभागेन कर्षः। **वैद्यप्रसारके**ऽपि समभाग एवोक्तः।

(चक्रदत्त-तत्त्वचन्द्रिका, ज्वर-चिकित्सा- ११८, पृ.- २७)

यह श्लोक वैद्यप्रसारक की उपलब्ध हस्तलिखित प्रतिलिपि में नहीं है, ऐसा प्रतीत होता है कि यह प्रतिलिपिकर्त्ता से छूट गया था अथवा उससे पहले ही आधारभूत प्रतिलिपि से लुप्त हो चुका था, परन्तु कभी यह श्लोक विवरण सहित वैद्यप्रसारक में अवश्य था। अत एव निश्चलकर ने भी चक्रदत्त-रत्नप्रभा, ज्वर-चिकित्सा में इस श्लोक (संख्या-१३३) की व्याख्या करते हुए वैद्यप्रसारक का मत उद्धृत किया है। इसी प्रकार शिवदास सेन ने भी चक्रदत्त की तत्त्वचन्द्रिका में इस श्लोक की व्याख्या करते हुए वैद्यप्रसारक का मत दिया है। मूलतः यह श्लोक सुश्रुतसंहिता, उत्तरतन्त्र (३९.१९८) में है।

२. **सवत्सकः सातिविषः...।** वत्सकादौ वत्सकः कुटजः। तस्य त्वगिति चन्द्रकलाटीकाकारः **वैद्यप्रसारक**श्च। अन्ये तु 'बिल्वशत्रुयवाम्भोदबालकातिविषाकृतः। कषायो हन्त्यतीसारं सामं पित्तसमुद्भवम्' इति सुश्रुतसंवादात् फलमेवेत्याहुः। किन्तु प्रायो व्यवहारस्त्वचा, फलेनापि ज्वरे रक्तप्राबल्ये च। यदुक्तं 'कुटजः कफवातासृक्त्वग्दोषार्शोऽतिसारजित्, तद्बीजं रक्तपित्तातीसारज्वरहरं हिमम्' इति।

(चक्रदत्त-तत्त्वचन्द्रिका, अतिसार-चिकित्सा- ५३, पृ.- ६४)

'सवत्सकः सातिविषः' यह योगशत का श्लोक वैद्यप्रसारक के पाचनाध्याय, पृ.- ५२ पर उद्धत है, परन्तु वहाँ विवरण में उक्त व्याख्या नहीं है। योगशत की

चन्द्रकला टीका में तो यह व्याख्या '**सवत्सक इति सकुटजवल्कल इत्यर्थः**' इस रूप में उपलब्ध है। (द्रष्टव्य- योगशत-वैद्यवल्लभा, चन्द्रकला टीका सहित, प्रथम संस्करण, पृ.- ४४२)

३. भूनिम्बेत्यादि- द्वौ चित्रकात् तथा वत्सकत्वभागान् षोडशेति प्रथमभागापेक्षया द्विभागषोडशभागपरिग्रहः। गुडयुक्तं शीताम्बु गुडश्चात्र गुडवर्णतामाधुर्य्या पत्तिजनको देय इत्याह गुडयोगादित्यादि। **वैद्यप्रसारके** तु सर्वचूर्णसमो, गुडः, शीतलजलेन च पानमित्युक्तम्। व्यवहारस्तु पूर्वेणैव।

(चक्रदत्त-तत्त्वचन्द्रिका, ग्रहणी-चिकित्सा- १२, पृ.- ७२) **वैद्यप्र**.- पृ.१७७;

४. कूष्माण्डकादिति-.....। द्वे पले जीरकस्य चेति कणाशुण्ठ्योः प्रत्येकं पलद्वयम्, जीरकस्य च द्वे पले, तन्त्रान्तरसम्मतञ्चैतत्। तद्यथा 'द्विपलांशैः कणाशुण्ठीजीरकैरवचूर्णितैः इति। **वैद्यप्रसारके**ऽप्येवमेवोक्तम्। व्यवहारोऽपीत्थमेव। अन्ये तु पलार्द्धिकमिति परेण सम्बन्धात् जीरकस्य पलार्द्धमित्याहुः, तन्न तन्त्रान्तरविरोधात्।

(चक्रदत्त-तत्त्वचन्द्रिका, रक्तपित्त-चिकित्सा- ३६, पृ.- १३६) **वैद्यप्र**.- पृ.३९७;

५. हिङ्ग्वित्यादौ-........। यवक्वाथोदकेन यवक्वाथेनोष्णोदकेनेत्यर्थः। अस्मिन् प्रयोगे हि **वैद्यप्रसारके** उष्णोदकमेरण्डतैलञ्चाधिकं पठितं, तद्यथा–'उष्णोदकेन पातव्यमेतत् सरुबुतैलकम्' इति। अन्ये तु उदकशब्दोऽयं द्रववचनः, तेन यवक्वाथरूपेण द्रवेणेत्याहुः। यवक्षारोदकेनेति पाठान्तरमसङ्गतम्, वृद्धवाग्भटे यवक्वाथस्योक्तत्वात्।

(चक्रदत्त-तत्त्वचन्द्रिका, गुल्म-चिकित्सा- २९, पृ.- २७८) **वैद्यप्र**.- पृ.११२;

६. रोहीतकेत्यादि- वाग्भटस्य। श्रेष्ठा इत्यत्र कृत्वेति वाग्भटे पठ्यते। रोहीतको रोहड इति ख्यातस्तरुस्तस्त पञ्चविंशतिपलैः कोलप्रस्थद्वयेन मिलित्वा सप्तपञ्चाशत्पलानि क्वाथ्यानि स्युः, तेष्वष्टगुणं जलमुत्सर्गसिद्धं देयम्। पादशेषश्च कषायो द्विपलाधिकतुर्दश शरावाः। **वैद्यप्रसारके** तु षोडशगुणं जलमुक्तम्। अन्ये तु जल द्रोणं दत्त्वा शेषमाढकं कषायमित्याहुः। तैः सर्वैश्चापि

तुल्ययेति पञ्चकोलैस्तुल्यया पञ्चपलमानया इत्यर्थः। रोहीतकत्वचा पिष्टयेति योज्यम्।

(चक्रदत्त-तत्त्वचन्द्रिका, प्लीहयकृच्चिकित्सा- २४, पृ.- ३३०) **वैद्यप्र**.- पृ. ३३३;

७. सैन्धवाद्यतैले- निचुलो वेतसः, श्यामा त्रिवृतेति **वैद्यप्रसारक**संवादात्। (वृद्धिब्रध्न-चिकित्सा- २७, पृ.- ३४१)

दद्यादित्यादि- वाग्भटस्य। कणेति पिप्पली, छान्दसत्वात् ह्रस्वत्वम्। स्रुत इति वस्त्रपरिस्रुते, एतच्चोशीरनिर्यूहविशेषणम्। उशीरमूलस्य क्वाथः, कणासैन्धवघृतानि मिलित्वा पादिकानि अष्टमांशानि वा दत्त्वा, पाकात् घनः कार्य्यः। शीते चास्मिन् पादिकं प्रक्षेप्यम्। **वैद्यप्रसारके** त्वस्य विवरणं यथा-'उशीरस्य पलद्वयं, जलस्य, चत्वारः शरावाः, स्थाप्यस्तु शराव एकः, पूते तस्मिन् प्रक्षेपार्थं कणासैन्धवयोः प्रत्येकमष्टमाषकं, घृतस्य च कर्षः, पुनः पाकेन घनीभूतेन शीते च मधुनः कर्षः।

(चक्रदत्त-तत्त्वचन्द्रिका, नेत्ररोग-चिकित्सा- ११४, पृ.- ४८५) **वैद्यप्र**.- पृ.४३९;

शार्ङ्गधरसंहिता की आढमल्लकृत दीपिका टीका में वैद्यप्रसारक का उद्धरण

मरिचं कर्षमात्रं स्यात्पिप्पली कर्ष० .... ।

अस्याः प्रभावात्सर्वेऽपि कासा यान्त्येव संक्षयम्।। (मध्यमखण्डः- ७.१३-१५)

इदानीं मरिचादिगुटिकां दर्शयन्नाह- मरिचमिति। अस्या मरिचादिकाया वटिकायाः प्रभावादचिन्त्यशक्तिः। सर्वे कासा इति पञ्चप्रकाराः। अत्र दाडिमं दाडिमफलबीजानि कर्षयुग्ममिति कर्षद्वयं वक्त्रे धारयेदिति, अत्र वक्त्रधारणादिदमौषधं धूमरूपमित्याहुरेके, चक्रेण तु स्वसंग्रहे भक्षणचूर्णद्वयं वक्त्रे धारयेदिति प्रस्तावे लिखितं **वैद्यप्रसारके**ऽपि।

(शार्ङ्गधर-संहिता दीपिका एवं गूढार्थदीपिका सहित संस्करण, पृ.- १९८) 'कर्षः कर्षांशपलं०' **वैद्यप्र**.- पृ. १०२;

★★★

परिशिष्ट- ५.

वैद्यप्रसारक-योगानुक्रमणिका

(वैद्यप्रसारक में वर्णित योगों की अकारादि क्रम से सूची)

।। इति वैद्यप्रसारक-योगानुक्रमणिका।।

★★★

परिशिष्ट- ६.

सन्दर्भग्रन्थ-सूची एवं शब्दसंक्षेप-सूची

अभिधानचिन्तामणि नाममाला (व्यत्पत्तिरत्नाकरटीका-सहिता) सम्पादक- गणी श्रीचन्द्रविजय, प्रकाशक- श्री रांदेर रोड जैन संघ श्रीशंखेश्वर पार्श्वनाथ जैन देरासर पेढी, अडाजण पाटीया, रांदेर रोड सूरत- ३९५००९. २००३ ई.

अभिनव-नावजीवनम् (अभिनव-नावनीतकम्) सम्पादक- सिद्धिनन्दन मिश्र, प्रकाशक चौखम्भा ओरियण्टालिया, वाराणसी- १. पुनर्मुद्रण- २००८ ई.

अष्टाङ्गहृदयम्- (वाग्भट), सम्पादक- पं. हरि सदाशिव शास्त्री पराडकर, चौखम्भा संस्कृत संस्थान, वाराणसी- १. पुनर्मुद्रण वि.सं. २०६७.

अष्टाङ्गहृदयम्- डा. ब्रह्मानन्द त्रिपाठी, चौखम्बा संस्कृत प्रतिष्ठान, बंगलो रोड़ जवाहरनगर दिल्ली- ७, पुनर्मुद्रण- २०११ ई.

अष्टाङ्गसंग्रहः (शशिलेखासहितः)- सम्पादक- शिवप्रसाद शर्मा, चौखम्बा संस्कृत सीरीज, वाराणसी-१. तृतीय संस्करण- १९१२ई.

अष्टाङ्गसंग्रहः- (वाग्भट), अनुवादक- अत्रिदेव गुप्त, चौखम्भा कृष्णादास अकादमी, गोपाल मन्दिर लेन, वाराणसी, पुनर्मुद्रित २००५. ई.

आयुर्वेदाब्धिसारः- (प्रथम भाग) सम्पादक- डा. पुल्लेल श्रीरामचन्द्र, संस्कृतपरिषद् उस्मानिया विश्वविद्यालय हैदराबाद ५०००७, सन् १९८९

आयुर्वेदाब्धिसारः (द्वितीय भाग)- सम्पादक- मुदिगण्टि गोपाल, संस्कृत-परिषद्, उस्मानिया विश्वविद्यालय, हैदराबाद, प्रथम संस्करण- १९९१ ई.

गदनिग्रह (मूल, प्रथम, द्वितीय भाग) सोढल-विरचित, सम्पादक- यादव शर्मा, निर्णयसागर मुद्राणालय, मुम्बई, प्रथम संस्करण- १९११, १९१५ ई.

गदनिग्रह (१-३ भाग) सोढल-विरचित, सम्पादक- इन्द्रदेव त्रिपाठी, चौखम्भा संस्कृत संस्थान, वाराणसी-१, पुनर्मुद्रण-२०११ ई.

चक्रदत्तः- (चक्रपाणिदत्त), सम्पादक- इन्द्रदेव त्रिपाठी, चौखम्भा संस्कृत भवन, वाराणसी-१, पुनर्मुद्रण-२०११ ई.

चक्रदत्त-तत्त्वचन्द्रिका (शिवदाससेन रचित) सम्पादक- जयदेव विद्यालङ्कार, मोतीलाल बनारसीदास, लाहौर, संवत्- १९८२ वि.

चक्रदत्त-रत्नप्रभा- (निश्चलकर), सम्पादक- प्रियव्रत शर्मा, स्वामी जयरामदास, रामप्रकाश ट्रस्ट, अनाज मण्डी जौहरी बाजार, जयपुर-३०२००३. प्रथम संस्करण- १९९३ ई.

चक्रदत्त-रत्नप्रभा (पाण्डुलिपि शेष भाग)-सम्पादक- प्रियव्रत शर्मा, भारतीय आयुर्विज्ञान इतिहास संस्थान, केन्द्रीय आयुर्वेद एवं सिद्ध अनुसन्धान परिषद्, उस्मानिया मेडिकल कॉलेज बिल्डिंग पुटलीबोली, हैदराबाद- ५०००९५. प्रथम संस्करण- २००३ ई.

चरकसंहिता- सम्पादक- त्रिविक्रमात्मज यादवशर्मा, चौखम्भा ओरियण्टालिया, बंगलो रोड़, ९- यू.बी. जवाहरनगर, दिल्ली-७, प्रथम संस्करण-२००४ई.

चरकसंहिता (भाग- १-२) डा. ब्रह्मानन्द त्रिपाठी, चौखम्भा सुरभारती, वाराणसी-१, पुनर्मुद्रण-२००९ ई.

टोडरानन्द (आयुर्वेदसौख्यम्) सम्पादक- आचार्य बालकृष्ण, पतञ्जलि योगपीठ हरिद्वार (प्रकाशनाधीन)

नावनीतकम्- सम्पादक- कविराज बलवन्त सिंह मोहन, मेहरचन्द लक्ष्मण दास संस्कृत बुक डिपो, सैद मिट्ठा बाजार लाहौर, १९२५ ई.

निघण्टरत्नाकर- (द्वितीय भाग) वासुदेव लक्ष्मणशास्त्री पणशीकर, चौखम्बा संस्कृत प्रतिष्ठान, दिल्ली- ७, पुनर्मुद्रण- २०११ ई.

बृहन्निघण्टुरत्नाकर (षष्ठभाग)- सम्पादक- श्री दत्तराम श्रीकृष्णलाल माथुर, खेमराज श्रीकृष्णदास प्रकाशन बम्बई-४, संस्करण- २००४ ई.

भारतभैषज्यरत्नाकर-(१-५ भाग) बी. जैन पब्लिशर्स (प्रा.) लि. १९२/१०, चूना मण्डी, पहाड़गंज, नई दिल्ली- ५५, पुनर्मुद्रण- २०१२ ई.

भेलसंहिता- सम्पादक- अभय कात्यायन, चौखम्भा सुरभारती, वाराणसी-१, प्रथम संस्करण-२००९ ई.

भैषज्यरत्नावली -१-२ भाग (गोविन्ददाससेन-विरचित)- प्रो. सिद्धिनन्दन मिश्र,

चौखम्भा सुरभारती प्रकाशन, वाराणसी, संस्करण- २०११ ई.

माधवचिकित्सा- सम्पादक- डॉ. एम.एस. कृष्णमूर्त्ति, चौखम्भा ओरियण्टालिया, वाराणसी-१, प्रथम संस्करण-२०१२ ई.

योगरत्न-समुच्चय- (चन्द्रट-विरचित) सम्पादक- आचार्य बालकृष्ण, पतञ्जलि योगपीठ, हरिद्वार, द्वितीय संस्करण- जनवरी २०१६ ई.

योगरत्न-समुच्चय- (अनन्तकुमार-प्रणीत), प्रथम, द्वितीय भाग, सम्पादक- धन्वन्तरिदास सी. एन. नारायणन् मूस, अनन्तशयन राजकीय मुद्रण यन्त्रालय, तिरुवनन्तपुरम् (केरल), प्रथम संस्करण- १९४० ई.

योगरत्न-समुच्चय- (अनन्तकुमार-प्रणीत), तृतीय भाग, सम्पादक- रामस्वामी शास्त्री, अनन्तशयन राजकीय मुद्रण यन्त्रालय, तिरुवनन्तपुरम् (केरल), प्रथम संस्करण- १९४७ ई.

योगरत्नाकर (मूठपाठ संस्करण)- सम्पादक- कृष्णशर्मा नवरे, निर्णयसागर मुद्रणालय, मुम्बई, संस्करण- १९०७ ई.

योगशतम् (अमितप्रभीयम्) सम्पादक- आचार्य बालकृष्ण, पतञ्जलि योगपीठ, हरिद्वार- २४९४०२.

योगशत-चन्द्रकला, (योगशत-वैद्यवल्लभा के अन्त में प्रकाशित)- सम्पादक/ व्याख्याकार- आचार्य बालकृष्ण, पतञ्जलि योगपीठ, हरिद्वार, प्रथम संस्करण- अगस्त २०१५ ई.

योगशत-वैद्यवल्लभा, (चन्द्रकला टीका सहित)- सम्पादक/व्याख्याकार- आचार्य बालकृष्ण, पतञ्जलि योगपीठ, हरिद्वार, प्रथम संस्करण- अगस्त २०१५ ई.

राजमृगाङ्कः (अज्ञातकर्त्तृकः)- सम्पादक- सिद्धिनन्दन मिश्र, चौखम्भा ओरियण्टालिया, वाराणसी-१, प्रथम संस्करण २००१ ई.

वङ्गसेनसंहिता- सम्पादक- हरिहरप्रसाद त्रिपाठी, चौखम्भा संस्कृत सीरीज वाराणसी- १. प्रथम संस्करण- २००९ ई.

वृन्दमाधव- (श्रीकण्ठदत्त-विरचित व्याख्याकुसुमावाली सहित), सम्पादक- हणमन्तशास्त्री पाध्ये, आनन्द आश्रम, पूना, प्रथम-संस्करण, १८९४ ई.

वृन्दमाधव- सम्पादक- प्रो. प्रेमवती तिवारी, चौखम्भा विश्वभारती वाराणसी १, प्रथम संस्करण सन् २००७ ई.

वैद्यरहस्यम् (विद्यापति-रचितम्)- डा. इन्द्रदेव त्रिपाठी, कृष्णदास अकादमी, वाराणसी- १, प्रथम संस्करण- २००० ई.

वैद्ययोगरत्नावली- रामलिंगैय्या, विश्वेश्वर शास्त्री, इण्डियन मेडिकल प्रैटिक्स-नर्स, कॉपरेटिव फार्मेसी, अडियार, मद्रास, १९५५ ई.

शार्ङ्गधर-संहिता (दीपिका एवं गूढार्थदीपिका सहित)- सम्पादक- पण्डित परशुराम शास्त्री, चौखम्भा सुरभारती, वाराणसी-१, पुनर्मुद्रण-२००६ ई.

सिद्धसार-संहिता- (रविगुप्त-विरचिता), हिन्दीव्याख्याकार- आचार्य बालकृष्ण, दिव्य प्रकाशन, पतञ्जलि योगपीठ ट्रस्ट, हरिद्वार- २४९४०२, प्रथम संस्करण अगस्त २०१४ ई.

सुश्रुतसंहिता- सम्पादक- त्रिविक्रमात्मज यादवशर्मा, चौखम्भा सुरभारती प्रकाशन, वाराणसी-१; २०१२ ई.

कैटलॉग ऑफ द संस्कृत मैन्युस्क्रिफ्ट्स रघुनाथ टेम्पल लायब्रेरी ऑफ द महाराजा ऑफ द जम्मू एण्ड काश्मीर। सम्पादक- एम.ए. स्टेन, प्रिंसीपल ओरियण्टल कॉलेज, लाहौर, १८९४ ई.

द आयुर्वेदिक फॉर्म्युलरी ऑफ इण्डिया (१-२ भाग)- स्वास्थ्य एवं परिवार कल्याण मन्त्रालय, भारतीय चिकित्सा पद्धति एवं होमियोपैथिक विभाग, रेड क्रोस भवन, नई दिल्ली- ११०००१; संस्करण- २००० ई.

★★★

शब्दसंक्षेप-सूची

अ.सं.उ.	-	अष्टाङ्गसंग्रहः उत्तरस्थानम्
अ.सं.क.	-	अष्टाङ्गसंग्रहः कल्पस्थानम्
अ.सं.चि.	-	अष्टाङ्गसंग्रहः चिकित्सास्थानम्
अ.सं.सू.	-	अष्टाङ्गसंग्रहः, सूत्रस्थानम्
अ.हृ.उ.	-	अष्टाङ्गहृदयम्, उत्तरस्थानम्
अ.हृ.क.	-	अष्टाङ्गहृदयम्, कल्पस्थानम्
अ.हृ.चि.	-	अष्टाङ्गहृदयम्, चिकित्सास्थानम्
गद.	-	गदनिग्रहः (सोढल-विरचितः)
च.क.	-	चरकसंहिता, कल्पस्थानम्
च.चि.	-	चरकसंहिता, चिकित्सास्थानम्
च.सि.	-	चरकसंहिता, सिद्धिस्थानम्
च.र.	-	चक्रदत्त-रत्नप्रभा (निश्चलकर-रचित)
वैद्यप्र.	-	वैद्यप्रसारक
पृ.	-	पृष्ठ
पृ. सं.	-	पृष्ठसंख्या
भेल.	-	भेलसंहिता
यो.स.	-	योगरत्न-समुच्चयः (चन्द्रटीयः)
यो.स. अनन्त.	-	योगरत्न-समुच्चयः अनन्तकुमार-रचितः
वंग.	-	वंगसेन-संहिता
वृन्द. व्याख्या.	-	वृन्दमाधव-व्याख्याकुसुमावली
सिद्ध.सं.	-	सिद्धसार-संहिता
सु.उ.	-	सुश्रुतसंहिता, उत्तरतन्त्रम्
सु.चि.	-	सुश्रुतसंहिता, चिकित्सास्थानम्
सु.सू.	-	सुश्रुतसंहिता, सूत्रस्थानम्

ग्रन्थकार द्वारा विवरण में प्रयुक्त मानवाचक संक्षिप्ताक्षर

प्रतिप.	-	प्रत्येक पल
प्रतिक.	-	प्रत्येक कर्ष
प्रतितो.	-	प्रत्येक तोलक (तोला)
प्रतिधा.	-	प्रत्येक धान्यक
प्रतिको.	-	प्रत्येक कोल
प्रतिर.	-	प्रत्येक रक्तिका (रत्ती)

इसके अतिरिक्त **द्वि. (द्वितीय)** और **तृ. (तृतीय)**- इन संकेताक्षरों का बहुत स्थानों पर प्रयोग हुआ है।

हस्तलिखित ग्रन्थ संकेत

क.मातृका- टुबिजन यूनिवर्सिटी, जर्मनी से प्राप्त हस्तलिखित प्रतिलिपि।

ख.मातृका- नेशनल बिब्लोटेक पेरिस, फ्रांस से प्राप्त हस्तलिखित प्रतिलिपि।

ग.मातृका- रघुनाथ मन्दिर ग्रन्थालय जम्मू से प्राप्त हस्तलिखित प्रतिलिपि।

★★★